AF343364

ENCYCLOPÉDIE FRANÇAISE

D'OPHTALMOLOGIE

Publiée sous la direction de

MM.

F. LAGRANGE
Professeur agrégé
à la faculté de médecine de l'Université
de Bordeaux

E. VALUDE
Médecin
de la Clinique nationale ophtalmologique
des Quinze-Vingts.

TOME SEPTIÈME

AFFECTIONS DU CRISTALLIN — MALADIES DU NERF OPTIQUE
TUMEURS DU NERF OPTIQUE — PARALYSIE DES MUSCLES DE L'ŒIL
L'HÉMIANOPSIE LATÉRALE HOMONYME

PAR MM.

H. et L. DOR — DUFOUR — GONIN — LAGRANGE — SAUVINEAU
ROCHON-DUVIGNEAUD

Avec 141 figures dans le texte
ET UNE PLANCHE EN COULEURS

PARIS
OCTAVE DOIN, ÉDITEUR
8, PLACE DE L'ODÉON, 8

1908

ENCYCLOPÉDIE FRANÇAISE

D'OPHTALMOLOGIE

ENCYCLOPÉDIE FRANÇAISE

D'OPHTALMOLOGIE

Publiée sous la direction de

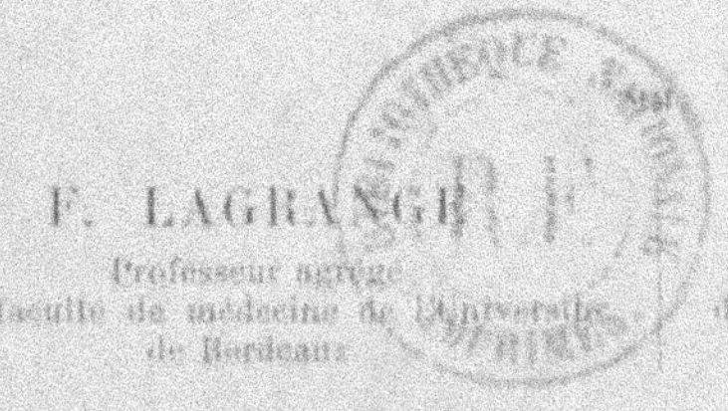

F. LAGRANGE
Professeur agrégé
à la faculté de médecine de l'Université
de Bordeaux

E. VALUDE
Médecin
de la Clinique nationale ophtalmologique
des Quinze-Vingts

TOME SEPTIÈME

AFFECTIONS DU CRISTALLIN — MALADIES DU NERF OPTIQUE
TUMEURS DU NERF OPTIQUE — PARALYSIE DES MUSCLES DE L'ŒIL
L'HÉMIANOPSIE LATÉRALE HOMONYME

PAR MM.

H. ET L. DOR — DUFOUR — GONIN — LAGRANGE — SAUVINEAU
ROCHON-DUVIGNEAUD

Avec 141 figures dans le texte
ET UNE PLANCHE EN COULEURS

PARIS

OCTAVE DOIN, ÉDITEUR
8, PLACE DE L'ODÉON, 8

1908

AFFECTIONS DU CRISTALLIN

Par MM. Henri et Louis DOR (de Lyon)

HISTORIQUE

Par M. Henri DOR

Dans son Histoire des Sciences médicales, DAREMBERG dit avec raison : « Pour l'histoire les textes, pour la science les faits. »

Partant de ce principe l'histoire de la médecine reposait tout entière sur les ouvrages attribués à HIPPOCRATE (400 av. J.-C.) et sur ceux de CELSE (10 av. J.-C. à 30 ap. J.-C.) Mais il résulte soit des écrits des auteurs grecs, soit de la découverte des papyrus de Brugsch et surtout de celui d'Ebers que la médecine et spécialement l'oculistique étaient à une époque très reculée (papyrus d'Ebers 1500 av. J.-C.) arrivés *en Egypte* à un développement semblable à celui que nous révèlent les auteurs grecs.

CLÉMENT D'ALEXANDRIE (200 ap. J.-C.) rapporte que les connaissances médicales des anciens Égyptiens étaient codifiées sous formes d'écrits qui auraient été donnés aux hommes par le dieu Thuti (Thoth) que les grecs appellent Hermès. Sur les 42 livres hermétiques, 36 contenaient toute la philosophie égyptienne que les pastophores devaient savoir par cœur. Les 6 autres livres contenaient : 1° l'anatomie, 2° les maladies, 3° les instruments, 4° les médicaments, 5° les maladies des yeux, 6° les maladies des femmes. Tous ces ouvrages sont perdus. Le quatrième seul, celui qui traite des médicaments aurait été retrouvé dans le papyrus Ebers.

Le fait qu'il existait un livre spécial pour les maladies des yeux témoigne encore de l'importance qu'aurait acquise cette branche de la médecine chez les Egyptiens.

Les seuls chapitres du papyrus Ebers qui nous intéressent sont 56, 2 à 6 traitement des maladies des yeux ; 57, 10 et 11, remède pour faire disparaître la maladie verte ou émeraude (glaucome ?) ; 57, 21 et 58, 2. *Idem*, pour guérir la cécité par le cristallin ; *60*, 12. *Idem* pour guérir le glaucome ; *60*, 16 et 61, 1. *Idem* pour guérir la montée de l'eau dans les yeux : « ach ente mnau em merd ». On a beaucoup discuté sur la signification de ces cinq mots.

Magnus n'hésite pas, à les traduire par cataracte. En effet le mot grec [illegible] ainsi que la *suffusio* des romains et plus tard le mot *cataracte* signifient une chute d'eau, une effusion d'un liquide dans l'œil comme nous le verrons plus tard. Les arabes se servent de l'expression nusul ul ma, c'est-à-dire aquæ descensus. Lemny traduit cette périphrase par le mot fluxiones, [illegible] Hirschberg adopte cette manière de voir, bien qu'il ajoute que le système hydrologique de l'Egypte, où il ne pleut jamais et où l'irrigation procède de bas en haut par la crue du Nil ait pu, pour toutes les affections oculaires accompagnées de larmoiement, donner aux Egyptiens l'idée d'une ascension de liquide, tandis que les grecs exprimaient ce même état par [illegible], ce qui rappellerait la chute de la pluie et les cascades des ruisseaux. Ebers et son collaborateur Stern n'hésitent pas à traduire cette expression par « cataracte ».

Le Page Renouf, dans ses études sur le papyrus de Berlin (Brugsch) (Zeitschrift f. ægyptische Sprache, 1873, p. 123) trouve dans les ouvrages d'Hippocrate des citations textuelles des livres des anciens égyptiens, mais il oublie (Hæser, p. 237) que les « Opera magni Hippocratis » ne sont qu'un recueil sans critique des écrits médicaux de l'antiquité provenant des époques et des écoles les plus diverses, commencé à l'époque des Alexandrins et continué par l'adjonction de nombreux travaux apocryphes et sans valeur.

Dans tous les cas, et sur ce point, nous sommes tout à fait en désaccord avec Hæser, on ne peut nier que la médecine grecque provenait de l'Egypte et aujourd'hui encore, depuis que nous connaissons le papyrus Ebers, on peut conclure avec Carus qui écrivait en 1862 avant la découverte d'Ebers : « je crois que la comparaison des recettes décrites dans le papyrus médical, avec celles que nous ont conservées les médecins anciens, surtout Galien et Dioscoride, fera découvrir de grandes analogies entre l'antique thérapeutique des Grecs et celle des Egyptiens et l'on sera amené à reconnaître que pour la médecine, comme pour toutes les autres branches des connaissances humaines, les Egyptiens ont devancé les autres peuples. »

Dans les livres *hébreux* de l'Ancien Testament nous trouvons quelques passages qui nous font supposer que l'existence de la cataracte était connue, mais il n'existe aucune description de la maladie. Ces passages, du reste peu nombreux sont les suivants :

Genèse XXVII, 1. « Or il arriva quand Isaac fut devenu vieux et que ses yeux furent si ternis qu'il ne pouvait plus voir, qu'il appela son fils Esaü, etc. »

I Samuel III, 2. « Or il arriva un jour, que Héli dont les yeux commençaient à se ternir de sorte qu'il ne pouvait voir, etc. »

I Samuel IV, 15. « Or Héli était âgé de quatre-vingt-dix-huit ans et ses yeux étaient tout ternis de sorte qu'il ne pouvait plus voir. »

I Rois XIV, 4. « Or Ahija ne pouvait voir parce que ses yeux étaient obscurcis par la vieillesse. »

On peut mentionner aussi l'histoire de Tobie (chap. XI, iv) qui, ayant perdu la vue par une tache de la cornée (ou une cataracte ?) fut guéri par une application de foie de poisson. Mais on sait que c'est Luther qui, le premier, traduisit [illegible] par cataracte.

Les ouvrages de la période talmudique (jusqu'à 550 ap. J.-C.) ne contiennent aucune indication sur la cataracte.

Nous ne dirons que quelques mots sur l'histoire de la médecine dans l'*Inde*. Si nous en parlons avant d'étudier la médecine chez les Grecs c'est parce que les savants discutent encore aujourd'hui sur la plus grande antiquité des documents historiques de ces deux peuples. Les plus anciens ouvrages connus sont les Védas (la Science), dont l'un l'Ayurveda est la science de la vie. Les quatre Védas contiennent la révélation, les livres annexes, « les Sutras », la tradition. Ils ont été rédigés par des prêtres de la caste des Brahmanes et nous sont connus par l'ouvrage de Wise qui décrit la médecine des Hindous, d'après les ouvrages de Sucrata et Charaka.

Le cristallin est l'organe essentiel de la vision; l'œil est sujet à 76 maladies, dont 12 sont spéciales au cristallin, mais leur description est si extraordinaire, dit Hirsch, qu'il ne vaut pas la peine de les approfondir. La seule chose qui nous intéresse c'est la description d'une opération de la cataracte. Nous en reparlerons lorsque nous nous occuperons de l'historique des opérations.

L'étude des auteurs *Grecs* et particulièrement des ouvrages d'Hippocrate (460-380 av. J.-C.), en y comprenant même tous les ouvrages qui lui ont été attribués et qu'aujourd'hui les savants Hellénistes déclarent apocryphes, nous démontrent que leurs connaissances de la cataracte se bornaient à décrire les divers changements de coloration de la pupille. Dans aucun ouvrage de la période classique, on ne parle de l'opération de la cataracte. Il est vrai que dans son traité des maladies ([illegible]), Hippocrate promet un chapitre sur les maladies des yeux ([illegible]) mais cet ouvrage n'a probablement jamais été écrit, car aucun des successeurs d'Hippocrate n'en parle; en tous les cas il n'est pas parvenu jusqu'à nous. Nous indiquerons toutefois quelques passages qui peuvent se rapporter à la cataracte. Le plus important, parce qu'il se trouve dans les Aphorismes, III, 31, que tous les auteurs attribuent à Hippocrate, contient un seul mot [illegible]; au nombre des maladies des vieillards, il cite [illegible], [illegible], [illegible], c'est-à-dire des troubles de la vue, l'opacité de la pupille, dureté de l'ouïe. (Dans son histoire de l'oculistique dans l'antiquité, Hirschberg démontre par des citations de Platon et d'autres auteurs que [illegible] signifie bleu clair) et ce terme de [illegible], Littré le traduit sans hésiter par cataracte.

Dans un autre passage, qui peut se rapporter aux maladies de l'iris, nous lisons [illegible] (Lorsque les pupilles deviennent bleu clair, gris d'argent ou bleu foncé, cela est mauvais; litt. rien de bon.) Plus loin [illegible] (Lorsque les pupilles se troublent ou deviennent bleues spontanément cela arrive rapidement, mais une fois que cela est arrivé, il n'y a pas de guérison. Mais lorsque les pupilles prennent la couleur de la mer cela a lieu petit à petit et elles prennent un long temps pour devenir opaques et souvent le second œil se trouble également longtemps après).

Cette dernière phrase indique bien la marche habituelle de la cataracte.

Dans la phrase d'Hippocrate γλαύκωσις signifie donc une coloration bleu clair de la pupille, c'est-à-dire ce que l'on a appelé plus tard ὑπόχυσις, ὑπόχυμα, que Celse traduira par suffusio et nous par cataracte. Du reste Galien, l'interprète d'Hippocrate le dit positivement : γλαυκώσεις δὲ... διὰ τὸ τὴν ἰδέαν τοῦ ὑποχύματος ἔχειν, « Le glaucosis est donc pour les anciens Grecs la même chose que l'hypochyma » (Commentar. in Aphor., XVII). Mais cela ressort encore davantage d'un passage d'Oribase — reproduisant la doctrine de la cataracte d'après Rufus, qui, le premier, a donné une description exacte du cristallin et de sa capsule (voir notre notice historique sur l'anatomie du cristallin : *Encyclopédie française d'Ophtalmologie*, vol. I, p. 500).

Voici ce passage important :

Περὶ γλαυκώματος καὶ ὑποχύματος. Ἐκ τῶν Ῥούφου.	Du glaucome et de l'hypochyma. D'après Rufus.
Γλαύκωμα καὶ ὑπόχυμα οἱ μὲν ἓν ταὐτό ἐστι νομίζουσι εἶναι, οἱ δὲ ἕτερον· τὸ μὲν γλαύκωμα τοῦ κρυσταλλοειδοῦς ὑγροῦ πάθος ἴδιόν ἐστι τετραμμένον καὶ μεταβάλλοντος ἐκ τῆς οἰκείας χρόας πρὸς τὸ γλαυκόν, τὰ δὲ ὑποχύματα ὑγροῦ παχέος συνισταμένου καὶ πηγνυμένου μεταξὺ τοῦ ῥαγοειδοῦς καὶ τοῦ κρυσταλλοειδοῦς· ἔστι δὲ πάντα τὰ γλαυκώματα ἄνιατα, τὰ δὲ ὑποχύματα ἰατά, ἀλλ' οὐ πάντα.	Les anciens considéraient le glaucome et l'hypochyma comme une seule et même maladie. Leurs successeurs déclarèrent que le glaucome est une maladie de l'humeur cristallinienne qui se modifie et change sa couleur normale en bleu pâle, mais l'hypochyma une effusion de liquide qui se coagule entre l'iris et la cristalloïde. Tous les glaucomes sont incurables, les hypochymas sont curables, mais pas tous.

Cette manière de voir repose sur le fait que pour les anciens le cristallin était l'organe primordial de la vision. Si donc, on a guéri l'hypochyma par une opération, l'opacité ne devait pas siéger dans le cristallin, mais au devant de cet organe.

Aristote (360 av. J.-C.) ne connaît pas d'autre expression pour la cataracte que γλαύκωμα. Il cherche à l'expliquer par une sécheresse des yeux. « Ἔστι δὲ τὸ μὲν γλαύκωμα ξηρότης μᾶλλον τῶν ὀμμάτων, ἀλλὰ καὶ συμβαίνει μᾶλλον γηράσκουσι· ξηραίνεται γὰρ ὥσπερ καὶ τὸ ἄλλο σῶμα καὶ ταῦτα τὰ μόρια πρὸς τὸ γῆρας ». Le glaucome est une sécheresse des yeux, voilà pourquoi il arrive surtout chez les vieillards, car, comme le reste du corps, ces parties se dessèchent à l'approche de la vieillesse. Aristote ajoute aussi que le glaucome est plus fréquent chez les personnes qui ont l'iris d'une couleur claire.

Passons maintenant à l'étude des auteurs latins.

Pendant les trois siècles qui suivirent, nous assistons au prestigieux déve-

loppement de l'École des *Alexandrins*, c'est-à-dire des Grecs établis à
Alexandrie d'Égypte. Nous savons qu'ils ont fait des travaux importants dans
toutes les branches des sciences, la physique, surtout l'optique, la chimie,
l'anatomie, la physiologie, la pathologie, la chirurgie, la thérapeutique et
surtout la matière médicale ; nous connaissons quelques-uns de leurs noms,
Érasistrate, Hérophile (qui découvrit la rétine), le grand chirurgien Phi-
loxène, Esculape, etc., mais, grâce à la perte de la grande bibliothèque
d'Alexandrie, aucun de leurs ouvrages n'est parvenu jusqu'à nous et nous
n'en connaissons que quelques parties renfermées dans les œuvres postérieures de Celse, de Galien et des médecins arabes.

Celse (10 av. J.-C.) s'occupe longuement de la cataracte, mais il ne se sert
plus du terme glaucome et l'appelle « suffusio ».

Nous citerons Celse en français d'après la traduction de Ninnin :

De suffusione oculorum. De la cataracte. « La cataracte que les Grecs
appelaient *hypochysis*, bouche l'ouverture de la prunelle et empêche de voir.
Si la cataracte est ancienne, elle demande l'opération de la main ; si elle est
récente on peut quelquefois, au moyen de certaines précautions, parvenir à
la résoudre. Pour cela il faut tirer du sang au front ou par les narines ;
appliquer le fer aux veines des tempes ; faire sortir la pituite par des garga-
rismes convenables ; employer les fumigations et bassiner les yeux avec des
collyres âcres. Le régime propre à atténuer la pituite est celui qui convient
le mieux » (*loc. cit.*, p. 274-275).

Celse entre dans plus de détails dans le chapitre VII : De oculorum vitiis
qui scalpello manu curantur (*Ibid.*, 323-325).

Nous trouvons dans ces passages de Celse deux faits importants, la notion
de la maturité de la cataracte et la première description de l'opération.

Dans l'Histoire naturelle de Pline, un seul passage nous intéresse (XI, 55, 2,
p. 45) de l'édition de Littré. « Homo solus emisso humore caritate liberatur.
Post vicesimum annum multis restitutus est visus » que Littré traduit
L'homme seul est délivré de la cécité par l'évacuation de l'humeur qui l'a
causée (abaissement du cristallin). Beaucoup ont recouvré la vue au bout de
vingt ans.

Citons encore Galien (131-201 ap. J.-C.). Il était d'origine grecque, mais
comme il était établi à Rome, je le classe dans les auteurs latins. Bien que
dans un passage il dise positivement que γλαύκωμα et ὑπόχυμα soient des affections identiques, nous trouvons — un autre passage (Isagogici Libri,
vol. VII de la 7ᵉ édit. in folio « Apud Juntos Venetiis MDXLVII dans Galeno
ascriptæ finitiones mediæ, p. 49) dans lequel il essaie d'en faire deux affections distinctes. « Suffusio est concretio aquosi humoris quæ visum magis
minusve impedit... et plus loin, Differt suffusio a glaucomate tum quod concretio sit hæc diluti humoris ; glaucoma vero naturalium mutatio humorum
in cæsium colorem tum quod in glaucomate haud prorsus, in suffusione ali-
quantulum cernant. »

Galien est le premier qui ait publié la fable, répétée par plusieurs de ses
successeurs, d'après laquelle l'opération de la cataracte aurait été découverte

par les chèvres. Voici le fait tel qu'il le raconte (Opera Galeni, vol. VII, Galeni ascripta. Introductio, p. 51). « Quaedam dicunt ex casu observata fuisse ut suffusos appungere, inde, quod capra quaepiam ex suffusione male habens junco aculeato in oculum impresso visum receperit. »

Toutes les dénominations anatomiques des différentes parties de l'œil dont nous nous servons encore aujourd'hui se trouvent déjà dans Galien.

Pendant les deux derniers siècles avant et les deux premiers après J.-C., nous assistons au développement des spécialités médicales. Cicéron, Galien, Aétius et Rufus nous parlent des ὀφθαλμικοί, des medici ocularii. Les noms d'un grand nombre nous sont connus par des citations et surtout par leurs cachets.

La plupart des cachets étaient appliqués à des collyres et semblent représenter la marque de commerce de nos pharmaciens, fabricants de spécialités. Ils sont presque tous de l'époque Gallo-romaine, du IIᵉ au IVᵉ après J.-C., puis ils disparaissent.

Dans les quelques siècles qui suivent, nous rencontrons Oribase (né en 325 à Pergame), dont nous possédons une excellente édition, texte grec, avec traduction française par Bussemaker et Daremberg, terminée par Molinier. C'est un ouvrage important, parce qu'il nous a conservé une quantité de faits qui, sans lui seraient perdus, Antyllus (vᵉ siècle ap. J.-C.), Alexandre de Tralles (525-605 ap. J.-C.) le frère d'Anthémius qui fut le constructeur de Sainte-Sophie à Constantinople. Il publia βίβλοι ἰατρικὰ ὀκκαίδεκα dont nous possédons une bonne traduction de Puschmann, mais les chapitres sur les yeux ne donnent que des recettes de collyres. Enfin Paul d'Égine (VIIᵉ siècle ap. J.-C.) qui vivait à Alexandrie, a résumé toutes les connaissances médicales de l'époque. Il existe une traduction française de Briau (1855), mais elle ne contient que les œuvres chirurgicales. Hirschberg vient de nous en donner une en allemand de toutes les parties se rapportant aux maladies des yeux.

Si nous lisons tout ce qui a trait à la cataracte (Hirschberg, p. 390, 414-417) nous retrouvons toutes les idées et même les phrases de Galien et de Rufus qui diffèrent peu de celles de Celse que nous avons données in extenso.

Avant de quitter les auteurs grecs ou latins nous devons étudier une question qui a exercé le sens critique de nombreux écrivains et a fait couler des flots d'encre; cette question est la suivante : les anciens grecs ou latins ont-ils connu une autre opération de la cataracte que l'abaissement ? En 1868, von Hasner relève un passage de Pline (Livre XXIX, 8, § 6), dans lequel l'auteur latin accuse les médecins de tous les crimes. « Ne avaritiam quidam arguam, rapacesque nundinas pendentibus fatis, et dolorum indicaturam, ac mortis arrham, aut arcana praecepta, *squamam in oculis emovendam potius quam extrahendam* : per quae effectum est ut nihil magis prodesse videretur, quam multitudo grassantium. Neque enim pudor, sed aemuli pretia summittunt », que Littré traduit (Vol. II, p. 300) « Je passerai même sous silence l'avarice, les marchés cupides quand la destinée est pendante, les douleurs taxées, les arrhes prélevées sur la mort, et ces secrets du métier, par exemple : *déplacer seulement, au lieu de l'extraire, le corps opaque dans l'œil*. Aussi, rien ne paraît-il plus avantageux que le grand nombre de ces inventions. Ce n'est pas la pudeur, c'est la concurrence qui leur fait baisser les prix. » HASNER y voit une preuve de l'extraction de la cataracte par les anciens. « Il n'est pas douteux, dit-il, que plusieurs médecins de la période alexandrine ont recommandé l'extraction; mais les raisonnements de la paresse et de la routine furent plus puissants... l'abaissement l'emporta. » Déjà en 1869 Hasner avait démontré qu'il n'y avait aucune raison de traduire « squama » par cataracte; il insiste encore sur ce fait en 1877 (Geschichte der Ophthalmologie in Graefe-Saemisch, VII); il en est de même du mot « extrahendam » qui signifie simplement « enlever » sans avoir la signification précise de notre extraction. MAGNUS (*l. c.*) étudie à son tour cette question et il arrive à la même conclusion. Il montre que toutes les fois que PLINE veut parler de la cataracte il emploie le mot de « suffusio », que RHASÈS désigne par le mot de squama les différentes couches de la cornée, que MARCELLUS fait usage du même mot en parlant de productions pathologiques siégeant à la surface de l'œil et à propos du traitement du leucome il dit « Post hæc inunge oculum leni collyrio, statim emittet quasi *squamam*. »

Si nous ne croyons pas pouvoir rattacher ce passage de PLINE à l'extraction de la cataracte telle que nous la comprenons aujourd'hui, il existe chez d'autres auteurs de l'antiquité gréco-latine plusieurs passages indiquant un procédé opératoire, pour extraire de l'œil certains produits pathologiques qu'ils désignaient comme la cataracte par le terme de « suffusio ». Ainsi AELIANUS, rappelant l'histoire de la chèvre, dit que le résultat de la blessure par l'épine est que le liquide, qui constitue la cataracte, s'écoule au dehors de l'œil « τὸ δὲ ὑγρὸν ἐξεχύθη ». Il pourrait paraître étrange que AELIANUS emploie ce terme « τὸ ὑγρόν ». Mais cela nous démontre seulement que les anciens confondirent avec la cataracte, sous le même nom d'hyphochisis ou de suffusio, tous les dépôts plus ou moins liquides qui se trouvent en avant de l'iris, par exemple l'hypopyon. Il nous reste à parler de deux passages extraits du « Continens » de RHASÈS d'après lesquels LESSING et HASNER, deux des écrivains les plus compétents sur l'histoire de la médecine, n'hésitent pas à attribuer à ANTYLLUS et à LATYANOS la première description de l'extraction de la cataracte. Voici le passage d'ANTYLLUS. « Et aliqui aperuerunt sub papilla et extraxerunt cataractam ; et potest esse cum cataracta est subtilis ; et cum est grossa non poterit extrahi ; quod humor egrederetur cum ea. Et aliqui loco instrumenti posuerunt concilium vitreum : et sugendo eam suxerunt albugineam cum ea. » Quant à LATYANOS[1] voici le texte de RHASÈS : LATYANOS dixit « Cum chirurgicus vult extrahere cataractam ferro debemus tenere instrumentum super cataractam per magnam horam in loco ubi ponitur illud. »

Mais HASNER, et après lui MAGNUS, ont démontré que l'expression « extra-

---

[1] Dans un travail publié depuis que notre manuscrit est sous presse, *Hirschberg* (Centralbl., mai 1905, p. 133), prétend, d'après l'examen de la traduction latine du Continens de Rhasès (Biblioth. nationale, manuscrit 6912), que Latyanos n'aurait jamais existé. Hirschberg aurait bien dû reproduire toute la phrase de Rhasès.

here » n'avait point la signification de notre extraction moderne, mais s'appliquait au contraire à l'enlèvement de la cataracte de la place où elle se trouvait pour la déplacer, c'est-à-dire à l'opération de l'abaissement. Nous n'entrerons pas dans toutes les considérations qu'ils présentent à l'appui de leur opinion. Il nous suffira de citer un passage de Rhazès lui-même dans lequel le mot *extrahere* ne peut s'appliquer qu'à l'abaissement. « Et si cataracta est difficilis : quod cum imprimitur inferius revertatur superius : trahatur ad partes *ubi videbitur levius ad extrahendum* donec videat patiens ab ea hora ; et cum perficitur hoc, extrahetur instrumentum foris. » La traduction que nous admettons pour le mot « extrahere » est encore plus évidente dans un chapitre d'Abyszoar intitulé « De extractione cataractarum ab oculis ». Voici un passage qui ne peut laisser aucun doute « Oportet quidem ut extrahatur cataracta post ipsius perfectam digestionem et coagulationem ; quoniam si ante feceris redibit aqua ut prius. Et cum dico extrahere cataractam intellige sane, quod impossibile est eam extrahere sicut multi crediderunt ; sed profundatur cum acu inferius in spissitudinem oculi. »

Quant à la *discision*, ou au *broiement* de la cataracte, il existe un seul passage (dans Celse) qui s'y rapporte. Si la cataracte reste en place après l'abaissement la guérison est complète. « Si haesit, curatio expleta est ; si subinde redit, eadem acu magis concidenda et in plures partes dissipanda est, quae singulae et facilius conduntur et minus late afficiunt. » Mais on voit que pour Celse lui-même il ne s'agit point ici d'une méthode d'opération, mais d'un procédé à employer lorsque l'abaissement n'a pas réussi.

Reste la méthode de *l'aspiration, de la succion.*

Nous venons de citer à propos de l'extraction le passage d'Abyszoar ; la dernière phrase : « Et aliqui loco instrumenti posuerunt concilium vitreum : et sugendo eam suxerunt et albugineam cum ea » se rapporte évidemment à la succion. Mais ici nous ne devons pas oublier que les anciens n'avaient pas une notion exacte de la nature de la cataracte et la confondaient avec des exsudats dans la chambre antérieure, surtout avec l'hypopyon. Nous en trouvons une preuve dans les ouvrages des Arabes, dont toutes les connaissances reposaient sur les textes de Celse, de Galien, de Paul d'Égine, etc., et dans quelques travaux du moyen âge. C'est ainsi qu'Abulcasis dit : « Non omnis cataracta curatur per sectionem corneae, sed solum illa quae est immediata ipsi corneae et quae est fluida. Et forte in hoc casu esset melius ut illud instrumentum esset perforatum ita ut cataracta posset sugi, et hoc instrumentum esset conveniens ad extrahendam saniem. » Il est évident que « sanies » s'applique plutôt à un hypopyon qu'à une cataracte. Quoi qu'il en soit ce procédé se généralisa et Hirschberg vient de nous montrer dans un travail récent sur « Les instruments des oculistes arabes » (Centralbl. juin 1904) qu'ils possédaient deux espèces d'aiguilles à cataracte, une aiguille pleine, mihatt, et une aiguille creuse, migdab, que l'on appelle aussi l'aiguille de Chorassan, ce qui semblerait indiquer son origine asiatique.

En résumé tous les textes que nous connaissons aujourd'hui nous amènent à conclure que les anciens ne connaissaient qu'une opération de la cataracte, *l'abaissement*. Dans quelques cas celui-ci était suivi d'un broiement, dans quelques autres de la rupture de la capsule et de la pénétration dans la chambre antérieure des parties liquides de la cataracte, que quelquefois l'on enlevait par l'incision de la cornée ou par la succion, mais ils ne connaissaient ni notre méthode actuelle de la discision, ni notre extraction de la cataracte dure.

Nous pourrions ajouter encore que parmi les instruments trouvés à Herculanum et à Pompéi, ainsi que dans les tombeaux des oculistes gréco-romains, on a trouvé de nombreux cachets, mais pas une aiguille à cataracte.

Citons enfin, à l'appui de notre manière de voir, une phrase de MALGAIGNE qui, dans son édition complète des œuvres d'Ambroise PARÉ, dit à propos de l'extraction de la cataracte mentionnée par AVICENNE et ALBUCASIS : « Toutefois je remarquerai que ce procédé n'a probablement été imaginé que pour l'hypopyon, que beaucoup d'auteurs de cette époque ne distinguaient pas nettement de la cataracte. »

Pour être complet, nous devrions encore mentionner le traitement de la cataracte par l'application locale des médicaments les plus divers et les plus fantastiques, jusqu'aux amulettes et aux remèdes sympathiques (suggestion ?). Ceux que cette question intéresse n'ont qu'à lire le livre XXVIII de PLINE (chap. II, III et IV). Pour en donner une idée, nous citerons plus loin un passage d'AMBROISE PARÉ.

Aussitôt après la période gréco-romaine commence *le moyen âge*.

Avec GALIEN et ses successeurs des quatre siècles suivants, la science de la médecine avait atteint l'apogée de son développement et ne fit plus de progrès jusqu'au XVI° siècle et cela grâce aux troubles politiques et sociaux et surtout à la puissance déprimante de l'Église. Pendant cette période, ce sont surtout les médecins *arabes* qui nous ont permis de connaître l'état de l'ophtalmologie ; malheureusement pour la plupart d'entre eux, nous ne possédons que d'assez mauvaises traductions, lesquelles, d'après l'expression de CASERI, sont « potius perversiones quam versiones ».

Malgré cela nous devons citer les plus importants. Ce sont *Ali Ben Rabban Etthabary*, qui vivait dans la deuxième moitié du IX° siècle après Jésus-Christ, le maître de RHASÈS que celui-ci cite sous le nom de El Tabea: *Honeïn Ben Ishac* (JOANNITIUS), né en 809, professeur de médecine à Bagdad, mort en 873 après avoir publié plusieurs ouvrages importants sur les yeux, et surtout *Ishac Ben Soleiman el Israïli* (JUDAEUS) dont RHASÈS cite de nombreux extraits; *Abu Bekr Mohammed Ben Zakarya* (RHASÈS), médecin du grand hôpital de Bagdad, né dans la seconde moitié du IX° siècle, mort en 932, un des plus célèbres des oculistes arabes. Ses travaux sur l'ophtalmologie se trouvent surtout dans la grande encyclopédie El-Hawi que l'on a traduite sous le nom de « Continens ». — *Abul Cassem Khalif Ben Abbas Ezzahrany* (ABULKASIS), né en 936 à Zatra, résidence du khalife, près de Cordoue, médecin du khalife, mort en 1013. Ces œuvres « Altasrif » ont été traduites en latin par Channing, Oxford, 1778, et en français par Leclerc, Alger, 1861.

Isa Ben Ali (Isaac Ali) d'Irak, mort en 1010, un des meilleurs oculistes arabes, a publié une monographie d'ophtalmologie sous le titre de « Tedkirat el Kahhâlin », dont la traduction « De cognitione infirmitatum et curatione eorum » a été ajoutée comme supplément aux éditions de la chirurgie de Gui de Chauliac, Venise, 1497, 1499 et 1500. — *Abu Ali el Hosein Ibn Sina* (Avicenna), né à Bokhara, médecin de la Cour à Ispahan, mort en 1036. Il traite longuement de l'ophtalmologie dans son grand ouvrage « Kanun » qui embrasse toute la médecine; enfin *Abu Merwan Ibn Zohr* (Avenzoar), qui vivait à Séville au xiie siècle, a publié un compendium d'oculistique « Altheïsir », dont une traduction latine a paru à Venise en 1490.

Nous ne donnerons pas des citations de tous ces auteurs. Toute leur science provenait des médecins grecs, surtout de Galien et Paul d'Egine, tandis que Rhasès fit de nombreux emprunts à Hippocrate. Mais comme des cinq ouvrages les plus célèbres des auteurs grecs : Hérophile, Démosthène, Soranos, Galenos, Alexandros, aucun ne nous a été conservé, nous sommes heureux de trouver dans les Arabes un résumé de leurs doctrines. De là résulte aussi l'intérêt que nous trouvons dans la traduction que viennent de nous donner Hirschberg et Lippert du manuscrit arabe d'*Ali Ibn Isa*, environ 1100 après Jésus-Christ.

D'après Ali Ibn Isa, la cataracte est un exsudat qui se coagule à la surface antérieure de la pupille; il produit une interruption entre le cristallin et la lumière *sortant* de l'œil. Le début est difficile à reconnaître; lorsque la cataracte augmente, la vision se perd et la couleur de la pupille s'altère. Il distingue onze couleurs différentes et huit causes; puis il indique cinq épreuves pour reconnaître la cataracte opérable. Ce n'est qu'au début que la cataracte peut être guérie par la diète, l'application de pommades à la bile, etc. Il décrit ensuite minutieusement l'opération par abaissement. Ce qui est neuf dans l'ouvrage d'Ali Ibn Isa, et n'appartient pas aux auteurs grecs, c'est la recommandation, après avoir introduit l'aiguille dans l'œil, d'adresser au malade des paroles d'encouragement afin de lui enlever la crainte de l'opération. Mais le fait le plus important de tout l'ouvrage (il est vrai qu'il n'en parle pas pour la cataracte, mais pour les douloureuses opérations en général), c'est l'indication d'engourdir le malade par des narcotiques (narcose générale).

Si maintenant nous laissons les médecins arabes pour voir ce qui se passait en Occident, il nous suffira de citer quelques passages importants des principaux auteurs. Le cristallin est toujours l'organe principal de la vision, c'est lui seul qui permet la perception des impressions lumineuses. Valescus de Tharanta s'exprime comme suit : « Comme le soleil se trouve au milieu des planètes, le cœur au milieu du corps, le roi au milieu de son royaume, le pape au centre de la chrétienté, ainsi le cristallin siège au milieu de l'œil. Tout ce qui, en outre, se trouve dans l'œil n'est là que pour le cristallin. » — A partir de cette époque, nous voyons apparaître le mot de « cataracte » lequel, d'après Hirsch, aurait été employé pour la première fois par Plateazius, un médecin de l'école de Palerme.

Gui de Chauliac s'exprime ainsi : « Cataracta est quædam macula panniculosa intra oculum, coram pupilla, quæ visum prohibit, ex humiditate extranea descendente in oculum, diuturnitate temporis frigiditate oculi congelata... Intelligendum tamen est cataractam secundum tria sua tempora tria sortiri nomina. Quantum ad sui principium dicitur *imaginatio* seu *phantasia* quia facit apparere in ære diversas res quæ non sunt. Quantum ad suum medium dicitur *suffusio* et *aquæ descendens* et quodam modo *gutta* quia videtur intra pupillam ut nebula aquosa. Quantum ad sui finem dicitur *cataracta* quia prohibit visum ut cataracta molendini et *cataracta cœli prohibit solem*.

AMBROISE PARÉ (p. 472) « Cataracta Græcis etiam hypochyma dicitur, Latini suffusio, quocumque nomine vocetur, nihil illa aliud est, quam humoris in tenuem quandam velut pelliculam concretio, sub cornea tunica, e regione pupillæ, humori aqueo tanquam innatans, quaque locum vacuum esse decuit, interiori videndi potentiæ se opponens... » Plus loin, PARÉ décrit les symptômes de la cataracte commençante. Les malades voient s'agiter devant leurs yeux des mouches volantes, des cheveux, des réseaux, etc.; quelquefois les objets paraissent doubles, quelquefois plus petits qu'ils ne sont réellement. Au début on peut empêcher le développement et la « concrétion » de la cataracte par la prescription d'une diète convenable, l'abstention de vins capiteux, la suppression des aliments qui renferment un suc « prétentieux et vaporeux » comme les pois, les fèves, les navets, les marrons, etc., toutes les choses salées et épicées, surtout l'ail, les cèpes, la moutarde... On prescrira la saignée et les purgations, les frictions dérivantes, les ventouses aux épaules et à la nuque...

Enfin, si les suffusions augmentent, on croit que le plus puissant des remèdes est le collyre suivant de Jean VIGOST :

Recipe. Foie de bouc sain et frais 2 livres, calamus aromatique et miel à 1/2 once, suc de rue 3 gros, eau de chelidonium, fenouil, verveine et d'euphraise à 3 onces, poivre long, noix muscade, clous de girofle à 2 gros, crocus 1 scrupule, sarcocolle (espèce de gomme ou de résine provenant du Pelaca Sarcocolla L.), aloès hépatique à 3 gros, bile de laie, lièvre, perdrix à 1 once. Broyez le tout, puis ajoutez au mélange sucre blanc 2 onces, miel rosat 6 gros, mettez dans un alambic en verre et distillez au bain-marie.

Baignez souvent les yeux avec la liqueur distillée. Si cela n'agit pas, il faut s'abstenir de tout remède et attendre que la cataracte soit mûre pour l'opération. PARÉ décrit ensuite les signes du diagnostic de la cataracte mûre et non mûre et enfin l'opération.

Nous parlerons encore de deux auteurs qui ont publié des traités d'oculistique, MERCURIALIS et BARTISCH, de Königsbrück.

Voici le texte de MERCURIALIS : « De suffusione, Morbus, Græci ἀχλύς dictus. Hippocratus et Galenus Hypochysin vocant, Latini suffusionem, Barbari medici cataractam interdumque descensum. Veteres existimarunt glaucoma et suffusionem idem esse, sed non parum differunt, quia glaucoma est affectus humoris crystallini, suffusio vero est concretio humoris extranei ante papillam, ob quam concretionem visus impeditur aut abolitur. Hæc igitur sit constans veritas suffusiones fieri inter crystallinam et corneam, frequentissime post uveam, raro inter uveam et corneam.

L'ouvrage de Bartisch est le premier qui fut écrit en langue allemande. Il n'est pas plus avancé que ses prédécesseurs au sujet de la nature et du siège de la cataracte, bien qu'il donne un assez grand nombre de gravures sur bois dont quelques-unes sont très bonnes. Pour la cataracte il indique d'abord des causes générales (p. 44). La cause la plus importante de la cécité et de toutes les maladies est le péché... D'autres fois la cécité arrive pour être un exemple aux autres hommes, comme on le voit dans le deuxième livre de Tobie où on lit : « Dieu laissa arriver ce malheur pour que la postérité ait un exemple de patience. »

Quant aux causes corporelles, il indique les suivantes :

1° Cette affection provient d'une nature spéciale du cerveau dont le liquide « albugineus » est corrompu et dans lequel se coagule une matière muqueuse et trouble qui s'épaissit et se dépose devant l'uvée et la pupille.

2° Elle peut provenir du sang.....

3° Elle peut provenir de l'estomac, du foie, de la rate dont les mauvaises vapeurs montent à la tête et troublent la vue.

4° Elle peut provenir de mauvaise nourriture, oignons, ail, raifort, gruau, écrevisses, morue, etc.

5° .....d'avoir trop pleuré .....

6° ..... d'une trop longue abstinence des fonctions sexuelles .....

7° ..... de causes extérieures : coups, blessures, chûtes, piqûres, etc. ...

Il en connaît 5 espèces d'après leur couleur : blanche, grise, bleue, verte et jaunâtre. Quant à sa thérapeutique, en dehors de l'opération, c'est une polypharmacie, que l'on peut comparer à l'exemple que nous avons cité plus haut d'Ambroise Paré, mais en outre il indique des amulettes à porter sur la peau nue, dans de charmants médaillons dont il donne les dessins, c'est par exemple une langue de renard desséchée, mais il a soin d'ajouter que, si c'est pour un homme, la langue doit provenir d'un renard mâle, pour la femme, d'un renard femelle. Dans une planche très bien exécutée, il indique encore l'influence des diverses constellations des étoiles sur les diverses parties du corps. Enfin, pour donner une idée de la conception générale de Bartisch sur l'éducation des oculistes, je citerai quelques-uns des 12 commandements que, semblables à la Thorah des anciens Hébreux, il promulgue comme un nouveau Décalogue.

1° Tout oculiste ou chirurgien doit avoir été conçu, mis au monde et élevé par des parents craignant Dieu, pieux, vertueux et honnêtes.

2° Il ne suffit pas qu'un oculiste ait des parents pieux, mais il doit lui-même être chrétien, avoir une foi véritable et constante, commencer toutes choses au nom de Dieu et les accomplir de même, aimer la prière, aller à l'église, entendre avec assiduité la parole divine, la lire lui-même, aimer Dieu de tout son cœur et son prochain comme soi-même.

3° Il doit avoir *étudié*, connaître la langue latine, l'anatomie du corps humain, surtout de la tête, des yeux et des organes génitaux ...

4° Tout oculiste doit dès sa jeunesse avoir étudié et pratiqué le métier de barbier ou tout au moins de baigneur..... c'est pourquoi ceux-là ne valent rien qui viennent de quitter la charrue ou le char de fumier, comme le font la plupart des oculistes actuels ....

Nous allons enfin sortir des ténèbres du moyen âge; lorsque Képler, en 1611, eut démontré la valeur physiologique et optique du cristallin, il renversa pour toujours la doctrine antique de la cataracte. Il fallut, il est vrai, encore cent ans, jusqu'à ce que ses principes fussent admis par tout le monde, mais c'est Képler qui permit à Brisseau et Maître-Jean, au commencement du XVIIIᵉ siècle, de substituer, dans le court espace d'une quinzaine d'années, aux anciennes théories égypto-grecques, qui avaient duré plus de vingt siècles, les connaissances positives de l'ophtalmologie moderne. Le XVIIᵉ siècle doit donc être considéré comme le berceau de nos connaissances actuelles et il vaut la peine que nous nous y arrêtions quelques instants.

Déjà quelques années avant Képler, Plater avait essayé de démontrer l'impossibilité du développement de la cataracte par la pénétration dans l'œil d'un liquide au travers du nerf optique. « Si ab aqua vel humoris in oculi globum fieret affluxu : non hæc exigua tantum et vix lentis instar ampla nasceretur materia, sed oculi globus totus distentus et velut hydropicus tumesceret » et il ajouta que cette explication de la formation de la cataracte est « ignorantiæ asylum ».

Au milieu de ce siècle on trouve dans quelques auteurs qui indiquent plus ou moins clairement que le siège de la cataracte était dans le cristallin, ainsi Rolfinck qui raconte que son collègue Schelhammer, ayant eu l'occasion de disséquer les yeux de deux personnes opérées de cataracte, trouva le cristallin à la place de la membrane qu'il s'attendait à rencontrer. Mais il ajoute qu'il ne sait pas si cela se passe toujours ainsi. « Hoc tamen perpetuo ita evenire, pronunciare non ausim. »

Mais ce sont surtout Franz Quarré et Lasnier qui défendirent cette théorie; malheureusement ils n'ont laissé aucun écrit, et nous ne connaissons leurs idées que par des citations. C'est ainsi que Palfin raconte que Lasnier s'était aperçu dans plusieurs de ses opérations qu'il n'avait pas enlevé une peau située devant le cristallin, mais qu'il avait enlevé le cristallin lui-même; il appelait cela « renverser le cristallin de son trône ». Il paraît que c'est en 1651 qu'il fit une communication à la Société de chirurgie de Paris. Quoi qu'il en soit le célèbre chirurgien Mauriceau, et le philosophe Gassendi se déclarèrent partisans de l'opinion de Lasnier. En effet, déjà en 1658 Gassendi écrit qu'un célèbre chirurgien de Paris a démontré « que la cataracte siège dans le cristallin et qu'on peut voir sans cristallin ». Les physiciens adoptèrent également cette manière de voir et Bonet affirma en 1657 que « la cataracte n'est pas une pellicule mais le cristallin opacifié ».

Mariotte et Rohault se déclarèrent en faveur de la nouvelle doctrine, Boerhaave l'enseignait également à Leyden en 1707 avant de connaître les travaux de Brisseau et de Maître-Jean. Mais ces quelques voix isolées ne réussirent pas à se faire entendre du public et ce furent Brisseau et Maître-Jean qui finirent par vaincre les résistances de l'Académie des sciences de Paris. Les mémoires de cette Académie de 1705 à 1708 sont encore aujourd'hui intéressants à consulter. C'est en 1705, en effet, que BRISSEAU présente un mémoire dans lequel, se basant sur des recherches anatomiques et cliniques, il démontra que la cataracte était une opacification exclusivement limitée au cristallin. Quelques académiciens restèrent indifférents, d'autres attaquèrent la proposition de BRISSEAU ; l'Académie passa à l'ordre du jour. BRISSEAU raconte que dans une société où il venait d'exposer sa théorie, DUVERNOY, professeur à l'Université de Paris, protesta énergiquement. Voici du reste les propres paroles de BRISSEAU : « Je proposai mon opinion sur la cataracte que M. DUVERNOY rebuta fort et dit devant ces messieurs, qu'il me conseillait, en ami, de ne la point mettre au jour, si je ne voulais pas perdre ma réputation, parce que je trouverais en mon chemin des gens qui me culbuteraient ». A cela BRISSEAU répondit : « Ce n'est point ceux qui défendent la nouvelle théorie qui risquent leur réputation, mais ceux qui l'attaquent et la combattent » Mais la découverte de BRISSEAU aurait pu avoir le sort de celles de tant d'inventeurs méconnus, si déjà dix-huit mois plus tard, il n'eût trouvé un ardent défenseur dans la personne d'Antoine MAITRE-JEAN, « chirurgien du Roy ». Celui-ci raconte comment il était peu à peu arrivé à comprendre que la cataracte n'était autre chose que le cristallin opacifié. Ce fut d'abord une opération de cataracte qu'il fit en 1682 (je cite d'après la 2ᵉ édition, Paris, 1722, p. 119. « Après que j'eus introduit l'aiguille dans l'œil, et que j'eus détaché la cataracte, je m'aperçus qu'elle s'avançait fort en devant, lorsque j'appuyais l'aiguille pour l'abaisser et qu'il sortait par la pupille quelque chose de blanc et fort flexible... cela me fit changer la situation de mon aiguille... Mais je fus fort surpris de voir un corps gros, blanc et rond, qui n'avait point la forme d'une membrane, rouler sous mon aiguille. Je reportai plusieurs fois la pointe de mon aiguille sur ce corps et je l'abaissay ; après quoi je vis l'œil fort clair, et le malade alors distingua les objets communs. » ... « Quelques jours après la cataracte remonta un peu et j'aperçus quelque chose de blanc par de là la pupille, qui haussait et baissait au moindre mouvement » ... Six mois plus tard il fit une nouvelle opération « pour reprendre ce que j'avais abbaissé par le bas et lui faire faire la culebute, comme l'enseigne GUILLEMEAU ... et je m'aperçus aussitôt que je faisais remonter ce corps blanc et rond que j'avais remarqué la première fois, mais qui ne me parut pas si gros » L'opération réussit et le malade vit pendant dix-neuf ans, n'étant mort qu'en l'année 1701.

C'est ensuite une opération analogue en 1685, puis l'examen d'un œil cataracté « d'un pauvre passant qui mourut dans notre hôpital », et enfin la dissection de deux yeux d'une femme qu'il avait opérée six mois auparavant.

Si BRISSEAU et MAITRE-JEAN avaient réussi à démontrer par des observations positives la vraie nature de la cataracte, ils n'avaient pas encore remporté la victoire, car tous les physiciens et les oculistes les plus connus, MÉRY, DE LA HIRE, père et fils, GEOFFROY, DUVERNOY, SAINT-YVES et WOOLHOUSE se liguèrent contre ces réformateurs et les attaquèrent violemment Cependant les uns après les autres reconnurent leur erreur. En 1722 (et non pas en 1736 comme l'indique MAGNUS), SAINT-YVES publie dans son traité les lignes suivantes. « Des expériences sans nombre ont fait reconnaître l'erreur des anciens. En outre M. Barthélemy, âgé d'environ soixante-dix ans, dont la cataracte tomba toute seule et se logea dans la place où on la met ordinairement avec l'aiguille de sorte qu'il vit avec la même facilité que l'on voit après cette opération lorsqu'elle a bien réussi » (p. 247) En cela, il ne faisait du reste que suivre l'Académie elle-même, car voici ce qu'on lit dans l'*Histoire de l'Académie royale des sciences*. Année 1708, p. 39 « La vérité commence à se découvrir sur la question du cataracte .... M. BRISSEAU, médecin de Tournay et M. Antoine MAITRE-JEAN tous deux inventeurs en même temps ou plutôt restaurateurs, sans le sçavoir, du nouveau sistème de feu M. ROHAULT qui confondit le glaucoma et la cataracte, soutenaient et par une suite de ce sistème et par des expériences dont ils étaient convaincus, que l'on peut voir sans cristallin, c'est-à-dire sans ce qui a toujours passé pour le principal instrument de la vision. Quelque étrange que soit ce paradoxe, l'Académie en avait, dès l'année précédente apperçu la possibilité ; mais enfin il est devenu un fait constant. L'Académie a vu un cristallin que l'on avait tiré à un prêtre en présence de M. MÉRY et elle a vu ce même prêtre lire du même œil avec une forte loupe ces gros caractères, que les imprimeurs appellent Parangon ». LA HIRE et MÉRY suivirent l'exemple de SAINT-YVES, mais WOOLHOUSE persista dans la lutte et sa longue et violente querelle avec HEISTER est encore aujourd'hui intéressante à lire. Dans son Apologie, HEISTER écrit en 1717 « *Inter honestos vero huius sententiæ oppugnatores*, merito habeo, laudoque, D.D. DE LA HIRE, MÉRYUM, aliosque viros egregios, qui veritatis inveniendæ gratia experimenta instituerunt .... *Iter inhonestos autem adversarios*, non possum non referre WOOLUSIUM (sive WOOLHOUSE) ocularium natione Britannum, sed Parisiis degentem .... Cui accesserunt *Scriptores Diarii Eruditorum Gallici*, quòd *Journal des Savans* appellatur.

A une critique acerbe et virulente de WOOLHOUSE, HEISTER répond que ses objections (quæ tamen non experimenta sed tantum ratiocinia continent) ne *sont pas suffisantes.* « Illud *non sufficiunt* tam ægre tulit, ac si crimen laesae Majestatis commisissem. » Les deux adversaires échangent alors une longue correspondance en latin, mais, un jour, HEISTER, poussé à bout, reproche à WOOLHOUSE de n'apporter que de « futilia Academicorum argumenta » et il ajoute entre parenthèse « (en bon français, fout.. arguments) ». A cela WOOLHOUSE ne tarde pas à répondre :

De Paris ce 30 d'octobre 1715.

« Monsieur,

« Je ne vous écris plus en latin puisque vous entendez si bien la langue française. M. MÉNAGE lui-même n'aurait jamais mieux réussi. Quoi ? futilia argumenta, dites-vous, veut dire fout.. argumens. L'étymologie est parfaitement trouvée, mais l'expression latine n'a jamais voulu dire ce que les polissons français entendent par leur phrase vulgaire. J'écris au moins plus clairement en latin et nous éviterons à l'avenir des méprises si choquantes. Venons à l'affaire. Vous savez qu'il n'y avait que votre serviteur qui depuis le commencement de cette affaire a tenu bon contre ses amis Boisseau et Antoine. C'est par mes deux lettres que l'Académie a appris que Gassendi avait dit verbatim, que Rauraule et Mariotte avaient écrit la même chose que Boisseau et ils étaient surpris de son hardiesse, de vouloir passer pour l'inventeur d'une nouvelle découverte à cet égard. Boisseau luy-même dans les lettres qu'il m'escrivit, jure qu'il n'avait jamais lu Gassendi, ni Rauraule, ni Mariotte... »

« Quant à M. de la Hire vous vous trompez fort si vous croyez qu'il a esté mon disciple. J'avais garde de dire ce que j'en savais à un Académicien. Leur axiome est de parler toujours au dépens d'autruy. Ils veulent tout scavoir; et ils les veulent scavoir les premiers... »

« L'Académie, donc et le public m'a toute l'obligation d'être détrompé touchant la dispute intérieure de cette affaire parmi les scavants. Et comme c'était un de leurs confrères Mariotte, l'Académie était honteuse, qu'aucun parmi eux ne se ressouvint d'avoir lu cette affaire. *Hinc fons et origo mali.* »

Nous arriverions maintenant au moment le plus important dans l'histoire de la cataracte, nous voulons parler des travaux de Daviel, et de l'extraction, mais comme l'opération sera traitée dans un chapitre à part, nous en dirons plus loin quelques mots au point de vue historique.

Il ne me reste plus à examiner que quelques questions. J'ai déjà indiqué plusieurs fois que le traitement médical de la cataracte était habituel. Mais la réaction ne devait pas tarder. Maître Jean écrit tout un chapitre sur ce sujet et s'exprime enfin comme suit : « De tout ce que dessus, je conclus qu'on ne peut guérir par les remèdes les cataractes, quand même elles ne seraient encore que naissantes et pas confirmées, et qu'il est très difficile de les prévenir. Qu'ainsi, lorsqu'on a reconnu par les signes diagnostics ci-dessus expliqués, qu'une cataracte se forme, on doit laisser les malades en repos sans leur faire aucuns remèdes » (p. 169).

Maître-Jean et Saint-Yves décrivent la cataracte traumatique, avec ou sans luxation, et même la cataracte tremblante « branlante »; Saint-Yves, Janin et Richter la cataracte congénitale et héréditaire, Saint-Yves la cataracte nucléaire centrale, la cataracte corticale postérieure (qu'il appela hyaloïdienne) et la capsulaire antérieure; Demma et surtout Janin la cataracte secondaire. Enfin Palucci, ayant eu l'occasion d'examiner des cataractes après l'extraction nous donne une description très exacte du « noyau » et des « couches corticales ». C'est à lui que l'on doit ces dénominations qui sont aujourd'hui généralement acceptées. Mais si le diagnostic des différentes formes de cataractes et l'étude anatomopathologique ont fait de vrais progrès, il n'en est pas de même des causes qui provoquent la cataracte.

Comme Maître-Jean avait produit l'opacification du cristallin en le plongeant dans un mélange de 3 parties d'eau pour 1 partie d'eau-forte (p. 30), il en conclut « que la cause des cataractes est une sérosité acide et mordicoule qui se jettant quelquefois par voye de fluxion, et d'autres fois, s'amassant par congestion entre le cristallin et la membrane qui le recouvre, commence à donner naissance à la cataracte »(p. 134). Morgagni l'attribue également à des troubles de la sécrétion du liquide intracapsulaire. — Haller parle cependant d'altérations des vaisseaux bulbaires, théorie que nous voyons reprise par Morren plus d'un siècle plus tard (1874). — Richter, Beer, plus tard Himly attribuèrent la cataracte à diverses diathèses, la syphilis, la goutte, le rhumatisme, la scrofule, etc. Il est curieux de noter que à propos de la seule maladie générale à laquelle nous attribuons encore aujourd'hui une influence sur la production de la cataracte, le diabète, Himly écrit ce qui suit « La cataracte est rare dans le diabète. » — Puis nous voyons apparaître Walther avec la théorie de l'inflammation « La cataracte, dit il, n'est pas une maladie unique et spéciale, mais le produit et la terminaison de nombreuses affections du cristallin et de sa capsule ; congénitale, elle dépend d'un arrêt de développement dans la formation de l'œil; chez les vieillards elle est l'expression de la mort lente, d'un sphacèle du cristallin, enfin très souvent elle est la conséquence d'une inflammation du cristallin et de la capsule. En France Delpech et Demours adoptèrent la théorie de la nécrose. Demours la précise en disant, « La cause immédiate de la cataracte est une lésion de cette petite portion du système lymphatique qui fournit au cristallin sa nourriture en entretenant sa transparence. C'est la nécrose de cette lentille, comme l'a dit Delpech. »

Quelques recherches expérimentales furent alors faites en Allemagne par Dieffenbach, et surtout Pauli qui considère toutes les cataractes comme des maladies de la capsule. Sous la dénomination de « cataracte » on a confondu trois maladies tout à fait différentes de la capsule du cristallin : le phacosclérome, la phacomalacie et la phacohydropsie. Mais ce qui attira surtout l'attention de tous les oculistes ce fut une polémique entre Malgaigne et Sichel. Dans une lettre adressée à l'Académie Malgaigne affirmait « qu'il n'avait jamais vu la cataracte débuter par le noyau central du cristallin et que jamais il n'avait rencontré la capsule opaque » ; puis se basant sur 25 examens anatomiques, il conclut « que la cataracte consiste dans une sécrétion opaque de la capsule crystalline, celle-ci gardant elle-même sa transparence et que dans certains cas il y a comme une nécrose du noyau central du cristallin, qui se mortifie au milieu de la sécrétion morbide ». Sichel répliqua que l'erreur de Malgaigne venait du fait qu'il n'avait examiné que des cataractes séniles dans laquelle il n'existe en effet que très rarement des opacités de la capsule, mais que la cataracte capsulaire, bien que beaucoup plus rare que la cataracte cristallinienne, existait sûrement comme l'avaient démontré des observations cliniques et anatomiques et qu'elle était due à des processus inflammatoires.

Pour mettre un terme à cette discussion la rédaction des *Annales d'Oculistique* mit en concours la question du « siège et de la nature de la cataracte ». Trois mémoires furent présentés par Hornaxa, Duval et Stratcker. Ce fut Hornaxa qui obtint le prix. Il démontra, contre Malgaigne, l'existence de la cataracte capsulaire, dont il avait observé 35 cas sur 211 cas de cataractes; il montre que la cataracte capsulaire antérieure est ou congénitale ou due à l'inflammation ainsi qu'au traumatisme. Quant à la cataracte elle même il admet comme PACLI une sclérose et un ramollissement (dont la phacohydropsie ne serait qu'un développement exagéré).

A la suite de ce débat, DESINS essaya de revenir à une théorie chimique du développement de la cataracte, mais la vérité de cette théorie fut surtout démontrée par FANNONS qui prouva le premier l'existence certaine de la cataracte diabétique.

Il nous reste à mentionner les expériences de KUNDE, WEIR-MITCHELL et surtout de RICHARDSON qui réussirent à provoquer artificiellement une cataracte par l'injection sous-cutanée de diverses substances sucrées ou salines. RICHARDSON attribue le développement de la cataracte à un phénomène d'osmose; une condition absolument nécessaire, était que le liquide injecté ait un poids spécifique de 1,045 au moins, c'est-à-dire supérieur à celui du sang, sans cela la cataracte ne se produisait pas. Un fait à noter c'est que l'iodure de potassium seul fit exception et ne provoqua jamais la cataracte.

Ajoutons enfin quelques mots sur l'historique de l'opération par extraction.

Si DAVIEL peut être considéré à juste titre comme l'inventeur de la méthode de l'extraction à lambeau, il n'était pas le premier qui eut cette idée, car déjà de 1692 à 1698 FREYTAG l'avait pratiquée plusieurs fois mais toujours pour des cataractes opérées par abaissement et dont le noyau beaucoup plus petit que la cataracte primitive était remonté dans la chambre antérieure. Il faisait une petite incision à la cornée et sortait le noyau au moyen d'un crochet. Mais celui qui fit le premier une large section de la cornée fut SAINT-YVES. Il opéra en 1707 deux cristallins luxés dans la chambre antérieure et cela en présence de MÉRY. PETIT opéra également en 1708 une cataracte remontée dans la chambre antérieure, après abaissement, dans un cas où MÉRY jugea l'opération nécessaire. MÉRY, qui avait assisté aux opérations de SAINT-YVES et PETIT, développa, en 1708, dans un mémoire à l'Académie des Sciences, l'idée que l'on pourrait également extraire de cette manière des cataractes situées derrière l'iris. SAINT-YVES, POURFOUR DE PETIT et MÉRY peuvent donc être considérés comme les précurseurs de DAVIEL.

On sait que DAVIEL opérait en faisant en bas de la cornée une incision avec un couteau lancéolaire puis qu'il agrandissait cette incision par un coup de ciseaux de chaque côté. Deux ans après la publication (1751) du mémoire de DAVIEL, DE LA FAYE proposa de se servir d'un couteau. Deux ans plus tard BÉRANGER fit construire un couteau dont la forme se rapprochait beaucoup de celui que devaient employer plus tard RICHTER et BEER.

Dans la fin du XVIIIe et le commencement du XIXe siècle l'extraction gagna petit à petit du terrain malgré les violentes attaques des partisans de l'abaissement dont les plus ardents étaient POTT et SCARPA. En France, PELLIER DE QUENGSY et WENZEL, en Angleterre WARNER et en Allemagne RICHTER et BEER se déclarèrent pour l'extraction. Mais la lutte n'était pas finie, LANGENBECK perfectionna l'opération de la kératonyxis, l'abaissement revint en faveur et même en France l'extraction trouva un violent adversaire dans Dupuytren (1830) ; mais après cela la lutte est finie, les indications de l'abaissement se limitent de plus en plus et l'extraction est définitivement victorieuse.

Mais comme, malgré tous les soins, on perdait toujours de nombreux yeux par la suppuration, nous assistons alors à une recherche constante d'une amélioration ; les oculistes de cette période croyaient résoudre la question en modifiant la forme du couteau ou celle de l'incision, ou plus tard en faisant une iridectomie préalable. On trouvera dans la thèse de Monoyer, une étude de ces différentes sections cornéennes qui est très amusante à lire aujourd'hui que nous savons que ce n'est pas de ce côté qu'il fallait diriger nos recherches. Nous devons toutefois une mention spéciale à la section et au couteau de de Græfe. Il démontra que dans un globe creux, par exemple une boule de caoutchouc, toutes les incisions faites dans une direction parallèle à l'équateur ont une tendance à devenir béantes, tandis que toutes celles qui passent par un grand cercle, c'est-à-dire celles dont le foyer se trouverait au centre de la boule restent, au contraire, fermées, leurs deux bords restant appliqués l'un contre l'autre ; mais pour cela les anciens couteaux à lame triangulaire ne pouvaient plus servir et il fut amené à construire son petit couteau étroit et mince qui est une grande amélioration de notre arsenal opératoire et qui est employé encore aujourd'hui bien qu'on ait plus ou moins abandonné son incision linéaire pour revenir à celle à lambeau. — Toutefois le vrai progrès fut l'application de l'antisepsie ou de l'asepsie. Or, tandis que la méthode de Lister fit très rapidement son entrée dans le domaine chirurgical, elle fut très lente à se faire admettre par les oculistes. En effet, c'est en 1878 que parut le premier article d'Alfred Græfe ; il raconta que depuis trois ans il faisait des essais d'abord avec de l'acide phénique à 2 p. 100, qu'il dut bientôt abandonner, le tissu délicat des paupières ne le supportant pas, puis avec de l'acide borique. C'est avec cette solution, qu'aujourd'hui nous estimons être tout à fait insuffisante, qu'il vit les pertes de l'œil après l'extraction qui jusqu'alors variaient chez lui de 4 à 10 p. 100 (en moyenne 5 à 6 p. 100) tomber à 2,60 p. 100. Bientôt après nous vîmes la belle période du « Spray », pendant laquelle on n'opérait plus qu'au milieu d'un brouillard phénique et enfin on finit par admettre le sublimé ou l'oxycyanure. Mais la cause était entendue, les oculistes avaient trouvé leur chemin de Damas.

AFFECTIONS CONGÉNITALES
DU CRISTALLIN

Par M. Louis Doll

CHAPITRE PREMIER

APHAKIE CONGÉNITALE

L'aphakie congénitale a une histoire anatomique mais pas encore d'histoire clinique, attendu que les yeux dans lesquels le cristallin ne s'est pas formé sont en général microphtalmiques (Pflüger 1880, Haab, Falca 1884, Hocquart 1881, Becker 1888, Loeser, Cherryholmes 1902).

Dans un cas de Géjor où cliniquement le sujet était aphaque, l'auteur reconnaît lui-même qu'il pouvait s'agir d'une luxation congénitale du cristallin et que l'aphakie n'était pas certaine.

Dans un cas de Morax et Mlle Tovresco, les auteurs ont cru à une aphakie en raison d'une hypermétropie de 10 dioptries, mais ils ont découvert les images de Purkinje.

Donc jusqu'à ce jour rien ne permet de dire que cliniquement il existe des enfants venus au monde sans cristallin en dehors des cas que nous avons mentionnés où il s'agissait de microphtalmie. Au cas où on rencontrerait un cas d'aphakie il faudrait encore s'assurer que l'on n'est pas simplement en présence d'une ectopie cristallinienne particulièrement accusée.

Köster a publié une observation de microphakie dans laquelle le diamètre du cristallin était de 6 millimètres chez un enfant de huit ans.

CHAPITRE II

LENTICÔNE ANTÉRIEUR

L'histoire du lenticône antérieur est entièrement constituée par deux observations, l'une d'ARNEWS rédigée par WEBSTER et l'autre de PLACIDO rédigée par VAN DER LAAN.

Voici la première observation :

J. K. W. trente-quatre ans, habitant New-York, se présente pour une divergence légère et une vision défectueuse. De près, il lit le n° 1 de JAEGER aussi bien de l'œil droit que de l'œil gauche mais de loin l'acuité est ainsi notée.

Sans correction 15/200 de chaque œil et avec $-\dfrac{1}{1\,1/2} = 20/200$ de l'œil droit; avec 1/2 comb., avec 1/10 Cyl. Axe 135° $= 20/200$ de l'œil gauche. Après instillation d'atropine on trouve 20/40 de l'œil droit avec $+\dfrac{1}{10}$ et également 20/40 de l'œil gauche avec $+\dfrac{1}{10}$ comb. av. $\dfrac{1}{24}$ axe 135°.

A l'examen ophtalmoscopique aussi bien qu'à l'éclairage oblique on constatait les mêmes faits suivants aux deux yeux :

Le milieu de la pupille était sillonné de cercles concentriques et avec certains éclairages prenait l'apparence d'une goutte d'huile. La cornée était cependant tout à fait normale. Lorsqu'on s'éloignait un peu et que l'on examinait l'œil avec un éloignement de 12 pouces, on voyait simultanément deux fonds d'yeux au milieu de la pupille; il y avait un premier rond dans lequel apparaissaient des vaisseaux et extérieurement, dans un grand cercle excentrique et séparé par une zone sombre, apparaissaient de nouveau des vaisseaux dont les extrémités étaient comme coupées au niveau du cercle sombre. En inclinant la tête à droite et à gauche on se rendait compte que les vaisseaux se déplaçaient dans un sens déterminé au centre de la pupille et dans un sens opposé à la périphérie. Les vaisseaux centraux appartenaient à une image réelle et renversée et les vaisseaux périphériques à une image directe et virtuelle. On pouvait examiner le fond de l'œil nettement soit avec un verre concave 1/2 soit avec un verre convexe 1/10.

L'explication de ces symptômes étranges était donnée par l'éclairage oblique. On voyait dans la chambre antérieure le cristallin proéminer sous une forme conique rappelant absolument la forme de la cornée dans le kératocône.

Un dessin qui accompagne cette observation rend bien compte de la pensée de l'auteur

En terminant WEBSTER ajoute qu'il y avait aussi chez son malade une opacification polaire postérieure et que toute la cristalloïde postérieure était criblée d'opacités punctiformes irradiées à partir du pôle postérieur.

Les papilles paraissaient un peu plus blanches que de coutume et en outre il y avait dans la rétine des anomalies légères, probablement congénitales.

La seconde observation qui est celle de PLACIDO a paru sous le nom de cristallocône. Nous ne la connaissons que par des analyses, et d'après le compte rendu il semble qu'il s'agissait d'un cas analogue (*Nagel's Jahres*. 1880, p. 369).

Ainsi l'histoire du lenticône antérieur a précédé de plusieurs années celle du lenticône postérieur, mais elle est pour ainsi dire mort-née avec ces deux observations et, à partir de 1888, il n'est plus question dans la littérature que de lenticône postérieur.

On en arrive même à se demander si le lenticône antérieur existe bien réellement et si AGNEWS et WEBSTER, de même que PLACIDO et VAN DER LAAN n'ont pas été induits en erreur par des reflets qui auraient pu exister et faire prendre un cône postérieur pour un cône antérieur.

CHAPITRE III

LENTICÔNE POSTÉRIEUR

Le lenticône postérieur a été décrit d'abord par BECKER et HESS, chez des lapins. Ce n'est qu'en 1888, que l'assistant de BECKER, F. MEYER, observa le premier cas chez l'homme. Voici comment ce cas est décrit :

Karl E. se présenta à la consultation particulière de BECKER se plaignant de strabisme interne et de diplopie. C'est un enfant de dix ans, d'apparence normale, n'ayant aucun symptôme de rachitisme.

À gauche on constate que l'œil est emmétrope et que la vision est de 1. À droite l'enfant compte les doigts à 3,5 M. A l'examen ophtalmoscopique de cet œil on voit, au milieu du disque rouge, un second disque plus petit entouré d'un cercle noir. Ce cercle n'est pas complet, c'est-à-dire que l'on n'en voit jamais qu'une portion, mais en faisant des mouvements on voit successivement l'arc passer de droite à gauche soit par en haut, soit par en bas, de sorte que l'on fait ainsi un tour complet. Au centre du disque central se voit une tache de un demi-millimètre et quelques opacités punctiformes tout autour. À l'éclairage latéral on se rend compte qu'il y a comme un entonnoir au pôle postérieur et par conséquent en réalité une proéminence conique qui n'est pas autre chose qu'un lenticône postérieur.

Pendant le courant de l'année 1891 parurent successivement les cas de KNAPP, de DOYNE, de KNAGGS, de HARTRIDGE, de VENNEMAN. En 1892, les cas de MITVALSKY, de EISSER, de GULLSTRAND et de WEEKS. En 1894, le cas de MULLER que l'auteur expose à la suite d'une petite revue générale.

En 1895, les cas d'ERSONXIE et celui de SYM et enfin en 1896, le cas de CRAMER, dans lequel l'auteur compare l'aspect de la pupille éclairée par l'ophtalmoscope à celui de Saturne entouré de son anneau, et dans lequel il note que la réfraction est de moins 11 dioptries au milieu et de plus 3 à la périphérie soit une différence de 14 dioptries.

C'est à ce moment que paraissent les recherches histologiques de PERLASS, de BECK, de BACH, de HESS. Ces auteurs se plaçant sur le terrain anatomo-pathologique et cherchant à se rendre compte de la nature de l'affection nouvellement décrite et dont il existait environ seize observations chez l'homme eurent la bonne fortune de rencontrer fréquemment la même lésion chez les animaux. Le fait en lui-même n'était pas nouveau puisque c'était même sur des animaux que BECKER et HESS avaient vu les premiers cas, mais on ne pouvait pas prévoir que l'affection se rencontrerait si fréquemment chez l'animal et qu'il serait possible à plusieurs anatomo-pathologistes de l'étudier.

Or il résulta des recherches histologiques que dans certains cas où on avait vu à l'ophtalmoscope l'aspect décrit par AGNEW, WEBSTER, KNAPP, sous le nom de « goutte d'huile » et par CRAMER, sous celui de d'« anneau de Saturne », il n'y avait anatomiquement aucun lenticône. D'autre part on n'a trouvé de véritable lenticône que dans des cas où en raisons de la cataracte polaire postérieure qui l'accompagnait, il était impossible de faire le diagnostic par l'ophtalmoscope. Depuis cette constatation les cliniciens ont créé les expressions de « faux lenticônes » ou « cristallins à double réfraction », pour désigner les cas dans lesquels on voit simultanément une double image du fond de l'œil, l'une au moyen de verres concaves, l'autre au moyen de verres convexes, l'une au centre, l'autre à la périphérie (PETERS, DEMICHERI, GUTTMANN, ROOSA). Les lenticônes postérieurs vrais se confondent avec certaines cataractes polaires postérieures dans lesquelles on voit des brides hyaloïdiennes. Ils deviennent une affection curieuse au point de vue embryologique mais ils perdent leur intérêt clinique puisque les malades sont inopérables et non modifiables par des verres. Seuls deviennent intéressants les cas que l'on appelle « faux lenticônes » ou « cristallins à double réfraction » qui correspondent aux cas que l'on décrivait cliniquement sous le nom de « lenticônes » avant les examens histologiques.

L'analyse détaillée des particularités anatomo-pathologiques nous entraînerait trop loin. Ceux que la question intéresse liront les articles de PERGENS, de BACH, de HESS et de BECK. Disons seulement que la conclusion pathogénique générale qui découle de ces différents travaux est que dans le véritable lenticône, une bride hyaloïdienne maintient la capsule; lorsque l'œil s'accroît il se produit une déchirure; la substance polaire postérieure subit une sorte de hernie et forme le lenticône.

Quelle est la lésion histologique des cas que l'on appelle aujourd'hui « faux lenticônes », c'est ce que l'on ne sait pas exactement, mais il est bien probable que, sans qu'il y ait réellement une hernie des couches corticales postérieures qui donne l'apparence conique du véritable lenticône, il y a un déplacement du noyau du cristallin en arrière; ce déplacement doit reconnaître également pour cause une rupture de la cristalloïde postérieure, laquelle se serait refermée sans qu'ils se soit fait une hernie. C'est assurément là une simple hypothèse, mais combien vraisemblable.

Nous devons signaler à propos du lenticône vrai une théorie récente et qui nous semble difficile à soutenir, c'est celle qu'a émise PERGENS à l'occasion d'un second cas de lenticône observé par lui (*Zeitschrift für Augenh.*, VII, 151, 1902); d'après cette théorie il s'agirait non pas d'une rupture de la cristalloïde par une traction de la part du corps vitré, mais d'une rupture par augmentation de volume de la lentille et éclatement de la cristalloïde. PERGENS émet l'hypothèse que le lenticône serait un phacome, c'est-à-dire une tumeur bénigne de la fibre cristallinienne au même titre que le myome est une tumeur de la fibre lisse.

Théoriquement l'idée n'a rien d'invraisemblable, mais le dessin qui accompagne le mémoire de PERGENS est en lui-même la meilleure objection que l'on puisse faire à cette conception, car il est manifeste sur ce dessin que les fibres n'ont pas proliféré. Aussi restons-nous fidèle à la théorie que nous avons exposée, alors même que Pergens fait remarquer que l'on n'a observé de vestiges de l'artère hyaloïdienne que dans un tiers des cas et que le noyau n'est en ectopie que dans 6 cas sur 15.

L'observation de Pergens constitue une dix-huitième observation de lenticône postérieur vrai chez l'homme. Il s'agissait d'une femme de cinquante-deux ans qui avait eu du glaucome hémorragique depuis deux ans et qui fut énucléée à cause des douleurs. C'est à l'examen histologique que l'on découvrit le lenticône.

Le travail de Pergens contient une bibliographie complète de la question du lenticône vrai.

Voici d'autre part le résumé très succinct des principales observations cliniques de faux lenticônes :

1° Doyne. Une femme de soixante-dix ans se plaint de troubles de la vue. On constate à la périphérie du cristallin une réfraction de — 3 et au centre — 14.

2° Hartridge. Jeune fille de dix-sept ans, ayant aux deux yeux un lenticône postérieur. Au milieu réfraction de 5 dioptries de plus qu'à la périphérie.

3° Knapp. Enfant de huit ans, lenticône à un œil.

4° Knapp. Femme de cinquante-six ans, atteinte aux deux yeux de lenticône postérieur avec cataracte polaire postérieure ; myopie de 10 D.

5° Weeks. Enfant de sept ans, présentant à un œil une myopie centrale de 10 D. et une hypermétropie périphérique de 3 D. Cataracte polaire post. et débris d'artère hyaloïdienne.

6° Eiseck. Femme de trente-six ans, lenticône postérieur à un œil avec cataracte polaire post.

7° Gullstrand. Homme de trente ans, un œil atteint de lenticône avec cataracte.

8° Mitvalsky. Enfant de huit ans, ayant un œil normal et un autre atteint de lenticône postérieur avec cataracte polaire. Au centre, réfraction de — 20 et à la périphérie + 4. En outre, persistance de vestiges de l'artère hyaloïde.

9° Müller 1894. Jeune homme de dix-huit ans ; au centre, emmétrope, à la périphérie, + 2,5 D. Pas de cataracte.

10° Müller-Salzmann. Fillette de dix ans, ayant à la périphérie, — 4 D. et au centre, — 13 D.

11° Escapa. Dix-sept ans, périphérie, + 4 D., centre, — 3 D.

12° Sym. Femme de cinquante-deux ans, lenticône à un œil sans cataracte.

On consultera aussi le travail de Demicheri.

En résumé le lenticône vrai est une curiosité anatomique non reconnaissable à l'ophtalmoscope et on appelle faux lenticônes des cristallins à double réfraction à l'examen anatomique desquels il n'y a pas de lenticône.

Au moment de la correction de nos épreuves nous recevons un travail important de Patry sur l'histologie et l'étiologie de lenticône postérieur.

CHAPITRE IV

COLOBOME DU CRISTALLIN

L'expression de colobome du cristallin a été employée pour la première fois par ARLT en 1849 pour désigner une encoche située au bord du cristallin, et faite de telle sorte qu'en ce point la lentille présentait un bord concave. Ce n'était cependant pas ARLT qui observait pour la première fois cette anomalie à laquelle il eut seulement l'idée de donner le nom qui lui est resté. Déjà en 1830 von AMMON avait décrit une malformation semblable sur un cristallin provenant d'un œil atteint de colobome de l'iris. Si l'on divise en deux périodes, de trente-cinq ans chacune, les soixante-dix années qui s'écoulèrent depuis 1830 jusqu'à 1900 on voit que dans la première période qui s'étend jusqu'en 1865 le colobome du cristallin a été observé 12 fois, et à partir de 1865 jusqu'en 1900 nous en trouvons 180 observations; nous citons ces chiffres pour montrer qu'il suffit d'attirer l'attention sur une anomalie et de lui donner un nom pour que les observations se multiplient.

La question s'est vite compliquée; la multiplicité des observations a établi d'abord un premier fait, c'est qu'il existe plusieurs types bien différents de colobomes. Certains auteurs s'en rapportant scrupuleusement à la définition de ARLT ne considéraient comme colobomes que les cas dans lesquels il y avait une encoche située à un point du bord du cristallin et désignèrent sous d'autres noms des anomalies qui avaient quelques rapports avec le colobome, mais en différaient par des caractères importants. D'autres auteurs au contraire comme MANZ déclarèrent que l'expression de colobome devait s'étendre aux cas dans lesquels le bord du cristallin est non pas concave mais dans lesquels il est aplati. Enfin alors que H. DOR désignait sous le nom de « rupture du ligament suspenseur » un cas où il y avait une double encoche et où l'affection n'avait pas été congénitale, BOCK faisait rentrer dans le cadre des colobomes non seulement le cas de H. DOR, mais encore une série d'autres cas dans lesquels on avait noté les anomalies les plus diverses du cristallin y compris ceux où l'anomalie siégeait au milieu du cristallin et non à l'un de ses bords. L'expression de colobome a été consacrée par ROGMAN et par KAEMPFFER dans deux importantes monographies auxquelles nous renvoyons ceux que cette question intéresse particulièrement et ces deux auteurs sont d'accord pour désigner par cette même appellation six types de malformation cristallinienne et pour exclure tous les cas dans lesquels la malformation siège en un autre point que sur le bord du cristallin.

La figure schématique que nous reproduisons ici représente quatre types de colobomes empruntés au travail de Kaempfer qui sont : l'encoche, le triangle, l'ellipse et le croissant. Nous y ajoutons un type auquel conviendrait le terme de colobome en accolade lequel est considéré comme un type de colobome par Kaempfer, mais que cet auteur n'a pas figuré dans son dessin schématique et trois variétés du type de l'ellipse.

Ainsi d'après Rogman et Kaempfer toutes les anomalies du cristallin qui correspondent à l'un des huit types que nous avons fait connaître sont des colobomes.

Malheureusement Rogman et Kaempfer arrivent tous les deux à cette conclusion singulière c'est qu'il y a au moins deux causes pathogéniques du colobome tel qu'ils le comprennent et ils montrent que la théorie de la fente fœtale

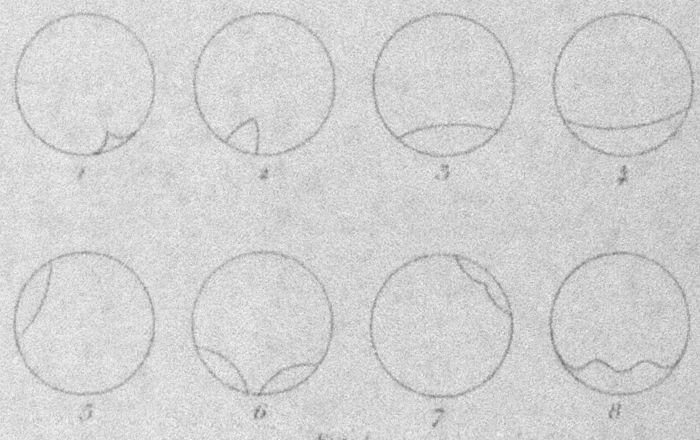

Fig. 1

Types de colobomes du cristallin.

1, encoche. — 2, triangle. — 3, ellipse. — 4, croissant. — 5, ellipse externe. — 6, double ellipse. — 7, double ellipse chevauchante. — 8, accolade.

convient à certains cas, mais que d'autres observations ne peuvent être expliquées que par une malformation limitée de la zonule, de sorte qu'en un point déterminé il y aurait bien réellement rupture du ligament suspenseur, ce qui est bien près d'une luxation partielle.

Nous ferons connaître d'abord l'opinion des deux auteurs qui ont le mieux étudié cette question et nous dirons ensuite quelles réflexions nous inspirent ces recherches.

Le colobome se rencontre plus fréquemment, dit Kaempfer, chez l'homme que chez la femme dans une proportion de 34 hommes contre 26 femmes.

Lorsqu'on examine en particulier les 82 cas où il est stipulé qu'il n'y avait pas de complication du côté de l'iris ou de la choroïde, mais où il s'agissait de colobomes purs, on constate que dans 55 cas il n'y a aucune mention spéciale de l'état de réfraction de l'œil; par contre dans 24 cas il est dit que les sujets étaient myopes; une fois on a noté de l'astigmatisme et deux fois de l'hypermétropie dans la partie aphaque.

Jamais on n'a noté une courbure anormale ou une ectasie de la cornée.

Dans quatre cas seulement le cristallin était opacifié. L'état des fibres zonulaires est assez variable. Celles-ci peuvent être insuffisantes par suite d'une grande longueur, par un manque d'élasticité ou par une ordination anormale. Il peut arriver que la partie antérieure de la zonule soit tout à fait normale et que la partie postérieure seule soit altérée.

Le colobome est habituellement bilatéral; cependant il existe une dizaine d'observations dans lesquelles il est dit que la lésion était unilatérale.

Dans les cas où il y avait une complication, il s'agissait en général d'une complication de même ordre, c'est-à-dire d'un colobome siégeant sur l'iris, sur la choroïde ou le corps ciliaire.

Le colobome est en général situé en bas, mais il a été vu en haut par KNAPP, en haut et en dehors par JUNKO, en bas et en dehors par BOWMAN, ROGMAN, CASSEL, enfin en dedans dans le cas de BAAS.

Dans un cas observé par HESS, le colobome lenticulaire n'était pas situé dans la même direction que le colobome de l'iris.

La pathogénie des colobomes cristalliniens est loin d'être simple, car elle n'est pas univoque.

Il y a un fait certain c'est que les colobomes sont en général en bas et que l'on peut en conclure qu'il y a une relation avec la fente fœtale, mais comment expliquer avec la non occlusion de la fente fœtale les cas très certains où le colobome ne siégeait pas en bas? HESS a proposé une théorie que l'on peut appeler la théorie vasculaire et d'après laquelle il y aurait une oblitération de ramuscules émanés de l'artère hyaloïde; les parties de la lentille qui devraient être nourries par ces ramuscules oblitérés n'étant pas nourries ne peuvent pas se développer.

Cette théorie n'est pas absolument incompatible avec la précédente; on peut admettre que c'est par suite d'une anomalie dans l'occlusion de la fente fœtale que les ramuscules vasculaires en question se trouvent oblitérés, mais il existe une autre hypothèse qui mérite aussi d'être prise en considération, c'est celle de la malformation primitivement zonulaire. Le cas décrit de H. Don avait été appelé : « rupture du ligament suspenseur ». Dans la pensée de l'auteur l'affection n'était pas primitivement cristallinienne, c'était la zonule qui avait cédé en un point et le cristallin avait repris son élasticité au point correspondant.

En effet l'état de la réfraction était devenu subitement myopique. Dans ce cas la théorie zonulaire semble bien la plus vraisemblable, mais cette théorie ne peut expliquer que certains cas exceptionnels et non ceux où le cristallin a manifestement diminué de volume, ou bien où l'on note simultanément une cataracte zonulaire. Dans ces derniers cas la théorie dystrophique est bien la plus vraisemblable.

Dans les cas de HIRSCHBERG, STEPHENSON, MARPLE et ROGMAN, il y a des arguments en faveur de la théorie zonulaire, car en ayant recours à la skiascopie et tenant compte des altérations de courbure de la cornée, ROGMAN a pu faire la part exacte de la déformation lenticulaire dans la production de l'amétropie, et il a vu qu'il y avait une simple rétraction lenticulaire sans perte de substance, ce qui est inconciliable avec la théorie trophique et s'explique au contraire très bien avec la théorie zonulaire.

Ainsi d'après les auteurs les plus récents on désigne actuellement encore sous le nom de colobome deux malformations différentes qui devraient être distinguées l'une de l'autre, ce sont d'une part les malformations primitivement lenticulaires dans lesquelles il y a un secteur du cristallin qui n'a pas été formé et d'autre part des malformations primitivement zonulaires dans lesquelles sur un point limité la zonule n'a pas été formée, de sorte que le cristallin n'a pas été fixé en ce point et ne présente pas un bord aussi convexe que dans le reste de sa circonférence. Cette dernière malformation devrait être étudiée à côté des luxations congénitales et non à côté des colobomes.

La confusion que l'on a établie entre ces deux variété d'anomalies, et qui permet de désigner sous le nom de colobome cristallinien une malformation qui est zonulaire justifie la prétention de ROSMAN et de ROUX d'assimiler d'une façon générale les colobomes et les ectopies du cristallin et d'étudier ces deux malformations dans un chapitre commun.

Nous pensons au contraire que le colobome du cristallin mérite une description absolument séparée de celle des luxations congénitales et que les malformations zonulaires méritent le nom de pseudo colobomes. Il y a une analogie apparente entre ces deux malformations qui a compliqué leur étude, mais le nombre des colobomes vrais est suffisant pour que l'on soit en droit de conserver la notion de l'existence de cette affection parallèlement avec celle des luxations partielles.

Ainsi nous définissons le colobome une malformation partielle, primitivement cristallinienne qui se manifeste par une encoche plus ou moins profonde de la lentille, et nous éliminons du groupe des colobomes pour les rattacher au groupe des luxations partielles, les cas de malformations primitivement zonulaires dans lesquelles la zonule ne s'insérant pas sur la capsule en un point limité, le cristallin s'est rétracté et a laissé une solution de continuité qui donne à son bord convexe une convexité moindre et produit une fausse apparence de colobome.

Il est fort probable qu'il existe des cas associés dans lesquels on observe simultanément une lésion zonulaire et une lésion cristallinienne. La même cause qui donne naissance au colobome peut avoir retenti simultanément sur la zonule, et une luxation partielle du cristallin peut survenir dans un cas où le cristallin lui-même n'est pas complètement formé. D'ailleurs il est bien certain que le non-développement de la lentille doit avoir pour conséquence immédiate la rupture de la zonule sur un point limité, de sorte que les deux malformations doivent certainement marcher souvent ensemble et parallèlement, mais il n'en est pas moins vraisemblable que ce sont là deux affections distinctes.

S'il nous est permis de modifier la conclusion des travaux de ROSMAN et de KASMEYER nous dirons qu'il existe deux types de malformations du cristallin auxquelles on a donné le nom de colobomes ; ce sont d'une part les cas dans lesquels il manque réellement un secteur de cristallin, et d'autre part les cas dans lesquels le cristallin s'est libéré de ses attaches à la zonule en un point limité, de sorte que reprenant à ce point son élasticité et sa convexité, son bord libre n'a plus la même courbure que le reste de la lentille et il semble qu'il y a une lacune. Ces derniers cas ne sont pas réellement des cas de colobome, ils méritent une description à part ; ils ne rentrent pas non plus dans le chapitre des luxations, puisque le centre du cristallin n'est pas déplacé et qu'il n'y a pas véritablement ectopie de la lentille, mais c'est à côté des luxations congénitales qu'il convient d'étudier ces cas qui relèvent du même processus et non à côté des colobomes.

Peut-être alors si l'on a soin de bien séparer ce qui doit être séparé et de grouper ce qui doit être groupé, arrivera-t-on à faire des colobomes une affection beaucoup plus homogène et dont on ne sera pas obligé de dire comme Romax et Kammerer qu'ils reconnaissent une pathogénie multiple.

En résumé le colobome vrai du cristallin est une malformation dans laquelle il manque un secteur du cristallin et cette malformation provient de l'oblitération d'une branche du réseau de la capsule vasculaire cristallinienne, oblitération qui peut avoir des relations avec l'occlusion de la fente fœtale mais qui peut aussi en être indépendante. Toutes les autres malformations du cristallin dans lesquelles il ne manque pas de secteur du cristallin, mais où simplement la zonule a été rompue en un point limité doivent, à notre avis ou bien être étudiées avec les luxations partielles ou bien faire l'objet d'une étude spéciale sous le nom de pseudo-colobomes mais ne sont pas des colobomes vrais. Lorsqu'ils surviennent après la naissance il n'y a aucune raison pour ne pas accepter l'expression de « rupture de la zonule ».

Dans un important article assez récent (1899) Tolot étudie avec beaucoup de détails la différence qui sépare les colobomes des ectopies du cristallin et il résume dans les lignes suivantes les caractères qui doivent faire penser à une ectopie et exclure l'idée de colobome.

1° L'existence antérieure d'un traumatisme ;

2° L'hérédité ;

3° La bilatéralité ;

4° L'inégale profondeur de la chambre antérieure ;

5° La coexistence de corectopie ;

6° L'absence d'autres malformations oculaires que la corectopie ;

7° Le tremblement du cristallin ;

8° La présence de fibres zonulaires rompues alors qu'au contraire on pensera à un colobome quand on verra le sac capsulaire plissé ;

Enfin 9° l'astigmatisme régulier alors que l'astigmatisme irrégulier fera penser plutôt au colobome.

CHAPITRE V

ECTOPIE ET SUBLUXATION DU CRISTALLIN

C'est SCHWEIGGER qui employa le premier, en 1856, l'expression d'ectopie du cristallin et en 1859 STREIT soutint à Marbourg une thèse restée classique, dans laquelle il établissait nettement la différence qu'il y a lieu de faire entre l'ectopie et la luxation congénitale. Par ectopie, dit STREIT, il convient d'entendre l'anomalie dans laquelle la lentille s'est développée en dehors de son siège normal, et par luxation il convient de désigner les anomalies dans lesquelles la lentille primitivement bien centrée, s'est déplacée et s'est mise ultérieurement dans une position vicieuse. L'ectopie et la subluxation peuvent devenir des luxations complètes, mais l'ectopie ne peut pas devenir une subluxation. L'ectopie suppose une certaine atrophie du cristallin que l'on ne rencontre pas dans la subluxation. Ces termes ont un sens bien précis, l'un ne peut pas être substitué à l'autre. Aussi GROSVILLEZ a-t-il tenu à intituler la thèse très documentée qu'il a soutenue à Bordeaux sur ce sujet en 1900 : « Les déplacements congénitaux du cristallin » au lieu de conserver le titre de STREIT : « Die spontane Luxation de Linse und ihre angeborene Ectopie » (Luxation spontanée et Ectopie congénitale du cristallin.)

L'étude de la subluxation et de l'ectopie du cristallin est complètement faite dans les monographies de GROSVILLEZ (loc. cit.), de DOUSON, de DAMIANOS, et c'est à ces différents auteurs que nous emprunterons les éléments de cet article.

Il importe de ne pas confondre l'ectopie avec le colobome. On distingue le colobome parce que la circonférence qui passe dans la pupille a un rayon de courbure plus grand que le cristallin normal et, parce que dans le colobome on voit les images de Purkinje.

Là où le diagnostic devient difficile c'est quand un cristallin en ectopie est incliné. Enfin il y a des cas où le colobome coïncide avec l'ectopie; mais en règle générale le diagnostic est assez simple.

Dans le colobome il manque un fragment d'un cristallin normal, dans l'ectopie le cristallin tout entier est incomplètement développé.

Le déplacement congénital du cristallin est, d'après GROSVILLEZ, plus fréquent dans les races anglo-saxonnes que dans les races latines. Les sujets observés sont presque tous des enfants intelligents et bien développés; il est rare que l'on ait noté d'autres anomalies. LAROSSE a observé trois sujets dont un avait eu un spina-bifida; leur grand-père maternel avait sept orteils au pied droit.

Le malade de LARRASSONE avait une hernie congénitale, une ectopie testiculaire et un pied bot *talus valgus*. Un malade de LAGRANGE avait eu à dix mois une hernie inguinale double et la sœur de cet enfant présentait un rétrécissement mitral pur probablement congénital. L'hérédité est par contre la notion étiologique la mieux établie. Déjà en 1853 GRAEFE avait attiré l'attention sur ce point et il avait signalé deux familles où l'affection avait été héréditaire. WADSWORTH décrit une famille dans laquelle six membres étaient atteints, la mère, deux fils et trois neveux. BRESSEN signale le cas d'une mère qui était atteinte elle-même et dont les six enfants avaient une luxation. STANBOROUGH MORTON relate l'histoire d'une famille dont dix membres étaient atteints dans cinq générations. Le fait le plus extraordinaire est celui de MILES qui concerne une famille de 10 enfants tous atteints ainsi que le père et dont la mère s'étant remariée eut des enfants normaux.

Ce caractère familial rappelle d'une façon frappante l'histoire des cataractes familiales.

Habituellement la luxation est de même ordre chez les parents et chez les enfants.

Si les sujets sont habituellement indemnes de malformations siégeant sur d'autres points du corps ils ne sont pas exempts de malformations oculaires associées avec leur ectopie.

GROSVILLEZ a fort bien exposé dans sa thèse les différentes théories pathogéniques de l'ectopie et de la subluxation du cristallin, et c'est d'après cet auteur que nous ferons connaître les neuf théories qui ont été successivement émises :

1° *Théorie de Graefe*. — GRAEFE a supposé qu'il devait y avoir une absence partielle du corps vitré qui aurait pour conséquence la mobilité du cristallin ;

2° *Théorie de Jaeger*. — D'après JAEGER, il s'agirait d'un processus analogue à celui de la cataracte ;

3° *Théorie de Klein*. — KLEIN accuse le manque de développement complet de la zonule, ce qui peut être en effet, mais ce qui est une constatation et non une explication ;

4° *Théorie de Schirmer*. — SCHIRMER incrimine le développement insuffisant de la lentille qui a pour conséquence la rupture de la zonule.

Il faudrait démontrer que le cristallin est toujours plus petit que l'espace qui lui est réservé.

5° *Théorie de Vassaux*. — D'après VASSAUX la luxation peut tenir à des inflammations intra-utérines. Une périvascutite des divisions terminales de l'artère hyaloïde peut s'étendre aux vaisseaux de la membrane pupillaire. Il s'établirait ainsi entre la circulation des liquides du vitré et de la chambre antérieure une barrière complétée en arrière par l'organisation fibreuse à l'extrémité antérieure de l'artère hyaloïdienne. Le cristallin privé de ses éléments de nutrition dégénérerait et augmenterait de volume, d'où éclatement de la cristalloïde postérieure et ultérieurement luxation en avant.

C'est à cette théorie que nous nous rallions personnellement.

6° *Théorie de Stellwag-Becker*. — La théorie de Stellwag et de Becker est plus généralement admise. D'après ces auteurs il y aurait lieu de mettre la luxation sur le compte d'une malformation de la zonule au niveau de la fermeture de la fente fœtale en supposant que cette fente se soit fermée d'une façon pathologique. Cette théorie peut bien expliquer les cas où la luxation s'est faite en haut et en dehors, mais comment expliquerait-elle les cas où la luxation s'est faite en bas?

7° *Théorie de Sous*. — M. Sous croit qu'il vaudrait mieux interpréter les faits en admettant une altération de la zonule qui mettrait le cristallin directement en rapport avec la sclérotique et créerait ainsi une adhérence.

8° *Théorie de Duval*. — Duval est surtout frappé de l'hérédité de cette malformation et il pense qu'il faut simplement envisager la luxation comme une de ces erreurs de la nature, auxquelles sont dus tant de cas pathologiques. Il s'agirait d'après lui d'une évolution atypique de la vésicule cristallinienne.

9° *Théorie de Badal*. — En présence de toutes ces théories, Grandclément préfère se ranger à la manière de voir de Badal et Lagrange et il cite les propres paroles de Badal à la Société d'anatomie et de physiologie de Bordeaux. Voici comment s'exprima Badal :

« Dans la plupart des observations de ce genre il est fait mention d'une particularité qui aurait dû attirer fortement l'attention, les personnes atteintes d'ectopie du cristallin bien qu'ayant la vue très basse et obligées de travailler de près à la façon des myopes ne trouvent à améliorer leur vue par aucun verre même pour la vue de loin.

« Les déterminations optométriques précises font malheureusement défaut en général, et il serait difficile de dire si le fait que je signale tient à l'état de la réfraction ou simplement à l'amblyopie qui existe presque toujours en pareil cas par suite du développement anormal du globe. Chez nos deux sujets, la réfraction est normale puisque la rétine malgré le déplacement du cristallin se trouve encore au foyer principal de l'appareil réfringent tout comme dans l'œil emmétrope. Cela suppose ou bien que la cornée est plus bombée et partant plus réfringente ou bien que l'axe antéro-postérieur de l'œil est plus long que dans l'œil type. Autant que j'ai pu en juger à la simple inspection, la courbure de la cornée ne présente rien d'anormal et il me paraît extrêmement probable que si l'œil est emmétrope ou à peu près cela tient à ce que le globe a subi un allongement dans le sens antéro-postérieur. Dans une étude sur l'aphakie j'ai montré que la longueur de cet axe en pareil cas est de 31 ^{mm},7 — 0,75 N, N étant l'hypermétropie exprimée en dioptries. Or, j'ai dit que chez l'enfant N = 5 et chez la tante N = 1. La longueur de l'œil serait donc de 29^{mm},5 chez l'un et de 31 millimètres chez l'autre, tandis que dans l'œil de dimension normale, elle est de 23^{mm},3. La différence, 6 à 7 millimètres, est relativement considérable. Elle suppose que le cristallin étant en place, les yeux en question présenteraient une myopie de 20 dioptries et même un peu plus.

« Ma conclusion c'est que les yeux dont il s'agit sont des yeux à conformation myopique. »

M. LAGRANGE complète ainsi la théorie de BADAL. Il se produit sous l'influence de l'allongement antéro-postérieur du globe, une tension anormale à laquelle n'échappe pas la région ciliaire. Or, le cristallin et son appareil suspenseur développés toujours aux dépens des mêmes éléments anatomiques présentent alors, non pas une petitesse réelle comme le voulait SCHNABEL, mais un trop faible volume pour l'espace qu'il doit remplir. La zonule surdistendue cède alors ou se laisse étirer en un point et le cristallin se déplace du côté qui a résisté.

Telles sont les différentes théories pathogéniques qui ont été émises.

Nous pensons qu'aucune n'est en mesure d'expliquer tous les cas, d'autant plus que nous avons établi une différence entre l'ectopie et la luxation et que les différentes théories que nous avons énumérées s'appliqueraient aussi bien à l'ectopie qu'à la luxation.

Le rôle de la fente fœtale ne paraît pas douteux dans certains cas, et il est probable qu'ici comme pour le colobome, le rôle de la fente fœtale n'est pas un rôle direct, mais qu'il est indirect, en ce sens que le défaut d'occlusion de la fente ou son occlusion prématurée n'aurait pas une influence directement sur le cristallin, mais agirait sur les vaisseaux de la couche vasculaire (VASSAUX).

Anatomie pathologique. — L'ectopie et la luxation congénitale se rencontrent chez des sujets habituellement bien conformés d'autre part, excepté en ce qui concerne le reste de l'appareil oculaire. Il est en effet assez fréquent de rencontrer des malformations oculaires associées : l'aniridie, PAGE (1874), BECKER (1881), GOLOZINIER (1897); l'hydrophtalmie, STILLING (1879); le nystagmus, PAGE (1874), LAGRANGE (1895); la micro et la macrocornée, C. HESS (1890), CLARK (1894); la microphtalmie, PAGE (1874); le colobome choroïdien, la corectopie et diverses malformations cristalliniennes plus ou moins voisines du colobome. De toutes ces malformations la plus fréquente est la corectopie et en général la pupille est déplacée dans la direction opposée à celle du cristallin.

Le cas de H. DOR est un cas où il y avait une association d'une luxation des deux cristallins et d'une malformation colobomateuse.

L'ectopie du cristallin est généralement bilatérale.

Il n'y a guère que l'observation de PAGE (1874) et celle de HESS (1890), dans lesquelles il soit stipulé que l'ectopie ne siégeait qu'à un seul œil.

En compulsant 73 cas, DOUSEN dresse le tableau suivant :

Déplacement en haut	30
En haut et en dehors	18
En haut et en dedans	8
En bas	3
En dedans	4
En dehors	3
En bas et en dehors	1
Asymétrique	3
À droite en dedans, à gauche en bas	1

D'après GROSELLIEZ, sur 50 cas, il y a eu 37 cas où la déviation était en haut et 13 cas où elle siégeait ailleurs.

C'est une proportion sensiblement analogue.

Dans certains cas exceptionnels on a noté aussi une inclinaison du cristallin.

Les cristallins sont en général transparents : sur 55 cas où cette question est mentionnée dans l'observation, Groeniллеz en trouve 30 dans lesquels il est spécifié que les cristallins étaient transparents. Ils étaient légèrement opaques dans 15 cas, partiellement cataractés dans 2 cas, complètement opaques dans 4 cas, enfin 4 fois l'un des cristallins était clair et l'autre cataracté.

Le fond de l'œil a été trouvé hyperémié dans 7 cas. On a noté 5 fois des staphylomes postérieurs et une fois un décollement de la rétine.

Symptômes — Habituellement le diagnostic d'ectopie du cristallin n'est fait qu'au moment où l'enfant apprend à lire. A ce moment les parents s'aperçoivent qu'il ne voit pas bien et ils consultent.

On constate tout d'abord un symptôme important et à peu près constant. C'est le tremblement de l'iris. Les observations dans lesquelles ce symptôme manquait se comptent. Ce sont celles de Bowman, de Lapersonne et Jones.

A l'éclairage oblique on voit la pupille divisée en deux parties, l'une complètement noire et l'autre plus claire réfléchissant un peu la lumière. Une ligne courbe constituée par le bord équatorial du cristallin se voit nettement au niveau de la séparation. Voir la figure ci-dessous.

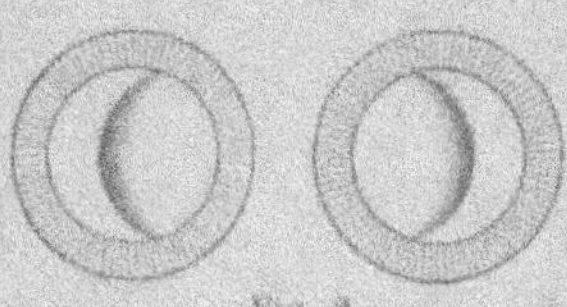

Fig. 2.

A l'ophtalmoscope on voit encore mieux cette séparation, qui se présente sous l'aspect d'une raie opaque se détachant en noir sur le fond rouge de l'œil.

Cette ligne noire présente du côté de sa concavité un dégradé de moins en moins noir et devenant progressivement rouge, alors que du côté de la convexité au contraire, la ligne noire est très nette.

Avec l'ophtalmoscope et la lentille convexe on peut voir simultanément deux papilles, l'une à travers le cristallin, l'autre par la partie aphaque. Les deux images ne sont pas vues simultanément avec netteté, mais alternativement selon que l'on éloigne ou que l'on rapproche la lentille.

Au point de vue subjectif l'état de la vision est en général mauvais. Les malades voyant simultanément par la partie aphaque de la pupille et par la partie non aphaque et ayant de ce fait deux images rétiniennes, l'une et l'autre diffuses ne voient jamais bien ni lorsqu'on corrige l'anomalie de réfraction due à la position vicieuse du cristallin, ni lorsqu'on corrige l'aphakie. Cependant lorsque le cristallin est très déplacé et que la partie aphaque est très large, on peut au moyen de verres convexes arriver à donner une vision passable.

Généralement la réfraction de la partie non aphaque est myopique, quelquefois astigmatique.

En ce qui concerne l'accommodation, les renseignements que l'on trouve dans les auteurs sont peu nombreux. Exceptionnellement il est noté que le cristallin était en état de spasme.

Le pronostic de l'affection est très variable suivant le degré de la luxation. S'il y a de nombreux cas où l'état ne s'est pas modifié durant toute la vie il y en a aussi d'autres dans lesquels on a noté une luxation complète précédée ou suivie d'attaques de glaucome.

Dans une observation personnelle, nous avons vu une luxation devenue complète s'accompagner d'hémorragies dans le corps vitré qui tenaient probablement à la persistance de l'artère hyaloïde.

Lewis qui avait mentionné 7 cas d'ectopie du cristallin dans une famille en a rapporté ultérieurement 9 cas dans la même famille, ce qui fait en tout 16 dans 6 générations successives.

La direction et le degré de l'ectopie varient dans les divers cas ; l'un des malades de Lewis qui avait d'abord une luxation en haut des deux cristallins a eu ultérieurement une luxation partielle en bas dans un œil et une luxation complète dans l'autre. L'auteur en conclut que l'ectopie peut être une prédisposition à la luxation totale, ce qui semble bien certain.

Traitement de la luxation congénitale. — Le traitement qui convient à la luxation congénitale du cristallin a été bien exposé dans l'article de Mayeda.

Cet auteur se prononce très formellement pour la discision de préférence à l'extraction et il ne croit pas qu'il y ait lieu de discuter l'iridectomie ou l'abaissement dans le corps vitré. Les différents auteurs qui ont eu à pratiquer une intervention dans ces cas ont d'ailleurs eu également cette conception puisque dans la littérature on trouve l'histoire de 15 discisions contre 7 extractions, 6 iridectomies, et une réclination ; deux fois on a tenté une opération spéciale l'iridodesis qui a été abandonnée.

On trouvera dans l'article de Mayeda toute la bibliographie de cette question?

Cependant Sattler n'est pas de l'avis de Mayeda. Il conseille de revenir à l'iridodesis. Il a pratiqué cette opération chez une jeune fille de quinze ans, et par cette opération il a relevé l'acuité visuelle de 1/10 à 1/3. L'opération consiste à faire un enclavement de l'iris pour déplacer la pupille et à pratiquer trois semaines plus tard l'excision du prolapsus et l'opération autoplastique de Kuhnt.

Nous terminons cet article en donnant la traduction d'une observation due à de Graefe et qui est si complète qu'elle équivaut à une description symptomatique de la maladie.

Observation I. — Une jeune fille, âgée de vingt-deux ans, vint me consulter pour une myopie et une amblyopie des deux yeux, affection qu'elle avait depuis son enfance. De l'œil gauche, le plus faible, elle accusait aussi de la diplopie. A l'examen on trouvait dans les deux yeux la chambre antérieure plus profonde du côté temporal que du côté nasal, de ce côté, l'iris semblait légèrement convexe en avant, de l'autre au contraire il paraissait attiré en arrière, en outre l'iris tremblotait fortement du côté externe. A l'œil gauche qui était porté en dehors, on constatait dans la moitié externe de la pupille. L'absence des images réfléchies du cristallin, lesquelles au contraire existaient dans la moitié interne. Le bord externe du cristallin légèrement visible coupait la pupille en deux moitiés sensiblement égales; à l'œil droit le cristallin était moins dévié en dedans de telle sorte que son bord correspondait à peu près à la limite externe de la pupille légèrement dilatée.

L'examen ophtalmoscopique montra une luxation en dedans des deux cristallins transparents et pourvus de leur capsule. A droite la déviation était absolument horizontale tandis qu'à gauche le cristallin était en même temps un peu abaissé. A l'examen ophtalmoscopique de l'œil gauche on obtenait une double image de la rétine.

Les troubles optiques de l'œil gauche étaient très intéressants. Dans la vision binoculaire l'image de l'œil gauche était supprimée à cause du strabisme divergent, mais si l'on fermait l'œil droit, la malade voyait tous les objets doubles et cela tenait évidemment à la réfraction différente des faisceaux lumineux passant l'un par la partie externe, l'autre par la partie interne de la pupille, car la diplopie disparaissait dès qu'on recouvrait avec un écran l'une des deux moitiés de la pupille, ou lorsqu'on faisait regarder la malade à travers un petit trou. Les deux images qu'elle voyait près d'un bâton tenu verticalement (pourqu'elle les reconnût facilement j'avais recouvert d'un verre rouge la moitié de la pupille) étaient peu distantes l'une de l'autre (à 1 mètre, environ de 4 centimètres); l'image vue à gauche provenant évidemment du faisceau lumineux qui avait traversé le cristallin était plus nette. L'image vue à droite était très-diffuse et en même temps un peu plus basse et beaucoup plus rapprochée de l'œil que l'image gauche. Cette différence était encore plus considérable à une plus grande distance; ainsi de l'autre côté de la rue, l'image diffuse paraissait deux fois plus rapprochée que l'image gauche. Ces faits sont très faciles à expliquer. Les rayons qui ne traversaient pas le cristallin étaient naturellement trop peu réfractés et leur foyer se trouvait en arrière de la rétine, c'est pourquoi ils produisent une image diffuse avec des cercles de dispersion. Comme le cristallin, placé excentriquement par rapport à la surface pupillaire, déviait les rayons, comme un prisme dont la base siégerait au centre du cristallin et le sommet au centre de la pupille, le faisceau lumineux qui le traverse devait être dévié dans le sens de l'excentricité de la lentille, donc, dans notre cas à gauche et un peu plus bas; l'objet, d'après les règles de la projection devait apparaître plus en dehors et un peu plus haut. Nécessairement la convergence différente des rayons devait produire des erreurs dans l'évaluation de la distance; l'image beaucoup plus petite produite au travers du cristallin devait être attribuée à un objet beaucoup plus éloigné que celle plus grosse qui n'était pas réfractée par la lentille.

L'étude de l'action des verres concaves et convexes sur la diplopie était particulièrement intéressant. Comme l'œil était myope, des verres concaves firent apparaître de plus en plus nette l'image gauche, tandis que la droite devenait de moins en moins nette et finissait par disparaître avec un verre de — 18 à — 20 D. Avec ce dernier verre la malade lisait les caractères ordinaires à 6 centimètres qu'à l'œil nu elle ne lisait qu'à 35 millimètres. — Tout le contraire avait lieu avec les verres convexes; ceux-ci rendent excessivement convergents les rayons qui passent par le cristallin; l'image gauche, la plus nette, jusque là, devenait de plus en plus diffuse, tandis que les cercles de dispersion de l'image droite diminuaient graduellement à mesure qu'on augmentait la force du verre. Avec + 5 D la netteté des deux images était égale. Mais à cause même de cette égalité la diplopie était d'autant plus gênante et la malade ne pouvait pas reconnaître de petits objets ni lire un caractère ordinaire d'impression. Avec des verres encore plus forts l'image droite l'emportait sur la gauche et celle-ci disparaissait tout à fait avec + 11 à 13 D. Avec ce dernier verre la malade lisait les fins caractères n° 2 de l'échelle de Jæger à 12 à 14 centimètres au lieu de 35 millimètres à l'œil nu. Si, faisant abstraction de la diplopie nous nous occupons seulement de la netteté de la vue, notre malade offrait la particularité d'augmenter la portée de sa vision aussi bien par de forts verres convexes que par de forts verres concaves. — La netteté des doubles images variait du reste suivant la position de l'objet; la plus grande netteté s'observait lorsque l'objet était tenu en dedans, elle diminuait lorsqu'il était tenu en dehors, davantage encore dans la vision en bas et plus encore dans la vision en haut. Mais dans toutes ces directions le rapport entre les deux images restait le même, la netteté seule diminuait probablement à cause du déplacement du cristallin tremblotant pendant les mouvements de l'œil. — Dans certaines positions de l'objet la malade était même incapable de le reconnaître, c'était surtout le cas lorsque la pupille fortement rétrécie, elle regardait en face de la lumière et cela s'expliquait par le fait que les rayons tombaient obliquement sur le bord du cristallin où ils subissaient une réflexion totale. — Si l'on plaçait devant l'œil gauche un prisme à base externe de telle manière qu'il ne recouvrît que la moitié externe de la pupille, la distance des deux images augmentait, mais en même temps la netteté de l'image projetée à droite diminuait. Si au contraire on plaçait le prisme dans la direction opposée les images se rapprochaient, la netteté de l'image droite augmentait mais on n'obtenait jamais la fusion des deux images, à cause de la différence de leur grandeur ; par contre on arrivait à une fusion approximative si on ajoutait en même temps un verre de $+5$ D qui rendait les deux images à peu près équivalentes.

A une forte lumière la malade était naturellement gênée par l'apparition de phénomènes colorés; l'achromasie de son œil était altérée comme lorsqu'un homme à vision normale se couvre la moitié de la pupille et empêche ainsi la compensation des rayons lumineux correspondant aux diverses parties du champ pupillaire. — Lorsque sa pupille était rétrécie elle avait une image entoptique du bord de son cristallin, elle voyait en effet plusieurs lignes arquées qui traversaient son champ visuel du haut en bas et dont la convexité était naturellement opposée à la vraie situation c'est-à-dire tournée en dedans. La diffraction du bord du cristallin explique qu'elle ne voyait pas une seule ligne mais qu'elle croyait voir plusieurs lignes parallèles. Le phénomène était encore plus bizarre lorsqu'on la faisait regarder au travers d'un petit trou; elle indiquait alors exactement la position de son cristallin et elle ajoutait lorsqu'on la faisait regarder sur un fond éclairé par une lumière artificielle que la surface limitée par l'ombre du cristallin apparaissait comme éclairée par la lune tandis que le reste du petit champ visuel semblait éclairé par le soleil.

A droite le déplacement du cristallin n'était pas assez considérable pour que, avec la dimension habituelle de la pupille, des rayons lumineux pussent pénétrer à côté du cristallin; il n'existait donc pas de diplopie. L'acuité visuelle était un peu meilleure que sur l'œil gauche; la malade lisait les petits caractères à 45 millimètres et avec — 13 D à 9 1/2 centimètres.

Comme la malade a observé la diplopie de l'œil gauche depuis sa tendre enfance nous devons admettre que l'ectopie du cristallin existait depuis cette époque et nous observons ici encore une fois ce fait extraordinaire qu'un cristallin privé ainsi de ses attaches naturelles peut conserver sa transparence d'une manière permanente.

Dans ce cas également nous ne pouvons attribuer la dislocation du cristallin qu'à un état plus liquide du corps vitré et à un défaut de ses cloisons naturelles. L'ophtalmoscope n'y démontre aucun trace d'opacité floconneuse ou membraneuse, aucune altération du tissu des membranes internes. Quant à la zonule, même après dilatation avec l'atropine on n'en voyait aucune trace. — En ce qui concerne la pathogénie, ni l'anamnèse, ni l'examen attentif des autres organes ne nous donnèrent de résultat positif. La malade était un peu pâle, elle avait beaucoup souffert de céphalées nerveuses et avait une scoliose depuis l'âge de douze ans.

CHAPITRE VI

OMBILICATION DU CRISTALLIN

Otto Becker a décrit chez un enfant décédé quelques semaines après sa naissance une dépression punctiforme d'un millimètre de profondeur siégeant au pôle postérieur du cristallin.

Cette malformation qui est l'opposé du lenticône est probablement aussi en rapport avec une anomalie hyaloïdienne, mais comme il n'en existe encore qu'une seule observation et que l'attention d'Otto Becker n'était

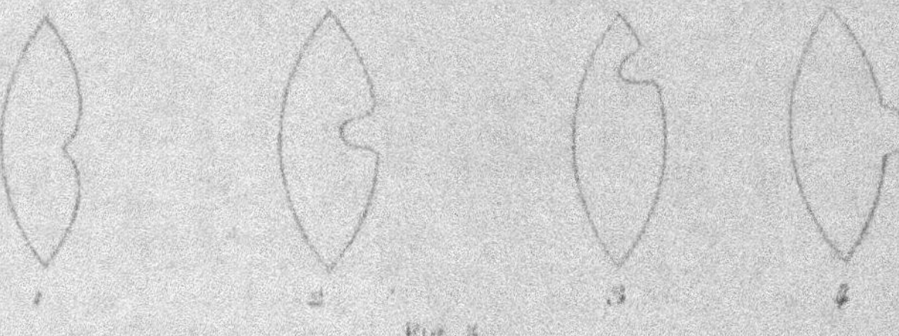

Fig. 5.

pas encore attirée sur ce point, nous sommes réduits à faire à ce sujet des conjectures.

C'est Pérnix qui a proposé de traduire l'expression de Becker par le terme d'ombilication et ce terme nous semble convenir parfaitement à la description donnée par Becker.

A côté du cristallin ombiliqué (fig. 2), mentionnons d'autres malformations exceptionnelles : le cristallin en biscuit (Becker, 1874) (fig. 1); le cristallin à gouttière (Becker, 1885) (fig. 3); et le cristallin à vésicule rétro-cristallinienne (Termen, 1903) (fig. 4).

CHAPITRE VII

CATARACTES CONGÉNITALES

C'est en 1764 que Janin (de Lyon) publia la première observation incontestable de cataracte congénitale.

En 1771 Pellier de Quengsy rapporta à son tour 3 observations.

En 1827 paraît à Montpellier la thèse de Lusanne rééditée à Paris la même année et dans laquelle l'auteur expose que de 1802 à 1826 il a opéré 137 cataractes congénitales sur un total de 5.034 cataractes. C'est à la même époque que se placent les travaux de Saunders, Ware, Gibson, Travers.

En 1828, paraît le mémoire de Von Ammon intitulé « Ueber die angeborene Cataracta centralis ».

Il faut arriver au traité de A. Jaeger (Vienne 1854) pour trouver une description bien exacte de la cataracte zonulaire et encore cette description n'est-elle qu'ébauchée. Voici en quels termes s'exprime Jaeger :

« La cataracte congénitale se présente sous deux aspects, soit sous forme de cataracte capsulaire (ponctuée, polaire, pyramidale), soit sous forme de cataracte lenticulaire et dans ce dernier cas on observe soit une cataracte corticale plus ou moins étendue soit une opacification localisée à une couche de fibres cristalliniennes de telle sorte que cette couche opaque entoure un noyau resté transparent et qu'elle est d'autre part entourée elle-même d'une couche corticale normale. Jamais je n'ai observé de cataracte nucléaire sans cataracte corticale, et une seule fois j'ai rencontré parmi tous mes cas de cataractes congénitales un cas de cataracte exsudative ».

Plus loin Jaeger donne le tableau des cas de cataracte qu'il a vus et il signale sur un total de 1315 cataractes 112 cas de cataractes congénitales. C'est à partir de ce moment que les travaux se multiplient.

En 1855 de Graefe décrit la première observation de cataracte à double zone opaque et il crée à cette occasion l'expression de cataracte stratifiée (Schichtstaar) sous laquelle la cataracte zonulaire est encore actuellement désignée en Allemagne.

En Angleterre Williams désigne à la même époque la cataracte zonulaire par l'expression de cataracte lamellaire (lamellar cataract), et en France les auteurs adoptent soit l'expression anglaise (Esmarmor), soit l'expression allemande (Jouon).

En 1865 paraît à Paris la thèse de Galezan de Bonneval intitulée : « La cataracte zonulaire et son traitement ». A partir de cette date l'expression de cataracte zonulaire est définitivement consacrée en France.

La cataracte congénitale fusiforme a été non seulement décrite mais encore figurée dans une planche qui accompagne le travail de Muller. D'après presque tous les traités classiques c'est à Kniess que remonte sa découverte. Or, Kniess n'a fait que baptiser cette forme exceptionnelle qui était décrite avant lui. Nous ferons la même réflexion à propos du travail de Alf. Graefe intitulé « Ueber den congenitalen harten Kernstaar » (la cataracte nucléaire, congénitale dure) dans lequel cet auteur baptise également une forme déjà décrite par Ammon et Pilz.

Les diverses formes de cataractes congénitales ont été de mieux en mieux décrites au fur et à mesure que l'on s'est approché de la fin du XIXᵉ siècle. En 1881 paraît un mémoire important de Panas dans les *Archives d'Ophtalmologie*.

En 1883 paraît la monographie d'Otto Becker sur l'anatomie pathologique de la cataracte. Les formes congénitales n'y tiennent pas une bien grande place, car étant à peine encore bien connues en clinique elles ne pouvaient guère être décrites histologiquement. Otto Becker divise les cataractes congénitales en 6 formes : La forme centrale, la forme fusiforme, la forme polaire postérieure vraie, la forme zonulaire, la forme membraneuse accreta, et la forme polaire postérieure fausse. A propos de la cataracte nucléaire ou centrale, il démontre que la conception d'Arnold d'après laquelle le cristallin commençait par être entièrement opaque à la naissance et ne s'éclaircissait que progressivement laissant un noyau opaque dans les cas de cataracte était inexacte attendu qu'elle reposait sur une donnée absolument fausse.

A propos de la cataracte zonulaire O. Becker pense que l'anomalie se développe pendant le quatrième mois de la grossesse et il dit que la zone opacifiée ne doit pas consister en une nécrose des fibres cristalliniennes car on ne comprendrait pas comment le noyau pourrait continuer à être nourri alors qu'il serait isolé du courant nutritif par une couche de fibres désintégrées.

La cataracte membraneuse accreta est considérée à la suite d'un travail de Wilde comme étant en relation avec l'arrêt de résorption de l'artère hyaloïde et d'après les travaux de Berthold et de Oeller, il en est de même pour la fausse cataracte polaire postérieure.

Mentionnons encore comme ayant apporté une part de contribution à l'étude des cataractes congénitales les thèses suivantes : Beck (Paris 1867), Staehelin (Paris 1868), Blancard (Montpellier 1868), Montmeja (Paris 1871), Denis (Paris 1873), Durand (Paris 1874), Barthélemy (Paris 1880), Rivière (Paris 1887), enfin l'excellente thèse de Dolard (Lyon 1890) dans laquelle sont résumées les observations faites par Gayet durant un espace de treize années.

Dans cette dernière thèse les cataractes de l'enfance sont divisées en cataractes molles, régressives, zonulaires, polaires, traumatiques et par adhérences.

Dolard a relevé 13 cas de cataractes molles contre 33 cas de cataractes zonulaires, mais au nombre de ces cataractes molles il cite des cas dans lesquels il est dit que le noyau était dur, de sorte que la qualification de molle aurait été avantageusement remplacée par celle de cataracte totale.

Dans le groupe des cataractes régressives Dolann fait entrer les cataractes aridi-siliqueuses, les cataractes calcifiées ou pierreuses et les cataractes hyaloïdées.

Les cataractes polaires comprennent la cataracte pyramidale, la cataracte polaire postérieure, la cataracte fusiforme et à ce propos Dolann rappelle le travail de Chauvel (*Arch. gen. de med.* 1874), dans lequel cet auteur décrit deux formes de cataractes polaires antérieures, l'une véritablement capsulaire et qui se confond avec la cataracte dite habituellement pyramidale, l'autre sous-capsulaire à laquelle conviendrait plus spécialement l'appellation de cataracte polaire antérieure; les cataractes traumatiques et les cataractes zonulaires ne donnent pas lieu à des considérations particulières.

Dans son rapport sur le traitement de la cataracte congénitale en 1892 (*Soc. franç. d'oph.*) H. Dor adopte la classification suivante :

1° Cataractes pyramidales ;

2° Cataractes zonulaires ;

3° Cataractes nucléaires;

4° Cataractes totales ;

5° Cataractes à forme insolite (punctiforme, étoilée, fusiforme et vésiculeuse).

Nous avons fait reproduire ici en le complétant un tableau schématique emprunté au rapport de H. Dor, et qui représente les différents types de cataracte congénitale. Il manque cependant à ce tableau la cataracte totale molle.

Wecker avait fait un tableau d'après 40000 malades, duquel il résultait qu'il y avait sur un total de 4839 cataractes, 36 cas de cataracte congénitale totale, 79 cas de cataracte zonulaire et 10 cas de cataracte pyramidale, soit un total de 125 cas de cataracte congénitale. H. Dor compulse des notes de 60000 observations et trouve 323 cas de cataractes congénitales sur lesquels 95 cas de cataracte pyramidale, 71 cas de cataracte congénitale totale, 120 cas de cataracte zonulaire, 2 cas de cataracte nucléaire et 35 cas de cataracte anormale.

L'existence de la forme aride-siliqueuse est admise par H. Dor, mais il fait rentrer cette forme dans la classe de cataractes totales et de même la cataracte polaire antérieure est confondue avec la cataracte pyramidale.

La forte proportion des cataractes pyramidales qui, dans cette statistique occupent le second rang parmi les cataractes congénitales a lieu de surprendre un peu, mais dans le cours de son rapport H. Dor signale le fait que dans près de la moitié de ces cas il y avait eu une ophtalmie purulente des nouveau-nés et par conséquent il montre qu'il réunit sous la même rubrique des affections dont l'origine est antérieure à la naissance et d'autres dont l'origine est postérieure et qui ne devraient pas être considérées véritablement comme des cataractes congénitales.

Dans le traité de Panas, les cataractes congénitales sont divisées en :

1° Cataractes zonulaires ou stratifiées, décrites en même temps que la cataracte nucléaire.

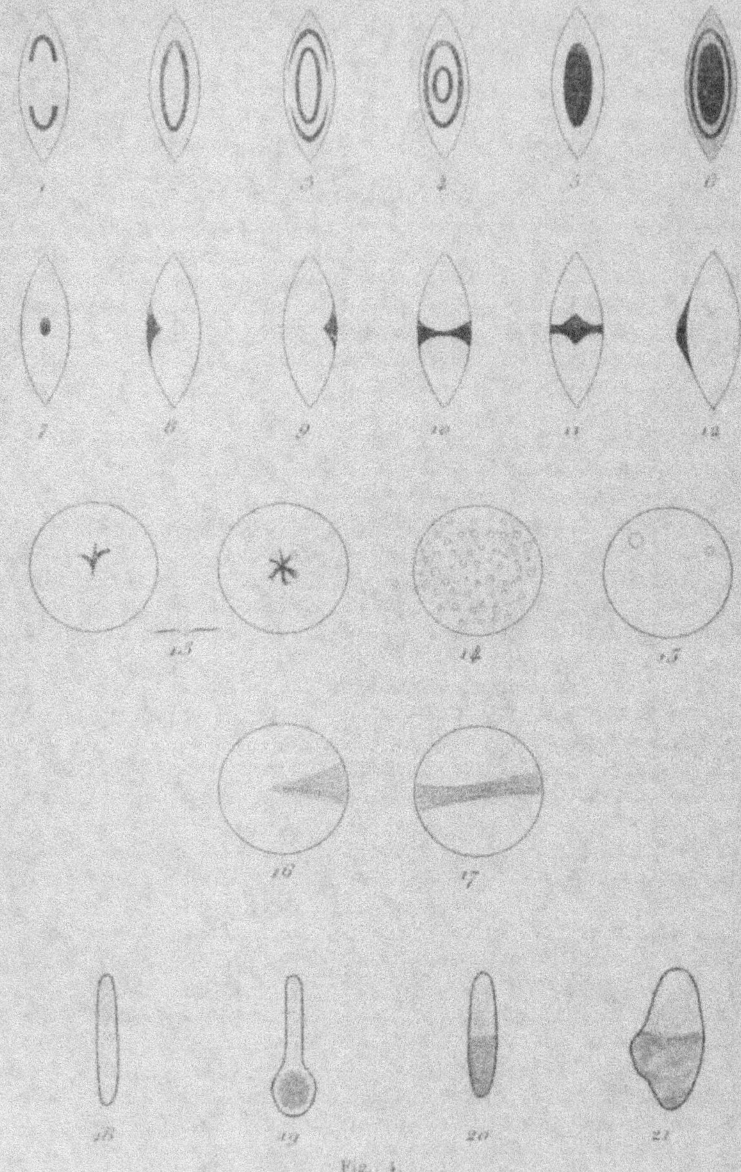

Fig. 4.

Cataractes congénitales.

1. zonulaire partielle. — 2. zonulaire complète. — 3. zonulaire partiellement double. — 4. zonulaire double. — 5. zonulaire à noyau dur, lamellaire. — 6. totale dure, zonulaire complète. — 7. centrale punctiforme. — 8. polaire antérieure. — 9. polaire postérieure. — 10. bipolaire. — 11. fusiforme. — 12. pyramidale. — 13. stellaire. — 14. ponctuée. — 15. vésiculeuse. — 16. cunéiforme. — 17. à bandelette. — 18. siliqueuse. — 19. siliqueuse à noyau foncé. — 20. siliqueuse à dépôt inférieur. — 21. lenticulaire totale.

2° Cataractes molles ou liquides dont la cataracte aridi-siliqueuse est considérée comme l'aboutissant ;

3° Cataractes aridi-siliqueuses ;

4° Cataractes axiales comprenant les formes en fuseau et les formes polaires.

Quant aux formes pointillées, radiaires et cunéiformes, elles sont simplement mentionnées.

Dans le traité de Wecker et Landolt, la cataracte zonulaire a nettement le premier rang et c'est à côté de cette forme que les auteurs décrivent la cataracte molle totale, la cataracte nucléaire dure et la cataracte aridi-siliqueuse. Ils ne font que mentionner la cataracte fusiforme et la cataracte polaire.

Panas dans l'article qu'il a écrit pour le Traité d'hygiène des nourrissons de Rothschild divise les cataractes congénitales en cataractes zonulaires, cataractes totales et cataractes partielles. Dans cette division la cataracte aridi-siliqueuse est considérée comme une cataracte totale ainsi que la cataracte ponctuée et la cataracte nucléaire.

On voit combien il est difficile de classer les cataractes congénitales lorsqu'on prend pour base la forme de l'opacification.

Strucken a eu à notre avis une conception plus rationnelle en réunissant dans un même groupe les cataractes qui reconnaissent la même cause pathogénique et en particulier lorsqu'il a créé le groupe des cataractes qui reconnaissent pour cause une anomalie de l'artère hyaloïdienne ou de la capsule vasculaire. Nous nous conformerons à l'idée directrice de Strucken et nous ferons aussi un grand groupe avec les cataractes qui reconnaissent pour cause une anomalie de l'artère hyaloïdienne mais contrairement à Strucken et d'accord avec Oeller nous considérerons la cataracte polaire postérieure comme rentrant dans ce groupe et tenant compte aussi du travail de Bach sur les cataractes fusiformes, nous décrirons également cette dernière forme dans ce même chapitre.

Sous le nom de *Cataractes attribuables à une anomalie de l'artère hyaloïdienne ou de la capsule vasculaire*, nous décrirons les cataractes : 1° vasculaires, 2° membraneuses ou siliqueuses, 3° calcaires ou calcifiées, 4° burséolées ou kystiques, 5° polaires postérieures, 6° fusiformes, 7° étoilées, 8° cunéiformes, 9° centrales ponctiformes, 10° pyramidales, 11° certaines cataractes totales molles.

Une fois ce premier groupe décrit un second groupe très naturel se présente, lequel renferme : 1° Les cataractes zonulaires ; 2° Les cataractes nucléaires ; 3° Les cataractes totales dures ; 4° Les cataractes ponctuées.

Quant à la cataracte polaire antérieure, en dehors de la variété étoilée et de la variété pyramidale, elle relève de l'ophtalmie des nouveaux-nés et n'est par conséquent pas d'origine congénitale ; nous ne la décrirons pas ici.

A. CATARACTES ATTRIBUABLES A UNE ANOMALIE DE L'ARTÈRE HYALOÏDIENNE OU DE LA CAPSULE VASCULAIRE

Lorsque la vésicule oculaire est fermée les vaisseaux qui ont pénétré par la fente choroïdienne se divisent en deux couches, l'une appliquée contre la rétine, l'autre contre la face postérieure du cristallin. Ce sont les vaisseaux hyaloïdiens d'une part et l'artère hyaloïdienne d'autre part.

Cette dernière traverse le corps vitré à travers un canal spécial qui n'est autre chose que l'homologue des gaines lymphatiques décrites par Roux autour des artères du cerveau, et qui porte le nom de canal de Cloquet, puis l'artère se résout contre le cristallin en une série de capillaires qui contournent l'équateur et s'anatomosent avec d'autres vaisseaux venus de la membrane pupillaire. Lorsque le cristallin a acquis tout son développement, vers la fin du sixième mois, les vaisseaux se résorbent et il ne reste plus chez le nouveau-né que ces vestiges décrits par Terraux qui proéminent dans le corps vitré de quelques millimètres. Exceptionnellement l'artère ne se résorbe pas ou se résorbe incomplètement et on voit alors survenir une série d'anomalies dans l'évolution du cristallin.

Becker a étudié les cataractes polaires postérieures attribuables à la persistance de l'artère hyaloïdienne. Il dit que la forme congénitale de cette cataracte diffère des formes acquises sous l'influence de choroïdites par sa surface brillante concave. Mais déjà avant Becker, Ammon avait observé des faits analogues et figuré une pareille cataracte sur les yeux d'un lapin atteint de persistance de l'artère hyaloïdienne. Müller avait décrit une cataracte polaire postérieure sur les deux yeux d'une chèvre.

Talko signale une cataracte polaire antérieure due à une persistance de la membrane pupillaire ce qui établit d'une façon indirecte les relations de la cataracte avec une anomalie vasculaire. Puis Becker montre que le trouble peut aller plus loin et qu'il peut se produire non seulement une cataracte polaire postérieure mais une dégénérescence totale du cristallin dans des cas où non seulement la capsule vasculaire persiste mais où elle persiste avec des symptômes de perivasculite. Dans ces cas il se forme un tissu fibreux qui s'organise et le cristallin privé de sa nutrition et liquéfié au centre, augmente de volume. Alors la cristalloïde se rompt au pôle postérieur, le cristallin se vide et ultérieurement la cristalloïde subissant une rétraction cicatricielle il se produira une cataracte aridi-siliqueuse.

Vassaux a publié l'observation d'un malade qui fut énucléé par Panas, soi-disant pour une tumeur de l'œil et qui n'avait autre chose qu'une persistance de l'artère hyaloïdienne avec formation d'un tissu fibreux et vasculaire au niveau du pôle postérieur du cristallin et une dégénérescence kystique du cristallin. Ce qui avait induit Panas en erreur c'était l'existence de vaisseaux qui ressemblaient beaucoup à ceux d'un gliome de la rétine.

Il est donc certain qu'il existe une série d'affections du cristallin qui relèvent de la persistance anormale de vaisseaux hyaloïdiens, ceux-ci étant en général atteints de péri-vascularite.

Dans la plupart des cas dont il va être question le rôle de l'artère hyaloïde est absolument certain.

Dans d'autres cas la démonstration directe n'en a pas encore été donnée d'une façon absolue mais pour des raisons que nous exposerons au fur et à mesure l'hypothèse de l'origine vasculaire est à peu près seule soutenable.

1° **Cataracte vasculaire** — L'histoire de la cataracte vasculaire se réduit à l'observation encore unique de GROLLMANN dans laquelle il s'agit d'une enfant de treize ans atteinte de microcéphalie et que l'auteur eut l'occasion d'énucléer. Il constata que la cristalloïde postérieure livrait passage à des branches vasculaires émanées de l'artère hyaloïde et que le tissu cristallinien était entièrement vascularisé. Il est probable que si l'attention se portait plus souvent sur le cristallin des yeux microphtalmes on rencontrerait quelquefois des malformations de ce genre.

2° **Cataracte membraneuse ou siliqueuse** — Il existe deux types de cataractes membraneuses : celui dans lequel par suite d'anomalies de la capsule vasculaire, la lentille n'a pas été normalement formée et celui dans lequel la lentille normalement formée s'est résorbée par suite de conditions circulatoires anormales. Aussi l'expression de cataracte membraneuse ne peut-elle être absolument synonyme de celle de cataracte régressive puisqu'une partie seulement des cataractes membraneuses est attribuable à une régression.

L'expression de cataracte siliqueuse est par contre beaucoup plus naturellement synonyme de l'expression de cataracte membraneuse mais cependant il y a une nuance entre elles. Une silique est en termes de botanique un fruit dont la graine est comprise entre deux valves aplaties. Une cataracte siliqueuse comporte par conséquent non seulement l'existence de deux cristalloïdes mais encore d'une portion si rudimentaire soit-elle de cristallin tandis que la cataracte membraneuse peut exister simplement par l'adossement des deux cristalloïdes sans interposition de substance cristallinienne.

L'expression de cataracte membraneuse prête malheureusement à quelque confusion, car les cataractes secondaires sont aussi des cataractes membraneuses et d'autre part on a pendant longtemps décrit la cataracte capsulaire sous le nom de cataracte membraneuse de sorte que l'expression de cataracte siliqueuse est peut-être préférable dans tous les cas même pour les cas où il n'y a pas de véritable silique et où le cristallin compris entre les deux cristalloïdes est entièrement résorbé.

C'est WILDE qui a, le premier, attiré l'attention sur le fait que les cataractes membraneuses étaient liées à des anomalies de résorption de l'artère hyaloïde.

O. BECKER a eu l'occasion d'étudier histologiquement un cas semblable et il a trouvé sur la capsule postérieure des vestiges de l'artère hyaloïde. Il admet lui aussi que la cataracte dite à cette époque membranacea accreta était non pas comme on le disait alors secondaire à une iritis mais bien attribuable à une anomalie de régression de l'artère hyaloïde. D'après les évaluations de MANZ la constatation de BECKER permettait de rapporter le développement des cataractes membraneuse au second mois de la vie intra-utérine.

Cliniquement la cataracte membraneuse se présente comme une membrane blanche tendue dans le champ pupillaire et ayant les plus grandes analogies avec les cataractes secondaires. A l'examen ophtalmoscopique on voit une bande rouge autour de l'opacité comme dans le cas de cataracte zonulaire, mais alors que dans les cataractes zonulaires, c'est à travers la partie transparente d'un cristallin complet que se voit la couleur rouge du fond de l'œil, ici c'est à travers les feuillets de la zonule de ZINN que l'on aperçoit le fond de l'œil.

La cataracte membraneuse est généralement adhérente à l'iris par suite d'anomalies de la régression de la capsule vasculaire et d'une persistance partielle de la membrane pupillaire.

La chambre antérieure est souvent plus profonde qu'à l'état normal. D'autre part le cristallin est racorni dans les cas où il subsiste un peu de cette lentille entre les deux feuillets de la capsule et comme il est mal soutenu par la zonule on observe souvent un tremblement de la cataracte et de l'iris.

La figure qui se trouve dans le rapport de H. DOR représente un type de cataracte siliqueuse.

En ce qui concerne le traitement de cette affection nous renvoyons le lecteur à l'article de CIRINCIONE dans lequel cet auteur préconise une opération spéciale qui consiste à pratiquer l'extraction environ six jours après avoir préalablement libéré la membrane de ses principales adhérences. Cette méthode est préférable à la discision parce qu'elle donne une meilleure acuité visuelle et à l'extraction ordinaire parce qu'elle est moins dangereuse.

L'expression de cataracte aride siliqueuse a été proposée pour la première fois par SCHMIDT.

SCHMIDT donne comme caractère essentiel de cette forme le fait que l'ombre portée de l'iris est ordinairement très marquée à cause de la rétraction du feuillet antérieur de la capsule vers le postérieur.

3° Cataracte calcaire. — La cataracte calcaire dans sa variété infantile est une cataracte siliqueuse dont le noyau a été incrusté de sels calcaires. Parfois la capsule est également infiltrée. La condition essentielle de la production d'une pareille altération est la pénétration de la lentille par des vaisseaux sanguins à un moment donné de l'évolution de la cataracte. Le début du dépôt calcaire s'observe en général à la face interne de l'épithélium sous-capsulaire ou bien en dedans de cette couche pseudo-épithéliale de la capsule postérieure qui se forme au début de certaines cataractes. A cette période, le noyau est souvent de consistance cireuse.

On observe parfois des cas dans lesquels la capsule seule est calcifiée et contient dans son intérieur une matière liquide. D'autres fois, au contraire, tout le noyau est calcifié. La première forme s'appelle parfois cataracta lactea, la seconde cataracta gypsea.

Le diagnostic de la cataracte laiteuse repose sur le caractère suivant indiqué par Becker. Lorsqu'on laisse les malades se reposer un certain temps, on voit que les granulations calcaires libres s'accumulent au point déclive dans la capsule calcifiée de sorte que celle-ci apparaît avec une ligne horizontale de démarcation qui sépare le dépôt calcaire parfaitement blanc des parties plus jaunâtres qui ne contiennent pas de ces particules.

4° Cataracte burséolée ou kystique — La cataracte burséolée est une cataracte qui a subi une régression autre que la régression calcaire et dont le contenu ne s'est pas purement et simplement résorbé comme dans certaines cataractes membraneuses. Ici la substance cristallinienne s'est ramollie en subissant une décomposition spéciale qui est souvent très putride. Il est fréquent qu'à l'ouverture des cataractes burséolées on sente une odeur de gangrène s'échapper de la capsule et c'est pour cette raison que les anciens auteurs appelaient cette variété cataracta bursata ichorem tenens.

La cataracte burséolée se présente sous l'aspect d'un ballon de caoutchouc dégonflé, dont une partie proémine dans la chambre antérieure, faisant un peu hernie à travers le sphincter irien comme la poche des eaux à travers le col utérin.

Le contenu est en général jaunâtre, de sorte que l'on a parfois certaines hésitations sur le diagnostic. Il peut arriver que l'on se demande si par hasard il ne s'agirait pas d'un cas d'ectopie compliqué de décollement complet de la rétine ; la capsule cristallinienne peut parfaitement en imposer pour une rétine soulevée et engagée dans la pupille.

Ces cas sont d'ailleurs très rares et méritent simplement d'être signalés.

Il arrive souvent que la face antérieure de la poche est plus bombée en bas qu'en haut, ceci spécialement dans les cas où les matières qui sont contenues dans la capsule ne sont pas très tendues.

Il en résulte que dans certains mouvements des malades on aperçoit de petites oscillations dans le liquide. C'est pour cette raison que les anciens auteurs décrivaient cette variété au nombre des cataractes branlantes.

5° Cataracte polaire postérieure congénitale. — Les relations des cataractes polaires postérieures avec l'artère hyaloïde ont été nettement mises en lumière par Oeller et par Berthold. Une monographie récente a paru à Cincinnati (1890) écrite par David de Beck et intitulée « Persistant remains of the fœtal hyaloid artery », l'auteur y résume tous les cas connus de persistance de l'artère hyaloïde et en particulier il note la cataracte polaire postérieure.

D'ailleurs, le fait est loin d'être nouveau puisque V. Ammon signale déjà les relations de la cataracte polaire postérieure avec les anomalies de régression de l'artère hyaloïde et qu'il a même figuré un cas d'épaississement congénital des parois de l'artère et de continuation directe de cette artère avec une membrane opaque siégeant au pôle postérieur du cristallin. Ammon a non seulement observé des faits anatomiques, mais il a encore eu l'occasion de voir des cas cliniques dans lesquels des cataractes polaires postérieures paraissaient nettement en rapport avec une oblitération précoce de l'artère hyaloïde.

Stricker a aussi cité un cas dans lequel il a eu l'occasion de faire le diagnostic de persistance de l'artère hyaloïde par l'existence de stries sur la capsule postérieure.

Otto Becker considère aussi certaines cataractes polaires comme étant en relation avec une anomalie de l'artère hyaloïdienne, mais ce sont surtout d'après lui les formes qu'il appelle cataracte polaris posterior spuria par opposition à la cataracta polaris posterior vera. L'expression de spuria signifiait dans le langage des anciens anatomistes que l'on était en présence de troubles extérieurs à la lentille, autrement dit d'une cataracte fausse.

6° Cataracte fusiforme (Spindelstaar). — On donne le nom de cataracte fusiforme aux cataractes dans lesquelles on observe une opacification antéro-postérieure allant du pôle antérieur au pôle postérieur, en passant par le noyau. Au niveau du noyau, l'opacification subit une légère ampliation, de sorte que l'ensemble du trouble ressemble à un fuseau antéro-postérieur qui traverserait tout le cristallin. L'expression de cataracte fusiforme (Spindelstaar) appartient à Knies qui l'a proposée le premier, mais le fait avait déjà été vu par Müller qui en a publié une observation dans son article des *Archives de Graefe*.

La notion des rapports de cette cataracte avec la persistance de l'artère hyaloïde appartient à Bach (1897).

Le travail de Bach peut être considéré comme une petite monographie de cette question, car l'auteur cite tous les cas qui ont été publiés avant le sien et toutes les hypothèses pathogéniques qui ont été émises pour expliquer la genèse de cette forme.

Il semble bien résulter de cette étude que la cataracte fusiforme n'est qu'une association fortuite de deux processus morbides isolés, l'un qui frappe le noyau et qui est de même ordre que les autres cataractes centrales punctiformes, l'autre qui frappe les pôles antérieur et postérieur du cristallin et qui est de même ordre que les autres cataractes polaires congénitales, c'est-à-dire qui est attribuable à une anomalie vasculaire. La cataracte fusiforme est loin d'être fréquente, puisque dans sa monographie, Bach rapporte en tout 10 cas. Dans 7 cas l'affection était congénitale, dans 2 cas elle était consécutive à une perforation de la cornée par une ophtalmie des nouveau-nés, et dans un cas (Laber) elle était expérimentale. A côté de l'hypothèse la plus vraisemblable qui envisage cette forme de cataracte comme étant une association de deux processus inflammatoires, Bach cite aussi l'opinion de Hess qui pense qu'il s'agit d'un retard d'occlusion de la vésicule cristallinienne.

7° Cataracte étoilée polaire antérieure — On observe quelquefois au pôle antérieur du cristallin une opacification stellaire congénitale qui reste stationnaire et qui est compatible avec une acuité visuelle passable. Cette forme a été décrite par Laqueur, Hasner, Becker et Hess.

Nous avons observé une famille dans laquelle la grand'mère, la mère et la petite-fille avaient toutes les trois une cataracte stellaire, et quand nous avons proposé une iridectomie comme opération devant être très utile à l'enfant, la mère et la grand'mère qui étaient présentes à la consultation déclarèrent que leur fille et petite-fille n'avait pas besoin de voir plus clair qu'elles n'avaient vu elles-mêmes. C'est en demandant une explication de cette phrase, que nous avons appris que la mère et la grand'mère avaient également une cataracte congénitale et notre surprise fut grande de constater exactement la même forme d'opacification centrale stellaire que nous venions d'observer chez l'enfant.

Nous n'avons trouvé aucune explication de ces cataractes stellaires dans notre observation. En général les auteurs se bornent à mentionner l'existence de cataracte stellaire congénitale sans proposer aucune théorie pathogénique qui permette de comprendre pourquoi il est survenu une opacification stellaire. Une inflammation de la capsule vasculaire est l'hypothèse la plus plausible.

L'hérédité a déjà été notée par Prüden.

8° Cataracte punctiforme centrale. — Dans la cataracte punctiforme centrale, on observe un point blanc à contours nets et réguliers d'un diamètre apparent de 1 millimètre et demi qui siège exactement au centre du cristallin.

Cette affection est congénitale et nous avons observé chez la mère et la fille exactement la même opacité punctiforme et centrale, absolument comme nous l'avons constaté aussi pour la cataracte stellaire. Nous aurions voulu pratiquer une iridectomie à la fille, mais sa mère n'a pas consenti trouvant qu'elle y avait vu bien suffisamment.

Nous connaissons aussi un cas de cataracte punctiforme centrale qui ne fut révélé qu'à l'occasion d'un hystéro-traumatisme oculaire chez une malade âgée de quarante-cinq ans qui avait été couturière et ne s'était jamais plainte de sa vue jusqu'au jour où elle fut victime d'une contusion. Nous avons observé dès le surlendemain une cataracte centrale punctiforme et celle-ci n'évolua pas pendant cinq ans. A ce moment l'acuité visuelle était redevenue normale.

9° Cataracte cunéiforme. — Cette variété est très rare ; elle mérite seulement d'être signalée. Il en est de même de la variété à bandelette transversale.

On observe dans le champ pupillaire un triangle blanc dont la base correspond à la périphérie de la pupille et dont le sommet correspond au centre du cristallin. On dirait une tranche de gâteau de couleur blanche tranchant sur le fond général noir.

L'acuité visuelle était excellente dans un cas que nous avons observé, mais par contre il existait une parésie de l'accommodation, celle-ci n'avait pas la moitié de l'amplitude qu'elle aurait dû avoir et qu'elle avait à l'autre œil. Seule une anomalie de la capsule vasculaire peut expliquer cette forme.

10° Cataractes capsulaires antérieures ou pyramidales. — Il existe deux types de cataractes capsulaires antérieures ou pyramidales :

1° Les formes véritablement congénitales et qui résultent d'une périvasculite de la partie antérieure de la capsule vasculaire du cristallin ;

2° Les formes qui surviennent chez les enfants à l'occasion d'une ophtalmie des nouveau-nés, et qui par conséquent ne sont pas d'origine congénitale.

Il semblerait naturel que ces dernières formes ne puissent se rencontrer que dans les cas où il y a eu une perforation de la cornée et où les liquides septiques ont pu agir directement sur la cristalloïde antérieure, mais depuis longtemps les cliniciens ont fait remarquer que les ulcères de la cornée même non perforants et les abcès placés loin du centre pouvaient donner naissance à des cataractes polaires. Cette opinion est formellement exprimée par Schweigger et Helke. Dans le traité de Mackenzie il est même dit que la simple inflammation de la cornée pouvait déterminer sans qu'il se soit produit d'ulcère ou d'abcès une cataracte polaire antérieure. Or tout récemment ces notions cliniques viennent d'être étayées par des arguments expérimentaux. Hirwald a montré que la piqûre de la cornée par des abeilles pouvait déterminer une cataracte polaire et cet auteur établit ainsi que les cliniciens avaient certainement bien observé.

Il s'agit dans ces cas de cataractes vraies très localisées et dont les limites sont un peu diffuses. Nous avons distingué une première variété de cataracte polaire qui relève d'une malformation ayant porté sur la capsule vasculaire. Cette variété qui donne plus spécialement naissance aux cataractes véritablement pyramidales, c'est-à-dire qui proéminent dans la chambre antérieure sous la forme d'une pyramide est une cataracte capsulaire, mais il convient encore de faire observer que pour être capsulaire cette cataracte n'en a pas moins un retentissement très accentué sur la lentille elle-même. On observe souvent deux pyramides qui sont dirigées en sens inverse : l'une a sa base sur la capsule et sa pointe dans la chambre antérieure, l'autre se dirige en profondeur déprimant le tissu cristallinien. Cette dernière pyramide n'est pas véritablement pointue, elle est plutôt de forme conique tronquée, attendu que la substance du cristallin oppose à son développement une certaine résistance et qu'il n'y a pas infiltration du tissu cristallinien par un processus nécrosant mais bien refoulement et dépression en cupule par une cataracte capsulaire postérieure. Il y a des cas dans lesquels la pyramide antérieure existe seule, mais il y a aussi des cas dans lesquels c'est la pyramide postérieure seule qui s'est développée. Ainsi Galezowski a publié dans les *Arch. gen. de Med.*, 1874, deux observations dans lesquelles il n'existait d'opacité que sous la capsule, et il y avait une telle netteté des bords de l'opacité qu'il semblait évident que les fibres propres du cristallin ne participaient pas à l'inflammation.

CHAUVEL conclut déjà qu'il existe deux formes de cataractes capsulaires antérieures; il proposait d'appeler la première centrale végétante antérieure : elle était constituée, d'après lui, par des dépôts sur la face antérieure de la cristalloïde antérieure. La seconde forme à laquelle CHAUVEL donnait le nom de cataracte polaire antérieure sous-capsulaire résultait, d'après lui, de dépôts analogues placés sous la cristalloïde. Nous avons déjà dit que la coïncidence des cataractes sous et sus-capsulaire était relativement fréquente et que cette forme reconnaissait pour cause une périvasculite de la membrane capsulaire ayant existé pendant la vie intra-utérine. Dans les cas où cette

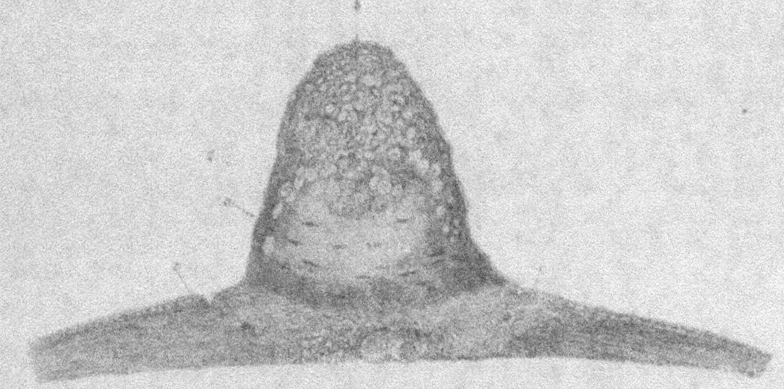

Fig. 5.

périvasculite coïncide avec une lésion similaire de l'artère hyaloïdienne on voit se former les variétés en fuseau dont nous avons déjà parlé. Nous étudierons l'anatomie pathologique spéciale de la cataracte pyramidale avec celle des cataractes capsulaires en général.

Signalons à propos des cataractes polaires antérieures inflammatoires le travail de NUEL et à propos des formes congénitales le travail de ALT. Cet auteur pense qu'il existe dans ces cas une interruption des cellules de l'épithélium capsulaire en un point, et qu'à cet endroit il y aurait par conséquent application directe de la capsule sur les fibres cristalliniennes.

La figure ci-dessus que nous avons empruntée à l'atlas de Becker, montre jusqu'à quel point la cataracte pyramidale peut proéminer dans la chambre antérieure. Nous avons observé cliniquement un cas où la pyramide semblait venir au contact de la face postérieure de la cornée.

11° Cataracte totale molle. — La cataracte molle blanche est de beaucoup la forme la plus fréquente des cataractes totales congénitales. Elle reconnaît pour cause le fait qu'à un moment donné la capsule vasculaire a été atteinte de péri-vasculite ; on observe des transitions insensibles entre les formes dans lesquelles cette capsule vasculaire a été entièrement résorbée laissant seulement une opacification du cristallin comme manifestation de cette inflammation et les formes dans lesquelles la lentille ayant gonflé au point d'éclater, le noyau s'est résorbé et il n'existe plus à la naissance qu'une cataracte siliqueuse. Il y a donc un rapport certain entre la cataracte totale molle et la cataracte siliqueuse. Cependant les cataractes molles totales doivent être séparées des cataractes siliqueuses, parce qu'au moment de la naissance on n'observe dans le premier cas aucune malformation vasculaire tandis que dans le second cas on note dans la plupart des cas des vestiges de l'artère hyaloïdienne.

Les cataractes totales molles constituent suivant les auteurs le quart ou le tiers des cas de cataractes congénitales.

La cataracte totale molle a une surface antérieure bombée comme un cristallin normal tandis que la cataracte siliqueuse a une surface antérieure plane. La cataracte totale molle a été reproduite expérimentalement par NATAN-LARRIER et MONTRUS, au moyen d'injections microbiennes à des femelles pleines.

B. CATARACTES CONGÉNITALES QUI NE RELÈVENT PAS D'UNE ANOMALIE DE L'ARTÈRE HYALOÏDIENNE OU DE LA CAPSULE VASCULAIRE

En dehors des cataractes dont nous venons de parler et qui relèvent d'une anomalie de l'artère hyaloïdienne, il existe un autre groupe de cataractes congénitales qui ne relèvent pas de cette pathogénie.

Ce sont les cataractes zonulaires, les cataractes nucléaires, les cataractes totales dures et certaines formes exceptionnelles.

Les trois premières variétés pourraient être décrites dans un même chapitre, car les cataractes totales dures et les cataractes nucléaires ne sont que des formes particulières de la cataracte zonulaire. Le fait est nettement établi par Hess en ce qui concerne la question de la cataracte totale et par Schirmer en ce qui concerne la cataracte nucléaire.

Mais nous préférons faire des chapitres distincts pour chacune de ces variétés tout en reconnaissant et en répétant que la cataracte zonulaire est le type dominant des cataractes congénitales indépendantes de toute anomalie de la capsule vasculaire et que certaines cataractes totales et certaines cataractes nucléaires ne sont en réalité que des cataractes zonulaires anormales.

Rôle de l'hérédité. Cataractes familiales. — C'est à propos des cataractes dont nous allons parler qu'il convient de faire connaître un fait général qui domine leur histoire; nous voulons parler de leur caractère fréquemment héréditaire et familial.

Le rôle de l'hérédité dans la cataracte est difficile à expliquer, mais il n'est pas possible de nier le fait. Il existe dans la littérature environ 50 ob-

servations de familles dans lesquelles la cataracte se rencontra chez différents
membres sans qu'aucune cause puisse l'expliquer. C'est à von AMMON qu'appartient à notre connaissance la première observation de cataracte familiale.

Cet auteur cite une famille princière dans laquelle le grand-père, le père
et presque tous les fils d'un premier lit eurent la cataracte, alors que les
enfants d'un deuxième lit n'en eurent pas. C'est là un fait à bien méditer, car
il tend à montrer que dans l'hérédité des maladies, si la première origine est
attribuable à l'un des conjoints, il peut arriver que l'autre conjoint corrige la
malformation. Il ne la corrigera pas s'il est consanguin et s'il a lui-même une
certaine prédisposition. C'est ainsi qu'il convient de comprendre le rôle de la
consanguinité. Ce fait de la consanguinité est mentionné en outre dans les
observations de HIRSCHBERG et dans celle d'APPENZELLER où le père et la mère
étant cousins germains eurent trois enfants atteints de cataracte congénitale
alors que la mère avait été mariée une première fois à un mari qui ne lui était
nullement parent et avait eu deux enfants non cataractés. PISENTI rapporte
l'histoire de six enfants issus de cousins germains et dont le premier avait
une cataracte avec de l'hydrocéphalie, le troisième et le cinquième enfant
également avaient des cataractes.

Si nous avons placé en première ligne les faits de cataracte congénitale chez des consanguins, nous ne croyons pas que la majorité des
observations de cataractes congénitales soient des observations semblables.
En règle générale, il n'y a pas de parenté entre les générateurs, mais le fait
essentiel qui persiste c'est que si l'un des conjoints se remarie et qu'il ait des
enfants, ceux-ci cessent de devenir cataractés alors même que c'était du côté
de ce conjoint que se trouvait la malformation. Donc dans le mariage il faut
que la femme corrige les tendances aux malformations qui proviennent de
son mari et réciproquement et il arrive parfois que certaines femmes sans
être le moins du monde liées par la consanguinité avec leur mari sont néanmoins incapables de corriger les malformations qui proviennent de lui ; il est
tout naturel que si les liens de consanguinité existent, ces dispositions se
rencontrent d'autant plus aisément, mais c'est à cela que se borne le rôle de
la consanguinité.

L'étude la plus complète qui ait été faite sur la cataracte familiale est
celle de GREENOW. En parcourant ce travail on voit que tout a été observé
en matière de cataracte familiale. On a vu des cas où le père et les enfants
avaient exactement la même forme de cataracte, d'autres cas au contraire où
toutes les formes se rencontrent dans la même famille, cataracte totale, cataracte zonulaire, cataracte nucléaire et cataracte en fuseau. On a vu des cas où
les troubles étaient absolument congénitaux et d'autres où ils apparaissaient
à un certain âge. Sous ce rapport il est à noter que lorsque les troubles
n'apparaissent pas dès la naissance on voit en général qu'ils se manifestent
de plus en plus tôt au fur et à mesure que l'on s'éloigne du premier cas.
C'est-à-dire que si le grand-père a pris la cataracte à quarante ans, le fils la
prend à trente et le petit-fils à vingt ans, puis tout d'un coup la malformation

disparaît à la suite sans doute d'un mariage plus heureux que les premiers (Appenzeller, Schanz).

Habituellement le père ne transmet le mal qu'à ses fils ou bien à tous ses enfants mais pas exclusivement à ses filles, tandis que la mère transmet la maladie aussi bien aux uns qu'aux autres.

Les observations dans lesquelles on a noté le plus grand nombre de cataractes sont celles de Girard qui a vu 20 cataractes sur 26 personnes d'une même famille, de Gasel qui a vu 21 cas sur 70 personnes et Wilson qui a vu 16 cas sur 31 personnes comprises dans 4 générations.

Lorsqu'on totalise les cas observés sur 26 familles on trouve que sur les 132 enfants de ces 26 couples il y a 67 cas de cataracte. Les chiffres les plus élevés sont ceux où 9 enfants sur 13 de la même famille avaient la cataracte. Mais il est certain que ces chiffres ne donnent pas une idée de la fréquence réelle de la cataracte familiale. Il n'est pas un oculiste qui n'ait observé dans sa clientèle des cas de ce genre. Nous-même avons à l'esprit très présent le souvenir de 3 familles dont l'observation aurait été intéressante à faire connaître mais on considère que le fait étant actuellement tout à fait admis il ne vaut guère la peine de publier des faits nouveaux.

Tout récemment Nettleship a fait une étude très complète de la cataracte héréditaire.

On ne sait pas bien pourquoi une cataracte familiale apparaît chez le premier membre qui en est atteint. Nous avons observé un cas où la grand'mère était d'après son affirmation la première de toute une lignée et elle racontait qu'au moment où elle était enceinte de sa fille laquelle avait la cataracte et avait deux enfants cataractés, elle avait éprouvé une très vive frayeur vers le deuxième mois de sa grossesse.

Un fait très intéressant domine l'étude des cataractes familiales, c'est qu'on observe habituellement la transmission de formes cliniques identiques. C'est ainsi que dans certaines familles on voit pendant trois générations une cataracte centrale punctiforme, dans d'autres une cataracte stellaire. Habituellement cependant on a noté la cataracte zonulaire avec ses deux variétés qui sont ainsi que nous allons le dire la cataracte totale et la cataracte nucléaire.

Ce que nous venons de dire sur la cataracte familiale constitue une notion étiologique commune à toutes les formes dont il va être question maintenant.

1° Cataracte zonulaire (*all.* Schichtstaar, *angl.* lamellar cataract) — Le type le plus commun de la cataracte congénitale est la cataracte zonulaire. La description de cette forme de cataracte par de Graefe en 1854 est encore à l'heure actuelle l'une des meilleures qui aient été données. Voici en quels termes s'exprime de Graefe :

On remarque derrière la pupille une opacité faiblement saturée qui, après une instillation d'atropine se sépare au moyen d'une ligne de démarcation bien tranchée d'une zone périphérique transparente appartenant également au cristallin et occupant en tout un cercle de 2 millimètres à 3 millimètres et demi de diamètre. Presque constamment le pôle antérieur de la couche opaque est recouvert de quelques points blancs. Quand il n'en est point ainsi le degré de saturation de l'opacité est complétement égal de son bord au centre, ce qui distingue déjà complétement cette forme de l'opacité du noyau. Cette égalité dans l'opacité fait déjà supposer qu'une couche opaque de même épaisseur recouvre un noyau transparent.

Un autre fait qui parle dans le même sens c'est le degré comparativement bon de la vision des malades lesquels même quand l'étroitesse de la pupille ne laisse rien voir de la couche périphérique transparente, sont souvent capables de lire de près un caractère d'impression de moyenne grandeur. Enfin j'ai extrait par l'incision à lambeau des cataractes de ce genre à quatre individus âgés de quarante à cinquante ans qui en étaient affectés depuis leur jeunesse et j'ai examiné soigneusement le cristallin ; il était composé d'une substance corticale complétement transparente, d'une couche opaque très tranchée (d'un tiers à un demi-millimètre sur les cristallins desséchés) enfin d'un noyau complétement transparent, coloré en jaune d'ambre chez les deux plus âgés de ces malades.

Le diagnostic de la cataracte stratifiée ne présente pas la moindre difficulté ; opacité faiblement saturée mais parfaitement égale située derrière la pupille prouvant par la distance qui existe entre sa surface convexe et le plan de la pupille et par celle qui se trouve entre sa périphérie et le bord du cristallin après dilatation de la pupille que la couche corticale est transparente comme l'égalité d'opacité le prouve pour le noyau.

A l'examen ophtalmoscopique toute la portion opaque paraît foncée, à bords tranchés, mais vue à la lumière tombant perpendiculairement sur l'œil elle présente dans ses parties centrales une diaphanéité d'un rouge brunâtre quand l'opacité n'est pas trop saturée. Le bord de l'opacité paraît beaucoup plus foncé ; ce qui tient sans doute à ce que la lumière y arrive bien plus obliquement et n'y pénètre ainsi qu'à un bien plus faible degré. Le reflet rougeâtre disparaît complétement pour apparaître aussi foncé que le reste de l'opacité quand la lumière arrive obliquement à la pupille. La substance corticale ambiante paraît complétement claire quand la cataracte est vraiment stationnaire ; si elle suit une marche lente mais progressive on y voit de fines opacités ponctuées ou de courtes bandes en rayons dans le voisinage de l'équateur. Je crois avoir remarqué que la périphérie du cristallin est légèrement plus petite qu'à l'état normal, du moins voit-on le rebord du cristallin en regardant l'œil dirigé un peu de côté tandis qu'à l'état normal cela exigerait qu'il le fût beaucoup plus fortement. Cette diminution comporterait d'après mon appréciation d'un demi à trois quarts de millimètres.

A l'examen catoptrique la pupille ayant été préalablement dilatée le malade voit son opacité sous forme d'un disque un peu plus clair au centre et enveloppé d'un anneau transparent. Il n'est toutefois pas rare que le centre soit indiqué par un groupe de taches complétement foncées tenant aux opacités habituelles du pôle antérieur qui ne sont point sur la capsule mais immédiatement sous celle-ci ou même plus profondément. L'expérience de Purkinje donne, surtout si l'on dirige obliquement les rayons de la lumière un reflet très diffus de la couche opaque du cristallin et la distance entre les deux reflets permet d'apprécier approximativement l'épaisseur de la couche corticale transparente.

Je ne sais si la cataracte stratifiée est jamais congénitale, le léger degré d'opacité qu'elle produit ne permettant de voir la faiblesse de la vue de l'enfant que quand il commence à faire un usage un peu précis de ses yeux. Ce qu'il y a de certain c'est qu'elle augmente généralement de saturation pendant les premières années de la vie pour ensuite rester complétement ou presque complétement stationnaire. Ce dernier fait s'observe aussi longtemps que la substance corticale est complétement transparente, et j'y trouve un élément important de pronostic.

Si la couche corticale devient diffuse ou ponctuée et garnie de bandes opaques on peut admettre sûrement une progression. Si elle est diffuse ou ponctuée la progression est très lente, si elle présente des bandes fines étroites et rares il en est à peu près de même. Si celles-ci sont nombreuses et surtout si la substance intermédiaire est diffuse ou ponctuée, on peut pronostiquer un développement plus rapide, mais si les bandes sont larges et situées sur un fond parsemé de gros points ou de taches, la marche a toute la rapidité qu'elle peut présenter.

Tant que l'opacité n'est pas saturée la vue des malades est relativement bonne mais si elle l'est, les rapports relatifs de la grandeur de la pupille et de l'étendue de l'opacité donnent lieu aux différences les plus variées. Il y a des personnes qui, au crépuscule ou après dilatation préalable des pupilles peuvent encore lire un fin caractère d'impression tandis que lorsque leurs pupilles sont resserrées elles peuvent à peine se conduire avec sûreté. Chez d'autres la dilatation de la pupille n'a que peu d'influence mais celle-ci se montre quand elles portent des lunettes sténopéiques qui détournent la lumière diffuse pénétrant au travers des parties opaques du cristallin. Toutes paraissent souffrir d'une myopie apparente parce qu'elles doivent rapprocher beaucoup les objets de leur œil afin d'obtenir en raison d'un plus faible éclairage de plus grandes images rétiniennes. Ainsi se forme peu à peu une myopie d'habitude comme cela a lieu dans les opacités de la cornée et c'est précisément pour cette myopie que la plupart des malades s'adressent au médecin. Un grand nombre d'entre eux se plaignent d'éblouissements, symptôme très différent selon les cas ; les uns craignent la lumière parce qu'ils sont trop incertains quand la pupille est resserrée ; chez d'autres c'est la lumière diffuse qui traverse la couche opaque du cristallin qui rend la vision confuse.

Cette première description de la cataracte zonulaire est très exacte et la description de WECKER qui date d'une époque bien postérieure la complète fort heureusement. Voici cette description :

L'opacité occupe généralement dans le champ pupillaire dilaté une opacité qui varie de 3 à 6 millimètres. Elle affecte presque toujours la forme d'un disque très régulier pourvu çà et là de petites dentelures et dont le centre est ordinairement occupé par une petite plaque d'un blanc éclatant parfois entourée d'un nombre variable de cercles blanchâtres concentriques. Lorsqu'il se trouve dans la partie transparente des opacités allant jusqu'à l'équateur elles sont formées par des filets placés à cheval sur la zone opaque. Ces petites branches à califourchon peuvent rester ainsi stationnaires pendant des années et leur présence n'implique nullement une marche progressive de la cataracte. L'éclairage oblique permet à l'observateur de saisir deux particularités importantes très aptes à le renseigner sur le siège de l'altération lenticulaire. Il montre en premier lieu que le disque opaque est évidemment convexe en avant, n'est pas exactement juxtaposé à la capsule mais en reste éloigné d'une distance variable ; en second lieu, qu'il est possible lorsqu'on éclaire les parties profondes du cristallin de recevoir de la couche postérieure un reflet semblable provenant d'une surface concave. Ce reflet est diffus et est renvoyé à travers le noyau transparent et l'opacité antérieure.

A l'examen ophtalmoscopique on constate que le fond de l'œil apparaît avec toute sa netteté au travers des parties périphériques du cristallin demeurées transparentes. Le disque opaque ainsi éclairé se montre d'un rouge brunâtre plus foncé vers le bord qu'au centre même au travers duquel on peut dans une certaine limite apercevoir encore le fond de l'œil.

Lorsque le malade dirige obliquement le regard la coloration rouge spéciale des parties centrales du disque tend à se dissiper et toute l'opacité prend alors une teinte foncée uniforme. Les sujets eux-mêmes perçoivent souvent quand leur pupille est dilatée une image entoptique de cette opacité qui leur apparaît alors sous l'aspect d'une plaque arrondie et opaque moins foncée au centre qu'à la périphérie.

Les deux citations que nous venons de faire nous dispensent de décrire nous-même l'aspect clinique de la cataracte zonulaire.

Nous exposerons donc seulement l'anatomie pathologique et les théories pathogéniques qui ont cherché à expliquer la production de la cataracte zonulaire, mais auparavant nous ferons connaître quelques faits cliniques dont les théories sont obligées de tenir compte.

La question qui se pose est celle-ci : La cataracte zonulaire est-elle une malformation ou une maladie, est-elle congénitale ou peut-elle apparaître après la naissance ?

Voici les faits qu'il est nécessaire de connaître :

D'abord il existe une cataracte zonulaire de l'adulte qui survient après les kératites et les iritis. GAYET (1856) et BECKER (1863) ont signalé des faits de ce genre. LEBER voulant étudier la guérison des plaies de la capsule a fait expérimentalement des cataractes ayant l'allure de cataractes zonulaires sauf cependant le fait qu'au moment même du traumatisme il s'était produit une cataracte totale et que ce n'est que secondairement que cette cataracte totale s'était transformée en une cataracte zonulaire, mais avant d'admettre que les cataractes observées par GAYET et BECKER à la suite de kératites ou les cataractes zonulaires obtenues expérimentalement par LEBER étaient bien réellement des cataractes zonulaires au sens anatomo-pathologique de ce terme, il faudrait dans des cas analogues procéder à des examens histologiques, ce qui est encore une lacune à combler.

WICKER cite un cas beaucoup plus intéressant qu'il rapporte ainsi :

Un confrère brésilien, le Dr MAURISS m'amena en 1866 sa petite nièce âgée de neuf ans qui se plaignait que sa vue diminuait à l'œil gauche. L'examen de l'œil montra qu'il s'agissait d'une cataracte zonulaire où l'opacité était plus prononcée dans les couches postérieures que dans les couches antérieures du noyau. Le disque opaque avait de 4,5 à 5 millimètres. Sur les instances de mon confrère j'examinai l'œil droit avec le plus grand soin et j'ai pu affirmer que le cristallin ne présentait pas la moindre opacité. Dix mois après je revis l'enfant, la cataracte zonulaire s'était complétée à gauche mais à mon grand étonnement, je constatai alors sur l'œil droit le développement d'une cataracte zonulaire

SCHMIDT a aussi relaté l'histoire d'un enfant qu'il avait vu avec une cataracte zonulaire ordinaire à l'âge de cinq ans et qui à l'âge de dix-sept ans revint avec une cataracte zonulaire à double zone.

Enfin nous rappelons ici la phrase de GRAEFE :

Je ne sais si la cataracte stratifiée est jamais congénitale… ce qu'il y a de certain c'est qu'elle augmente pendant les premières années de la vie pour rester ensuite stationnaire.

En fait il est donc certain que la cataracte zonulaire peut survenir après la naissance et c'était d'ailleurs l'opinion courante au commencement du siècle dernier. La cataracte zonulaire est fort exactement décrite dans un article des Zeit. de VON AMMON (vol. III) sous le nom de cataracte scrofuleuse et l'auteur spécifie que cette cataracte scrofuleuse se développe chez des enfants de trois à sept ans.

Mais le caractère essentiellement congénital de la cataracte zonulaire ressort cependant des nombreuses observations dans lesquelles cette variété de cataracte a été notée comme une des modalités de la cataracte familiale ou de la cataracte héréditaire. Nous ne reviendrons pas sur ce que nous avons déjà dit à ce sujet.

D'autre part les associations morbides telles que les lésions que l'on observe sur les dents ou bien les malformations congénitales de la thyroïde qui accompagnent si fréquemment la cataracte zonulaire et qui se manifestent par des convulsions et de la tétanie ne sont-elles pas une véritable preuve de la nature congénitale du trouble cristallin.

Enfin l'évolution des cataractes zonulaires n'est pas comparable à l'évolution des cataractes acquises. La plupart des cataractes zonulaires vraies restent indéfiniment stationnaires. CATFORD fils a fait une statistique des cataractes zonulaires opérées par son père trente ans auparavant par iridectomie et il n'en a pas trouvé qui aient progressé. Nous avons cité les faits où il y a eu au contraire une légère modification ultérieure, mais les auteurs qui ont publié ces faits les ont précisément fait connaître à titre d'exceptions.

Pour toutes ces raisons, nous nous rangeons du côté des auteurs qui ne voient dans la cataracte congénitale qu'une malformation.

Cette malformation peut bien n'être pas encore apparente au moment de la naissance et ne devenir visible qu'au fur et à mesure que se développent et grandissent certaines fibres initialement frappées, mais à notre avis la lésion est simplement latente au moment de la naissance.

L'observation de JUST est à ce propos intéressante à connaître. JUST rapporte qu'un confrère ayant eu 4 enfants atteints de cataracte zonulaire, l'avait prié d'examiner attentivement un cinquième enfant pour savoir s'il avait ou non une cataracte. Après un examen approfondi, JUST rassura son confrère et déclara que le cinquième enfant avait des cristallins absolument normaux. Or, à la sixième semaine, subitement, la mère remarqua que les pupilles de son enfant devenaient de plus en plus grises et deux heures plus tard JUST put constater qu'effectivement une cataracte était apparue subitement aux deux yeux.

Cette observation tend bien à démontrer que si la cataracte zonulaire n'est pas véritablement congénitale elle est au moins d'origine congénitale.

Anatomie pathologique. — La cataracte zonulaire a été étudiée au point de vue de l'anatomie macroscopique par DEE qui s'est efforcé de faire des mensurations précises.

SCHMIDT avait trouvé une fois un diamètre de 6 millimètres dans une cataracte zonulaire d'un adulte de trente-trois ans et une autre fois 5,5 chez un enfant de quinze ans. BESSEAUX indiquait 5 millimètres pour la dimension de la zone trouble. MICHEL admettait un écart de 4 à 8 millimètres; c'est pourquoi DEE se proposa de faire des mensurations plus précises. Il employa l'appareil décrit par WEISS pour mesurer le fond de l'œil en le modifiant un peu suivant un dispositif qu'il indique. Tenant compte du grossissement attribuable à la cornée qu'il évalua à 1/7, il arriva aux chiffres suivants pour exprimer le diamètre réel de la zonule opaque.

Diamètre équatorial en millimètres.	Age du malade.
4.4	11 ans.
4.6	16 »
4.7	8 »
4.8	13 »
4.8	11 »
5.0	10 »
5.2	10 »
5.2	24 »
5.3	18 »
5.6	9 »

Dans tous ces cas, dit Dŭŭ les deux cataractes étaient absolument symétriques et la dimension était la même dans les deux yeux.

Ayant fait ces mensurations, l'auteur a ensuite mesuré des cristallins normaux et voici les chiffres auxquels il a abouti :

Age.	Diam. transversal.	Diam. ant.-post.
4 mois de vie intra-utérine	2.8	2.8
5 mois	4.9	3.5
6 mois	4.5	3.8
7 mois	5.6	4
9 mois	5.75	4.2
Après la naissance :		
9-12 mois	7.4	2.4
1-2 ans	7.87	2.57
2-3 ans	8.2	2.7
3-4 ans	8.4	2.8
12 ans	8.8	3.6
20 ans.	8.9	
40 ans	9.09	
50 ans	9.15	
70 ans.	9.54	
80 ans.	9.6	

Ainsi le plus grand diamètre que l'on puisse trouver dans les zones opaques de la cataracte zonulaire est de 5,6 et déjà dans le cours de la première année le cristallin a au minimum 6,8.

Interprétons ces chiffres. Il en résultera pour nous que si la cataracte se forme dans les parties les plus périphériques de la lentille et que ces parties soient ensuite recouvertes par des fibres claires, il est indispensable que ce processus ait évolué pendant la vie intra-utérine. Si, au contraire on admet que le processus évolue pendant la première année, il en résulte que ce ne sont pas les couches les plus périphériques qui sont atteintes pour être ensuite recouvertes par des fibres transparentes mais qu'au contraire le processus évolue d'emblée à la limite des couches corticales et du noyau.

Mais Dŭŭ semble admettre comme un article de foi que la cataracte ne se forme pas dans les couches sous-corticales. Il croit qu'une cataracte zonulaire se forme toujours par une opacification des couches qui sont à un moment donné les plus périphériques et que des fibres saines se superposent à ces couches opaques. Se basant sur cette conception il en conclut que l'on est obligé d'admettre l'origine congénitale. Malheureusement les prémisses du syllogisme restent à démontrer et nombreux sont les arguments qui tendent à établir que la cataracte zonulaire se produit par l'opacification de la zone péri-nucléaire au sein d'un cristallin d'apparence normale.

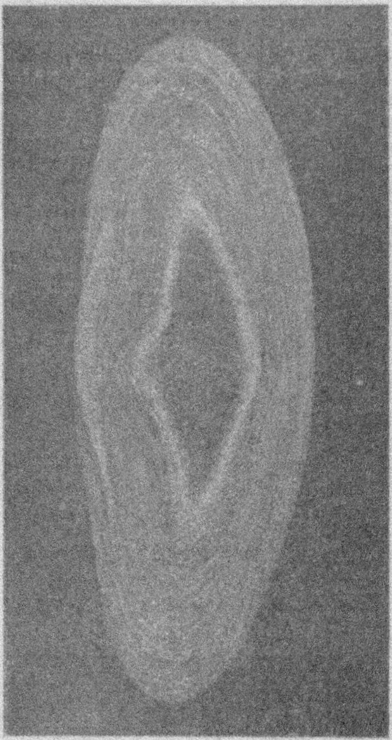

Les mensurations de Bea conservent tout leur intérêt et c'est à ce titre que nous les avons citées mais elles ne sont pas un argument suffisant pour trancher définitivement la question qui se pose.

L'anatomie pathologique microscopique va-t-elle nous donner des notions plus précises?

Ce sont les recherches de Deutschmann, de Becker, de Knapp, de Lawford qui ont commencé à établir la nature de la cataracte zonulaire mais on peut dire que ce n'est que depuis les travaux de Schirmer que les notions véritablement précises ont été acquises à la science. Les constatations de Schirmer sont admises actuellement d'une façon unanime après avoir été vérifiées par Hess et Peters.

On admet actuellement que la zone trouble est constituée par l'apparition d'une multitude de petites vésicules situées entre les fibres et ces vésicules troublent la transparence du cristallin dans une zone

Fig. 8.
Cataracte zonulaire (d'après Hess).

dont les limites sont en général très nettes du côté de l'écorce et vont au contraire en diminuant d'une façon plus irrégulière lorsqu'on s'avance du côté du noyau.

Ces vésicules que l'on voit reproduites sur la figure ci-dessous extraite du travail de Schirmer (fig. 8) troublent la substance cristallinienne comme cela arrive pour les émulsions. Les vésicules qui s'interposent entre les fibres proviennent de ces fibres dont elles sont sorties par une sorte d'expression. Elles sortent en particulier par les extrémités libres de ces fibres, parce que celles-ci dans toute la région opaque n'ont pas atteint leur longueur normale et ne sont pas parvenues jusqu'à l'étoile centrale. Ce dernier fait est aussi essentiel; il est révélé par l'examen histologique. Dans toute la région sous-corticale les fibres sont frappées d'un arrêt de développement, elles ne se ferment pas, et elles laissent s'échapper par leurs extrémités libres de fines gouttelettes qui s'interposent entre les autres fibres voisines. Finalement ces fibres partiellement vidées de leur contenu, détachées au niveau de leurs deux extrémités terminales mais dont les parties médianes persistent comme autant de petits arcs, constituent ce que les auteurs allemands ont appelé « Reiterchen », c'est-à-dire de

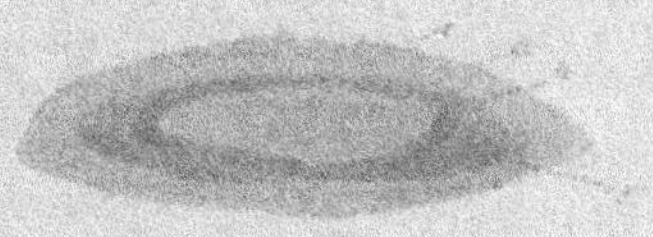

Fig. 7.

Cataracte zonulaire (d'après Schimmer).

« petits cavaliers ». Ces petits cavaliers ainsi nommés parce qu'ils sont à cheval sur les fibres saines persistent pendant très longtemps et constituent une caractéristique des cataractes zonulaires au moins aussi importante que la présence des vésicules dans la zone opaque. Nous reproduisons ici d'après Hess une figure qui représente ces petits cavaliers (fig. 9).

C'est la constatation simultanée de ces petits « cavaliers » et des vésicules disposées entre les fibres qui a permis à Hess d'assimiler certaines cataractes totales à la cataracte zonulaire et de dire que ces formes n'étaient que des cataractes zonulaires dont l'écorce était complètement opacifiée. De même Schimmer, a constaté que certaines cataractes nucléaires n'étaient que des cataractes zonulaires dont le noyau était opacifié. Histologiquement, on ne doit pas appeler cataracte zonulaire les cataractes qui ont dans la région péri-nucléaire une opacification produite par un autre mécanisme que celui que nous venons de décrire et des re-

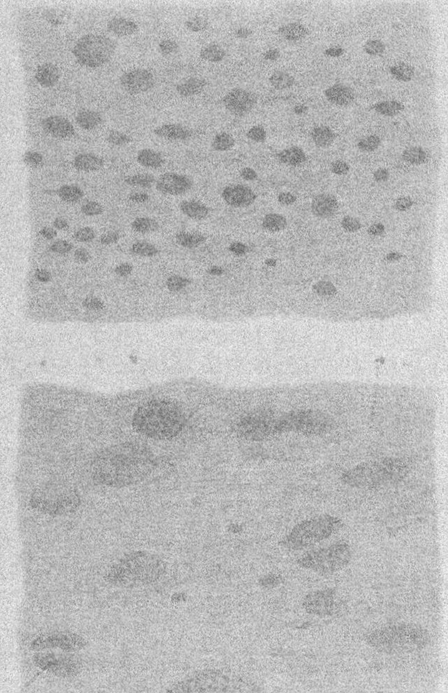

Fig. 8.

Les vésicules interposées entre les fibres et constituant la lésion caractéristique de la cataracte zonulaire (d'après Schimmer).

cherches nouvelles ne tarderont pas à établir s'il y a lieu oui ou non de croire à l'existence de cataractes zonulaires vraies consécutives à des kératites ou à des traumatismes, ainsi que le disent GRAEFE, BECKER, LEBER et MERZ-WEIAND.

L'arrêt d'accroissement qu'ont subi les fibres qui constituent les « petits cavaliers » et que l'on n'a jamais observé ailleurs que dans les cataractes congénitales, montre bien que la pathogénie de la cataracte zonulaire est à rapprocher de celle des malformations dentaires qui accompagnent si souvent les cataractes zonulaires. Là aussi les cellules de l'émail subissent un arrêt de croissance, de sorte qu'elles ne recouvrent pas l'ivoire et au niveau de l'arrêt de la croissance on observe un sillon transversal très caractéristique. Nous avons donc acquis par la seule étude histologique que nous venons de faire, une notion pathogénique importante sur la nature intime de la cataracte zonulaire et il est probable que si ces notions avaient été connues depuis longtemps, les auteurs auraient été depuis longtemps d'accord sur la nature de la cataracte zonulaire. Mais ces notions sont relativement récentes et il est intéressant de voir quelles ont été les théories successives qui ont été proposées avant les études histologiques que nous venons de faire connaître.

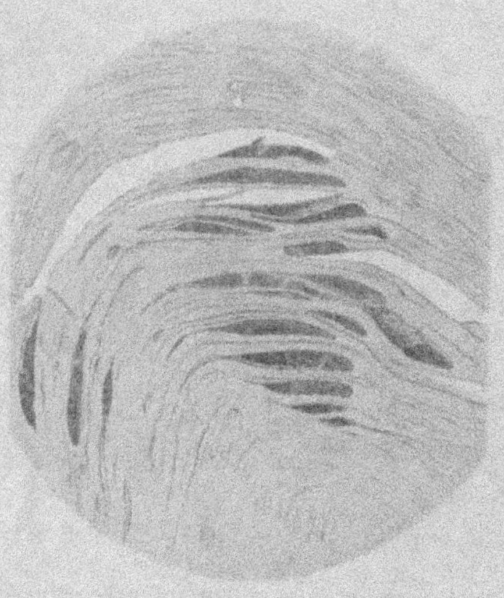

Fig. 9
Les petits cavaliers (Reiterchen) dans la cataracte zonulaire (d'après HESS).

Théories pathogéniques — Les premières cataractes zonulaires ont été décrites sous la rubrique de cataractes scrofuleuses.

ARLT remarqua le premier que les enfants atteints de cataracte zonulaire étaient très sujets à des convulsions et il émit l'idée que les contractures du muscle ciliaire provoquaient un ébranlement du cristallin au cours duquel le noyau se séparait de la substance corticale.

HORNER signala la coïncidence fréquente de la cataracte zonulaire avec les malformations dentaires. Ses idées sont exposées principalement dans la thèse de son élève DAVIDSEN.

On a fait dire parfois à HORNER que, d'après lui, la cataracte était secondaire aux malformations dentaires du rachitisme, mais cette théorie est celle de SCHMIDT-RIMPLER. C'est SCHMIDT-RIMPLER qui a soutenu que les nerfs alvéolaires avaient des corrélations étroites avec les nerfs ciliaires, vu que dans les névralgies dentaires il y avait souvent des parésies accommodatives et c'est lui qui a accusé les lésions dentaires d'être la cause de la cataracte zonulaire.

Houssa n'avait pas dit cela, il disait simplement que la cataracte résultait d'un arrêt dans le développement du cristallin et que cet arrêt se retrouvait au niveau des dents. Les lésions des dents sont d'ailleurs décrites par Houssa avec un soin tout particulier et cette description mérite d'être rapportée:

Au lieu de dents élégantes en biseaux, dit Houssa, nous trouvons des dents en forme de maillets cubiques et difformes. L'émail au lieu de se perdre progressivement vers le collet de la dent, s'arrête le plus souvent brusquement en formant une rainure transversale. Dans quelques cas l'émail manque sur des parties étendues de la dent d'une manière complète et cela de telle sorte que la partie dénudée présente l'aspect d'une profonde rainure. Sur un autre point de la dent l'émail est soulevé en onde horizontale. L'ivoire dénudé apparaît sous une couleur jaune-brunâtre qui tranche avec celle de l'émail. Cette anomalie n'atteint généralement que quelques dents.

Houssa déduisait de ces constatations que la cataracte zonulaire reconnaissait la même origine que les lésions dentaires et comme celles-ci étaient considérées comme rachitiques, Houssa assignait aux cataractes la même origine. Mais Axt avait de la cataracte zonulaire une autre conception. Pour lui, le cristallin commençait à se former normalement et ce n'est que sur un cristallin bien conformé qu'apparaissait la cataracte et ceci par le mécanisme bien particulier que nous avons exposé le recul du noyau sous l'influence d'un effort convulsif.

Ces deux théories étant toutes deux soutenables, il est compréhensible que l'une n'ait pas anéanti l'autre.

Cependant il semblait étrange que le noyau d'un cristallin d'enfant pût se rétracter puisque l'on sait que chez l'enfant le cristallin est entièrement mou.

Aussi Bessaux proposa-t-il une modification à la théorie de Axt. D'après cet auteur, l'action nuisible se produirait au moment du développement du cristallin lorsque celui-ci n'était constitué que par son noyau. Les couches corticales ne trouvaient plus qu'un noyau rétracté sur lequel elles ne pouvaient pas s'appliquer.

Cette hypothèse de Bessaux est en contradiction avec l'anatomie pathologique de la cataracte zonulaire, car s'il y avait réellement un noyau rétracté sur lequel s'appliquaient mal des couches corticales trop grandes, il devrait y avoir une série de petites fentes ou de solutions de continuité entre le noyau et les couches corticales. Or, nous avons dit en parlant de l'anatomie pathologique de la cataracte zonulaire que précisément ces fentes n'existaient pas. Schmidt voulut faire une autre modification à la théorie de Axt plutôt que d'accepter celle de Houssa. Il tenait à affirmer que le cristallin s'était normalement formé et que la cataracte n'était pas une anomalie de développement, mais bien une maladie survenue sur un organe préalablement normal. Aussi proposa-t-il cette conception que le processus morbide agit sur un cristallin normal, mais que seules certaines fibres étaient atteintes par ce qu'elles étaient plus délicates.

Si les fibres de la région sous-corticale étaient réellement les plus délicates, pourquoi ne verrait-on pas toutes les cataractes débuter par ces fibres et pourquoi verrait-on souvent des cataractes localisées dans le noyau ou bien aux pôles du cristallin ?

Enfin, comment pourrait-on avec cette notion expliquer les cataractes à double zone ?

Avec la théorie de Hansen de l'arrêt de développement on comprend beaucoup mieux comment il peut y avoir des cataractes nucléaires, des cataractes à grande ou à petite zonule et surtout des cataractes à double zone, car le même processus peut évoluer à divers moments de la formation de la lentille et il peut évoluer deux fois de suite dans les cas à double zone. La raison pour laquelle la théorie de l'origine dystrophique de la cataracte pendant le développement fœtal de la lentille, n'est pas facilement acceptée, c'est le fait que certaines cataractes zonulaires se produisent des mois ou même des années après la naissance. Mais cette raison est mauvaise car pendant les premiers mois de la vie et pendant les premières années, les fibres qui ont été formées doivent non seulement vivre, elles doivent encore s'accroître et un processus pathologique peut parfaitement les avoir frappées au point qu'elles aient pu rester transparentes tout d'abord mais qu'aussitôt qu'elles ont grandi un peu elles n'aient pas eu la vitalité voulue pour s'accroître ; toute l'anatomie pathologique de la cataracte zonulaire parle en faveur de cette conception depuis les recherches de Den sur les dimensions de la zone opaque jusqu'à celles de Schimmer sur la nature des « cavaliers » que l'on voit dans la couche transparente.

Cependant la fréquence de la tétanie dans les antécédents des enfants atteints de cataracte zonulaire est un fait important dont il est impossible de ne pas tenir compte. Peters est actuellement le défenseur de cette idée que la cataracte zonulaire est le résultat de la tétanie. Il pense que les contractions du muscle ciliaire que l'on observe au cours de cette affection sont directement la cause d'un trouble nutritif de la lentille et qu'en somme la cataracte zonulaire serait une forme spéciale de cataracte traumatique.

D'après cette conception il n'y aurait pas un arrêt de développement du cristallin pendant la vie intra-utérine, mais un cristallin normalement formé serait ultérieurement atteint de cataracte par le mécanisme du spasme. Il ne serait pas étonnant d'après Peters que l'on ait noté la fréquente coïncidence de la cataracte zonulaire avec le rachitisme, puisque les rachitiques ont souvent de la tétanie, mais là se bornerait d'après cet auteur la relation de la cataracte avec le rachitisme.

Les arguments les plus importants que l'on a fait valoir en faveur de l'influence de la tétanie sont ceux qui établissent le fait matériel du développement de cataractes après des convulsions. C'est ainsi que Wertheimber a vu en 1897 trois cas de tétanie chez des enfants être suivis de cataracte. Liszny a vu aussi chez une femme de trente-neuf ans apparaître une cataracte à la suite de tétanie. Bazin a étudié 153 cas de cataracte zonulaire et a trouvé 79 fois des antécédents rachitiques et dans le nombre 56 fois il s'agissait de lésions rachitiques du côté des dents. Mais d'autre part, il y avait eu 36 fois des symptômes de tétanie. Kirchner est encore plus formel. Il déclare que sur 80 rachitiques il n'y a pas un seul cas de cataracte alors que sur 10 enfants ayant eu des convulsions il a trouvé 4 cas de cataracte zonulaire.

La théorie de Petres est un peu modifiée par Norman-Bexer. Certainement d'après cet auteur la tétanie se rencontre, mais il s'agit en général de convulsions provoquées par les troubles d'évolution des dents, et nous rentrons ici dans la théorie de l'origine dentaire de *Schmidt-Rimpler*. Norman Bexer déclare que sur 25 cas de cataracte zonulaire, il a vu 22 fois les dents être malades, et c'était toujours la même dent qui était atteinte, à savoir la première molaire définitive. Jamais une deuxième molaire définitive n'était atteinte. On trouve le passage de l'émail normal à l'émail pathologique très brusque. Dans le rachitisme on voit souvent les premières dents, les canines et les incisives être malades et, dans ces cas, il n'y a pas de cataracte zonulaire ; celle-ci n'existe que dans les cas où c'est la première molaire qui est malade. Voilà certes une affirmation importante si elle se vérifie car elle est de nature à jeter un jour sur la question. Mais on peut comprendre les choses de deux façons. On peut se dire que la première molaire est unie par des connexions nerveuses avec les fibres qui aboutissent à l'épithélium des procès ciliaires considéré comme centre de sécrétion des liquides nourriciers de cristallin, et que les troubles qui surviennent au moment de l'éruption de cette dent malade déterminent à la fois des convulsions et un trouble cristallinien, mais on peut admettre aussi qu'il y a une simultanéité de formation de l'émail de la dent en question avec la couche moyenne du cristallin et qu'une dystrophie unique retentit simultanément sur ces deux organes. Dans ce cas ce serait à la seizième semaine de la gestation, d'après Gaufrin, qu'il faudrait rapporter simultanément les troubles cristalliniens et les troubles dentaires.

Dans la thèse de Saunier qui est un des travaux les plus récents sur cette question, un nouveau fait est signalé, c'est la coexistence fréquente chez les enfants cataractés de l'épilepsie, l'imbécillité et l'idiotie. D'après cet auteur, le rachitisme ne se rencontrerait que dans la moitié des cas.

Chose singulière, après avoir été longtemps rivales, les théories de l'origine dentaire et celle de l'origine convulsive deviennent solidaires, puisque Bexer dit que ce sont les convulsions qui surviennent à l'occasion de l'éruption de dents pathologiques qui sont la cause de la cataracte zonulaire.

Les théories pathogéniques que nous venons de faire connaître ont eu le mérite d'être formulées à une époque où on manquait encore complètement de données anatomo-pathologiques relativement à la structure de la cataracte zonulaire. Actuellement il n'en est plus de même. Nous savons par des recherches précises que la cataracte zonulaire présente des lésions caractéristiques et qui dénotent d'une façon indubitable un processus rappelant celui que l'on observe au niveau des dents rachitiques, c'est-à-dire un processus de malformation ou tout au moins d'arrêt de développement. Nous ne sommes donc plus tentés de croire à l'influence que peut exercer l'arrêt de développement des dents sur la cataracte; nous trouvons au contraire qu'il est bien évident que ces deux processus sont associés sans que l'un dépende de l'autre, et c'est ainsi que tout en reconnaissant que cliniquement il existe une association fréquente des deux lésions, nous ne sommes nullement surpris de savoir qu'il y a beaucoup de cas de cataracte zonulaire sans lésions dentaires comme aussi beaucoup de lésions dentaires sans cataracte zonulaire.

Quant aux rapports de la cataracte avec la tétanie, nous constatons la même absence de coïncidence forcée. Si, dans un grand nombre de cas, il y a eu de la tétanie chez des sujets qui ont présenté des cataractes zonulaires, il existe aussi des cas sans tétanie. Là aussi nous disons qu'il y a non pas dépendance mais simultanéité de deux phénomènes qui relèvent de la même cause. La tétanie infantile est une affection qui relève d'une anomalie de conformation de la glande thyroïde, et cette anomalie très fréquente dans le rachitisme n'est ni directement ni indirectement la cause de la cataracte, elle est une simple coïncidence.

Nous dirons dans l'étude que nous ferons des causes de la cataracte des adultes que Vossius a incriminé en particulier les lésions du corps thyroïde, et il est certain que la glande élabore des substances qui peuvent être nécessaires à l'évolution des dents et du cristallin.

On comprendrait donc mieux que la cataracte soit sous la dépendance d'une affection de la thyroïde qu'on ne peut comprendre qu'elle soit sous la dépendance d'une affection de l'émail des dents, ou bien qu'elle soit la conséquence de contractures du muscle ciliaire; mais si la cataracte dépendait réellement d'une lésion de la thyroïde, on verrait survenir des troubles cristalliniens chez tous les animaux éthyroïdés dans un but scientifique, et bien que l'on ait souvent éthyroïdé des animaux très jeunes nous ne croyons pas que l'on ait jamais signalé de cataracte zonulaire chez les animaux en question.

Il nous paraît bien plus vraisemblable, à l'heure actuelle, de conclure que les lésions thyroïdiennes que l'on a observées chez les enfants atteints de cataracte zonulaire et qui manifestent leur présence par des convulsions ou par l'idiotie (Scholz) sont la conséquence de malformations congénitales et d'arrêts de développement de la thyroïde et sont des phénomènes concomitants de ceux qui aboutissent à la formation de la cataracte.

Quant à savoir quelle est la cause initiale de toutes ces malformations et à quoi il faut attribuer ces arrêts de développement simultanés qui frappent à la fois les dents, le cristallin et la glande thyroïde, nous pensons que la présence de toxines microbiennes doit être particulièrement soupçonnée.

Nous avons déjà relaté les expériences de NATAN-LARRIER et MESTRES qui ont fait expérimentalement des cataractes congénitales au moyen de toxines tuberculeuses et streptococciennes injectées à la mère.

La syphilis paraît devoir être mise hors de cause, mais il est moins certain que l'on doive éliminer la tuberculose et peut-être, dans certains cas, s'agit-il d'infections chroniques de la muqueuse utérine.

Tout récemment E. von Hippel a obtenu des cataractes congénitales expérimentales en soumettant des lapines pleines à l'action des rayons X.

Dans un cas qu'il nous a été donné d'étudier à diverses reprises, une enfant appartenait à une lignée de cinq enfants tous atteints de cataracte zonulaire et la mère avait constamment eu des pertes blanches. C'était la seule affection qu'il nous fut possible de découvrir chez la mère, et quant au père il était le type de l'homme bien portant.

Des faits de ce genre ont été publiés jusqu'à ce jour sous l'étiquette de cataractes familiales et nous avons groupé ces faits dans un paragraphe placé au début de cet article, mais on voit ici que ces cataractes familiales pourraient bien n'être elles-mêmes qu'une modalité de cataractes toxiniques.

En résumé nous acceptons toutes les constatations relatives à la coïncidence de lésions dentaires, de lésions thyroïdiennes et en général de toutes les lésions dites rachitiques qui ont été faites depuis Aust et Horner jusqu'à Schmauch, Peters et Normann Benett, mais nous pensons que toutes ces lésions coïncident avec la cataracte zonulaire sans en être la cause véritable. Notre théorie n'est ni la théorie rachitique ni la théorie convulsive mais bien la théorie toxinique, et c'est dans la voie où se sont engagés Natan-Larnier et Mostnes que nous croyons que l'on trouvera la solution de cette intéressante question.

La théorie infectieuse a le mérite de pouvoir expliquer aussi bien les formes consécutives à une lésion de la capsule vasculaire que celles qui surviennent après la résorption de cette capsule.

D'après les statistiques de Lezenus et de Mooren on observe environ une cataracte zonulaire sur 1.000 maladies d'yeux.

2° Cataractes congénitales nucléaires. Cataractes congénitales à noyau dur (*all.* Kernstaar, Centralstaar). — Sous le nom de cataracte nucléaire on a décrit deux types de cataractes congénitales; d'une part, les formes dans lesquelles le noyau du cristallin est cataracté, alors que les couches corticales restent transparentes, et d'autre part, des cas dans lesquels la partie centrale habituellement transparente et molle d'une cataracte zonulaire se trouve avoir la dureté de la corne tout en restant transparente, de sorte que le diagnostic entre cette dernière forme et la cataracte zonulaire ordinaire ne peut se faire qu'au moment de l'opération et lorsqu'on cherche à faire la discision du noyau. Au lieu de trouver un noyau mou on rencontre un noyau corné et on s'expose à faire une luxation du cristallin.

Il existe d'autres types de cataracte dans lesquels il y a au milieu du noyau une opacification punctiforme centrale alors que le noyau lui-même est resté clair. Cette variété se nomme cataracte centrale punctiforme et ce n'est pas d'elle qu'il s'agit lorsqu'on parle d'une cataracte nucléaire.

Toutes les observations connues de cataractes nucléaires sont des cas dans lesquels la totalité du noyau était lésée soit par le processus de la kératinisation, soit par celui de l'opacification.

Dans les deux cas, le noyau malade était entouré d'une zone trouble, de sorte que l'on peut dire qu'il s'agit toujours au fond d'une cataracte zonulaire avec les deux variétés suivantes : cataracte zonulaire à noyau transparent, mais kératinisé, et cataracte zonulaire à noyau opaque.

Nous pensons que les lignes qui précèdent suffiront pour expliquer que nous ne donnons aucun développement à la pathogénie et à l'anatomie pathologique de la cataracte nucléaire, attendu que cette pathogénie se confond avec celle de la cataracte zonulaire sur laquelle nous nous sommes étendus longuement. L'histoire des cataractes nucléaires est une histoire clinique et ce n'est qu'à ce point de vue que la connaissance de ces formes mérite de nous arrêter.

On peut se demander si les premières cataractes zonulaires décrites par V. Ammon n'étaient pas précisément des cas de cette variété, puisque l'auteur leur donnait le nom de cataractes nucléolaires stationnaires de l'enfance. C'est peut-être à tort que Graefe en observant des cataractes zonulaires typiques a pensé qu'il ne faisait que confirmer les faits visés par von Ammon. Cette question n'a pas grand intérêt. Au point de vue historique on peut dire que c'est Alfred Graefe qui signala en 1879, au congrès de Heidelberg, des cataractes zonulaires à noyau transparent et corné et que c'est cet auteur qui mit le premier les oculistes en garde contre le danger de la discision dans ces formes que rien ne distingue extérieurement des cataractes zonulaires habituelles.

L'année suivante, en 1880, Just rapporta quatre observations confirmatives de celles d'Alfred Graefe et, en 1882, Panas publia une observation tout à fait typique que nous allons reproduire :

« R. C., garçon bien constitué de six ans, issu d'une famille vigoureuse, sans antécédents héréditaires et ayant eu plusieurs autres enfants bien portants, nous fut présenté comme étant atteint de cataracte depuis sa naissance. A l'inspection des yeux, après instillation d'atropine nous constatâmes une double cataracte zonulaire classique plus prononcée à gauche qu'à droite. La zone transparente périphérique mesurait de ce côté 2 millimètres au plus et était par conséquent trop petite pour nous permettre d'espérer un bon résultat optique d'une brèche irienne artificielle, encore moins fallait-il s'attendre à quelque chose de bon de l'emploi réitéré de l'atropine.

« Les limites du noyau cataracté étaient pourtant nettes. Par l'éclairage oblique on aurait dit une boule opalescente enveloppée dans une mince enveloppe de cristal diaphane. L'ophtalmoscope permettait à son tour de distinguer le fond rouge de l'œil dans toute la zone transparente en même temps que le centre du noyau laissait passer un reflet rougeâtre comme cela s'observe dans la cataracte stratifiée classique. Crâne bien développé et régulièrement en rapport avec une intelligence parfaite, en rapport aussi avec l'âge du petit malade. Dents incisives et molaires bien développées et saines. Pas de signe de rachitisme aux tibias ni aux autres parties du squelette.

« L'enfant avait eu la vue toujours courte et, au dire de ses parents, elle serait devenue lentement mais progressivement mauvaise.

« Le jeune garçon ne pouvait actuellement déchiffrer que de très gros caractères en plaçant le livre tout contre son nez et dans une position oblique. Encore n'arrivait-il à le faire que de l'œil droit dont la cataracte était un peu moins développée qu'à gauche. Quant à se conduire dans la rue cela lui était absolument impossible. Ajoutons que les iris, bien développés, se laissaient dilater suffisamment par l'atropine. Les pupilles répondaient également bien à l'action de la lumière et de l'accommodation. Dans ces conditions il nous a paru que le seul remède pour rendre la vue à cet enfant consistait à le débarrasser de la cataracte de l'œil gauche d'abord, sauf à pratiquer ultérieurement une iridectomie et, si cela ne suffisait pas, l'opération de la cataracte sur l'œil droit. Vu donc l'âge de l'enfant et la mollesse présumée de la cataracte, nous proposâmes la discision par kérstonyxis et sans iridectomie préalable sur l'œil gauche seul, et bien nous en prit vu les mécomptes qui nous attendaient.

« Une fois l'enfant chloroformisé nous procédâmes à cette opération suivant toutes les règles. Mais quel fut notre étonnement lorsque après quelques déchirures faites aux couches molles de la surface de la lentille opacifiée nous vîmes tomber dans la chambre antérieure un noyau sclérosé demi transparent, dur comme de la corne et d'une couleur jaune ambrée. Ce noyau avait environ le volume d'un bon tiers du volume total du cristallin. Nos efforts pour le faire repasser dans le segment postérieur de l'œil en le réclinant étant restés infructueux, il ne nous restait plus que deux partis à prendre ou de l'extraire par une section linéaire de la cornée ou de l'abandonner temporairement aux efforts d'une résorption spontanée. Nous avouons que malgré le peu de probabilité de cette résorption favorisée il est vrai par l'âge du petit malade, il nous a répugné de faire subir deux opérations en une seule séance et nous avons préféré attendre cinq ou six jours, combattant de notre mieux les accidents inflammatoires qui n'ont pas manqué de se produire bien qu'à un faible degré. Voyant cela nous avons procédé après chloroformisation à une extraction du noyau au moyen d'une incision à la pique faite périphériquement et en bas. Les suites ont été simples. »

PANAS ajoute que dans un autre cas opéré par HEDDO par l'extraction, il put constater que le noyau était également dur alors que rien ne l'avait fait prévoir. L'existence d'une cataracte zonulaire à noyau dur et transparent est donc absolument certaine.

La cataracte zonulaire à noyau opaque est non moins certainement établie par le mémoire de SCHIRMER. Cet auteur a observé cinq cas de cataractes zonulaires à noyau opaque et il donne une description anatomo-pathologique très complète de ces cas. L'une de ces observations est particulièrement intéressante au point de vue clinique par le fait que l'auteur avait constaté, une première fois, une cataracte zonulaire à noyau transparent et que ce n'est que dans un second examen pratiqué sept ans plus tard que le noyau était devenu opaque. Voici d'ailleurs cette observation.

« Ernest Heinrich, quatorze ans, s'est présenté une première fois alors qu'il avait sept ans. A cette date nous retrouvons sur les registres qu'il avait à l'œil droit une cataracte zonulaire typique avec le noyau transparent. L'enfant comptait bien les doigts à un mètre. L'autre œil n'était pas cataracté. L'enfant avait eu des symptômes de rachitisme et il présentait des lésions caractéristiques aux dents; on lui pratiqua une iridectomie mais sans améliorer l'acuité visuelle. Sept ans plus tard lorsque l'enfant atteignit sa quatorzième année, il se représenta ; cette fois il était atteint d'une cataracte zonulaire double et la zone interne renfermait un noyau complètement opaque. »

Dans une autre observation SCHIRMER a rapporté qu'il a observé un cas où une cataracte à une seule zone devint ultérieurement cataracte à double zone.

Les observations de SCHIRMER sont accompagnées d'examen histologique et aucun doute ne peut être conservé relativement à l'existence de cataractes zonulaires à noyau opaque et méritant le nom de cataractes nucléaires.

3° **Cataractes congénitales totales dures**. — Il existe deux types bien différents de cataractes congénitales totales, ce sont d'une part les cataractes molles blanches et dont la dimension est sensiblement égale à celle d'un cristallin normal, et d'autre part les cataractes de consistance cireuse contenues dans une capsule épaisse, maintenues par une zonule distendue et qui n'occupent qu'une partie de la place qu'occuperait un cristallin de même âge.

Nous avons parlé des premières dans le groupe des cataractes attribuables à une anomalie de la capsule vasculaire.

Les secondes sont à rapprocher au point de vue pathogénique non plus de la cataracte siliqueuse mais de la cataracte zonulaire et de la cataracte nucléaire. De même qu'une cataracte zonulaire peut avoir un noyau dur et opaque ou bien une écorce dure et opaque, de même il y a des cas où tout est dur et opaque; ce sont ces cas qui constituent la cataracte totale dure.

Ces cataractes totales dures s'accompagnent presque toujours d'une lésion des dents, mais alors que dans la cataracte zonulaire ce sont seulement les deux prémolaires d'en haut qui sont malades, ici ce sont toutes les incisives et les canines qui sont frappées d'un processus atrophique portant particulièrement sur l'émail.

On comprend de suite que le traitement des deux variétés de cataractes totales dont nous venons de parler ne peut pas être le même, en effet dans le premier cas on peut faire des discisions ou l'aspiration, mais dans le second cas l'extraction seule peut donner un résultat.

La cataracte congénitale totale dure n'est pas très fréquente. Nous avons eu l'occasion d'en étudier un cas chez une fillette de neuf ans qui était la seule survivante d'une famille de cinq enfants tous morts de convulsions. Elle-même avait eu des convulsions et lorsque nous l'avons endormie pour l'opérer nous avons trouvé un sujet d'une nervosité exceptionnelle. C'est également une cataracte totale dure qui a fait l'objet du mémoire de Hess. Il s'agissait d'une enfant de six mois morte de pneumonie et qui avait une cataracte totale. L'examen histologique permit de reconnaître au centre de cette lentille des lésions histologiques analogues à celles qui caractérisent les cataractes zonulaires[1].

Ce sont au contraire des cataractes molles qui ont été expérimentalement produites par Nattan-Larrier et Montrus, lorsqu'ils racontent qu'au cours de recherches méthodiques entreprises en inoculant 18 femelles pendant les quatre dernières semaines de la gestation, il naquit 50 petits dont 18 répartis sur 6 portées avaient une cataracte congénitale. En dehors de ces cas, produits par des inoculations de bacilles de Koch à la mère, les auteurs ont observé 6 autres cas de cataractes congénitales à la suite d'inoculations de streptocoques; l'inoculation était pratiquée au cours de la dernière quinzaine de la gestation. Ils n'ont jamais produit de cataractes avec le bacille de Loeffler ou le pneumocoque.

[1] Nous avons observé en opérant une cataracte congénitale, dans un fait intéressant au point de vue pratique. L'enfant était une rachitique avec des lésions dentaires très prononcées. Le quatrième jour, lorsque nous avons enlevé le bandeau compressif, il s'était produit une kératite interstitielle. La cornée très trouble s'éclaircit complètement ce qui n'aurait pas été le cas s'il se fût agi d'une kératite infectieuse. L'état général de la petite malade était bien la cause de cette kératite.

4° Cataractes ponctuées ou vésiculeuses — On décrit sous le nom de cataractes ponctuées ou vésiculeuses, des cataractes dans lesquelles on observe au sein d'un cristallin transparent, des vésicules troubles dont les dimensions varient de la grosseur d'une pointe d'aiguille à celle d'une tête d'épingle de verre. Ces vésicules sont quelquefois ordonnées en cercle, comme dans une cataracte zonulaire, mais souvent aussi elles sont inégalement réparties dans la substance cristallinienne. L'anatomie pathologique et la pathogénie de cette forme de cataracte sont encore à faire, mais tout porte à croire qu'il s'agit d'une forme exceptionnelle de cataracte zonulaire.

Les vésicules peuvent avoir un double contour et être malgré cela transparentes. Dans un cas observé par H. Don et Meyer, la réfraction au travers de la vésicule était sensiblement plus myopique.

Généralement ces vésicules se concilient avec une assez bonne acuité visuelle.

Cataractes adhérentes et fausses cataractes : Cataracta accreta, cataracta spuria. — Il arrive que par suite d'iritis ou d'irido-cyclites intra-utérines on puisse observer sur la surface antérieure du cristallin des plaques exsudatives d'un blanc mat qui ont pour caractère d'appartenir exclusivement à la capsule et de s'accompagner d'adhérences aux parties voisines. C'est ce que l'on appelle les cataractes adhérentes.

Il ne faut pas les confondre avec les cataractes adhérentes à l'iris par suite de la persistance de la membrane pupillaire et la non résorption de la capsule vasculaire. Cette dernière variété est surtout fréquente dans les formes membraneuses et c'est pour ces formes que les auteurs allemands réservent la dénomination de cataracta membranacea accreta.

Il s'agit alors de variétés qui reconnaissent pour cause une anomalie vasculaire, et nous avons parlé de ces formes dans le premier groupe des cataractes congénitales que nous avons étudié. Mais à coté de cette forme il en existe d'autres où les adhérences proviennent d'anciennes inflammations et il convient de les désigner sous le nom de cataractes adhérentes ou fausses cataractes, parce que l'opacification porte surtout sur la capsule et que l'on ne peut guère être fixé sur l'état de la lentille.

Sous le nom de fausses cataractes on doit entendre encore les formes qui sont constituées par des exsudations plastiques consécutives à la présence de pus dans la chambre antérieure ou bien à des épanchements sanguins. Nous savons que Bayer croit à la possibilité de cataractes dites secondaires dans des cas où on enlève le cristallin dans sa capsule; à plus forte raison doit-on rencontrer des cataractes pseudo-membraneuses lorsque la capsule cristallinienne peut y prendre part.

Diagnostic général des cataractes congénitales. — Le diagnostic des cataractes congénitales se fait au moyen de l'éclairage oblique et de l'ophtalmoscope. Nous ne croyons pas devoir redire ici ce qui sera dit ailleurs relativement au diagnostic des cataractes en général.

Le diagnostic de la congénitalité serait difficile à faire dans certains cas si on voulait affirmer que dans tel cas la cataracte existait au moment de la naissance et que dans tel autre cas elle s'est développée plus tardivement, mais nous avons vu que cette question était sans grand intérêt puisque nous considérons comme congénitales non seulement les cataractes qui existaient au moment de la naissance, mais encore celles qui se sont développées plus tard pourvu qu'elles n'aient pas d'autre cause que celle qui engendre les formes congénitales.

Ainsi, jusqu'à quatorze ou quinze ans on pourra considérer toute cataracte comme congénitale, sans crainte de se tromper ; le diagnostic devient plus délicat lorsque le malade est adulte.

Il nous est arrivé d'observer une cataracte partielle chez un de nos maîtres âgé de cinquante ans qui n'avait jamais eu une excellente vue, mais qui ne se doutait pas de son infirmité. Il croyait avoir de petites taches sur la cornée. Nous avons revu ce même confrère à dix ans d'intervalle lorsqu'il eut soixante ans et sa cataracte ne s'était pas modifiée, de sorte que nous avons compris qu'il s'agissait d'une forme congénitale ayant passé inaperçue. Ce fait ne doit pas être très rare. Lorsqu'une cataracte rappelant l'une des variétés de la cataracte congénitale s'observe chez des malades qui viennent à quarante ou cinquante ans demander des verres de presbytie, il est donc prudent de ne pas déclarer qu'il s'agit d'une cataracte sénile avant d'avoir vu si celle-ci évolue.

Le diagnostic de la cataracte congénitale ne comporte pas d'autre erreur que la confusion possible avec une cataracte acquise.

L'erreur de Panas relatée par Vassaux et qui consista à prendre une cataracte polaire postérieure vasculaire pour une tumeur de la rétine mérite cependant d'être rappelée afin d'éviter le retour d'une semblable méprise.

Le traitement des cataractes congénitales. — Le rapport de H. Dor au Congrès d'ophtalmologie de Paris de 1892 constitue avec la discussion qui s'en suivit le résumé de l'opinion des ophtalmologistes relativement à la thérapeutique des cataractes congénitales. L'iridectomie pour la cataracte zonulaire, la discision pour les cataractes molles parallèlement avec l'aspiration, l'extraction pour les cataractes dures et les cataractes nucléaires voilà quelle est la conclusion générale de ce rapport et de cette discussion.

Nous ajouterons que Chibret a proposé ultérieurement une opération spéciale pour les cataractes siliqueuses.

Panas dit dans ses *Leçons cliniques* qu'il lui est arrivé d'opérer les deux yeux d'une façon différente dans la cataracte zonulaire et de pratiquer l'iridectomie d'un côté, l'extraction de l'autre. Lorsque les enfants ainsi opérés furent devenus des hommes, ils se servirent exclusivement de leur œil iridectomisé et jamais de l'autre pourvu d'un bon verre correcteur.

Dans tous les cas la règle établie par de Graefe semble encore applicable. Cette règle est la suivante : lorsque le diamètre de la cataracte zonulaire ne dépasse pas 5mm,5, il ne faut pas faire autre chose qu'une iridectomie.

Conclusion générale. — Nous attirons en terminant l'attention sur le rôle considérable que jouent les inflammations de la capsule vasculaire et de l'artère hyaloïde dans la pathogénie des affections congénitales du cristallin. Le lenticône, le colobome, l'ectopie et dix variétés au moins de cataractes reconnaissent cette cause pathogénique. Seule la cataracte zonulaire et ses variétés semblent reconnaître une pathogénie différente, et encore convient-il de ne pas préjuger des recherches de l'avenir à ce point de vue.

AFFECTIONS TRAUMATIQUES

DU CRISTALLIN

Par M. Henri DOR.

CHAPITRE PREMIER

LUXATION TRAUMATIQUE

Pour tout ce qui a trait à la luxation traumatique du cristallin, nous suivrons la division admise dans l'excellent ouvrage de Praun, auquel nous ferons de nombreux emprunts.

Les traumatismes qui provoquent la luxation sont ou bien un ébranlement de tout le corps, une chute d'un endroit élevé, un coup sur la tête, ou bien des contusions directes de l'œil avec ou sans rupture de ses enveloppes, ou enfin la déchirure de la zonule par une plaie pénétrante du globe oculaire. On observe la luxation du cristallin à tous les degrés, depuis la simple distension ou déchirure de la zonule jusqu'à la sortie complète du cristallin au travers de la sclérotique rompue.

1° **Relâchement simple de la zonule**. — Dans quelques cas de contusion de l'œil, sans autre traumatisme, on a constaté l'apparition subite et quelquefois passagère d'une myopie. Quelques auteurs ont voulu l'expliquer par un relâchement de la zonule, mais nous n'en avons pas encore la preuve anatomique ; d'autres admettent une irritation du muscle ciliaire (Praun) ; Becker par contre parle d'une paralysie de ce muscle ; mais il est constant que cette paralysie produit une paralysie de l'accommodation, éloigne de l'œil le punctum proximum et produit par conséquent tout le contraire de la myopie. La première observation est due à V. Arlt.

Un forgeron, âgé de quarante-deux ans, reçut un coup de poing sur l'œil et devint myope. L'examen eut lieu dix-neuf jours après l'accident. La chambre antérieure était étroite, la pupille un peu paresseuse, légèrement déformée et un peu plus grande que celle de l'autre œil. L'iris verdâtre ne présentait aucun tremblotement pas plus que le cristallin. Il existait une myopie de 6 D. $V = \frac{1}{2}$. Arlt explique la myopie par le relâchement de la zonule, l'avancement et la convexité plus grande du cristallin.

Schiess rapporte l'observation suivante: son malade avait, trois semaines auparavant, subi une violente contusion de l'œil gauche par un bouchon de bouteille; la vue d'abord abolie était revenue au bout de vingt-quatre heures. Depuis lors il ne voyait distinctement que les objets rapprochés. Tension normale. Œil droit E. V = 1; o. g. M 1,25 V = 2/3. Les milieux transparents sont tout à fait clairs; fond de l'œil normal; chambre antérieure étroite. Diagnostic: avancement du cristallin, myopie consécutive. Cinq semaines plus tard la myopie était de 4,75 D., l'œil hypotone, la chambre antérieure très étroite. A cause de l'hypotonie on prescrivit pendant quinze jours l'atropine. Cinq mois plus tard la chambre antérieure a sa profondeur normale; la tension est également normale ainsi que le diamètre de la pupille.

La myopie n'est plus que de 0,75 D. Schiess admet qu'il s'est agi dans ce cas d'une forte distension de la zonule qui petit à petit a fini par reprendre son élasticité normale.

L'hypotonie qui avait existé lors du second examen empêcha d'admettre une pression par hypertension du corps vitré. Il est probable que la subluxation du cristallin en avant était due à une diminution de la sécrétion de l'humeur aqueuse.

Küster publie également un cas dans lequel le cristallin était presque adossé à la cornée, la chambre antérieure presque abolie et où également il existait de la myopie, mais au lieu d'admettre l'explication de Schiess, il croit qu'il existait une très fine perforation de la cornée.

2° Déchirure partielle de la zonule sans subluxation du cristallin (myopie, hypermétropie et astigmatisme traumatiques). — A *Blessure directe de la zonule.* — Une blessure de la zonule est possible par la pénétration d'un corps étranger, soit que celui-ci reste dans l'œil, soit qu'il en ressorte. Cette blessure n'a en elle-même aucune importance, la gravité dépend seulement de la réaction de la cornée, du limbe, de l'iris ou du corps ciliaire. S'il n'y a ni inflammation, ni forte hémorragie, le résultat sera un astigmatisme partiel du cristallin, dont la correction par des verres cylindriques sera à peu près nulle, la courbure du cristallin n'étant altérée que dans une partie d'un des méridiens. Le seul cas connu dans lequel on ait pu voir directement la déchirure de la zonule a été publié par Becker.

Un jeune garçon âgé de douze ans avait été blessé à l'œil droit par un éclat de capsule. Au côté inféro-interne de la cornée, à 2 millimètres de son bord, on voyait une petite plaie longue de 4 millimètres par laquelle sortait un fragment de l'iris. L'enlèvement du prolapsus irien entraîna l'iris jusqu'à la périphérie comme dans une opération d'iridectomie. Après la guérison on constata une échancrure (colobome) du cristallin avec astigmatisme. Le morceau de capsule resta dans l'œil sans provoquer aucune réaction. Au bout de cinq ans la fonction de l'œil était conservée.

B. *Déchirure indirecte.* — Lorsque la zonule est déchirée sur une assez grande étendue, la traction qu'elle exerçait sur le cristallin cesse et celui-ci devient plus convexe, son diamètre antéro-postérieur augmente, tandis que celui de la périphérie diminue; le résultat est le développement d'une myopie assez considérable d'environ 6 D. Dans quelques cas on observe un tremblement de l'iris, mais ce symptôme, qui du reste peut faire défaut, n'est pas pathognomonique, car on le rencontre aussi quelquefois dans des myopies excessives et dans le buphtalmos.

Le diagnostic se basera donc sur l'examen skiascopique ou objectif de la myopie et de l'astigmatisme cristallinien après avoir exclu l'astigmatisme cornéen par la mensuration au moyen de l'ophtalmomètre.

Il faut ranger aussi dans cette catégorie les faits décrits sous le nom de *myopie traumatique*, par propulsion du cristallin en avant, notamment les observations de Abr, Bemix, Duroux, C. Bornikau (thèse de Lyon 1898 et *Recueil d'Opht.*, 1900) les a bien étudiés ainsi que Darier (*Clin. Opht.*, avril 1899). Guenod en rapporte aussi une observation (*Recueil d'Opht.*, octobre 1900). Il s'agit de propulsion du cristallin en avant avec accollement complet à l'iris et effacement de la chambre antérieure et quelquefois même de luxation dans la chambre antérieure. On l'a ordinairement expliqué par une distension de la zonule. Mais Bornikau (*Bullet. Soc. fr. d'Opht.*, 1904, p. 174) fait observer avec raison qu'il faut tenir compte aussi du refoulement de l'humeur aqueuse qui ne peut pas d'un seul coup sortir par ses déversoirs physiologiques, mais qui doit nécessairement passer dans la chambre postérieure, dans l'espace périlenticulaire. Dans plusieurs cas la myopie traumatique a disparu peu à peu et la vision est redevenue normale; dans d'autres cas la myopie a persisté. Nous croyons devoir citer comme exemples intéressants les trois observations de Bornikau.

OBSERVATION I. — M. M..., trente-deux ans, reçut, le 6 juin 1901, un bouchon de bouteille de champagne, projeté très violemment sur l'œil droit. Le choc paraît avoir porté directement sur le globe oculaire, les paupières étant restées ouvertes; celles-ci ne présentent ni gonflement ni ecchymose.

Le blessé a été vu le lendemain de l'accident. On constatait l'effacement de la chambre antérieure, avec hypohéma disséminé. Mydriase moyenne. Pupille sans réaction à la lumière. Tension un peu augmentée. V $= \frac{1}{30}$.

On prescrit le repos au lit, avec occlusion de l'œil droit, et instillation de pilocarpine.

Le 15 juin l'acuité visuelle est de 1/15. La pupille a à peu près ses dimensions normales.

Le 29, la chambre antérieure est toujours amoindrie. Avec un verre sphérique concave 3,50 D, V $= \frac{1}{6}$. L'examen ophtalmoscopique, qui n'avait pas encore été possible, ne révèle aucune lésion du fond de l'œil.

Quant à l'œil gauche, son acuité visuelle est égale à 2/3, et devient normale avec un verre sphérique concave de 0,25 D.

L'œil blessé n'a jamais été myope. M. M... a fait trois années de service militaire dans l'artillerie. Il visait avec l'œil droit; chaque année il était classé tireur de première classe au mousqueton et premier pointeur au canon.

Le 5 juillet, M. M... accuse quelques douleurs périorbitaires; on augmenta la dose de pilocarpine.

Le 13, apaisement des douleurs.

Jusqu'au 26 octobre 1901, aucun changement ne survint, ni dans l'état de la chambre antérieure, ni dans la réfraction. C'est à ce moment que fut établi le certificat de fin de traitement, de consolidation de la blessure. Le diagnostic de myopie traumatique par propulsion du cristallin en avant fut consigné sur le certificat, avec le chiffre de l'acuité visuelle, égal à 1/15. On conclut à une incapacité de travail partielle et permanente, avec réduction de capacité au travail de 25 p. 100.

Le blessé fut indemnisé en conséquence.

A la date du 28 février 1904, près de trois ans après l'accident, l'état de l'œil droit était resté le même : chambre antérieure réduite, pupille un peu plus large que celle de l'œil sain, réagissant mal à la lumière.

$V = \frac{1}{15}$ sans verres $V = \frac{1}{4}$ avec — 3,50 D. De temps en temps quelques douleurs, qui sont calmées par la pilocarpine.

OBSERVATION II. — M. C..., manœuvre, âgé de soixante-neuf ans, se présente à mon examen le 24 juin 1902. Son œil droit a sa chambre antérieure effacée ; la pupille est moyennement dilatée ; elle n'obéit presque pas à l'action de la lumière. La tension est exagérée. Il y a des douleurs caractéristiques de glaucome subaigu. $V = \frac{1}{9}$.

M. C... a fait une chute sur la tête, il y a cinq semaines, d'une hauteur de 3 mètres, dans une carrière. Il a perdu connaissance, et ne se rappelle pas si son œil a porté sur un corps dur. Cela paraît probable, en raison de la propulsion en avant de l'iris et du cristallin.

On fait instiller de la pilocarpine.

Le 5 juillet les douleurs ont disparu. L'acuité visuelle est égale à 1/12. Avec un verre sphérique concave de 3 dioptries, l'acuité devient 1/6. On éclaire assez bien le fond de l'œil, qui ne présente aucune lésion. Le cristallin est transparent, sans apparence d'aucun trouble au centre.

Le blessé possédait, d'après son dire, une excellente vision avant l'accident. L'acuité visuelle de l'œil gauche est égale à 2/3 ; le cristallin est exempt de toute opacité centrale.

Les phénomènes glaucomateux se reproduisent. Je pratique une irridectomie le 10 juillet, sous la cocaïne avec adjonction d'adrénaline. Le patient est d'une tranquillité absolue. Après la section de l'iris, il s'écoule une certaine quantité d'humeur aqueuse, provenant de la chambre postérieure, et une grosse goutte de liquide filant, humeur vitrée évidemment, échappée par un point de la zonule relâché ou déchiré.

Pansement occlusif et repos au lit.

A partir du 20 juillet, les douleurs ont disparu. On fait continuer la pilocarpine.

La myopie traumatique persiste au même degré. A la fin d'octobre aucun changement n'était survenu, et le certificat établi alors, conclut à l'incapacité de travail partielle et permanente, comme dans le cas précédent.

Le blessé n'a pas été revu depuis.

OBSERVATION III. — M. B..., trente-deux ans, homme d'équipe à la Compagnie de l'Est, possédait une bonne vision, puisqu'il a été pris à l'examen d'entrée à la Compagnie. Il a reçu au mois de septembre 1903, sur l'œil droit un coup violent de crampon, en accrochant un wagon. Il a eu, pour ce traumatisme, quelques jours d'exemption de service. Puis, se croyant légèrement atteint, il a repris ses occupations.

Constatant un abaissement progressif de la vision de l'œil droit, il vient se faire examiner par moi le 3 novembre 1903, un bon mois après l'accident. Comme trace extérieure du traumatisme, on note une cicatrice linéaire superficielle, longue de trois centimètres, située au-dessous de la moitié externe du sourcil.

Ce qui frappe tout d'abord, c'est un irido-dialyse inféro-interne, courant le long de la grande circonférence sur une étendue de 1 centimètre environ. La pupille réagit faiblement à la lumière. La chambre antérieure est très réduite, surtout au niveau de la rupture de l'iris. $V = \frac{1}{10}$. Avec un verre sphérique concave de 3 D. $V = \frac{1}{4}$.

Examen ophtalmoscopique : aucune lésion du fond de l'œil ; pas de décollement de la rétine, pas de déchirure de la choroïde.

Tension légèrement augmentée. Aucune douleur, spontanée ou à la pression.

L'œil gauche est emmétrope, avec $V = 1$.

Le blessé ne se doutant pas de la gravité de sa blessure, je lui remets, par écrit, le libellé du diagnostic : Myopie traumatique, par propulsion du cristallin en avant, avec irido-dialyse inféro-interne.

Je ne l'ai revu ensuite que le 29 février 1904.

Examen : Vision à peu près abolie, $T = + 1$. A eu, à certains moments, de violentes douleurs, qui reparaissent encore. Chambre antérieure tout à fait réduite. Même aspect de l'irido-dialyse.

Quelques jours après, le malade est envoyé, par son administration, à l'Hôtel-Dieu, à Paris. Le reste de cette intéressante observation appartient au Dr Rochon-Duvigneaud, qui en a fait la relation à la Société d'Ophtalmologie de Paris (séance du 12 avril 1904). Une tumeur sarcomateuse, évoluée très rapidement, a nécessité l'énucléation de l'œil droit, faite le 19 mars.

Comme dans les autres observations de myopie traumatique, on n'a pas noté de déchirures de l'iris, je crois pouvoir admettre que la tumeur existait déjà fort petite, au moment du choc subi par l'œil. La tumeur a été violemment poussée en avant, en même temps que le cristallin, et c'est celle qui a occasionné l'irido-dialyse, la poussée s'étant faite plus forte à cette endroit, qui était celui où siégeait le néoplasme.

Sous le rapport de l'indemnité, à laquelle l'intéressé pourrait prétendre, sans tenir compte de la tumeur, la gravité de son cas est analogue à celle des autres cas de myopie traumatique, et il me paraît avoir droit au bénéfice de l'incapacité partielle et permanente.

BOURGEOIS conclut que les traumatismes de l'œil, dans lesquels on observera de la myopie, qui n'a pas existé avant l'accident, doivent être considérés comme très sérieux et qu'il faudra attendre un certain temps avant de se prononcer définitivement et avant de donner une conclusion ferme au sujet de l'indemnité à accorder à la victime. Dans la discussion qui suivit la lecture du travail de BOURGEOIS, GRANDCLÉMENT mentionne aussi deux cas de myopie traumatique de 5 D ; le premier finit par guérir par l'emploi immédiat de l'ésérine, le second où le traitement ne put commencer que quinze jours après l'accident resta stationnaire.

En opposition avec les faits cités ci-dessus LEPLAT (*Annal. d'Oc.* vol. CIII, p. 209) publie trois observations d'*hypermétropie traumatique* avec agrandissement de la chambre antérieure et hypotonie. L'hypermétropie variait de 1,5 à 2 D.

Comme l'on ne peut pas admettre la guérison de la rupture de la zonule, il faudra se contenter de la correction optique, à moins que plus tard, comme on l'a observé quelquefois, le cristallin ne se déplace sous l'influence du plus léger traumatisme.

3° Déchirure partielle de la zonule et subluxation du cristallin dans la fossette hyaloïdienne. — Les symptômes sont absolument pareils à ceux de la subluxation spontanée, c'est-à-dire apparition d'une myopie avec astigmatisme et paralysie de l'accommodation. Le diagnostic est ordinairement très facile : après dilatation de la pupille par l'atropine, on voit souvent le bord du cristallin qui traverse la pupille.

Les cas publiés par SCHÖLER (*Klin. Jahresber.*, 1875, p. 22) eurent un certain retentissement, car ils venaient confirmer la théorie de HELMHOLTZ sur le mécanisme de l'accommodation, qui admettait que, dans l'œil normal, lorsque l'accommodation est au repos, le cristallin est aplati par la tension de la zonule.

OBSERVATION I. — A la suite de la chute d'un échafaudage, un charpentier eut une hémorragie de la chambre antérieure qui se résorba lentement. Six mois plus tard il pouvait lire avec cet œil de petits caractères, mais seulement à la distance de 15 à 20 centimètres et ils n'étaient tout à fait clairs qu'à la distance de 17 centimètres. Le bord du cristallin se voyait dans la pupille immobile ; le cristallin était dévié en bas et en dehors ; on le voyait s'incliner en avant par des mouvements isochrones avec la respiration. On voyait le fond de l'œil avec — 6 D. et le même verre servait pour la vision à distance.

Dans un second cas analogue chez une femme âgée de cinquante-neuf ans, la myopie n'était que de 2 D.

SCHÖLER veut expliquer cette moindre myopie par une position différente du cristallin, mais NAGEL l'attribue avec raison à l'âge du malade, le cristallin sénile n'ayant plus l'élasticité de celui de jeunes sujets. Enfin dans un troisième cas, la myopie était égale à 4,60 D.

PFLÜGER a également publié des cas analogues; dans un l'inclinaison du cristallin était si forte qu'il fallut pour la correction à distance un verre de — 10 D. sph. combiné avec — 18 cyl. axe horizontal. Vision après correction 2/7.

Le pronostic est bon lorsque la subluxation est légère et que les verres donnent une correction suffisante. Toutefois, il ne faut pas oublier que le cristallin peut finir par s'opacifier, ou se luxer davantage ; enfin il peut survenir une iridocyclite ou un état glaucomateux.

Le traitement sera d'abord purement optique par des verres concaves sphériques ou cylindriques, si l'on se sert de cristallin subluxé, par des verres convexes, au contraire, si le malade voit mieux par la partie aphaque de la pupille. Pour éviter la tension intra-oculaire, on peut faire un usage prolongé de l'ésérine et même dans quelques cas avoir recours à l'iridectomie, enfin si le cristallin s'opacifie, il faudra l'extraire s'il est une gêne trop grande pour la vision ou s'il produit des symptômes d'inflammation.

4° Déchirure totale de la zonule. Luxation du cristallin sans déchirure du globe oculaire. — Lorsque la déchirure de la zonule est complète, la luxation l'est également et le cristallin passe soit dans la chambre antérieure, soit dans la postérieure, enfin dans quelques cas, le cristallin est mobile et le malade le fait à volonté passer dans la chambre antérieure ou dans le corps vitré.

La cause de la luxation est quelquefois une blessure directe de l'œil, coup de fouet, de pierre, de branche d'arbre; dans les pays où, comme en Suisse, on élève beaucoup de bétail, la blessure la plus fréquente est celle causée par un coup de corne de vache. Mais dans ce cas, on observe ordinairement la rupture de la sclérotique; nous reviendrons sur ce point dans un prochain paragraphe; souvent aussi il s'agit d'une chute où l'œil porta directement sur un objet mousse, comme le coin d'une table, d'une chaise. Très souvent aussi la luxation est due à une cause indirecte, un coup pied de cheval ou de mulet sur le derrière de la tête, comme dans l'observation de TARRON

(*Ophth. Record.*, juillet 1901), où l'opération de l'abaissement fut ainsi pratiquée chez un homme âgé de cinquante-cinq ans ; l'œil guérit normalement, Vis. = 2/3 après correction de l'aphakie ; ou enfin une chute d'un endroit élevé.

Fürster a étudié expérimentalement le mécanisme de la luxation, un coup sur la cornée ou la sclérotique agit sur l'humeur aqueuse qui repousse l'iris en arrière et déchire en même temps la zonule.

Janin. Observation V. — Un aveugle de naissance cataracté aux deux yeux, fut examiné par plusieurs oculistes qui conseillèrent l'opération . Mais l'indocilité du sujet fit qu'aucun d'eux n'osa l'entreprendre, de sorte qu'il resta aveugle jusqu'à quatorze ans où un événement imprévu lui rendit la vue — Ce jeune homme accompagné de quelques enfants de son âge alla se promener à la campagne. — L'un deux ayant aperçu un nid d'oiseaux sur un arbre très élevé, témoigna la joie qu'il avait de cette découverte. Dans le moment il fut mis en délibération lequel d'entre eux grimperait sur l'arbre pour aller s'emparer du nid. Notre aveugle, comme le plus âgé voulut en avoir la gloire ; on le laissa faire. Il était presque parvenu à la branche où était le nid, quand, pour l'atteindre, il s'élança trop haut, manqua son coup, perdit l'équilibre, et tomba de branche en branche jusqu'à terre, où il se trouva sur ses pieds ; mais bientôt, étourdi de cette première chute, il en fit une seconde de sa hauteur.

Lorsqu'il fut revenu de son étourdissement, il aperçut pour la première fois des corps en mouvement, c'étaient ses camarades effrayés de sa chute, qui ne furent pas moins surpris que lui, quand il les assura qu'il voyait des objets qu'il ne connaissait pas.

Leur retour fut plus joyeux qu'ils ne l'avaient attendu ; ils avaient une nouvelle bien agréable à donner aux parents du jeune homme, aussi leur fit-elle le plus grand plaisir : ils examinèrent ses yeux et reconnurent que véritablement les cataractes avaient disparu. Dès lors, ce jeune homme fut en état d'étudier ; il se destina au sacerdoce ; il y parvint dans la suite. J'ai vu ce prêtre chez feu Mgr l'Évêque de Cahors et c'est de lui que je tiens ce récit ; il est obligé pour lire, de faire usage de lunettes à cataracte.

Cette observation n'engagea certainement aucun cataracté à répéter l'expérience.

Un cas analogue a été observé par Brückmann de Bâle. Une paysanne alsacienne vint le consulter pour une double cataracte seule ; elle se décida à se faire opérer. Mais, catholique fervente, elle voulut d'abord faire un pèlerinage au Monastère de Notre-Dame des Neiges à Einsiedeln (Suisse) pour demander à la Vierge de bien vouloir bénir les mains de l'opérateur. En se rendant à l'église elle tomba dans l'escalier d'une cave et se luxa son cristallin. A son retour à Bâle, Brückmann ne put que constater la réussite de l'opération et lui prescrire les lunettes convenables.

De Graefe. — Observation I (*Graefe's Archiv.*, I, p. 338). Un jeune garçon, âgé de neuf ans, qui, quelques jours auparavant avait reçu un coup de fouet dans l'œil gauche se présenta à moi avec une mydriase de cet œil et l'absence du cristallin dans le champ pupillaire. L'iris était réduit à un mince filet qui tremblotait fortement ; la pupille parfaitement noire ; ni à l'éclairage ordinaire, ni au moyen de l'expérience de Purkinje, on ne put découvrir le plus petit reflet de la capsule. En regardant dans le corps vitré au travers de la pupille dilatée on voyait un corps flottant qui n'était autre chose que le cristallin, qui changeait de place selon les mouvements de l'œil, démontrant ainsi un état très liquide du corps vitré. A l'ophtalmoscope on ne voyait aucune trace de la capsule derrière l'iris, pas d'opacité du vitré et un fond de l'œil normal. Si je faisais pencher en avant la tête du malade le cristallin non seulement apparaissait dans le champ pupillaire, mais si l'on secouait la tête à droite et à gauche il passait au-devant de l'iris où il restait même dans la position verticale. Il était absolument transparent et on ne le reconnaissait qu'à une forte réfraction de la lumière et au bord nettement limité de la capsule lequel, à l'équateur, semblait entourer tout le cristallin par un filet jaune et brillant qui démontrait d'une manière évidente l'existence de la capsule. Je pouvais à volonté, en penchant la tête en avant ou en arrière faire passer du cristallin mobile dans la chambre antérieure ou dans le corps vitré ; ce qui naturellement modifiait sensiblement la vision.

Si le cristallin était dans la chambre antérieure, le malade était fortement myope et les verres concaves corrigeaient sensiblement sa vue ; mais s'il était dans le corps vitré en dehors du passage des rayons lumineux, il lisait les fins caractères avec des lentilles convexes de 5 à 10 dioptries, tandis que pour la vision à distance il avait besoin de verres $+ 2$ à $+ 2.50$. L'œil ne présentait aucune injection vasculaire. Plusieurs mois plus tard, cet état était resté stationnaire.

BADAL (*Union méd.*, sept. 1878) rapporte l'observation d'un maçon, âgé de trente-quatre ans qui avait depuis un an une luxation du cristallin de l'œil gauche après avoir reçu un soufflet ; il reçut alors un nouveau coup avec une pantoufle sur l'œil droit, et ici aussi il survint une luxation du cristallin, avec une déchirure triangulaire dans le quadrant supéro-externe de l'iris.

Il résulte des nombreux cas publiés que le cristallin se trouve luxé dans le corps vitré, dans la chambre antérieure, qu'il reste fixé dans la pupille ou qu'il est mobile comme dans l'observation de DE GIAXA citée ci-dessus. Souvent il reste transparent très longtemps sans causer la moindre irritation de l'œil, comme dans le cas de MEHARRY (*Ophth. Record.*, 1900, p. 313) qui rapporte l'observation d'une malade âgée alors de quarante-quatre ans et qui, après une luxation à la suite d'un coup, vingt-cinq ans auparavant, avait un cristallin resté clair ; d'autrefois, il se produit plus ou moins tardivement des symptômes glaucomateux qui nécessitent l'opération. Dans un cas pareil, PRIESTLEY SMITH (*Ophth. Review*, p. 257) voulut faire une iridectomie ; malgré l'anesthésie générale, il y eut une perte du corps vitré si abondante qu'il fallut faire l'énucléation. A l'examen de l'œil, il constata un décollement hémorragique de la choroïde et de la rétine ; le cristallin se trouvait au côté externe au-dessous des procès ciliaires dont il portait l'empreinte ; il n'était toutefois pas adhérent. Dans la région correspondante, l'angle irien était fermé sur une grande étendue ; excavation de la papille optique.

Les complications qui accompagnent souvent la luxation sont surtout une mydriase traumatique, une dialyse, des déchirures ou un refoulement de l'iris, les ruptures de la choroïde, des hémorragies et des décollements du corps vitré, de la rétine, beaucoup plus rarement des déchirures de la capsule du cristallin. Dans un cas SCHMEICHLER (*Wiener. med. Woch.*, 1887, p. 4), observa une déchirure du corps ciliaire. Une complication tardive est le glaucome ; toutefois un cristallin luxé et cataracté peut être supporté très longtemps dans l'œil sans provoquer d'hypertension. J'ai examiné un homme de trente-neuf ans qui à l'âge de sept ans avait reçu sur l'œil droit une pierre lancée par une fronde. La pupille est noire et claire, mais au côté nasal on voit le bord externe du cristallin absolument blanc. A l'éclairage oblique et à l'ophtalmoscope on aperçoit quelques stries translucides qui traversent la pupille en lignes droites, probablement des fibres distendues de la zonule. Au fond de l'œil, à partir de la papille, du côté de la macula et au-delà, une large

tache d'atrophie chorio-rétinienne, peut être le résultat d'une ancienne hémorragie. V $\frac{1}{100}$ excentrique. Il y a donc trente-deux ans que cette luxation
existe sans avoir causé d'irritation ni d'hypertension.

Pour le *diagnostic*, il n'y a qu'à se reporter à ce que nous disons plus
haut au sujet de la luxation spontanée. Cependant, au début, une hémorragie
dans la chambre antérieure, des symptômes inflammatoires avec opacité de
la cornée ou des exsudats dans l'humeur aqueuse peuvent rendre le diagnostic
difficile ou même impossible.

Le *pronostic* est en général favorable lorsque le cristallin est luxé dans le

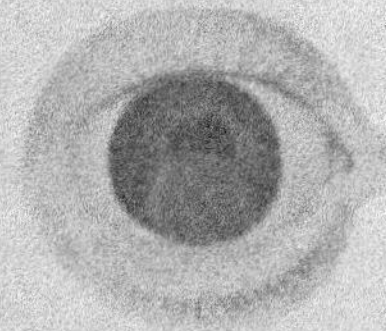

Fig. 10.
Luxation du cristallin
transparent dans la
chambre antérieure (Si-
chel. Iconographie).

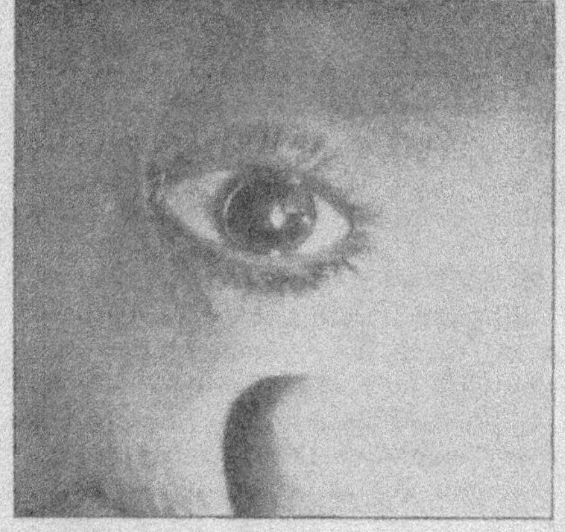

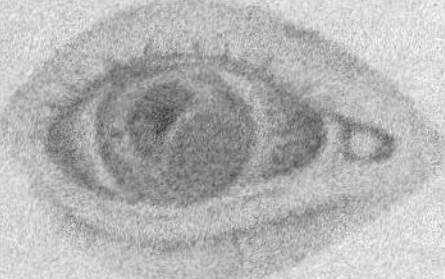

Fig. 12.
Luxation d'un noyau opaque
et ambré dans la chambre
antérieure (Sichel. Iconographie).

Fig. 11.
Luxation du cristallin transparent dans la chambre
antérieure (photographie du Professeur Elschnig)

corps vitré, cependant lorsqu'il est mobile on a vu, même après de longues
années, apparaître ou des symptômes glaucomateux ou une irido-cyclite et
même l'inflammation sympathique de l'œil sain. Tous ces symptômes sont
beaucoup plus fréquents lorsque la luxation a lieu dans la chambre antérieure et surtout si le cristallin est maintenu dans le champ pupillaire.

Traitement. — Si le cristallin, luxé dans le corps vitré, ne provoque
aucun symptôme d'irritation, on se contentera de la correction optique de
l'aphakie. Si les symptômes dangereux apparaissent, il faudra essayer de faire
une iridectomie; la sclérotomie peut suffire dans certains cas, mais son
action est moins sûre que celle de l'iridectomie. Enfin, dans les cas où ces
moyens ne suffiraient pas, il faudra avoir recours à l'énucléation ou à la sec-

tion du nerf optique et des nerfs ciliaires. Si le cristallin est dans la chambre antérieure, il ne faudra pas perdre le malade de vue et avoir recours à l'extraction dès que des symptômes glaucomateux viendraient à se produire; s'il est incarcéré dans la pupille, il faudra employer l'atropine et tâcher de la faire passer dans la chambre antérieure en tenant la tête penchée en avant, puis ensuite mettre de l'ésérine pour le maintenir dans la chambre antérieure. On se servira du même procédé pour le cristallin mobile. Pour l'opération, AGNEW, de New-York, a imaginé un petit instrument qu'il appelle le bident, avec lequel il maintient le cristallin fixé dans la chambre antérieure, jusqu'au moment de l'extraction; POMMEROY (*Ann. Ophth Soc.*, 18 sept., 1888) insiste sur le grand avantage de l'usage de cet instrument.

En 1898, DESPAGNET (*Recueil d'opht.*, p. 215) propose de le fixer avec l'aiguille à discision et TERSON (*Clinique opht.*, n° 20, 1898) fait faire dans ce but une aiguille spéciale. WICKER, par contre, trouve que la fixation préalable du cristallin n'est pas nécessaire. DONSCH rapporte une observation de la clinique du professeur Hess, lequel réussit à enlever un cristallin luxé dans la chambre antérieure en opérant la malade la tête penchée en avant. Mais il ajoute un autre cas dans lequel le cristallin se luxa dans le corps vitré, produisit un violent glaucome et où l'on fut obligé de faire l'énucléation.

5° Déchirure de la zonule et luxation du cristallin avec rupture de la sclérotique ou de la cornée — Lorsque la contusion est très forte elle produit la rupture de la sclérotique avec luxation du cristallin. Dans quelques cas exceptionnels le cristallin reste dans le corps vitré ou est enclavé dans la plaie de la sclérotique; ordinairement il sort de l'œil ou reste fixé sous la conjonctive produisant dans ces deux cas une aphakie complète.

La rupture de la sclérotique est ordinairement concentrique au limbe cornéen, le plus souvent au côté supéro-interne, à 2 ou 3 millimètres du limbe dans l'espace qui sépare l'insertion du muscle droit supérieur et du droit interne; la déchirure d'après les recherches de MULLER, a lieu en arrière de l'iris au devant du corps ciliaire, elle s'accompagne presque toujours d'une dialyse de l'iris, qui peut aller jusqu'à une aniridie complète. Toutefois l'iris peut rester intact comme SACHS l'a constaté deux fois en tout sur 97 cas. La longueur de la déchirure, une fois de 3 millimètres, est ordinairement de 10 à 12 millimètres et même davantage.

La rupture de la cornée s'observe surtout chez les jeunes sujets; celle de la sclérotique chez les adultes et les vieillards; la proportion, d'après MULLER est de deux ruptures de la cornée pour cinq de la sclérotique.

MASSAR a réuni dans sa thèse toutes les observations de luxations sous-conjonctivales publiées jusqu'à 1875; il en publie 30 observations. Le cristallin était luxé en dedans dans 10 cas, en haut dans 10, en haut et en dehors dans 4, en dehors dans 7, jamais en bas. Sur 24 cas où le côté de l'œil était indiqué, l'œil droit a été blessé 14 fois, le gauche 10 fois.

C'est toujours, sauf de rares exceptions, au devant des muscles droits et à peu près à 2 millimètres du bord de la cornée, que se fait la rupture de la sclérotique. La raison de cette localisation s'explique par la configuration anatomique de l'œil. Voici en effet ce que dit Sappey : « J'ai pu constater que l'épaisseur de la sclérotique s'élève en moyenne à 1 millimètre au voisinage du nerf optique ; à 0,6 millimètre au voisinage de la cornée ; de 0,4 à 0,5 millimètre sur la partie moyenne du globe de l'œil et dans l'intervalle des muscles droits ; et enfin à 0,3 millimètre *dans les points qui correspondent aux tendons de ces muscles.* Quant à la cornée, si nous la trouvons presque toujours intacte, c'est qu'elle est plus solide et plus épaisse. Elle a en

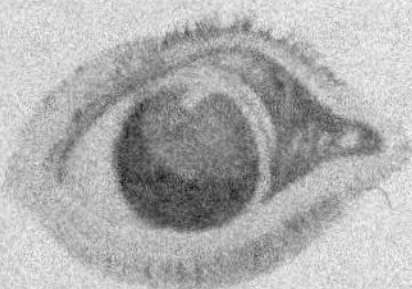

Fig. 13.
Cristallin à demi luxé sous la conjonctive (Iconographie de Sichel).

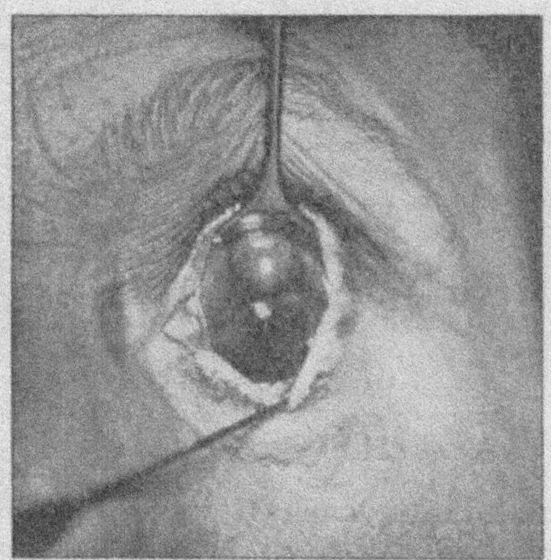

Fig. 15.
Luxation traumatique du cristallin en haut. Rupture de la sclérotique. Buophtalmos. (Photographie du Professeur Elschnig.)

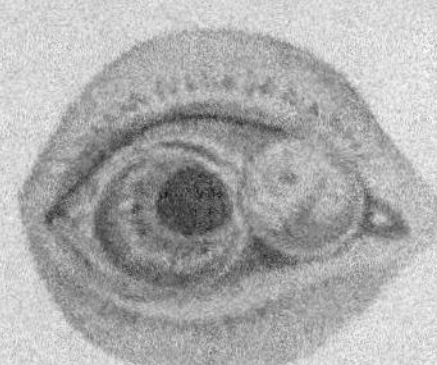

Fig. 14.
Luxation sous-conjonctivale totale (Sichel. Iconographie).

effet 0,8 millimètres d'épaisseur à son centre et 1 millimètre à sa périphérie. »

Comme les chocs peuvent atteindre plus facilement le globe oculaire en dehors qu'en dedans, et que la rupture se fait du côté opposé au choc, il faudrait s'attendre à observer plus fréquemment la luxation en dedans. Si elle est plus fréquente en haut, c'est que le muscle droit supérieur s'insère à 8,5 millimètres du bord de la cornée et le droit interne à 5,5 millimètres. La sclérotique ayant la même épaisseur dans ces deux points, de deux membranes également épaisses et de même nature, la plus résistante est certainement la plus courte.

Berlin insiste sur le fait que la rupture de la sclérotique s'observe dans les 2/3 des cas sur des individus âgés (quarante à soixante ans) ; toutefois on l'a observée chez des enfants (Trélat, Massie, Noel, Zander et Geissler). Briolet sur 20 cas donne les chiffres suivants : 1 fois à dix-sept ans, 3 fois entre trente et quarante ans, 4 fois entre quarante et cinquante ans, 6 fois entre cinquante et soixante ans et 7 fois entre soixante et soixante-dix ans. Il admet que la sclérotique perd son « élasticité » à un certain âge. MULLER fait observer avec raison que c'est sa « résistance » qui diminue.

En 1889, SACHS a déjà pu réunir dans la littérature 114 cas de déchirure des parois du globe oculaire, auxquels il en ajoute 6 de la clinique de SCHNABEL. Sur ces 6, dans 3 cas il fallut faire l'énucléation. Ce traumatisme n'est donc point rare comme le prétend HUANS.

Sur 97 cas dans lesquels SACHS put connaître la nature de la blessure, il y en eut 25 par coups de corne de bœuf ou de vache, 19 par une chute sur un coin de table, un lit, une chaise, etc., 14 par coup de bâton ou d'un canon de fusil, 8 par coup de poing, 6 par un doigt planté dans l'œil, 9 par un morceau de bois, 3 par une pierre lancée contre l'œil, 4 par un coup de pied de cheval et 2 par un coup de fouet.

De toutes ces observations il ressort que la guérison par aphakie est très fréquente et que l'œil présente une résistance extraordinaire à de si graves blessures pourvu que la plaie ne soit pas infectée. SACHS cite un cas de guérison remarquable, presque sans réaction, malgré l'enclavement de l'iris et d'une partie du corps ciliaire dans la plaie.

Toutefois on a vu survenir une ophtalmie sympathique grave (SCHMIDT, JACOB, BRESGEN, ALT, MANOLESCO) que l'on explique difficilement, lorsque l'œil primitivement blessé paraît presque indemne de toute inflammation.

MULLER, qui donne la bibliographie complète jusqu'en 1895 a étudié plus spécialement 45 cas de la clinique du professeur FUCHS à Vienne. Dans le nombre il n'y avait pas moins de 14 cas par coups de corne de vache. Les nombreux examens anatomiques ont démontré à MULLER que la déchirure de la zonule est la règle tandis que la rupture de la capsule, si elle existe, n'est qu'une rare exception; le cristallin est luxé avec sa capsule. On n'a jamais encore trouvé, dans les cas de rupture des enveloppes de l'œil, le cristallin luxé dans la chambre antérieure. Une seule observation de WEBER fils semblait justifier ce diagnostic.

Une femme âgée de quarante-sept ans se présentait, après avoir reçu un coup de corne de vache, avec la rupture caractéristique de la sclérotique. La chambre antérieure était pleine de sang. Un mois plus tard la malade revint; le sang de la chambre antérieure était résorbé, on vit alors un colobome de l'iris en bas et derrière la cornée un corps gris jaunâtre translucide qui, à l'éclairage latéral, présentait un contour nettement arrêté. Trois oculistes firent le diagnostic de luxation du cristallin dans la chambre antérieure. On proposa l'opération qui fut acceptée. On fit donc une incision de la cornée en bas, mais, au lieu du cristallin il sortit un caillot jaunâtre de la consistance du corps vitré; il s'agissait donc d'un exsudat coagulé de la chambre antérieure. La malade conserva une vision passable (Prann., p. 348).

D'après le relevé de MULLER, le cristallin se trouvait vers la plaie sclérale dans un cas de LANDESBERG, dans le corps vitré dans ceux de SCHNAB et BRESGEN; enclavé dans la plaie dans ceux de JACOB, LEBRUN, SICHEL, FANO et MERCANTI. Très souvent on le trouve sous la conjonctive, ordinairement à l'endroit de la rupture, toutefois il peut se déplacer sous la conjonctive comme dans l'observation de Hulke où il recouvrait une partie de la cornée ; Berlat vit dans un cas, où la rupture de la sclérotique siégeait en haut et en dedans, le cristallin glisser jusque dans le cul-de-sac inférieur. — Lorsque le cristallin est situé sous la conjonctive il est très facile de l'extraire, mais souvent il occasionne si peu de gêne au malade que celui-ci préfère le garder : ordinairement alors il diminue un peu de volume et peut même ne laisser que quelques concrétions calcaires comme dans un cas de Auer. D'autres fois il persiste des années ; Vacher cite une observation dans laquelle le cristallin était resté quinze ans sous la conjonctive sans diminuer sensiblement de volume et Picard (*Soc. d'Opht.* de Paris, 8 juillet 1904) raconte qu'il a parmi ses malades une dame âgée de quatre-vingt ans chez laquelle on voit le cristallin sous la forme d'une tumeur jaunâtre sous-conjonctivale au-dessus du limbe cornéen où il est logé depuis vingt ans. — Mais dans la plupart des cas le cristallin est complètement expulsé de l'œil et on n'en retrouve pas la trace à moins que le malade ne l'apporte lui-même au médecin comme ce matelot qui le présenta sur le mouchoir avec lequel il s'était bandé l'œil.

Senator a fait une statistique de toutes les blessures de l'œil observées de 1879 à 1895 à la clinique de Giessen ; il en trouve 1.520 cas sur 35.218 malades, soit 4,31 p. 100.

Il étudie particulièrement les coups de corne de vache, au nombre de 59. Sur ceux-ci, 31 furent soignés à la policlinique, soit parce que la blessure était peu grave, soit parce qu'ils se présentaient longtemps après l'accident. Sur les 28 cas hospitalisés il observa 3 luxations du cristallin, dont une sous-conjonctivale. En outre, il nota 4 fois l'expulsion de l'œil hors de l'orbite, 2 fois une cécité complète avec conservation de la forme de l'œil, 9 fois une forte amblyopie, et 2 fois atrophie du globe. Dans 4 cas il fallut faire l'énucléation et 1 fois l'éviscération.

Mrvalsky rapporte 13 observations de luxation sous-conjonctivale par suite de coups de corne de vache, 6 par éclat de pierre, branche d'arbre, doigt porteur d'une bague, clef, bûche, manche d'un râteau.

Une fois le noyau seul était luxé, la capsule et les couches corticales restées dans l'œil, 2 fois la capsule était rompue. La forme du cristallin luxé se modifie, la surface externe devient plus convexe, l'interne, appuyée vers la sclérotique, concave.

Dans les cas où la capsule était rompue on observa une résorption rapide, dans d'autres, au contraire, le cristallin restait plusieurs mois sans changement.

La cicatrisation de la rupture sclérale peut être lisse et unie, d'autrefois avec ectasie ; quelquefois la cicatrisation reste incomplète pendant plusieurs mois soit à cause d'un enclavement de l'iris, soit par une luxation partielle. Une seule fois l'iris resta intact. Mrvalsky recommande l'extraction du cristallin situé sous la conjonctive et dans quelques cas la suture de la sclérotique. Au reste, ses résultats ne furent pas heureux, 3 yeux seulement conservèrent une vision partielle (1/60 à 6/60). Il n'observa pas d'ophtalmie sympathique.

BRUNETIÈRE observa une rupture du limbe scléro-cornéen, occupant 1/3 de son étendue. Elle se produisit après un choc violent contre une patère de rideau. Large chémosis ecchymotique ; luxation sous-congénitale du cristallin, qui finit par se résorber complètement. BRUNETIÈRE recommande l'atropine et l'expectation ; pas de suture de la sclérotique lorsque la conjonctive est conservée au-dessus de la blessure. Le résultat définitif fut une forte déformation de la cornée. V = 1/3 avec + 7 cyl. à 120°.

KRAMSTYCK décrit (*Gazeta Lekarska*, 1886) sous le titre : « Extraction favorable, mais involontaire du cristallin par un manche à balai » la curieuse observation suivante : une fillette de six ans donna par hasard à son frère âgé de seize ans un coup de balai. Blessure de la cornée et de la sclérotique, issue du cristallin.

Résultat, avec + 11 D. V. = 1/5.

Une forme particulière de la luxation du cristallin est celle qui se fait au travers de la capsule de TENON. Ici la rupture a lieu dans la zone équatoriale ; mais c'est là un fait rare puisque MÜLLER n'en cite que 4 cas de NEEL, WEEKS, CHISOLM et BOWMAN.

La luxation intraténonienne est encore très rare puisque l'on n'en connaît également que 4 cas, un de WADSWORTH (*Amer. Journ. of Opht.*, 1885, p. 144), un de MONTAGNON après une chute sur la tête (*Archives d'Opht.*, 1887), un de MÜLLER par coup de corne de vache et encore dans ce cas la moitié du cristallin apparaissait sous la conjonctive entre les muscles droit supérieur et droit externe, enfin celui de SCHLEURMANN que nous résumons :

Le 25, IV, 1896. Un homme âgé de soixante-six ans reçoit un coup de corne de bœuf sur l'œil gauche.

Il se présente avec une déchirure partielle de la paupière supérieure, un fort chémosis de la conjonctive, la chambre antérieure pleine de sang. Suture de la paupière, pansement et repos au lit. Résorption lente du sang. Le 5, V, nouvelle hémorragie.

L'œil est mou au toucher, ce qui fait supposer une rupture cachée de la sclérotique.

Les 9, 12 et 16, V, nouvelles hémorragies dans la chambre antérieure. Douleur à la pression du corps ciliaire ; 20, V, position de la chambre antérieure ; du 23 ou 29, symptômes glaucomateux ; le 29, énucléation.

L'examen de l'œil énucléé démontra une rupture de la sclérotique en arrière de l'insertion du muscle droit externe. Le cristallin, dont la capsule était intacte, était appliqué à la partie externe de la sclérotique entre le muscle grand oblique et le droit externe. Il n'avait contracté d'adhérences ni avec la sclérotique, ni avec la capsule de Tenon, tandis que dans les luxations sous-conjonctivales il s'en forme ordinairement entre le cristallin et la conjonctive.

Nous devons enfin mentionner une dernière forme de luxation traumatique que presque tous les observateurs ont observée c'est celle qui se produit pendant l'opération de l'extraction, soit immédiatement après la section de la cornée avant la discision de la capsule, soit après cette discision. MOSOVEN par suite des accidents opératoires, de l'écoulement du corps vitré, ajoute :

Je citerai un autre accident encore plus rare et que je regardais presque comme impossible jusqu'au jour où j'en ai été témoin, je veux parler de l'expulsion spontanée de la cataracte et d'une quantité notable du corps vitré se produisant immédiatement après l'achèvement de l'ouverture de la chambre antérieure. Le cas s'est présenté dans l'automne de 1874, chez une dame très âgée : l'état du système circulatoire m'avait obligé à renoncer à la chloroformisation ; pendant que je procédais à l'ouverture de la chambre antérieure, les muscles de l'œil faisaient de continuels efforts pour mouvoir l'organe en souffrance ; j'étais sur mes gardes ; néanmoins, à l'instant où je terminais la section, un effort d'une énergie excessive entr'ouvrit légèrement la plaie et projeta en l'air jusqu'à une hauteur d'environ 30 centimètres la cataracte et une quantité d'humeur vitrée que j'estimai égale au tiers ou au quart de la masse totale contenue dans l'œil. Pareil accident ne m'est arrivé que cette seule fois et doit être considéré comme tout à fait exceptionnel. Je me hâte d'ajouter qu'à part l'inconvénient de retarder la marche de la guérison, il n'a eu aucune suite fâcheuse et n'a pas empêché l'opération de donner un succès de plus.

Pareil accident nous est arrivé à nous-même chez un homme âgé de soixante ans atteint de cataracte diabétique. Nous lui avions, avec un plein succès opéré l'œil droit deux ans auparavant ; il se décida alors (1893) à faire opérer également l'œil gauche. Comme il avait été très sage pour la première opération, nous ne nous attendions pas à une conduite différente pour une seconde intervention ; mais dès que nous eûmes fini la section de la cornée, il fit un mouvement si brusque que le cristallin fut projeté par-dessus notre main et retrouvé sur le plancher de la chambre. Il ne s'était écoulé que quelques gouttes du corps vitré et le résultat pour la vision fut parfait sans aucune complication pendant la période de la cicatrisation. Le cristallin étant sorti avec sa capsule, la vision de l'œil gauche fut même supérieure (= 2/3) à celle du droit = 2/7.

À côté de ces cas exceptionnels il arrive assez souvent que la sortie du cristallin se fasse avant l'exécution des manœuvres habituelles pour terminer l'extraction.

Quant à la luxation dans le corps vitré pendant l'opération, il en sera parlé dans le chapitre des accidents opératoires.

Il n'y a rien à dire sur le *diagnostic* de la rupture du globe de l'œil, chacun le fera par un simple examen, la déchirure étant toujours visible sauf dans les cas de luxation sous-conjonctivale où elle sera souvent cachée par le cristallin luxé, mais la seule présence du cristallin sous la conjonctive permettra d'affirmer la rupture de la sclérotique.

Pour un seul cas le diagnostic pourrait être difficile c'est lorsque le cristallin a été complètement expulsé de l'œil. Il faudra alors examiner l'iris qui est ordinairement déchiré, déformé, entraîné du côté de la blessure ou même arraché complètement. Les cas dans lesquels l'iris est resté indemne sont excessivement rares (1 obs. de JAMES DICKSON dans la thèse de BADOLAT, Paris, 1879), mais alors il est tremblant, étant privé de son soutien en arrière. On trouvera aussi tous les symptômes de l'aphakie, la disparition des images de PURKINJE, l'amélioration de la vue par les verres convexes, et la forte hypermétropie révélée par l'examen ophtalmoscopique ou la skiaskopie.

Quant au *pronostic* il dépendra naturellement de l'étendue de la lésion, et des complications, enclavement ou issue de l'iris et du corps ciliaire, de la quantité de sang épanché dans l'œil, du degré de la perte du corps vitré, du décollement plus ou moins étendu de la rétine. Nous avons vu que dans un assez grand nombre de cas le résultat définitif était très bon. Sur 28 observations réunies par Masse où l'on a fait mention de la terminaison de la maladie, nous trouvons la vue rétablie 24 fois et presque toujours assez bonne pour permettre la lecture à l'aide de verres à cataracte. Follin n'exagérait pas en disant que ces malades se trouvent le plus souvent dans d'aussi bonnes conditions que les opérés de cataracte. Cet heureux résultat est dû au fait que la plaie de la sclérotique, qui se fait toujours de dedans en dehors est complètement à l'abri du contact de l'air et de l'infection. Masse signale même 6 cas d'expulsion totale du cristallin hors de l'œil et dans tous les 6 la vue avait été conservée. Cela s'explique par le fait que la déchirure de la conjonctive se fait en un point plus éloigné et qui ne correspond pas à celle de la sclérotique; cette dernière est donc toujours à l'abri de l'infection. Mais dans beaucoup d'autres cas aussi l'œil est irrévocablement perdu soit qu'on ait dû avoir recours à l'énucléation ou à l'exentération, soit que dès le début la blessure ait été assez grave pour ôter tout espoir de conserver soit un degré quelconque de vision, soit même la forme de l'œil. Quelques cas cependant ont été rapportés dans lesquels un œil complètement affaissé avait repris sa forme normale et même un certain degré de vision.

Quant au *traitement* il consistera tout d'abord dans la désinfection de la plaie et le pansement antiseptique ou aseptique suivant les cas, quelquefois avec suture de la sclérotique. Dans les cas où la forme de l'œil serait conservée, mais où le sang épanché ne se résorberait pas complètement ou il resterait des opacités considérables du corps vitré on obtiendra de bons résultats, même tardifs, de l'injection sous-cutanée faite deux fois par semaine d'une 1/2 seringue Pravaz d'une solution iodo-iodurée (iode métallique 0,50, iodure de potassium 1 gr., eau distillée stérilisée 50 gr). Les injections sont assez douloureuses pendant une demi-heure, mais nous n'avons jamais vu les malades s'y refuser car l'éclaircissement de la vision est ordinairement très appréciable déjà après la première injection. Si le cristallin se trouve dans le corps vitré sans provoquer de symptômes inflammatoires il faut se contenter du traitement par des lunettes et dans quelques cas faire une iridectomie optique ou l'iridodésis comme Sattler l'a recommandé dernièrement (nous-même nous préférons l'iridectomie); s'il est dans la chambre antérieure il faut faire l'extraction, et dans ce cas il faudra quelquefois faire l'incision par le procédé de Watson recommandé plus tard par Gayet pour l'iridectomie en l'absence de chambre antérieure c'est-à-dire en procédant de dehors en dedans.

La réposition pratiquée par Foerster, Boucheron, Bickerton et Weymann est un procédé dangereux et qui n'empêche pas le cristallin de se déplacer par la suite. La discision ne doit être employée que chez des enfants au-dessous de seize ans. Si le cristallin est incarcéré dans la pupille il faut, au moyen d'instillations d'atropine et la tête penchée en avant, tâcher de le faire passer dans la chambre antérieure, où on le maintient par l'ésérine afin de pouvoir l'extraire. — Dans certains cas il faudra se servir du bident d'Abadie ou des 2 aiguilles de Zion.

Enfin si des symptômes glaucomateux apparaissent et ne cèdent pas à l'emploi des miotiques il faudra faire l'iridectomie ou des sclérotomies répétées et si cela ne suffit pas, avoir recours à l'énucléation, l'exentération ou la névrotomie optociliaire.

Enfin dans les cas de luxation sous-conjonctivale il y aura lieu d'extraire le cristallin; mais il ne faudra jamais se presser car la plaie scléroticale met souvent un, deux et même trois mois avant de présenter une cicatrice résistante.

Pour terminer ce chapitre des luxations nous avons voulu essayer de présenter une *statistique* sur la fréquence de cette affection, mais tous les ouvrages que nous avons consultés ne séparaient pas l'ectopie de la luxation spontanée ou traumatique. — Les chiffres ci-dessous ne s'appliquent donc pas seulement aux luxations mais à toutes les formes des déplacements du cristallin.

Becker sur 11.827 malades des yeux, donne 23 déplacements et 19 luxations, soit 42, ce qui correspond à 0.36 p. 100.

Moores sur 108.416 malades n'a que 28 luxations unilatérales et 2 doubles soit 30 = 0,028 p. 100.

Coxx sur 58.484 a 41 luxations = 0,07.

Stoewer sur 15000 a 10 luxations = 0,063. Notons en passant que sur ces 10 luxations il y en eut 1 dans la chambre antérieure, 4 subluxations et 5 dans le corps vitré et que comme résultat il y eut 7 cas de glaucomes.

Nous avons relevé nos propres observations à la clinique de Berne de 1867 à 1876.

Sur :

3.488 malades hospitaliers nous avons eu 362 maladies du cristallin et 13 luxations (Toutes chez
4.520 — de la policlinique 314 — — et 7 —) les hommes
————
8.008   676 = 8.44 p. 100 des   20 = 2.9 p. 100 des mala-
                      maladies des yeux.   dies du cristallin, et 0.25
                                                  p. 100 des maladies des
                                                  yeux.

À Lyon nous avons relevé les cas de notre clinique et de notre consultation gratuite pendant dix-neuf ans.

Sur 27.095 malades, il y avait : maladies du cristallin 2.692 = 9.9 p. 100 et 64 luxations = 2.38 p. 100 des maladies du cristallin et 0.24 p. 100 des maladies des yeux.

Enfin pour avoir un point de comparaison avec d'autres pays nous avons pris le dernier compte rendu des cliniques hollandaises qui nous ont donné les chiffres suivants pour l'année 1903 :

	malades		maladies du cristallin		luxations	
Utrecht,	7.005		359		6	
Groningen —	2.089	—	99	—	2	
Amsterdam —	13.254	—	133			
La Haye —	4.322	—	271	—	6 (congénitales).	
Nymègue —	1.164	—	28			
Limburg —	1.203	—	46	—	2 (congénitales). 3 (traumatiques).	
Total 29.017			936		19 = 2.03 p. 100 des maladies du cristallin et 0.0065 des maladies des yeux.	

= 3.22 des maladies des yeux.

CHAPITRE II

CATARACTE TRAUMATIQUE

La cataracte traumatique est le résultat habituel des blessures du cristallin, soit que celles-ci aient été produites par des objets pointus et acérés qui ont perforé la cornée ou la sclérotique sans rester dans l'œil, soit qu'il s'agisse de corps étrangers qui ont pénétré et sont restés fixés dans le cristallin, soit qu'ils siègent en arrière du cristallin dans le corps vitré ou les membranes profondes de l'œil, soit enfin qu'ils aient perforé l'œil de part en part et restent fixés dans l'orbite. C'est là la *cataracte traumatique directe*.

On observe également une *cataracte traumatique indirecte*, avec ou sans rupture de la capsule, par une simple commotion ou par l'action de la contusion, par des corps plus volumineux qui frappent l'œil sans en rompre les parois, quelquefois même en n'atteignant que les parois de l'orbite.

Cataracte traumatique simple et directe — L'aspect de l'œil varie selon la nature de la blessure et de l'objet qui l'a produite. S'il s'agit d'un objet très fin comme d'une aiguille à coudre, un petit éclat d'acier, on peut ne constater qu'une petite blessure de la cornée et de la capsule du cristallin et en arrière un petit canal blanchâtre dans l'intérieur du cristallin, entouré d'une opacification plus ou moins limitée. Nous verrons même plus loin que l'on a observé 5 cas de corps étrangers ayant pénétré dans le cristallin sans provoquer de cataracte.

Si la blessure a eu lieu à la périphérie de la cornée ou dans la sclérotique on pourra ne pas voir la blessure de la capsule et on ne la diagnostiquera que par l'opacification partielle du cristallin. Toutefois s'il y a une perforation de l'iris on la reconnaîtra par le fait que l'iris reste adhérent en ce point à la capsule et ne cède pas à la dilatation par l'atropine. Si la blessure, bien que faite avec une aiguille, est faite d'une manière un peu brutale, il peut en résulter une cataracte complète. C'est même, paraît-il, un procédé employé en Russie chez les conscrits qui désirent se soustraire au service militaire. TALKO raconte que le Dr REICH (de Tiflis) envoyé à Kars pour examiner les recrues en trouva 59 (soit 12 p. 100) qui devaient être dispensés pour maladies des yeux et sur ceux-ci il y en eut 31 qui avaient une cataracte traumatique volontaire de l'œil droit. Il s'agissait dans tous les cas de recrues israélites. REICH découvrit que ces cataractes avaient été provoquées par une blessure avec une aiguille, la pointe d'un canif acéré ou l'application de sangsues sur la cornée. Mentionnons en passant que TALKO qui fit des expé-

riences à ce sujet ne réussit pas à provoquer des cataractes sur des lapins
par l'application de sangsues (Pamiestnik Tom. Lek. Warsz., 1882, fasc. 3).

On a décrit quelques cas de cataractes produites par un piquant d'une
écorce de châtaigne. Rosem rapporte qu'un paysan en abattant des châtai-
gnes en reçut une sur l'œil; un piquant resta planté dans la cornée et le cristallin de son œil gauche, lequel cristallin présentait une teinte blanchâtre
uniforme. Quelques heures après Rosem put extraire le piquant; le lendemain le cristallin était un peu plus clair et quarante-huit heures après l'opération il était tout à fait transparent.

Lorsque la blessure de la capsule atteint 1 à 2 millimètres, on voit à la
loupe les bords de la capsule refoulés en dehors et au-dessous une opacité
grisâtre qui augmente d'heure en heure surtout dans les premières huit à
dix heures après l'accident, puis le commencement de la cicatrisation ralen-
tit les progrès de la cataracte. Le processus de la cicatrisation a été bien étudié par Knapp sur divers animaux : grenouilles, poissons, oiseaux, lapins et
chèvres; la blessure de la capsule antérieure se ferme rapidement d'abord
par de la fibrine, puis par une prolifération épithéliale. Celle-ci produit la
cicatrice capsulaire déjà décrite par Leber, Schtösser et Schamer; la prolifération de l'épithélium gagne les parties profondes pour aller réparer les
fibres cristalliniennes lésées et l'on voit se former entre la capsule et les
fibres profondes opaques une couche de fibres normales et le foyer de désagrégation se comble par ces cellules épithéliales réparatrices. La réparation
de la capsule postérieure et des couches fibreuses adjacentes se fait par prolifération des cellules épithéliales équatoriales. Dans les cas où le cristallin
a été perforé de part en part on trouve le plus souvent des déchirures capsulaires antérieure et postérieure avec foyers de désagrégation adjacents, mais
pas de lésions centrales comme on aurait pu s'attendre à les trouver. Enfin
dans le cas où le sac cristallinien s'était complètement vidé, Knapp l'a vu se
remplir de nouvelles fibres cristalliniennes et un nouveau cristallin se réformer.

Mais, dès que la blessure mesure quelques millimètres, la cicatrisation
n'a plus lieu; les bords de la capsule se renversent, quelques flocons des
masses corticales font hernie dans la plaie ou se détachent et nagent dans
l'humeur aqueuse ou même s'appliquent à la partie postérieure de la cornée où
ils forment un précipité comme dans une cyclite. Toutefois Fuchs fait remarquer qu'on peut à la loupe reconnaître la forme anguleuse de ces petits
dépôts et ainsi les différencier de ceux d'une cyclite. Les masses corticales
contenues dans l'humeur aqueuse ne tardent pas à disparaître par résorption. L'humeur aqueuse pénètre alors dans le cristallin dont les fibres se
tuméfient et on observe la formation rapide d'une cataracte totale, surtout
chez les jeunes sujets, car après l'âge de trente-cinq ans le cristallin est déjà
assez dur pour absorber l'eau beaucoup plus difficilement et ici le développement de la cataracte est bien plus lent et peut quelquefois rester incomplet.

Lorsque la blessure de la capsule antérieure se trouve vers la périphérie,
dans le voisinage de l'équateur, on voit à côté de l'opacification localisée près

de la blessure, une opacité étoilée vers le pôle postérieur du cristallin. Enfin dans les blessures de la capsule postérieure, l'humeur vitrée joue le même rôle que l'humeur aqueuse dans les blessures antérieures et provoque également l'opacification du cristallin, mais beaucoup moins rapidement et ces blessures postérieures ont une tendance plus grande à la cicatrisation de même que celles qui ont lieu dans la région équatoriale.

La formation de la cataracte est d'autant plus rapide que le malade est plus jeune; il en est de même pour la résorption du cristallin cataracté dans les cas simples, c'est-à-dire qui ne sont accompagnés d'aucun symptôme inflammatoire du côté de l'iris et du corps ciliaire. On a vu la cataracte se résorber complètement en quinze jours, mais la durée habituelle est de deux à trois mois chez les enfants de six à dix ans, de six à neuf mois, chez les adultes et encore chez ces derniers la résorption reste-t-elle quelquefois incomplète et le résultat définitif est souvent une cataracte secondaire plus ou moins épaisse.

Il serait facile de donner de nombreux exemples de cette résorption complète; les deux suivants suffiront :

OBSERVATION I. — Marguerite M., dix ans, marchait le 27 juillet dernier à la suite d'une de ses amies; celle-ci écarta une branche d'arbrisseau qui se trouvait sur leur chemin, mais en la lâchant, la branche fit ressort et vint frapper violemment l'œil gauche de la petite Marguerite. Pas de déchirure de la cornée, mais, dès le lendemain, je constatai une opacité du cristallin, qui ne tarda pas à devenir totale. Traitement expectatif; l'œil resta rouge et irrité pendant deux à trois semaines; de temps en temps, une goutte d'atropine empêcha la formation de synéchies postérieures de l'iris; il n'y eut jamais augmentation sensible de la tension; le cristallin qui d'abord s'était gonflé, avait augmenté de volume, revint, à ses dimensions normales, la pupille réagissait régulièrement à la lumière, puis, petit à petit, la cataracte se résorba, l'enfant commença à compter les doigts; enfin dernièrement, au courant de décembre je puis lui donner une paire de lunettes pour exercer séparément son œil gauche et le 8 février je pus constater une acuité visuelle de 0,4 avec + 10 dioptries. La cataracte est complètement résorbée, la pupille noire; à l'ophtalmoscope avec + 20 derrière le miroir, on voit la capsule transparente avec quelques petits points opaques périphériques. La vision serait peut-être encore meilleure s'il n'existait, sur les deux yeux de légères taches anciennes de la cornée. La vision de l'œil droit est égale à 0,5.

OBSERVATION II. — M. V. M., dix-huit ans, cultivateur. Le 31 juillet dernier, pendant un fort orage, les vignerons de B.-sur-l'A., cherchaient à protéger leurs vignes au moyen de canons contre la grêle. M. V. M. voulut recharger un canon, il y verse la poudre, mais aussitôt il se produit une explosion et il reçut une partie de la charge en pleine figure. Il vint me consulter le 28 novembre sachant qu'il avait une cataracte traumatique de l'œil gauche, mais il désirait savoir s'il pouvait retarder l'opération jusqu'à l'âge de vingt ans après avoir passé devant le conseil de révision, pensant que la présence de la cataracte le ferait exempter du service militaire. Je constatai qu'il avait l'œil droit sain : emmétropie. V. = 1. Mais de l'œil gauche, il comptait ses doigts à 1m,50. En l'examinant à l'éclairage oblique, je vis qu'il avait une dizaine de petits grains de poudre implantés dans la sclérotique et la cornée. La pupille était ronde, réagissant à la lumière, mais le champ pupillaire était obstrué par des masses cristalliniennes cataractées de couleur presque blanche et au centre de cette cataracte on voyait un trou noir irrégulier qui permettait d'éclairer le fond de l'œil à l'ophtalmoscope et même de voir les vaisseaux rétiniens et la papille. J'essayai alors de corriger l'aphakie et avec + 10 D. il avait une acuité visuelle de 0,7 (soit 7/10). La partie centrale du cristallin était donc complètement résorbée comme après l'opération par ponction et je pus annoncer au malade que son opération de cataracte était faite et qu'il n'aurait pas besoin d'en subir une seconde.

Telle est la marche habituelle de la cataracte traumatique directe et simple, c'est-à-dire sans complication. À un âge plus avancé la résorption est ordinairement moins complète et il se forme une cataracte secondaire plus ou moins épaisse, bien que dans certains cas exceptionnels on ait observé une résorption complète à un âge avancé, HALTENHOFF chez un malade, âgé de cinquante-huit ans et STEFFAN à soixante-neuf ans. Enfin dans certains cas, soit que la blessure du cristallin ait été plus étendue, soit qu'elle n'ait point été complètement aseptique et qu'il y ait une infection de la plaie, le gonflement du cristallin est plus rapide et provoque des symptômes inflammatoires, de l'iritis, de l'iridocyclite et même du glaucome, cela surtout chez des adultes, comme nous le verrons en parlant des complications.

Il en est tout autrement dans les cas où la blessure de la capsule se forme rapidement; ici non seulement l'opacification du cristallin peut être arrêtée et rester partielle, mais encore de nombreuses observations démontrent que l'on peut assister à une réparation presque complète, à un éclaircissement des parties cataractées du cristallin (RYDEL, KRUCKOW, BAESSEN, LANDESBERG, FUCHS, LANDOLT, etc). Dans deux observations de SALZMANN et BENOIT on voyait dans un cristallin absolument clair les cicatrices de la capsule antérieure et de la postérieure. Voici comme exemples quelques détails sur les cas mentionnés ci-dessus :

Dans l'observation de KRUCKOW, il s'agit d'un apprenti cordonnier, âgé de onze ans qui s'est blessé avec son alène; trois jours après, le cristallin était trouble, le malade comptait les doigts à 25 centimètres. Traitement : atropine, pansement occlusif et repos. Dix jours plus tard, il comptait les doigts à 1m.50 et 2 mètres, et deux mois après la blessure il avait une acuité permettant de voir Sn. 36 à 6 millimètres. Il restait seulement un léger trouble dans les couches corticales antérieures et quelques opacités punctiformes dans les postérieures.

Le malade de BAESSEN, vingt-six ans, avait été blessé par un clou projeté violemment contre l'œil. Plaie linéaire dans la moitié inférieure de la cornée, section verticale du sphincter irien, blessure de 2 millimètres dans la capsule antérieure. Chambre antérieure conservée, cristallin clair. Deux jours après, violentes douleurs, chémosis, iritis. La blessure de la capsule et de l'iris s'est élargie et il sort un flocon de matières corticales opaques; tout le cristallin est trouble. Au bout de trois jours, les matières corticales sorties tombent dans la chambre antérieure où elles se résorbent, une petite membrane recouvre la blessure de l'iris. Quinze jours après l'accident, il ne reste qu'une légère zone opaque autour de la blessure et un mois plus tard, le cristallin est de nouveau tout à fait clair. V. $= 1 \left(\dfrac{20}{20} \right)$. Cet état durait encore un an et demi après.

La guérison est encore plus remarquable dans le cas de LANDESBERG :

Un ouvrier, âgé de vingt-neuf ans, reçoit, au cours d'une batterie, un coup sur l'œil droit, probablement avec un couteau. Section de la paupière supérieure dans son tiers interne, plaie perforante du tiers supérieur de la cornée. Prolapsus de l'iris, chambre antérieure pleine de sang. V. ∞. Suture de la paupière, excision du pro-

lapsus, pansement occlusif. Trois jours plus tard, il n'y avait plus qu'un peu de sang au bas de la chambre antérieure; on voyait alors une blessure de la capsule en haut avec sortie d'une pyramide de couches corticales et une opacité du cristallin large d'environ 3 millimètres autour de la blessure et à côté quelques stries opaques; le reste du cristallin était normal ainsi que le fond de l'œil. Au bout de quatre semaines il ne reste plus qu'un léger trouble autour de la cicatrice capsulaire et au bout de sept semaines une cicatrice linéaire et brillante de la capsule. Après correction d'une hypermétropie de 1,50 D. et d'un As Hm de 0,75, la vision est égale à 1 et cet état persistait encore cinq ans plus tard.

Fischer observa chez un écolier âgé de dix ans, une large déchirure de la cornée et de la capsule, produite par une plume d'acier. La capsule antérieure conserva pendant quelques jours un plissement très visible, mais qui ne tarda pas à disparaître et aboutit à une guérison complète.

Nous avons cité un cas de guérison spontanée soit par éclaircissement d'un cristallin déjà cataracté, soit par résorption, mais il ne faut pas oublier que c'est là une terminaison exceptionnelle et que le résultat habituel, en dehors des complications, est la formation d'une cataracte persistante, plus ou moins épaisse et résistante, qui ne cédera qu'à une intervention chirurgicale ou que le malade pourra conserver impunément toute sa vie si, la vision de l'autre œil étant bonne, il préfère ne pas se faire opérer.

La cataracte peut quelquefois être assez lente à se former. C'est ainsi que Hess a relevé 36 observations de la clinique du professeur Gayet.

Deux fois les plaies de la cornée et du cristallin n'avaient pas été suivies de cataracte, une fois trois semaines et une fois six ans après la blessure. Dans 12 cas elle apparaît de un à six mois; dans 14 de six mois à un an; dans 6 de un an et demi à deux ans; dans 3 à trois ans; dans 2 à cinq ans; enfin dans 1 à cinq ans et demi, dans 1 à sept ans et dans 1 à huit ans après la blessure. La nature de l'agent vulnérant ne semble pas jouer un rôle bien appréciable dans la rapidité de la formation de la cataracte qui dépend plutôt de la forme et de la dimension de la blessure.

Cataracte traumatique compliquée. — Toute cataracte traumatique est ordinairement accompagnée au début de symptômes d'irritation, injection périkératique, hyperémie de l'iris, etc. Mais tant que ces symptômes ne dépassent pas un certain degré, tant que la pupille se dilate sous l'influence de l'atropine et qu'on ne verra pas apparaître des signes de l'infection de la plaie ou de l'œil, nous ne devons pas les considérer comme une complication mais comme une conséquence directe de la cataracte.

« L'irritation de l'œil, dit Ault, ne cesse qu'après fermeture complète du sac capsulaire soit par une pellicule occlusive à l'endroit blessé, soit par soudure des feuillets antérieur et postérieur. » — Nous ne parlerons pas ici des corps étrangers que nous traiterons dans un chapitre séparé.

Dès que nous verrons apparaître une véritable inflammation de l'iris, avec formation de synéchies entre l'iris et le cristallin on remplacera l'atropine par le bromhydrate de scopolamine (0,01 sur 5 ou 10 grammes) qui a une action mydriatique plus forte que l'atropine, sans augmenter la tension

oculaire (²), d'après les indications d'Itard et de de Wecker, mais on aura soin
de cesser même la scopolamine et de la remplacer par l'ésérine dès que l'on
constatera la moindre augmentation de la tension intraoculaire. L'iritis
est donc la première complication que nous observons. L'irritation que le
gonflement du cristallin provoque sur l'iris suffit pour développer la formation des synéchies postérieures, mais tant qu'elles sont isolées, l'œil n'est pas
encore en danger, surtout chez les jeunes sujets; tandis que s'il s'agit de
synéchies nombreuses ou surtout de l'adhérence circulaire du sphincter avec

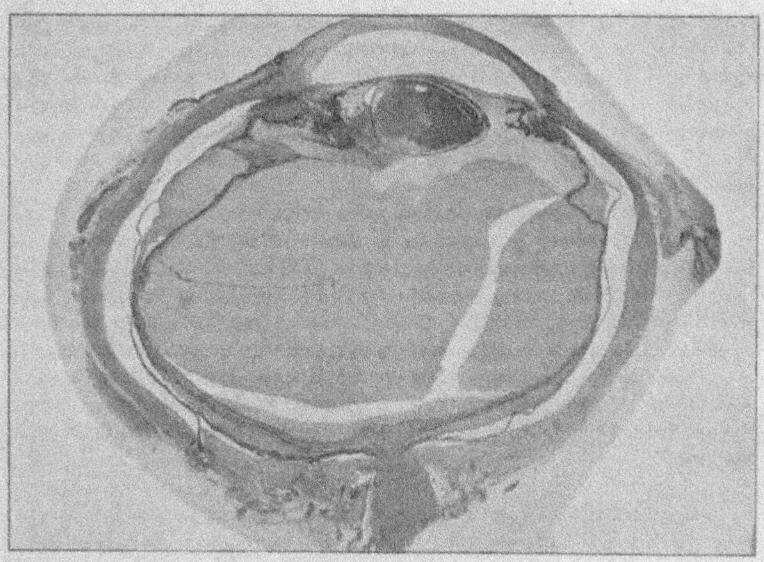

Fig. 16.
Cataracte traumatique compliquée, iridocyclite traumatique (Professeur Elschnig).

la capsule et cela chez des adultes où l'élasticité des parois du globe est sensiblement diminuée, l'on ne tardera pas à voir apparaître des symptômes
glaucomateux dus à l'occlusion partielle ou totale de l'angle de filtration.
Ces symptômes se manifesteront tout d'abord par l'injection périkératique,
puis par des douleurs périorbitaires, par la formation d'exsudats qui amènent
l'adhérence non seulement de l'iris avec la capsule, mais souvent aussi avec
la cicatrice cornéenne. Enfin on voit dans certains cas légers se développer
une iridocyclite insidieuse à la suite de laquelle apparaissent des exsudats
dans le corps vitré et petit à petit une hypotonie qui conduit lentement à la
phtisie du globe oculaire. Il est probable que cette iridocyclite est due à une
infection soit par des microbes pathogènes, soit par leurs toxines, mais cela
n'est pas encore démontré, car on a observé des terminaisons pareilles dans
des cataractes traumatiques par simple contusion sans plaie pénétrante du

globe oculaire et d'un autre côté lorsque la plaie est directement infectée l'on voit le plus ordinairement se développer une vraie panophtalmie qui, elle aussi, se termine par la phtisie, la fonte purulente de l'œil.

Dans quelques cas exceptionnels on a vu le corps vulnérant introduire des germes septiques dans le cristallin sans que la plaie cornéenne ou sclérale ait été infectée, ainsi dans une observation de V. Hippel où il ne trouva pas de coques dans la cornée, tandis que la capsule cristallinienne en était remplie.

Une autre complication de la cataracte traumatique est le glaucome secondaire. On l'observe surtout lorsque la plaie capsulaire a été assez grande pour que l'action de l'humeur aqueuse sur le cristallin provoque un gonflement rapide de sa substance, spécialement si la sortie des masses corticales, dans la chambre antérieure est considérable, et plus rapidement encore si le noyau lui-même est luxé, ou enfin lorsqu'il existe dans la cicatrice un enclavement de l'iris, de la capsule ou du corps vitré. L'usage immodéré de l'atropine peut aussi le provoquer.

Enfin une dernière complication, plus grave encore que l'iritis, l'irido-cyclite et le glaucome, provient de la nature même de la blessure, de son étendue, de sa profondeur et des désordres qu'elle provoque dans le reste de l'œil. Il est évident qu'en présence d'une plaie étendue de la cornée, de la sclérotique, de l'iris, du corps ciliaire, avec ou sans prolapsus de l'iris ou issue du vitré, la cataracte traumatique n'est plus qu'un accident secondaire.

L'étude de ces cas rentre dans le chapitre des grands traumatismes de l'œil et nous n'avons pas à nous en occuper ici. Nous renvoyons au chapitre de l'ophtalmie traumatique (voir *Encyclopédie française d'Opht.*, t. IV, p. 614 et suiv.).

Cataracte traumatique par corps étranger. — Lorsqu'un corps étranger, paillette de fer, éclat de capsule, de pierre, de verre, etc., s'est logé dans le cristallin il est en général possible, au début, de constater sa présence lorsque les masses cristalliniennes ne sont pas encore complètement opaques. Plus tard, on ne peut plus que le soupçonner, sauf pour les éclats de fer ou d'acier qui quelquefois manifestent leur présence par la coloration jaunâtre ou brunâtre que leur oxydation communique à leur voisinage et que l'on a désignée sous le nom de *sidérose*. Il faudra donc chercher à faire l'examen à l'ophtalmoscope et à l'éclairage oblique, après dilatation de la pupille par l'atropine, aussitôt que possible après l'accident, car les indications du malade sont rarement exactes; souvent il raconte qu'il a reçu un simple coup, que rien n'a pénétré dans l'œil; plus souvent encore il accuse un éclat de pierre, tandis qu'en règle générale, c'est un éclat du marteau ou du ciseau qui a perforé l'œil. Le sidéroscope d'Asmus qui n'est qu'une modification du magnétomètre de Gérard, est un instrument précieux pour le diagnostic des corps métalliques magnétiques, fer, acier et nickel, mais il ne donne naturellement aucune indication dans les autres cas. Cet appareil modifié par Hippel, permet à 3 centimètres de l'œil de diagnostiquer un éclat de 2/10 de milligramme.

On pourra aussi se servir de l'orthoscope et du diaphanoscope (Hocquos-Deyigneaux, Aubaret) et enfin des rayons X.

Les suites de la pénétration d'un corps étranger dans le cristallin varient beaucoup selon les cas; quelquefois il est admirablement supporté pendant de longues années sans produire d'autre altération qu'un léger trouble autour du corps étranger ou sur son trajet, d'autres fois, et cela dépend surtout de sa grosseur et de l'étendue de la plaie de la capsule, il produira une opacification totale et un gonflement rapide du cristallin que l'on pourra guérir par une opération; d'autrefois enfin il amènera la perte de l'œil par suite d'une infection de la plaie ou par l'apparition de symptômes glaucomateux. Nous ne parlerons pas des corps étrangers qui ont pénétré dans les parties profondes de l'œil et dont le pronostic est en général beaucoup plus grave, nous ne mentionnerons que ceux qui siègent dans le cristallin ou qui l'ont traversé de part en part. Nous donnerons quelques observations de chacune des variétés, mais nous devons d'abord mentionner les altérations chimiques produites dans le cristallin par les éclats métalliques. Déjà en 1860, de Graefe avait signalé comme un symptôme important pour le diagnostic, dans les cas où l'on ne voyait pas directement de corps étranger, une coloration jaune-brunâtre du cristallin, accompagnée souvent d'une coloration brunâtre de l'iris. On observe souvent une couronne de nombreux petits points brunâtres correspondant au bord de la pupille, mais situés dans le cristallin et s'étendant aussi vers la zone équatoriale.

Le cristallin peut également présenter cette coloration brunâtre à laquelle Bunge (1890) a donné le nom de sidérose, lorsque le corps métallique se trouve dans le corps vitré dans le voisinage du cristallin (Berlin, Landmann).

D'après les recherches de Leber, le fer pénètre par diffusion dans le cristallin, sous forme de bicarbonate de fer, lequel par oxydation ultérieure se précipite en formant un oxyde hydraté. Il en a donné la preuve en traitant les parties imprégnées d'un cristallin extrait par le prussiate jaune de potasse puis par l'acide nitrique ou chlorhydrique qui l'a transformé en bleu de Prusse. E. v. Hippel, lui aussi, a fait des études sur la sidérose et démontre également l'origine xénogène de la coloration du cristallin. Mentionnons en même temps que Rogman vient de publier une observation intéressante de guérison d'un cas de sidérose, tandis qu'auparavant la plupart des oculistes acceptaient l'opinion de Hirschberg que « le commencement de la sidérose de l'œil blessé par un éclat de fer équivaut à l'arrêt de mort de l'organe à moins que le danger ne se trouve éloigné par l'extraction du corps étranger ». Tacke répond à Rogman qu'un morceau de fer qui se trouve dans la cornée, l'iris et le cristallin, en un mot dans la chambre antérieure ne peut pas produire de sidérose de la rétine. Le pronostic est favorable dans tous ces cas. Il fit l'extraction d'un éclat de fer de 8 millimètres de longueur qui avait traversé le limbe scléro-cornéen, l'iris et était implanté dans le cristallin où il avait produit une cataracte avec synéchies postérieures. Ce corps étranger existait dans le cristallin depuis trente-cinq ans. Malgré cette longue durée, il n'y avait pas de sidérose et le résultat de l'opération fut favorable. $V = \frac{1}{2}$. Toutefois Berlin avait déjà reconnu que « partie du corps vitré la sidérose s'étend facilement à tout l'œil; moins facilement lorsqu'elle part du cristallin ou de la chambre antérieure et moins facilement encore lorsqu'elle a son point de départ dans la sclérotique » et les recherches de Leber l'ont conduit à la même différenciation au sujet des parties envahies.

Notons ici, à propos de la sidérose, que Bettremieux vient de mentionner une observation de xanthopsie chez un blessé qui avait d'abord eu une hémorragie du vitré, puis au bout de deux mois une vision à peu près normale ; il s'aperçut bientôt que pour cet œil les objets blancs lui paraissaient jaunâtres, d'un jaune de rouille, mais pas rougeâtre. Quelques mois plus tard, la sidérose apparut, l'iris prit une teinte feuille morte, le cristallin s'opacifia et la vision fut abolie.

Landmann cite 3 observations de perte de l'œil par éclats de fer aseptiques dans lesquels l'examen de l'œil énucléé a démontré qu'il n'existait pas de suppuration, mais une irido-cyclite ou une choroïdite plastique avec décollement de la rétine.

Quant au cuivre, qui est si mal toléré par les parties vasculaires de l'œil, où il produit presque toujours de l'inflammation et de la suppuration, il est très bien supporté par le cristallin où il se borne à provoquer une opacité localisée. Leber a démontré qu'un morceau de cuivre implanté directement dans le cristallin au travers du centre de la cornée et dont l'extrémité faisait saillie dans la chambre antérieure, n'avait causé qu'un trouble local entourant comme un anneau le corps étranger. Les éclats de capsule de fusil ordinairement surchauffés sont en général aseptiques ; on a toutefois observé des symptômes d'infection dans les cas où des enfants avaient fait éclater les capsules en les frappant avec une pierre, car alors elles n'étaient pas aseptiques.

Kostenitsch, Schmidt et Wagenmann ont en outre démontré par des recherches chimiques que le cuivre pouvait être dissous dans l'œil et même dans le cristallin.

Les grains de plomb provenant d'accidents de chasse sont également ordinairement aseptiques, probablement parce qu'ils ont été surchauffés. Le plus souvent ils pénètrent profondément dans l'œil, quand ils ne le perforent pas de part en part pour se loger dans l'orbite comme je l'ai observé dans plusieurs cas. On en a pourtant observé quelques-uns logés dans le cristallin. Graefe le père, en a publié une observation. Après la blessure l'œil s'était enflammé, il s'était développé une cataracte qui finit par se résorber et le grain de plomb tomba dans la chambre antérieure où il resta pendant six ans sans occasionner aucun trouble fonctionnel (*Graefe's und Walther's Journal*, 14, p. 157).

Galezowski a publié une observation dans laquelle le grain de plomb était resté dans le cristallin cataracté. Extraction de la cataracte en même temps que du corps étranger; guérison. A ce propos, Galezowski propose de porter à la chasse des lunettes en verre trempé ou en cristal de roche. Il fit des expériences avec ces lunettes, mais le résultat fut peu satisfaisant, car le verre fut brisé, toutefois il ajoute que les grains de plomb ricochetèrent et ainsi ne pénétrèrent pas dans l'œil.

TORNATOLA considère les blessures de plomb par arme à feu comme aseptiques, MORTON de même, toutefois, dans un de ses cas ainsi que dans un de SCHMIDT de même que dans ses expériences sur le lapin on vit apparaître une cataracte quelques semaines après la pénétration d'un grain de plomb dans le corps vitré. MORTON admet donc que le pronostic des plaies par arme à feu est moins bon qu'on ne le croit ordinairement, soit pour l'œil blessé, soit pour l'œil sain.

BROSS rapporte le cas d'un jeune homme âgé de vingt-cinq ans, lequel, dix ans auparavant, avait reçu à la chasse un grain de plomb dans chaque œil. Au début, il y avait dans les deux yeux une cataracte traumatique partielle, des opacités du corps vitré. On admit que les yeux avaient été perforés de part en part et que le grain de plomb était situé dans le tissu orbitaire extra-oculaire. Dix ans plus tard, l'œil droit avait toujours une cataracte traumatique incomplète et des troubles du vitré, V = doigts à 2 mètres. Mais l'œil gauche n'a plus qu'une trace d'opacité périphérique du cristallin et a récupéré sa vision normale soit 15/20 et avec + 0,50 cyl. à 90° 15/15.

Les métaux nobles, l'or, par exemple, sont bien supportés dans l'œil comme le démontre l'anse à filtration de de Wecker, mais on n'en connaît pas d'exemple dans le cristallin.

Les fragments de verre ou de pierre aseptiques sont également bien supportés et ne produisent ordinairement qu'une opacité locale du cristallin, à moins qu'ils ne soient trop gros et que la large ouverture de la cristalloïde ait permis une forte imbibition de la lentille.

Citons maintenant quelques observations (par ordre chronologique).

I. **Éclats de fer tolérés dans le cristallin sans cataracte totale.** — WAGNER signale un accident par rupture d'un canon de fusil. Inflammation, puis quatre semaines plus tard on voyait le corps étranger dans le cristallin près de la capsule postérieure. Six mois plus tard, l'opacité autour du corps étranger avait disparu.

Dans un cas de VOSSIUS l'éclat de fer avait traversé la cornée, l'iris et s'était logé dans le cristallin, provoquant une cataracte traumatique des couches corticales postérieures. Après la guérison, sans opération, V. avec + 2,50 était $= \dfrac{20}{50}$. Le corps étranger est toujours dans la corticale postérieure.

DELSAUX présente à la Société de médecine de Lille un blessé portant un fragment d'aiguille de 4 millimètres dans l'épaisseur du cristallin gauche. Il n'existe pas d'opacité du cristallin, le corps étranger se voit facilement à l'éclairage oblique. La vue est conservée presque intégralement et le malade peut lire de cet œil. D'après l'auteur, toute tentative d'extraction déterminait infailliblement une cataracte, d'où indication de s'abstenir.

II. DE HORNSCHUCH publie l'observation d'un malade de la clinique du Dr MEYER. Le malade se blesse le 24 décembre 1894 en travaillant du fer. Il ne croit pas à la présence d'un corps étranger, cependant comme la vue se troublait, il vint consulter le 27 décembre. Opacité de la cornée, plaie linéaire de quelques millimètres; chambre antérieure normale, déchirure de l'iris adhérent à la cristalloïde dans laquelle on voit quelques points noirâtres; cristallin trouble; le malade voit bouger la main, mais la projection lumineuse est bonne dans toutes les directions. Désinfection au sublimé, atropine, pansement occlusif. 4 janvier 1895, la cornée s'est éclaircie et présente seulement une cicatrice linéaire, papille bien dilatée, une seule synéchie postérieure à l'endroit de la blessure; la portion antérieure du cristallin est claire sauf un léger trouble à l'endroit de la blessure, mais le centre de la corticale postérieure est occupé par une tache ronde envoyant des rayons vers l'équateur du cristallin sans l'atteindre. Cet aspect est tout à fait semblable à celui décrit par Schmidt-Rimpler, Fuchs et Gayat dans la cataracte par contusion, V. doigts à quelques mètres. Le 9 janvier les troubles cristalliniens ont encore diminué et on aperçoit alors le corps étranger vers la corticale postérieure V. 1/10. Cette amélioration continue; l'éclat de fer a quitté sa position centrale et se trouve dans la moitié inférieure du cristallin où on distingue très bien sa forme allongée. Présenté à la Société ophtalmologique de Paris, Meyer et ses confrères furent d'accord qu'il n'y avait pas lieu à intervenir. Fin février, la vision est de plus de 1/2, et le malade a repris son travail, averti toutefois d'avoir à se représenter si l'état ne restait pas stationnaire.

Quelquefois, comme dans une observation d'Oliver (*Ann. d'Oc.*, CXX, p. 383), l'éclat de fer siégeant dans l'iris, mais ayant blessé la cristalloïde antérieure est bien toléré d'abord, puis au bout de trois mois le cristallin dégénère rapidement, il est parsemé de plaques isolées, grisâtres et de cristaux de cholestérine. D'après Oliver, il vaut mieux extraire les masses cristalliniennes et avec elles le corps étranger que d'attendre la résorption, car dans un autre cas il a vu des attaques d'ophtalmie sympathique.

II. Eclats de fer dans le cristallin, opérés, avec ou sans extraction de la lentille — Un charpentier âgé de trente ans se présente chez Ancke, se plaignant que sa vue se troublait depuis quatre jours sur son œil gauche. Ancke trouva dans le cristallin un grand nombre de stries étoilées ainsi qu'un morceau de métal brillant situé dans les couches postérieures. V. $= \dfrac{6}{18}$. Le malade se rappela alors que seize ans auparavant il avait été atteint par l'explosion d'un tube de métal rempli de poudre. En quelques jours, le cristallin s'opacifia à tel point qu'on ne pouvait plus reconnaître le corps étranger, puis il redevint clair pendant quelques jours pour se troubler de nouveau et finir par présenter une cataracte complète. Extraction de la cataracte et du corps étranger, un éclat de fer mesurant 2,5 millimètres sur 0^{mm},25. Bon résultat.

Snell publie une observation de la clinique du professeur Mellinger, à Bâle :

Un ouvrier âgé de vingt-cinq ans occupé à faire avec un marteau et un ciseau un trou dans une paroi recouverte de ciment fut blessé à l'œil droit le 10 juin 1899 par un éclat de fer qui perfora la cornée et la cristalloïde antérieure pour se loger vers la cristalloïde postérieure; léger trouble du cristallin autour de la blessure antérieure; dans le fond de la lentille, on voit le corps métallique brillant, long d'environ 2 millimètres. Dix-huit jours après l'accident, le corps étranger est ramené dans la chambre antérieure au travers de la cicatrice capsulaire antérieure au moyen du gros aimant, puis extrait par incision de la cornée et introduction du petit aimant de Hirschberg. Deux ans plus tard, on reconnaît la cicatrice de la capsule antérieure, une traînée de fines opacités ponctuées indiquant le trajet du corps étranger et une opacité plus marquée dans la corticale postérieure. Le reste du cristallin est clair. V. $= \dfrac{2}{3}$ après correction de Ax.Hm. 1,50 D.

FEUER décrit également un cas opéré par EVERSBUSCH trois heures après l'accident. Trois mois plus tard V. presque normale; opacité limitée à la cicatrice.

Nous devons à MORAX une dernière observation. Après dilatation de la pupille par l'atropine, on apercevait à la partie postérieure du cristallin un point sombre constitué par le corps étranger. L'extraction fut faite avec l'électro-aimant; malgré la plaie de la cristalloïde, malgré les déplacements subis par le corps étranger dans le tissu cristallinien sous l'influence de l'attraction magnétique, le cristallin conserve encore aujourd'hui, neuf mois après l'accident sa complète transparence. Vision $= \frac{5}{7}$ à $\frac{5}{10}$.

Mais des résultats aussi favorables sont des cas tout à fait exceptionnels; quelquefois comme par exemple dans un décrit par VOSSIUS, on obtient un bon résultat définitif après l'extraction de la cataracte avec le corps étranger et même seulement après discision d'une cataracte secondaire. D'autres fois aussi, comme dans l'observation suivante de HIRSCHBERG, il faut en venir à l'énucléation.

Un menuisier, quarante-six ans, avait, en août 1902, reçu dans l'œil gauche un éclat d'une machine à perforer. Il n'y fit d'abord pas attention, mais lorsque sa vue commença à se troubler, il consulta un oculiste qui lui déclara qu'il avait dans le cristallin un éclat de fer qu'il fallait enlever. Malheureusement il ne suivit pas ce conseil, et au bout de deux ans son œil était tout à fait aveugle; depuis six semaines il est enflammé, douloureux, dur comme la pierre. Il aurait été facile d'extraire le corps étranger avec l'aimant, mais comme la vision était abolie depuis six mois, et l'œil dégénéré, cette opération aurait été inutile et HIRSCHBERG proposa et pratiqua l'énucléation. La cécité était due à l'hypertension et, à l'ouverture de l'œil, on constata, outre la présence du corps étranger dans le cristallin cataracté, une large excavation glaucomateuse typique de la papille du nerf optique.

Sur 4 observations de VALUDE (clinique du professeur PANAS), dans 3 cas l'extraction eut lieu au moyen de l'électro-aimant; il y eut une fois perte de la vue et deux fois le malade pouvait compter les doigts à 20 et 30 centimètres; dans le quatrième cas les tentatives avec l'électro-aimant furent infructueuses et le corps étranger minuscule fut extrait avec la cataracte. Résultat, doigts à 0 m. 20.

Dans une thèse de Strasbourg « sur la tolérance de l'œil vis-à-vis de corps étrangers intraoculaires », WIRTZ rapporte 34 cas de corps étrangers intraoculaires tolérés depuis vingt-huit mois jusqu'à plusieurs années (11 fois le cristallin avait été touché). Mais HIRSCHBERG objecte avec raison que ceux qui ne datent que de quelques mois ne signifient rien, que quelques malades, entre autres un cas dont il avait lui-même publié la guérison, sont devenus aveugles depuis et il ajoute que l'on rendrait un service à la science en faisant faire une nouvelle thèse sur *l'intolérance* de l'œil sur les corps étrangers. HIRSCHBERG admet toutefois que dans quelques cas tout à fait exceptionnels on peut ne pas intervenir et il publie lui-même un cas dans lequel un éclat de fer situé dans la rétine et démontré par le sidéroscope et les rayons X est toléré depuis dix-huit ans avec V. $= 5/7$ et léger scotome excentrique.

Dans une observation toute récente (*Klin. Monatsbl.*, 1905, p. 430) GUT-

MANN fait observer avec raison qu'on ne doit pas se décider trop vite à extraire un corps étranger d'un cristallin resté à peu près transparent, car le malade attribuerait à l'opérateur la cataracte traumatique qui pourrait résulter de l'opération.

Chez un malade de LEBER, âgé de dix-huit ans, qui s'était blessé l'œil huit mois auparavant en martelant du fer, il existait une cicatrice linéaire centrale de la cornée, une cicatrice siégeant un peu plus haut dans la capsule antérieure, le cristallin tout à fait opaque et en partie résorbé et dans la partie déclive de la cataracte un corps étranger vertical brunâtre, entouré d'une zone jaunâtre. Extraction linéaire avec iridectomie; le corps étranger, un éclat de fer, de 3 millimètres sur 1/2, fut facilement enlevé au moyen de la pince capsulaire rendue magnétique. Résultat, vision normale.

III. Éclats de fer ayant traversé le cristallin de part en part. — Nous possédons aussi quelques observations de blessures pénétrantes, dans lesquelles l'éclat de fer avait traversé tout le cristallin avec conservation d'une bonne vision.

Les deux plus anciennes se trouvent dans la thèse de PERANT (malheureusement la durée du séjour dans l'œil et la date de l'accident ne sont pas indiquées).

OBSERVATION 1. — PERANT. Un éclat de fer traversa la cornée et le cristallin d'un serrurier âgé de vingt-deux ans et il se logea dans la rétine à quelque distance de la papille. Une opacité linéaire traversait tout le cristallin et était plus étendue dans les couches corticales postérieures; mais au bout de cinq semaines, les opacités s'étaient considérablement éclaircies et le malade pouvait lire Jaeger n° 1 avec + 6 D.

OBSERVATION 2. — SCHIESS-GEMUSEUS. En frappant avec son marteau, un mécanicien reçoit un éclat de fer dans son œil gauche; celui-ci est un peu rouge et larmoyant; mais les douleurs étant légères il continua à travailler. Au bout de huit jours il vint consulter et on constata une légère cicatrice cornéenne, une légère déchirure au côté inféro-externe de l'iris et au même point une synéchie postérieure. Dans le cristallin une traînée opaque allant d'avant en arrière. Sur la rétine à un demi-diamètre de la papille un corps étranger noir entouré d'un exsudat jaunâtre et près de là une hémorragie rétinienne, quelques opacités du corps vitré. Deux mois plus tard, les symptômes d'irritation ont disparu, le reste du cristallin est toujours clair, vision toujours $= \frac{1}{4}$. Schiess conclut qu'il faut s'abstenir de toute intervention opératoire.

Dans un cas analogue de PEARSCEGU la vision était égale à 6/9; dans un autre de KNAPP, malgré une opacité linéaire qui seule avait persisté dans un cristallin assez opaque au début pour que l'examen du fond de l'œil fut impossible, la vision définitive était de 20/20, soit = 1. Elle était de 6/8 dans un cas décrit par BOXOT et 4/5 dans un de FICK, mais dans ce dernier cas le corps étranger avait été enlevé au moyen de l'aimant de HIRSCHBERG.

IV. Fragments de cuivre. Éclats de capsules. — VIAXES cite l'observation d'un garde-chasse âgé de trente-quatre ans, lequel en tirant fut blessé par un éclat de capsule. Quelques jours après la vue se troubla un peu, mais trois semaines après l'accident, Vossius constata une légère cicatrice de la cornée et de la capsule antérieure, le reste du cristallin et la capsule postérieure étaient absolument transparents V. = 1. La vision resta normale pendant dix-huit mois puis il survint un décollement de la rétine qui finit par aboutir à une cécité presque complète accompagnée de symptômes d'irritation ciliaire. Énucléation. L'éclat de capsule était logé dans la choroïde à l'endroit où s'était produit le décollement. L'intérêt de ce cas est le fait de la conservation de la transparence totale du cristallin bien qu'il ait été traversé de part en part.

Wagenwaski observa également un fragment de cuivre qui avait traversé la cornée et pénétré dans les couches antérieures du cristallin, faisant une légère saillie dans la chambre antérieure et qui n'avait provoqué aucun symptôme d'irritation, ni aucune opacité du cristallin. V. = 0,8 à 0,9. Wagenwaski admet que l'opération est contre-indiquée. Plusieurs faits analogues ont été publiés par Purstecher, Gradt, Hirschberg, Mendel, Wicherkiewiez, etc. nous rappellerons seulement encore celui de Wagenmann. Un tailleur, âgé de trente-sept ans, avait été blessé à l'âge de dix ans par un éclat de capsule qui avait provoqué à l'œil gauche une déchirure de l'iris, correspondant à une petite cicatrice du côté nasal de la cornée ; le corps étranger était resté vingt-sept ans dans le cristallin. Le malade avait bien vu depuis lors, même mieux de cet œil que du droit, il avait fait son service militaire. Il se présenta chez Wagenmann en mars 1896 prétendant que sa vue baissait depuis six mois et il indiquait que, un an auparavant, il avait reçu un coup de verge sur cet œil. Wagenmann constata un commencement de cataracte V. = 6/30. La cataracte progressa et put être opérée en janvier 1897 ; elle fut extraite avec le fragment de cuivre qui mesurait un millimètre et était entouré d'une zone circonscrite présentant une coloration jaune brun. Au départ, avec + 10 D. V. 6/24 ; il reste une légère cataracte secondaire à opérer plus tard.

D'après Hirschberg, les fragments de cuivre se reconnaissent par leur éclat brillant et cuivré. Il faut pour cela se servir de l'éclairage oblique et examiner avec une loupe. Chez un officier il vit ainsi dans le cristallin transparent 3 petits éclats de cuivre. L'œil resta bon sans aucun traitement. Chez un autre malade âgé de quinze ans, dont l'œil avait été blessé cinq ans auparavant par un éclat de capsule, et qui pouvait encore lire les plus fins caractères, il trouva dans une opacité limitée du cristallin, un éclat métallique foncé, dont le bord antérieur avait, vu à la loupe, un reflet rouge cuivré.

Dotzel a présenté à la Société ophtalmologique de Moscou un homme de quarante-sept ans, qui a conservé depuis l'âge de douze ans, soit pendant trente-cinq ans, un éclat de capsule dans un cristallin cataracté mais pas tout à fait opaque. V. doigts à 50 centimètres.

V. Divers autres corps étrangers. — Nous trouvons dans les traités et journaux d'ophtalmologie plusieurs observations de cataracte traumatique par éclats de pierre (WECKER, VOSSIUS), de verre (GROSZ). Nous mentionnerons seulement un cas extraordinaire décrit par SPIRA :

Un homme âgé de soixante-seize ans avait l'habitude d'aller lui-même chercher sa viande chez son boucher afin de pouvoir choisir un morceau à sa convenance. Or, un jour, pendant que le boucher tranchait un os, un éclat lui sauta dans l'œil. Au bout de trois heures, léger larmoiement et injection périkératique. Le malade voit seulement les mouvements de la main. On découvre une blessure irrégulière de la cornée d'une étendue de 3 millimètres, dans le segment supéro-externe et au-dessous un corps étranger irrégulier, blanchâtre et dentelé, implanté dans l'iris près du bord pupillaire et pénétrant dans le cristallin, c'était une esquille osseuse, conique, dont la base était vers la cornée et la pointe dans la lentille.

L'opération fut refusée par le malade. Le cristallin se troubla de plus en plus et il se développa une iritis adhérente mais sans fortes douleurs. Plus tard survint de l'hypertonie et l'on dut faire une iridectomie en haut; le malade fut toutefois si peu docile que même alors on renonça à extraire le corps étranger. Bientôt après on s'aperçut que celui-ci devenait de plus en plus petit; au bout de deux ans, il avait complètement disparu et la capsule présentait à l'endroit de la perforation une opacité considérable; le cristallin lui-même s'était en partie résorbé et le malade voyait assez pour s'orienter dans les rues avec quelque difficulté.

Mentionnons enfin, pour ne rien oublier, qu'il résulte des observations de LANDMANN et de LEBER que les corps étranger fixés sur la capsule du cristallin et qui ne touchent pas l'iris n'y provoquent pas d'inflammation.

Cataracte traumatique indirecte par commotion ou contusion directe — Il est enfin une dernière forme de cataractes traumatiques dont l'existence ne peut plus être niée, c'est celle qui est due à une commotion comme une chute sur les pieds, sur le derrière, un coup violent sur le crâne, ou bien à la suite de convulsions ou même comme je l'ai observé une fois sur un œil, à la suite de quintes de coqueluche, ou à une contusion directe de l'œil. Déjà en 1867 LAWSON (p. 134) avait publié l'observation suivante :

J. C., vingt-trois ans, se trouvait le 2 septembre 1861 dans un train qui eut une collision avec un train de marchandises à la station de Kentish Town. Plusieurs voitures roulèrent au bas du talus. Retiré de dessous les débris, il saignait par plusieurs plaies à la tête surtout au-dessus de la tempe gauche, vers le sourcil et l'angle externe de l'orbite. L'œil lui-même ne présentait extérieurement aucune lésion. Il trouva que la vue de cet œil baissait graduellement et le 27 septembre il alla consulter le Dr Bezzano qui constata l'état suivant : Pupille large, paresseuse, ovale, allongée en bas et en dehors; la partie du cristallin correspondant à la lésion de l'iris est opaque. L'opacité n'affecte que les fibres superficielles, qui ont un aspect brillant comme du satin. Le reste du cristallin est transparent; pas de lésion de la capsule. Lit difficilement les caractères n° 16 de Jaeger.

Et pourtant v. ARLT écrivait encore en 1873, malgré cette observation et d'autres analogues : « Si des ébranlements de l'œil qui n'entraînent, ni une rupture, ni une déchirure de la zonule, peuvent déterminer directement un trouble du cristallin, pour cela nous n'avons pas de preuves irréfutables, toutefois on l'admet généralement ». Tout clinicien, dit de WECKER, a eu l'occasion d'observer des cataractes unilatérales que rien n'explique comme santé générale, état circulatoire ou général de l'individu et que celui-ci rapporte sans hésitation à l'effet d'un choc ou d'une contusion de l'œil. Les opacités des couches corticales antérieures que Bratan produisit sur des lapins en frappant l'œil avec une baguette élastique le prouvent du reste ; Enfin en 1877 Becker mentionne dans son traité une observation qui lui permet d'affirmer que le fait est également vrai pour l'homme.

Un garde-voie, en dégageant la glace formant des stalactites à l'entrée du tunnel du Château de Heidelberg, reçut un morceau de glace sur l'œil. Il en résulta une déchirure de la choroïde pour laquelle le blessé se présenta au bout de quelques jours à la clinique. Les douleurs n'avaient pas été fortes, mais la vue était un peu obscurcie $= \frac{3}{7}$. Aucune blessure extérieure, ni déchirure de la capsule, ni luxation du cristallin. Le malade revint chaque semaine et à partir de la troisième semaine on observa le développement progressif d'une cataracte corticale du pôle antérieur ; celle-ci prit peu à peu une forme semblable à celle que l'on voit dans la corticale postérieure après les blessures périphériques du cristallin. Lorsqu'elle eut atteint les dimensions d'une pupille de moyenne dimension, elle resta stationnaire pendant un an et le malade fut perdu de vue.

Depuis lors de nombreuses observations ont été publiées de tous côtés. Comme exemple typique de cataracte par simple ébranlement, par commotion, nous devons mentionner les remarquables expériences de v. Stein. Dans le but de vérifier l'hypothèse de Helmholtz qui admet que des fibres spéciales du limaçon sont affectées par les différents sons, il enferma dans une caisse des cobayes âgés de deux à trois jours et adapta sur la caisse un diapason qu'il maintint en vibration pendant quarante-huit heures. Dans les exemples qu'il cite il employa un diapason à 100 vibrations et un autre à 280. Au bout de trois à quatre heures il observa une forte dilatation de la pupille qui réagit très lentement à la lumière ; au bout de douze heures il constata à la partie postérieure du cristallin une opacité étoilée, dont les rayons ressemblent à des plumes d'oiseau, et en outre une opacité légère et générale de tout le cristallin ; petit à petit le centre s'éclaircit et la figure étoilée disparaît bien que le diapason n'ait pas cessé de vibrer. Pendant ce temps de nouvelles taches blanches triangulaires avec la base à la périphérie et dont les sommets n'atteignent pas le centre, apparaissent à la partie postérieure du cristallin. Mais elles disparaissent à leur tour au bout de quatre à cinq jours. V. Stein a fait, dans ces conditions, dix-huit expériences qui toutes ont donné des résultats positifs. Les cristallins des yeux énucléés montraient une cataracte étoilée antérieure ou postérieure, ou une cataracte corticale postérieure ou une combinaison de ces trois formes.

Fuchs en cite plusieurs observations : Cataracte partielle après un coup sur l'œil ; neuf ans après il persiste une opacité étoilée. V. $= \frac{1}{3}$. Contusion par une balle de plomb lancée avec une fronde élastique ; opacité étoilée de la corticale postérieure. Cataracte corticale occasionnée par une tumeur de la région ciliaire. Ivanoff admettait que cette cataracte était produite par compression du cristallin, mais Becker et Fuchs croient plutôt que la tumeur agissait à la façon d'une choroïdite, l'opacité n'étant nulle part en rapport direct avec le néoplasme. Ces opacités affectent selon Fuchs trois formes différentes : 1° Forme étoilée à rayons disposés en secteurs augmentant d'épaisseur vers la périphérie, siégeant indifféremment aux deux pôles ; 2° Les rayons se terminent en pointes vers la périphérie. Cette variété reste stationnaire ou diminue, ne devient pas complète ; 3° Présente l'aspect de feuilles très délicates, difficiles à étudier. Beaus et Scarossa ont produit des cataractes traumatiques par des coups, mais la meilleure preuve que l'on puisse donner de l'existence de la cataracte par contusion est le résultat de l'opération de Förster pour la maturation de la cataracte, dont nous aurons à parler dans un autre chapitre. Schmidt et tout récemment Demaux ont étudié la maturation par des expériences sur des lapins. Il résulte de leurs observations qu'il se produit tout d'abord une destruction des cellules intracapsulaires correspondant à l'endroit de la friction, puis une disjonction des fibres cristalliniennes et imbibition du cristallin. Demaux a pu une heure après le massage constater que le cristallin du côté opéré pesait 90 milligrammes de plus que celui du côté sain ; il admet que la dégénérescence des cellules intracapsulaires permet l'imbibition du cristallin par l'humeur aqueuse.

Magnus décrit aussi deux cas de cataractes par contusion, mais ces observations ne sont pas tout à fait typiques car, bien qu'il n'y eût aucune lésion de la capsule, il y avait perforation du globe avec prolapsus de l'iris. Voici une observation intéressante de Caron, recueillie à la clinique de Meyer.

Un palefrenier se blessa l'œil droit par l'angle d'une couverture de cheval qu'il secouait pour en chasser la poussière. La douleur fut si vive qu'il tomba à la renverse et peu après il s'aperçut d'une abolition presque complète de la vue de cet œil. Examen le lendemain : le malade avec cet œil compte les doigts à 60 centimètres ; le champ visuel paraît normal, large ecchymose sous-conjonctivitale, légère injection périkératique ; cornée transparente, chambre antérieure normale, iris mobile, dilatation moyenne de la pupille. Au centre de celle-ci apparaît une opacité grisâtre de 3 millimètres de diamètre donnant l'impression d'une cataracte par imbibition ; du centre de cette opacité circulaire en part une autre étoilée à trois branches dont une descend verticalement vers le bord inférieur de la lentille, les deux autres divergent vers le nez et vers la tempe. Un épanchement sanguin du corps vitré empêche de voir le fond de l'œil. Le lendemain, après dilatation de la pupille par l'atropine, le malade lit du n° 18 à six mètres V. $= \frac{1}{7}$. L'opacité centrale circulaire a disparu, l'étoile seule persiste, les rayons de l'étoile examinés à l'éclairage focal et avec une loupe apparaissent composés d'un canal et de substance granuleuse d'aspect perlé ; l'épanchement du corps vitré en partie résorbé laisse voir le fond de l'œil dans les parties laissées libres par quelques caillots mobiles.

Le dixième jour l'acuité est égale à 1:2 ; on constate une rupture de la choroïde en forme d'arc de cercle concentrique au bord supérieur de la papille. Un mois plus tard l'acuité est normale, ainsi que l'accommodation, bien que l'opacité étoilée soit toujours visible, mais avec des rayons plus étroits ; le corps vitré est tout à fait transparent, sauf à la partie supérieure où l'on constate la présence de quelques caillots fibrineux adhérents au fond de l'œil ; en cet endroit aussi il existe un reflet blanchâtre sous forme d'arc de cercle, sans que l'on puisse découvrir de décollement ou de déchirure de la rétine. Le malade est ensuite resté en observation encore deux mois sans qu'il se soit produit aucune modification dans l'œil ; l'opacité étoilée est toujours nette.

CAUDRON a peu de temps après pris le même sujet pour sa thèse inaugurale et il décrit un cas assez curieux, mais qu'on ne peut accepter sans quelques réserves :

L'abbé C., trente-deux ans, se présente à la consultation le 2 avril 1888, se plaignant d'un trouble considérable de la vue de l'œil gauche $V. = \frac{1}{300}$. L'œil droit est normal. Sous la cristalloïde gauche existe un dépôt grisâtre de forme irrégulièrement circulaire, d'une étendue de 3 millimètres. La cristalloïde paraît plissée. L'ensemble du cristallin est le siège d'un trouble diffus. Le malade raconte que sujet à des accès de migraines (hémicranie gauche), il éprouva un soulagement notable en pratiquant le massage du globe oculaire avec la pulpe du doigt. Il croit avoir observé que les troubles de la vue ont été consécutifs à un massage et affirme qu'ils sont de date récente.

Dans quelques cas il s'écoule un temps assez long entre la contusion et l'apparition de la cataracte comme dans les cataractes traumatiques avec blessure directe du cristallin. C'est ainsi que BAESGEN observa un jeune garçon blessé à l'œil droit par un coup de pierre. Le résultat immédiat fut une hémorragie de la chambre antérieure avec mydriase. Après la résorption du sang on constata que le cristallin absolument transparent ne présentait aucune trace de blessure ni de la capsule antérieure ni de la postérieure. Vers la troisième semaine apparut un trouble de la corticale antérieure qui peu à peu devenait une cataracte complète. BAESGEN admet que l'ébranlement des fibres du cristallin a été la cause de l'opacité.

Nous connaissons une observation dans laquelle un conducteur de tramway ressentit à l'œil une contusion minime qu'il attribua à un grain de sable ou à un insecte. Le tramway marchait à ce moment à une vitesse d'environ 40 kilomètres. Le malade eut l'œil rouge pendant trois jours mais le médecin de la compagnie ne trouva aucun corps étranger sur la cornée. Deux mois plus tard apparut une cataracte qui évolua très rapidement. Le malade n'avait pas quarante ans.

Dans d'autres cas le diagnostic est plus difficile, par exemple dans un de PRAUN, qui examina un employé de bureau avec cataracte complète d'un œil sans aucune complication ; bonne sensation lumineuse et bonne projection. Le malade racontait avoir eu, un an auparavant, une forte contusion de cet œil par une pomme de terre lancée avec force ; c'est à la suite de cela qu'il vit baisser sa vision et apparaître l'opacité dans la pupille. Mais PRAUN ajoute que le malade avait en même temps des contractions musculaires de la face et d'autres symptômes de nervosité. En appuyant fortement sur le nerf supra-orbitaire, on le fit tomber par terre et on provoqua de vrais accès épileptiques ; il raconte qu'il en avait déjà eu vers l'âge de quinze à dix-sept ans. La cataracte pouvait donc peut-être dans ce cas être attribuée à un état nerveux, bien que l'autre œil fût absolument normal.

Souvent aussi la contusion est accompagnée de *déchirure de la capsule* avec toutes les conséquences connues de cette rupture. WERNECK a déjà en 1834 décrit deux cas pareils. Il raconte que dans leurs batailles les paysans du Pinzgau savent d'un coup de pouce luxer l'œil de leur adversaire, qui sort de l'orbite et pend du côté du nez. Dans deux cas pareils, il constata une rupture de la capsule et plus tard une résorption du cristallin. Barsakx en décrit cinq cas : 1° Cicatrice en forme de V de la capsule antérieure à la suite d'un coup de pierre huit ans auparavant V. $= \frac{20}{24}$; 2° Même traumatisme ; déchirure de la capsule sans lésion de la cornée ou de la sclérotique, prolapsus du noyau dans la chambre antérieure ; résorption de la cataracte V. $= 0$; atrophie du nerf optique ; 3° coup de fouet, déchirure verticale de la capsule, guérison avec cicatrice linéaire V. $= \frac{20}{50}$; 4° éclat de bois, déchirure capsulaire, un an après cataracte zonulaire qui finit par devenir complète ; 5° coup avec une fourche, déchirure avec issue de masses corticales ; le cristallin s'éclaircit, mais conserva plusieurs points opaques.

Dans une observation d'Ulrich on ne vit pas la déchirure, mais on admit qu'elle existait, car un beau jour on trouva le noyau dans la chambre antérieure. V. $=$ 1 avec + 1,50 D. Ulrich ne peut expliquer cette légère hypermétropie que par une régénération du cristallin.

Landesberg : Coup de plat de la main sur l'œil gauche d'un jeune garçon, déchirure de 6 millimètres ; au bout de quinze jours, cicatrice linéaire, vision normale. Hosch : Un garçon reçut une boule de neige sur l'œil droit, dans lequel on avait déjà auparavant constaté une cicatrice linéaire de la cornée et une correspondante sur le cristallin. Après le coup on vit une déchirure de 7 millimètres partant de l'ancienne opacité, elle est recouverte d'une membrane blanchâtre comme de la soie et qui se souleva en formant une vésicule ; celle-ci éclata le trente-quatrième jour et la cataracte devint bientôt complète. Schirmer : Pierre lancée avec une fronde, déchirure verticale ; issue de masses cristalliniennes, résorption du cristallin. Les 3 cas de Treacher-Collins sont analogues, mais accompagnés de luxation du cristallin.

Lawford put examiner un malade quelques heures après qu'il eut reçu au côté externe de l'œil un gros morceau de fer qui avait été projeté pendant qu'il martelait sur son enclume. La blessure traverse toute la pupille dans la mydriase maximum, au milieu les bords sont écartés de plus de 1 millimètre ; le cristallin dans l'étendue de la blessure est recouvert d'une légère opacité striée. Le cristallin est clair, mais au bout de quelques jours, on voit apparaître de nombreux points opaques à diverses profondeurs. Plus tard, ces opacités disparurent et il subsista seulement une ligne blanchâtre de 2 millimètres qui plus tard diminue encore et perd sa couleur blanche brillante. Sept mois plus tard, l'état n'a pas varié, V $= \frac{5}{15}$, le malade lit de près Snellen III avec difficulté.

D'autres causes que les coups ou la commotion peuvent causer la rupture de la capsule, c'est ainsi que Drca Eaza l'a observée anatomiquement dans les deux yeux d'un pendu ; Barsakx signale un cas chez un enfant après une méningite (?) ; Vossius dans un cas de tumeur de la choroïde avec irido-choroïde vit une perforation de la capsule antérieure et Lasca put démontrer anatomiquement qu'une tumeur du corps ciliaire peut produire la rupture de la capsule. Mentionnons enfin que dans une thèse récente, LAPANNE a réuni 28 observations de cataracte par contusion avec ou sans rupture de la capsule, 5 sont dues à M. le professeur agrégé CABANNES, de Bordeaux, 3 empruntées à la thèse de GRIMA (Paris 1868), 3 à M. DE FRÉZIÈRES (Toulouse (1899 à 1900).

Dans toutes les observations que nous avons citées ci-dessus, la déchirure avait lieu dans la capsule antérieure; elle aurait été équatoriale périphérique dans les cas de TREACHER-COLLINS, dans deux cas seulement, un de KNAPP et un de ARE elle occupait la capsule postérieure.

Nous n'avons pas pu retrouver l'observation de KNAPP indiquée par erreur dans *Arch. f. Augenh.*, t. I, p. 226. Quant à celle de ARE, la déchirure de la capsule postérieure, était accompagnée d'une rupture de la choroïde vers la macula et une autre de la rétine et de la choroïde vers l'ora serrata. ZANDER et GEISSLER citent, p. 357, une observation de LETESSIER avec indication, *Archives d'Ophtalmologie*, IV, p. 273, que nous n'avons pas non plus trouvée à la source indiquée; malgré cela nous retrouvons la même citation dans Ulrich, Praun et d'autres.

D'après les observations que nous avons citées, nous pouvons conclure avec EISEN : « Les cataractes par simple contusion ne peuvent plus être considérées comme une rareté, tandis que les cas de rupture de la capsule par simple contusion sont assez rares. »

STEIN a publié 5 cas de cataracte péri-nucléaire unilatérale par suite de contusion.

Il nous reste à mentionner les cataractes produites par la foudre qui servent de transition entre les cataractes traumatiques et les cataractes dystrophiques produites par des agents physiques tels que la lumière électrique (TRANTAS, dans les *Archives d'ophtalmologie*, nov. 1902) et les rayons X (TRIBONDEAU et RÉCAMIER).

Nous mentionnerons le travail récent de GOSUN, lequel cite 21 observations de cataractes produites par la commotion de la foudre.

GOSUN a observé un cas personnel qui a ceci de particulier que tandis que sur l'œil gauche de son malade il avait constaté la cataracte dès le quatrième jour, il s'en développa une sur l'œil droit trois mois plus tard. Dans quelques cas, le développement de la cataracte est très rapide comme dans celui de SERVAIS : « Un soldat était de faction pendant la nuit du 22-23 avril 1862; il survint un fort orage, le soldat se vit tout à coup entouré d'un globe de feu, il eut un étourdissement passager et dès le lendemain il s'apercevait que la vue de son œil droit baissait; il ne se plaignit pas d'abord, mais lorsque le 10 juin il se présenta au médecin du corps, celui-ci trouva une cataracte toute formée. » Dans un autre cas de CHISHOLM il s'agit d'un enfant de quatre ans, lequel se trouvant sous un arbre fut frappé de la foudre. Amené à l'hôpital six jours après, le docteur constata qu'il était aveugle par une double cataracte molle, mais qu'il distinguait le jour de la nuit.

Dans d'autres cas, les troubles du cristallin sont beaucoup plus lents à se développer; c'est ainsi que LEBER cite une cataracte développée trois ans après l'accident et PRZYBYLSKOWSKI vit une cataracte blanche totale six ans après le coup de foudre, mais il est vrai que le malade avait déjà constaté que sa vue baissait quelques mois après le traumatisme.

Le pronostic de la cataracte traumatique est généralement bon dans les cataractes simples non compliquées, tandis que dans les cataractes accompagnées d'inflammation, de synéchies antérieures ou d'occlusion pupillaire complète, la moitié ou les 2/3 des yeux ne retrouvent pas une vision suffisante (Praun). Le pronostic est surtout favorable chez les jeunes sujets chez lesquels la résorption est souvent complète et où l'on peut arriver à une correction suffisante par les lunettes ou après une simple discision, ce que l'on voit quelquefois aussi même chez des adultes. C'est surtout chez ces derniers que l'on voit le gonflement des masses corticales provoquer l'inflammation de l'iris et du corps ciliaire et l'adhérence du cristallin, quelquefois même une irido-cyclite ou enfin une suppuration qui peut rendre nécessaire l'énucléation.

Traitement. — Dans la thèse de Muller qui se rapporte aux cataractes traumatiques observées à la clinique de Bâle de 1872 à 1882 y compris, nous trouvons la phrase suivante qui précise bien l'état de la question. « Si l'on étudie le traitement des cas récents de cataractes traumatiques pendant ces onze années, on remarquera que, au commencement, on a presque toujours eu recours à l'opération, tandis que petit à petit, à la suite des bons résultats de la méthode expectative et des tristes résultats de l'opération, l'expectative a été de plus en plus appliquée pour devenir le seul traitement dans les dernières années. » C'est en effet le résultat auquel sont arrivés tous les oculistes qui ont eu à traiter beaucoup de cataractes traumatiques et c'est le conseil que nous voudrions répéter à tous nos jeunes confrères. Ne vous hâtez jamais d'opérer et en tous les cas n'oubliez pas le précepte de Becker de ne jamais opérer tant que la pince à fixation produit une injection ciliaire. Cela n'empêche pas, cela va sans dire, d'enlever d'emblée les prolapsus de l'iris, etc. C'est aussi la conclusion du rapport de Haltenhoff. « Le traitement antiphlogistique sera continué pendant des semaines et des mois avec persévérance. Une fois l'inflammation guérie, on devra résister longtemps aux instances du malade et de son entourage. On ne saura jamais combien d'yeux qui auraient pu recouvrer la vue plus tard ont été sacrifiés. » Dans la discussion qui suivit, de Wecker, Lapersonne, Martin se prononcèrent aussi pour l'expectative. Nos anciens maîtres avaient des résultats déplorables à l'époque où l'on ne savait pas attendre, ce qui faisait dire en 1872 (*Rev. d'opht.*) au regretté professeur M. Tréggat : « C'est par les demi-succès et les insuccès pleins que se règle le bilan de la médecine opératoire des cataractes traumatiques ». Il n'y a qu'une exception, c'est lorsqu'on observe une hypertension qui ne cède pas à l'application de compresses de glace et à l'ésérine ; alors il faut opérer sans tarder. Dans les autres cas, il faut écarter l'iris des masses corticales tuméfiées par l'atropine ou mieux encore par la scopolamine (0,005 — 0,01 sur 5 gr.) qui n'a pas d'action sur la pression intra-oculaire. Pour retarder la tuméfaction du cristallin on applique de petites vessies de glace sur des compresses imbibées d'oxycyanure d'hydrargyre, pour remplacer la glace par des compresses mouillées chaudes au moindre symptôme d'iritis ou d'iridocyclite et faire en même temps des injections sous-conjonctivales d'oxycyanure (DARIER). Si l'hypertension oblige à l'opération il ne faudra pas chez les adultes attendre plus de douze à vingt-quatre heures tandis que chez les enfants on peut attendre plusieurs jours.

L'opération de choix sera alors, chez les enfants et les jeunes sujets, l'aspiration avec l'appareil de RICORD, que CARREZ a voulu remettre en honneur. CARREZ rapporte que LAUGIER en 1847 croyait avoir inventé cette opération, mais plus tard il reconnaît lui-même qu'elle était déjà décrite dans ALBUCASIS.

En 1863, PRIDGIN TEALE en a publié une nouvelle observation et bientôt BARDENEL CARTER en décrit 27 cas, puis viennent BOWMAN, COOPER, BADER, HULKE. Comme on le voit, l'opération de LAUGIER avait été surtout pratiquée par nos confrères anglais. En 1882, AGSSER dans sa thèse de doctorat publie 4 observations du service de FIEUZAC aux Quinze-Vingts. Il précise les indications, les contre-indications, la technique opératoire avec les accidents immédiats et consécutifs.

Dans le travail de CARREZ, sur 151 cataractes traumatiques opérées par tous les procédés connus, il fait l'aspiration dans 45 cas, et bien que SICHEL, WARLOMONT et TESTELIN, MEYER et DE WECKER la condamnent, il conclut : « L'aspiration est le procédé le plus simple, le plus rapide, le plus efficace et le moins susceptible d'être suivi d'opacités secondaires. »

CARREZ a fait l'aspiration dans 81 cas : cataracte congénitale 14, spontanée 14, traumatique 45, secondaire 2, amaurotique (décollement?) 2, enfin 4 tentatives infructueuses.

Cette opération est aussi recommandée par TROUSSEAU (1885), MOTAIS (1886), TEBBOX (1889) et d'autres. Chez les adultes on fera l'extraction à la lance avec laquelle on arrive à enlever complètement la cataracte jusqu'à l'âge de quarante ans, enfin dans un âge plus avancé l'extraction avec le couteau de Graefe et cela, suivant les cas, avec ou sans iridectomie.

Lorsque la période d'irritation est tout à fait terminée, lorsque la résorption spontanée des masses cristalliniennes est aussi complète que possible, on pourra souvent chez les enfants obtenir une vision suffisante, c'est-à-dire de 1/5, rien que par le port des lunettes. Dans les autres cas, il faudra opérer, et ici les méthodes indiquées seront pour les cataractes secondaires légères la simple discision; quelquefois une iridectomie suffira, d'autres fois il faudra couper les membranes avec les ciseaux de de Wecker, en un mot faire l'iritomie ou l'iridocapsulotomie, mais il faut en général éviter dans ces cataractes secondaires ordinairement fortement adhérentes de chercher à enlever à la pince la cataracte secondaire. Si enfin, ce qui est souvent le cas chez les adultes et les vieillards, la résorption de la cataracte n'a été que partielle ou nulle, il faudra opérer comme dans la cataracte sénile ordinaire. Ajoutons que HABBACUS recommande très vivement le traitement prophylactique des

traumatismes de l'œil par de hautes doses d'onguent mercuriel d'après
Schirmer.

Aubaret à fait une étude comparative des résultats des cataractes traumatiques opérées ou non opérées. Il conclut que l'intervention opératoire donne un plus grand nombre d'améliorations de l'acuité, 35 p. 100, que le simple traitement médical. L'iridectomie employée seule est le procédé qui donne le plus d'améliorations visuelles définitives dans la période de la vie de un à trente-cinq ans, soit 75 p. 100; l'extraction par kératokystitomie paraît être au contraire le procédé de choix au delà de trente-cinq ans.

Lorsque la cataracte est produite par *un corps étranger*, le *pronostic* est favorable dans quelques cas rares où le corps étranger est situé dans les parties équatoriales du cristallin et où le centre reste clair, comme on l'a observé quelquefois surtout après des éclats de capsule. Il est favorable encore lors que le cristallin se résorbe en entier et même lorsqu'il se trouble dans sa totalité pourvu qu'il n'existe aucune complication. Malheureusement celles-ci sont assez fréquentes sous la forme d'iritis, de sidérose, d'opacités du vitré, d'iridocyclite, d'affections du fond de l'œil, ou enfin de phtisie du globe par infection.

Traitement des cataractes traumatiques avec corps étranger. — Il est impossible, en présence d'un corps étranger dans le cristallin, d'indiquer une méthode d'opération qui s'applique à tous les cas. Il faudra tout d'abord tenir compte de la nature du corps étranger, car les corps magnétiques, le fer, l'acier, le nickel, sont traités par l'aimant qui sera inutile pour tous les autres corps. En outre, la grandeur du corps étranger, l'étendue de la blessure de la cornée et du cristallin donneront les indications spéciales à chaque cas; il ne faudra pas oublier que le résultat sera mauvais lorsque à côté de l'iris ou du cristallin le corps étranger aura en même temps blessé le corps ciliaire. En un mot, il faudra individualiser, faire un plan d'opération différente presque dans chaque cas et même s'attendre à des accidents imprévus pendant l'opération. Il faudra d'abord se rappeler que les corps étrangers sont en général bien supportés par le cristallin et ne pas opérer lorsque, malgré le corps étranger, le cristallin n'est que partiellement opaque et laisse au malade une vision suffisante ou s'il peut l'obtenir par une opération optique. Si le cristallin se trouble en entier il faut absolument opérer. Mais ici aussi une certaine expectative est permise tant qu'il s'agit de corps indifférents au point de vue chimique; même les éclats de capsule restent souvent sans amener de réaction, parce que surchauffés au moment de l'explosion ils sont ordinairement aseptiques. Il ne faudra pas oublier que des opacités même assez étendues du cristallin se sont souvent éclaircies. Lorsque la blessure de la cornée est assez étendue, qu'elle n'est pas encore fermée, on pourra dans certains cas rares profiter de cette ouverture pour extraire immédiatement le corps étranger. La grosseur du corps étranger a aussi une grande importance car, tandis qu'il est facile de saisir avec la pince ou un crochet un corps assez volumineux, pour les corps très petits non magnétiques il faudra les évacuer avec le cristallin, ou même si le corps est situé profondément vers la capsule postérieure il faudra, comme DE GRAEFE l'a recommandé, faire d'abord une discision qui permettra au corps étranger d'avancer et quelquefois de sortir avec les masses corticales. Enfin, il faudra tenir compte des complications, iritis, synéchies antérieures ou postérieures, l'hypertension et l'infection.

Extraction des corps étrangers non magnétiques. — Lorsqu'il s'agit d'extraire seulement le corps étranger ou avec lui une cataracte molle, l'incision à la lance est suffisante; lorsqu'il faut extraire un cristallin plus dur on aura recours à la section en lambeau. Si le corps étranger est superficiel, on le saisira avec une pincette, avec un crochet à iris mousse ou avec une curette; dans bien des observations on a extrait avec le cristallin un corps étranger dont il avait été impossible de déterminer le siège, par exemple, dans une observation de WALDHAUER (extraction six mois après l'accident; on trouva le corps étranger dans le cristallin); quelquefois cependant le corps étranger disparaît derrière l'iris. On n'oubliera pas, comme nous l'avons déjà dit, que quelquefois la tolérance du cristallin est très grande; dans ces cas on s'abstiendra de toute opération. Ainsi dans une observation de NOTTAGE nous voyons un petit éclat d'acier entouré d'une petite opacité dans la périphérie du cristallin y séjourner trente-deux ans, sans altérer les fonctions de la lentille.

TERSON se prononce comme suit : « La présence d'un corps étranger d'un très petit volume dans le cristallin n'exige pas toujours une intervention immédiate, mais elle commande une grande surveillance car il peut surgir à l'improviste de graves accidents.

« L'intervention immédiate s'impose quand le corps étranger est volumineux ou quand sa position fait redouter un déplacement possible plus dangereux ou dès qu'apparaît le moindre signe d'infection. L'emploi de l'aimant est seulement justifié quand le corps étranger occupe les parties superficielles du cristallin. » (?)

Extraction des corps étrangers magnétiques. — Pour les corps étrangers magnétiques nous possédons dans l'aimant un moyen précieux dont personne ne voudrait se priver aujourd'hui. On attribue en général à FABRICE DE HILDEN la première application de l'aimant sur l'œil (1656), mais FELDBAUS a découvert dernièrement un ouvrage qui en fait mention bien antérieurement; la priorité semble aujourd'hui appartenir à HIERONYMUS BRUNSCHWYCK qui en parle dans un ouvrage remontant à 1497, publié à Augsbourg et à Strasbourg en 1498 et 1534. L'électro-aimant de HIRSCHBERG date de 1875.

L'extraction de morceaux de fer implantés dans le cristallin peut également se faire sans l'aimant, comme HIRSCHBERG l'indique lui-même. NATANSON a même trouvé, en relevant les cas publiés, que ce procédé était le plus usité. Il est toutefois préférable d'avoir recours soit à des instruments aimantés, lance, pincettes, crochet ou sonde, soit au petit aimant de Hirschberg qui suffit ordinairement. Quelques opérateurs préfèrent cependant amener d'abord le corps étranger dans la chambre antérieure au moyen de l'aimant géant, puis, l'extraire avec le petit; ce procédé est surtout utile lorsque le corps étranger est caché derrière l'iris. MAYWEG recommande l'extraction immédiate pour éviter l'infection, tandis que CORREZ et GÜNZBURG préfèrent attendre l'opacification du cristallin. L'aimant a le grand avantage de permettre d'extraire des corps étrangers très petits ou même ceux qui sont décomposés et transformés en rouille.

Tout dernièrement, MELLINGER vient de présenter au Congrès de Lucerne un nouvel aimant qu'il appelle « aimant à pôle intérieur ». Il s'agit d'un solénoïde au milieu duquel vient se placer la tête du malade. On sait que lorsqu'un solénoïde est parcouru par un courant électrique, il se forme à son centre un champ magnétique homogène dont la plus grande densité se trouve au point d'entrecroisement de ses axes. Si l'œil se trouve en ce point, le corps étranger est fortement aimanté et il suffit de présenter en face de l'œil un bâton ou une sonde en fer doux, pour que cet instrument attire le corps étranger. MELLINGER a pratiqué à la clinique de Bâle 12 opérations avec ce nouvel aimant, dont 2 sur des corps étrangers du cristallin pesant l'un $0^{gr},001608$ et l'autre $0^{gr},133873$. Les pesées ont été faites par le professeur KAHLBAUM, de Bâle.

Statistique des cataractes traumatiques. — Les indications statistiques que nous trouvons dans la littérature médicale sont différentes suivant le point de vue auquel se sont placés les auteurs; les uns les calculent sur toutes les maladies des yeux, les autres seulement par rapport aux maladies du cristallin, quelques-uns même par rapport aux seules cataractes.

A. En rapport avec toutes les maladies des yeux nous trouvons les chiffres suivants : ARLT 0,46 %; BECKER 0,54; SCHIESS 0,91; DONDERS et SNELLEN n'ont pas indiqué à part les cataractes traumatiques. Dans un rapport postérieur, SNELLEN arrive à 0,45; STEFFAN 0,25; KNAPP, à Heidelberg 0,7, à New-York 0,9; PAGENSTECHER, 0,9. MOOREN nous fournit un peu plus de détails : sur 108,416 malades il observa 790 cataractes traumatiques unilatérales et 12 doubles, total 802, soit 0,74 p. 100 (luxation du cristallin 28 simples, 2 doubles, 30 = 0,028, aphakie traumatique 6 = 0,006, corps étranger du cristallin 11 = 0,01). Caux, sur 104,091 malades cataractes traumatiques, 248 = 0,43 (luxation 41 = 0,07, aphakie 15 = 0,02, corps étrangers du cristallin 14 = 0,02). BADEN donne de 0,3 à 0,5 et le Massachusett's Eye and Ear Infirmary 0,54 p. 100.

B. En rapport avec les affections du cristallin ou seulement les cataractes, les chiffres sont les suivants (nous empruntons les neuf premiers à l'ouvrage classique de BECKER, les quatre suivants à PFALZ et les autres à d'autres travaux divers) : ARLT 6,4 p. 100; BECKER 9,2; SCHIESS 16,4; STEFFAN 4,7; HIRSCHBERG 18,7; KNAPP (Heidelberg) 7,4, à (New-York) 17,5, MOOREN 14,5; PAGENSTECHER 10,9; HIRT 8,4; BAEURLEIN 10,7; DRAKE-BROCKMANN 21, GROSZ 5; CORREZ 10,6; HERZOG 12, TEILLAIS 7; GALEZOWSKI 5, TROUSSEAU 5.

Ce qui ressort de ce tableau c'est la grande différence entre les villes et les centres industriels, aussi ne serons-nous pas surpris de voir Cassimatis (au Havre) nous dire que sur 500 malades des yeux, il compte 100 cas de corps étrangers, dont 0,5 pour le cristallin.

Dans une thèse de Zurich (1885) Weidmann rassemble 3144 observations de traumatismes de l'œil, dont 1762 avec corps étrangers et 7 p. 100 pour le cristallin. Dans le rapport de Gorrez à la Société française d'ophtalmologie (1890), sur 96 cas de corps étrangers 6 étaient dans le cristallin (38 dans le corps ciliaire, 28 corps vitré, 17 chambre antérieure, 2 entre la rétine et la choroïde et 2 dans la gaine du nerf optique). Quant à leur nature : fer ou acier 42, grains de plomb 10, cuivre 10, éclats de pierre 6, zinc 1, bois 1.

Il est évident que l'extraction de corps étrangers est facilitée par l'aimant, toutefois toutes les extractions réussies ne donnent pas toujours un bon résultat définitif pour la vision. Weidmann estime à 30 p. 100 la perte de l'œil dans les corps étrangers du cristallin ; Raehlmann (1897), sur 91 cas de cataracte traumatique dit que 40 p. 100 conservèrent une vision de 1/10 et au-dessus. La cataracte traumatique de jeunes sujets donne un meilleur pronostic que celle des adultes. Depuis 1887 on fait, à la clinique de Zurich, le lavage de la chambre antérieure avec de l'eau boriquée ; sur 33 cas il y eut 25 guérisons sans complications et 20 cas eurent une vision de plus de 1/10.

Lagrange et Arnaud font également le lavage intraoculaire dans les cataractes traumatiques, les cataractes molles ou insuffisamment mûres, ils rejettent les lavages antiseptiques et se servent d'un liquide stérilisé et chauffé à 37°, composé comme l'humeur aqueuse de chlorure de sodium 6,890, chlorure de calcium 0,113, sulfate de potassium 0,24, eau distillée 1000.

Weill, sur 13 cas d'extractions avec l'aimant de Haab, dans lesquels le corps étranger siégeait 1 fois dans la chambre antérieure, 2 fois dans le cristallin et 10 fois dans le corps vitré, donne les résultats suivants : 1 énucléation, 3 phtisies du globe, 8 cataractes traumatiques. Vision normale ou presque normale dans 4. Tenson, sur 8 cas, a 4 bons résultats pour la vision, 1 cataracte secondaire opérable plus tard et 3 pertes de l'œil.

Sur 50 cas de corps étrangers opérés à l'hôpital de Moorfields, étudiés par Mackeszie, 10 étaient situés dans la cornée et l'iris, 12 dans le cristallin et 28 dans le corps vitré. Les 10 premiers donnèrent un très bon résultat.

Sur les 12 cas avec cataracte traumatique, dans 3 la vision fut 1/3 (6/18) et au-dessus, dans 4, 1/3 à 1/10 ; dans 1, V ∞, et 1 dut être énucléé après des essais inutiles d'extraction du corps étranger. La vision ne fut pas notée dans les 3 autres. Quant aux résultats des corps étrangers du corps vitré, 3 seulement sur 28 donnèrent une vision satisfaisante, 20 furent perdus dont 19 durent être énucléés.

Nous n'entrerons pas dans de longues considérations sur la question médico-légale des cataractes traumatiques, un chapitre spécial de l'encyclopédie devant être consacré à cette étude. Rappelons seulement qu'au point de vue militaire la cataracte traumatique entraîne la réforme. Quant à la question des assurances, plusieurs jugements ont accordé une indemnité à des malades opérés et ayant avec les lunettes une acuité visuelle = 1. Trois de nos opérés sont dans ce cas. N'oublions pas que Haab déjà, puis Pexet, recommandent d'attendre deux à trois mois avant de délivrer un certificat et que, d'après les conclusions de Lacassagne et de Frézières, le médecin devra dans son rapport répondre surtout aux questions suivantes :

« Le malade peut-il, avec l'aide de lunettes, continuer l'exercice de sa profession comme avant son traumatisme? Malgré l'aide de ces moyens, est-il obligé d'abandonner sa profession? Son incapacité de travail pour son ancienne profession lui permettra-t-elle cependant de pendre un travail nouveau plus en rapport avec sa vision nouvelle ou bien l'exercice d'un métier quelconque lui est-il complètement impossible? » Pexet indique avec raison qu'il faut donner un chiffre, une valeur numérique à l'acuité visuelle avec ou sans verre. Enfin n'oublions pas qu'un malade guéri complètement 'ou opéré avec succès d'une cataracte traumatique avec $V = 1$, a perdu la vision stéréoscopique binoculaire et que par conséquent il est dans une condition inférieure à celui qui a ses deux yeux, et a donc droit à une indemnité s'il est assuré contre les accidents ou s'il est dans une condition qui lui assure le bénéfice de la loi (française) de 1898 sur les accidents du travail.

AFFECTIONS MÉDICALES
DU CRISTALLIN

CHAPITRE PREMIER
LUXATION SPONTANÉE

La luxation spontanée se rencontre fréquemment dans des cas où il existait une subluxation congénitale, mais il existe des cas non douteux dans lesquels il n'y avait aucune malformation congénitale.

Hirchl a vu un myope de soixante et un ans, qui eut successivement aux deux yeux une luxation spontanée dans la chambre antérieure.

Hirschberg signale aussi la luxation spontanée chez les myopes, Landsberg a vu le même cas.

Deschamps signale un cas à quarante-cinq ans où il y eut une luxation double.

Bajot cite un cas où le massage fit rentrer un cristallin luxé.

Le cas de Graefe mérite d'être relaté.

Il s'agit d'un petit garçon âgé de neuf ans qui avait reçu, sous l'œil gauche un coup de fouet lequel avait provoqué une luxation traumatique, et qui prit une luxation spontanée à l'autre œil.

« Lorsque huit semaines plus tard, dit de Graefe, je revis mon petit malade, l'œil gauche était toujours dans le même état, par contre je fus surpris de voir que la chambre antérieure *de l'œil droit* était un peu rétrécie à droite par une légère proéminence de l'iris, tandis qu'à gauche elle avait sa profondeur normale. L'iris tremblait fortement du côté temporal. En examinant attentivement, on constatait que les images réfléchies du cristallin faisaient défaut dans la partie externe de la pupille, tandis qu'elles existaient dans la moitié interne, on pouvait même découvrir le bord du cristallin, sous forme d'un arc de cercle à convexité temporale, dans la partie externe de la pupille. Il n'y avait pas encore de troubles notables de la vision, du moins le petit malade ne les accusait pas et pouvait lire des fins caractères à la même distance qu'auparavant.

Quatre semaines plus tard la luxation était beaucoup plus considérable ; le bord du cristallin coupait la pupille en deux moitiés égales. L'examen ophtalmoscopique montrait une transparence absolue du cristallin dont le bord se marquait par une ligne noire. Lorsqu'on regardait au miroir par la partie externe de la pupille, on voyait nettement tout le fond de l'œil absolument normal ainsi que le corps vitré. Si l'on s'éloignait avec le miroir, l'image droite devenait de plus en plus diffuse, mais on voyait au contraire apparaître de plus en plus claire l'image renversée, plus petite, vue au travers du cristallin, comme on peut la voir dans les fortes myopies, sans se servir du verre convexe. Si alors je prenais un verre convexe de + 20 D., je voyais à la fois les deux images, toutefois elles n'étaient pas également nettes, mais je pouvais voir nettement, tantôt l'une, tantôt l'autre, en éloignant ou rapprochant le verre convexe. Par la même raison, le malade aurait dû voir doubles tous les objets extérieurs, mais il n'indiqua pas cette diplopie; il est vrai qu'on ne pouvait pas absolument se fier à ses réponses. La luxation du cristallin avait lieu surtout en dedans et un peu (1 millimètre) en bas. Six mois plus tard, son œil était toujours dans le même état. »

Lorsqu'on tient compte de toutes les observations publiées on voit qu'il en existe 13 dans lesquelles on avait noté antérieurement une subluxation; 6 fois la subluxation se compléta dans la chambre antérieure, 3 fois dans le corps vitré et 4 fois la subluxation se compléta avec un petit déplacement. Les 6 premiers cas sont ceux de TALKO (1873, 2 cas), RABINOWITSCH (1886), SATTLER (1887), CLARK (1894), BICKERTON (1897).

Les 3 cas de luxation dans le corps vitré sont ceux de KNICKHOFEN (1881, 2 cas), THÉOBALD (1891).

Les 4 derniers cas sont ceux de RAAB (1875), HASNER (1875), MANFREDI (1884), TREACHER-COLLINS (1892).

Dans le cas de THÉOBALD, il est dit que dans le simple mouvement de flexion ou d'extension de la tête, le malade mettait en place ou reluxait son cristallin.

SATTLER relate un fait dans lequel l'instillation d'atropine eut pour effet de luxer complètement un cristallin en ectopie.

SECONDI accuse la toux d'avoir provoqué un déplacement analogue.

TRILLAIS vit une luxation spontanée chez une vieille femme atteinte de péritonite, chez un vieil hémiplégique et chez un enfant scrofuleux.

Enfin CRISCIOSE et HARMS décrivent la luxation consécutive à la choroïdite.

Peu d'examens anatomo-pathologiques ont été faits.

La première description remonte à HIRSCHBERG. Un second cas a été étudié par RAAB. Il s'agissait d'une luxation dans la chambre antérieure d'un cristallin entièrement transparent. De nouveau HIRSCHBERG a eu l'occasion d'examiner un œil énucléé chez une femme de soixante-sept ans et de constater que la luxation avait été précédée d'une forte myopie.

LAWFORD a eu l'occasion d'examiner histologiquement 5 cas. La description la plus complète est celle de RABINOWITSCH qui a eu l'occasion d'étudier deux cas. Dans le premier, il conclut que l'allongement de l'hémisphère antérieur de l'œil était tel que la zonule s'était rompue sans avoir été réellement malade. Dans le second cas au contraire il n'y avait pas d'allongement de l'hémisphère antérieur et l'auteur constata que la zonule avait subi une véritable macération.

Le cristallin luxé dans le corps vitré peut être supporté ainsi que l'a noté

Sichel qui a suivi un cas pendant douze ans, mais bien souvent aussi on note des symptômes d'iridocyclite ou de glaucome.

Le cristallin luxé dans la chambre antérieure est encore moins bien supporté cependant on connaît également quelques cas exceptionnels où il a été toléré pendant plusieurs années. Recordon parle de quatre ans, de Wecker de huit ans, mais C. Jansen cite une observation dans laquelle cet état reste stationnaire pendant trente ans.

Dans un premier cas de M. Recordon, il s'agit d'un cristallin transparent, retenu en bas par la zonule et qui basculait dans le corps vitré.

Lorsque le malade se couche sur le dos, la vue revient momentanément. Depuis quatre ans, cet état est stationnaire.

Dans une seconde observation, l'auteur parle d'un malade âgé de soixante-dix ans atteint de double cataracte et qui devait être opéré prochainement.

Retenu au lit par des douleurs de rhumatisme, il fut étonné de voir tout à coup la partie supérieure de la fenêtre; dès qu'il s'assit dans son lit il rentra dans l'obscurité. Les jours suivants le cristallin se détacha davantage et environ huit jours après, il avait complètement disparu dans le corps vitré. La vue s'est maintenue sur cet œil jusqu'à présent.

Nous entrerons dans plus de détails pour le cas suivant de Raab.

Une jeune femme, âgée de vingt-sept ans, fut admise à la clinique de Heidelberg pour une inflammation de l'œil gauche. Elle avait toujours été bien portante, mais avait dès son enfance une si mauvaise vue qu'elle n'avait jamais pu apprendre à lire; on constate en effet à son œil droit une ectopie du cristallin; $V. = \frac{1}{10}$, sans correction possible par des verres concaves ou convexes. L'œil gauche était très enflammé surtout au pourtour de la cornée dont le centre était opaque dans ses couches profondes, et derrière laquelle on voyait le cristallin sous forme d'un corps ambré, dont le bord brillait comme celui d'une goutte d'huile dans l'eau. On essaya de remettre le cristallin en place en couchant la malade, puis en employant l'atropine et en diminuant la tension musculaire par une anesthésie générale (chloroforme), mais ce fut inutile. On voulut alors faire une iridectomie, mais, après l'incision, l'iris et le corps vitré liquide s'échappèrent par l'ouverture et on dut immédiatement agrandir l'incision et extraire le cristallin avec l'anse de Weber. La blessure était cicatrisée au bout de six jours, mais la pupille se troubla peu à peu, l'œil resta mou, sensiblement aplati sous les points d'insertion des 4 muscles droits, et il finit par s'atrophier.

Ce qui est anatomiquement remarquable, dans ce cas, c'est que le cristallin avait conservé à la face postérieure un enfoncement circulaire correspondant à l'endroit où une pression avait été exercée par le sphincter de l'iris; il ne restait en outre aucune trace de la zonule.

Lorsqu'on n'opère pas l'extraction dans des cas pareils, les symptômes glaucomateux augmentent graduellement et finissent par amener une énorme ectasie de tout l'œil surtout de la moitié antérieure. Pour démontrer ce fait Raab publie l'examen d'un œil énucléé par le Dr Schmid à Odessa. Le diamètre antéro-postérieur avait atteint 31 millimètres, l'équatorial 26 millimètres;

l'angle obtus qui marque ordinairement le passage de la cornée à la sclérotique était complètement effacé. L'épaisseur de la cornée au centre était réduite à la moitié de son épaisseur normale et elle diminuait encore graduellement vers la périphérie, pour se continuer dans une sclérotique extraordinairement mince. La surface antérieure du cristallin, réduit lui-même à un quart de son volume normal, adhérait à la partie postérieure de la cornée par une sorte de cataracte pyramidale. Il n'y avait pas en arrière d'adhérences avec l'iris, ni le corps vitré. On ne voyait à l'œil nu aucune trace de la zonule. Pour d'autres détails microscopiques, nous sommes forcés de renvoyer à l'original.

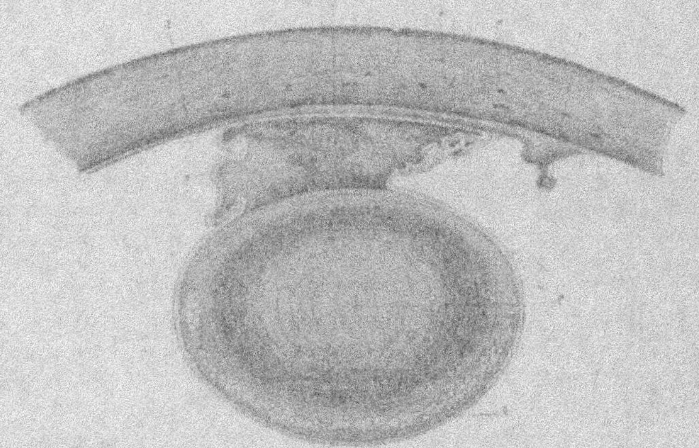

Fig. 17.

Cristallin luxé dans la chambre antérieure et adhérent à la membrane de Descemet. Œil glaucomateux. Becker, Atlas der pathologisch. Topographie des Auges, Fascicule II, planche XVII, fig. 1.

Becker, dans son Atlas, reproduit, à une plus grande échelle et avec des détails plus précis le dessin de Raab; c'est donc d'après Becker que nous le donnons à notre tour (voir fig. 17).

Nous revenons ici sur les 2 observations de Hirschberg, parce que dans ces 2 cas nous avons également l'examen anatomique. Pour le premier, il s'agit d'un malade atteint de myopie de 10 dioptries; la luxation eut lieu en 1888 et l'œil resta calme jusqu'en 1896, puis tout d'un coup il survint des douleurs si intolérables qu'il fallut faire l'énucléation. Le cristallin était normal. Dans le second cas il s'agit d'un œil aveugle, mais le malade avait un diagnostic du professeur Knapp remontant à 1874 et qui indiquait « subluxation spontanée V 5/200. Cet œil était devenu aveugle et le malade ne s'en était pas occupé lorsque le 10 juin 1902, donc, après dix-huit ans, il se développa tout à coup un état glaucomateux et des douleurs très vives, qui ne cédèrent à aucun traitement; ici aussi on dut faire l'énucléation. Hirschberg donne en détail la description anatomo-microscopique de ce cas. Nous relevons seulement que sur le cristallin on ne trouve aucune trace de la zonule. Reuschewyrsch conclut donc que la cause de la luxation est « la macération ou l'atrophie de la zonule ».

Laqueur rapporte l'observation d'un homme qui avait perdu l'œil gauche six mois après une opération de cataracte. Huit ans plus tard le cristallin clair de l'œil droit se luxa spontanément dans la chambre antérieure, mais le malade pouvait, à volonté, le faire repasser derrière l'iris. L'état s'est maintenu.

Dans le même article nous trouvons la description d'un cas de luxation spontanée du cristallin réduit par l'atropine. Il s'agit d'un homme âgé de soixante-cinq ans, qui avait déjà perdu l'œil droit et chez lequel sans que le malade s'en aperçut (?) le cristallin de l'œil gauche avait passé dans la chambre antérieure, où il était devenu opaque et séjournait depuis quinze mois. Redoutant les suites possibles de l'extraction chez un malade ayant déjà perdu un œil, M. Mannex fit dilater les pupilles par l'atropine et coucher le malade sur le dos. De temps en temps il imprimait à la tête des mouvements propres à amener le cristallin au centre de la pupille. On vit peu à peu le cristallin s'engager dans l'ouverture pupillaire, puis tomber complètement dans la chambre postérieure; et quand le malade se leva verticalement on ne vit plus que la partie la plus élevée du cristallin fixée dans l'hémisphère inférieur. La guérison était complète et ne s'est pas démentie.

Nous croyons avoir donné ci-dessus assez de détails et d'observations sur la luxation spontanée du cristallin dans ses diverses variétés; il nous reste à mentionner que dans de nombreuses observations on a cité comme cause occasionnelle de la luxation des accès de toux, des éternuements, des convulsions, etc. Fallait-il pour cela les considérer comme traumatiques, nous ne l'avons pas pensé et c'est pourquoi nous les groupons dans un chapitre spécial.

En résumé, il semble bien qu'il y ait des processus multiples qui peuvent aboutir au même résultat et que la cause des luxations spontanées ne soit pas univoque.

A l'heure actuelle on peut dire qu'il existe au moins trois types de luxation spontanée du cristallin :

1° Les luxations qui succèdent à des subluxations congénitales;

2° Les luxations qui succèdent à un allongement de l'œil;

3° Les luxations qui succèdent à une dégénérescence de la zonule dont la cause est inconnue. C'est dans ce dernier groupe que nous rangeons aussi bien les cas de Reuschewyrsch que ceux de Cuixciose, de Hanan et de Teillais, en attendant qu'une étude plus complète permette de faire une classification plus rationnelle.

Au point de vue clinique, il y a lieu de distinguer les subluxations et les luxations complètes, et dans chacune de ces formes une variété dans laquelle le cristallin est transparent et une autre variété dans laquelle il est opaque.

Lorsqu'il s'agit d'une subluxation avec cristallin transparent, les malades ont les mêmes symptômes que ceux que nous avons décrits dans l'ectopie congénitale. La chambre antérieure est plus aplatie du côté où le cristallin s'appuie sur l'iris, plus profonde de l'autre côté où l'iris présente souvent du tremblotement.

Le cristallin est plus réfringent dans sa partie non adhérente, de sorte qu'il peut présenter une double réfraction, et comme la réfraction est encore fort différente dans la partie opaque, il en résulte un trouble visuel considérable.

Lorsqu'il s'agit d'une subluxation avec cristallin opaque, la netteté de la vision dépend de l'étendue du champ optique, mais lorsque la luxation se complète et que le malade subit en somme un abaissement il en éprouve une surprise et une joie que mentionnent toutes les observations.

Il nous faut citer encore deux cas extraordinaires et dont l'étiologie est inconnue, de luxation sous-conjonctivale du cristallin, sans aucun traumatisme. Dans une observation d'Axenfeld, l'auteur admet à cause de la présence d'un glaucome dans l'autre œil que la rupture de la sclérotique était due à une tension intra-oculaire excessive; mais nous ne pouvons donner aucune explication suffisante du cas de Zehender; le malade qui était venu consulter l'auteur pour un trachome, niait absolument tout traumatisme ou toute opération.

Nous rencontrons enfin une luxation en avant du cristallin, dans tous les cas de staphylomes assez étendus de la cornée. Il faut admettre ici qu'à un moment donné il y a eu une perforation d'un ulcère-cornéen, la chambre antérieure s'est vidée et l'iris suivi du cristallin est venu adhérer à la cornée et abolir ainsi partiellement ou totalement la chambre antérieure.

Quant au *traitement*, lorsque la luxation a lieu dans le corps vitré, il se borne à corriger l'aphakie par les verres correspondants aussi longtemps que l'on n'observe aucun phénomène glaucomateux ou irritatif, si au contraire le cristallin passe dans la chambre antérieure on cherchera, s'il est clair, à le faire rentrer dans la chambre postérieure en employant l'atropine et le décubitus dorsal comme dans l'observation ci-dessus de Manteux. Après la réposition on pourrait employer l'ésérine ou une double iridodésis comme le propose Testelin. Si par contre on n'arrive pas à remettre en place le cristallin, même s'il est clair, il vaudra mieux l'extraire bien que nous ayons vu qu'il pouvait rester clair quatre, huit et même trente ans. S'il est cataracté, il n'y a pas à hésiter, l'extraction est indiquée pour prévenir le glaucome secondaire et l'énucléation comme dans les cas cités ci-dessus d'après Remscheidwirsch. Cette opération est souvent couronnée de succès, plusieurs observations en ont été publiées.

Nous n'insistons pas ici sur la question du traitement lequel se confond avec celui de la luxation traumatique.

Une discussion intéressante a été soulevée à ce sujet par Morax à la société d'ophtalmologie de Paris en novembre 1905.

Depuis la rédaction de cet article deux observations très intéressantes ont été communiquées par Vacher et Gass à la Société française d'ophtalmologie, 1906.

CHAPITRE II

ALTÉRATIONS ACQUISES DE LA RÉFRACTION

Myopie, hypermétropie et astigmatisme d'origine cristallinienne. — Le premier cas connu d'altération acquise de la réfraction a été publié par Horner. Il s'agit d'une femme âgée de cinquante-cinq ans qui avait une **hypermétropie** de 0,75 D., laquelle sous l'influence du diabète augmente jusqu'à 2,50 D. pour retomber à 0,75 après le traitement du diabète. Dans un second cas de Caux, chez une femme de soixante-huit ans, l'hypermétropie augmenta de 1,5 à 3 D.; dans un troisième de Doyne, chez un homme de quarante-trois ans, une emmétropie ou plutôt une légère hypermétropie de 0,50 augmente jusqu'à 3 D. sous l'influence du diabète, enfin dans le cas de Sourdille chez un malade âgé de cinquante-trois ans, une emmétropie se transforme subitement en hypermétropie de 2 D. Cette dernière observation étant absolument typique nous en reproduisons quelques détails :

M. P..., âgé de cinquante-trois ans a, il y a dix-huit mois, contracté une légère syphilis, soignée depuis cette époque ; il est en même temps diabétique (13 grammes par litre et 187 en vingt-quatre heures). Sa vue a jusqu'ici été très bonne et depuis deux ans seulement (à l'âge de cinquante et un ans) il a été obligé de prendre des verres pour la vision de près. Il y a quatre jours il a pris subitement à son réveil des troubles visuels bizarres ; la vision de loin est devenue si confuse que le malade ne peut plus reconnaître les personnes dans la rue ; la lecture est impossible. Actuellement l'acuité est de 1/6 sans verre ; elle remonte à 6/6 avec un convexe de 2 D.; le malade lit facilement le n° 1 de Wecker avec + 3,5 D.

La skiascopie confirme cette hypermétropie. La pupille est normale et réagit normalement aux divers excitants, lumière, accommodation, convergence ; le cristallin est d'une transparence parfaite, l'examen ophtalmoscopique est absolument négatif, enfin la tension oculaire est à peu près normale, plutôt diminuée.

Le malade revient dix-huit jours plus tard. Une nouvelle analyse, répétée plusieurs fois à cause de l'étrangeté du fait, démontre la disparition totale du sucre des urines. La vue est redevenue complètement normale ; l'acuité visuelle est égale à 6/6 sans verre et le verre (+ 2 D.) dont le malade se servait auparavant pour la vision de près lui permet à nouveau de lire le n° 1 de Wecker ; enfin la skiascopie confirme l'absence d'hypermétropie.

Sourdille fait suivre cette observation des réflexions suivantes :

S'agissait-il d'une paralysie limitée seulement au muscle accommodateur et rendant manifeste une hypermétropie jusque-là latente ? J'écarte ce diagnostic pour les raisons suivantes : l'hypermétropie congénitale se manifeste à un âge beaucoup moins avancé et il est indiscutable que si le malade avait toujours eu cette hypermétropie de 2 D., il eut été dans la nécessité de porter des verres convexes depuis très longtemps à un âge relativement jeune et non à cinquante-un ans ; d'autre part l'accommodation n'était elle-même pas touchée puisqu'une fois l'hypermétropie corrigée (+ 2 D.), le malade pouvait lire avec un verre + 3,5 corrigeant seulement la presbyopie en rapport avec son âge (+ 1,5). Enfin l'ophtalmoplégie serait très vraisemblablement accompagnée de mydriase.

L'accommodation était également normale dans les cas de Houxen et de Doyne. Nous aurons à parler après l'étude de la myopie des hypothèses présentées pour expliquer cette altération de la réfraction. Pour l'hypermétropie Houxen pensait que la présence d'une grande quantité de sucre dans le sang aurait pour résultat de déshydrater les milieux réfringents de l'œil et particulièrement le corps vitré, véritable éponge saturée de liquide ; d'où diminution du volume de l'œil et raccourcissement de l'axe antéro-postérieur ; ce serait donc une hypermétropie axile. Sourdille n'est pas éloigné d'admettre cette hypothèse en raison du fait que chez son malade la tension oculaire était plutôt diminuée et qu'elle redevint normale après la disparition de l'amétropie et du sucre urinaire.

Nous devons enfin mentionner un cas de Lichtenstein.

Chez un jeune homme de dix-sept ans qui se plaignait de troubles récents de la vision il trouva une Hm. de 1,5 D. et V. = 6/6, mais en même temps une paralysie totale de l'accommodation à tel point qu'il avait besoin d'un verre + 12 D. pour la vision de près. Depuis quelque temps il avait du diabète ; sucre 4,1 2 p. 100. Le lendemain du premier examen il fallait + 2,5 D. pour la vision à distance, au bout de cinq jours, 3,5 D. ! Urine 6 litres par jour — La paralysie de l'accommodation guérit petit à petit jusqu'à 5 D. ; l'Hm. elle-même revient à 1,5 D. Il s'agissait donc d'une hypermétropie passagère ; il n'existait pas d'hypermétropie latente. La cause de cette Hm. est peut-être une altération de l'indice de réfraction du cristallin.

Si l'hypermétropie est rare, la **myopie d'origine cristallinienne**, par contre, est assez fréquente dans le diabète. Depuis les travaux de Husemann, qui le premier a montré que toute myopie subite, survenant à un âge avancé, devait faire penser au diabète, les observations se sont multipliées de tous côtés. Husemann cite trois cas, mais dans un le cristallin montrait un commencement de cataracte. Ce fut d'abord Appenzeller qui signala le fait suivant :

Un homme âgé de quarante-trois ans qui jusqu'alors avait eu une bonne vue se plaint que, depuis quinze jours il voit mal de loin (V à 18) tandis qu'il lit Sn. 1 à 20 cm. On constate M = 1 D. V. 4 4 après correction ; on suppose et constate le diabète, que l'on combat aussitôt par un traitement approprié ; trois jours plus tard (23 mars) emmétropie, V = 1 à distance ; mais il survint le 27 mars une diminution de l'accommodation de 2,5 D., le 31 de 3 D. ; cet état dure une huitaine de jours, puis la perte de l'accommodation n'est plus que 1,5 D., plus tard 1 D. et enfin on retrouve l'emmétropie normale.

Puis ce sont les cas de Risley et de Gruissota dans lesquels la myopie variait selon le degré de la glycosurie, un de Delaaois, 5 D. Celui de Gruenoew est remarquable d'abord parce qu'il apparaît six à sept ans après le début du diabète (le malade avait alors trente-neuf ans et une myopie de 1 D. à droite, 0,75 à gauche), puis par le fait que cet état resta stationnaire au moins pendant deux ans; ici aussi il y avait une paresse de l'accommodation et le malade ne lisait de près qu'avec + 1 D.

Das un cas de Neumann, chez une femme de cinquante ans, la myopie disparut au bout de trois semaines, bien que le diabète continuât sans être amélioré, les cristallins restant clairs; dans un second cas avec opacités du cristallin, la cataracte resta stationnaire, mais la myopie, par contre, augmenta.

Alexander publie également un cas de myopie légère, 1 D. qui disparaît au bout de trois semaines pour faire place à une hypermétropie de 1,85 D. D'autres fois la myopie est beaucoup plus forte; Nous avons observé un cas chez un emmétrope où la myopie était et est encore de 5,50 D ; cristallins absolument transparents, V = 1 après correction. Ces cas sont du reste assez communs pour que chaque oculiste ait pu en observer.

Comment doit-on expliquer cette myopie diabétique? Appenzeller a voulu l'attribuer à une augmentation de l'indice de réfraction de l'humeur aqueuse, mais indépendamment du fait qu'il est plus que probable que le liquide du corps vitré doit présenter le même indice que celui de la chambre antérieure, Hess a calculé que pour occasionner une myopie de 1 D. l'humeur aqueuse devait contenir 20 p. 100 de glucose. Or les expériences de Deutschmann ont démontré que le cristallin humain se trouble en quelques heures dans une solution de glucose à 5 p. 100. On doit donc conclure que si la myopie diabétique était due à la présence du sucre dans l'humeur aqueuse le cristallin ne tarderait pas à se cataracter.

V. Baggu démontre qu'une augmentation de l'indice de réfraction de tous les milieux de l'œil amènerait une diminution de la réfraction totale. La myopie diabétique doit donc avoir une autre cause, augmentation du volume du cristallin, avec modifications de courbure, etc.

Manthe a décrit un cas de myopie due à l'ictère et Schaffinger rapporte un cas de Green dû à l'iritis.

Mentionnons enfin que Thomson attribue la myopie acquise tardivement à une propulsion du cristallin en avant. Voici comment il s'explique : « La myopie subite est un signal de danger pour l'œil; elle n'est pas toujours causée par l'accroissement de l'indice de réfraction du cristallin au commencement de la cataracte. Elle est souvent déterminée par une congestion du fond de l'œil, qui se fait remarquer par de nombreuses petites parcelles flottantes dans l'humeur vitrée, par le relâchement du ligament suspenseur et par la luxation du cristallin en avant. »

Vu l'âge avancé de la plupart des malades atteints de cataracte diabétique et vu la résistance de la sclérotique à cet âge on n'a pas le droit de penser à une myopie axile due à l'allongement de l'axe optique. Il est donc très probable qu'il s'agit d'une augmentation du pouvoir réfringent du cristallin, soit par augmentation de sa courbure, soit par accroissement de son indice de réfraction ou soit par ces deux causes à la fois et cela est d'autant plus probable que Herxa a démontré sur les yeux d'une femme âgée de cinquante-huit ans, diabétique, chez laquelle dans les dernières années de sa vie s'était développée une myopie de 4-5 D. sur un œil et de 8-9 D. sur l'autre, que l'indice total du cristallin mesuré au pôle antérieur et au noyau était de 1,452 pour un œil, de 1,470 pour l'autre en regard des chiffres 1,415 à 1,425 qui représentent l'indice normal des cristallins de personnes âgées.

A propos de ces myopies cristalliniennes nous devons mentionner les rares observations de **microphakie**. La première est due à Cormack. Il s'agit d'une dame âgée de trente-quatre ans chez laquelle, à la skiascopie, on remarquait, sur l'œil droit, des jeux d'ombre rappelant ceux du lenticône.

Il l'examina d'abord avec la méthode de Jackson (Skiascopy. Philadelphia, 1896) décrite par Tscherning dans notre Encyclopédie, puis il mesura les rayons de courbure et l'épaisseur du cristallin.

Il ne donne pas d'indication au sujet de la vision ni des verres correcteurs, mais il indique que l'œil lui-même avait la forme d'un œil emmétrope ou plutôt une légère hypermétropie de 1,5 D; l'œil gauche normal avec 0,5 hypermétropie. Quant au cristallin l'aberration sphérique était de 8 à 10 D. positive pour la périphérie. Voici du reste les chiffres exacts mesurés à l'ophtalmomètre.

Courbure antér. de la cornée, O. D. 7,24 mm. = 47,3 D.	O. G.	7,30 mm. = 46,6 D.
Épaisseur du cristallin,	3,6 —	3,9 —
Rayon de la cristalloïde ant.	6,8 —	9,6 —
— — post.	3,6 —	3,3 —
Réfraction du cristallin,	29,8 D.	20 D.

Cormack ne donne pas la dimension du diamètre, mais il conclut que le cristallin devait être oblique à cause de la grandeur de l'angle α = 7,8° Il ajoute que la forme de la lentille rappelle celle de l'enfant nouveau-né dont, d'après Holth et Axenfeld, le R. 1 est égal à 4 mm. 5, R. 2 à 4,00, l'épaisseur 3,7 et le diamètre 6 millimètres.

Une seconde observation est due à Keeling qui opéra une femme myope de 32 D. et qui après l'extraction avait une hypermétropie de 14,5 D. Avant l'opération il avait constaté une luxation du cristallin en bas et en dehors, et la malade pouvait en penchant la tête faire passer son cristallin dans la chambre antérieure; le cristallin était donc probablement très petit, mais Keeling n'en dit rien et ne donne aucune indication sur les constantes optiques.

Le 17 décembre 1905 Muntendam présenta à la Société néerlandaise d'Ophtalmologie une observation de microphakie. Il s'agissait d'un homme de trente-six ans, chez lequel trois ans auparavant on avait constaté une myopie de 13 D. avec V. 1/3 après correction. Depuis un jour il se plaignait de vives douleurs à l'œil droit, la cornée était un peu trouble dans la moitié inférieure, injection périkératique, pupille très dilatée, chambre antérieure profonde, couleur de l'iris et tension normales.

Le bord inférieur de l'iris, sur lequel reposait le cristallin, était un peu repoussé en arrière et dans la pupille dilatée on apercevait le contour entier du cristallin dont le diamètre mesurait environ 8 millimètres. Il y avait donc une subluxation du cristallin avec légère inclinaison en arrière de sa partie inférieure. L'œil gauche présentait également un tremblotement de l'iris, la partie supérieure de la chambre antérieure était un peu plus profonde que la partie inférieure, ce qui permet de supposer qu'il existait un léger déplacement du cristallin en bas avec relâchement de la zonule; après dilatation de la pupille on voit que de ce côté aussi le cristallin est plus petit. L'œil droit fut opéré par extraction avec narcose. MUNTENDAM entreprit alors de faire l'examen consciencieux de l'œil gauche.

Voici les résultats :

Angle x	5°43′56″
Rayon de la cornée, horizontal	7.386 mm.
— vertical	7,426 —
Profondeur de la chambre antérieure	3.6252 —
Rayon de la cristalloïde ant.	4.8514 —
— post.	5,4 —
Épaisseur du cristallin	5.3446 —

Les deux chiffres les plus remarquables sont le fort rayon de courbure de la cristalloïde antérieure qui normalement est d'environ 10 millimètres et l'épaisseur du cristallin qui est d'environ 4 millimètres à l'état normal. Il s'agit donc bien ici d'une forte *myopie cristallinienne.*

Dans la discussion qui suivit la présentation de MUNTENDAM, KOSTER s'étonne du faible degré de myopie dans le cas exposé, lui-même a chez une jeune fille de huit ans observé une microphakie (diamètre du cristallin 6 millimètres) avec une différence de réfraction de 50 D entre la partie centrale de la pupille et la partie périphérique aphaque que l'on voyait après dilatation de la pupille. Dans le cas de KOSTER le cristallin était peut-être un peu déplacé en bas, mais il n'était pas mobile et était fortement maintenu par la zonule.

Après cet exposé des cas connus de microphakie on peut se demander si nous n'aurions pas mieux fait de les décrire avec les luxations, car ils rappellent beaucoup la myopie que nous avons décrite soit après la luxation spontanée, soit après la luxation traumatique; en effet, il existait une luxation ou une subluxation dans les cas de CONDTLE, KEELING et MUNTENDAM, seul celui de KOSTER fait peut-être exception.

Astigmatisme acquis du cristallin. — Nous n'avons pas à nous occuper ici de l'astigmatisme ordinaire du cristallin, soit qu'il existe seul, soit qu'il se soit développé pour corriger en tout ou en partie l'astigmatisme de la cornée, mais d'une forme particulière qui vient d'être étudiée et décrite par NUEL.

Nous savons que la cataracte capsulaire antérieure se développe souvent sous l'influence de l'ophtalmie purulente des nouveau-nés et cela aussi bien après perforation de la cornée que sans cette lésion. Or NUEL vient de découvrir chez 3 enfants âgés de sept à dix ans, qui tous les trois avaient eu une ophtalmie purulente des nouveau-nés, et dont deux avaient été soignés par lui-même, une amblyopie qui abaissait l'acuité visuelle à 1/4 dans 2 cas et à 1/5 dans le 3ᵉ et qui était due uniquement à un astigmatisme irrégulier du cristallin. Sur l'autre œil il y avait chez deux de ces enfants une cataracte polaire antérieure ; le troisième, au contraire, avait un œil tout à fait normal.

Nuel pense que des substances pathogènes sécrétées par les microbes cornéens diffuseraient au travers de la cornée et pourraient ainsi agir jusque sur l'iris et le cristallin, et cette manière de voir qui est admise pour la cataracte capsulaire, peut également expliquer l'astigmatisme cristallinien. Nous citerons deux des observations de Nuel.

Nº 1. Jeune fille de huit ans que j'avais traitée pour une blennorrhée des nouveau-nés, bilatérale, avec complication cornéenne (trouble exulcéré, mais pas de perforation) à droite. Je constatai l'absence de toute trace de cataracte. Actuellement il y a une cataracte polaire typique *à droite* (avec acuité visuelle d'un dixième) et à *gauche*, astigmatisme cristallinien irrégulier, sans cataracte véritable. L'acuité visuelle de l'œil gauche n'est pas d'un quart. Le disque de Placido montre à gauche une courbure cornéenne normale.

Nº 2. Jeune fille de dix ans que j'avais traitée pour une blennorrhée des nouveau-nés du seul œil gauche sans complication cornéenne et qui présente un léger degré de strabisme convergent de cet œil. L'acuité visuelle de cet œil est de un cinquième par suite d'astigmatisme cristallinien irrégulier très apparent et qui voile sensiblement le fond de l'œil à l'examen ophtalmoscopique. Au disque de Placido, les courbures des deux cornées sont normales. A droite il y a emmétropie et acuité visuelle normale.

CHAPITRE III

CATARACTES ACQUISES

PREMIÈRE PARTIE

CHIMIE PATHOLOGIQUE, ANATOMIE PATHOLOGIQUE ET PATHOGÉNIE

Par M. Louis DOR

On divise actuellement les cataractes en quatre variétés cliniques, les cataractes congénitales, les cataractes traumatiques, les cataractes diathésiques et les cataractes séniles. Nous nous sommes conformé à l'usage en ce qui concerne les deux premières variétés. Au nom de l'anatomie pathologique, de la pathogénie et de la clinique, nous avons décrit d'une façon absolument séparée la cataracte congénitale. Nous croyons aussi que les cataractes traumatiques constituent un chapitre bien nettement délimité. Mais en ce qui concerne les deux autres groupes nous cessons d'être de l'avis de la majorité des auteurs. Nous montrerons que le cristallin subit naturellement avec l'âge des modifications chimiques qui sont de telle nature que lorsque ce cristallin sénile se trouble, les lésions produites sont différentes de celles qui surviennent dans un cristallin jeune.

La cataracte chez les vieux a donc une allure clinique spéciale, une anatomie pathologique un peu particulière, mais toute cataracte chez les personnes âgées, se comporte de la même manière. Histologiquement il y a des cataractes chez les vieux, mais il n'y a pas de cataracte sénile.

Aussi ne ferons-nous pas un chapitre de pathogénie et d'anatomie pathologique spécialement consacré à l'étude de la cataracte sénile; nous dirons seulement comment se modifie chez les personnes âgées le processus qui donne naissance à la cataracte, et nous étudierons d'une façon générale ce que nous appellerons la cataracte dystrophique par opposition à la cataracte traumatique et la cataracte congénitale.

Certains auteurs ont classé les cataractes d'après leur cause étiologique distinguant les cataractes par agents chimiques, par agents mécaniques et par agents physiques. Ils séparent ainsi les cataractes dystrophiques d'avec les cataractes par massage ou par ébranlement et enfin des cataractes par la lumière et la foudre.

Nous ne nous sommes pas arrêté à cette subdivision parce que d'une part les forces chimiques, physiques et mécaniques sont souvent associées et que d'autre part ces forces ne sont, à notre avis, que facteurs étiologiques et non facteurs pathogéniques de la cataracte. Nous verrons que la cataracte apparaît parce que certains troubles se sont développés dans certaines cellules et non parce que ces troubles ont été causés par une force physique, une force chimique ou une force mécanique dans lesdites cellules. D'une manière générale les classifications étiologiques sont mauvaises. Que dirait-on d'une classification des maladies qui serait basée sur des causes telles que les eaux de boisson ingérées, les refroidissements ?

Le problème qui se pose à nous est unique : il s'agit de savoir quelle est la nature des lésions qui ont pour conséquence l'opacification du cristallin, et c'est seulement lorsque nous connaîtrons ces lésions qu'il deviendra intéressant de savoir quelles sont les divers facteurs qui sont capables de les engendrer.

CHIMIE PATHOLOGIQUE

Avant toute étude de pathologie il convient de bien connaître l'état physiologique de l'organe que l'on se propose d'étudier. C'est pourquoi nous commencerons par exposer le résultat des analyses chimiques du cristallin normal.

Analyse chimique du cristallin normal. — On répète partout que le cristallin contient de la globuline et de l'albumine, mais aucun ouvrage d'ophtalmologie n'a encore tenu compte des remarquables recherches de Mœrner que nous allons analyser. La notion de l'existence de globuline dans le cristallin qui avait été introduite dans la science par Berzelius (1830) a été admise ensuite par Mulder (1840), par Rüling (1846) et par Lehmann (1853). Mais en 1852, Lieberkühn soutint que le cristallin ne contenait pas une globuline, mais bien une alcali-albumine. En 1857 Vintschgau avança qu'il n'y avait aucune différence entre l'albumine contenue dans le cristallin et celle du sang.

Cependant Simon avait déjà montré en 1842 que le cristallin contenait plusieurs sortes d'albumines et les travaux plus récents de Laptschinsky, de Béchamp et de Caux sont absolument confirmatifs de cette manière de voir, mais l'idée qu'il pouvait y avoir dans le cristallin une substance particulière différente de la globuline, différente de la sérine et méritant le nom de cristalline, est une idée absolument moderne et qui se trouve à la fois énoncée pour la première fois et démontrée dans les articles de Mœrner auxquels nous avons fait allusion.

Mœrner a montré d'abord que le cristallin contenait une substance insoluble dans l'eau et dans l'eau salée, substance contenue dans la proportion de 48 p. 100 mais inégalement répartie, puisque ce chiffre de 48 p. 100 n'est qu'une moyenne et que si l'on étudie successivement les couches corticales, les couches moyennes et les couches centrales, on ne trouve dans les premières la substance insoluble que dans la proportion de 21 p. 100 alors que dans le noyau cette proportion s'élève à 64 p. 100 et que ce n'est que dans les couches moyennes que l'on trouve le chiffre de 47 p. 100. Cette substance insoluble que l'auteur appelle une albumoïde donne les réactions de MILLON, d'ADAMKIEWICZ, la réaction xanthoprotéique et par la calcination donne une odeur de soufre.

Au contact des acides dilués, elle ne donne pas de produits réducteurs comme les mucines. Elle est soluble dans les acides minéraux, précipitée par le NaCl, et elle précipite aussi de sa solution dans les acides par la neutralisation. Elle est soluble dans KOH à 0,05 p. 100 et instantanément à 0,5 p. 100, elle n'est pas soluble dans l'ammoniaque, se dissout bien dans HCl à 0,2 p. 100 et pas dans l'acide acétique à 2. p. 100. Sa température de coagulation est comprise entre 45 et 50 degrés.

Cette première substance insoluble qui est contenue dans le cristallin en aussi grande proportion a donc des caractères chimiques qui la distinguent complètement de toutes les autres substances albuminoïdes. MOERNER l'appelle l'albumoïde du cristallin. Cette substance ne s'opacifie pas, mais par contre on la voit noircir comme les ongles et comme la peau dans la momification et c'est de cette substance que nous aurons à reparler quand nous aborderons le chapitre des cataractes noires. A côté de la substance insoluble il existe dans le cristallin deux substances solubles qui ne sont ni l'une ni l'autre des globulines ou des albumines et que MOERNER a appelées l'α-cristalline et la β-cristalline. Ces deux substances précipitent par le sulfate de magnésie comme les globulines; par la saturation avec le NaCl elles restent transparentes comme les vitellines, mais ce qui les distingue surtout des globulines c'est que jamais l'eau distillée ne les précipite. On distingue les deux cristallines l'une de l'autre par le fait que l'une, l'α-cristalline précipite par l'acide acétique et qu'elle est pauvre en soufre, alors que l'autre ne précipite pas et est riche en soufre. L'α-cristalline se trouve dans les couches externes du cristallin et la β-cristalline dans les couches centrales.

Les caractères de l'α-cristalline sont de précipiter par le sulfate de magnésie à 30°, par le sulfate de soude à 30° et non à froid, par le sulfate d'ammoniaque à 1 vol. 1/2, par l'acide carbonique, sauf en présence de NaCl à 0,5 p. 100, mais bien en présence de NaCl à 0,25 p. 100. L'acide acétique précipite à 0,01 p. 100. Le précipité par HCl est soluble dans NaCl. La température de coagulation est de 73°. La composition de cette α-cristalline est la suivante : 16,68 p. 100 d'azote, 0,56 p. 100 de soufre, 52,83 p. 100 de carbone, 6,94 p. 100 d'hydrogène et 0,10 p. 100 de phosphore.

En résumé, il résulte de recherches dont nous ne donnons qu'un simple extrait et que l'on consultera avec profit dans l'article original que l'α-cristalline n'est absolument identique ni avec les paraglobulines, ni avec les vitellines, ni avec les myosines, mais qu'elle est une substance ayant des caractères propres.

Nous allons voir qu'il en est de même de la β-cristalline qui se trouve contenue dans les couches centrales du cristallin.

Celle-ci contient 17,04 p. 100 d'azote et 1,27 p. 100 de soufre; son point de coagulation est voisin de 65°. Les solutions sont précipitées par le sulfate de magnésie et le sulfate de soude à 30°, mais pas par le chlorure de sodium ni par l'eau distillée.

L'acide carbonique et l'acide acétique ne font que des précipités partiels et facilement solubles dans les solutions neutres.

En un mot, la β-cristalline tout comme l'α-cristalline diffère par des caractères essentiels de toutes les autres substances albuminoïdes.

Si l'on cherche à faire une comparaison entre ce qui se passe dans le cristallin et dans la peau, on voit que l'on trouve dans les deux cas des substances qui diffèrent les unes des autres par des caractères de faible importance, mais qu'entre les extrêmes il y a au contraire des différences très accentuées. Il est très vraisemblable que de même que la corne se forme dans la peau aux dépens d'une substance qui est d'abord de l'éléidine et qui n'acquiert les caractères de la kératine que dans les couches les plus périphériques de l'épiderme, de même ici les trois substances dont nous avons parlé ne sont que des modifications l'une de l'autre, et on peut se représenter les choses ainsi : l'albumine du sérum qui se trouve toujours en quantité minime dans le cristallin, se transforme d'abord en α-cristalline sous l'influence des substances diastasiques contenues dans les noyaux des fibres externes du cristallin. Dans les fibres les plus internes, l'α-cristalline se transforme en β cristalline. Ces deux substances sont à l'état demi-liquide dans les fibres, et lorsque le cristallin subit des modifications de courbure en rapport avec l'accommodation, ces substances se prêtent facilement à ces mouvements. Mais l'évolution naturelle des deux cristallines est de se transformer en cette substance insoluble l'albuminoïde dont il a été question et dont la signification est celle de la corne dans l'épiderme. Cette substance insoluble est en même temps dépourvue d'élasticité, et plus le cristallin en contient, plus il perd le pouvoir d'accommoder. On peut se représenter les choses de la façon suivante. Chaque fibre cristallinienne est une sorte d'étui qui renferme une gelée transparente et petit à petit cette gelée s'épaissit sur les parois de l'étui et double celui-ci. Ce n'est plus alors qu'au centre que l'on trouve encore le liquide en beaucoup moins grande quantité jusqu'à ce qu'on finisse par n'en plus trouver du tout : alors on dit que les fibres sont devenues rigides, le cristallin sclérosé, et cette phase correspond à l'état sénile du cristallin, état qui n'est pas véritablement pathologique et qui est une simple évolution comparable à celle qui se produit dans la peau et dans les autres phanères. Cet état est celui de la presbyopie, et il est compatible avec une transparence absolue de la lentille. Mais il n'est pas rare de trouver le cristallin sénile de couleur ambrée, et dans ces cas la translucidité de la lentille subit aussi une diminution.

Le tableau ci-contre résume l'analyse du cristallin d'après Moerner.

Pour le cristallin frais :

Eau	66 p. 100
Albuminoïde	17 »
α Cristalline	6 »
β Cristalline	11 »
Albumine ordinaire	0,2 »

Pour l'extrait sec :

    Albumoïde . . . .   48 p. 100
    α Cristalline   19   »
    β Cristalline   32   »
    Albumine ordinaire . . . .   0,5 »

Le rapport des α- et β-cristallines est de :

    α Cristalline ou Cr. corticale . . . .   37 p. 100
    β Cristalline ou Cr. nucléaire   62   »
    Albumine   1   »

L'albumine insoluble ou albumoïde évaluée à 48 p. 100 est inégalement
répartie :

    Dans l'écorce . . . . elle est de   21 p. 100
    Dans les couches moyennes   47   »
    Dans le noyau   64   »

Analyse chimique du cristallin sénile. — Tout ce que nous venons de
dire s'applique à des cristallins jeunes ou adultes, mais comme la cataracte
dystrophique est surtout une maladie du cristallin sénile, il est intéressant de
savoir comment se modifie normalement la lentille en vieillissant.

Il suffit d'extraire un cristallin sur le cadavre d'un vieillard pour constater qu'il diffère sensiblement du cristallin des jeunes.

Alors que le cristallin des jeunes se laisse décomposer en une série de
couches stratifiées comme les couches d'un oignon et que l'on arrive progressivement à réduire le cristallin à un volume extrêmement réduit, on s'aperçoit que les cristallins séniles ont un noyau dur comme de la corne et qu'il
est difficile de cliver les couches superposées.

Ce noyau est en outre d'aspect jaune-ambré, alors que dans les cristallins
jeunes il est à peine plus teinté que les couches corticales. La forme générale
est aussi modifiée, le cristallin devenant plus réfringent, il était nécessaire
que sa forme générale fut moins convexe. Il devient nécessaire que le sujet
porte des verres convexes pour voir de près, mais tout au moins la vision
à distance reste-t-elle la même.

Certes, il est bien des cas où la forme n'étant pas devenue moins convexe
alors que la densité a augmenté, le sujet devient myope ; c'est particulièrement le cas dans le début des cataractes chez les diabétiques, mais il est aussi
d'autres cas dans lesquels on observe le phénomène inverse, le cristallin
s'aplatit trop ou bien sa réfringence n'augmente pas suffisamment et alors il
apparaît une hypermétropie sénile, mais ces cas sont plutôt l'exception et
d'une façon générale la modification de courbure évolue parallèlement à la
modification de la densité et l'état de la réfraction ne se modifie pas. Ce que
nous devons plus particulièrement retenir de ceci, c'est que le cristallin en
devenant vieux subit une modification de sa densité. Le noyau devient jaune
ambré et de consistance cornée, et les couches corticales étant atteintes d'un
processus analogue deviennent également plus dures et moins transparentes.

Tout ce processus, au point de vue physique, consiste essentiellement en une déshydratation et les analyses chimiques des cristallins séniles montrent qu'ils contiennent moins d'eau que les cristallins jeunes. Ils contiennent par contre une plus grande quantité de sels calcaires, car c'est une loi générale de l'organisme qu'au fur et à mesure que les organes deviennent de plus en plus séniles, ils perdent de la soude et gagnent de la chaux.

Les traces d'acide silicique que l'on peut déceler par l'analyse chimique dans les organes jeunes sont remplacées dans l'organisme vieux par de l'acide carbonique. Nous renvoyons le lecteur à la préface du traité de chimie biologique de Bunau dans lequel il lira avec intérêt les développements dans lesquels est entré cet auteur au sujet de la lutte du silicate de soude et du carbonate de chaux.

Un travail de Deutschmann nous fournira des chiffres précis qui établissent que le cristallin se déshydrate au fur et à mesure qu'il devient plus vieux.

Voici le tableau qui se trouve dans cet article :

Age	Poids total	Perte de poids à 100°	Quantité d'eau	
3 ans	0,1468	0,101	70	p. 100
35 ans	0,19	0,13	71	»
42 ans	0,19	0,12	68	»
65 ans	0,22	0,14	61,6	»

Ainsi le fait de la déshydratation du cristallin sénile est absolument certain.

L'état des albumines insolubles et des cristallines n'a pas été étudié avec les notions acquises par le travail de Mörner, et à ce sujet nous ne pouvons que formuler des hypothèses. Il semble probable que l'évolution de la sénilité consiste dans une transformation des cristallines solubles en albumoïde insoluble ; il y a en outre une mise en liberté partielle de tyrosine. On sait que la tyrosine fait partie constituante de toutes les albumines, et que lorsqu'elle est mise en liberté, cette substance peut s'oxyder et devenir noire. Dans la gangrène sèche de la peau, dans l'écrasement des ongles, dans la nécrose des dents après éradication du nerf dentaire on voit apparaître une matière noire qui n'est autre que la tyrosine oxydée, et si l'on peut voir noircir la kératine des ongles et l'émail des dents, il n'est pas étonnant que les albumines du cristallin puissent aussi devenir noires lorsque leur nutrition est modifiée ; dans tous les cristallins séniles, le noyau prend une teinte ambrée d'abord, puis brune et finalement noire. Cette teinte n'a aucun rapport avec le pigment sanguin, car elle apparaît d'abord au centre du noyau et l'écorce est envahie en dernier lieu.

En résumé, le cristallin sénile diffère sensiblement du cristallin jeune : 1° il renferme moins d'eau ; 2° il est plus riche en carbonate de chaux ; 3° par suite d'une oxydation de la tyrosine mise en liberté, la coloration devient de plus en plus noire en commençant par être ambrée, puis brune.

On comprend que si le processus de la cataracte évolue sur un cristallin jeune ou sur un cristallin sénile, il ne sera pas absolument le même, et qu'à

ce point de vue il est parfaitement rationnel de parler de cataracte sénile et
de cataracte juvénile, mais la sénilité n'aboutit pas spontanément à une autre
forme de cataracte qu'à la cataracte noire, et en dehors de la cataracte noire,
les cataractes séniles ne sont que des cataractes diathésiques chez des personnes âgées.

Analyse chimique du cristallin cataracté. — On a dit et répété partout
après Becker et de Wecker que la cataracte consistait en une déshydratation
du cristallin. Or, c'est là une erreur absolue. Nous avons déjà cité le travail
de Deutschmann qui a montré que le cristallin se déshydratait en devenant
sénile. Ce même auteur a montré qu'il n'en était plus de même dans la cataracte. Ainsi un cristallin cataracté d'un homme de soixante ans pesait 0,23
et perdait à 100° 0,16, soit 71 p. 100 alors qu'un cristallin normal d'un homme
de soixante-trois ans pesait 0,22 perdait à 100° 0,14, soit 64 p. 100 de son
poids.

De même un cristallin cataracté d'un homme de quarante-neuf ans pesant
0,22 perdait à 100° 0,18, soit 81,9 p. 100 de son poids, alors qu'un cristallin
non cataracté d'un homme de quarante-deux ans, pesant 0,17, perdait 0,12
soit 68,3 p. 100. Un autre cristallin cataracté de cinquante-six ans perdait
0,12 sur 0,16 soit 78 p. 100.

Ainsi tout ce que l'on peut dire c'est qu'un cristallin cataracté à soixante-
dix ans est moins riche en eau qu'un cristallin cataracté à quarante ans, mais
cela est bien naturel, puisque nous avons vu que le cristallin se déshydrate
en vieillissant. Il n'en est pas moins vrai que le cristallin cataracté de soixante-
dix ans est plus riche en eau que le cristallin transparent du même âge et
également qu'un cristallin cataracté de quarante ans est plus hydraté qu'un
cristallin non cataracté du même âge.

Donc un premier fait est acquis, c'est que la cataracte n'est pas une déshydratation mais bien au contraire une hydratation du cristallin.

Il est relativement rare que l'on puisse examiner une cataracte complète
avec sa capsule. En général le cristallin a été extrait de sa capsule au moment
de l'opération et ce n'est guère que dans les cas un peu exceptionnels où on
l'a extrait dans sa capsule selon la méthode de Graddenigo Smith, ou dans les cas
où l'on a eu l'occasion de prendre une cataracte sur un œil énucléé que l'on
peut étudier la cataracte complète avec sa capsule. C'est ce qui explique pourquoi le nombre des travaux d'anatomie macroscopique des cataractes est relativement peu considérable.

Grünert a eu l'occasion d'examiner 28 cataractes extraites dans leur capsule par Schmidt et il relate dans son travail que le poids des cristallins cataractés est moindre que celui des cristallins normaux. En effet d'après
Virchow le poids moyen des cristallins normaux est de 0 gr. 28. Or, Grünert
a trouvé une moyenne de 0 gr. 24 pour les cataractes non mûres et de 0 gr. 21
pour les cataractes mûres. Ces chiffres paraissent très démonstratifs mais
ils n'ont que la valeur de toutes les moyennes et dans le cas particulier
lorsqu'on cherche quels étaient les chiffres extrêmes qui ont contribué à la

détermination de ce chiffre moyen, on trouve d'un côté 0,09 et de l'autre côté 0,34, de sorte que l'on est en droit de se demander si le chiffre 0,21 correspond bien à la réalité.

Le poids des cristallins cataractés variait aussi d'après l'état de la réfraction de l'œil antérieurement à la cataracte ; ainsi les cataractes développées chez les emmétropes pesaient en moyenne 0,22 alors que chez les hypermétropes on avait 0,215 et chez les myopes 0,236.

A côté des recherches de Grunert et de Deutschmann se placent tout naturellement les recherches plus anciennes de Zehnder et Matthiesen sur l'indice de réfraction des lentilles cataractées, desquelles il résulte que dans les cataractes molles on observe à peine une légère modification de l'indice de réfraction alors que dans la cataracte sénile on trouve au contraire une augmentation notable de cette densité. Les auteurs ont étudié 12 cataractes à ce point de vue en prenant les indices des couches profondes et ceux des couches périphériques successivement. Ils ont trouvé dans huit cas qui concernaient des enfants ou des adultes avec cataracte molle une densité moyenne d'environ 1.112 pour l'écorce aussi bien que pour les couches profondes, mais chez les vieillards ils ont trouvé des différences assez sensibles entre les couches profondes et les couches corticales des mêmes cataractes. C'est ainsi qu'ils ont publié des observations dans lesquelles ils ont constaté 1.405 pour la couche corticale et 1,428 pour le noyau ou bien 1.3914 pour l'écorce et 1,4109 pour le noyau.

Etudiant aussi la cataracte au point de vue de la présence de la cholestérine ces auteurs ont constaté que sur 50 cataractes pesant après dessiccation à 100° 1,545 grammes il y avait 0,107 grammes de cholestérine soit 7 p. 100 du poids total du cristallin sec.

L'évaluation des densités de la cataracte corrobore les recherches de Grunert et de Deutschmann, et il est bien établi que dans les cataractes corticales séniles le noyau devient un peu plus dense mais par contre les couches corticales perdent de leur densité. C'est bien là un fait d'accord avec celui que nous signalions tout à l'heure en disant que dans la cataracte les couches corticales s'hydratent, bien loin de se déshydrater et que l'albumine s'en va. C'est d'ailleurs ce qui résulte aussi des recherches de Michel.

Voici comment s'exprime cet auteur :

« Berzélius (*Lehr. der Chemie*, 1840) a considéré la cataracte comme une coagulation d'une substance albuminoïde. Puis on a cru au dépôt de cholestérine et de phosphates terreux. D'après Meloen (*Journal f. prak. Chemie*, XIX, 189) la substance organique disparaissait pour faire place à des phosphates et des carbonates de chaux et de magnésie.

« Cahn a trouvé que (*Zeit. f. Physiol. Chemie*) la proportion des albumines était abaissée de 9-13 p. 100 et il donne le tableau suivant :

	Cataracte		cristallin normal.
Albumine	81	85	94
Cholestérine	6.22	4.31	0.62
Lécithine	4.2	0.8	0.63

		Cataracte.	Cristallin normal.
Graisse, ...		1,19	0,79
Extrait alcoolique	0,83	1,45	0,71
Extrait aqueux.	1,94	3,06	1,52
Sels solubles.	1,81	2,41	1,36
Sels insolubles	1,11	1,45	0,46

« Nos recherches personnelles (Congrès de Copenhague, 1885) ont établi que dans les cristallins cataractés il n'y a parfois pas du tout d'albumine soluble, parfois fort peu. Une fois il sembla que seule la lento-globuline persistait alors que la lento-albumine avait disparu ; ainsi avec le sulfate de magnésie on trouvait de la globuline mais pas d'albumine dans une cataracte diabétique. Mais dans les cataractes traumatiques il n'y a pas de différence dans la proportion des albumines. »

Il y a deux façons de s'expliquer le fait que les cataractes sont plus hydratées que les cristallins transparents. On peut se dire que la substance cristallinienne a attiré de l'eau à elle, mais on peut aussi se figurer que c'est l'albumine qui est partie et que l'eau est restée. En réalité les deux phénomènes se produisent et sont la conséquence l'un de l'autre. L'albumine en effet quitte le cristallin puisqu'en pesant un cristallin cataracté comparativement avec un cristallin normal du même âge on trouve dans le résidu sec une différence de poids qui est en faveur du cristallin normal, mais il doit pénétrer de l'eau dans le cristallin pour deux raisons, d'abord parce que le cristallin cataracté contient des sels que ne contient pas le cristallin normal et, ensuite parce que le cristallin cataracté n'a pas diminué de volume proportionnellement à la quantité d'albumine qu'il a perdue.

Ainsi que nous venons de le dire l'analyse chimique du cristallin cataracté montre que tout au moins dans les couches corticales la densité diminue et l'albumine spéciale qui remplit les fibres disparaît après une période dans laquelle cette substance s'est hydratée. Ce fait qui est en contradiction absolue avec les idées théoriques de BECKER et de WECKER pour qui la cataracte est une déshydratation du cristallin, a été observé scientifiquement par des méthodes précises et ne saurait être révoqué en doute.

La question que nous avons à nous poser encore à ce propos est celle de savoir si dans les différentes formes de cataracte on observe la même hydratation ou si dans certaines formes on rencontre des phénomènes différents.

La cataracte naphtalinique a été étudiée tout récemment à ce point de vue par SALEYNER.

Cet auteur a pesé et mesuré les cristallins avec des appareils de précision particulièrement sensibles. Il est arrivé à constater que le poids moyen des cristallins de lapins était de 369 milligrammes et la moyenne des volumes de 329 mmc. la moyenne des densités de 1,1189 mais très vite SALEYNER s'est rendu compte que l'on ne pouvait pas trancher une question aussi délicate avec une méthode basée sur des moyennes parce que ces moyennes expriment des chiffres dont les extrêmes varient du simple au double. Aussi a-t-il eu recours à la méthode suivante : il commençait par peser le cristallin de l'œil droit d'un lapin puis il rendait le cristallin gauche cataracté par la naphtaline et il pesait alors ce cristallin comparativement avec le premier. Il a constaté ainsi que dès le début du processus de la cataracte naphtalinique le cristallin prend un plus grand volume et augmente de poids en diminuant de densité. L'augmentation de volume dans le premier stade était d'environ 6,5 p. 100 et l'augmentation de poids de 7 p. 100, la diminution de densité de 0.0065.

Dans un second stade l'augmentation de poids s'accentue encore et atteint 16 p. 100 l'augmentation de volume atteint 17 p. 100. Saleffske montre que cette augmentation de poids et de volume dans la cataracte naphtalinique est due à une hydratation.

Par des expériences conduites tout autrement Pergens arrive à des conclusions analogues. Il a étudié quelle était la résistance électrique de l'humeur aqueuse et il a vu que cette résistance diminuait notablement chez les animaux qui prenaient une cataracte naphtalinique, de sorte que d'après ses calculs la teneur en sel de l'humeur aqueuse normale étant évaluée à 0,03 p. 100 celle de l'humeur aqueuse des animaux cataractés devait être évaluée à 0,045 p. 100. C'est une deuxième façon de constater que dans la cataracte naphtalinique le cristallin perd des albumines et des sels et cela établit indirectement que le cristallin s'hydrate. Donc actuellement sur ce point, divers auteurs sont d'accord.

Cette hydratation est-elle le premier phénomène en date ou bien n'est-ce pas plutôt tout d'abord le départ des albumines qui caractérise la première période de la cataracte naphtalinique, c'est là une question encore difficile à résoudre ; d'après Magnus, il y aurait au début une rétraction de la lentille et l'hydratation serait secondaire, mais c'est un point que nous discuterons à propos de la pathogénie de la cataracte ; pour le moment nous bornant à étudier la chimie du cristallin cataracté nous faisons remarquer combien tous les auteurs concordent à reconnaître que le cristallin cataracté est plus riche en eau que le cristallin normal.

Cependant la théorie inverse a été longtemps la théorie classique ; comment expliquer ce fait ?

Magnus et Ovio ont montré que lorsqu'on mettait un cristallin dans une solution isotonique de NaCl, de LiCl ou de KCl ou encore de glucose, il restait clair même après décapsulation, et le titre de 12 p. 100 de NaCl était à son avis le titre isotonique pour le cristallin du bœuf ; mais aussitôt que la solution cesse d'être isotonique le cristallin se trouble, soit que la solution soit moins salée, soit qu'elle le soit davantage. Ce fait d'observation nous permet de concilier deux faits qui semblent en contradiction, c'est le fait de l'hydratation que l'on constate dans les cataractes séniles et les cataractes naphtaliniques, et le fait que l'on peut produire des cataractes expérimentalement au moyen d'agents de déshydratation tels que le sel ou le chlorure de calcium.

Nous allons rappeler sommairement les faits de production expérimentale de la cataracte par le sel.

Les cataractes par le sel ont été observées pour la première fois par Kunde en 1857 et elles ont été particulièrement bien étudiées par Magnus. Lorsqu'on donne à de jeunes chats âgés de trois à six mois une dose de 10 à 20 grammes de sel on peut voir survenir déjà au bout de cinq heures une opacification polaire postérieure. A l'examen microscopique on trouve que les fibres cristalliniennes se résolvent en une série de boules. Un travail très complet sur ce côté histologique est celui de Deutschmann, mais Deutschmann faisait la cataracte par le sel en injectant le liquide salé directement dans l'œil ou bien sous la conjonctive agissant comme Hertel. Tous les auteurs qui ont fait ainsi des cataractes avec le sel ont été d'avis qu'il s'agissait d'une déshydratation du cristallin et ils en donnaient pour preuve que les troubles disparaissaient lorsqu'on remettait les animaux dans des conditions normales. Pour savoir s'il s'agissait bien de phénomènes de déshydratation, Krukenberg fit une tentative avec du chlorure de calcium au lieu de chlorure de sodium et il parvint aussi à faire une cataracte par ce moyen, mais Guttmann ne réussit pas et en dernier ressort Deutschmann vint déclarer qu'il était parvenu comme Krukenberg à faire des cataractes par le chlorure de calcium. Dans ces cas les lésions consistaient surtout en vacuoles intra-cellulaires qui sortent des fibres. La production expérimentale de cataracte par le chlorure de calcium a servi d'argument pour établir que la cataracte par le chlorure de sodium devait être due à une déshydratation. D'ailleurs le fait que ces cataractes aussi bien l'une que l'autre disparaissaient lorsqu'on mettait le cristallin dans des conditions normales semble bien établir que cette conception était exacte. Ce dernier fait de l'éclaircissement par l'eau servit à Galezowski à dire qu'il ne devait pas s'agir de cataractes vraies et le maître de l'ophtalmologie montra dans cette circonstance son bon sens habituel ; mais il ne fut pas écouté par tous et la production de cataractes par les corps déshydratants exerça sur beaucoup d'esprits une influence telle qu'ils n'hésitèrent pas à appliquer cette notion à la cataracte de l'homme. C'est ainsi que de Wecker dit dans son *Traité des maladies des yeux*, 2ᵉ édition, tome II, page 119, « Les troubles de transparence..... reconnaissent pour cause immédiate principale une diminution de la proportion d'eau contenue normalement dans les éléments cristalliniens. » Or, nous avons établi que le premier phénomène de la cataracte est précisément une hydratation. Ce fait montre combien il faut s'entourer de précautions avant d'appliquer à la clinique les expériences de laboratoire.

Cette notion absolument erronée de la déshydratation comme cause de cataracte repose donc sur le fait qu'il est possible expérimentalement de faire des cataractes au moyen d'agents de déshydratation ; les trop célèbres expériences de Kubli perpétuent une erreur qu'il serait temps d'abandonner ! Et pourtant sous le titre de « Cryoscopie et pathogénèse de la cataracte sénile » ne voyons-nous pas encore tout récemment au Congrès d'ophtalmologie de Paris (1904), Graut considérer comme établi que la cataracte sénile résulte d'une déshydratation ! Ce même auteur, dans le *Recueil d'ophtalmologie* d'octobre 1904, écrit encore : « Le cristallin qui se nourrit par des phénomènes d'endosmose entouré de liquide hypertonique est privé de liquide et par conséquent déshydraté. Et le phénomène de la déshydratation produit en dernière analyse la cataracte. »

C'est pourquoi nous le répétons encore les expériences de KUNDE ne s'appliquent qu'à une variété tout à fait particulière de cataractes et il est absolument démontré actuellement que la cataracte naphtalinique et la cataracte sénile se produisent par suite d'une hydratation. On observe simultanément le départ des albumines solubles et l'hydratation des éléments qui subsistent. Ultérieurement on observe le dépôt de sels calcaires et de cholestérine. La cataracte sénile est moins hydratée que le cristallin jeune, cela est vrai, mais elle est plus hydratée qu'un cristallin transparent du même âge. Au fur et à mesure que l'on avance en âge le cristallin se déshydrate et lorsque le noyau est corné, il ne peut plus se réhydrater ; seules les couches corticales subissent ce processus, c'est pourquoi un cristallin cataracté de quatre-vingts ans contient moins d'eau qu'un cristallin cataracté de quarante ans mais l'un est l'autre contiennent plus d'eau que des cristallins transparents pris aux âges correspondants.

Une autre question mérite de nous occuper un instant avant de quitter le domaine de la chimie, c'est celle de savoir si les cataractes produites par certaines substances contiennent sous une forme quelconque ces dites substances. Autrement dit, à côté des cataractes par le sel on connaît des cataractes par le sucre, par l'ergot et par la naphtaline. A-t-on rencontré dans ces cas du sucre ou de l'ergotine ou de la naphtaline dans les cataractes qui correspondent à ces intoxications ?

La production expérimentale de la cataracte par le sucre est plus difficile à réaliser que la production de la cataracte par le sel. D'après MAGNUS, il faut donner 100 grammes de sucre de raisin à un chien de quatre mois ou bien 200 grammes de sucre à un chat de un an pour arriver à produire en quelques jours des cataractes, alors qu'avec 10 à 20 grammes de sel par jour des animaux de trois à six mois prennent rapidement la cataracte.

D'autre part on arrive à opacifier un cristallin en le plongeant dans une solution à 5 p. 100 de sucre pendant quatorze heures. Mais l'analyse de l'humeur aqueuse des diabétiques a montré qu'elle n'y avait jamais plus de 0,5 p. 100 de sucre, c'est-à-dire une quantité 10 fois moindre que celle qui trouble le cristallin *in vitro*. A ce sujet, il s'éleva une polémique entre DEUTSCHMANN et HEUBEL, car DEUTSCHMANN prétendait qu'il était impossible que la cataracte diabétique pût être produite par le sucre, alors que HEUBEL disait que l'action étant plus prolongée devenait suffisante. En fait en recherchant le sucre dans la cataracte diabétique on ne le trouve que d'une façon irrégulière. L'opinion de BECKER est celle-ci. Il n'y a de sucre dans le cristallin des diabétiques que dans les cas de diabète tellement prononcé que tous les organes renferment du sucre. Dans ces cas il y en a aussi dans le cristallin, sans cela il n'y en a pas.

Mentionnons à ce propos le travail de TERC et HEROX qui ont montré qu'il y avait dans le cristallin deux substances dont l'une réduit la liqueur de

Fehling, mais ne dévie pas la lumière polarisée, et l'autre au contraire dévie la lumière polarisée sans réduire la liqueur de Fehling. Nous ne connaissons pas de travail qui mentionne la recherche de l'ergotine dans la cataracte ergotinique.

Quant à la cataracte naphtalinique, doit-on admettre que l'analyse chimique permet de déceler de la naphtaline? MAGNUS répond que l'acide picrique permet de déceler la naphtaline sous forme d'acide picro-naphtalinique ayant pour formule $C^{10}H^5(C^2H^3(CO)^2)$ 3 OH, mais SALEFNER (*Arch. f. Op.*, LIX, 521) n'a jamais retrouvé de naphtaline dans la cataracte naphtalinique. Pour lui, il est certain que la naphtaline se transforme dans l'organisme et arrive au cristallin sous une autre forme que celle de naphtaline. Il en donne pour preuve le fait que des cristallins normaux plongés soit dans le sérum, soit dans l'humeur aqueuse d'animaux ayant ingéré de la naphtaline, subissent l'hydratation, qui est le premier stade de la cataracte naphtalinique, alors que des cristallins normaux mis dans l'humeur aqueuse d'animaux qui n'ont point ingéré de naphtaline ne gonflent pas.

L'idée de BOUCHARD était que la naphtaline se sulfo-conjuguait aux dépens des albumines du cristallin et les désorganisait ainsi en prenant leur soufre, mais les recherches de SALEFNER montrent que cette hypothèse est inexacte. Il y a en solution dans l'humeur aqueuse des animaux naphtalinés, une substance qui est toxique pour le cristallin et qui en provoque l'hydratation. Or, hydrater un cristallin, c'est dissoudre les albumines solubles, c'est en permettre l'issue et c'est changer les conditions physiques de la réfraction.

Si nous faisons exception pour la cataracte noire d'une part et pour la cataracte par le sel d'autre part, nous pouvons dire que toutes les cataractes sont en somme produites par une hydratation du cristallin. Cette conclusion n'est pas contraire, nous le répétons, à cette constatation que les cristallins séniles sont moins hydratés que les cristallins d'enfants, mais ainsi que nous l'avons vu, à âge égal, un cristallin normal contient moins d'eau qu'un cristallin cataracté. Certes, un cristallin cataracté sénile contient beaucoup moins d'eau qu'un cristallin normal d'enfant, mais ce même cristallin cataracté sénile est très riche en eau, en comparaison d'un cristallin non cataracté du même âge.

Mécanisme de l'hydratation du cristallin. — Nous devons nous demander maintenant quelle est la cause qui produit cette hydratation. On peut concevoir une hydratation du cristallin de plusieurs manières : on peut supposer tout d'abord que la pression extérieure augmentant, l'eau est pour ainsi dire refoulée dans le cristallin à travers la capsule, et nous verrons que c'est bien là le mécanisme de la cataracte glaucomateuse. On peut, d'autre part, admettre que par suite d'une altération des fibres du cristallin dans les cas de décompression, les albumines solubles peuvent sortir à travers la capsule, et que par un phénomène d'osmose, il pénètre en sens inverse de l'eau pour remplacer les albumines solubles; c'est bien là le mécanisme des cataractes par décollement de la rétine, mais il convient de ne pas envisager exclusivement les questions de pression et de se demander si une hydratation n'est pas possible avec une pression normale. Nous pouvons nous baser sur les recherches de SALEXSEN pour admettre que des diastases hydratantes ont pu pénétrer jusqu'au cristallin et qu'elles y provoquent le phénomène initial de toute cataracte, l'hydratation du cristallin et le départ des albumines. Le travail de ROEMER (1905), auquel nous renvoyons le lecteur montre le rôle que jouent les ferments dans la production de la cataracte. Il y a dans tous les cas un fait établi par SALEXSEN et ROEMER c'est qu'il y a dans le sérum des cataractés un principe spécifique qui se comporte comme un ferment.

Il y a cependant bien certainement des cas dans lesquels toute intervention de ferments est inutile et où l'hydratation se fait par le mécanisme fort simple dont nous avons déjà parlé, le refoulement de l'eau dans le cristallin à travers la capsule. Ce sont les cas de cataracte glaucomateuse, et l'étude de cette forme de cataracte a été faite d'une façon fort complète par VAN GEUS dans son étude sur la pathogénie du glaucome et de la cataracte glaucomateuse par la ligature des veines vortiqueuses. L'auteur a observé des lésions à la fois au niveau des fibres de la région polaire postérieure et au niveau des cellules de la capsule dans la région équatoriale.

Dans un cas peu prononcé, il a noté simplement des lésions de la région polaire postérieure (petites vacuoles et tuméfaction des fibres), il a trouvé que les noyaux de la couche nucléaire étaient exceptionnellement près de la capsule antérieure et que les cellules épithéliales de la capsule étaient devenues exceptionnellement hautes au voisinage de la région équatoriale. Quelques-unes de ces cellules avaient proliféré et entre elles on voyait de nombreuses vacuoles.

La conclusion qui se dégage du travail de VAN GEUS est que la ligature des veines vortiqueuses détermine par la pénétration forcée de liquide dans le cristallin, des altérations qui débutent au niveau des fibres corticales de la région polaire postérieure. C'est un peu plus tard qu'apparaissent des exsudats entre la capsule et l'épithélium, et alors survient une prolifération des cellules de la région équatoriale. Une fois ces cellules altérées, la marche ultérieure de la cataracte est fatale, à moins que les cellules n'aient pu se régénérer. Ainsi, dans ce cas un peu particulier de la cataracte glaucomateuse, le phénomène initial semble bien être la pénétration de liquide par la pression extérieure. Les cellules de la couche capsulaire sont-elles lésées d'une façon temporaire, la cataracte est susceptible de rétrocession, mais si, au contraire, les cellules sont lésées d'une façon définitive, alors la marche de la cataracte devient progressive et rien ne peut l'arrêter. Le travail de VAN GEUS, bien qu'il n'ait pas été fait dans ce but, établit donc nettement le rôle important des cellules de la capsule, et nous allons voir que d'autres auteurs ont également signalé des lésions analogues dans d'autres variétés de cataractes. VAN GEUS a attiré aussi l'attention sur la congestion du corps ciliaire que l'on observe après la ligature des veines vortiqueuses et nous notons en passant le fait parce que nous trouverons plus loin d'autres faits analogues, mais il n'en reste pas moins établi que dans la forme de cataracte qui survient concurremment avec le glaucome après la ligature des veines vortiqueuses, la pénétration d'eau est le phénomène initial, la lésion des cellules le second phénomène en date, et que le développement de la cataracte avec le départ des albumines solubles dépend de l'importance des lésions des cellules de la capsule.

En dehors de la cataracte glaucomateuse il y a une autre forme qui est produite par une hydratation directe, c'est la cataracte des verriers. Toute albumine que l'on chauffe en présence de l'eau s'hydrate. Pour la cataracte traumatique l'hydratation directe est l'évidence même. Dans toutes les formes dites diathésiques ou séniles il y a lieu de faire intervenir un ferment hydratant.

Nous terminons ce chapitre en émettant le vœu que les chimistes veuillent bien à l'avenir tenir compte des analyses du cristallin normal de Mœrner et qu'ils nous disent non seulement que les albumines solubles quittent le cristallin au début de la cataracte, mais encore dans quelle proportion partent l'α-cristalline et l'a β-cristalline.

ANATOMIE PATHOLOGIQUE

Les ophtalmologistes de la seconde moitié du XIX° siècle ont subdivisé a l'infini les différentes formes de cataracte, créant des variétés et des sous-variétés si nombreuses qu'il est difficile de les connaître toutes. Si nous parcourons la table des matières du traité de Stmker, nous voyons que d'après cet auteur il y a lieu d'étudier dans des chapitres distincts les formes suivantes :

Cataracta adversa, acquisita, arborescens, siliquata, axialis, brunescens, calcarea, capsulis, centralis anterior, centralis lenticularis, centralis posterior, chorioidealis, coerulea, complicata, completa, congenita, consecutiva, corticalis, cystica, diabetica, dura, elastica, fluida, fusiformis, glaucomatosa, gypsea, hæmorragica, hypermatura, hypermatura fluida, ichorem tenens, juvenum, lactea, lapida, lenticularis matura, maturescens, membranacea, mollis, mixta, morgagniana, natalis, nigra, nuclearis, ossea, polaris anterior, polaris posterior, punctata, putrida, secundaria, senilis, spuria, stellata, trabecularis, tremula, zonularis, et nous passons encore nombre de sous-variétés.

Le principal reproche que nous faisons aux classifications de ce genre, n'est pas d'avoir distingué trop de formes différentes, c'est d'avoir pris pour base de classification simultanément des caractères purement cliniques (diabetica, glaucomatosa), des caractères physiques (fluida, mollis, dura), et des caractères anatomiques (polaris, centralis, zonularis). Le principe de toutes les classifications est cependant de n'avoir qu'une seule base, et ce principe, les ophtalmologistes l'ont trop oublié.

Nous pensons que dans un chapitre d'anatomie pathologique, la classification doit être exclusivement anatomique de même qu'elle pourra être exclusivement clinique dans un chapitre de pathogénie. Aussi, pour nous actuellement, il n'y a pas de cataracte diabétique, glaucomateuse, choroïdienne, ou juvénile, il n'y a que des cataractes partielles ou totales, capsulaires ou lenticulaires.

Chacune de ces formes pourra être blanche ou noire, molle ou dure, adhérente ou subluxée, mais ce seront là des caractères secondaires, et encore une fois, au point de vue anatomo-pathologique, toutes les cataractes rentrent dans les groupes suivants :

1° Cataracte lenticulaire ;

2° Cataracte capsulaire ;

3° Cataractes capsulo-lenticulaires.

Nous commencerons par décrire l'aspect macroscopique des cataractes avant de passer à l'étude qui nous occupera plus longtemps de leurs caractères microscopiques.

Cataractes lenticulaires. — A. CATARACTES GRISES. — La meilleure description macroscopique des lésions du cristallin cataracté est celle de FOERSTER.

Cet auteur a examiné soixante-douze cataractes prises sur des cadavres de sujets âgés de cinquante-quatre à quatre-vingt sept ans. Un pareil travail ne serait plus facile de nos jours, car où trouverait-on soixante-douze yeux atteints de cataracte dont on pourrait disposer pour un examen anatomique ? D'ailleurs, de nos jours les lésions du cristallin sont toujours étudiées au microscope et le premier soin que l'on a en présence d'une cataracte que l'on se propose d'étudier est de mettre le cristallin dans un liquide durcissant sans l'avoir même examiné grossièrement au préalable. Nous devons donc, en ce qui concerne l'anatomie macroscopique, nous en rapporter un peu à l'autorité de ceux qui ont fait cette étude en prenant des précautions que nous négligeons de prendre.

FOERSTER commence par décrire sa technique, et il dit que si l'on se borne à examiner un cristallin extrait de l'œil sans autre précaution, il est impossible de se rendre compte bien exactement des lésions ; il convient de mettre ces cristallins dans un milieu qui diffère moins que l'air de la cristalloïde au point de vue de la réfringence. Il convient par conséquent de mettre ces cristallins dans des verres de montre que l'on remplit de corps vitré et que l'on ferme par un couvercle en verre. Il est bon de faire même une occlusion plus complète par de la cire à cacheter, et dans ces conditions la cataracte se conserve plusieurs jours.

Le premier fait que signale FOERSTER c'est que le noyau ne se trouble jamais et que ce ne sont pas non plus les couches les plus externes de l'écorce qui s'opacifient, mais bien une zone située à une très petite distance de la capsule.

Une seule fois l'auteur a constaté un trouble du noyau, mais il s'agissait d'un cas très spécial où il vit en même temps une malformation de la capsule.

de sorte que l'idée de cataracte congénitale se présente à l'esprit. D'ailleurs, MALGAIGNE a fait aussi un examen de soixante cataractes, et il conclut également que le noyau ne s'opacifie jamais et que le trouble siège toujours dans les couches corticales, mais MALGAIGNE disait que la lésion était dans les couches les plus externes de l'écorce, tandis que d'après FORSTER ce n'est pas la couche la plus externe qui est la première troublée.

Les troubles se présentent sous quatre formes principales.

Comme premier début de cataracte, on ne voit parfois que des stries blanches étroites qui se présentent surtout à l'équateur.

Un second type est celui dans lequel il y a des opacifications sous forme de petits nuages blancs qui s'étendent d'un côté de l'équateur du noyau à l'autre, ou qui restent du même côté. La face qui est tournée du côté de la capsule présente des élevures concentriques semblables à des vagues.

Un troisième type est celui dans lequel les opacifications se présentent sous forme de bandes blanches situées au-dessus du noyau et dont la direction est celle de méridiens. Ces bandes sont le plus larges au niveau de l'équateur et elles se terminent en pointes au niveau des deux pôles. Il arrive souvent qu'une bande passe d'une hémisphère du cristallin à l'autre, mais alors elles ne sont pas d'égale longueur. Du côté du noyau ces bandes sont plates et du côté de la capsule elles sont convexes; suivant le développement de ces bandes, elles pénètrent plus ou moins dans l'écorce; lorsque ces bandes sont très minces, elles ressemblent souvent à de petites feuilles. La longueur, la largeur et l'épaisseur de ces bandes varient beaucoup dans le même cristallin. Les deux premières formes sont constituées par des amas moléculaires qui sont interposés entre les fibres, mais dans cette dernière forme il y a des fibres altérées.

Un quatrième type d'opacifications est celui dans lequel se développent des dessins nébuleux sans contours précis. On voit une sorte de ceinture gris jaunâtre qui entoure toute la région équatoriale du noyau. Cette ceinture consiste en gouttelettes rondes qui ressemblent à des gouttelettes d'huile. Au niveau de l'équateur ces gouttelettes sont plus resserrées les unes contre les autres et sont aussi plus volumineuses qu'au voisinage des pôles. Avec un microscope grossissant soixante fois, on voit fort bien ces gouttelettes et on peut se rendre compte qu'il n'y a pas d'autre lésion dans le cristallin.

Voici maintenant quelle est l'évolution des troubles : les couches concentriques opacifiées et qui ont débuté autour du noyau s'étendent jusque dans les couches tout à fait superficielles. Il apparaît entre elles des taches grisâtres; quant aux nuages de la deuxième forme, ils s'étendent de plus en plus vers les pôles. Les opacifications en bandelettes deviennent de plus en plus épaisses et lorsqu'elles ont recouvert tout le noyau, elles se développent sous la capsule, de sorte qu'il subsiste un espace intermédiaire clair entre le noyau et la capsule.

C'est de l'épaisseur de la couche corticale opacifiée que dépend l'aspect de la cataracte. Ce qui caractérise la cataracte brune, c'est le fait que la couche corticale opacifiée est très minime. Une cataracte peut paraître très blanche même en ayant un noyau très foncé ; il suffit qu'il soit entouré d'une zone corticale très troublée.

En ce qui concerne la fréquence relative des différentes formes, ce sont les formes avec stries nuageuses qui sont les plus fréquentes; elles représentent environ la moitié des formes anatomiques. Les formes qui sont constituées par de petites gouttelettes représentent environ un quart de toutes les formes. Enfin, le dernier quart est représenté par les formes décrites au début. D'ailleurs, il n'est pas exceptionnel de voir des formes mixtes.

La conclusion de FOERSTER est que d'après lui il n'y a pas lieu de maintenir la division de JAEGER qui décrivait des formes zonulaires, attendu que toutes les cataractes sont un peu zonulaires, les congénitales comme les séniles. Il n'y a qu'une différence de volume du noyau. On dit bien que les cataractes zonulaires restent stationnaires alors que les autres se développent, mais ce développement n'est pas absolument ce que l'on croit, puisque souvent on voit des cataractes qui ne se développent que très lentement. On voit d'ailleurs toutes les transitions entre les formes zonulaires et les formes séniles, principalement lorsqu'on examine des cristallins de sujets âgés de trente à quarante ans.

Telle était la manière de voir de FOERSTER, mais son opinion n'a pas prévalu, et bien que les auteurs soient tous d'accord pour reconnaître que les cataractes zonulaires ne progressent pas, ils estiment que les cataractes totales sont histologiquement différentes des cataractes zonulaires; l'examen microscopique des cataractes a tellement absorbé les auteurs pendant la deuxième moitié du dernier cinquantenaire que l'on trouve fort peu de descriptions macroscopiques dans le genre de celle de FOERSTER. La plus importante est celle de MAGNUS.

Cet auteur a examiné nombre de cataractes à la loupe et a observé les faits suivants : il existe au début de toute cataracte sénile un système de fentes et de lacunes qui sont très caractéristiques. Ces fentes se présentent sous deux formes très constantes. Il y a d'abord un premier type dans lequel on observe des opacifications le long de l'équateur de la lentille et de ce type il existe deux variétés, la variété avec opacification antérieure et la variété avec opacification postérieure.

Ce sont ces deux zones que von AMMON décrivait sous le nom de gerontoxon cristallinien et que SCHOEN a prises comme point de départ de sa théorie de l'origine accommodative de la cataracte. Ces deux zones comprennent entre elles l'équateur, de sorte que l'on voit la ligne équatoriale transparente comprise entre deux zones obscures.

Sur 166 cristallins examinés à la phase initiale de la cataracte, c'est 154 fois, soit dans 92,77 p. 100 des cas, cette forme que l'on rencontre. Mais il y a un second type d'opacifications, c'est celui qui se développe dans l'équateur du noyau. Ce trouble de l'équateur du noyau se rencontre dans 7,22 p. 100 des cas à un moment où le cristallin lui-même ne présente encore aucune altération dans ses régions corticales. Ceci va à l'encontre de la théorie de SCHOEN.

FOERSTER et OTTO BECKER avaient bien vu que tout au début de la cataracte il y avait des fentes et des lacunes, mais SCHOEN a voulu s'opposer à cette manière de voir. MAGNUS la maintient et accuse SCHOEN d'avoir mal observé. Il a vu cinq variétés de fentes [1] :

1° Celles qui sont en forme de poire (fig. 6) ; 2° de grosses fentes fusiformes (fig. 7) ; 3° des fentes fusiformes plus petites (fig. 15) ; 4° des sphérules petites et grandes (fig. 5), et 5° une fine poussière (fig. 1). Les lacunes en forme de poire ne se rencontrent que dans les zones corticales.

Les fentes en forme de poire se fusionnent et donnent des anses qui entourent toute la lentille dans sa partie équatoriale. FUCHS a observé un fait analogue dans la cataracte traumatique, et il pense que ces fentes représentent une injection de lacunes préformées où circule la lymphe.

MAGNUS décrit ensuite très longuement les fentes en fuseau et celles qui sont en forme de boules, et il expose la façon dont des formations se fusionnent les unes dans les autres.

En étudiant la cataracte naphtalinique MAGNUS a été frappé de voir certaines stries qui lui ont paru correspondre à des dépressions de la capsule. Il a pratiqué alors des extractions de cristallins chez des animaux qui venaient de subir une imprégnation naphtalinique et il a constaté *de visu* qu'il existait bien réellement des dépressions produites par une sorte de rétraction de la substance corticale telle qu'on l'observe lorsqu'on met un cristallin dans une solution coagulante. La surface de la capsule présente donc des rides que l'on n'avait pas soupçonnées avant qu'elles n'aient été vues directement par MAGNUS. Or, cet auteur qui a observé ces rides et qui sait exactement quel est leur aspect sur l'animal vivant examiné à la loupe a examiné ensuite des malades atteints de cataracte au début et a retrouvé ces mêmes rides apparaissant et disparaissant suivant l'inclinaison du miroir. C'est donc une notion importante ajoutée ainsi à la connaissance de la cataracte sénile et qui a été remarquée pour la première fois à l'occasion de l'étude de la cataracte naphtalinique uniquement parce que cette forme étant expérimentale, il est possible de pratiquer des énucléations et de suivre ainsi pas à pas et dans tous ses détails la formation de cette cataracte. L'apparition de ces rides qui ressemblent à celles que l'on observe sur un ballon dégonflé a une grande importance parce qu'elle est entièrement d'accord avec l'idée que l'on se fait d'autre part de la cataracte lorsqu'on l'étudie, non plus à l'aide de la loupe et du microscope, mais à l'aide des méthodes chimiques et physiques. Aussitôt après l'apparition de ses rides, on voit se former les lacunes et les fentes qui caractérisent le début de toutes les cataractes et ces troubles sont concentrés au niveau des deux cercles antérieur et postérieur qui sont situés au voisinage de la région équatoriale du cristallin.

Lorsqu'on parcourt la description des lésions anatomo-pathologiques de la cataracte dans les vieux traités, on est véritablement surpris du luxe des détails que l'on trouve consignés avec soin et sur lesquels les auteurs moder-

[1] Se reporter pour les figures à la page 206.

nés passent rapidement. Il faut dire que pour les Mackenzie, les Warlomont, les Pagenstecher, la structure du cristallin était loin d'avoir la simplicité que lui ont trouvé les recherches de Rabl et de ceux des histologistes qui sont arrivés à durcir sans les déformer les fibres cristalliniennes. Le cristallin avait 7 couches qui étaient les suivantes : la couche épithéliale, la couche des corpuscules de Morgagni, la couche des fibres embryonnaires, la couche des fibres bulbaires, la couche des fibres nucléées, la couche des fibres rubanées et enfin celle des fibres dentelées. L'épaisseur de ces couches était variable ; les premières n'étant appréciables qu'au microscope alors que les deux dernières constituaient l'une la couche que nous appelons corticale, l'autre la totalité du noyau. Or l'anatomie pathologique décrivait des lésions correspondant à chacune de ces fibres et voici à peu près dans quels termes s'exprime Warlomont :

Couche épithéliale. — Les cellules prennent un aspect pointillé et grenu qui les fait ressembler à des cellules dont le liquide interne aurait été coagulé par un procédé quelconque ; il est dû en effet à la coagulation du liquide de l'intérieur des cellules et aussi à l'infiltration de celles-ci par de petites granulations graisseuses. L'adhérence des cellules à la capsule a parfois augmenté. Les cellules augmentent aussi de volume et deviennent deux ou trois fois plus grandes tandis que le noyau diminue et tend à disparaître.

Immédiatement au-dessous de la couche épithéliale entre elle et la couche des cellules de Morgagni on trouve une *couche grenue* qui enveloppe tout le cristallin, elle est d'un gris jaunâtre et formée par l'accumulation de granules dont le volume varie de 0,0009 à 0,0024. Ils ne siègent dans aucun des éléments connus du cristallin mais forment comme nous l'avons dit, une couche continue étendue à toute la surface de la lentille. Elle est constituée en grande partie par de la graisse car lorsqu'on la traite par l'éther, elle se dissout et met à nu la couche des corpuscules de Morgagni altérés ; il est rare qu'on puisse voir ces granules sur des cristallins extraits par l'opération ; ordinairement la continuité de la couche dont ils se composent est rompue au moment où la lentille franchit la plaie de la cornée.

Corpuscules de Morgagni : Ils ont toujours subi une altération dans la cataracte au lieu de former une couche continue, ils se présentent constamment, plus ou moins dissociés et il est rare d'en trouver qui soient complètement intacts ; presque toujours quand ils ne sont pas déformés, la coloration en est au moins fort changée ; elle devient jaunâtre, ne laissant passer qu'incomplètement la lumière ou la réfractant fortement, de sorte qu'elles ressemblent à de grosses gouttelettes d'huile. Le volume de ces corps est souvent augmenté au point qu'ils atteignent 0,017 ; ils changent aussi de forme, s'allongent, deviennent irrégulièrement ovalaires ou même affectant une disposition plus irrégulière encore et leur enveloppe laisse entrevoir un double contour. Quand on parvient à les écraser on voit qu'ils ont à leur intérieur une substance grenue qui n'est évidemment que le liquide albumineux qu'ils renferment à l'état normal et qui se trouve coagulé par l'action morbide inconnue qui préside à la formation de la cataracte.

Corpuscules et fibres embryonnaires : Les corpuscules prennent la teinte jaunâtre ce qui les rend moins transparents et plus apercevables en une couche distincte, il en est de même des fibres embryonnaires qui à peine visibles sur un cristallin sain deviennent ici extrêmement marquées.

Bulbes et fibres bulbaires. — Ils semblent disparaître et il est rare qu'on en retrouve des débris reconnaissables dans les cristallins cataractés.

Fibres nucléées. — L'altération principale qu'elles subissent pour la plupart consiste dans la disparition des noyaux, fait vu par Charles Roux. Le même auteur a de plus reconnu que ces fibres se rétrécissent et forment des faisceaux ressemblant à ceux formés par le tissu fibrillaire. Elles présentent une opacité générale grisâtre due à la coagulation de leur liquide interne. Ces fibres présentent encore une autre altération ; on les voit se fondre ensemble par leurs bords et finir par constituer des plaques plus ou moins étendues et irrégulières sur lesquelles on ne distingue plus de trace de noyau ni la forme des fibres. Elles ressemblent ainsi à des cristaux de cholestérine déformés mais on les distingue en ce que la potasse caustique ne les dissout pas.

Fibres rubanées. — Elles subissent les mêmes altérations que les fibres nucléées. Opacité générale grisâtre, aspect grenu et transformation de fibres en plaques plus ou moins irrégulières.

Fibres dentelées. — Elles constituent à elles seules tout le noyau. Elles offrent une opacité générale qui au lieu d'être grisâtre est d'un jaune plus ou moins foncé. Cette opacité va en diminuant au fur et à mesure qu'on se rapproche du noyau. Elle est due à la coagulation du liquide interne, le liquide en se coagulant semble avoir pris du retrait en se massant au centre du canal dont chaque fibre paraît fournie. Les fibres dentelées peuvent encore comme les autres être infiltrées de granules dont les uns graisseux se dissolvent dans l'éther tandis que d'autres résistent à tous les réactifs.

En résumé le microscope fait voir que l'opacité est surtout due a) à la coagulation du fluide albumineux contenu dans les divers éléments du cristallin b) un dépôt de matières grasses qui se présentent sous la forme de gouttelettes plus ou moins volumineuses de cristaux de cholestérine ou de granules solubles dans l'éther c) à la présence de petits granules insensibles à l'action de tous les réactifs qui forment d'abord une couche continue à la surface du cristallin immédiatement au-dessous de la couche épithéliale ; ils se rencontrent de plus dispersés à l'intérieur de tous les éléments constitutifs de la lentille. Ceux-ci paraissent n'avoir éprouvé que peu ou pas de déformation à part les corpuscules de Morgagni et les fibres nucléées.

Telles sont les notions que l'on trouve dans l'article de WARLOMONT du dictionnaire de DECHAMBRE.

Cette description est suivie de détails spéciaux concernant les cataractes de MORGAGNI, les cataractes pierreuses et les cataractes noires.

O. BECKER a décrit quelques années plus tard les lésions histologiques de la cataracte dans un important travail accompagné d'un atlas remarquable où sont dessinés avec une grande précision de détails tous les états dans lesquels passent soit les fibres cristalliniennes, soit leurs noyaux dans les différents types de cataractes. Le texte qui accompagne cet atlas renferme un grand nombre de notions qui sont toujours intéressantes et nous en recommandons vivement la lecture.

La notion dominante est celle de la rétraction du noyau dans les cataractes séniles et de la formation de fentes entre le noyau et les couches corticales.

Depuis le travail d'OTTO BECKER ont paru successivement les recherches de MAGNUS, de SCHOEN, de HESS, de SCHIRMER et actuellement l'étude anatomo-pathologique de la cataracte est devenue beaucoup plus intelligible. GISSAENA a résumé toutes ces notions nouvelles dans un chapitre de son traité d'anatomie pathologique de l'œil.

Il n'est plus question de lésions d'après 7 couches du cristallin, car l'anatomie normale a montré que ces 7 couches n'existaient pas. La soi-disant couche des boules de Morgagni ne se rencontre que dans les lentilles qui ont

subi un commencement de désintégration cadavérique ou bien dans les cataractes dégénérées, il ne s'agit pas d'une couche rencontrée constamment dans
toute cataracte. La figure 18 donne une idée de ce qu'est cette couche quand
elle existe. Il n'y a aucune raison pour séparer les fibres nucléées des fibres

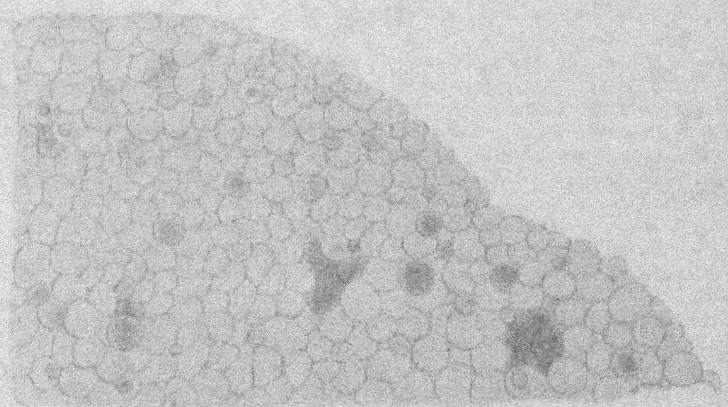

Fig. 18.
Les boules de l'humeur dite de Morgagni, (d'après Becker).

rubanées puisque ces dernières ont aussi bien un noyau. En réalité, il n'y a
à distinguer qu'une couche épithéliale sous-capsulaire, une couche de fibres
corticales et une couche de fibres nucléaires. La cataracte est dans l'immense
majorité des cas une lésion siégeant dans la couche corticale et dans la couche

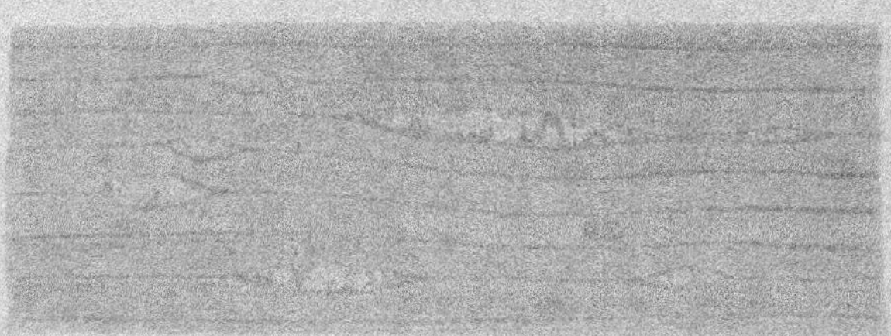

Fig. 19.
Lésions interfibrillaires du début de la cataracte (d'après Becker).

des cellules sous-capsulaires à l'exclusion des fibres de la couche nucléaire.
Mais d'après Becker ce ne sont pas au début les fibres elle-mêmes qui sont
opacifiées. Le début serait extra-fibrillaire et le premier symptôme d'une
cataracte serait l'apparition de fentes rondes ou fusiformes de différentes
dimensions qui siègent entre les fibres (voir fig. 19).

Le contenu de ces fentes est variable. Tantôt on y rencontre des formations arrondies pâles qui sont les boules de Morgagni, tantôt on y trouve une masse unique homogène ou granuleuse.

Qu'il s'agisse des boules de Morgagni ou de la masse homogène, dans les deux cas la substance est difficile à colorer. Mais l'hématoxyline colore bien les amas granuleux et ne colore jamais les boules de Morgagni. La coloration de Russel à la fuchsine phéniquée et avec le vert à l'iode colore les amas gra-

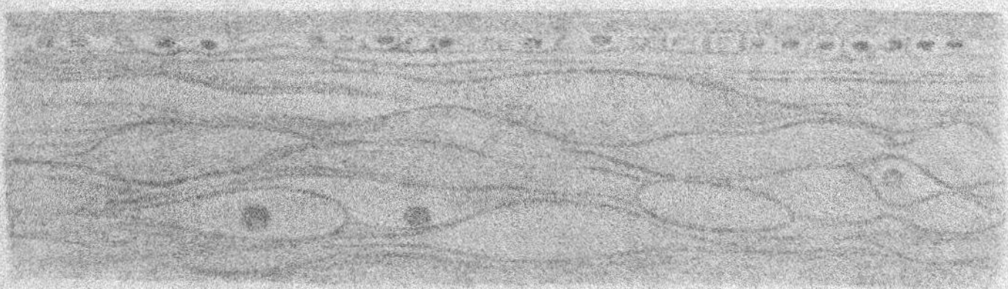

Fig. 20.
État granuleux du protoplasme des fibres (d'après Becker).

nuleux en bleu-noir. Le carmin aluné et le carmin ammoniacal ne donnent que des colorations jaunes et brunes claires.

Soit qu'il s'agisse des boules de Morgagni, soit qu'il s'agisse des amas homogènes ou granuleux, dans les deux cas on a affaire à des produits albumineux coagulés.

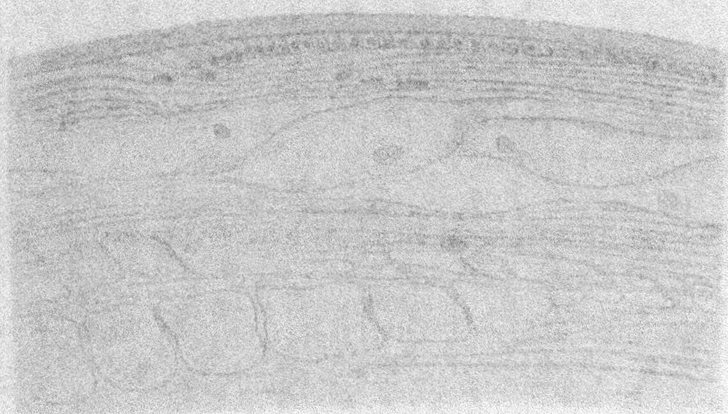

Fig. 21.
Hydropisie des fibres (d'après Becker).

Jusque-là il n'y a pas de trouble des fibres elles-mêmes, mais ce trouble va commencer et voici que l'on observe d'abord un état granuleux du protoplasma de ces fibres et ensuite une hydropisie de ces fibres qui les déforme complètement, de sorte que les unes deviennent semblables aux cellules vésiculeuses qui dérivent de la couche épithéliale ainsi que nous allons le voir et les autres prennent des formes bizarres qui rappellent des massues ou des

bouteilles (voir fig. 20 et 21). Dans les fibres apparaissent aussi des vacuoles
(voir fig. 22). Celles-ci s'amassent à l'extrémité libre des fibres au voisinage
de l'étoile et sortent des fibres à cet endroit ; il est alors impossible de les
distinguer des boules de Morgagni ; de sorte que l'on peut se demander si ces
boules ne sont pas purement et simplement le résultat de cette évacuation
sortie des fibres.

Les noyaux des fibres disparaissent après être devenus longs et minces et
après avoir perdu leur chromatine qui les quitte sous forme de boules. Des

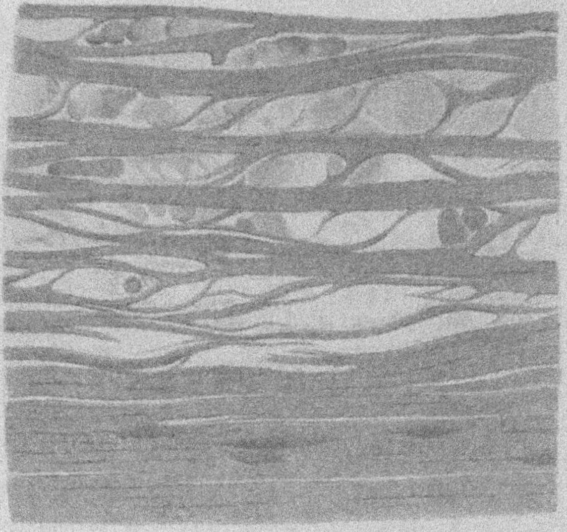

Fig. 22.
Formation de boules colloïdes dans l'intérieur des fibres (d'après Becker).

vacuolisations apparaissent dans le noyau et prennent petit à petit la place
de celui-ci. On voit alors apparaître dans les fibres dégénérées des dépôts
calcaires ou bien des dépôts colloïdes qui se distinguent des dépôts calcaires
parce qu'ils sont insolubles dans les acides minéraux.

Pendant que se produisent dans les fibres les lésions que nous venons de
signaler des modifications non moins importantes surviennent dans les cellules sous-capsulaires. Ces modifications consistent en processus dégénératifs
comparables à ceux que nous avons signalés dans les fibres, mais aussi en
processus de prolifération et en une formation de vésicules particulières.

Les processus dégénératifs consistent comme dans les fibres en une vacuolisation du protoplasma et en une désintégration des noyaux après disparition
de la chromatine. La disparition complète des cellules de la couche en question peut survenir et c'est dans ces cas que l'on assiste parfois à la résorp-

tion spontanée de la cataracte. Mais il n'y a pas que des phénomènes dégénératifs dans les cellules on voit aussi des multiplications cellulaires et précisé-

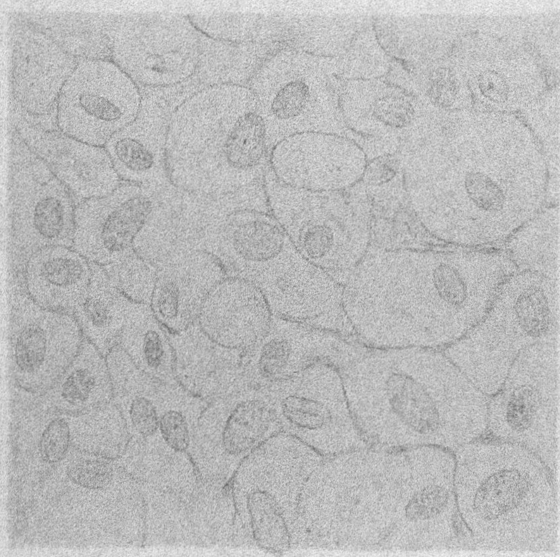

Fig. 23.
Les cellules sous-capsulaires de la région équatoriale entrent en prolifération.
(D'après Becker).

ment la cataracte polaire antérieure résulte de proliférations de ce genre,
ainsi que Schirmer l'a fait voir et ainsi que nous le dirons à propos de cette

Fig. 24.
Cellules pseudo-épithéliales tapissant la cristalloïde postérieure (d'après Becker).

forme. Un fait particulier est la formation de cellules tapissant la cristalloïde
postérieure et qui proviennent des cellules équatoriales, lesquelles n'ont pas
perdu leur pouvoir de prolifération. Mais ces cellules ne forment pas un
véritable épithélium ce sont des cellules démesurément grandes et irrégu-

lières que l'on appelle pseudo-épithéliales (voir fig. 24). Ces cellules se rencontrent aussi dans la cataracte de Morgagni (voir fig. 25).

Toutes les cellules épithéliales, qu'il s'agisse des cellules sous-capsulaires ou de ces cellules pseudo-épithéliales de la couche postérieure, sont capables les unes aussi bien que les autres de devenir vésiculeuses, et alors leur noyau disparaît. Les cellules se comportent alors exactement comme les fibres. On peut voir aussi à la région postérieure des couches stratifiées qui forment des cataractes polaires postérieures exactement comme à la région antérieure.

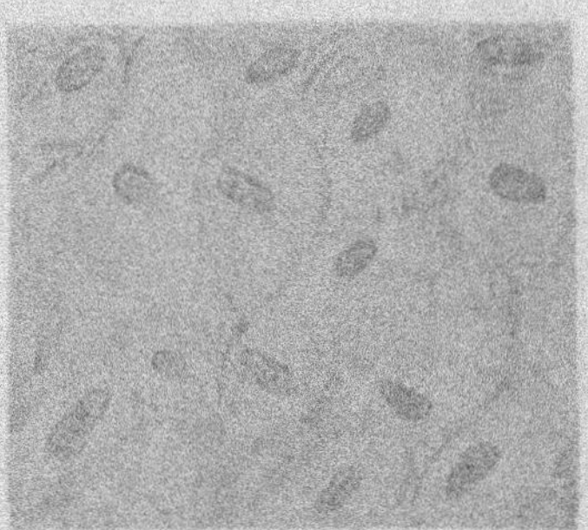

Fig. 25.
Cellules pseudo-épithéliales d'une cataracte de Morgagni (d'après Becker).

La conclusion de Becker, Magnus, Schirmer, Ginsberg, c'est que la cataracte se présente comme une manifestation de nécrose du cristallin ou plutôt qu'elle est le résultat d'une dystrophie. Ainsi que l'a montré Magnus les lésions débutent dans les régions les plus abondamment irriguées habituellement par les sucs nutritifs et c'est secondairement à ces troubles circumpolaires que se développe la cataracte complète, parce que la nutrition de toute la lentille dépend de l'état de ces régions qui sont le siège des phénomènes nutritifs les plus intenses.

La disparition de la chromatine des noyaux signalée par les histologistes est également une preuve invoquée par eux de la nécrose partielle du cristallin.

Mais les recherches les plus récentes aboutissent à la conclusion que le phénomène histologique le premier en date est une altération des cellules capsulaires.

C'est là précisément la conclusion d'un travail intéressant de Salvesen. Cet auteur a bien montré que dans la cataracte naphtalinique les lésions des cellules de la capsule sont le phénomène initial.

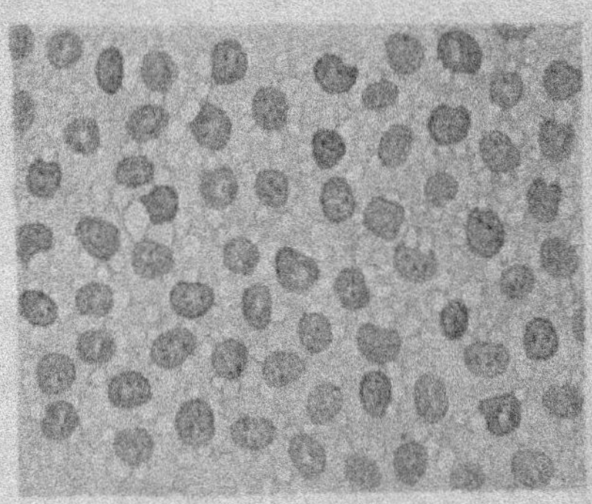

Fig. 26.
Lésions initiales de la cataracte naphtalinique (d'après Salvesen).

Cette conclusion est absolument d'accord avec celle de Leerzen qui, déjà en 1898 avait soutenu que la véritable cause de la cataracte diabétique était l'altération des cellules de la capsule. Il disait qu'aussi longtemps que ces cellules étaient normales chez les diabétiques, les cristallins ne se troublaient pas, même lorsque le corps vitré renfermait du sucre, mais aussitôt qu'apparaissait le trouble des cellules de la capsule la cataracte débutait.

Cette conception cadre avec tous les faits car elle permet de comprendre aussi bien les cataractes par agents mécaniques que les cataractes par les agents chimiques et par les agents physiques. Dans tous ces cas, en effet, on a toujours constaté des lésions des cellules de la capsule et le mérite de LEITNER et de SALVESEN a été de montrer que ces lésions étaient les lésions initiales et non des modifications secondaires.

L'un des travaux dans lesquels les lésions de cellules épithéliales ont été le mieux étudiées est celui de WIDMARK. Cet auteur a étudié en particulier l'action de la lumière sur le cristallin et nous résumions ici son travail. Il projetait sur l'œil d'un lapin un faisceau lumineux de 4000 bougies et il étudiait successivement l'action de ce faisceau lorsqu'il arrivait directement à l'œil ou lorsqu'il avait préalablement traversé une solution de quinine qui retient les rayons ultra-violets. Or il produisit constamment dans les yeux non protégés par l'écran de quinine des lésions cristalliniennes. Au

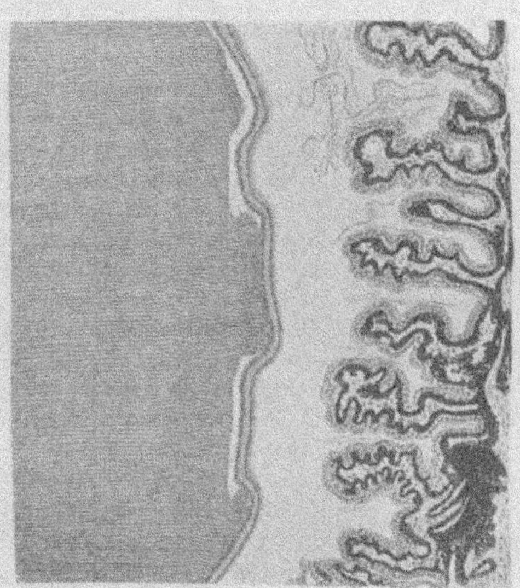

Fig. 27.
Lésions initiales de la cataracte naphtalinique
(d'après SALVESEN)

début, il trouva les cellules de la capsule en voie de karyokinèse et dans certains points il y avait 3 assises de cellules dont les unes étaient plus volumineuses que les autres ; dans le noyau de ces cellules apparaissaient des boules colorables à la safranine, boules prenant petit à petit la place du noyau, devenant de plus en plus nombreuses et finissant par remplir la cellule.

Dans beaucoup d'endroits, il y avait entre les cellules épithéliales et la capsule un exsudat granuleux et dans toutes les parties non protégées par l'iris des lésions d'abord localisées aux cellules de la capsule s'étendaient progressivement en profondeur et donnaient naissance à des troubles plus ou moins intenses (voir fig. 28).

Le fait que la lésion initiale des cellules de la capsule produit un trouble nutritif de la lentille qui aboutit à la cataracte paraît donc bien établi puisque trois auteurs se plaçant à différents points de vue l'ont signalé.

Et cependant cette notion n'est pas encore généralement admise et nombreux sont les auteurs qui disent avoir noté comme phénomène initial une altération des cellules du corps ciliaire. Cette constatation n'empêche nullement de penser que les cellules capsulaires doivent aussi être lésées. De ce que nombre d'auteurs ont pu dire qu'à leur avis le premier phénomène en date était une lésion de l'épithélium du corps ciliaire et le second phénomène l'apparition de troubles dans les cellules de la capsule, il ne s'en suit pas qu'il y ait contradiction dans leurs dires. En effet la lésion des cellules de la capsule peut fort bien être la cause directe du développement de la cataracte alors même que l'on établirait que cette lésion est elle-même précédée de lésions localisées dans l'épithélium du corps ciliaire. Or aucun auteur n'a jamais soutenu que l'apparition de lésions des cellules du corps ciliaire, entraînait le développement de la cataracte sans qu'il se produise tout d'abord une lésion localisée aux cellules de la capsule du cristallin. La lésion des cellules du corps ciliaire nous apparaît donc comme une très grande menace pour le cristallin mais non comme une cause efficiente de cataracte. Il faut encore que cette lésion du corps ciliaire livrant passage dans l'humeur aqueuse à des substances qui devraient être retenues devienne indirectement la cause de la production de lésions des cellules de la capsule. Nous nous éloignons ainsi de la véritable cause pathogénique; ce n'est plus qu'indirectement que la lésion des cellules du corps ciliaire agit sur le cristallin et cette lésion n'est qu'une cause favorisante alors que la lésion des cellules de la capsule reste la véritable cause pathogène. Nous ne voudrions pas compliquer cette question sous le prétexte de la simplifier. Lorsqu'une allumette met le feu à un foyer, si cette allumette elle-même a été allumée par des rayons concentrés d'une source calorique quelconque il est bien évident que c'est la source calorique qui a été le point de départ de l'incendie puisque l'allumette ne s'est pas allumée toute seule, mais cette source calorique a cependant été une cause indirecte et c'est l'allumette qui a été la cause directe. Les lésions du corps ciliaire nous apparaissent également comme étant des facteurs indirects mais ils n'en sont pas moins dans certaines circonstances des facteurs *sine qua non*, par conséquent des facteurs importants à connaître.

La congestion du corps ciliaire et la tuméfaction trouble des cellules de l'épithélium du corps ciliaire a été constatée dans différentes variétés de cataractes. C'est ainsi que Kolinski en étudiant la cataracte naphtalinique a vu une congestion constante du corps ciliaire dans tous le cas où son attention a été portée sur ce point à l'autopsie des animaux.

D'autre part Hess et Kraupa en étudiant la cataracte par fulguration, ont noté également d'une façon absolument constante une hyperhémie notable du corps ciliaire.

Enfin Koch a signalé dans la cataracte diabétique des lésions constantes des cellules du feuillet postérieur de l'iris et du corps ciliaire.

Van Geuns dans son travail sur la ligature des veines vortiqueuses chez les animaux, a noté aussi une hyperhémie considérable du corps ciliaire et en même temps que du glaucome il a fait naître des troubles cristalliniens.

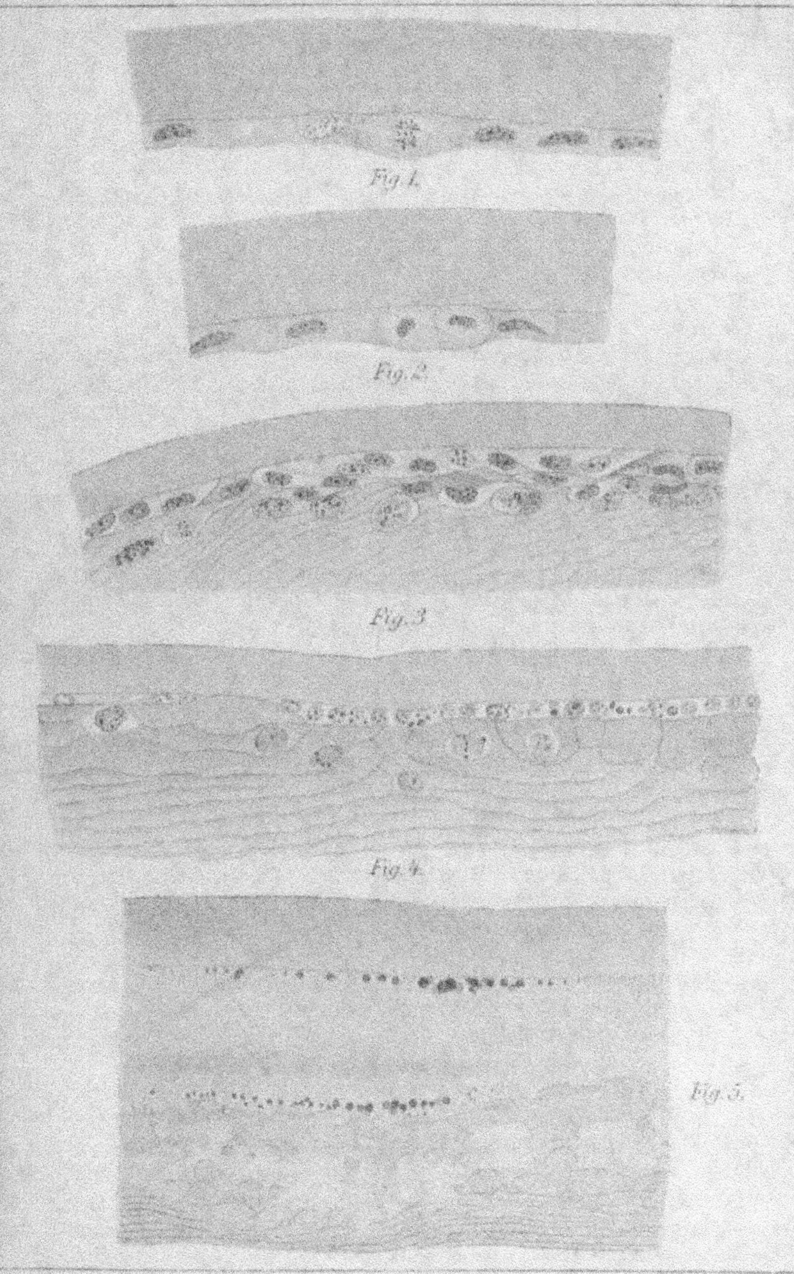

Fig. 28.

Lésions produites par la lumière ultra-violette (d'après Widmark).

Ainsi dans trois variétés de cataractes expérimentales, la cataracte naphtalinique, la cataracte par fulguration et la cataracte par ligature des veines vortiqueuses, il a été possible de constater *de visu* une congestion intense de la
région ciliaire.

La congestion intense ne peut pas être constatée sur des yeux humains,
car les cas dans lesquels on peut examiner le corps ciliaire d'un œil cataracté
ne sont pas fréquents et les autopsies se pratiquent à un moment où les phénomènes congestifs ont déjà disparu. Mais l'examen microscopique permet
d'étudier les lésions cellulaires et là encore on constate qu'il existe d'une
façon constante dans toutes les cataractes dont on examine les procès ciliaires
des lésions manifestes, localisées aux vaisseaux et aux cellules sécrétantes de
l'humeur aqueuse ; Peters (de Bonn) s'est fait le défenseur de cette idée que
toute cataracte sénile, diabétique, naphtalinique ou autre s'accompagnait de
lésions manifestes de ces cellules. Sur des préparations que cet auteur nous
a obligeamment envoyées, nous avons pu constater en effet très nettement
l'existence de ces lésions Nous reproduisons une planche de cet auteur dans
laquelle les lésions cellulaires sont assez manifestes (voir fig. 29).

Signalons en terminant le très intéressant travail tout récent de
Mᵐᵉ Touresco auquel nous renvoyons le lecteur et dont voici la conclusion :
la cause première de toute cataracte est « l'altération inconnue cytologi-
quement de la grande cellule cristallinienne centrale. »

Si nous résumons les notions que nous avons actuellement acquises relativement à la pathogénie de la cataracte, voici ce que nous pourrons dire :

1° L'opacification du cristallin est due à la désorganisation des albumines
transparentes qui sont contenues dans les fibres cristalliniennes par suite du
double processus suivant : hydratation des albumines; départ de celles qui
sont solubles.

2° Ce double processus n'est pas simultané : l'un est subordonné à l'autre.
Dans certains cas (cataracte glaucomateuse), l'humeur aqueuse est refoulée
dans l'intérieur de la capsule cristallinienne et c'est secondairement à ce
phénomène que se produisent les lésions des cellules capsulaires qui permettent l'issue des albumines solubles.

Dans d'autres cas, la lésion initiale porte sur les cellules de la capsule, les
albumines solubles filtrent au travers de ces cellules, absolument comme
l'albumine filtre au niveau des cellules épithéliales du rein malade et par
suite de phénomènes osmotiques, une certaine quantité d'eau pénètre dans
le cristallin et opacifie les fibres restantes, en les hydratant.

Dans les cataractes diathésiques intervient un ferment hydratant.

3° Dans un très grand nombre de cas, on constate en même temps que les
lésions des cellules de la capsule cristallinienne des lésions des cellules qui
tapissent des procès ciliaires et également une congestion intense des procès
ciliaires eux-mêmes.

4° Cette dernière constatation permet de penser que dans ces cas les processus pathologiques qui engendrent la cataracte portent tout d'abord leur
action sur le corps ciliaire ; le liquide filtré dans cette région acquiert des

caractères anormaux et il est probable que c'est lui qui altère les cellules de la capsule cristallinienne.

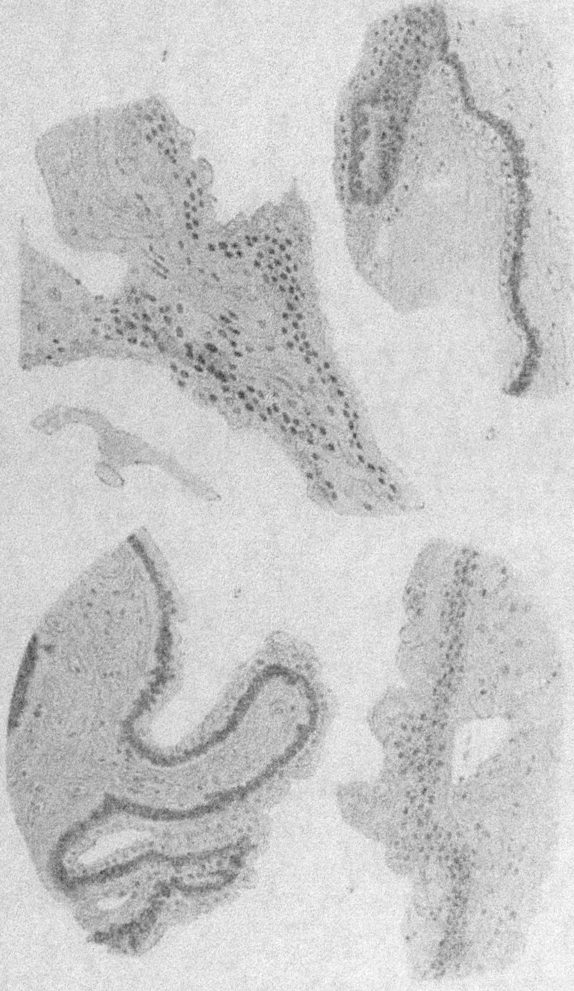

Fig. 29.

Lésions de cellules des procès ciliaires dans la cataracte (d'après Persus).

5° Le problème est ainsi reculé et il s'agit de savoir quelles sont les causes qui déterminent la congestion des procès ciliaires et l'altération des cellules épithéliales sécrétantes.

6° Les cataractes expérimentales par le sel et le sucre ne sont pas des cataractes vraies, attendu qu'elles résultent d'une déshydratation du cristallin et que ces cataractes s'éclaircissent lorsqu'on les remet dans l'eau, alors que les cataractes vraies sont dues à une hydratation et ne s'éclaircissent pas dans l'eau.

B. Cataractes lenticulaires blanches. — A côté de la cataracte lenticulaire grise dont nous venons de parler, il existe deux variétés de cataractes lenticulaires complètes qui présentent une coloration spéciale, ce sont les cataractes blanches et les cataractes noires. Nous parlerons dans le chapitre suivant de la cataracte noire. Qu'appelle-t-on cataracte blanche? On désigne ainsi une variété de cataracte qui a tantôt une coloration uniformément blanche, tantôt présente des stries nacrées, tantôt des amas calcaires, ou encore un amas laiteux dans sa partie inférieure. La cataracte blanche correspond à une partie de celles que l'on désignait autrefois sous le nom de cataractes molles et aussi à une partie de celles que l'on appelait les cataractes diathésiques.

En réalité, sauf pour le cas spécial des cataractes calcifiées, la cataracte blanche est une cataracte développée pendant la jeunesse ou l'âge mûr, mais non au début de la vieillesse. Ceci nous explique la confusion faite avec les cataractes molles et avec les cataractes diathésiques. Les cataractes développées pendant la jeunesse sont molles, de sorte qu'il est presque constant que les cataractes molles soient blanches, mais il est inexact de dire inversement que les cataractes blanches sont molles, voilà pourquoi il ne faut pas maintenir ces deux expressions comme synonymes.

Il en est de même pour les cataractes diathésiques. Celles-ci sont blanches lorsque le sujet qui en est porteur est jeune, ce qui est fréquent, mais les cataractes diabétiques qui se développent chez les personnes âgées sont aussi grises que les cataractes séniles ordinaires. Il n'y a donc pas lieu de maintenir la synonymie des expressions : cataracte blanche et cataracte diathésique.

La cataracte blanche est la cataracte développée dans un cristallin dont les fibres corticales contiennent de l'α cristalline et les fibres nucléaires de la β-cristalline, mais où n'a pas encore apparu cette troisième substance chimiquement différente qui se nomme l'albumoïde, substance qui apparaît dans le noyau d'abord, puis arrive progressivement jusqu'aux régions corticales et qui ne s'opacifie jamais, attendu qu'elle ne peut ni s'hydrater ni se déshydrater comme les deux cristallines dont elle dérive; cette substance qui est voisine de la kératine, mais qui est néanmoins tout à fait spéciale, forme le noyau des cristallins séniles; c'est son apparition qui produit la presbytie, et elle existe aussi bien dans le cristallin sénile normal que dans le cristallin cataracté. Sa couleur jaune ambrée peut devenir brune et même noire, ainsi que nous le dirons dans un instant à propos des cataractes noires, mais elle ne peut pas devenir blanche. Dans une cataracte sénile, les couches corticales seules sont blanches, le noyau est transparent et ambré, voilà pourquoi l'ensemble paraît gris.

Lorsque cette substance n'a pas encore apparu et que le cristallin est constitué exclusivement par les deux cristallines, l'hydratation qui produit le trouble caractéristique des cataractes peut se produire dans toute l'épaisseur de la lentille, sans excepter le noyau. On comprend qu'une cataracte ainsi généralisée à tout le cristallin soit beaucoup plus blanche que les autres. Il est naturel aussi qu'elle soit plus molle puisque le noyau n'existe pas, ou, tout au moins, n'est pas encore kératinisé. La cataracte blanche est celle qui apparaît chez les poissons que l'on fait cuire et, dans ce cas, la totalité du cristallin s'opacifie, ainsi qu'il est facile de s'en rendre compte. On peut aussi prendre des cristallins d'enfants et, comparativement avec des cristallins de vieillards, les mettre dans l'alcool ou les faire bouillir, on trouvera toujours, à épaisseur égale, les cristallins d'enfants plus blancs.

Le fait que la cataracte blanche se produit dans les cristallins dont le noyau n'est pas kératinisé, explique que ces cataractes soient fréquemment molles et même qu'elles subissent plus facilement que d'autres une dégénérescence qui aboutit à la liquéfaction du noyau.

Différents examens histologiques ont été faits dans ces cas et il est à noter que les cellules sous-capsulaires se résorbent d'une façon presque complète.

En résumé, la cataracte blanche est celle qui résulte de l'opacification des cristallines α et β, tandis que la cataracte noire est celle qui résulte de l'oxydation de l'albumoïde, ainsi que nous allons le dire, et la cataracte grise est celle où le noyau est ambré et les couches corticales blanches. Aussi longtemps qu'il n'existera dans le cristallin que les cristallines α et β, il ne pourra se faire qu'une cataracte blanche et c'est seulement à partir du moment où apparaît l'albumoïde que l'opacification aboutit à la cataracte grise.

C. Cataractes noires. — L'expression de cataracte noire a été employée au xviiie siècle comme synonyme de goutte sereine et amaurose. C'est ainsi que Morgagni et Pott comprenaient la cataracte noire. Wenzel, le premier, signale l'existence d'une cataracte qui était noire et dont il pratiqua l'extraction alors même que la pupille n'était pas grise. En 1834, Von Warnat fait une étude très complète sur cette question et relate tous les cas observés depuis Wenzel. Graefe accepte l'expression de cataracte noire pour désigner ces cataractes dans lesquelles on trouve un pigment qu'il considérait comme étant de l'hématine provenant de l'hémoglobine et ayant passé à travers la capsule.

L'existence des cataractes noires est indiscutable et on peut dire que dans toutes les cataractes séniles, le noyau est jaune ambré ou noir, et qu'il n'est jamais blanc comme dans les cataractes juvéniles. L'exagération de cette teinte jaune ambrée brune donne naissance à la cataracte que l'on appelle la cataracte noire. Mais il faut, en outre, pour qu'une cataracte mérite cette appellation, que la teinte brune du noyau se prolonge jusqu'aux couches corticales et qu'il n'y ait pas du tout de couche corticale grise. Comprise ainsi, la cataracte noire est une grande rareté, alors qu'il est au contraire très fréquent d'observer des cataractes presque noires n'ayant qu'une très mince couche périphérique grise. Il s'agit, dans ces cas, de cataractes noires qui ont été surprises par le process-us de la cataracte grise, la cataracte noire débutant par le noyau et s'étendant progressivement vers les couches corticales alors que la cataracte ordinaire suit une marche inverse.

L'examen microscopique de deux cataractes noires a été fait par MITTEL-STAEDT et MARCKWORT. Ces auteurs ont trouvé que la totalité du cristallin paraissait être devenue dure comme le noyau et avait acquis une structure analogue à celle que prend le noyau dans l'extrême sénilité du cristallin. Il y avait une transformation des fibres en un bloc corné homogène sans fissures ni granulations interposées. La seule différence qui séparait ces cristallins des lentilles séniles était l'interruption fréquente des cellules vésiculaires au niveau de la région équatoriale.

L'analyse chimique de la cataracte noire a été faite récemment aussi par ARMAIGNAC et DELTHEIL ; ces auteurs ont conclu l'un et l'autre à la présence d'hématoïdine dans la lentille, et ils ont admis comme GRAEFE que du sang avait dû s'infiltrer dans la capsule, provenant soit du corps ciliaire, soit du corps vitré à la suite d'une hémorragie. Nous avons de la peine à admettre cette conception pour la majorité des cas. Certes, nous ne nions pas les résultats des analyses que nous avons citées, et il nous semble certain qu'il doit y avoir des cas dans lesquels les choses se passent comme le disent ARMAIGNAC et DELTHEIL. Mais il est si fréquent de noter une coloration ambrée et brune du noyau de la cataracte sénile que nous avons de la peine à croire que dans tous ces cas il y a eu une infiltration hémorragique et comme la cataracte noire n'est en somme que l'exagération de cette teinte brune et son extension à la totalité de la lentille, nous pensons que le processus doit, en général, n'être autre chose qu'une exagération d'un processus physiologique aboutissant à colorer le noyau en brun.

Or, ce processus n'est pas celui de l'infiltration sanguine, il est tout autre. Toutes les albumines qui se décomposent sont susceptibles de donner naissance à un premier produit de décomposition qui se nomme la tyrosine ; la tyrosine est une substance blanche, mais aussitôt qu'elle s'oxyde, elle devient noire, après avoir précisément passé par les teintes que prend le noyau du cristallin sénile, jaune, ambrée, puis brune. Ce fait a été démontré par GESSARD qui a établi que la mélanine des tumeurs mélaniques des chevaux blancs n'était autre que de la tyrosine oxydée. D'autre part, GATTI a montré que dans les cataractes naphtaliniques, il était possible de produire à volonté des cataractes blanches ou des cataractes noires, suivant qu'on laissait intervenir ou non une oxydase. Enfin chacun sait que dans la momification les ongles et la peau deviennent noirs.

Voici un résumé du travail de GATTI, qui est intitulé : *Sulla presenza e sulla calore di un'ossidasi nella patogenesi della cataratta naftalinica.*

Au début de son travail l'auteur rappelle certaines notions générales sur les ferments appelés oxydases. Il signale tout d'abord les travaux de Bertrand sur la laccase ferment du laccol et sur la tyrosinase ferment de la tyrosine, il rappelle ce qu'est l'aldéhydase qui transforme l'aldéhyde salicylique en acide salicylique, le ferment glycolytique de Lépine qui oxyde le glucose et l'uréogénase qui sépare l'urée des acides amidés. Toute cette première partie du travail de Gatti a seulement pour but de montrer à quel point les réactions des oxydases sont spécifiques et comment il importe d'avoir un bon réactif pour en faire l'étude.

C'est avec ces notions préalables que Gatti a entrepris ses recherches, ayant remarqué que les cristallins des animaux qui avaient pris de la naphtaline devenaient noirs dans certains cas et pas dans d'autres ; en même temps l'auteur s'est préoccupé de savoir si le sang des animaux naphtalinés contenait des oxydases analogues. Parmi les réactifs des oxydases qui pouvaient être choisis l'auteur a fixé son choix sur l'indophénol. Voici en quoi consiste ce réactif. On mélange de la diméthyle paraphenylenediamine et de l'α-naphtolate de soude dans la proportion de leur poids moléculaire, de sorte qu'il y ait une molécule de diméthylparaphenylenediamine pour une de naphtol-2 et 3 de soude. Il suffit en pratique de faire un mélange qui contienne 1,14 p. 100 de chacun de ces réactifs lorsqu'on dilue ce mélange à 0,15 p. 100 il devient à l'air lentement violet puis bleu, et finalement il se forme un précipité brun d'indophénol. Dans les cas où on mélange l'émulsion avec un corps qui contient une oxydase la coloration apparaît en quelques minutes. La réaction se fait en deux temps, au début un atome d'oxygène est absorbé et il se fait une leuco-combinaison, puis un second atome est absorbé et alors la combinaison se colore.

Dans les expériences de Gatti l'auteur a tenu compte du fait que, à côté des oxydases il se produit rapidement après la mort des ferments réducteurs qui auraient pu empêcher la réaction de se produire ; aussi a-t-il opéré sur des animaux. De douze expériences faites sur des lapins il résulte que dans tous les cas le sérum et le corps vitré, quelquefois le cristallin des animaux naphtalinisés contiennent davantage d'oxydase que ceux des animaux normaux. On mélangeait chaque fois 1 centimètre cube de liquide avec 0,15 centimètre cube de réactif de Rothmann et Spitzer et la réaction apparaissait à l'étuve au bout de dix-huit minutes, ou au bout d'une heure et demie à la température normale chez les animaux naphtalinisés et plus tard chez les autres.

La principale objection que l'on pouvait faire était la crainte qu'il n'y ait une diminution de substance réductrice ; pour savoir si le principe réducteur jouait un rôle, l'auteur a fait des expériences en ayant recours au vide, or, là, le cristallin perd sa coloration tandis que le corps vitré ne la perd pas.

Quel est le corps oxydé et s'agit-il d'un principe dérivé de la naphtaline ou d'un corps provenant de la division de la molécule protéique ? Ce n'est dans tous les cas pas du fer, car l'auteur a étudié spécialement ce point de vue. Ce n'est pas de la naphtaline ou un de ses produits et pas davantage une aldéhyde. La naphtaline doit probablement porter son action sur le foie et les reins et mettre en liberté une plus grande quantité d'oxydases, et c'est dans l'organisme que la molécule protéique subit une décomposition.

Ainsi un fait est établi par Gatti, c'est que des oxydases interviennent dans la pathogénie des cataractes noires. On sait d'autre part que le phénomène initial de la décomposition des albumines est la mise en liberté de tyrosine.

C'est donc à l'oxydation de la tyrosine et non à la présence d'hématoïdine que nous croyons devoir attribuer la coloration des cataractes noires. Un important travail de Segaldi Chascrona sur la cataracte noire a paru en septembre 1906. L'auteur admet comme nous que la cataracte noire est une variété tout à fait spéciale et que sa couleur n'est pas attribuable à un pigment d'origine sanguine. Déjà en juillet 1906 Mme Toulesco en étudiant une cataracte noire avait aussi conclu qu'il s'agissait d'une forme spéciale.

Disons en terminant que les oxydations de l'organisme n'impliquent pas forcément la présence d'oxydases; elles peuvent s'expliquer aussi par une disparition des propriétés réductrices que possède tout protoplasma vivant.

Cataractes capsulaires. — Jusqu'à MALGAIGNE, la cataracte capsulaire était considérée comme très fréquente. MALGAIGNE a eu le mérite de montrer que cette forme était au contraire très rare, et Charles ROBIN et WARLOMONT ont établi que la cataracte capsulaire était formée non pas par l'opacification de la capsule elle-même, mais par des dépôts qui se produisent soit au-devant de la capsule, soit au-dessous de cette membrane. Mais, dans ces

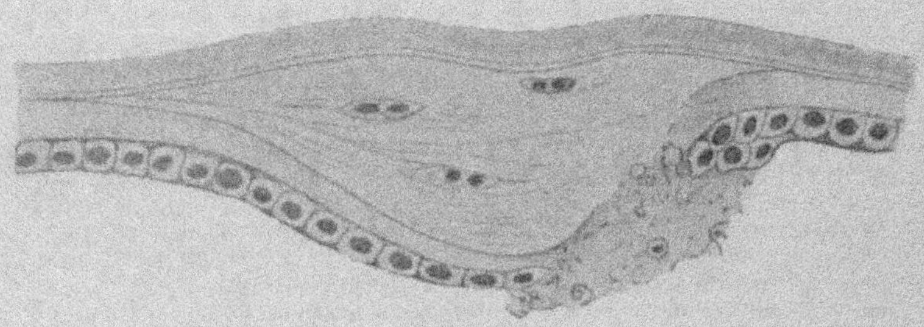

Fig. 36.
Cataracte capsulaire (d'après MEYER).

cas, il s'agit de dépôts qui proviennent réellement de la capsule et qui ne sont pas des dépôts fibrineux comme dans les fausses cataractes dont nous parlerons plus loin ; par conséquent, il n'est pas possible de donner à ces cataractes un autre nom que celui de cataractes capsulaires, alors même que l'on nous prévient que la capsule elle-même n'est pas opacifiée. D'ailleurs, si l'on voulait nier l'existence clinique et histologique des cataractes capsulaires, il suffirait de rappeler que personne ne nie les cataractes capsulo-lenticulaires dont la cataracte kystique et la cataracte burséolée sont des types bien connus. Par conséquent, si l'on admet que dans certains cas la capsule peut devenir beaucoup plus épaisse et se doubler de dépôts opaques qui proviennent de ses cellules génératrices, il ne peut y avoir aucune raison pour nier la cataracte capsulaire isolée.

L'existence ou la non-existence des cataractes capsulaires a beaucoup préoccupé les oculistes au milieu du siècle précédent.

Au commencement du siècle dernier on admettait d'après les idées professées par SANSON que la cataracte capsulaire était aussi fréquente que la cataracte lenticulaire proprement dite.

C'est MALGAIGNE qui le premier eut l'idée d'examiner 25 cataractes prises sur les vieillards de cinquante à quatre-vingt-dix ans et qui démontra que ce que l'on appelait cataracte capsulaire n'était autre chose que des dépôts d'exsudats, quelquefois avec pigment irien, sur la surface antérieure de la capsule, c'est-à-dire ce qu'on a appelé aussi la fausse cataracte. Il termina son mémoire présenté à l'Académie des sciences par ces lignes qu'on a souvent citées : « Examinez une capsule cristalline chez le cataracté que vous voudrez, lavez-la avec précaution : vous la trouverez toujours aussi transparente que Dieu l'a faite. » En dehors des fausses cataractes, il admettait que toutes les cataractes capsulaires décrites par les auteurs de l'époque devaient rentrer dans la catégorie des cataractes lenticulaires

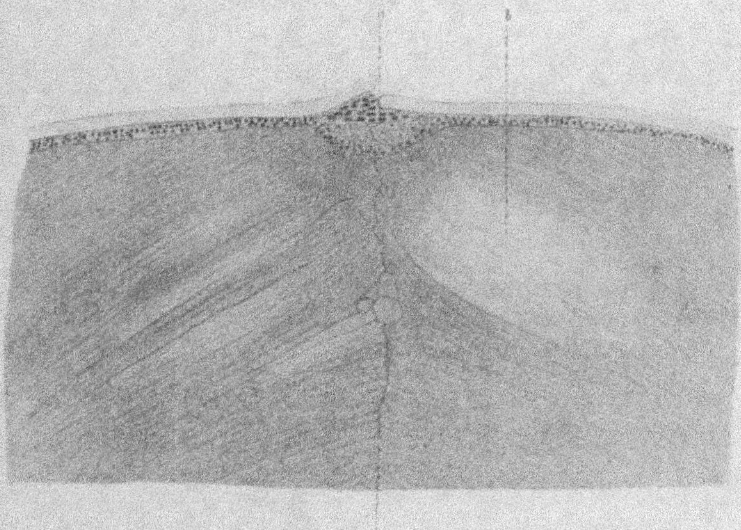

Fig. 31.
Cataracte capsulaire expérimentale par piqûre du cristallin (d'après KNAPP).

Grande émotion dans le camp des oculistes, aussi CUNIER, rédacteur des *Annales d'Oculistique* résolut de mettre aux concours la question suivante : « Faire l'histoire de la cataracte capsulaire secondaire. Décrire ses variétés, ses causes et les meilleurs procédés pour la détruire. » Quatre mémoires furent présentés dont deux furent couronnés, celui de HOERING. Dans ce long travail (voir Historique) il relate toutes les observations anciennes de cataractes vraiment capsulaires et en ajoute d'autres inédites. Il les classe en cataractes congénitales, cataractes traumatiques et cataractes après inflammation. Il décrit à part la cataracte pyramidale et l'ossification de la capsule.

Les articles de MALGAIGNE, de SICHEL, de GUÉPIN, de HOERING, de LEROY d'ÉTIOLLES et de BOSCH qui ont tous paru dans les *Annales d'Oculistique* sont actuellement des plus intéressants à parcourir.

La cataracte capsulaire est le résultat de la prolifération des cellules épithéliales de la capsule du cristallin. L'épithélium commence à proliférer. D'après Becker, il se produisait dans les cellules épithéliales des prolongements protoplasmiques qui s'unissaient les uns aux autres et formaient ainsi des nids de cellules dont les mailles renfermaient des cellules saines. D'après cette néoformation, les noyaux disparaissaient et il ne restait plus qu'un tissu hyalin qui constituait la cataracte capsulaire. Cette conception est considérée par Schmidt, par Waldeyer et par Ginsberg comme absolument erronée. Les cellules épithéliales, d'après Schmidt, se transforment en éléments allongés qui prennent un peu l'aspect des fibres et qui s'insèrent par leurs deux extrémités à la capsule. Puis ces cellules sécrètent une substance hyaline intercellulaire qui est un véritable produit de sécrétion et qui constitue la cataracte.

Il se produit un tissu qui a l'aspect de la cornée, mais qui, au point de vue chimique, n'est pas comme du tissu conjonctif et a, au contraire,

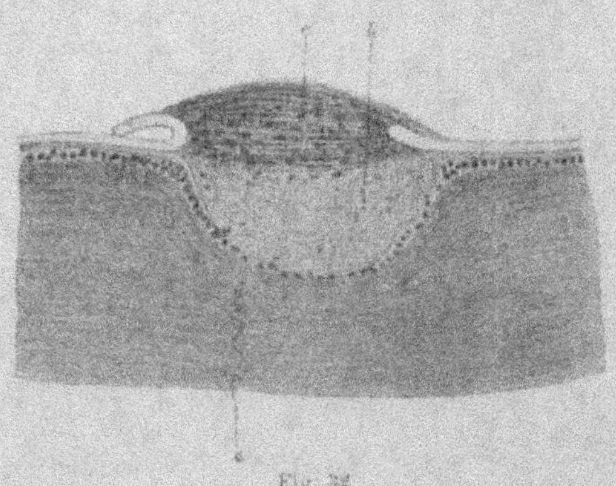

Fig. 34.
Cataracte capsulaire expérimentale par piqûre du cristallin
(d'après Knapp).

les réactions de la membranine, c'est-à-dire d'un tissu ectodermique.

L'évolution ultérieure d'une cataracte capsulaire est de subir une incrustation de sels calcaires et de cristaux de cholestérine.

Nous avons dit que lorsqu'on se plaçait sur le terrain de l'anatomie pathologique, il n'y avait que des cataractes capsulaires ou lenticulaires partielles ou totales. Cela est vrai d'une façon absolue, mais en fait la cataracte capsulaire totale est une réelle exception. On observe bien des cataractes capsulo-lenticulaires dans lesquelles la totalité de la capsule est envahie par le processus morbide, mais lorsque la capsule seule est lésée à l'exclusion de la lentille, il est de règle que l'on ait affaire à une cataracte partielle.

C'est particulièrement dans les deux formes de cataracte polaire antérieure et de cataracte polaire postérieure que se rencontrent les opacifications capsulaires.

Dans la cataracte capsulaire antérieure, l'opacité revêt la forme de stries ou de taches de couleur de craie ou d'un blanc perle. Souvent on voit une seule tache faire une saillie pyramidale au centre de la capsule et c'est à cette variété que l'on a donné le nom de cataractes pyramidales. Cependant, dans un grand nombre de cas, c'est bien dans l'épaisseur de la capsule et non à sa surface que siège l'opacité. La cataracte pyramidale peut exister pen-

dant des années sans amener l'opacification du cristallin, ce qui montre bien
que la nutrition de la lentille ne se fait pas par la surface polaire antérieure.

La cataracte capsulaire postérieure ne se présente pas comme la précédente, sous forme de saillie limitée, on voit des lignes radiées partant du
centre de la membrane. Très souvent, il s'agit de lésions qui sont en rapport
avec la persistance de l'artère hyaloïde et alors on observe plutôt une anomalie congénitale qu'une maladie à évolution, mais il existe des observations
de cataractes polaires postérieures développées à l'âge adulte et n'aboutissant
pas à la formation de cataracte lenticulaire.

Pour l'histologie de la cataracte capsulaire, on consultera avec profit le
travail de KRUKOW dans lequel se trouve un index bibliographique. KRUKOW
n'admet pas l'opinion de SCHIRMER.

Cataractes capsulo-lenticulaires. — Nous avons déjà parlé à propos des
cataractes congénitales de la forme capsulo-lenticulaire que l'on appelle aride
siliqueuse. Il ne sera question ici que des formes qui surviennent chez l'adulte.

A l'époque où l'on admettait que les cellules qui tapissent la face interne
de la cristalloïde antérieure appartenaient anatomiquement à la capsule le
nombre des cataractes qui méritaient l'appellation de cataractes capsulo-lenticulaires était très considérable. Actuellement on considère que seule la
membrane anhiste qui entoure la lentille constitue la capsule, et pour désigner une cataracte par l'appellation de capsulo-lenticulaire, on exige qu'il
y ait des modifications de structure de la membrane anhiste elle-même. On
diminue ainsi considérablement le groupe des cataractes capsulo-lenticulaires et ceci au profit des cataractes lenticulaires qui deviennent la grande
majorité des cataractes. Cependant il existe des cataractes capsulaires vraies
et en particulier la cataracte pyramidale en est un exemple. De même il
existe des cataractes capsulo-lenticulaires, qui sont caractérisées à l'œil nu
par un épaississement de la capsule.

A. CATARACTES INFLAMMATOIRES. — Le premier type des cataractes capsulo-lenticulaires est constitué par les cataractes inflammatoires que l'on ne
confondra pas avec les cataractes fibrineuses ou fausses cataractes; en effet,
dans la cataracte inflammatoire, ce n'est pas par une inflammation venue de
l'extérieur que se produit l'augmentation de volume et de résistance de la
capsule, c'est par suite de l'inflammation des cellules sous-capsulaires.

Ces cellules sont en effet, chargées de sécréter la substance chimique qui
constitue la capsule au même titre que les ostéoblastes sécrètent l'osséine, ou
que les chondroblastes sécrètent la chondrine, et lorsque ces cellules sont
enflammées elles sécrètent une quantité plus considérable de membranine qu'à
l'état normal. Puis les cellules étant elles-mêmes englobées dans la membranine subissent une stratification comparable à celle que l'on observe dans
le tissu cornéen et il s'édifie ainsi un tissu spécial qui diffère beaucoup de la
simple membrane anhiste primitive. Si la lentille est en même temps opacifiée, on dit qu'il y a une cataracte capsulo-lenticulaire.

On voit donc qu'un élément essentiel caractérise la cataracte en question, c'est l'élément inflammatoire. Tandis qu'une cataracte lenticulaire peut ne présenter que des symptômes de nécrobiose, il y a ici nécessairement une prolifération cellulaire et on pourrait à la rigueur rétablir pour ces cas l'expression oubliée de phakite. Cette variété de cataracte capsulo-lenticulaire se rencontre en effet, surtout dans les cas où il y a eu une inflammation, c'est-à-dire tout spécialement après les traumatismes, à la suite des affections microbiennes, ou bien secondairement à des choroïdites et des irits.

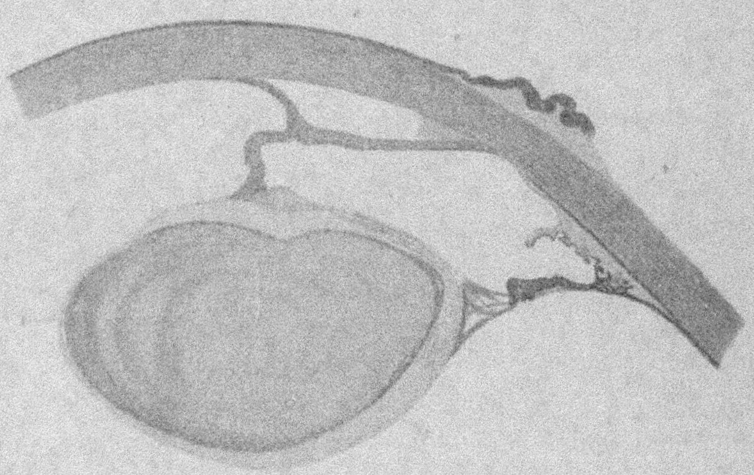

Fig. 33.
Cataracte capsulo-lenticulaire inflammatoire (d'après Becker).

B. Cataractes kystiques. — A côté de la cataracte inflammatoire dans laquelle la capsule est très blanche et nacrée, souvent incrustée de sels calcaires et où la lentille est opacifiée comme dans une cataracte lenticulaire ordinaire, il existe une forme très particulière de cataracte capsulo-lenticulaire, c'est celle que l'on appelle la cataracte *kystique* ou *burséolce* (bursata, ichorem tenens).

Dans cette forme on trouve une capsule notablement épaissie qui renferme comme dans un sac complètement clos une bouillie jaunâtre et horriblement fétide, qui n'est autre chose que le cristallin macéré et n'ayant pas pu se résorber progressivement précisément à cause de l'épaisseur de la capsule. Quelques-unes de ces cataractes sont infectées. Il convient de les extraire avec la capsule.

C. Cataractes de Morgagni. — C'est aussi quand la capsule est particulièrement épaissie et qu'elle ne permet plus l'issue des albumines décomposées du cristallin cataracté que l'on observe une forme également capsulo-lenticulaire qui est décrite depuis fort longtemps sous le nom de *cataracte de Morgagni*. Le caractère essentiel de la cataracte de Morgagni est le fait que dans une capsule épaissie on trouve un petit noyau qui flotte dans une certaine quantité de liquide opaque provenant du ramollissement des couches corticales. Il en résulte un caractère clinique important, c'est la différence que l'on constate entre l'aspect de la cataracte quand le malade est couché et quand il est debout. Lorsque le malade est debout, la coloration de la cataracte est d'un brun assez foncé, parce que le noyau du cristallin se

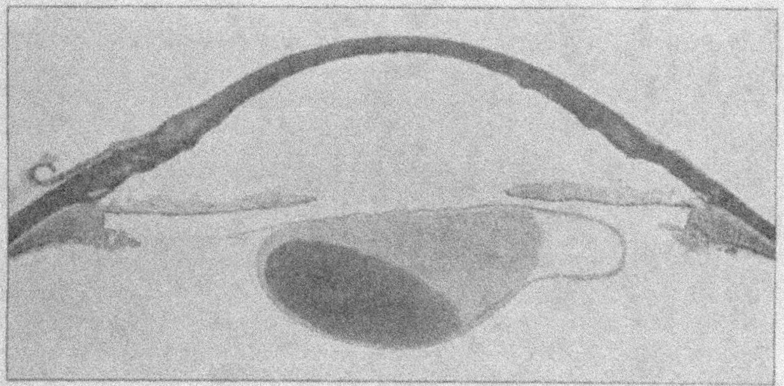

Fig. 34.
Cataracte de Morgagni (d'après une photographie de Elschnig).

porte vers la pupille, mais dès que le malade se couche la cataracte devient blanche, parce que le noyau retombe en arrière. On lira avec intérêt, à propos de la cataracte de Morgagni les articles de WILDE et de DIXON.

D. CATARACTE CALCAIRE. — La cataracte calcaire diffère de la cataracte ossifiée par les mêmes caractères que ceux qui séparent les calcifications en général des ossifications. Les calcifications résultent d'une combinaison chimique entre le collagène et le carbonate de chaux, tandis que les ossifications sont produites par les combinaisons de ce même collagène avec du phosphate de chaux. Dans les deux cas il faut la présence de collagène, c'est-à-dire de cette substance dont l'hydratation donne la gélatine et qui est commune à tous les tissus conjonctifs, mais ne se rencontre pas dans les tissus épithéliaux. La calcification est d'ailleurs toujours précédée du dépôt de substance collagène sous une forme que l'on appelle la dégénérescence colloïde et cette substance collagène se combine avec de la chaux dans certains cas, ou bien s'il y a des cellules médullaires se combine sous leur influence avec des phosphates. Mais dans les cas où il n'y a pas une cause adjuvante, le collagène reste à l'état de matière colloïde et bon nombre de cataractes présentent précisément ce qu'on appelle la dégénérescence colloïde. Les boules colloïdes, se distinguent des boules calcifiées par le fait que les dernières se désagrègent sous l'influence des acides minéraux, tandis que les premières restent intactes sous l'influence de ces acides. Les boules colloïdes aussi bien que les boules calcifiées se colorent par l'hématoxyline, et ce n'est pas par l'action des matières colorantes que l'on peut établir une différence entre ces formations. L'origine de la matière colloïde est évidemment dans le tissu conjonctif et par conséquent on ne peut observer ces altérations que dans les cas où il y a eu à un moment donné une pénétration du cristallin par des vaisseaux, ou bien une imbibition de matière collagène liquide au travers de la capsule, ce qui est moins simple à comprendre.

On a cité des cas de cataracte congénitale présentant des calcifications. Dans ces cas il y a eu un moment où le cristallin étant encore entouré de sa capsule vasculaire, a subi une inflammation et une vascularisation consécutive. Sans vascularisation il ne survient pas de calcification.

E. Ossification du cristallin. — L'ossification du cristallin est de même ordre que l'ossification du poumon ou du corps thyroïde ; elle s'explique par le transport *loco dolenti* de cellules de la moelle osseuse qui sont en liberté dans le sang et qui peuvent s'arrêter dans les régions chroniquement enflammées pour y sécréter de l'osséine, et fonder une véritable colonisation d'un tissu osseux dans une région qui habituellement est totalement dépourvue d'os. L'ossification suppose la présence de vaisseaux sanguins, ainsi que l'a établi Panas, mais pourquoi et sous quelle influence des vaisseaux sanguins issus du corps ciliaire viennent-ils dans la lentille ? Il faut pour cela qu'ils aient été attirés par un processus inflammatoire intense et il est difficile d'admettre une inflammation suffisante sans l'intervention de microbes et sans la préexistence de suppuration vraie dans la lentille. Or cette suppuration vraie a été constatée souvent, mais il s'agit de savoir d'où provenait le pus. Les expériences de Deutschmann et de Leber ont établi que le pus provenait toujours d'un organe vasculaire et que les globules blancs n'avaient pas plus dans le cristallin qu'ailleurs, la propriété de naître par génération spontanée, mais la pénétration de ces globules blancs dans le cristallin n'est pas toujours facile à expliquer dans les cas où on n'a observé aucune blessure de la capsule.

On en est réduit à supposer que les microbes sécrètent les diastases qui digèrent partiellement la capsule et y font des trous par lesquels s'infiltre le pus.

Le premier cas d'ossification a été rapporté par Gluck. H. Müller, Knapp et Virchow doutaient de la possibilité de l'ossification. Goldzieher, Alt, Panas ont publié des cas démonstratifs.

Roth a étudié dernièrement cette altération à propos de deux cas personnels. Il dit que le nombre total des cas publiés est de 19.

Dans l'un des cas qu'il a observés, on décelait de nombreux corpuscules osseux à l'examen microscopique, mais à l'œil nu il s'agissait d'un cristallin d'apparence calcaire. Lorsque l'enfant était tout petit, GRAND-CLÉMENT avait fait le diagnostic de gliome de la rétine. Il y avait probablement un pseudo-gliome et la cataracte avait apparu ultérieurement.

ABADIE a fait une intéressante communication à la Société française d'Ophtalmologie sur un cas fort bien étudié par lui.

Fausses cataractes — Il existe une variété de trouble cristallinien qui est constituée par le dépôt de fibrine à la surface de la lentille et sans que la capsule elle-même participe à cette opacification, c'est là ce qu'on a appelé les *fausses cataractes* ou *cataractes fibrineuses*, ou encore *cataracta spuria*.

Ces fausses cataractes surviennent à la suite de l'inflammation de l'iris ou à la suite de descémétites, quelquefois de simples kératites.

MACKENZIE distinguait les trois formes suivantes : cataracte fibrineuse réticulée, cataracte fibrineuse en caillot et cataracte fibrineuse trabéculaire, mais il semble actuellement un peu puéril de faire grande attention à la forme du dépôt fibrineux qui obstrue la pupille, et le seul fait à considérer c'est qu'il existe des cas où la cristalloïde est recouverte d'un dépôt fibrineux. Il est tellement certain que ce dépôt fibrineux ne provient en aucune façon de la cristalloïde, que l'on peut voir survenir de semblables dépôts dans la fente pupillaire, même après l'extraction du cristallin dans sa capsule, et c'est sur cette considération que s'appuie BATES pour bien montrer que la cataracte secondaire n'est pas un reliquat d'une extraction insuffisante, mais bien une exsudation fibrineuse, consécutive à l'iritis légère, qui accompagne les opérations dans certains cas.

La fausse cataracte n'est pas incompatible avec la vraie cataracte et il arrive bien souvent que les deux lésions évoluent à la suite l'une de l'autre. C'est alors ce que l'on appelle la cataracte *adhérente*. La cataracte adhérente se rencontre surtout dans les cas où les dépôts fibrineux sont très périphériques et ont encerclé l'équateur du cristallin. C'est alors que la lentille devient trouble, mais aussi longtemps que les dépôts ne siègent que dans la région polaire antérieure, le cristallin reste clair.

PATHOGÉNIE DES CATARACTES MÉDICALES

Nous avons montré que la cataracte était le résultat d'une hydratation du cristallin, que cette hydratation était rendue possible par l'altération des cellules sous-capsulaires.

Dans certains cas, cette altération est produite directement par des agents physiques, mais dans d'autres cas cette altération est provoquée par des agents chimiques qui ont pénétré dans la chambre antérieure par suite d'une lésion des cellules épithéliales des parois ciliaires.

Nous allons examiner tout d'abord quelles sont les causes les plus habituelles des altérations des procès ciliaires par le moyen desquelles se produisent les lésions des cellules de la capsule cristallinienne et ultérieurement l'opacification du cristallin.

Ces causes sont multiples et variées. Les unes provoquent une congestion aiguë, visible immédiatement à l'œil nu, à l'ouverture des yeux malades.

Il s'agit alors de cataractes à évolution très rapide et de cataractes qu'il est possible de reproduire expérimentalement chez divers animaux.

Les autres provoquent des lésions légères, localisées surtout à l'épithélium. Ce n'est qu'au microscope que l'on peut étudier les altérations anatomiques du corps ciliaire et précisément parce qu'il s'agit de lésions chroniques, les circonstances qui président à leur évolution échappent davantage à l'analyse, et la reproduction expérimentale n'a pas encore été réalisée. Enfin il est des formes dont l'étude est incomplète. Tout permet de supposer que dans ces cas, si l'on examinait le corps ciliaire, on trouverait des lésions, mais les occasions de faire ces recherches ont fait défaut et nous devrons nous borner à émettre à leur sujet des hypothèses.

Le type des cataractes à évolution rapide, faciles à reproduire expérimentalement et dans lesquelles on constate une congestion intense des procès ciliaires et des lésions accentuées de l'épithélium est la cataracte par fulguration.

Cataracte par fulguration — C'est à Hess d'abord, puis à Kraemer, que l'on doit la connaissance de l'anatomie pathologique et des conditions de production expérimentale de la cataracte par la fulguration.

Ces auteurs ont réalisé des cataractes chez des animaux au moyen de décharges de la bouteille de Leyde et ils ont noté dans tous les cas une vive congestion des procès ciliaires.

Nous avons déjà dit que Widmark avait fait expérimentalement des cataractes au moyen de rayons ultra-violets, mais ici il s'agit de troubles tout à fait différents. Les cataractes par rayons ultra-violets sont au début localisées dans les parties qui ne sont pas protégées par l'iris et elles résultent directement de l'action nuisible de la lumière sur les cellules sous-capsulaires du cristallin.

Au contraire la cataracte par la foudre résulte de lésions qui se produisent au niveau du corps ciliaire et il s'agit dans ces cas de cataractes totales.

La cataracte par la foudre est due au même mécanisme que la cataracte par tétanie et que la cataracte par les efforts d'accommodation.

La cataracte par fulguration ne s'observe pas exclusivement à la suite des accidents occasionnés par la foudre; il existe deux observations cliniques de cataractes produites par des décharges électriques intenses et comparables aux cataractes expérimentales produites par les décharges de la bouteille de Leyde.

Ces deux observations sont celle de Barla et celle de Desmonts et Baney.

Dans la première de ces observations, il s'agissait d'une jeune télégraphiste qui en manipulant un de ses appareils reçut une violente secousse qui la laissa vingt minutes sans connaissance. Ramenée à la vie elle présenta outre des brûlures du nez, de la main et du pied, des troubles visuels caractérisés par de la photophobie, de la rougeur palpébrale, conjonctivale et ciliaire, de la mydriase et enfin des troubles cristalliniens constitués par des opacités fines et nombreuses qui s'accentuèrent par la suite et ne permirent plus à cet œil qu'une acuité de 1/20.

La deuxième observation concerne un jeune ouvrier électricien qui en nettoyant un transformateur électrique reçut la décharge d'un courant alternatif de 30 périodes d'une intensité de 20.000 volts. Il perdit connaissance pendant une demi-heure, mais grâce aux tractions rythmées de la langue et à la respiration artificielle il revint à lui. Il présentait des brûlures de la face qui donnèrent lieu à un œdème intense. Au bout de quinze jours on constata sur le cristallin de l'œil droit un semis de taches punctiformes et linéaires prédominantes à l'équateur de la lentille. La pupille se contractait bien et l'acuité visuelle n'était pas très diminuée ; cependant le malade se plaignait de voir des brouillards sur tout ce qu'il fixait.

Dans ces deux observations la cataracte fut donc partielle, mais il serait prématuré de conclure qu'elle ne se complétera pas ultérieurement.

Dans tous ces cas, une contraction trop brusque ou trop intense du muscle ciliaire donne naissance à des lésions congestives qui aboutissent à l'altération des cellules épithéliales. D'ailleurs, cliniquement, les cas de cataracte par fulguration sont rarement des cas où il ne se produit absolument qu'une cataracte. Habituellement on note simultanément de la mydriase ou bien de l'irido-cyclite ou bien encore des ruptures de la choroïde ou des décollements de la rétine. Les cas connus sont au nombre de vingt deux, d'après la récente étude de Goxin. Citons les noms de Yvert, Downar, Leber, Pagenstecher, Buller, Vossius et Pfeindlsberger. Ce dernier auteur a observé trois cas personnels.

Les deux premiers sont ceux de deux frères âgés de onze et treize ans, surpris simultanément par la foudre et qui virent tous les deux se développer une cataracte aux deux yeux à la suite de cet événement. Ils étaient restés sur le moment tous les deux sans connaissance, puis ils avaient vu pendant une semaine une lueur rouge, et ensuite la vision se troubla. Dans un troisième cas, l'auteur observa un paysan de vingt-quatre ans qui avait été frappé par la foudre six ans auparavant. Quelques mois après les troubles cristalliniens avaient apparu, mais dans ce cas ils étaient restés localisés à un seul œil.

On notait une opacification laiteuse et un épaississement de la capsule.

Dans l'observation de Goxin il y eut une opacification partielle radiée dans le cristallin de l'un des yeux quelques jours après l'accident et trois mois après un trouble diffus de la face antérieure du cristallin de l'autre œil.

La cataracte naphtalinique. — C'est le 18 décembre 1886 que Bouchard et Charrin annoncèrent à la Société de Biologie que l'administration de naphtaline à des lapins déterminait chez eux l'apparition d'une cataracte.

Successivement, H. Dor, Panas, Hess, Magnus et Kolinski reproduisirent les expériences de Bouchard. Magnus est même arrivé à donner la cataracte à des lapins en quelques heures, lorsqu'on évite de prendre des animaux trop jeunes. Pour obtenir ce résultat Magnus fait prendre à ses lapins des doses énormes de naphtaline, environ 3 à 4 grammes par kilo d'animal. Six heures après la première administration on voit déjà apparaître un commencement d'opacification. Magnus a décrit longuement les stries que l'on aperçoit au début de la formation de la cataracte, et il a montré que ces stries étaient en réalité des dépressions dirigées selon un des méridiens du cristallin. La capsule suit tous ces enfoncements. La comparaison que donne Magnus est celle d'un cristallin que l'on a mis dans le four ou que l'on a traité par l'acide nitrique, ou encore dans la glycérine, après dépouillement de la capsule.

L'auteur dit que cliniquement, ces dépressions ressemblent absolument à celles que l'on observe au début de la cataracte sénile et il établit ainsi la preuve que dans les débuts des cataractes naphtaliniques et séniles, il se fait de profondes rides à la surface du cristallin.

Le second stade est l'opacification qui survient tout d'abord dans deux points très constants qui sont une zone annulaire, antérieure à l'équateur et une zone annulaire, postérieure à cet équateur. Dans la zone qui s'opacifie, on voit se développer de petites vacuoles ovoïdes.

C'est Kolinski qui a constaté le premier la congestion du corps ciliaire qui précède l'apparition de la cataracte.

Magnus et Ovio ont montré que la naphtaline n'a aucune action sur le cristallin lorsqu'il est isolé de l'œil.

Pergas a montré que certaines modifications de densité de l'humeur aqueuse au cours des cataractes naphtaliniques étaient semblables aux modifications que l'on observe au cours des cataractes séniles. L'opinion de Bouchard était que la naphtaline devait se sulfo-conjuguer dans le cristallin et empruntant du soufre aux albumines de cet organe, en amener la désorganisation.

Mais cette opinion a été démontrée inexacte par Salzexen. C'est cet auteur, dont nous avons d'ailleurs déjà cité les recherches, qui a le mieux expliqué le mécanisme un peu complexe de la pathogénie de la cataracte naphtalinique. Nous rappelons ici que Salzexen a étudié la cataracte naphtalinique avec les précautions suivantes : il a tout d'abord pesé le cristallin d'un lapin sain, puis c'est ce même lapin qui a servi pour l'expérience. L'auteur produisait une cataracte naphtalinique sur l'autre œil et pesait le deuxième cristallin par comparaison avec le premier, tantôt quelques heures, tantôt quelques jours après le début de l'expérience.

Il a constaté ainsi que tout au début, le cristallin en se cataractant augmentait de poids et en même temps de volume; l'augmentation de poids atteint 16 p. 100, et l'augmentation de volume 17 p. 100. Après cette première constatation l'auteur démontre que la naphtaline ingérée fait naître dans l'organisme un ferment hydratant.

En effet, lorsqu'on met dans du sérum sanguin ou dans de l'humeur aqueuse de lapins ayant ingéré de la naphtaline, des cristallins sains, on voit ceux-ci se gonfler et augmenter de poids. Si on met dans le sérum ou l'humeur aqueuse d'animaux n'ayant pas ingéré de naphtaline, des cristallins sains, ceux-ci ne subissent presque pas d'augmentation de volume ni de poids.

Ajoutons en terminant que la cataracte naphtalinique peut survenir chez l'homme. En effet, Lezenius en a observé un cas. Signalons aussi le cas publié par Van der Hoeve de cataracte produite chez l'homme par le naphtol β à dose thérapeutique.

Cataracte diabétique — Dans la cataracte diabétique, les recherches les plus récentes ont mis en évidence, d'une façon constante, l'existence de lésions des cellules épithéliales du corps ciliaire et du feuillet postérieur de l'iris. Ici, il n'est plus question de congestion du corps ciliaire, visible à l'œil nu comme dans les formes précédentes, mais nous ferons observer que les examens immédiats, faits à l'œil nu, sont rendus presque impossibles par le fait que l'on n'est pas encore parvenu à reproduire cette forme expérimentalement et que les occasions de pratiquer des énucléations sur le vivant, à des malades atteints de cataractes diabétiques, sont également tout à fait exceptionnelles. Nous devons nous borner aux renseignements que l'on peut acquérir par l'examen microscopique, un peu sujet à caution, d'yeux énucléés après la mort.

On trouvera dans la thèse de Koch (1899) une description détaillée des lésions anatomiques qui caractérisent la cataracte diabétique. La thèse toute récente de Vinsonneau (1904) renferme aussi des documents précieux desquels il résulte aussi que la cataracte diabétique est le résultat de troubles nutritifs des fibres cristalliennes, provoqués par des troubles de la sécrétion de l'humeur aqueuse au niveau des procès ciliaires. Dans tous les cas, il est certain que la cataracte diabétique ne provient pas de l'action du sucre sur le cristallin.

A ce propos, il nous semble bon de résumer rapidement l'histoire de la cataracte diabétique. C'est en 1834 que Brunot signala pour la première fois, en Allemagne, l'association fréquente du diabète et de la cataracte. Les médecins français se divisèrent alors en deux camps. Les uns avec Destouches, Seralas, Magendie, Lecoɐt publient des observations de cataractes diabétiques alors que les autres avec Valleix, Falconneau, Bouchardat, Garrod, Tavignot nient tout rapport entre la cataracte et le diabète. Valleix disait : « On aurait tort d'attribuer la cataracte au diabète. » Bouchardat disait : « Les quelques lésions oculaires survenant chez les diabétiques sont toutes des complications accidentelles, sauf l'affaiblissement de la vue. » Garrod affirmait que : « Sur un nombre considérable de diabétiques », il n'avait « jamais constaté de troubles de la vue ».

A côté de ces auteurs qui nient la cataracte diabétique, citons les observations de Bérard, Laugier, Marchal de Calvi, Desmarres, Sichel, Stoeber, Hasner, Oppolzer, Haller, His, Lohmeyer, D. Kunde Fraenkel et enfin France qui écrivait en 1859 : « La cause de la cataracte diabétique agit sur les deux yeux, et assez souvent la cataracte diabétique est la seule manifestation de la maladie. »

En 1861, paraît dans les *Archives de Médecine* un important mémoire de Leconcas qui met fin à cette période de discussion en établissant par un grand nombre d'arguments et d'observations l'existence de la cataracte dans le diabète. Alors les anatomistes ont pensé qu'à l'autopsie des malades on trouverait du sucre dans les cristallins, et les oculistes qui opéraient des cataractes diabétiques se mirent partout à rechercher le sucre. Becker déclare avoir fait cette recherche trente fois. Heubel et Deutschmann engagent une polémique célèbre.

Deutschmann dit que le sucre n'atteint jamais plus de 0,5 p. 100 dans l'humeur vitrée des diabétiques ; comme il faut une solution à 5 p. 100 pour provoquer au bout d'une heure l'opacification du cristallin, il dit que le sucre ne peut pas être accusé de produire la cataracte diabétique. Heubel répond que la longue durée de l'action de la solution sucrée remplace sa concentration.

A ce moment surgit en France une nouvelle protestation de la part des chirurgiens. Verneuil en 1866, Gosselin en 1872 mettent de nouveau en doute l'existence même de la cataracte diabétique, alors que les ophtalmologistes publient au contraire, de tous côtés, des observations nouvelles. Perrin (1870), Pintaud-Desalles (1872), Sichel (1878), de Wecker (1878), Armaignac (1882). Les oculistes parlaient au nom de la clinique qu'ils connaissaient bien, alors que les chirurgiens, beaucoup plus théoriciens et impressionnés par les publications des anatomistes qui ne trouvaient pas de sucre dans les cataractes dites diabétiques, se rangeaient plus volontiers à l'opinion qu'ils avaient apprise par leurs lectures. Or, il faut dire que la recherche du sucre était de moins en moins favorable à l'idée d'une cataracte par le sucre. Partout on trouvait de 0,2 à 0,5 p. 100 de sucre, et aucun auteur ne parvenait à provoquer l'opacification du cristallin par une proportion aussi faible de glucose, même en laissant agir longtemps la solution. Il fallut bien admettre que « la cataracte diabétique était l'expression d'une détérioration générale de l'individu », selon les termes de Leconcué, et il faut avouer que cette formule vague n'était guère satisfaisante pour l'esprit.

Actuellement, la cataracte diabétique n'est plus mise en doute par personne, mais les auteurs ne sont pas d'accord sur la proportion des cataractes diabétiques par rapport aux autres cataractes.

Frerichs disait 5 p. 100, Koenig, 11 p. 100, Williamson 8 p. 100, Seegen 3 p. 100, Funke 4 p. 100 et Becker 1 p. 100. Tout dépend évidemment des régions dans lesquelles on observe, car la cataracte sénile étant fréquente dans certaines régions et rare dans d'autres, le pourcentage se modifie en conséquence.

Pour nous, la cataracte diabétique est aussi simple à comprendre que la cataracte naphtalinique.

Koch a montré qu'il se produisait sous l'influence du diabète comme sous

l'influence de la naphtaline une congestion des procès ciliaires et une altération des cellules qui doivent secréter l'humeur aqueuse. Ces cellules laissent
passer des substances qui sont toxiques pour les cellules épithéliales de la capsule du cristallin, cytolysines ou diastases hydratantes, et à la suite de ces
altérations, le cristallin lui-même s'opacifie. Tout ce processus n'a aucun
rapport avec la présence de sucre dans l'humeur vitrée ou dans le cristallin.
Il reste aux expérimentateurs à établir que dans le diabète comme dans l'intoxication naphtalinique, le sérum acquiert une grande quantité de ferments hydratants et la pathogénie de la cataracte diabétique sera complètement élucidée.

L'accumulation du sucre dans le cristallin peut exister, mais elle n'aurait
d'autre conséquence que de faire augmenter la densité de ce cristallin,
laquelle passe de 1,415 à 1,470, cette modification de densité peut être l'une

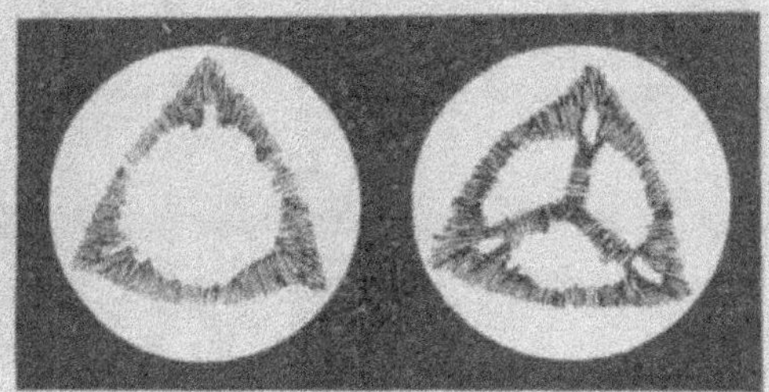

Fig. 35
Troubles cristalliniens obtenus expérimentalement par injection de sucre
(d'après MAGNUS).

des causes de la myopie spéciale qui apparaît parfois au début du diabète,
mais qui n'aboutit nullement à la cataracte d'une façon constante.

D'ailleurs ainsi que le montrent les figures ci-contre que nous avons
empruntées à MAGNUS les opacifications cristalliniennes que l'on obtient expérimentalement en faisant ingérer du sucre à des animaux ne ressemblent
nullement à celles du début de la cataracte diabétique.

L'ère des polémiques est actuellement passée et il ne s'agit plus que de
savoir quelle est la substance qui, dans l'intoxication naphtalinique comme
dans l'intoxication diabétique, est capable de provoquer des lésions localisées
sur certaines cellules épithéliales de l'œil, dont les fonctions sont identiques
à celles du rein. On ignore d'ailleurs quelle est la substance toxique qui provoque des altérations des cellules sécrétantes du rein dans la scarlatine et la
diphtérie. Quoi d'étonnant à ce qu'un poison moins répandu soit également
inconnu.

La comparaison que nous venons de faire entre les lésions du diabète et
celles de la diphtérie nous amène à parler de la cataracte diphtéritique, car de
même qu'à côté de la cataracte diabétique il existe une néphrite diabétique, de
même à côté de la néphrite diphtéritique il existe une cataracte diphtéritique.

Mais avant de mentionner la cataracte diphtéritique, nous dirons un mot d'une autre variété qui a quelque analogie aussi avec la cataracte diabétique : c'est la cataracte phosphaturique.

Cataracte phosphaturique — Au Congrès des sciences médicales de 1877, H. Don a fait connaître l'histoire de huit malades chez lesquels il avait observé une corrélation entre une cataracte et de la phosphaturie.

Sur ces 8 cas, 3 malades présentaient une augmentation assez notable de phosphates excrétés, mais un cas était particulièrement remarquable.

Voici cette observation :

Mlle P., vingt et un ans. Cataracte corticale commençant depuis deux ans. V. 1/50 od 1/12 og. Urines acides, poids 1041.

PO^5 = 4,85 par litre, ce qui correspond à 10,56 de phosphates.

(Analyse de M. Corrox). Urée 35,14 par litre, sucre, traces non dosables. Albumine, traces non dosables.

Dans une autre observation on note 4,54 d'acide phosphorique par litre, et dans une troisième, 4,11

La cataracte diphtérique. — Assurément, le poison diphtérique ne détermine généralement du côté de l'œil que de la mydriase et l'action toxique ne va pas jusqu'à déterminer des lésions des cellules sécrétantes du corps ciliaire. Cependant, à titre exceptionnel, le fait peut se présenter et NicoLaïdis a publié l'observation d'une enfant de huit ans, atteinte de diphtérie grave en décembre 1899, et chez laquelle apparut, pendant la convalescence, une double cataracte molle, qui fut d'ailleurs extraite avec succès.

Cataracte par tétanie. — Nous avons déjà dit en parlant de la pathogénie des cataractes zonulaires, comment nous comprenions le rôle de la tétanie dans la pathogénie de cette forme spéciale de cataracte que nous avons décrite avec les cataractes congénitales. Nous avons conclu que les malformations de certaines fibres cristalliniennes, les malformations de l'émail des dents et les malformations des cellules thyroïdiennes qui donnent naissance aux convulsions, par suite de l'anomalie de sécrétion thyroïdienne, constituaient une triade de malformations, relevant d'une même cause dystrophique, et qu'il ne fallait pas davantage accuser les lésions dentaires ou les convulsions d'être la cause de la cataracte congénitale, que l'on ne pourrait accuser la cataracte d'être la cause de l'évolution anormale des dents ou des convulsions. Tout ce que l'on peut dire, c'est que s'il était établi que la tétanie chez les adultes était capable de déterminer une cataracte aux dépens d'un cristallin préalablement bien conforme, on pourrait peut-être penser que dans le cas de malformation congénitale du cristallin ce serait plus volontiers à l'occasion de convulsions, que l'on verrait se produire la manifestation apparente de la cataracte zonulaire.

Demandons-nous donc s'il existe des observations de cataractes produites chez des adultes par suite de la tétanie.

Nous laissons volontairement de côté tout ce qui a trait à la cataracte zonulaire, pour ne relever que les observations dans lesquelles il s'agit de cataracte totale. Les travaux qui se rapportent à cette question ainsi réduite sont ceux de Schœn. Dans ses deux publications, Schœn accuse la tétanie de devoir donner la cataracte, parce qu'il accuse en principe l'accommodation et les spasmes du muscle ciliaire d'engendrer la cataracte dite sénile. Nous reviendrons sur cette théorie dans un autre chapitre.

Wettendorfer apporte des faits plus directement intéressants. Cet auteur relate l'histoire clinique de 3 cas de tétanie suivis de cataractes, et il rapproche la contraction du muscle ciliaire, que l'on observe dans la tétanie, de celle que l'on considère comme devant exister dans l'ergotisme, en raison de l'action bien connue de l'ergotisme sur les fibres lisses. Mais dans les observations de Wettendorfer, il s'agit de jeunes gens, et on peut toujours avoir une arrière-pensée relativement à une malformation préexistante du cristallin, analogue à celle qui existe dans la cataracte zonulaire. Disons cependant que l'auteur dit très formellement qu'il a observé 3 cas de cataractes totales, et non de cataractes zonulaires.

L'observation de Lesizys, dans laquelle il s'agit d'un cas de cataracte totale, survenue à trente-neuf ans chez une malade ayant eu de la tétanie au cours d'une grossesse, est plus démonstrative.

Peters a constaté au cours de la tétanie que la résistance électrique de l'humeur aqueuse diminuait de telle sorte que l'on pouvait admettre que la teneur en sel passait de 0,03 à 0,45 p. 100. Cet auteur a publié plusieurs travaux sur cette question. Dans sa monographie, *Tétanie et cataracte* (Bonn, 1898), il cite le cas d'une femme de trente-six ans et celui d'une femme de quarante ans, qui eurent toutes deux une cataracte bilatérale, après des convulsions. Dans les *Klin. Monatsbl.* 1901, il cite le cas d'une femme de vingt-neuf ans ; enfin dans les *Zeitsch.* (vol. 5, Heft 2), il rapporte encore trois observations.

Il s'agit de malades de quarante-trois, cinquante-neuf et soixante-trois ans, qui, tous les trois, eurent une cataracte après des convulsions.

Nathan a également observé un cas de tétanie suivi de cataracte, chez une jeune fille de vingt-six ans ; Freund a cité les observations de deux soldats de vingt-trois et vingt-quatre ans qui présentèrent de la tétanie et ultérieurement une cataracte.

Il semble donc bien que chez l'adulte, la tétanie soit capable de donner directement naissance à la cataracte. Encore une fois, nous ne croyons pas que ce soit là une raison pour mettre sur le compte des convulsions, si fréquentes chez les enfants atteints de cataractes zonulaires, le fait du développement de cette forme spéciale de cataracte, mais il est bien possible que les convulsions soient l'occasion de l'apparition de la cataracte, puisque nous sommes conduits par de nombreuses observations à admettre l'existence d'une cataracte chez l'adulte par la tétanie.

Il existe même des cas dans lesquels il a été bien évident qu'il s'agissait de tétanie strumiprive puisque la tétanie a été provoquée par l'extirpation d'un goitre et c'est en même temps que cette tétanie que s'est développée la cataracte. Il existe trois observations très positives de faits semblables : ce sont les cas de Westphal, de Landsberg et de Hoffmann. Dans ces trois dernières observations prises avec beaucoup de détails, il semble que tout soit réuni pour imposer la conviction, mais il est bien certain que la preuve ne peut pas être donnée dans ces cas comme s'il s'agissait de cataractes produites expérimentalement. Aussi trouvons-nous certains détracteurs de ces faits, et au nombre de ces détracteurs, nous devons citer particulièrement Vossius, qui prétend faire rentrer les cas que nous venons de citer de cataractes par tétanie dans un autre cadre à savoir celui des cataractes par thyroïdisme.

Dans un travail récent Peters a décrit de nouveau et avec beaucoup de soin, les lésions du corps ciliaire que l'on rencontre dans la cataracte par tétanie. Il a eu l'occasion de pouvoir énucléer une heure après la mort une jeune fille de vingt-six ans qui avait eu une double cataracte consécutive à une tétanie des plus caractérisées. Les lésions des cellules sont très semblables à celles que l'on observe dans la cataracte naphtalinique et dans la cataracte sénile. A la suite de cette constatation, Peters abandonne son ancienne idée d'après laquelle, la tétanie devait déterminer des contractions du muscle ciliaire, lesquelles s'accompagneraient de ruptures partielles de fibres de la zonule, et par conséquent d'une cataracte traumatique microscopique. Il pense au contraire que la tétanie est produite par un poison convulsivant qui est en même temps cytolytique, et qui est cause des lésions constatées au microscope. Cette théorie nous satisfait à peu près. Nous dirions plus volontiers que la tétanie et la cataracte peuvent être fonction de la présence anormale dans le sang de certains ferments hydratants.

Cataracte par thyroïdisme. — C'est dans son Traité paru en 1898 que Vossius a soutenu l'origine thyroïdienne de certaines cataractes. Il commence par relater tous les cas connus alors de cataracte par tétanie, et au lieu de les envisager ainsi que nous venons de le faire comme des cas dans lesquels la convulsion a agi sur le muscle ciliaire, ayant indirectement provoqué ainsi le trouble du cristallin, Vossius considère tous ces cas comme des cas de cataracte par thyroïdisme. Autrement dit, envisageant la tétanie comme un accident dû à une insuffisance thyroïdienne, il met la cataracte sur le compte de cette insuffisance de sécrétion glandulaire interne et considère la tétanie et la cataracte comme étant deux manifestations simultanées et non subordonnées l'une à l'autre. Il s'appuie pour émettre cette idée, sur le fait que l'on rencontre parfois la cataracte chez des goitreux qui n'ont aucun symptôme de tétanie et il attache une grande importance à l'observation de Loginschnikow, dans laquelle il s'agit d'une cataracte développée au cours d'une maladie de Basedow, et à celle de Callan, dans laquelle il s'agissait d'un cataracte chez un myxœdémateux.

Un élève de Vossius, A. Becker a fait en 1902 une thèse soutenue à Giessen, dans laquelle il a publié 8 observations très intéressantes de malades atteints de goîtres et de cataracte, et il fait observer que dans le même laps de temps, il n'y a eu à la clinique de Vossius que 11 cas de cataracte diabétique. Tout le monde admet la cataracte diabétique; Bacrra demande pourquoi on n'admettrait pas la cataracte par thyroïdisme. Nous ne voyons en effet pas de raison pour récuser les observations positives de Vossius, mais pourquoi ne pas admettre parallèlement la cataracte par thyroïdisme, et la cataracte par tétanie, et pourquoi vouloir englober toutes les cataractes par tétanie, dans le cadre des cataractes par thyroïdisme ?

Dans un travail plus récent, Vossius rapporte qu'il a observé chez 28 femmes la cataracte en même temps que le goître, 22 fois la cataracte était binoculaire, et 6 fois monoculaire, 9 cas de trente à quarante ans, 5 de quarante et un à cinquante, 6 de soixante et un à soixante-dix.

Vossius a vu plus souvent les goîtreux être atteints de cataracte que les diabétiques. Il semble que l'observateur exerce dans un pays particulièrement riche en goîtres et peut-être y a-t-il souvent une simple coïncidence de cataracte et de goître.

Cataracte par efforts d'accommodation. — Immédiatement après la cataracte par tétanie, dans laquelle il semble que les contractions du muscle ciliaire puissent être le point de départ de troubles de la sécrétion au niveau de l'épithélium des procès ciliaires et secondairement de troubles nutritifs du cristallin lui-même, il convient que nous signalions la théorie de Schoen, d'après laquelle la cataracte serait attribuable à un surmenage de l'accommodation. Schoen a écrit tout un volume consacré spécialement à cette question, et il est impossible de passer sa théorie sous silence, mais nous devons dire que toute l'argumentation de Schoen n'entraîne pas la conviction. Nous reproduisons à titre de document le tableau suivant :

En examinant l'état de la réfraction de 1 202 yeux atteints de cataracte Schoen a trouvé :

      L'hypermétropie dans 34,9 p. 100 des cas.
      L'astigmatisme   »   35,8 p. 100   »
      L'emmétropie   »   12,2 p. 100   »
      La myopie faible   »   5   p. 100   »
      La myopie forte   »   13   p. 100   »

En étudiant les proportions relatives d'yeux cataractés sans astigmatisme et d'astigmatismes sans cataracte, Schoen conclut que la cataracte affecte les yeux qui ont fait le plus d'efforts d'accommodation. Il considère les plissements de la capsule qui marquent le début de la cataracte, comme le résultat des tiraillements de certaines fibres de la zonule, et il suppose que ces tiraillements arrivent à créer de petits traumatismes répétés. La théorie de Schoen a rencontré très peu de faveur en Allemagne, et maintenant que son auteur est mort prématurément, il est probable que la théorie sera de moins en moins discutée.

D'après Kunz 14 p. 100 des myopes présentent des troubles des cristallins.

Martin a montré que l'astigmatisme était sans influence sur la production des troubles cristalliniens (voir à ce sujet p. 515, t. III de cette Encyclopédie).

Cataracte ergotinique. — La cataracte ergotinique est à rapprocher de la cataracte naphtalinique. Vaguement signalée en 1743 par Brückmann et en 1763 par Rothmann, la cataracte ergotinique a été étudiée surtout par Ignace Meyer à Cronstadt en 1857. Cet auteur ayant eu l'occasion d'observer une endémie d'ergotisme qui fit 283 victimes, trouva sur ce nombre 23 cas de cataractes, soit environ 1/10. Dans le nombre il y avait des jeunes gens de vingt à trente ans.

Treljaschin et Kortnew ont observé ensuite des faits très démonstratifs. Le premier vit survenir 27 cas de cataracte chez des malades qui avaient présenté de l'ergotisme, 14 de ces malades avaient de trente à quarante ans. Le second à la suite d'une endémie importante qui frappa 2.000 personnes, vit se développer chez 37 une cataracte allant du centre à la périphérie et arrivant à la maturité chez les enfants au bout de un à trois mois et chez les adultes en huit à onze mois.

Des faits semblables ont été observés par Lagrain en Algérie qui les décrit dans un opuscule où il fait connaître l'ergotisme kabyle dont il a observé des manifestations multiples et parfaitement caractéristiques. C'est avec quelque prudence qu'il accuse aussi l'ergotisme de donner naissance aux cataractes qu'il a observées, mais les faits que nous venons de signaler établissent le bien fondé de cette opinion.

Voici comment s'exprime Lagrain :

« La fréquence de la cataracte est une particularité bien connue au pays kabyle et la comparaison de la pathologie oculaire dans le Sud-Algérien et dans la Kabylie est bien instructive à cet égard. Dans le Sud ce qui domine la pathologie oculaire est la suppuration, la cataracte est une rareté. En Kabylie au contraire les ophtalmies sont relativement bénignes, mais la cataracte double est d'une extrême fréquence. Ces cataractes surviennent la plupart du temps en quelques semaines et sans affection oculaire antérieure. Il y a des années à cataracte, il semble qu'elles soient épidémiques me disait un cheik de Guergour, et en reprenant mes statistiques, je trouve pour un des villages de cette commune 11 cas de cataracte double sur 115 malades qui me furent présentés en automne. Je ne puis entrer dans le détail des observations de cataracte, mais les commémoratifs, l'époque d'apparition, le genre de vie que mènent les indigènes, plaident en faveur de ma thèse. Chez plusieurs il existait encore des vertiges et des fourmillements qui m'ont semblé devoir être rapportés aux manifestations d'une intoxication mitigée. Enfin la diminution des réflexes rotuliens, est un phénomène bien fréquent dont l'existence permet avec beaucoup de probabilité de conclure à l'ergotisme. Tous les confrères exerçant en pays kabyle que j'ai interrogés me firent la même réponse. Je crois pour toutes ces raisons être autorisé à supposer que l'ergotisme est la cause principale des cataractes que l'on rencontre avec une extrême fréquence dans les douars kabyles les plus misérables. »

La cataracte ergotinique n'a pas encore été reproduite expérimentalement, mais Peters a produit avec l'ergotine, des lésions des cellules du corps ciliaire identiques à celles que Kotinski et Sala ont décrites dans la cataracte naphtalinique. Une planche parue dans les Klin. Monatsbl., et que nous avons reproduite page 163, montre ces lésions.

Cataracte des verriers et cataracte des pays chauds. — Il existe un nombre assez considérable de cas de cataracte chez des ouvriers verriers ou chez des sujets exposés comme les verriers à une source calorique intense. Meyhoffer a vu successivement 4 verriers atteints de cataracte à l'œil gauche, et c'est ce fait qui lui a suggéré l'idée de procéder à une enquête dans l'usine. Sur 505 sujets examinés, il en trouva 59 qui étant âgés de moins de quarante ans étaient atteints d'un trouble cristallinien, soit environ 11 p. 100. Ces ouvriers restaient enfermés pendant quarante à quarante-cinq semaines consécutives y compris les dimanches exposés pendant douze heures chaque jour à une température d'environ 65°. Hirschberg à son tour examina 30 ouvriers et en trouva 5 qui avaient la cataracte.

Robinson remarque qu'il s'agit d'une forme spéciale de cataracte qui débute par la région polaire postérieure, et il explique ce fait en disant que le cristallin joue le rôle d'une lentille et concentre sur le point nodal les rayons caloriques. L'auteur ajoute cette notion nouvelle que la cataracte atteint en particulier ceux des ouvriers qui sont chargés de finir les bouteilles.

Schwitzer croit que les rayons caloriques du soleil jouent dans la pathogénie de toutes les cataractes un rôle important, et ayant étudié à ce point de vue 3 764 observations de cataracte à Buda-Pesth, il pense que cette notion pathogénique ne doit pas être limitée à la question de la cataracte des verriers.

Le nombre exceptionnel de cataractes que l'on rencontre aux Indes est peut-être attribuable en partie à l'action des rayons du soleil, cependant nous devons remarquer qu'il y a en Afrique des régions où le soleil est aussi chaud et où on n'a pas noté une proportion bien exceptionnelle de cataractes.

Ainsi Guido Rosolato Ruata remarque dans un travail tout récent que la cataracte très fréquente dans les Indes, est rare en Égypte et à la Martinique; Rochon n'a vu que 2 cataractes en cinq ans chez les nègres; en Laponie et en Norvège, la cataracte est très rare. Ce ne sont donc ni les pays à malaria, ni les pays à réverbération solaire, ni les pays chauds qui sont directement causes de la cataracte; dans les Indes il faut surtout d'après Ruata accuser les ophtalmies non soignées, mais n'y aurait-il pas en Égypte autant d'ophtalmies non soignées ?

La cataracte des verriers est la plus simple à comprendre de toutes les cataractes. Toutes les albumines que l'on chauffe en présence de l'eau s'hydratent.

Cataracte sympathique — Karkow (1880) relate deux observations de cataracte d'origine sympathique. Il commence par faire allusion au cas publié par Baïeux qu'il déclare non absolument probant et fait observer qu'en général on admet que la cataracte peut survenir comme manifestation sympathique uniquement après les iritis de même nature et comme manifestation de cette iritis. Dans ces cas qui sont connus et classiques ce qui est véritablement de nature sympathique, c'est l'iritis, et par conséquent si à la suite de cette iritis il survient soit une opacification cristallinienne, soit un dépôt plastique sur la capsule, on ne saurait véritablement considérer ces troubles comme constituant une cataracte sympathique. Les deux observations que Karkow relate sont au contraire de véritables cataractes sympathiques en ce sens qu'elles ont apparu comme manifestation isolée et primitive dans un œil à la suite de troubles siégeant dans l'autre œil.

Voici d'ailleurs ces observations :

1er cas : B. B..., vingt-sept ans, maîtresse d'école. A l'âge de quatre ans, elle a eu à l'œil droit un traumatisme au moyen d'une aiguille à tricoter et on constate dans cet œil une cataracte calcaire. La partie supérieure de la zonule est déchirée. A la partie inférieure de l'iris se trouve un point atrophié au travers duquel on aperçoit la cataracte. La cataracte est un peu mobile, lorsque la malade lève la tête, elle s'enfonce dans le corps vitré et lorsqu'elle incline la tête en avant, elle proémine dans la chambre antérieure. De temps en temps la malade éprouve des douleurs ciliaires et on observe une injection péri-kératique, mais alors la malade s'instille de l'atropine et conserve le repos et tout rentre dans l'ordre.

L'œil gauche a été excellent jusqu'à l'âge de vingt et un ans, mais à cette époque elle s'aperçut que sa vue se troublait un peu. Elle consulta alors Wossow qui déclara qu'elle n'avait ni cataracte, ni menace de cataracte dans l'œil gauche et qui lui prescrivit simplement des verres convexes n° 24. En 1877, Karkow a l'occasion de voir la malade et de constater alors une acuité visuelle de 1/7 et une légère opacification de la cristalloïde antérieure. La meilleure comparaison que l'on pouvait faire était celle d'une aile de mouche qui aurait recouvert le cristallin. Malgré cette opacification l'examen ophtalmoscopique était encore parfaitement possible.

L'évolution de cette cataracte consista non dans une extension du trouble, mais dans une opacification plus grande au point de devenir laiteuse. A l'examen à la loupe on observe non plus un réseau, mais une série de petits points, le trouble de la vue a notablement augmenté. La malade ne peut plus compter les doigts qu'à 3 mètres en 1878, et à 1 mètre en 1879, et cependant elle s'instillait régulièrement de l'atropine.

Elle a toujours refusé de se laisser enlever la cataracte calcaire mobile et douloureuse de l'œil droit parce que d'autres oculistes lui ont dit que cette cataracte ne pouvait pas être la cause de celle qui avait apparu dans l'œil droit.

2e cas : La seconde observation a trait à un paysan âgé de trente quatre ans. Il reçut à la face en 1874, c'est-à-dire lorsqu'il avait vingt-huit ans, un coup de fusil qui détermina l'atrophie du globe oculaire. Le moignon est resté douloureux. A l'âge de trente ans, c'est-à-dire deux ans après son accident, il s'aperçut qu'il avait des troubles dans l'œil gauche. Sur la cristalloïde antérieure on voit un trouble diffus et à l'examen à la loupe on constate que ce trouble est constitué comme celui de la malade précédente par un réseau de fines fibrilles. L'examen ophtalmoscopique est très praticable et ne permet de déceler aucun trouble de la rétine ou de la choroïde.

Le malade accepta l'énucléation de son œil malade d'ailleurs douloureux et depuis il n'a pas été revu.

Karkow ajoute qu'à son avis dans le premier de ces deux cas de cataracte sympathique, il devait y avoir aussi des troubles rétiniens, car l'examen ophtalmoscopique était encore possible chez une malade qui ne comptait plus les doigts qu'à un mètre.

Nous avons personnellement observé deux cas de cataracte sympathique dont voici les observations :

Mlle G..., vingt-sept ans. Est atteinte de cataracte commençante à l'œil gauche, troubles ponctués disséminés, acuité visuelle encore assez bonne $V = 0,8$. A l'autre œil, cataracte ossifiée dans un œil partiellement atrophique ; cornée rétractée ; œil un peu douloureux à la pression ; a été douloureux récemment.

Je cherche à extraire le cristallin de cet œil atrophique au moyen d'une curette, il est ossifié et sort en deux ou trois morceaux ayant au total le volume d'un pois ; la douleur est assez forte pour que je m'arrête dans l'opération. Le lendemain je pratique l'éviscération totale et la névrotomie optociliaire.

Aussitôt après la guérison de l'opération pratiquée à l'œil droit, je prescris de l'iodure de potassium en collyre dans l'œil gauche et les troubles cristalliniens cessent de progresser. Le malade revue au bout d'une année, a toujours une assez bonne acuité voisine de 0,8. L'apparition de cette cataracte à vingt-sept ans, peut bien être attribuée à une influence sympathique.

Mme B..., quarante ans. A eu à l'âge de sept ans un traumatisme qui a laissé une cataracte à l'œil droit ; cette cataracte est de couleur jaune, elle est osseuse et calcaire ; à l'autre œil il y a un commencement de troubles cristalliniens. Je pratique l'extraction de la cataracte calcaire au moyen d'un crochet. Les troubles cristalliniens de l'œil du côté opposé n'ont plus augmenté et la malade n'a fait aucun traitement prophylactique.

Ainsi il est probable qu'il existe une cataracte sympathique dans les cas de calcification et d'ossification du cristallin.

Cataracte par choroïdite ou rétinite. — La choroïdite et la rétinite pigmentaire sont suivies dans un très grand nombre de cas de cataractes. Il s'agit en général pendant très longtemps de formes polaires postérieures. Ce n'est que petit à petit que la totalité du cristallin est opacifiée et alors les progrès de la maladie des membranes sont tels que l'opération n'est pas suivie d'un bon résultat (V. Thèse de DUNANT, Paris, 1869 et Thèse de TINANT, Paris, 1875).

Cataracte par hétérochromie. — FUCHS a montré que chez certaines personnes dont un œil est brun et l'autre bleu, la cataracte paraît sur l'œil bleu. Nous avons observé un cas semblable chez un homme de trente ans, mais ce malade qui s'observait bien nous déclara formellement qu'à l'âge de dix ans ses deux yeux étaient identiques. Petit à petit l'un des yeux devint bleu ; à l'âge de vingt ans la différence était très sensible mais les deux yeux avaient la même vision. Ultérieurement apparut dans l'œil bleu une cataracte qui ne différait en rien des cataractes de cet âge. Il semble donc qu'à côté de l'hétérochromie congénitale, il puisse exister une maladie encore inconnue de l'œil qui commence par la dépigmentation et aboutit à la cataracte.

Cataracte par iritis et irido-cyclite. — On observe avec une extrême fréquence, à la suite des iritis, des dépôts fibrineux sur la cristalloïde et une cataracte capsulaire. Ultérieurement le cristallin se trouble souvent en entier. Il s'agit alors de cataractes adhérentes dont l'extraction est très difficile. Cependant on peut rencontrer aussi à la suite d'iritis, de véritables cataractes qui n'ont conservé que de toutes petites adhérences avec l'iris et qui se trahissent plutôt par des dépôts pigmentaires qui forment souvent un petit cercle concentrique à celui de la pupille.

Ce sont, en général, les iritis rhumatismales qui s'accompagnent de cataracte, et il est exceptionnel de voir s'opacifier le cristallin à la suite des iritis syphilitiques. Comme il est possible de prévenir le développement de la cataracte et même des dépôts définitifs de fibrine sur la cristalloïde par l'usage d'atropine au cours de l'iritis ou bien par opération de l'iridectomie, il est probable que c'est de plus en plus rarement que l'on rencontrera de véritables cataractes consécutives à l'iritis.

Une autre variété de cataracte à marche rapide et dans laquelle on constate facilement la congestion du corps ciliaire et les lésions des cellules épithéliales, c'est la cataracte produite chez le cheval par l'*ophtalmie périodique* maladie qui a son homologue chez l'homme dans certaines *iritis à hypopyon*.

Nous avons isolé le microbe de l'ophtalmie périodique du cheval et dans des expériences qui ont été relatées dans un rapport adressé à M. le ministre de la guerre en 1901 à l'occasion d'une épizootie ayant sévi sur les chevaux du 8ᵉ chasseurs à Auxonne, nous avons, sous le contrôle de M. le professeur Antoine et de M. le vétérinaire principal Acassio, inoculé la maladie à plusieurs chevaux dans le but de trouver un agent thérapeutique.

Nous avons, à cette occasion, étudié le rapport de M. le vétérinaire Maxsis sur l'épizootie d'Auxonne et nous avons vu que sur 150 chevaux atteints, plus de la moitié avaient présenté, à la suite du premier ou du second accès, une cataracte. Nous avons eu l'occasion d'examiner des yeux énucléés et même d'opérer de ces cataractes, et nous avons acquis cette notion que la cataracte dépendait des lésions du corps ciliaire. Une étude anatomo-pathologique très complète de l'ophtalmie périodique du cheval a été faite par Bayer. Depuis que nous connaissons la cataracte de l'ophtalmie périodique du cheval nous avons vu deux ou trois fois des malades atteints d'iritis à hypopyon récidivantes et se terminant par une cataracte, et nous croyons à l'existence chez l'homme d'une affection identique à celle du cheval.

Cataracte par décollement de la rétine. — Le décollement de la rétine est suivi dans un très grand nombre de cas de cataracte survenant à assez brève échéance après le décollement. Contrairement aux cataractes par choroïdite et par rétinite pigmentaire, il s'agit là de formes qui deviennent très vite complètes. Chez les jeunes ce sont des cataractes très molles et même chez les vieux il s'agit de formes particulièrement peu dures. On note plutôt une dégénérescence graisseuse du cristallin qu'une sclérose et il nous semble certain que l'anatomie pathologique des cataractes par décollement de la rétine montrerait une dégénérescence spéciale des fibres. Nous avons opéré trois ou quatre fois des cataractes de cette variété et toujours nous avons trouvé un noyau gras et ramolli. D'ailleurs l'humeur aqueuse elle-même est filante et graisseuse et nullement liquide comme de coutume.

Cataracte par glaucome. — Immédiatement à côté de la cataracte par décollement de la rétine, mentionnons la cataracte par glaucome pour montrer que le cristallin supporte aussi mal les augmentations de pression que les diminutions. Le rôle de la pression dans la pathogénie de la cataracte est certain. La cataracte par glaucome est aussi appelée souvent la cataracte verte à cause de ses reflets verts. Au début cette cataracte est susceptible de rétrocession par le traitement du glaucome, car il ne s'agit encore que d'une infiltration des fibres cristalliniennes par de l'eau, mais si l'on attend trop, les lésions définitives s'établissent.

Cataracte par névralgie dentaire. — Wiso (aide du service de Coppez) a publié, en 1904, trois observations de personnes relativement jeunes ayant eu des douleurs dentaires peu de temps avant l'apparition de cataracte. La seule hypothèse que propose l'auteur est celle qui consiste à faire de la cataracte une affection due à une lésion de nutrition du corps ciliaire et cette lésion est considérée comme dépendant d'une irritation réflexe trigeméllaire.

Cataracte par perte de sang. — Pihl a signalé l'observation d'une malade âgée de trente ans qui vit se développer en quelques jours une cataracte complète après avoir eu simultanément une hémorragie dentaire et de fortes hémorragies menstruelles.

Cataracte malarienne. — Kranhy a observé quatre cas de cataracte chez des sujets de cinq à seize ans qui avaient eu en même temps de la fièvre paludéenne caractérisée par de la splénomégalie et des accès fébriles; la cataracte se développe au moment où commence l'état cachectique.

Cataracte et albuminurie. — Deutschmann s'est fait le promoteur de cette idée que l'on trouvait souvent chez les cataractes de l'albuminurie légère, et il a pensé que la cataracte pouvait avoir pour cause cette albuminurie. Becker a déjà réfuté cette conception, ne trouvant de l'albumine que dans 6 p. 100 des cas de cataracte et considérant qu'il s'agissait alors d'une simple coïncidence. Fuchs a analysé 119 cas et a trouvé de l'albumine dans 30 p. 100 de ces cas, mais Evetzky (1887) n'a trouvé d'albumine que dans 19 p. 100 des cas, et 7 fois seulement il y avait des cylindres.

Sur 90 albuminuriques, il n'a trouvé que 8 fois une cataracte. Sur 584 personnes ayant dépassé cinquante ans, il a trouvé 45 fois sur 100 des traces de cataracte; sur ces dernières 10,5 p. 100 présentaient de l'albumine et sur les 55 p. 100 qui n'avaient pas de trace de cataracte, il y avait 9,8 p. 100 d'albuminuriques. C'est par ces chiffres que l'auteur établit qu'il n'y a aucune relation entre l'albuminurie et la cataracte.

Cataracte familiale. — Nous avons réuni dans un même chapitre tout ce qui concerne la cataracte héréditaire et la cataracte familiale, et nous avons pensé que ce chapitre avait sa place à côté des cataractes congénitales. Nous renvoyons le lecteur au chapitre que nous avons déjà consacré à cette étude.

Cataracte par auto-intoxication — À la suite des travaux de Bouchard sur les auto-intoxications il était naturel que l'on cherchât à savoir si les malades atteints de cataracte dite sénile n'avaient pas précisément dans le sang des poisons autogènes qui agiraient à la manière de la naphtaline ou de l'ergot et détermineraient des cataractes auto-toxiques. Cette étude a été entreprise dans la clinique de Gayet il y a déjà dix ans, et il ne semble pas que les résultats auxquels est arrivé Boccanet dans sa thèse (Lyon, 1894) aient eu la publicité qu'ils auraient méritée. Voici les conclusions de cette intéressante thèse : dans presque tous les cas examinés et qui sont au nombre de 40, le coefficient uro-toxique des urines des cataractés est inférieur à la normale. Cet abaissement qui a été parfois énorme est bien la preuve évidente d'une rétention de produits toxiques dans l'organisme. Dans 1 seul cas le coefficient urotoxique a été trouvé supérieur à la normale et dans 2 cas il a été trouvé normal, mais dans 37 cas il était diminué.

Les produits toxiques retenus dans l'organisme agissent probablement à la façon de l'ergot de seigle et de la naphtaline par viciation générale des humeurs.

Quand un malade sera atteint de cataracte bilatérale et qu'on ne trouvera pas la cause de son affection soit dans une maladie oculaire antérieure, soit dans une maladie générale chronique, soit une maladie virulente il faudra chercher du côté des urines, et peut-être le réactif biologique donnera-t-il la clef du problème.

Ainsi à n'en pas douter il existe des cataractes par auto-intoxication.

Drcasse vient d'étudier de nouveau cette question et voici les conclusions de sa thèse soutenue à Toulouse en 1905.

La quantité d'urines émise en vingt-quatre heures par les personnes atteintes de cataracte présente une diminution considérable la plupart du temps. Sans nier l'influence du séjour au lit pour certains malades il y a aussi une diminution chez ceux qui ont un régime normal et qui vaquent à leurs opérations habituelles.

La densité a été sensiblement normale dans la moitié des cas ; dans les autres elle a été diminuée ou augmentée. Les chlorures ont été surtout augmentés chez les hommes, normaux ou diminués chez les femmes. L'urée presque toujours diminuée n'a jamais dépassé la normale. La diurèse moléculaire totale a été considérablement diminuée dans presque tous les cas. La diurèse des molécules élaborées a été diminuée dans tous les cas. Le taux des échanges moléculaires a été la plupart du temps augmenté sans avoir jamais été diminué.

Si l'on s'en rapporte aux schémas construits par Claude et Balthazard, les modifications cryoscopiques observées chez les cataractés correspondent à une diminution de la perméabilité rénale, à un certain degré d'insuffisance rénale. D'après ces résultats cryoscopiques, on peut conclure qu'il y a dans l'organisme une rétention de produits toxiques dont la présence peut expliquer l'opacification cristallinienne. Ainsi que nous le disons dans le chapitre suivant nous inclinons à admettre la théorie de l'auto-intoxication pour un grand nombre de cas en spécifiant que l'agent toxique pourrait bien dans certains cas être l'adrénaline.

Cataracte par athérome artériel. — En 1881, MICHEL a proposé une théorie d'après laquelle certaines cataractes reconnaîtraient pour cause l'athérome de l'aorte. L'argument de MICHEL est le suivant : l'athérome aortique et carotidien transforme les artères en un conduit dépourvu d'élasticité ; or dans les conduits non élastiques la circulation est ralentie, de sorte que le liquide nourricier arrivant au cristallin après avoir passé par des artères athéromateuses doit être altéré et doit produire des troubles nutritifs. MARIAN VON KARWAT a présenté dans une thèse tous les arguments favorables à la théorie de MICHEL. Mais BECKER déclare qu'en faisant l'autopsie de 53 cataractés, il n'a trouvé que 16 fois de l'athérome aortique ou carotidien, de sorte qu'il exclut l'athérome des grandes artères du rôle pathogénique primordial que voulait lui faire jouer MICHEL; cependant il ajoute que la théorie est soutenable à la condition que l'on n'incrimine pas l'athérome des carotides ou de l'aorte.

Cataracte sénile. — La cataracte n'est nullement le résultat de l'évolution sénile du cristallin comme la coloration blanche des cheveux est le résultat de l'évolution sénile des cheveux. La cataracte est toujours une maladie. Beaucoup de conditions sont réunies pour que les vieillards en soient plus particulièrement atteints, aussi a-t-on toujours admis l'existence d'une cataracte attribuable directement à la sénilité.

Mais GEROK vient de démontrer (1903) que les dangers auxquels est exposé un sujet en vieillissant augmentent jusqu'à quatre-vingts ans et diminuent ensuite.

Voici quels sont les chiffres de GEROK :

Proport. de catar.	5,8	0,7	1	1,8	3,3	8	27	37	17	1,7 p. 100.
Age =	congénitales	0-10	10-20	30	40	50	60	70	80	90 ans

Pour que ces chiffres aient une signification il faut tenir compte de la proportion des sujets vivants aux différents âges que nous signalons et c'est précisément en tenant compte de cette proportion que GEROK dit que les dangers de cataracte diminuent à partir de quatre-vingts ans. Cette notion cadre bien avec la conception que nous cherchons à établir que la cataracte dite sénile n'est pas produite par la sénilité seule, mais qu'un autre facteur intervient. Ce facteur, nous le répétons, se rencontre plus fréquemment associé avec la sénilité, mais c'est à cela que se borne le rôle de la vieillesse comme cause pathogène de la cataracte.

La cataracte est une maladie et non une dégénérescence sénile.

RÉSUMÉ DE LA PATHOGÉNIE.

THÉORIE PERSONNELLE, THÉORIE DE ROEMER

La cataracte est le résultat d'une hydratation du cristallin, mais par quel mécanisme peut se faire cette hydratation en dehors de la cataracte traumatique, de la cataracte des verriers ou de celle que produit la lumière ultra-violette ?

Nous venons d'énumérer les principaux facteurs pathogéniques de la cataracte. Dans le nombre se trouvent des facteurs que tous les auteurs sont d'accord pour invoquer, à savoir, la naphtaline, les poisons diabétiques, l'ergotine, etc. Mais à côtés de ces cataractes spéciales subsiste un grand groupe de cataractes dites séniles dont certains auteurs voudraient détacher tantôt les formes qui s'accompagnent de goîtres (Vossius), tantôt celles qui s'accompagnent d'athérome artériel (Michel), tantôt les formes qui s'accompagnent d'auto intoxication. Il nous paraît vraisemblable que la vérité se trouve dans la fusion de toutes ces théories. Voici quelle est notre conception :

Que l'on suppose l'existence d'un poison vaso-constricteur provenant de l'organisme, ce poison pourra déterminer la cataracte au même titre que l'ergotine. Il déterminera une augmentation de tension dans les artères et secondairement de l'athérome. Le fonctionnement normal de la thyroïde et des glandes sexuelles annihilera l'action de ce poison, de sorte que les goîtreux et les séniles précoces seront plus exposés que d'autres à l'intoxication.

N'y a-t-il pas dans cette simple hypothèse une conception de nature à satisfaire toutes les théories existantes ?

Supposer l'existence d'un poison vaso-constricteur provenant de l'organisme, c'est donner raison en tout premier lieu aux auteurs qui mettent en avant le rôle de l'auto-intoxication.

Quel pourrait être ce poison vaso-constricteur ? Ici nous avons à envisager deux hypothèses. Il peut s'agir de l'adrénaline et il peut s'agir des vaso-constrictines de Battelli.

Mais dans un cas comme dans l'autre il s'agit d'un poison autogène, par conséquent on peut dire que la cataracte est produite par une auto-intoxication.

Les poisons vaso-constricteurs en général et l'adrénaline en particulier déterminent expérimentalement de l'athérome artériel. Ce fait a été établi par Josué et de nombreux expérimentateurs l'ont vérifié. Si donc nous supposons que les lésions des cellules du corps ciliaire sont produites par l'action de ce poison vaso-constricteur, nous devons observer simultanément avec une grande fréquence de l'athérome artériel. On comprend que Michel frappé de rencontrer souvent cette association ait conclu comme il l'a fait que la cataracte était la conséquence de l'athérome. Nous admettons donc qu'il y a une relation entre la cataracte et l'athérome mais cette relation n'est pas une relation de cause à effet, c'est une association de deux processus pathologiques.

Quant au rôle des goitres, voici comment nous le concevons. Le suc thyroïdien est indispensable à la production de l'athérome par l'adrénaline (Lœurat-Jacob et Sabareanu) et probablement aussi de l'athérome par d'autres substances vaso-constrictives moins bien connues. Chez les animaux thyroïdectomisés, cet athérome ne s'obtient pas. Ne comprend-on pas que chez certains goitreux hyperthyroïdiens on puisse observer tout spécialement la production à la fois de l'athérome et de la cataracte. C'est donner raison à l'observation clinique de Vossius de la présence plus fréquente de la cataracte chez les goitreux. Donc notre théorie qui suppose l'existence d'un poison vaso-constricteur dans le sang, cadre avec toutes les théories et en fait en quelque sorte la synthèse.

Mais il y a plus. Bien avant les théories dont nous parlons, les cliniciens ont toujours admis une relation très nette de la cataracte avec la sénilité. Nous avons montré que cette conception était inexacte puisque les vieillards qui dépassent quatre-vingts ans ont proportionnellement de moins en moins de chances de prendre la cataracte. La cataracte n'est pas une maladie de sénilité, c'est une maladie qui apparaît avec une fréquence toute spéciale au moment où les glandes sexuelles cessent de fonctionner. Or là encore nous savons que la castration rend les animaux particulièrement sensibles à l'adrénaline (Lœurat-Jacob et Sabareanu). En un mot, si nous supposons l'existence d'un poison vaso-constricteur dans le sang, ce poison aura d'autant plus de chance de déterminer une cataracte et de l'athérome que le sujet aura une sécrétion thyroïdienne plus active et une sécrétion testiculaire ou ovarienne plus ralentie.

Il reste à démontrer pour que notre théorie soit établie, qu'il y a réellement dans le sang des cataractés, une substance vaso-constrictive, soit que l'on y trouve de l'adrénaline, soit qu'il s'agisse des vaso-constrictines décrites par Batelli (J. de Physiol. et de Pathol., 1905, nº 4), soit encore d'autres substances non décrites. Mais si la démonstration était faite, il n'y aurait rien d'hypothétique dans notre théorie, et dès lors ce ne serait plus une théorie. Une fois les lésions cellulaires produites, la porte est ouverte aux ferments hydratants, ferments contenus en petite quantité dans le sérum normal et en grande quantité dans le sérum de quelques malades et en particulier des diabétiques. Nous attendons avec confiance la confirmation des quelques points un peu hypothétiques de nos conceptions.

Il nous reste à parler maintenant de la théorie de Rœmer qui incrimine aussi des poisons de l'organisme.

Le long travail de Rœmer se divise en deux parties. Dans la première, l'auteur cherche à établir que la cataracte est le résultat de la rétention par l'œil de cytotoxines. L'opacification de la lentille serait attribuable à l'action toxique de poisons spécifiques.

De nombreuses expériences établissent en effet que le protoplasma des fibres cristalliniennes possède des propriétés absolument spécifiques. Mais

Rœmer est obligé de reconnaître que si l'apparition de substances cytotoxiques dans le sang suffisait à provoquer l'opacification du cristallin, il y aurait un nombre de cataractes beaucoup plus considérable qu'il n'y en a en réalité. Dès lors il y a lieu d'accorder un rôle protecteur aux cellules du corps ciliaire lesquelles s'opposent aussi longtemps qu'elles sont intactes au passage des cytotoxines dans l'œil. On voit combien Rœmer se rapproche ici des auteurs qui attribuent aux cellules du corps ciliaire un rôle protecteur à l'égard des poisons du diabète, à l'égard de la naphtaline ou encore des poisons de l'organisme (auto-intoxications).

Dans une seconde partie de son travail Rœmer cherche à établir par des expériences que le protoplasma cristallinien possède les propriétés des protoplasmas récepteurs. Ainsi le protoplasma du cristallin neutralise certaines toxines, et en particulier la toxine tétanique. D'autre part, la propriété hémolytique du sérum du sang humain à l'égard du sang de lapin, du pigeon et du cobaye, est annulée par le produit de filtration du cristallin trituré.

Tous ces faits réunis établissent que le protoplasma du cristallin possède des qualités spécifiques qui le différencient des autres protoplasmas, et il est permis d'en conclure que des substances spécifiques peuvent désorganiser et troubler ce protoplasma en respectant toutes les autres albumines de l'organisme.

La réflexion que nous suggère le long travail de Rœmer est celle-ci : L'auteur suppose *a priori* que les albumines du cristallin doivent être chimiquement de même nature que les autres albumines de l'organisme, et alors il s'est demandé comment il pouvait se faire que ces albumines puissent se troubler alors que les albumines du reste de l'organisme restaient normales. C'est pour chercher une explication à cette hypothèse que l'auteur a entrepris d'importantes recherches qui ont abouti à faire établir la notion de la spécificité physiologique des albumines du cristallin.

Nous pensons que si Rœmer avait eu connaissance des analyses de Mœrner qui ont établi depuis fort longtemps la spécificité chimique des albumines du cristallin que cet auteur a appelées les cristallines, il n'aurait pas cherché à établir avec autant d'arguments d'ailleurs fort intéressants la spécificité physiologique du cristallin. Il eut été regrettable que ces faits ne fussent pas connus, mais en somme ils ne font que corroborer une notion qui s'imposait par le seul fait du travail de Mœrner. D'autre part les recherches de Rœmer ont corroboré la notion du rôle protecteur des cellules du corps ciliaire, de sorte qu'en somme toutes les théories présentées sous des aspects différents, et qui ont l'air de se contredire, ne font que se renforcer réciproquement et converger toutes vers certaines notions qui peuvent se résumer en quelques mots :

1° *La cataracte acquise est produite par une hydratation du cristallin et un départ des albumines solubles.*

2° *Ce double processus, lorsqu'il n'est pas attribuable à une modification des conditions physiques normales (chaleur, lumière, électricité), est secon-*

*daire à la pénétration dans le cristallin de ferments hydratants ou cytoly-
tiques contenus dans le sérum.*

*3° La pénétration de ces ferments dans le cristallin est rendue possible
par certaines altérations des cellules sous-capsulaires, et ces altérations
sont très souvent secondaires à celle des cellules épithéliales du corps ciliaire.*

*4° Ce sont des poisons vaso-constricteurs qui provoquent le plus souvent
l'altération des cellules en question.*

*5° La cataracte noire relève de phénomènes d'oxydation et non de phéno-
mènes d'hydratation.*

*6° Dans la cataracte sénile dont le noyau est jaune, brun ou noir et dont
les couches corticales sont blanches, il y a simultanément oxydation et
hydratation.*

*7° Seules les cataractes par le sel sont dues à une déshydratation, mais
ces formes ne sont pas de véritables cataractes.*

DEUXIÈME PARTIE

SYMPTOMES, DIAGNOSTIC, INDICATIONS THÉRAPEUTIQUES ET SUITES OPÉRATOIRES

Par M. Henri DOR

Cataracte. — Ὑπόχυμα HIPPOCRATE. Ὑπόχυμα ou ὑπόχυσις, GALIEN, Suffusio CELSE, Gutta opaca ; aqua ; aqua descendens in oculo ; aquæ descensus,
vel cataracta ; *Traducteurs latinistes des œuvres d'Albucasis et autres ara-
bistes.* Caligo lentis, COLLIN, Der graue Staar ou Star, *Allemand,* Cataratta,
Italien, Cataract, *Anglais,* Catarata, *Espagnol,* KATAPAKThI *Russe,* Kata-
rakto, *Esperanto.*

Définition. — On désigne sous le nom de *cataracte* toute opacité située entre
l'humeur vitrée et la pupille. Les parties que l'on rencontre d'avant en arrière
sont la moitié antérieure de la capsule avec son endothélium, la lentille cristallinienne (couches corticales antérieures, noyau et couches corticales postérieures, enfin la moitié postérieure de la capsule. Chacune de ces parties
peut perdre sa transparence et donner lieu à une cataracte capsulaire antérieure, une cataracte corticale antérieure, une cataracte périnucléaire, une
cataracte nucléaire, une cataracte corticale postérieure ou une cataracte capsulaire postérieure. Nous verrons toutefois que la vraie cataracte capsulaire,
dont l'existence avait été mise en doute par MAGGIORE est extrêmement rare
et qu'il s'agit presque toujours de dépôts opaques à l'intérieur d'une capsule
soit normale, soit plissée ou déformée mais transparente. La surface interne
de la capsule antérieure adhère à l'état normal à la face externe du cristallin
par l'intermédiaire des cellules intracapsulaires de Werneck. Cette adhérence
est quelquefois détruite par suite d'un état morbide et il se dépose entre la

capsule et les couches corticales un liquide opaque qui constitue le début d'un état que l'on a décrit sous le nom de cataracte de Morgagni.

Tout dépôt dans le champ pupillaire ou entre l'iris et la capsule qu'il s'agisse de lymphe coagulée, de pus, de sang ou de pigment de l'uvée, forme une opacité que l'on a décrit sous le nom de fausse cataracte (cataracta spuria); elle a son siège en dehors de la capsule et nous n'avons pas à nous en occuper. Par le terme de cataracte, sans autre dénomination, on désigne ordinairement l'opacité de la lentille.

Nous pouvons étudier et classer les cataractes à des points de vue très divers. Le tableau suivant, classé avec quelques modifications, d'après le tableau de Toro y Quartiellers en donne une assez bonne idée.

1° D'après l'âge de l'appa-
rition . . . .
- Congénitales.
- De l'âge adulte.
- Séniles.

2° D'après leur cause . . .
- Spontanées.
- Traumatiques.
- Symptomatiques.
  - Diabétiques.
  - Phosphaturiques.
  - Naphtaliniques, etc.

3° D'après leur consistance.
- Liquides.
- Molles.
- Demi-dures.
- Dures.
- Osseuses.
- Calcaires.

4° D'après leur couleur. .
- Blanches.
- Grises.
- Verdâtres.
- Ambrées.
- Noires (brunissantes, Becker et Hess).

5° D'après leur étendue. a)
- Totales.
- Nucléaires.

b) partielles. . . .
- Supranucléaires.
- Corticales.
- Capsulaires.
- Centrales
  - nucléaires.
  - périnucléaires.

6° D'après leur siège et la
disposition des opacités.
- Zonulaires.
- Corticales antérieures.
- Corticales postérieures.
- Polaires antérieures.
- Polaires postérieures.
- Equatoriales.
- Disséminées.
- Ponctuées

7° Suivant la présence ou l'absence de complications. . . . . { Simples. / Compliquées.

8° Selon la période de leur développement . . . . { Commençantes. / Demi-mûres. / Mûres. / Ultramûres. Régressives.

SYMPTOMATOLOGIE GÉNÉRALE DE LA CATARACTE

Les symptômes qui accompagnent le développement ou la présence de la cataracte sont subjectifs ou objectifs.

Symptômes subjectifs. — Avant 1852, c'est-à-dire avant la découverte de l'ophtalmoscope, les *symptômes subjectifs* avaient beaucoup plus d'importance que de nos jours. Les anciens ouvrages d'ophtalmologie donnent une quantité d'indications sur le diagnostic entre la cataracte, le glaucome et l'amaurose sur lesquels nous n'insisterons pas. Nous mentionnerons toutefois les plus importants car ils nous expliqueront les plaintes des malades. Ils accusent d'abord une diminution de l'acuité pour la distance, puis, peu à peu, également pour les objets rapprochés jusqu'à ce que même ceux-ci ne soient plus reconnus; la sensation de la lumière et des couleurs est toutefois toujours conservée.

Rappelons tout d'abord quelques lois physiques qui trouvent ici leur application. 1° Des *opacités très petites*, *punctiformes*, quel que soit d'ailleurs leur siège dans le cristallin, non seulement ne projettent aucune ombre sur la rétine, mais elles arrêtent ou réfractent irrégulièrement une trop petite quantité de rayons lumineux pour avoir une action quelconque sur la réunion normale des rayons au foyer de la lentille et par conséquent sur la vision.

2° S'il existe des *opacités plus étendues* dans l'axe ou près de l'axe du cristallin, la diminution de la lumière et l'absence de netteté de l'image se feront surtout sentir lorsque la pupille est contractée, surtout si l'opacité occupe la partie antérieure du cristallin. La réfraction plus forte des couches périphériques du cristallin due à l'aberration de sphéricité fait que ces yeux deviennent légèrement myopes et explique le fait que la vision est d'abord troublée pour la vue d'objets éloignés.

3° Les *opacités* provenant de la *périphérie* (cataracte corticale équatoriale antérieure et postérieure) n'exercent aucune influence sur la vision tant qu'elles n'arrivent pas dans le champ pupillaire.

4° Quelques stries traversant la pupille, soit dans la cataracte corticale, soit dans la cataracte secondaire, provoquent quelquefois de la diplopie ou de la polyopie monoculaire surtout pour la vision d'objets brillants comme la lune, les becs de gaz, une bougie allumée, etc.

Listing a, le premier, démontré que l'on pouvait dans les opacités partielles du corps vitré ou du cristallin faire reconnaître par des malades intelligents la forme de ces opacités en les faisant regarder le ciel au travers d'une très petite ouverture pratiquée dans une carte ou mieux une plaque métallique. L'exiguïté du faisceau lumineux fait que les plus petites opacités projettent leur ombre sur la rétine et font reconnaître leur forme.

Le professeur Barrett de Londres, vient d'inventer à nouveau l'appareil de Listing; il l'appelle « entoptoscope » et l'a présenté à la dernière Exposition de la Société royale de Londres. On peut, dit-il, suivre ainsi les progrès d'une cataracte (*La Nature*, p. 22, des Informations, Paris, 28 octobre 1905).

A. Arlt, pour rendre apparent à ses élèves, l'effet des troubles partiels ou complets du cristallin, se servait du procédé suivant : Sur une lentille convexe de 18 dioptries, il déposait de petites boules ou des lignes de cire de différentes grandeurs et de diverses formes, et cela tantôt à la surface antérieure, tantôt à la postérieure; il prenait aussi deux lentilles plan-convexes entre lesquelles il intercalait des ronds de papier plus ou moins épais et plus ou moins étendus et trempés dans du baume de Canada. Il se servait de ces lentilles comme d'un objectif dans une chambre noire et faisait observer les images des objets extérieurs ou d'une bougie sur la plaque de verre dépoli. Lorsque la partie centrale était seule obstruée, il démontrait que l'image n'était nullement déformée, mais que l'on constatait seulement une diminution de l'éclairage et en même temps une légère myopie due à l'aberration du cristallin dont la réfraction est plus forte à la périphérie qu'au centre. Il démontrait également que, même dans une cataracte complète, la direction de la lumière était indiquée sur l'écran dépoli expliquant par là la conservation de la projection normale de la rétine.

Les symptômes étant très différents dans les cataractes partielles et les totales nous devons les étudier séparément.

Les *cataractes partielles* lorsqu'elles sont très petites comme la cataracte pyramidale, ou lorsqu'elles sont seulement périphériques, n'ont aucune influence sur la vision et on les découvre souvent accidentellement par exemple lors d'un examen de la réfraction, toutefois lorsque les troubles périphériques sont assez étendus, ils produisent souvent un astigmatisme du cristallin accompagné de polyopie monoculaire, même lorsqu'ils n'arrivent pas jusqu'au champ pupillaire. L'on sait que nous arrivons facilement à étudier la figure étoilée de notre propre cristallin en regardant un bec de gaz situé à une assez grande distance au moyen d'une lorgnette de théâtre non mise au foyer ou simplement au travers d'un verre convexe de 2 à 3 dioptries. Le malade peut par ce moyen étudier les progrès de son astigmatisme cristallinien et de sa cataracte. Même les opacités, souvent congénitales, situées dans l'axe central du cristallin n'ont pas toujours d'action sur l'acuité visuelle, elles diminuent seulement la quantité de lumière qui arrive à la rétine. Elles ne diminuent l'acuité que lorsqu'elles ont des contours mal limités ou lorsqu'elles sont semi-transparentes et laissent arriver à la rétine une lumière diffuse ou enfin lorsqu'elles sont assez étendues pour cacher une bonne partie de la pupille. Il en est de même dans les cas de cataracte polaire antérieure ou postérieure où la capsule est irrégulièrement soulevée et plissée.

Quant au nystagmus qui accompagne souvent la cataracte pyramidale et axiale (et dans ces cas la vision est assez défectueuse), Becker croit comme Ruete que le nystagmus n'est pas provoqué par la cataracte, mais qu'ils sont l'un et l'autre le résultat d'un développement imparfait de l'œil. Mais il est démontré que la cataracte pyramidale est souvent due à une ophtalmie des nouveau-nés avec ou sans perforation de la cornée et nous pensons que Donders a raison lorsqu'il admet que l'inflammation de la conjonctive a une action profonde, agit sur le tissu propre des muscles de l'œil et finit par le rendre moins souple et plus tendineux, ce qui, dans ces cas, expliquerait le nystagmus.

Dans la cataracte stratifiée nous rencontrons une myopie avec diminution de l'acuité visuelle. Cette myopie existe réellement dans quelques cas puisque nous obtenons souvent une amélioration sensible de l'acuité visuelle à distance par l'emploi des verres concaves, mais ici aussi il faut tenir compte de la myopie par aberration sphérique dont nous avons parlé ci-dessus. Cette myopie est acquise et due au fait que ces enfants sont obligés de rapprocher beaucoup les objets de l'œil pour les voir plus distinctement. Mais souvent aussi cette myopie n'est qu'apparente, les enfants rapprochant les objets de l'œil pour obtenir sur leur rétine une image diffuse toujours, mais plus facile à reconnaître parce qu'elle est plus grande.

Dans le chapitre de la cataracte diabétique nous étudierons une autre forme de myopie particulière à cette cataracte et dans un chapitre spécial les modifications de la réfraction sans cataracte. Dans la cataracte par tétanie Wettendorfer signale deux observations intéressantes de myopie passagère.

Obs. 1. — Femme de trente-neuf ans. Il y a cinq ans, crampes des extrémités supérieures, puis des mollets, des muscles respiratoires (dyspnée) et de la face. Ces contractions sont toniques et douloureuses. Pendant les accès, myopie passagère qui, une fois, dura cinq semaines, puis la vision à distance redevenait normale ; puis la vue est trouble de près comme de loin : depuis six mois la malade ne peut plus lire et aujourd'hui il y a une cataracte complète d'un gris bleuâtre à reflets noirs à larges stries au travers desquelles on aperçoit la couleur jaunâtre du noyau.

Obs. 2. — Femme de vingt-huit ans. A des crampes depuis trois ans, pendant les accès sa vue est mauvaise à distance, mais elle peut faire les ouvrages les plus fins. Un an après débute la cataracte qui devient bientôt totale comme dans le cas ci-dessus.

Ces deux malades furent opérées avec succès par l'extraction aux deux yeux.

Peters avait déjà en 1898 signalé des crampes de l'accommodation pendant la durée des accès tétaniques longtemps avant l'apparition de la cataracte.

Quant à l'explication de la myopie dans la cataracte déjà mentionnée par Walther et Schnabel, Haab admet un gonflement du cristallin qui lui donnerait une plus grande réfringence. Hess pense que la myopie des vieillards peut être due en partie à la sclérose du noyau et peut n'avoir aucun rapport avec la cataracte; il ajoute que théoriquement rien n'empêche de penser que les couches corticales pourraient absorber du liquide, ce qui diminuerait leur indice de réfraction et augmenterait l'indice total; l'augmentation de la convexité du cristallin n'est pas impossible.

Le faux lenticône ou cristallin à double foyer a déjà été décrit avec les affections congénitales du cristallin.

La polyopie monoculaire déjà signalée en 1801, et attribuée au cristallin par Thomas Young (*Philosoph. Transactions*) a été surtout étudiée par Helmholtz, qui a démontré qu'elle existait dans l'œil normal et qu'elle était due à une différence de réfringence des divers secteurs du cristallin. On comprend facilement qu'elle deviendra manifeste lorsque ces secteurs seront divisés et séparés par des lignes opaques, et pour les malades intelligents c'est souvent le premier symptôme apparent du développement de la cataracte.

Quant à l'intensité des phénomènes subjectifs elle est en rapport direct avec l'étendue des troubles cristalliniens. Lorsque nous nous trouvons en face d'un malade ayant un commencement de cataracte centrale, nucléaire ou périnucléaire, nous constatons les phénomènes suivants: la vision diminue d'abord pour les objets éloignés; plus tard les objets rapprochés se couvrent également d'un voile, d'un nuage. Le malade voit alors mieux au crépuscule qu'en plein jour, mieux à un éclairage tempéré qu'à une forte lumière, mieux dans une chambre qu'en plein air, mieux lorsque la lumière vient de derrière son dos, mieux enfin lorsqu'il abrite son œil avec la main ou le bord de son chapeau et cela à cause de la dilatation plus grande de la pupille que permet une lumière moins forte. Dans la rue nous le voyons baisser la tête, froncer les sourcils, fermer les yeux à moitié et marcher avec précaution. La démarche d'un amaurotique est absolument l'opposé de celle du cataracté. A cette période de la cataracte on peut souvent pendant des mois, quelquefois même des années, rendre de grands service au malade en lui faisant mettre 2 fois par semaine dans l'œil une goutte d'une solution faible d'atropine, surtout si en même temps il porte des verres fumés. Au début les verres convexes qui grossissent les objets lui rendront des services pour la lecture et l'écriture. Tout le contraire a lieu lorsque la cataracte débute à la périphérie.

D'autres symptômes comme les mouches volantes, la vision d'étincelles, la photophobie, les douleurs intra-oculaires, l'injection de la conjonctive bulbaire ne sont pas dus à la cataracte en elle-même, mais à un état congestif ou à une inflammation de la choroïde ou de l'iris; la cataracte peut en être le résultat mais pas la cause.

Une opacité partielle du cristallin provoque souvent la fatigue ou des troubles de l'autre œil, comme on l'observe également pour les opacités de la cornée. Un malade qui avait jusque là une vision égale et normale des deux yeux s'aperçoit que la lecture est moins facile, que les yeux se fatiguent plus vite, que les lettres dansent et s'entourent d'un liseré coloré. La vision binoculaire est produite par le fusionnement de 2 images, si l'une d'elles est moins nette, il y aura, non pas de la diplopie, mais un mélange d'une image nette et d'une image trouble. Nous voyons bien souvent des malades exprimer le désir que leur cataracte monoculaire marche plus rapidement, afin de les débarrasser de cette fatigue. Dans ces cas il faudra exclure la vision de l'œil malade au moyen d'une paire de lunettes dont un verre sera oblitéré.

La présence d'une cataracte partielle permet en général de supposer qu'elle deviendra totale dans un temps plus ou moins long, toutefois il ne faut pas oublier que quelquefois des cataractes partielles peuvent rester stationnaires pendant de longues années et même toute la vie. Nous en avons suivi une pendant vingt-cinq ans, et la malade est morte avec une acuité visuelle presque égale à celle que nous avions notée à notre premier examen. Afin de suivre les progrès d'une cataracte il est bon de faire un nouvel examen tous les trois ou six mois ; c'est seulement ainsi que nous pouvons établir un pronostic sur la durée de son développement et sur l'époque présumée de la maturité complète.

Bien avant que toutes les couches corticales ne soient troublées le malade perd la facilité de lire même les gros caractères, on lui fait alors compter les doigts, et l'on peut en général conclure que la cataracte est mûre lorsque tournant le dos à la lumière il voit encore bouger la main sans compter les doigts.

Même lorsque la cataracte est *totale* la sensation lumineuse existe toujours et le malade peut non seulement reconnaître la quantité de lumière mais encore sa qualité comme on peut s'en convaincre par l'examen au moyen de verres colorés.

Mais la perception de la lumière ne dépend pas seulement de l'état d'opacité du cristallin, mais surtout de la sensibilité de la rétine. L'étude de ce symptôme est donc de la plus grande importance pour nous permettre de déterminer avant une opération l'état de la vision que nous pourrons obtenir. Il était donc important de mesurer la quantité de lumière perçue ; c'est pour cela que M. Guérin avait construit son photomètre. Il se composait d'une bougie-étalon fixée derrière une plaque de verre dépoli devant laquelle glissaient en sens inverse deux écrans noirs dans chacun desquels on avait enlevé un morceau triangulaire. En se couvrant plus ou moins, les écrans faisaient apparaître un carré du verre dépoli dont on pouvait à volonté augmenter ou diminuer la grandeur. Cet appareil remplit toutes les conditions nécessaires, cependant on s'en sert très rarement, car il est assez cher et d'un maniement peu commode et surtout parce qu'il est encore plus simple de faire l'examen avec une simple bougie étalon. Cet examen n'est même pas nécessaire dans les cataractes brunes ou ambrées, car dans ce cas le malade peut encore compter les doigts, mais il est important dans les cataractes ordinaires. Dans les cataractes dures des vieillards où le noyau est plutôt foncé, les stries radiaires, corticales, fines et étroites, le malade reconnaît encore la bougie allumée à la distance de 8 à 10 mètres ; dans les cataractes grises, nacrées, blanchâtres à larges stries corticales, il la voit à 5 ou 6 mètres, enfin dans les cataractes kystiques, boursales, lactées et dans la cataracte morgagnienne des vieillards elle disparaît souvent à 3 ou 4 mètres. Les cataractes calcaires ou ossifiées ne laissent passer aucune lumière, et si le malade en perçoit elle n'arrive à sa rétine qu'au travers de la sclérotique. Du reste ces dernières formes de cataracte ne se rencontrent généralement que dans des yeux amaurotiques. Dans des cataractes ultra-mûres les masses corticales, d'abord tuméfiées, s'épaississent, deviennent plus homogènes et l'on voit alors augmenter la distance à laquelle la lumière était perçue. On voit même quelquefois des malades compter de nouveau les doigts; le fait est important pour le diagnostic des cataractes régressives, ultra-mûres. La réfraction a aussi une influence: DE GRAEFE a démontré que les cataractés fortement myopes ou hypermétropes reconnaissaient la lumière plus loin après correction par des verres de leur anomalie de réfraction.

Symptômes objectifs. — Lorsque nous examinons un malade que nous supposons atteint de cataracte, nous commençons, après avoir noté son acuité visuelle, par étudier l'état de ses pupilles soit à la lumière du jour, soit à l'éclairage oblique. Lorsque la réaction pupillaire est normale, nous avons dès l'abord une idée sur l'intégrité de la rétine; nous pouvons aussi reconnaître de cette manière l'existence de synéchies postérieures, surtout si nous dilatons le pupille au moyen d'un mydriatique.

CANSTATT et SANSON eurent l'idée de se servir comme moyen de diagnostic des 3 images de Purkinje; la 3e disparaissait si le cristallin était opaque. Mais vis-à-vis des procédés modernes cette méthode n'aurait plus qu'un intérêt historique, si nous ne l'avions vu tout récemment appliquée pour rectifier un diagnostic erroné d'aphakie, et si d'un autre côté HESS ne venait d'insister de nouveau sur sa valeur, en démontrant que lorsque le noyau du cristallin est fortement réfringent nous obtenions 5 images au lieu de 3. Il a même démontré qu'avec un éclairage suffisant on peut observer un reflet chagriné composé de nombreux petits points correspondant aux cellules de l'épithélium intra-capsulaire. Les phosphènes de Serres (d'Uzès) pourront également dans quelques cas donner des indications sur l'état du fond de l'œil. Mais en général on ne se sert aujourd'hui que de 3 méthodes: l'éclairage oblique, la skiascopie et l'examen ophtalmoscopique. L'examen du champ visuel et des scotomes corticaux au moyen de la bougie dont nous avons parlé ci-dessus est remplacé avec avantage par la projection sur l'œil d'une faible lumière au moyen d'un petit miroir plan que l'on promènera dans toutes les directions autour de l'œil malade. BECKER fait remarquer avec raison qu'il ne faut pas négliger d'examiner de la même manière la vision centrale et il cite à ce propos un cas où après une extraction faite avec succès la vision centrale était abolie par une choroïdite maculaire qu'il aurait facilement pu diagnostiquer avant l'opération et qui lui aurait permis d'être plus réservé dans son pronostic. On ne peut toutefois pas reconnaître ainsi de petits scotomes périphériques; BECKER a essayé sans succès de rechercher la tache aveugle de Mariotte

Examen à l'éclairage oblique. — Il suffit de concentrer sur le cristallin les rayons lumineux d'une lampe quelconque au moyen d'une lentille de 10 à 15 dioptries pour découvrir les plus petites opacités surtout si la pupille est dilatée par un mydriatique. Cette méthode, déjà indiquée par Himly a été perfectionnée par de Græfe et Liebreich. On reconnaîtra la forme, l'étendue et le siège de ces opacités ; on verra si elles sont corticales, périnucléaires ou nucléaires ; si elles sont corticales les petites stries radiaires, étroites et grisâtres partant de la périphérie et se dirigeant vers la pupille seront l'indication d'un commencement de cataracte dure, si au contraire les stries sont larges et blanches les couches corticales seront plus molles, elles le seront tout à fait ou même liquides si elles ont une couleur lactée, nacrée ou comme du satin. Il faudra toutefois se garder de prononcer le mot de cataracte devant le malade lorsqu'on verra de nombreuses stries fines, équatoriales, n'arrivant pas dans le diamètre normal de la pupille, car cet état que l'on a appelé « Gerontoxon lentis » peut rester stationnaire de longues années et même ne jamais former de cataracte tant que le noyau est clair.

La couleur du noyau nous indique aussi sa consistance ; dans la cataracte que l'on a à tort appelée « cataracte noire », le noyau est brun foncé, il est brun clair ou ambré dans les cataractes séniles dures, puis gris foncé et enfin gris clair dans celles qui sont le moins consistantes. Dans la cataracte zonulaire le centre est souvent translucide mais le cercle qui l'enveloppe est toujours d'un blanc plus saturé. Il a été reconnu que celles qui sont entourées d'un anneau parfait, sans bavures, sans petits prolongements périphériques restent stationnaires toute la vie, tandis que celles qui présentent ces appendices ont une tendance à augmenter dans la suite bien que très lentement au bout de dix ou vingt ans.

On appréciera la profondeur des opacités d'après la largeur de l'ombre portée de l'iris ; la cataracte est mûre lorsque toute la masse corticale est troublée jusqu'à la capsule ; dans ce cas l'iris ne projette aucune ombre.

On n'oubliera pas non plus que les cristallins des personnes âgées présentent souvent un fort reflet grisâtre qui a souvent été la cause d'erreurs de diagnostic. Il ne s'agit pas de cataracte toutes les fois que l'examen ophtalmoscopique démontrera que le cristallin est absolument transparent.

L'examen à l'éclairage oblique permettra aussi de reconnaître dans bien des cas l'ectopie, la luxation du cristallin, les cataractes traumatiques, osseuses ou calcaires et les cataractes secondaires.

L'examen à la skiascopie est important pour démontrer les variations de la réfraction dans les diverses parties du cristallin puis, dans le lenticône, les lentilles à double foyer, la cataracte apparente. On voit enfin apparaître des ombres tournantes, giratoires dans le début de certains cataractes, comme Pixis l'a observé dans les cataractes naphtaliniques avant l'apparition des opacités.

Examen à l'ophtalmoscope. — Lorsque nous examinons le cristallin à l'ophtalmoscope, nous éclairons tout le fond de l'œil et c'est cette lumière réfléchie qui nous fait reconnaître les opacités cristalliniennes ; celles-ci empêchant la transmission de la lumière nous paraîtront noires sur le fond clair ; nous

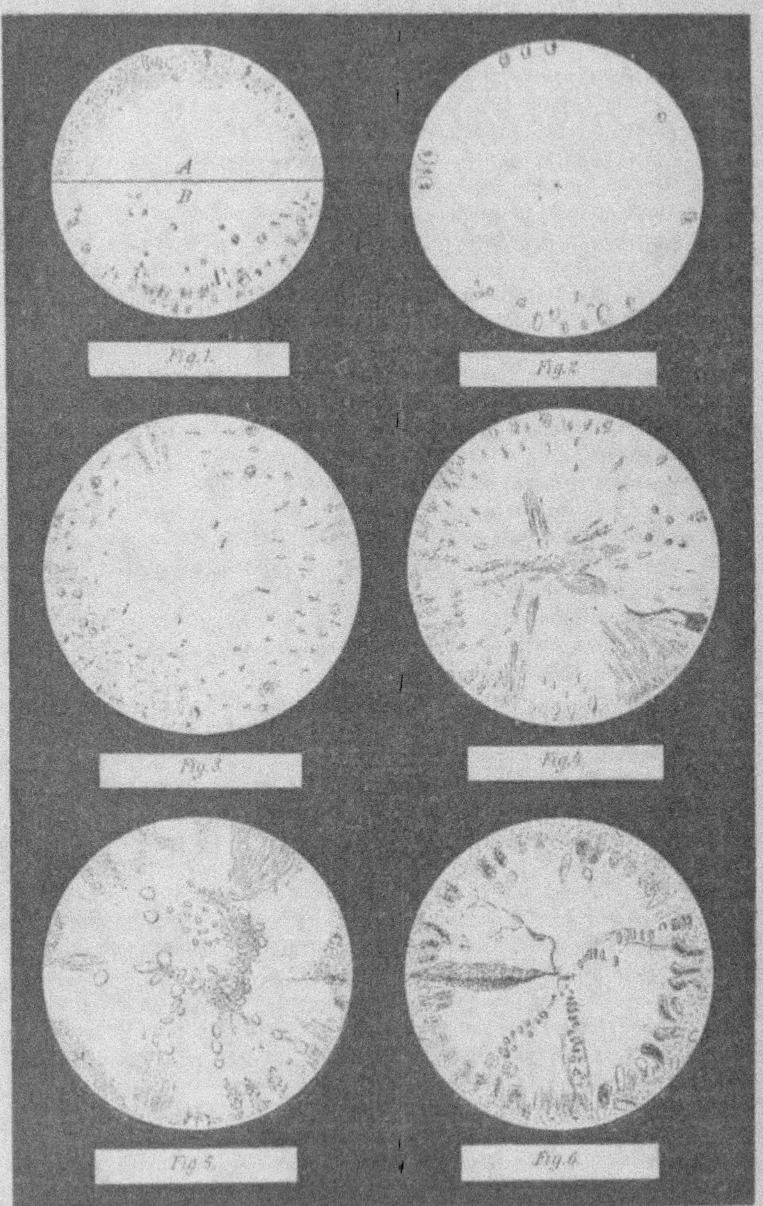

Fig. 36.

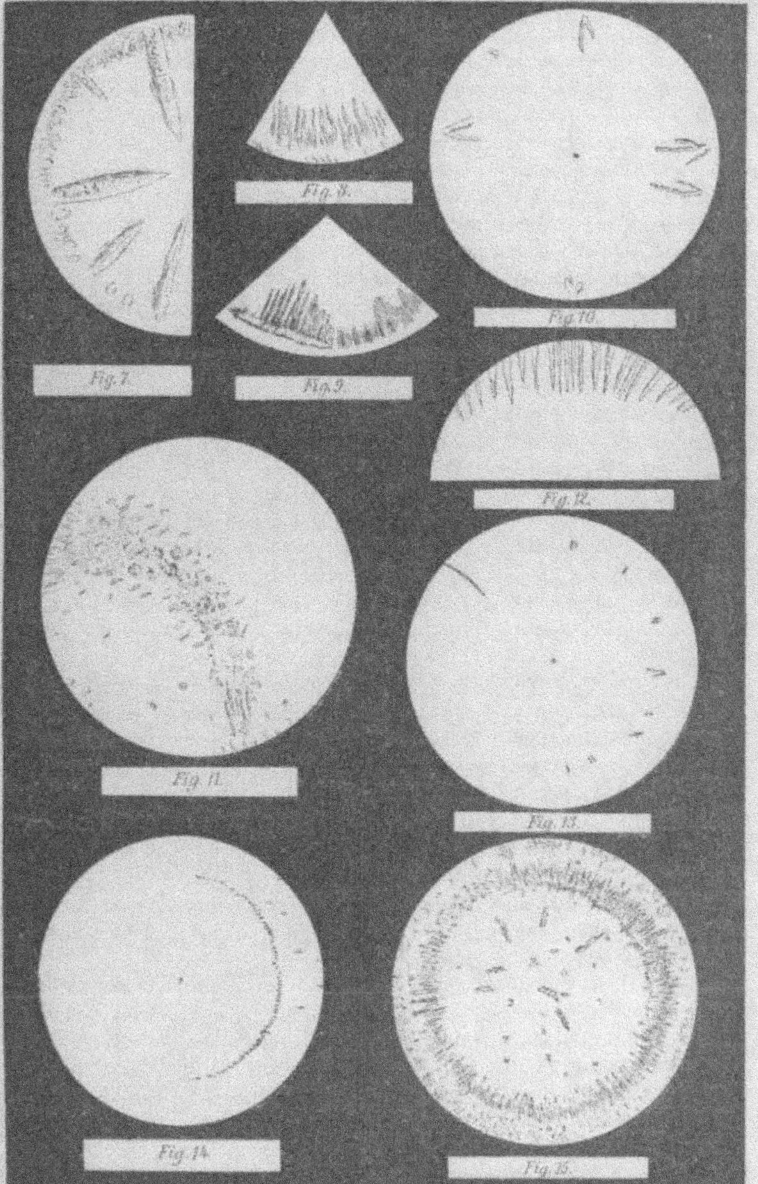

Fig. 37.

pourrons ainsi reconnaître exactement la forme et l'étendue des opacités quant à leur position on se rappellera que le centre optique de l'œil se trouve dans le cristallin. Si l'on prie le malade de regarder en haut ou en bas les opacités qui suivront les mouvements de l'œil se tiendront on sous la capsule ou dans les couches corticales antérieures, celles du noyau resteront stationnaires et celles que nous verrons se mouvoir dans le sens contraire seront situées dans les couches corticales postérieures ou au pôle postérieur. Le même résultat nous servira pour reconnaître les opacités de la cornée, que l'on aura du reste déjà constatées à l'éclairage oblique, et celles qui se trouvent dans le corps vitré ; ces dernières sont en général mobiles.

Pour étudier de très petits détails Magnusen, Liebreich et Becker avaient recommandé de se servir de l'image droite en interposant, entre le miroir et l'œil du malade, un fort verre convexe, de 18 dioptries. Il est préférable de se servir de la méthode de Knapp, c'est-à-dire d'employer un petit miroir et de placer derrière celui-ci une lentille convexe de 10 à 20 dioptries. L'inconvénient de cette méthode est que l'on est quelquefois tenté de considérer comme pathologiques de petites stries brillantes, de petites gouttelettes, qui quelquefois peuvent dans un avenir très éloigné être suivies de développement d'une cataracte, mais que dans d'autres cas, l'on a vu demeurer invariables pendant vingt ans et d'avantage. Toutefois dans quelques cas qu'ils ont pu examiner au microscope, Becker et Hess ont constaté des altérations de l'épithélium capsulaire, des cellules boursoufflées dont le noyau se colorait mal ou, au contraire, des noyaux ratatinés fortement colorés par l'hématoxyline.

C'est surtout au début d'une cataracte que cet examen sera utile. Les premières altérations se présentent sous forme de poussière, de globules, de gouttelettes ou de vacuoles, de lacunes pyriformes ou fusiformes. Pour en donner une idée exacte nous croyons ne pouvoir mieux faire que de reproduire les figures de Maanx (fig. 36, 37 et 38).

De l'examen de 166 cas, il résulte que les premières altérations se rencontrent dans la zone équatoriale du cristallin dans 92, 75 p. 100 des cas, et dans la zone du réseau du cristallin dans 7, 22 p. 100 des cas.

Les figures 1 à 11 sont prises sur des cristallins humains, la figure 5 sur une femme diabétique ; la figure 12 représente le commencement d'une cataracte naphtalinique chez un lapin.

La figure 16 est celle d'un lapin de quatre semaines prise quinze heures après lui avoir fait avaler 1 gramme de naphtaline ; les figures 17, 18 et 19 sont également des cataractes naphtaliniques, la figure 20, dix jours après l'ingestion, et la figure 21, dix jours après avoir cessé la naphtaline. Enfin les figures 22, 23 et 24 sont prises sur un chien de quatre semaines auquel on avait fait prendre respectivement 60 grammes, 105 grammes et 60 grammes de sucre.

Les légers nuages dans quelques-unes des figures représentent les troubles ponctués sous forme de poussières.

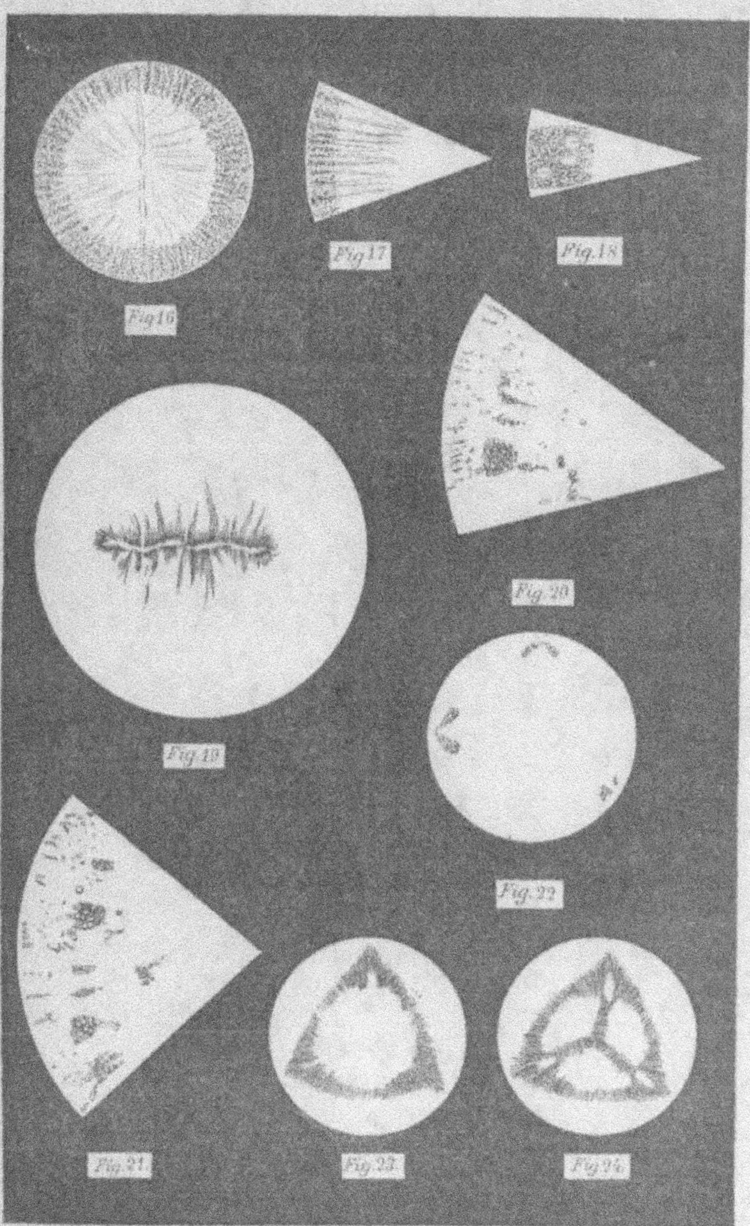

Fig. 34.

Cataracte molle de l'enfance ou de l'adolescence (Phakomalacie). — Chez les jeunes sujets, la cataracte est toujours molle, mais les altérations des fibres cristalliniennes sont les mêmes que pour les cataractes séniles. Lorsqu'on assiste tout à fait au début, on constate une dissociation des diverses couches, qui permet de reconnaître à l'éclairage oblique la figure étoilée du pôle antérieur; toutefois l'opacité peut commencer dans la zone équatoriale, être punctiforme (*cat. punctata*) et disséminée en plusieurs endroits et enfin se présenter d'abord vers le noyau, lequel ordinairement se trouble également, tandis que chez les vieillards il subit seulement la dégénérescence sénile. Plus les stries sont larges, plus elles prennent une coloration blanc bleuâtre, irisée, plus elles se développent rapidement et plus la cataracte sera molle.

La cataracte infantile, abandonnée à elle-même, mûrit assez rapidement, elle perd petit à petit l'eau qu'elle avait absorbée, elle se rétracte, s'aplatit et en même temps elle subit des altérations chimiques; elle se transforme tout d'abord en une bouillie visqueuse, laquelle tout en se ratatinant, renferme quelquefois des concrétions calcaires et peut même se solidifier sous forme de *cataracte calcaire* dans laquelle on observe souvent les altérations décrites dans la cataracte capsulaire; d'autres fois, nous assistons à une véritable *ossification*.

Le plus souvent cependant, cette régression du cristallin consiste en un simple durcissement des fibres cristalliniennes; la lentille s'aplatit, prend la forme d'une galette blanchâtre, épaisse tout au plus de 2 à 3 millimètres, plus mince encore sur les bords; c'est la *cataracte aride-siliqueuse*, laquelle peut rester indéfiniment dans cet état ou bien, son contenu se résorbant toujours plus, il ne reste qu'une simple membrane (*cataracte membraneuse*). Sous ces deux dernières formes, la rétraction du cristallin est souvent si considérable que ses attaches à la zonule se rompent, la cataracte est alors partiellement mobile. C'est à cette variété qu'on a donné le nom de *cataracte tremblante ou trémulante*.

Cependant si la cataracte juvénile ultra-mûre se présente ordinairement sous les formes que nous venons ce décrire, ce n'est pas toujours le cas, car nous voyons d'autres fois une vraie liquéfaction; tout le cristallin prend alors une coloration blanchâtre uniforme, crayeuse, c'est la *cataracte lactée*. En effet, si l'on fait une discision d'une pareille cataracte, on voit sortir de la capsule et pénétrer dans la chambre antérieure un liquide qui ressemble à un vrai lait de chaux. La pupille apparaît alors ou tout à fait noire ou elle contient encore une masse plus ou moins solide ou visqueuse qui peut se résorber petit à petit, mais que dans certains cas il faudra finir par extraire.

Il est souvent difficile de faire le diagnostic entre une cataracte lactée et une cataracte crétacée, toutefois Becker avait déjà indiqué que lorsque l'œil est resté en repos on observe dans la cataracte lactée un dépôt, un vrai sédiment dans la partie inférieure du cristallin; l'on voit dans ce cas au bas de la pupille une couleur blanche, crayeuse, plus intense que dans le haut de la pupille où la couleur est alors soit un peu plus jaunâtre, soit un peu plus bleuâtre. Enfin en examinant très exactement à l'éclairage oblique et à l'aide d'une loupe on constate que la surface de la capsule antérieure est plus lisse, plus unie, plus régulière dans la cataracte lactée que dans la cataracte crétacée, où elle est souvent striée et plus ou moins rugueuse.

Cataractes capsulaires — La cataracte capsulaire existe sous plusieurs formes différentes. 1° Comme *cataracte pyramidale*, le plus souvent congénitale et accompagnée de diverses anomalies comme l'aniridie, le colobome de l'iris, la membrane papillaire persistante, etc. On l'observe fréquemment aussi à la suite de l'ophtalmie purulente des nouveau-nés, surtout s'il y a eu perforation de la cornée et si le cristallin a été pendant quelque temps en contact avec la membrane de Descemet (ARLT, KNIES). Nous l'avons aussi observée après l'ophtalmie purulente sans perforation. Ce fait a été confirmé par HULKE, DEUTSCHMANN, TREACHER-COLLINS, NUEL et d'autres. Il faut admettre ici que les toxines de la suppuration conjonctivale peuvent agir par osmose au travers de la cornée et de l'humeur aqueuse.

2° Une seconde forme de la cataracte capsulaire est celle que l'on remarque à la suite ou comme complication d'une cataracte centrale, surtout celle qui est consécutive à la choroïdite, à l'iritis, aux synéchies postérieures; elle présente souvent une apparence crétacée.

Enfin, 3° une forme très fréquente est celle qui s'observe dans les cataractes traumatiques.

Il résulte aussi des recherches de MULLER et de BECKER que la capsule elle-même peut être épaissie. MULLER donne des chiffres qui varient de 0,006 à 0,036 millimètres et BECKER 0,015 à 0,049.

Cataracte polaire antérieure — La *cataracte polaire antérieure* diffère de la cataracte capsulaire par le fait qu'elle est située au dessous de l'épithélium de la capsule et qu'elle n'est pas proéminant; elle reste limitée aux couches les plus antérieures du cortex. Elle se présente sous forme d'une opacité blanchâtre arrondie, quelquefois nettement limitée, d'autres fois avec une forme étoilée ou ramifiée (dendritique). Elle aussi, lorsqu'elle n'est pas congénitale, est souvent provoquée par des ulcères perforants de la cornée ou par l'ophtalmie des nouveau-nés; on l'observe aussi après l'irido-cyclite; souvent aussi, on la voit se développer lentement sans que jusqu'ici nous ayons pu en découvrir la cause.

Mlle A. F., vingt-neuf ans, a vu sa vision baisser depuis trois ans, d'abord, et assez subitement, sur l'œil gauche, puis très progressivement sur l'œil droit. Je la vois le 22 juillet dernier; je constate à l'œil gauche une luxation du cristallin en haut, sans qu'il y ait eu aucun traumatisme; la pupille est nette, on voit facilement tous les détails du fond de l'œil qui semble normal. Malgré cela la vision n'est que de 1/30 sans correction appréciable par les verres convexes de 8 et 11 D, essayés pour corriger l'aphakie. Le cristallin est un peu mobile pendant les mouvements de l'œil. Œil droit ; opacités striées grisâtres très étendues immédiatement en arrière de la capsule antérieure et en avant de la capsule postérieure ; le noyau est clair et on aperçoit les vaisseaux de la rétine et la papille au travers d'un voile assez épais.

Cataracte polaire postérieure — *La cataracte polaire postérieure* est quelquefois congénitale et accompagne quelquefois la cataracte zonulaire et la cataracte centrale. Mais le plus souvent elle accompagne des maladies du fond de l'œil ; elle est très fréquente dans la rétinite pigmentaire (VAN TRIGT) ; elle commence par un dépôt ponctué qui ne tarde pas à prendre une forme étoilée ; on la voit également dans quelques cas de forte myopie avec lésions choroïdiennes ; on l'a souvent rencontrée enfin après des choroïdites et des troubles du vitré (cataracte choroïdienne) et dans ces cas elle est souvent rapidement progressive, s'étend souvent sur toute la capsule postérieure et peut même envahir la face postérieure de la capsule antérieure (RAYNER) ou enfin se terminer par une cataracte totale (MOOREN).

Cataracte sénile. (Phaskosclérose) Cataracte corticale, péri-nucléaire, nucléaire. — On désigne sous le nom de *cataracte sénile* celle qui se développe chez les personnes âgées, sans qu'on puisse invoquer une cause locale ou constitutionnelle de son développement.

Mais cette question de l'âge n'a qu'une valeur relative, toutefois, on ne parlera guère de cataracte sénile avant l'âge de cinquante ans.

On lira dans le chapitre consacré à la pathogénie comment intervient la sénilité dans la production de l'opacification cristallinienne.

Le commencement de la plupart des cataractes s'observe dans les couches corticales à l'équateur du cristallin sous forme : 1° de petites stries grisâtres plus ou moins larges, partant de la périphérie et se développant soit dans les couches antérieures, soit dans les postérieures, et progressant lentement jusque vers les pôles ; elles forment, lorsqu'on les observe après dilatation de la pupille, une couronne délicate tout autour du cristallin. La cataracte peut dans cet état rester très longtemps stationnaire ; c'est pour cela que V. AMMON avait donné à cette forme le nom de « gerontoxon lentis ». Mais ordinairement ces fibres deviennent de plus en plus nombreuses et de plus en plus grandes jusqu'à ce qu'elles finissent par recouvrir tout le cristallin. Une deuxième forme apparaît comme de légers voiles, de petites taches blanchâtres ou grisâtres isolées et irrégulières, disséminées sans ordre apparent, tandis que d'autres fois elles prennent au pôle antérieur la forme de l'étoile que forment en cet endroit les fibres cristalliennes. Enfin, 3° l'opacité commence par le centre du cristallin sous forme d'un disque plus saturé au centre, nuageux et sans contours bien limités à la périphérie ; c'est là la cataracte nucléaire. Si je parle ici du centre du cristallin, c'est pour décrire l'apparence que nous donne soit l'examen ophtalmoscopique, soit l'éclairage oblique, car nous savons par les recherches anatomiques que l'opacité siège en réalité dans les couches périnucléaires.

Puis tous ces symptômes de début progressent avec une rapidité très différente suivant les cas, depuis quelques jours, même quelques heures, jusqu'à quinze ou vingt ans, les stries sont plus nombreuses et plus ou moins larges, le nuage périnucléaire s'étend toujours davantage et le cristallin finit par se troubler complètement, la cataracte est totale. Quelquefois cependant, la cataracte peut rester absolument stationnaire ; nous avons examiné une malade que nous avons suivie pendant vingt-six ans, elle avait dans les couches corticales antérieures moyennes quelques taches grisâtres, dont l'une couvrait même la moitié de la pupille normale (sans mydriase) et son acuité visuelle est restée = 0.5 depuis notre premier examen jusqu'à sa mort.

RICHTER a déjà en 1777 publié un cas où la cataracte se développa dans l'espace d'une nuit ; d'autres cas ont été décrits par WENDELSTADT (1829), MAATY de Portland (Irlande). MACKENZIE (Éd. de 1837) en a observé une développée en trois à quatre jours. Nous pourrions en citer beaucoup d'autres exemples, entr'autres ceux de RITTER, DELOES, LITTRÉ, etc.

La fréquence de la cataracte dans les diverses professions a été étudiée dans le chapitre de l'étiologie ; nous mentionnons seulement en passant que WATHAM a déjà en 1785 signalé sa fréquence chez les ouvriers qui travaillent en face de foyers ardents, forgerons, verriers, etc. WALTHER en 1810 cite comme le plus fréquemment atteints : les forgerons, cuisiniers, boulangers, fondeurs, marteleurs et verriers.

Une question qui nous est ordinairement posée par le malade est celle du temps qui doit encore s'écouler jusqu'à ce que sa cataracte soit mûre. En général, sauf pour quelques cas que nous mentionnerons en étudiant le diagnostic de la maturité du cristallin (cataracte brune, etc.), nous devons dire au malade de revenir dans trois ou six mois et que nous pourrons alors seulement après avoir constaté la rapidité du progrès de la cataracte, nous faire une idée approximative du temps qu'elle mettra à arriver à sa maturité.

On désigne sous le nom de *cataractes mûres* celles dans lesquelles toutes les couches sont opaques jusqu'à la capsule et dans lesquelles, par conséquent, on n'observe à l'éclairage oblique aucune ombre portée de l'iris sur le cristallin. Avant cela, nous aurons d'abord la *cataracte commençante*, dans laquelle nous reconnaîtrons soit quelques stries périphériques s'avançant jusque dans le domaine pupillaire, soit quelques opacités diffuses, soit enfin un trouble périnucléaire ; puis les opacités s'étendront, le cristallin se tuméfiera, poussera l'iris en avant, diminuera la chambre antérieure sans que toutes les couches corticales soient troublées, ce sera la *cataracte demi-mûre*.

Puis l'intumescence du cristallin augmente encore, il se trouble complètement, l'iris repoussé en avant rend plus lents et plus difficiles les mouvements de la pupille, et la cataracte est *mûre*, ce qui ne veut pas dire que ce soit le moment le plus propice pour l'opération. En effet, à partir de ce moment, la cristallin va commencer à diminuer de volume, la chambre antérieure reprendra sa profondeur normale, les mouvements pupillaires deviendront plus faciles et plus étendus et alors seulement nous aurons le moment le plus favorable à l'intervention chirurgicale. Si nous attendions trop longtemps, nous aurons une cataracte *hypermûre*, régressive. Elle se présente sous trois formes différentes : 1° Les masses corticales se durcissent, se condensent à leur tour comme si elles étaient envahies graduellement par le processus de sclérose du noyau, auquel elles adhèrent fortement tout en restant translucides ou même transparentes. Cette condensation est très lente, aussi rencontrons-nous cette forme de cataracte ultra-mûre surtout chez les personnes ayant dépassé soixante-dix ans, ou chez celles qui, ayant un œil relativement bon, ont attendu de longues années avant de faire opérer le premier atteint. Lorsqu'enfin on les opère, le noyau et les couches corticales sont intimement adhérents et le cristallin sort tout entier en laissant une capsule absolument nette. Il présente ordinairement la couleur et la forme d'une goutte refroidie de colle de menuisier. C'est dans cette même catégorie que nous devons classer la *cataracte brune* que l'on a plus généralement décrite sous le nom de *cataracte noire*; ces cataractes sont toujours plus ou moins transparentes, ce qui explique pourquoi les malades pouvaient avant l'opération compter les doigts à un, deux ou même trois mètres de distance. Si donc l'opérateur voulait attendre que la cataracte soit mûre dans le sens indiqué ci-dessus, c'est-à-dire qu'il n'y ait plus d'ombre portée de l'iris et que le malade en fut réduit à la seule vision quantitative, ce moment soi-disant propice pour l'opération n'arriverait jamais. Dans certains cas, le diagnostic pourra être difficile; on pourrait croire à une hémorrhagie du vitré. Il faudra examiner attentivement à l'éclairage oblique après mydriase; alors seulement, l'apparence de quelques stries très fines et un certain reflet nacré démontrera que la cause de troubles visuels réside bien dans le cristallin (W. Job Collins). Cette variété de cataracte est du reste très rare; Lawrence en vit 1 cas sur 2.100 malades, et Nunneley 1 sur 1.200 extractions. Mackenzie en a vu quelques cas, mais n'eut jamais l'occasion d'examiner la cataracte après l'extraction. On sait que de Graefe père diagnostiqua une cataracte noire chez le duc de Cumberland, tandis que tous les autres chirurgiens avaient diagnostiqué une amaurose. Le premier cas connu est décrit par Rolfink en 1664, Janin (de Lyon, 1772) rapporte l'extraction heureuse d'une cataracte noire, la première qu'il avait observée sur 500 opérations.

2° D'autres fois, la décomposition des fibres cristalliniennes, surtout des fibres corticales se continuant, on les voit subir toutes les phases de la dégénérescence graisseuse et, lorsqu'on a l'occasion d'examiner microscopiquement de pareilles cataractes, on voit qu'elles contiennent à côté de beaucoup de myéline, de la graisse, des détritus de fibres cristalliniennes, de la cholestérine et des dépôts calcaires.

Enfin 3° les masses corticales se ramollissent, se liquéfient, se transforment d'abord en une bouillie gris jaunâtre, quelquefois même en un liquide laiteux ; les dessins des fibres corticales ont disparu, on voit par-ci par-là quelques points blancs, jaunâtres, ou enfin une surface blanche uniforme, un peu plus concentrée vers le bas de la pupille, c'est là la *cataracte ultra-mûre liquide*, décrite aussi sous le nom de cataracte de *Morgagni.* Lorsqu'on se trouve en présence d'une pareille cataracte, il ne faut pas oublier de faire pencher en avant la tête du malade et de lui dire de regarder brusquement en haut et en bas; on voit alors souvent apparaître dans le champ pupillaire un petit corps lenticulaire, jaunâtre, qui n'est autre que le noyau du cristallin, lequel, à l'état de repos, se trouve au bas du sac capsulaire, complètement caché par l'iris.

Cataracte diabétique. — La fréquence relative de la cataracte chez les diabétiques est un fait absolument démontré. Cela nous autorise-t-il à admettre l'existence d'une vraie *cataracte diabétique?* Les opinions des divers auteurs varient beaucoup à ce sujet. Nous sommes partisan convaincu de son existence, mais comme le diabète n'est pas lié à un âge défini, la cataracte apparaîtra sous des formes très variées : cataracte molle, rapidement totale chez les jeunes sujets, plus tard cataracte mixte, et enfin, après quarante-cinq et jusqu'à soixante ans, sous la forme ordinaire de la cataracte sénile. Malgré cela, elle a des caractères spéciaux qui permettent de la reconnaître (en dehors de l'analyse des urines) tout d'abord, la rapidité de son développement qui, chez les enfants, varie de quelques heures à quelques jours, ou tout au plus quelques semaines, et cela également sur les deux yeux; puis chez les malades plus âgés, de trente à quarante, et même jusqu'à cinquante ans, l'opacification relativement rapide des couches corticales; au delà de cinquante ans il ne nous est plus possible de savoir s'il s'agit d'une cataracte diabétique ou d'une cataracte chez un diabétique à l'exception de quelques cas dans lesquels la métamorphose régressive de la cataracte est particulièrement rapide.

Cette régression peut présenter toutes les phases que nous avons décrites pour les cataractes ultra-mûres, même jusqu'à la liquéfaction des masses corticales et jusqu'à la disparition complète du noyau, ce qui s'observe surtout chez les jeunes sujets. Si ce fait est relativement rare, cela s'explique par l'extrême gravité du diabète chez les enfants, fait sur lequel nous avons insisté en 1872 au congrès international de Genève. Voici ce que nous écrivions alors : « Mais l'âge est bien plus important encore au point de vue du diabète lui-même. Presque toujours mortel chez les enfants, chez lesquels il est en outre une affection très rare, le diabète perd de sa gravité à mesure que l'individu est plus âgé, et il arrive un âge après quarante-cinq et cinquante ans où c'est à peine si la glycosurie est une affection grave. »

Des *altérations de l'accommodation* dans le diabète ont été signalées depuis longtemps par DE GRAEFE, NAGEL, SEEGEN, FÖRSTER, etc. SCHMIDT-RIMPLER a mesuré l'amplitude de l'accommodation chez 80 diabétiques. Il en trouva 11, soit 14 p. 100, chez lesquels elle avait diminué de plus de 2 D.; 5 d'entre eux avaient une diminution de 4 D. et plus, l'un même, un jeune garçon de seize ans, de 9 D. Cette faiblesse de l'accommodation est naturellement difficile à constater chez les personnes âgées où la presbyopie est la règle.

Cette faiblesse de l'accommodation est une véritable parésie lorsqu'elle dépasse 3 à 4 D., mais dans les cas plus légers elle est plutôt due à une faiblesse musculaire, aussi l'observe-t-on plus souvent chez les personnes dont la santé générale a été très éprouvée par le diabète. HIRSCHBERG décrit un cas de paralysie complète de l'accommodation chez une jeune fille âgée de vingt-deux ans.

Il est évident que chez les hypermétropes cette parésie accommodative peut produire une amblyopie, mais la skiascopie et l'examen avec des verres correcteurs assureront facilement le diagnostic.

Le rapport étiologique entre le diabète et la cataracte a été surtout signalé par DE GRAEFE (1858), FRANCK (1859), et LECORCHÉ (1861).

Nous ignorons sur quelles statistiques se basait DE GRAEFE pour admettre que la cataracte existait une fois sur quatre diabétiques, soit dans 25 p. 100 des cas, mais il est le seul qui donne des chiffres si élevés. SEEGEN, qui exerçait la médecine à Carlsbad où se rendent de nombreux diabétiques, en vit 6 sur 164 malades (dans deux cas, il dit avoir observé un éclaircissement de la cataracte par la cure de Carlsbad). MAYER, 3 p. 100; OPPOLZER, 9,5 p. 100; FRERICHS, 5 p. 100.

Sur 1 100 extractions, BECKER trouva onze fois du sucre dans les urines et nous-même, à la clinique de Berne, sur 639 cataractés, avons constaté quinze cas de diabète, soit 2,35 p. 100.

Les analyses des cristallins extraits ont permis de constater de légères traces de sucre dans la moitié des cas, surtout chez les jeunes sujets, traces bien insuffisantes pour expliquer l'opacification ainsi qu'on a pu le voir dans le chapitre de la pathogénie.

Nous parlerons plus loin du traitement médical des cataractes, mais nous devons mentionner ici qu'après un traitement anti-diabétique, on a vu dans quelques cas la cataracte s'éclaircir de nouveau, tandis que dans d'autres cas, malgré la guérison complète de la glycosurie, la cataracte a continué à se développer (RAMPOLDI, etc.). Ces faits de guérison partielle ont été rapportés par SEEGEN, GERHARDT, NETTLESHIP, GAYET et KOENIG.

Cataracte dans le diabète phosphatique. — Le D\u1d63 TEISSIER (de Lyon) a pour la première fois mentionné la présence de la cataracte due à la phosphaturie. Sur 20 malades atteints de diabète phosphatique, 3 avaient une cataracte sur les deux yeux. Nous avons continué ces recherches et fait analyser les urines dans tous les cas de cataractes. Le chiffre normal des phosphates est environ de 2^{gr},50 par litre, soit pour un maximum normal de un et demi-litre en vingt-quatre heures, 3,75 de phosphates; toutefois, comme il peu se produire des variations physiologiques passagères soit dans la quantité des phosphates, soit dans celle de l'urine, nous n'avons admis comme pathologiques que les cas dans lesquels l'élimination des phosphates dépassait 6 grammes en vingt-quatre heures. Dans l'espace de deux ans, nous avons trouvé sept cas de cataractes ne pouvant être attribuées qu'à la phosphaturie. Les symptômes de la cataracte sont semblables à ceux de la cataracte diabétique, sauf que la marche en est plus lente et le développement moins égal sur les deux yeux.

Cataracte naphtalinique. — L'évolution clinique de la cataracte naphtalinique n'est connue encore que par une seule observation. Lezenius présenta (1901) à la Société ophtalmologique de Saint-Pétersbourg, un homme atteint de troubles intestinaux, lequel, sur le conseil de son pharmacien, prit dans une journée 5 grammes de naphtaline dans 200 grammes d'une émulsion d'huile de ricin et se réveilla presque aveugle le lendemain. Il était atteint de cataracte des deux yeux de forme zonulaire; la rétine paraissait pâle et trouble, les vaisseaux rétrécis, la papille décolorée; une tache rouge occupait la région maculaire. Le malade comptait les doigts à 1^m,50. Son état général s'améliora, mais la cataracte persista. Lezenius avait promis de donner des nouvelles ultérieures de son malade, mais jusqu'ici il n'a plus rien publié à ce sujet.

On a signalé également des troubles du cristallin après l'usage du naphtol β.

Formes rares de cataractes. Cataracte ponctuée, cataracte bleue, cataracte étoilée Cholestérine dans le cristallin — Une forme rare de cataracte est *la cataracte ponctuée*. Waldhauer dit qu'il l'a rencontrée 2 fois sur 900 extractions.

Les anciens auteurs, Bowman, Koelliker, ont mentionné l'existence d'une matière homogène ou finement granulée située entre les faisceaux des fibres cristalliniennes. Becker suppose que ces interlignes sont dues « à des irrégularités dans la superposition exacte de deux lamelles successives. » Stricker admet que ces espaces peuvent avoir une relation causale avec quelques formes de cataractes ponctuée, congénitale ou acquise. Quoi qu'il en soit, cette cataracte ponctuée, bien qu'elle soit rare, existe, et Lissamwich en a d'abord donné une description exacte. Becker la désigne sous le nom de cataracte sénile précoce ponctuée ; il s'agit de légers troubles circonscrits, arrondis et ponctués situés dans les couches corticales antérieures profondes, rarement dans les postérieures, et remarquables par leur développement excessivement lent. L'équateur du cristallin est ordinairement transparent. A l'éclairage oblique, les taches opaques ont un reflet *bleuâtre*. Dix ans, vingt ans plus tard, on voit apparaître également les stries ordinaires de la cataracte corticale. Hess a examiné 11 cas pareils de l'âge de vingt-six à soixante-quatre ans, et dans 6 cas, il a pu extraire le cristallin et faire l'examen microscopique. Les malades de Hirschberg ont quarante-six, quarante-huit et quarante-neuf ans, un autre vingt ans, mais ce n'est que vingt ans plus tard que sa cataracte est mûre sur un œil, tandis qu'il lit encore 0,6 de Snellen avec l'autre œil. Chez le premier malade, âgé de quarante-six ans, la cataracte est presque totale quinze ans plus tard, soit à l'âge de soixante et un ans; malgré cela, Hirschberg semble admettre l'opinion de Wintersteiner qui croit qu'il s'agit dans ces cas d'une affection congénitale. Stricker en a observé un cas pendant treize ans, voici sa description :

Cela commence par de légères opacités ponctuées près de la capsule antérieure ; dans le cours des quatre à cinq années suivantes de nouvelles opacités s'ajoutent jusqu'à ce que les couches corticales antérieures et postérieures en soient parsemées,

Dans la dixième année on vit apparaître des stries jusqu'à ce que, finalement, les couches corticales étant extrêmement opacifiées la cataracte ressemble à une cataracte sénile avec un noyau jaunâtre et des couches corticales d'un blanc bleuâtre.

Le malade fut opéré à l'âge de quarante-huit ans et quoique bien portant présentait une sénilité précoce. Vision après opération = 1 (5/5). Je note ce fait parce qu'il prouve que le fond de l'œil était sain.

Dans un travail postérieur, Hess admet deux formes de cataracte ponctuée, l'une congénitale, l'autre acquise; enfin il donne la description d'une cataracte ponctuée qu'il observa chez un homme de soixante-huit ans qui avait été iridectomisé dans sa jeunesse à cause d'une cataracte zonulaire qui est restée stationnaire toute sa vie.

La *cataracte étoilée*, d'abord décrite par Liebreich comme une forme particulière de cataracte ponctuée, doit-elle être classée dans les cataractes congénitales? les quelques observations publiées jusqu'ici (Hasner, Becker, etc.) ne sont pas suffisantes pour résoudre cette question. Il s'agit d'une cataracte polaire antérieure et souvent en même temps postérieure, dont les rayons sont beaucoup plus nombreux que ceux que l'on observe ordinairement dans les cataractes corticales ordinaires. Dans son dernier travail, Hess en décrit un nouveau cas qu'il considère comme congénital bien que le malade, âgé de trente-trois ans, affirmât qu'il avait eu une assez bonne vue jusqu'à l'âge de dix ans; il est vrai que depuis cette époque le cristallin a été de plus en plus rempli de petites opacités grises et brunâtres, lesquelles, à l'examen microscopique pratiqué après l'extraction, se coloraient fortement par l'hématoxyline. Le cristallin tout entier était ratatiné. Son diamètre antéro-postérieur ne mesurait que 2 millimètres.

Nous devons enfin mentionner la présence *de cristaux de cholestérine* dans le cristallin.

On sait depuis les travaux de Kunde, Laptschinsky et surtout de Jacobson que la cholestérine existe normalement dans le cristallin, beaucoup moins chez les jeunes sujets que chez les adultes et davantage encore dans les cataractes séniles (2,1 à 2,68 p. 100 de la substance desséchée), mais ordinairement elle s'y rencontre à l'état soluble et par conséquent invisible à nos moyens ordinaires d'investigation. Quelquefois cependant elle cristallise et l'on reconnaît déjà à l'œil un des cristaux brillants, bien connus dans le synchisis du corps vitré. Les premiers cas ont été décrits par Lang, chez un homme de soixante ans dont la vue baissait depuis dix ans, il trouva une cataracte non mûre (V. avec + 2 d. 6/24), les couches corticales étaient claires, mais dans les deux cristallins on voyait de nombreux cristaux de cholestérine; le fond de l'œil était normal. Lang ajoute que la forme des cristaux ressemble plutôt à celle de la tyrosine. Toutefois l'extraction pratiquée plus tard, sans complication, démontrait qu'il s'agissait de cristaux typiques de cholestérine. M. Gross décrit à la même époque un cas semblable, mais accompagnant une cataracte coralliforme particulière. Krautschneider et Alkman en ont également observé chacun 1 cas. Hirschberg (1904) publie avec un dessin, une observation analogue. Hess observa deux fois des cristaux de cholestérine, mais seulement à l'examen microscopique.

Baas (en 1897) décrit des concrétions cristallines qu'il suppose être de la leucine, enfin Axenfeld des espèces de concrétions vitreuses, colloïdes, (*Drusen*) « de petites perles ayant le brillant de la soie ou des perles » et Hess en donne un dessin (fig. 42).

Cataractes compliquées. — Becker donne la définition suivante de la cataracte compliquée : « Le cristallin se trouble complètement lorsqu'il est en contact permanent avec des parties de l'œil malade, rigides, vascularisées, normales ou pathologiques. Il en résulte que nous considérerons comme telles toutes celles qui seront la conséquence directe des maladies de la rétine, de la choroïde, du corps ciliaire et quelquefois même de l'iris, et pendant le développement desquelles il se formera un décollement de la rétine ou de fortes adhérences avec cyclite, iridocyclite ou iritis. Les maladies qui sont la cause de ces complications sont donc les décollements de la rétine, les tumeurs intraoculaires, les cysticerques, le glaucome absolu, la cyclite, l'iridocyclite et les processus, encore inconnus qui conduisent à la buphtalmie et aux autres formes d'ectasie du globe. » Et nous ne voyons pas aujourd'hui qu'il y ait rien à ajouter ni à changer à cette définition. Nous pourrions toutefois y ajouter celles qui se développent à la suite de la forte myopie et de la rétinite pigmentaire. Dans ces dernières formes on voit tout d'abord une opacité du pôle postérieur située dans les couches corticales, puis quelques stries isolées partant de l'équateur et se dirigeant vers les deux pôles; enfin, mais bien longtemps après, les couches périnucléaires se troublent à leur tour et ce n'est que rarement et après de longues années que ces cataractes arrivent à maturité. Gutmann a bien essayé, au Congrès d'Utrecht, d'étendre cette dénomination à toutes les affections des paupières, des voies lacrymales, de la cornée et d'autres membranes de l'œil qui peuvent compliquer la cataracte et entraver sa guérison; mais nous ne voyons pas ce que nous gagnerions à accepter cette manière de voir. On a même décrit à tort comme cataractes compliquées les fausses cataractes dépendant de dépôts fibrineux obstruant le champ pupillaire à la suite d'iritis intenses ou chroniques. Ces maladies-là ne sont pas des cataractes, bien qu'à la longue on puisse voir le cristallin s'opacifier, et elles trouveront leur description dans les maladies de l'iris. Nous pouvons toutefois conserver l'ancienne dénomination de *cataracte adhérente* (*cataracta accreta*) pour les cas de vraies cataractes au-devant desquelles il s'est formé de nombreuses synéchies iriennes postérieures qui ne cèdent pas à l'emploi prolongé des mydriatiques.

Quant à la cataracte qui résulte du *glaucome*, il est facile de la reconnaître par la mydriase, le peu de profondeur de la chambre antérieure, l'injection périkératique, la dureté de l'œil et la limitation du champ visuel lumineux. Dans celle qui accompagne le *décollement rétinien*, l'opacité du cristallin est blanchâtre ou grisâtre, mais toujours moins foncée que celle qui correspondrait à l'âge du malade; il y a quelquefois, souvent même, mais pas toujours, des synéchies postérieures, enfin l'œil est plus mou au toucher et l'examen de la projection lumineuse démontrera toujours une limitation plus ou moins étendue du champ visuel.

DIAGNOSTIC DE LA CATARACTE

Nous devons ici dire quelques mots des maladies que des oculistes inexpérimentés pourraient confondre avec la cataracte. C'est, en premier lieu, la *fausse cataracte*, puisqu'on a donné ce nom aux dépôt fibroplastiques qui obstruent la pupille dans quelques formes d'iritis, mais il sera facile de reconnaître à l'éclairage oblique que les opacités blanchâtres ou légèrement jaunâtres partent des couches antérieures de l'iris et que l'on ne reconnaît plus ni le sphincter ni les bords pupillaires de l'iris. C'est ensuite le *gliome* de la rétine, le *pseudogliome* et la *suppuration du corps vitré*, mais, à un examen attentif, on reconnaîtra la profondeur de l'opacité et, si l'on conservait quelque doute, l'examen des trois images de Purkinje-Sanson assurerait le diagnostic. C'est enfin l'*hémorragie du vitré*, laquelle, empêchant l'éclairage du fond de l'œil, pourrait faire penser à une cataracte noire, mais dans la cataracte noire, l'absence de la troisième image de Purkinje-Sanson lèverait tous les doutes.

Mentionnons, sans insister, que, jusqu'à la découverte de l'ophtalmoscope, les oculistes donnèrent le nom de cataracte noire à l'*amaurose* par atrophie du nerf optique que le professeur Fischer définissait en ces termes « une maladie où le malade ne voit rien et le médecin non plus ». Dans ces cas nous n'aurons plus besoin d'avoir recours aux images de Purkinje, l'examen ophtalmoscopique lèvera tous les doutes.

Dans le *glaucome* au début, la mobilité de l'iris fournit un bon signe différentiel; normale dans la cataracte, elle est paresseuse ou nulle dans le glaucome et l'amaurose; dans le glaucome inflammatoire confirmé, la dilatation et l'immobilité de la pupille, la teinte verdâtre du cristallin, l'injection périkératique enfin la dureté du globe lèveront tous les doutes.

Les vieillards présentent souvent un *reflet* très accusé de la cristalloïde antérieure qui fait penser à distance qu'il y a un commencement de cataracte. L'éclairage du fond de l'œil au moyen de l'ophtalmoscope est ici nécessaire pour le diagnostic.

Le diagnostic le plus difficile à faire est celui de la cataracte polaire postérieure que l'on peut confondre avec un *trouble du corps vitré* particulièrement dans les formes d'origine congénitale et dans lesquelles on se demande si l'on observe un vestige de l'artère hyaloïdienne, un précipité albumineux à l'extrémité du canal de Cloquet, une cataracte capsulaire postérieure ou bien une cataracte polaire postérieure. Dans ces cas il faut observer l'évolution de l'affection; les troubles dont la nature est congénitale ne progressent pas, alors que les véritables cataractes à début polaire postérieur progressent, quoique lentement.

Il est également important de faire le diagnostic entre les différentes formes de cataracte. Il arrive que des cataractes d'origine congénitale apparaissent longtemps après la naissance, leur origine n'en est pas moins congénitale. On peut être appelé à examiner pour la première fois vers l'âge de cinquante ans une cataracte congénitale partielle qui a été ignorée du malade toute sa vie. C'est à la régularité de la distribution zonulaire des opacités, à l'existence de taches punctiformes, et de striations en accent circonflexe que l'on reconnaîtra, même à l'âge adulte, qu'il s'agit d'une forme congénitale.

Il faut autant que possible chercher à diagnostiquer les cataractes molles des cataractes dures; les cataractes de Morgagni en particulier sont importantes à reconnaître avant toute intervention car il suffira d'une incision beaucoup plus petite pour faire sortir le noyau.

Nous attirons l'attention sur la cataracte nucléaire partielle qui accompagne les myopies fortes. Il arrive que parallèlement au développement de ces cataractes évoluent des troubles chorio-rétiniens qui abaissent notablement l'acuité visuelle des malades, on pourrait se laisser induire en erreur et mettre sur le compte de la cataracte partielle la diminution de l'acuité visuelle. Il est indispensable, dans ces cas, d'examiner l'acuité du malade comparativement avec ou sans mydriase atropinique. Si le trouble visuel provient de la rétine la mydriase provoquée n'augmentera pas l'acuité visuelle; si au contraire le trouble doit être mis sur le compte de la cataracte on observera une différence notable entre l'acuité visuelle avec la pupille normale ou avec la pupille dilatée.

PRONOSTIC DE LA CATARACTE

Dès que le début d'une cataracte aura été positivement constaté, le pronostic sera sérieux, bien que dans de nombreux cas les opacités puissent rester stationnaires pendant de longues années et bien que quelques auteurs aient mentionné d'heureux résultats du traitement médical.

Dans tous les cas, ce sont là de rares exceptions et en général la cataracte progresse et finit plus ou moins vite par devenir complète. Plus rares, sont encore les observations d'éclaircissement de cataractes dûment constatées et les guérisons spontanées par luxation ou par résorption que nous étudierons plus loin.

Mais si le pronostic est grave au point de vue du développement de la cataracte, il l'est de moins en moins au point de vue du résultat définitif après l'opération. Ici nous sommes heureux de constater que les progrès de l'asepsie ont modifié du tout au tout le pronostic de nos maîtres et celui de nos jeunes années.

Tandis qu'il y a cinquante ans, les résultats malheureux se chiffraient par 30, 40 et même, dans certains hôpitaux, par 50 p. 100, les précautions anti- ou aseptiques ont rapidement augmenté le nombre des succès et aujourd'hui on n'est pas loin de la vérité en admettant 2 p. 100 pour les pertes définitives de la vision. On a publié des statistiques de 400 extractions sans un insuccès, mais il y a les séries heureuses et les séries malheureuses, comme les sept années grasses et les sept années maigres, puis nous n'acceptons pas ces statistiques comme l'expression de l'exacte vérité.

Tout ce qui précède ne s'applique naturellement qu'aux cataractes séniles mûres ; pour les autres formes congénitales, cataractes molles de l'enfance, capsulaires, polaires, diabétiques, compliquées, etc., il faudrait étudier le pronostic pour chaque espèce de cataracte, ce qui dépasserait les limites imposées à notre travail.

Nous devons toutefois, au point de vue du pronostic du résultat opératoire étudier ici la question de la maturité de la cataracte, dont nous avons parlé plus haut. Il est en effet désirable d'opérer autant que possible des cataractes mûres et même ayant commencé à entrer dans la période de régression, car dans ce cas les matières corticales adhèrent mieux au noyau, se séparent plus facilement de la capsule et l'extraction est plus complète. Lorsqu'on laisse dans la capsule trop de parties claires des masses corticales elles se tuméfient sous l'influence de l'action de l'humeur aqueuse et provoquent facilement de l'iritis ou l'iridocyclite. Toutefois, on peut admettre en général qu'après l'âge de soixante à soixante-cinq ans, le cristallin même non complètement opacifié est assez dense pour qu'on puisse l'extraire en entier sans attendre une maturité complète. Chez de plus jeunes sujets, il faudra en attendre patiemment la maturité ou pratiquer la maturation artificielle dont nous parlerons dans les indications des diverses méthodes pour le traitement chirurgical de la cataracte.

Guérison spontanée de la cataracte. — Depuis les temps les plus reculés on a essayé de guérir la cataracte sans opération par les remèdes les plus divers ; nous en reparlerons en parlant du traitement médical, mais auparavant nous devons envisager la possibilité d'une guérison spontanée ; la littérature ophtalmologique en rapporte de nombreux exemples. Les plus anciens sont dus à Saint-Yves et à Janin ; tous les cas connus alors se trouvent dans les ouvrages de Rosas et de Himly ; nous n'insisterons pas là-dessus, car nous n'avons aucune description complète dans ces temps pré-ophtalmoscopiques. Il en est tout autrement pour les observations des cinquante dernières années qui se classent dans trois catégories bien distinctes : 1° Guérison par luxation du cristallin. Ces faits sont indubitables, mais nous n'y insisterons pas ici en ayant déjà parlé à propos des luxations du cristallin ; 2° Éclaircissement de la cataracte ; 3° Résorption de la cataracte ; 4° Régénération du cristallin.

2° Éclaircissement. — E. v. Jaeger rapporte qu'il a observé de nombreux cas d'éclaircissement de cataractes et il en publie deux en détails.

Il s'agit d'opacités corticales ; le premier cas a trait à un homme de vingt-cinq ans qu'il observa pendant quatre ans et le second à une femme de quarante-deux ans qu'il suivit pendant douze ans. Becker dit avoir observé un cas absolument irréfutable. « Il s'agit d'une dame âgée de soixante ans, femme d'un de nos confrères, chez laquelle j'ai moi-même diagnostiqué la cataracte des deux yeux et dont les deux cristallins se sont absolument éclaircis. »

D'autres observations analogues ont été publiées par HOLSCHER, CHEVALLE-REAU, SCHMIDT-RIMPLER, KÖNIG, FUCHS, BERLIN, LANGE, NICATI, AUGIÉRAS, etc.

Le même fait a été constaté pour les cataractes traumatiques partielles lorsque la plaie de la capsule s'est rapidement cicatrisée.

Les belles recherches de RYBER ont été depuis confirmées par d'autres auteurs ; nous ne pouvons donc plus en douter, toutefois ce sont là des cas tout à fait exceptionnels. DIETRICH a le premier, en 1824, constaté cet éclaircissement après des blessures sur des cristallins de lapins, chez lesquels il n'arriva jamais à provoquer une cataracte complète. Les recherches anatomiques de LEBER, SCHIRMER, SCHLÖSSER, SCHMIDT-RIMPLER et PAUL KNAPP ont démontré non seulement que les opacités peuvent s'éclaircir, mais qu'il y a véritablement une régénération par développement de nouvelles fibres cristalliniennes qui partent de l'équateur du cristallin. Dans un cas LEBER vit comme résultat définitif une cataracte nucléaire et SCHIRMER une cataracte zonulaire ; dans ces deux cas, des fibres nouvelles transparentes s'étaient formées autour des fibres opacifiées et rétractées.

3° *Résorption de la cataracte.* — La guérison spontanée de la cataracte peut enfin être due à une résorption partielle ou totale du cristallin. En parlant de la cataracte ultra-mûre, nous avons déjà dit un mot de la cataracte de Morgagni ; dans quelques cas, assez rares, il est vrai, bien que nous en possédions aujourd'hui plus de 60 observations, les masses corticales au lieu de se scléroser, se ramollissent, se désagrègent, se liquéfient, le noyau lui-même ou diminue de volume, ou disparaît même complètement, ou bien il tombe dans la partie inférieure du sac capsulaire. Dès que le champ pupillaire redevient libre, le malade recouvre la vue, mais, comme un opéré de cataracte, il est aphaque et a besoin de verres convexes appropriés.

Déjà en 1835, WARNATZ en avait publié deux observations, l'une chez un homme atteint de cataractes vers l'âge de quarante ans chez lequel quelques années plus tard les deux cristallins se résorbèrent, l'autre chez une femme cataractée à quarante-cinq ans, où la résorption commença cinq ans plus tard et marcha si rapidement que six mois après les deux pupilles étaient tout à fait noires.

Malgré quelques observations isolées dont quelques-unes, comme celles de WARNATZ, remontaient à la période préophtalmoscopique, on doutait encore de l'existence de cette résorption spontanée, lorsqu'en 1877 BECKER publia sur une communication verbale un cas de BASTTAUER que celui-ci ne fit paraître qu'en 1885 et qu'il avait suivi pendant douze ans. Il s'agit d'un homme de trente-cinq ans qui avait, en 1862, à l'œil droit une cataracte mûre avec couches corticales blanchâtres et à l'œil gauche une cataracte demi-mûre. L'œil droit fut opéré et la vision assez bonne (avec + 6 D. 20/50) pour qu'il ne pensât pas à faire opérer le gauche. Neuf ans plus tard le malade revint pour changer ses lunettes. BASTTAUER constata alors à l'œil gauche une coloration verdâtre de l'iris qui était tremblotant ; pupille ronde à réaction normale, mais, derrière l'iris, on voyait dans la pupille une membrane blanchâtre étoilée et renfermant de nombreux cristaux de cholestérine. Petit à petit, cette membrane et les cristaux se résorbèrent en grande partie et, en 1874, c'est-à-dire douze ans après le premier examen, la vision était avec + 6 D = 20/40, soit 1/2. Comme le moindre changement dans la position du verre convexe troublait la vision, on peut conclure qu'il n'y avait aucune accommodation et qu'il s'agissait véritablement d'une aphakie par résorption. Depuis lors, les cas pareils se sont beaucoup multipliés. LAXOR, SCHMIDT-RIMPLER, NORDMANN, NATANSON, KACKOW, VOSSIUS, v. HIPPEL, v. REUSS, TROUSSEAU, LINDAHL, ANDREWS, GRAEFE, HAAB et bien d'autres ont publié des observations nouvelles ou discuté sur la nature de cette résorption. NATANSON en avait déjà recueilli 50 observations, v. REUSS en décrivit 10 nouvelles et aujourd'hui on en compte environ 80. Dans de nombreux cas, tout le contenu du sac cristallinien, couches corticales et noyau, était résorbé, dans d'autres le noyau se trouvait dans la position déclive du sac et ordinairement diminué de volume (KACKOW, 3 mill., ZEHENDER 1 1/2 à 2 mill.). D'après v. REUSS, WILL. ANDREWS, etc., la résorption a plutôt lieu dans les cataractes compliquées accompagnées de synéchies postérieures, de restes d'iritis, d'iridocyclite, de glaucome (15 fois sur 34 cas, d'après REUSS). E. VON HIPPEL attribue à la destruction de l'épithélium intra-capsulaire une importance pour provoquer la résorption, toutefois VOSSIUS l'a trouvé intact, bien que présentant des modifications pathologiques. Il était conservé également dans le cas suivant de LINDAHL :

Homme de quatre-vingt-deux ans ; était aveugle sur un œil par cataracte depuis 1882. Neuf ans plus tard le cristallin s'éclaircit et en 1891 il avait avec + 9 D, une V = 0, 2. Derrière la pupille on voyait une légère membrane opaque avec deux points très clairs ; en arrière de cette cataracte secondaire on remarquait de nombreux points brillants (cholestérine). Incision de la cornée avec le couteau lancéolaire, extraction de la membrane avec la pince. A l'examen anatomique on trouva au fond du sac un corps ovalaire, le noyau ratatiné.

Au centre les deux feuillets de la capsule étaient en contact, séparés seulement par quelques vésicules de Morgagni et des détritus. Les cellules capsulaires antérieures étaient bien conservées.

Voici encore une observation de NICATI qui prouve qu'il ne faut pas désespérer même des cas qui semblent les plus graves.

Un homme de quarante-six ans consulta NICATI pour un trouble de la vue de l'œil gauche. Il trouva un décollement de la moitié inférieure de la rétine; le liquide sous-rétinien fut aspiré, mais sans succès; il se développa une iritis qui se termina par des synéchies postérieures et une cataracte. Neuf ans après la cataracte était complète, mais encore sept ans plus tard le malade voyait de nouveau bien de cet œil (le degré de l'acuité visuelle n'est pas indiqué), la cataracte avait disparu, la rétine était recollée et le champ visuel était à peu près normal. On ne découvrit pas trace de cristallin. L'œil droit avait une cataracte nucléaire.

Dans quelques cas, comme celui de HAAB, le noyau avait passé dans la chambre antérieure provoquant des accidents glaucomateux qui nécessitèrent l'énucléation.

Tous les auteurs admettent qu'il faut de nombreuses années avant que la résorption se produise, dix ans dans le cas de BAERWALD et 4 dans celui de KACKOW. La malade de ZEHENDER était aveugle à l'âge de soixante-dix ans et c'est à cent ans que son cristallin s'éclaircit et à cent cinq ans que l'auteur trouva le cristallin de 1 1/2 à 2 millimètres que nous avons mentionné ci-dessus.

On trouvera les indications bibliographiques dans le second travail de Natanson, dans celui de v. Reuss, de Lindahl et de Hess (Graefe-Saemisch, 2ᵉ éd., 1905). Quelquefois même on a profité de ces guérisons spontanées dans un but de réclame; c'est ainsi que Cazalis rapporte que l'on fit grand bruit, à Béziers, en faveur d'un oculiste soi-disant « Américain », de deux cas analogues; il s'agissait de deux cataractes régressives dans lesquelles la guérison passagère fut obtenue par un traitement à l'atropine. Tous deux durent finalement être opérés, l'un par une simple iridectomie, l'autre par l'extraction à la pince de la cataracte dans sa capsule.

4° On a enfin parlé de la guérison de la cataracte par la *régénération du cristallin*, dont on s'est beaucoup occupé au commencement du siècle dernier. Les travaux avant 1870 sont résumés dans le mémoire de Milliet, lequel s'occupe exclusivement de recherches expérimentales sur des animaux et arrive aux conclusions suivantes : La régénération du cristallin est un fait incontestable; le cristallin régénéré a plus ou moins la forme, la densité et la transparence du cristallin extrait et peut, dans les cas bien réussis, le remplacer au point de vue physiologique.

En 1842, Mayer, de Bonn et Valentin étaient arrivés au même résultat. Mais en 1872 et 1875, Gayat dans deux mémoires consécutifs s'attache à démontrer que les masses trouvées dans le cristallin sont uniquement produites par le développement normal des éléments laissés dans la capsule pendant l'extraction. En 1876, Gayat revient à la théorie de la régénération en l'attribuant à l'épithélium antérieur. La question était donc à l'étude et nous ne savions pas au juste ce qu'il fallait penser de cette régénération, lorsque Gonin reprit ces expériences.

Il commença par établir les faits suivants : « Après la duplication ectodermique qui leur a donné naissance chez l'embryon, les deux feuillets du cristallin se sont accrus d'une façon très inégale. Tandis que le feuillet antérieur restait à l'état de couche épithéliale pavimenteuse, le feuillet postérieur subissait un allongement progressif de ses cellules en fibres cristalliniennes. Dans l'organe achevé, ce dernier feuillet constitue à lui seul la lentille proprement dite, tandis que l'épithélium antérieur est réduit au rôle de simple revêtement; le passage de l'un à l'autre se fait à la périphérie du cristallin dans la zone équatoriale : c'est là que l'on voit la couche pavimenteuse s'épaissir au voisinage de l'équateur, puis se replier sur la couche des fibres et se continuer avec elle par la brusque courbure connue sous le nom de tourbillon. C'est le tourbillon qui est le siège de l'accroissement ultérieur du cristallin. » Gonin fit alors 50 expériences, toutes sur des lapins; il en sacrifia quelques-uns au bout de quelques jours pour étudier les changements qui se produisaient dans le cristallin, puis il conserva les autres pour obtenir des résultats définitifs.

Voici ses conclusions : L'extraction du cristallin est rarement totale. Chez un sujet adulte, elle est d'ordinaire, plus complète que chez un jeune sujet.

La cicatrisation de la capsule permet aux restes cristalliniens de poursuivre leur développement normal. La forme des masses reconstituées présente le plus souvent la forme d'un anneau ou d'un croissant. Le volume du cristallin reconstitué n'a jamais atteint celui de la lentille extraite, il est toujours resté très au-dessous du volume du cristallin de l'œil non opéré. Le cristallin reconstitué n'arrive que dans la minorité des cas à doubler entièrement le champ pupillaire; à cause de l'irrégularité de sa forme et de sa structure, il ne peut constituer au point de vue dioptrique qu'un appareil défectueux.

En résumé, le fait de la régénération possible est démontré, mais c'est une régénération imparfaite et les expériences sur les animaux ne nous permettent pas de conclure à la possibilité d'une guérison spontanée de la cataracte chez l'homme par régénération du cristallin.

TRAITEMENT DE LA CATARACTE

Traitement médical.

Dès les temps les plus reculés, car les hommes sont partout les mêmes et on en trouvera toujours de pusillanimes qu'effraie le seul mot « opération », on a essayé de guérir la cataracte par divers remèdes appliqués sur l'œil. Il faudrait un volume si l'on voulait décrire tous les essais dont on trouve l'énumération dans le *Handbuch der Augenheilkunde* de Rosas, 1830, vol. II, p. 710 et dans les *Krankheiten und Missbildungen der Augen* de Himly, II, p. 247. Toutefois les expériences de Kunde, Richardson, Magnus et tant d'autres sur la production artificielle de la cataracte ne nous permettent pas d'affirmer qu'on ne trouvera pas un jour un moyen de l'arrêter ou même de la guérir. Gerhardt, Seegen et Nettleship ont vu des cataractes diabétiques s'éclaircir sous l'influence du traitement de Carlsbad et empirer de nouveau lorsqu'on cessait le traitement. Nous dirons maintenant quelques mots des tentatives modernes faites dans ce but ; il était naturel, à l'aide des propriétés résolutives de l'iode et du mercure que l'on pensât d'abord à ces moyens. C'est ainsi que Palkorri publia déjà en 1845 une notice sur l'usage interne de l'iodure de potassium et la cautérisation temporale par la pommade de Gondret pour le traitement de la cataracte. Il assure que « ces moyens produisent souvent la guérison et que dans tous les cas ils assurent en quelque sorte la réussite de l'opération lorsque celle-ci est rendue nécessaire ». Mais quelque temps après Heylen (*Ann. d'Occ.*, XVIII, p. 245) dit avoir appliqué ce traitement pendant un mois sans succès. Les bons résultats du traitement mercuriel semblent n'avoir été constatés que dans les cas accompagnés d'iritis ou d'iridocyclites probablement syphilitiques.

En 1867, les journaux de médecine et surtout la presse politique française et étrangère retentirent des succès dus à l'huile phosphorée préconisée par Tavignot. Nous l'avons alors, pendant un an, appliquée consciencieusement à toutes les cataractes de la clinique de Berne mais sans aucun résultat positif et nous y avons renoncé depuis.

En sera-t-il de même des collyres ou des bains iodurés recommandés dès 1863 par MARTIN (de Marseille) et repris dernièrement par BADAL, CHEVALLE-REAU, DUFOUR, ÉTIENNE, etc. ? L'avenir nous répondra. DUFOUR conclut dans sa thèse faite sous l'inspiration de BADAL que « certains praticiens sont convaincus que l'iodure de potassium convenablement appliqué peut retarder indéfiniment la cataracte sénile ». Il l'emploie, comme BADAL, aux doses suivantes : iodure de potassium 0.25, eau distillée 10 grammes, 2 gouttes matin et soir, ou iodure de potassium 7,50, eau distillée 300 grammes, en bains oculaires avec l'œillère, deux fois par jour, une à deux minutes. Nous avons prescrit plusieurs fois des bains beaucoup plus prolongés, un quart à une demi-heure, et les malades les supportent fort bien. Plus récemment, VERDEREAU a employé l'iodure de potassium en injections sous-conjonctivales à 2 p. 100 avec adjonction de 1 p. 100 d'acoïne (car sans cela les injections sont douloureuses). Il affirme que ces injections ont « une action manifestement régressive sur l'opacification des fibres du cristallin ; cette action est très faible, presque nulle sur les opacités de la capsule ». STEPHENSON a vu les injections sous-conjonctivales d'iodure de potassium éclaircir les opacités dans de nombreux cas, dans deux elles avaient même complètement disparu. En dehors de ce traitement à l'iodure WESSMANN mentionne 3 cas de guérisons dans des cataractes commençantes associées à de la choroïdite. « Le traitement de la choroïdite et du repos firent disparaître les opacités. » ROUSSEAU, sur 50 cataractes avec V. d'environ 1/10, donne les résultats suivants : amélioration sensible dans 10 p. 100 des cas, amélioration légère 10 p. 100, état stationnaire 58 p. 100. L'amélioration amenait la vision de 1/10 à 1/4 et même quelquefois à la vision normale. PETERS cite également 2 observations avec amélioration sensible ; il conseilla d'ajouter du chlorure de sodium dans la proportion suivante : iodure de potassium 0.2, chlorure de sodium 0.2, eau distillée 10 grammes. Nous avons nous même obtenu des résultats encourageants dans quelques cataractes, tout à fait au début.

N'avons-nous pas enfin tout récemment entendu DUFOUR et DE WECKER exprimer l'espoir que bientôt on trouvera le moyen de guérir la cataracte sans opération ? Ils estiment du moins que cet espoir n'est pas chimérique. DE WECKER insiste : 1° sur le traitement général ; examen des urines, régime pour diabétiques, arthritiques, artérioscléreux, etc. ; 2° traitement local : bains iodés ou même injections sous-conjonctivales de Verdereau. Ces essais sont trop récents pour qu'on puisse se prononcer sur leur valeur, mais on doit les continuer et ne pas donner systématiquement une réponse négative aux nombreux malades qui viennent nous demander si rien ne peut être fait pour combattre ou enrayer leur cataracte sans opération.

Traitement chirurgical.

Comme la technique des opérations de la cataracte sera traitée dans un chapitre spécial par le Dr VALUDE, nous nous occuperons seulement ici des précautions à prendre avant l'opération, des indications opératoires et des complicacations post-opératoires. Mais auparavant nous mentionnerons les tentatives faites par Spérino pour guérir la cataracte par les ponctions répétées de la chambre antérieure, indiquées déjà par Hecquet en 1729 et de Villars en 1740. Spérino cite 40 observations dans lesquelles la vision a été plus ou moins améliorée, et même dans un cas chez une femme qui ne pouvait plus se conduire seule, on peut vraiment parler de guérison puisqu'elle arriva à lire le n° 9 de l'échelle de Jaeger, et ce résultat fut durable; l'éclaircissement du cristallin fut du reste constaté à l'ophtalmoscope. Cette méthode a été surtout répétée par les compatriotes de Spérino mais avec de moins bons résultats. Boelle, dans 21 cas, eut peu ou point de succès; Tourguéni vit même une fois un accroissement rapide des opacités. Rivard-Landrau rapporte un cas d'insuccès au Congrès de Paris en 1863. Toutefois aujourd'hui que nous pouvons insensibiliser la cornée au moyen de la cocaïne ou de ses succédanés, cette opération mériterait peut-être d'être remise à l'étude.

TOILETTE DE L'ŒIL AVANT L'OPÉRATION

Les précautions à prendre avant l'opération peuvent se résumer en deux mots : *propreté absolue* et *asepsie*. Toutefois il a été démontré par Gayet, Hildebrand, Francke, Marten, Dalén, etc., que nous ne pourrons jamais arriver à une asepsie complète; même les plus actifs des antiseptiques n'arrivent pas, par des moyens non dangereux, à détruire complètement les microbes intra-palpébraux; toutefois Ahlström (cité par Lundberg, *Hygiea*, nov. 1906) croit approcher de l'idéal en mettant dans le sac conjonctival de la vaseline au sublimé à 1/5000, sous un pansement stérilisé pendant les douze heures qui précèdent l'opération. Les examens bactériologiques et le résultat des opérations semblent favorables à cette méthode. Il faut donc avoir le plus possible de précautions et avant tout ne pas opérer tant qu'il existe une dacryocystite en voie de suppuration. Quelques opérateurs rasent ou épilent tous les cils; c'est, pensons-nous, aller trop loin. Quant au liquide à employer pour laver les culs-de-sac conjonctivaux il résulte de l'enquête publiée par la *Clinique ophtalmologique*, sous le titre de « Comment opèrent nos maîtres? » que « nos maîtres » sont loin d'être d'accord. Les uns emploient la solution physiologique, d'autres l'eau boriquée, le sublimé à 1/5000, le cyanure hydrargique de 1/6000 à 1/3000, etc. Cela tendrait à prouver que le choix de la solution n'a pas une grande importance et qu'on peut avec toutes obtenir de bons résultats, sans toutefois que nous soyons tout à fait à l'abri de l'infection; c'est cependant déjà un beau résultat de pouvoir fixer à moins de 1 sur 100 les cas de panophtalmie par infection de la plaie. Cette infection peut être due à des microbes très différents; ceux que l'on rencontre à la surface de la conjonctive normale sont très nombreux, mais le plus grand nombre sont des saprophytes tout à fait inoffensifs, qui cependant peuvent devenir très dangereux pour l'organe visuel. C'est ainsi que Gouvreux vient de publier une observation d'iridocyclite infectieuse due au micrococcus candicans, une panophtalmie tardive et torpide due au xérobacille et une iritis suppurative due au bacillus mesentericus et au staphylocoque blanc. Une précaution qu'il ne faudra jamais négliger c'est de soigner scrupuleusement toute dacryocystite concomitante et d'attendre sa guérison avant de procéder à l'extraction. Faut-il aller jusqu'à faire la ligature du canalicule, comme le propose QUACKENBOSS? Nous ne le pensons pas.

L'état général du malade devra être pris en considération ; le diabète, l'albuminurie, la bronchite chronique ne seront pas des contre-indications, mais on fera subir au malade un traitement préalable d'un à deux mois pour le mettre dans le meilleur état possible pour l'opération. Plusieurs oculistes ont encore l'habitude de donner un purgatif avant l'opération ; c'est là un héritage du moyen âge que nous ne croyons pas utile, car, s'il est désirable que le malade ne soit pas dérangé pour aller à la selle pendant les deux ou trois premiers jours, ce résultat est déjà obtenu par le simple repos au lit. Une bonne précaution, mais qui n'est pas toujours possible, est de faire prendre la veille de l'opération un bain de propreté (MAYWEG). La toilette de l'œil varie beaucoup suivant les opérations. Les uns lavent les paupières ainsi que les alentours et les sourcils à la benzine, puis au savon au sublimé. Personnellement nous faisons soigneusement laver au savon les paupières et le front, instiller dans l'ouverture palpébrale 2 gouttes de solution d'oxycyanure à 1/1000, puis appliquer un pansement imbibé d'huile bijodurée de PANAS. Ce pansement reste toute la nuit jusqu'au moment de l'opération. Les paupières, les cils, les alentours de l'œil et les sourcils sont alors lavés à l'oxycyanure, nous instillons une ou deux gouttes de cocaïne et nous irriguons les culs-de-sac au moyen d'un blépharostat-laveur avec une solution d'oxycyanure à 1/6000. Nouvelle instillation de cocaïne et l'œil est prêt pour l'opération.

Nous rappelons ici que, L. DOR a communiqué au Congrès français d'ophtalmologie de 1901 des expériences d'après lesquelles des animaux qui avaient absorbé de l'iodure de potassium étaient réfractaires à la panophtalmie. Il conseille donc, avec raison, de faire prendre aux malades, que l'on doit opérer, 2 à 3 grammes d'iodure de potassium la veille et le jour même de l'opération.

CHOIX DE LA MÉTHODE OPÉRATOIRE

Nous ne parlerons ici ni des cataractes congénitales ni des cataractes traumatiques qui ont été traitées précédemment Il ne s'agira que des cataractes acquises et spontanées.

1° CHEZ LES ENFANTS. — Le premier précepte que l'on doit retenir c'est qu'en général le malade a *la cataracte correspondant à son âge*, ce qui veut dire qu'elle est ordinairement molle et sans noyau chez les enfants jusqu'à l'âge de dix ans, et dans ces cas l'opération de choix est la *discision*. Toutefois, dans ces dernières années, PANAS a insisté sur quelques cas où il avait trouvé un noyau assez résistant et se prononce en faveur de l'extraction. Un cas semblable vient d'être présenté par TRUC à la Société ophtalmologique de Berlin : il s'agit d'un enfant de six ans atteint de cataracte stationnaire. On fit la discision et quelques jours après on vit un noyau très résistant passer dans la chambre antérieure, mais Treacher ajoute que c'est là un cas exceptionnel. Dernièrement encore Henry Smith s'appuyant sur un nombre considérable d'opérations qu'il a faites aux Indes anglaises, recommande de faire, dans tous les cas, l'extraction, que la cataracte soit congénitale ou acquise. Les enfants âgés de deux mois supportent, dit-il, l'opération aussi bien que ceux plus âgés; il est très important d'opérer le plus tôt possible afin que la rétine apprenne à voir; il rejette absolument la discision. Il fend la capsule, extrait le noyau, s'il y en a un, ou laisse sortir les masses laiteuses; enfin il extrait ce qu'il peut de la capsule avec une pince à iris; il évite ainsi les opacités capsulaires tardives; il ajoute toujours une petite iridectomie et instille de l'ésérine; nous avons insisté sur tous ces détails parce que c'est là une méthode très différente de celle qui est adoptée généralement et qui, nous le répétons, est la discision. On pourrait aussi appliquer à ces cataractes infantiles l'aspiration succion avec l'appareil de Bedard.

À un âge plus avancé, de dix à trente ans, la discision que l'on a pourtant faite avec succès jusqu'à l'âge de quinze ans, est de moins en moins indiquée, à moins qu'on ne l'emploie, comme dans l'extraction du cristallin pour la myopie élevée, à titre d'opération préalable pour extraire plus tard les masses cristalliniennes qui ne seraient pas résorbées. Toutefois Czermak admet qu'on peut pratiquer la simple discision « dans les cataractes incomplètes de lentilles sans noyau, donc chez des jeunes gens jusqu'à trente ans et même chez des personnes plus âgées jusqu'à quarante ans, si la cataracte ne renferme pas un noyau gros et dur ». Il est toutefois préférable dans ces cas de faire la *discision combinée* d'Arlt et de Græfe, c'est-à-dire de faire une iridectomie quelque temps avant (Arlt) ou au moment de la discision (de Græfe), ou enfin lorsque l'on peut supposer qu'il existe un noyau assez gros, il vaut mieux encore faire l'*extraction linéaire combinée*. Dans ce cas, on fait avec la lance à iridectomie une incision assez large pour que le noyau puisse sortir après ou avec les masses corticales, une iridectomie et la discision de la capsule comme dans l'extraction normale. Lorsque l'on se trouve en présence d'une cataracte à noyau volumineux il vaut mieux, dès l'âge de trente-cinq à quarante ans, faire l'extraction ordinaire à lambeau. Enfin dans tous les cas où la cataracte est molle on pourrait, comme pour les cataractes traumatiques, avoir recours à l'aspiration.

À partir de l'âge de quarante ans, à part quelques cas dont nous parlerons plus loin où l'on pourra revenir à l'ancienne méthode de l'abaissement, il ne peut plus être question que de l'*extraction*, simple ou combinée, c'est-à-dire accompagnée d'iridectomie. Nous n'avons pas à entrer ici dans les détails des procédés opératoires qui seront traités dans un chapitre à part. Mais nous devons présenter tout d'abord quelques considérations générales.

2° Dans la cataracte non mûre. — Une première question se pose lorsque nous nous trouvons en présence d'une cataracte commençante qui peut rester

stationnaire, progresser excessivement lentement ou même exceptionnellement s'éclaircir partiellement ou en totalité; faut-il dire au malade qu'il
est affecté de cataracte? Cela dépendra évidemment du tempérament du
malade, c'est-à-dire, en thèse générale, sachant quelle impression fait sur la
plupart d'entre eux le mot de cataracte, nous croyons que nous devons nous
abstenir s'il ne s'agit que d'un œil ou, même s'il s'agit des deux, tant que
l'acuité visuelle n'a pas baissé au-dessous de 0,4. Dans tous les cas, il ne faudra pas en parler s'il s'agit seulement de ces stries périphériques que l'on
rencontre presque chez tous les vieillards, ou de une ou deux vésicules transparentes des couches corticales antérieures. Par contre, nous avertirons les
parents du malade et nous aurons soin d'inscrire dans nos livres le nom de
« cataracte commençante », afin que si un confrère moins scrupuleux vient
à prononcer le grand mot ou si, un ou deux ans plus tard le malade revient
avec une diminution de la vue, nous puissions lui prouver que nous n'avons
pas fait une erreur de diagnostic.

Une seconde question : faut-il attendre la maturité de la cataracte? Après
l'âge de soixante-cinq ans (Schweigger admet même soixante ans), on sait que
le cristallin est en général assez dur pour qu'on puisse faire une extraction
totale même si la cataracte n'est pas mûre, mais avant cet âge, il est important ou d'attendre la maturité ou de provoquer celle-ci par la *maturation*.

Maturation artificielle — a. *Par discision*. — C'est à Gibson (1811)
que revient l'honneur d'avoir le premier pensé à hâter la maturation de
la cataracte ; il perforait le centre de la capsule antérieure avec une
aiguille pour permettre à l'humeur aqueuse de pénétrer dans la substance
lenticulaire. En 1813 Müler pratiqua à son tour la *discision* de la capsule
antérieure. Il est probable que leurs résultats ne furent pas excellents car
on n'en entend plus parler jusqu'en 1858, époque à laquelle Mooren présenta
au Congrès de Heidelberg 3 cas opérés, par lui, au moyen d'une simple
petite incision du cristallin, toutefois ce procédé ne le satisfit pas complètement car il le modifia lui-même plus tard (1864).

Plus tard de Graefe et Mannhardt publièrent de nouvelles modifications
sur lesquelles nous n'insisterons pas, car aujourd'hui la discision est généralement abandonnée. Nous mentionnerons seulement les thèses de Mathon et
de Vitrac et les articles de Cohnesti, Critchett et Spencer Watson ; nous ne
devons toutefois pas oublier que Stellwag a proposé la discision de la capsule
postérieure et Besnelli celle des deux capsules antérieure et postérieure.

b. *Par massage*. — Nous nous étendrons plus longuement sur le procédé
de Förster par le massage en travers la cornée sitôt après l'iridectomie, car
c'est celui que nous employons encore aujourd'hui. C'est au Congrès de Heidelberg, en 1881, que Förster décrivit pour la première fois cette opération sur
laquelle il publia en 1883 un travail complet. Il faisait une iridectomie puis un
massage circulaire du cristallin au travers de la cornée au moyen du dos d'un
crochet à strabisme. Dans les cas heureux, comme le dit de Lapersonne, l'opacité
est complète du troisième au sixième jour et on peut procéder à l'extraction

vers la troisième ou quatrième semaine. En 1884, Meyer, au Congrès de Copenhague, propose de supprimer l'iridectomie et de pratiquer le massage après une simple évacuation de l'humeur aqueuse par une paracentèse, comme le font ensuite Gunning et Parisotti ; plus tard Rossander (1885) recommande le massage direct sur le cristallin en introduisant une petite spatule plate dans la chambre antérieure, idée reproduite par Rinaldi en 1895. En 1888, Roumer revient à l'idée déjà exprimée par Mooren en 1881 de joindre la discision au massage. Enfin Deenex et Parisotti, pour éviter les prolapsus de l'iris, proposent une sclérotomie au lieu de la section cornéenne et Deenex fait le massage au travers de la paupière. Besinelli propose même de faire le massage sur la corticale postérieure après incision de la sclérotique. Malgré toutes ces tentatives diverses, malgré quelques observations de Panas, Wicherkiewicz, Daansart et quelques autres oculistes, malgré l'opposition absolue de de Wecker qui prétendait que « c'était une opération mort-née », la maturation artificielle est aujourd'hui fréquemment employée par le plus grand nombre des oculistes, qui s'en tiennent presque tous au procédé de Förster, c'est-à-dire au massage après l'iridectomie et nous devons ajouter que les résultats en sont excellents (Voir l'article de Capobus, *Reene genér.* 1883, la thèse de Schmitt 1900, etc.).

Mac-Haudy est un des plus zélés défenseurs de l'opération de Förster ; en 1890 il fit un rapport sur 100 cas parmi lesquels 2 exigèrent une extraction précoce et 9 présentèrent une maturation incomplète. En 1904, sur 800 nouvelles maturations, aucun cas n'exigea une extraction précoce, dans 5 p. 100, la maturation fut insuffisante, dans 1,25 p. 100 il y eut un peu d'iritis qui céda à l'atropine et la cocaïne, dans 1,5 p. 100 il y eut une légère issue du vitré et enfin dans 0,375 p. 100 il y eut perte de la vue après l'extraction.

La seule difficulté du procédé est de bien régler la force du massage ; lorsque l'on procède trop vigoureusement on voit quelquefois une légère iritis qui cède ordinairement en un ou deux jours à l'atropine ; deux fois seulement, sur une centaine de maturations, nous avons vu persister des synéchies postérieures qui nous ont forcé de faire une nouvelle iridectomie en bas au moment de l'extraction, mais dans tous les cas le résultat définitif a été supérieur à celui que nous aurions obtenu par la simple extraction. Il est vrai que quelques accidents ont été signalés, l'iritis, le gonflement trop rapide du cristallin, la rupture de la capsule et de la zonule, Mooren a même vu une fois un abcès de la cornée et une fois une phtisie insidieuse de l'œil, mais ces accidents sont dûs à une trop forte pression, ou à une infection par l'incision cornéenne. En s'en tenant exactement aux prescriptions de Förster et avec une asepsie rigoureuse on peut dire aujourd'hui que cette opération n'est absolument pas dangereuse et que, comme le disait Parisotti elle est « une vraie conquête de la science ». Elle est toutefois contre-indiquée chez les athéromateux (Mooren) à cause du danger d'un glaucome consécutif et dans les cataractes accompagnées de lésions choroïdiennes.

Les expériences de Hess et de Schirmer sur les animaux ont démontré l'excellence du procédé. Notons enfin que Baur, au dernier Congrès de Lucerne, a recommandé de faire l'extraction dès le cinquième jour après la maturation mais nous ne pensons pas qu'il trouve des imitateurs, car souvent, lorsqu'on a été prudent pendant le massage, l'opacification du cristallin est quelquefois complète seulement au bout de huit à dix jours.

c. *Par injection intra-capsulaire*. — Mac-Keown, se basant sur une observation de Berman d'après laquelle lorsqu'on mettait dans l'eau un cristallin dans sa capsule, l'eau pénétrait par endosmose dans le sac capsulaire et séparait le cristallin de sa capsule, eut l'idée de mûrir la cataracte en injectant quelques gouttes d'eau avec une seringue de Pravaz. En 1899, Jocqs proposa la même opération mais en remplaçant l'eau par l'humeur aqueuse, dont il absorbe quelques gouttes pour les injecter ensuite dans le cristallin. Nous ne croyons pas que Jocqs ait jamais pratiqué cette opération sur un malade, du moins dans sa communication au Congrès d'Utrecht ne parle-t-il que d'expériences sur les animaux. Il pensait ne pas ouvrir la capsule. Mais le professeur Mellinger, à Bâle, fit faire par P. Knapp, de nouvelles expériences qui démontrèrent que les cataractes ainsi produites n'étaient que des cataractes traumatiques avec déchirure de la capsule. Spataro fit à son tour de nouvelles expériences sous la direction du professeur Chauveau. Sur 21 cas, il obtint 6 cataractes complètes dans l'espace de cinq à six jours, 14 cataractes incomplètes, 17 fois de l'iritis et 2 fois un glaucome. L'iritis fut assez violente pour produire l'occlusion plus ou moins complète de la pupille. Comme ces expériences furent faites avec une asepsie rigoureuse, comme dans des expériences de contrôle faites avec la même seringue de Pravaz introduite dans le cristallin, mais sans injection d'humeur aqueuse, il n'y eut jamais d'iritis ni d'élévation de la tension intraoculaire, Spataro conclut que ces accidents ne sont dus qu'à l'injection de l'humeur aqueuse et que par conséquent cette méthode, séduisante en théorie, est en réalité très dangereuse et doit être rejetée.

Pour ne rien omettre nous rappellerons enfin la méthode de Wolffberg qui a provoqué la maturation « avec un effet très suffisant » par des applications d'air chaud avec le calorisateur de Vornaedker. Nous ne l'avons pas essayée nous-même et ne connaissons pas de résultats statistiques en dehors du premier travail de l'auteur.

3° Dans la cataracte mûre. — *a.* **Vaut-il mieux faire la section de la cornée en haut ou en bas ?** — Il est évident que lorsqu'on opère avec iridectomie, il vaut mieux opérer en haut, car le colobome artificiel que nous pratiquons, sera recouvert par la paupière supérieure et le malade sera moins ébloui par la trop grande lumière qui pénétrerait par sa pupille trop grande et en outre moins contractile que la pupille naturelle. D'un autre côté la section en bas est plus facile, mais, par sa position même, le lambeau inférieur a plus de tendance à être recouvert par le bord de la paupière inférieure qui se trouve presque en face de l'incision cornéenne. Une pareille question est difficile à résoudre par des considérations purement théoriques; aujourd'hui, du reste, depuis l'introduction de l'asepsie elle a beaucoup moins d'importance qu'autrefois. Cependant, pour arriver à une conclusion, DE GRAEFE voulut résoudre ce problème par l'étude clinique. Il fit systématiquement, sans aucun choix des cas, 100 extractions consécutives à lambeau supérieur et 100 à lambeau inférieur; toutes les opérations furent notées dans tous leurs détails, accidents opératoires et post-opératoires, résultats pour la vision, etc., et l'étude exacte de ces deux séries démontra qu'il n'existait aucune supériorité pour l'une des incisions, aucune différence dans les résultats.

b. Doit-on opérer la cataracte d'un œil, lorsque l'autre est sain et a son acuité visuelle normale? — Parmi les oculistes anciens MAÎTRE-JEAN, SAINT-YVES, WENZEL, S. COOPER, etc. se prononcèrent pour l'affirmative, RICHTER et LAWRENCE pour la négative. Il est évident que, après une opération faite avec succès, le malade obtiendra un agrandissement considérable du champ visuel périphérique, mais il ne peut pas obtenir une vision binoculaire bien que DE GRAEFE ait démontré que lorsqu'on place devant l'œil opéré un prisme de 10° à base externe cet œil corrige le prisme par un mouvement comme dans l'épreuve bien connue pour la simulation; dans tous les cas il n'obtiendra pas la vision stéréoscopique même après correction de l'aphakie, car l'expérience a démontré qu'un malade qui a entre ses deux yeux une différence de 6 dioptries ne doit pas être complètement corrigé, car la différence de grandeur des images produite par le fait que les lunettes sont toujours placées à 1 centimètre en avant de l'œil ne lui permet pas de fusionner longtemps sans fatigue deux images aussi dissemblables; raison de plus si la différence atteint 10 à 12 dioptries. Nous en reparlerons dans le chapitre de la vision des aphaques. Quelques malades atteints d'une cataracte, même monoculaire, sont moralement si affectés par l'idée que leur bon œil peut se perdre à son tour, qu'on leur rend un vrai service en les opérant. Nous avons pratiqué quelques opérations dans ces cas après avoir exigé du malade une lettre constatant qu'ils demandaient l'opération mais que ce n'était pas nous qui la leur recommandions et nous devons dire qu'ils ont été au nombre des malades les plus reconnaissants. Aujourd'hui encore les avis sont très partagés; tandis que DE WECKER recommande l'opération, CZERMAK se prononce pour l'abstention. Dans tous les cas nous ne croyons pas que nous nous ferions opérer si nous étions nous-même dans cette situation. Il en est tout autrement dès que l'acuité du bon œil n'est pas parfaite. Toutefois nous sommes dans ces dernières années beaucoup plus partisan de l'opération depuis le développement immodéré du cyclisme et surtout des automobiles, car il est évident qu'aujourd'hui la situation d'un borgne est beaucoup plus dangereuse qu'il y a dix ans. Enfin il vaudrait mieux opérer une cataracte mûre à point que d'attendre la période plus dangereuse de l'hypermaturité.

c. Doit-on, en cas de cataracte bilatérale, opérer les deux yeux le même jour? — L'indication de l'opération monoculaire est ici absolue lorsque l'un des

yeux a encore une vision utile, ne fut ce que de compter les doigts à 0m,50 ou
à 1 mètre ; ce n'est donc pas de ces cas qu'il est question, mais de ceux dans
lesquels la cataracte est également développée dans les deux yeux. Ici encore,
malgré l'opinion contraire de DE WECKER, nous n'hésitons pas à nous ranger du
côté de MACKENZIE, v. ARLT, FUCHS, HIRSCHBERG, TERSON, CZERMAK et d'autres encore
qui veulent qu'on n'opère qu'un œil à la fois. On ne sait pas d'avance quels
accidents peuvent survenir pendant la période de la guérison. Une hémorragie expulsive par exemple pourrait amener la perte des deux yeux et la
cécité complète. En outre une première opération nous renseigne sur l'attitude du malade pendant l'opération et le traitement consécutif et peut nous
engager à choisir une autre méthode pour l'autre œil.

Qu'on ne nous dise pas que quelques malades ne peuvent pas se décider
à une seconde opération, que leurs moyens ne leur permettent pas de séjourner si longtemps dans une clinique, car il ne s'agit que de huit jours ; en effet
rien ne nous empêche, le premier œil une fois sauvé, d'opérer le second huit
jours plus tard et c'est ainsi que nous avons souvent procédé. Enfin, comme
CZERMAK le fait observer avec raison, après une opération réussie sur le premier œil, le mal n'est pas bien grand si le second conserve sa cataracte et si
le malade, suffisamment satisfait du résultat obtenu, refuse la seconde opération.

Tout récemment encore, dans une réunion de l'Assemblée médicale amé-
ricaine à Atlantic City (7-10 juin 1904), CALHOUN a posé une question en ces
termes : « L'opération bilatérale de la cataracte est-elle jamais justifiable ?
Combien de temps après l'opération du second œil est il sage (safe) d'opérer
le second ? » Il se prononce pour l'opération en deux périodes distinctes et dans
la discussion qui suivit la présentation de son travail il y eut presque unanimité dans ce sens. Quant à l'espace de temps entre les deux opérations, il
proposa six à huit semaines, mais nous avons déjà vu qu'il n'est pas nécessaire d'attendre si longtemps.

d. **Extraction simple et extraction avec iridectomie** — Depuis l'introduction de l'antisepsie et de l'asepsie, la plupart des oculistes ont
abandonné l'extraction linéaire de DE GRAEFE et sont revenus à l'opération
à grand lambeau mesurant environ 2/3 de la circonférence cornéenne.
Petit à petit on a supprimé l'iridectomie et l'on s'est rapproché de plus
en plus de l'ancienne opération de Daviel en se contentant de *l'extraction simple*. Dans un rapport au Congrès de Heidelberg, en 1888, GAYET fut
un des premiers à parler en faveur de cette méthode qui lui avait donné de
bons résultats. KNAPP, DE WECKER s'exprimèrent dans le même sens, mais
A. CRITCHETT rappela à ses confrères que le temps pourrait venir où ils ne
seraient pas l'opérateur mais le malade qu'on va opérer et il leur demanda
de répondre en conscience si, dans ce cas, ils choisiraient pour eux-mêmes
un chirurgien, qui, par l'extraction simple, leur procurerait un résultat cosmétique, peut-être même optique, supérieur, mais en les exposant aux dangers des prolapsus et des synéchies ou s'ils ne préféreraient pas celui dont

le but serait d'obtenir dans le plus grand nombre des cas, et avec moins de danger, une vision absolument suffisante en pratiquant l'opération combinée avec l'iridectomie. Le lendemain A. Græfe rapporta les excellents résultats que lui avait donnés l'*extraction combinée*, c'est-à-dire avec iridectomie, et ses résultats provoquèrent les applaudissements enthousiastes de l'assemblée.

Aujourd'hui la discussion continue toujours. Dans la récente enquête de la « Clinique ophtalmologique » nous trouvons dans la liste de partisans de l'extraction simple les noms de de Wecker, Galezowski, Snellen, Trousseau, Rollet, etc., dans ceux de l'extraction combinée de Lapersonne, Landolt, Badal, Lagrange, Trez, Abadie, Michel, Pagenstecher, Mayweg, Péchin, etc. Hess fait une excision périphérique de l'iris comme Pflüger. Enfin tout récemment Pascheff affirma que l'iridotomie remplacerait avec avantage l'iridectomie.

Même les résultats statistiques ne nous permettent pas de conclure en faveur de l'une ou l'autre de ces méthodes. Risa, qui a compulsé les résultats de divers opérateurs en renom, nous donne, sur 1.123 extractions simples et 1.032 extractions combinées les chiffres suivants :

Extraction simple. Bons résultats, 90,82 p. 100, incomplets, 6,50 p. 100, perte de la vue, 2,88 p. 100, suppuration 1,3 p. 100, iritis, 11,82 p. 100.

Extraction combinée. Bons résultats, 88,08 p. 100, incomplets, 7,45 p. 100, perte de la vue, 4,47 p. 100, suppuration, 1,91 p. 100, iritis, 13,15 p. 100. Il résulte donc de ces chiffres un avantage en faveur de l'extraction simple. Si par contre nous recherchons la fréquence des prolapsus de l'iris, la statistique de Mansula, nous donne les chiffres suivants : sur 1.091 extractions avec iridectomie, prolapsus 0,87 p. 100 ; sur 257 sans iridectomie 13,86 p. 100. Quant à la cataracte secondaire on admet généralement qu'elle est plus fréquente après l'extraction simple, toutefois d'après une statistique de Vignes on l'aurait observée dans 9 p. 100 des cas après l'extraction simple et dans 13 p. 100 après l'extraction combinée. Blascour par contre, dans un relevé sur 500 extractions à la clinique de Graz, signale 20 pertes fatales et 33 prolapsus sur 374 extractions simples, soit environ 9 p. 100.

Que devons-nous conclure de ce qui précède ? Nous croyons que l'on doit s'en tenir aux données suivantes : les résultats les plus parfaits sont ceux de l'extraction simple, lorsqu'on aura réussi à remettre l'iris en place et que la pupille sera ronde et centrale ; les plus sûrs, mais aussi moins brillants au point de vue cosmétique et optique, sont dus à l'opération en deux temps, iridectomie préalable, 10 à 15 jours avant l'extraction. Le choix entre ces deux méthodes dépendra aussi bien du malade que de l'opérateur. Si le malade ne veut pas se décider à l'opération en deux temps, si la cataracte est bien mûre, nous choisirons l'extraction simple, tout en étant préparé à faire immédiatement l'iridectomie si l'iris ne rentre pas bien en place ou surtout s'il se produit un prolapsus. Nous réserverons l'extraction combinée pour le cas où la chambre antérieure est peu profonde, où les mouvements de la pupille sont paresseux, où l'iris ne réagit pas bien à l'atropine, pour ceux où les masses corticales sont encore à demi-molles ou gélatineuses, pour les borgnes (Kuhnt) et enfin pour ceux où il existerait une ou deux synéchies postérieures. Quant aux modifications de l'opération qui consistent à conserver un lambeau conjonctival, un pont de la conjonctive (Desmarres, Vacher), ou même un sac conjonctival (Czermak), nous n'en parlons que pour mémoire renvoyant le lecteur au chapitre spécial de la technique opératoire.

e **Extraction dans la capsule**. — Nous devons par contre nous étendre plus longuement sur l'*extraction du cristallin dans sa capsule*, parce que des travaux récents du major Henry Smith nous en ont démontré l'importance. Cette idée n'est point nouvelle puisqu'elle remonte à Daviel, Scharp, Beer, etc. On trouvera l'historique et la bibliographie dans le bel ouvrage de Czermak « *Die augenärztlichen Operationen* » que nous avons souvent mentionné, mais l'idée d'en faire une méthode générale remonte à Pagenstecher, qui fit construire dans ce but une curette spéciale et précisa les indications de cette méthode. Tous les oculistes de notre génération l'ont employée, mais l'ont bientôt abandonnée, les résultats étant loin de répondre aux espérances qu'elle avait fait naître et cela à cause de l'issue fréquente du corps vitré et même du nombre plus grand des infections (ne pas oublier qu'il s'agit d'une époque antérieure à l'anti- et l'asepsie). Mentionnons toutefois que tout récemment encore Chavez revient à cette méthode pour les cataractes ultra-mûres en se servant de l'anse de Snellen au lieu de la large curette de Pagenstecher. Nous n'aurions pas insisté sur cette méthode aujourd'hui presque abandonnée, si le major Henry Smith n'avait publié dans ces derniers temps (*Brit. med. Association*, 1903 et en novembre 1905) des résultats absolument étonnants d'un nouveau procédé. Notre confrère anglais, qui opère à l'hôpital civil de Jullundur aux Indes britanniques, n'a pas fait moins de 11 000 extractions ; les 2.000 premiers cas furent opérés par la méthode ordinaire, les 9 000 derniers (à l'exception des cataractes infantiles ou à consistance gélatineuse, ainsi que des cataractes séniles régressives) le furent par son nouveau procédé dont nous avons déjà parlé au Congrès de Lucerne (C. p. 105). Smith fait un lambeau cornéen assez étendu pour donner issue à une grosse cataracte, puis il appuie sur le tiers inférieur de la cornée un crochet à strabisme pendant qu'en même temps, au moyen d'une curette, il déprime la sclérotique au-dessus du sommet du lambeau ; petit à petit il fait ainsi basculer le cristallin en déchirant la zonule ; lorsque le cristallin est à moitié sorti, il remonte sur la cornée le crochet à strabisme en suivant le cristallin jusqu'à ce qu'il soit complètement expulsé. Il a fait ainsi environ 9 000 opérations ; il nous suffira de donner ses derniers résultats du 31 mai 1904 au 31 mai 1905.

Extractions	Iritis	Issue du vitré	Rupture de la capsule	Nombre des capsules restées en place	Excellents résultats	Résultats moins bons	Perte de l'œil
2210	0,3	0,8	8	1,28	99,27	0,38	0,34 p. 100

Ces chiffres correspondent assez exactement à ceux publiés dans les premiers rapports de Smith et doivent être considérés comme les meilleurs résultats que peut obtenir un opérateur très habile. L'issue du corps vitré fut très peu importante dans presque tous les cas, « sauf dans 9 chez des malades très nerveux, chez lesquels cet accident aurait eu lieu après une méthode opératoire quelconque ». Trois de ces derniers malades perdirent la vue.

Sur 2.494 extractions complètes il n'y eut que 2 cas d'iritis, tandis que lorsque la capsule était restée en place, soit volontairement, soit accidentellement, les cas d'iritis furent de 5 p. 100. Sur les 2.494 extractions complètes, il y eut 9 cas de panophthalmie suppurée. L'iridectomie fut faite dans tous les cas, « de là l'absence des prolapsus de l'iris ». SMITH conseille que des opérateurs inhabiles, des commençants ne pratiquent pas son opération. OXLEY, lui-même un commençant, prétend que l'opération de SMITH n'est pas plus difficile qu'une autre et donne les chiffres suivants de ses résultats.

Extractions	Iritis	Issue du vitré	Rupture de la capsule	Nombre des capsules restées en place	Excellents résultats	Résultat moins bon	Perte de l'œil
40	2	12	3	1	37	1	2

OXLEY ajoute que l'issue du vitré fut petite dans tous les cas, et n'eut aucun inconvénient. Il n'eut pas de suppuration ; comment donc la vue fut-elle perdue 2 fois ? l'opération supprime l'iritis (?) (2 cas sur 40).

Il est évident que ces résultats de OXLEY sont peu satisfaisants.

Nous pouvons donc nous attendre à voir des oppositions se produire contre l'opération de SMITH : la première nous vient de Bombay, par conséquent d'une ville où les conditions climatériques et celles des malades eux-mêmes ne doivent pas différer beaucoup de celles de Jullundur. Le major HERBERT a fait du 1er décembre 1904 au 30 novembre 1905, 609 extractions, dont 574 sans complications, sur lesquelles il y eut seulement 15 issues du vitré, donc 2,5 p. 100, en regard de 6,8 p. 100 chez SMITH et 30 p. 100 chez OXLEY. HERBERT mentionne aussi le fait que 2 au moins de ses opérés avec perte du vitré avaient un décollement de la rétine ; or il n'en est pas question dans toutes les statistiques de SMITH ce qui, pour HERBERT, paraît « devoir diminuer la valeur de l'ensemble de ses statistiques évidemment recueillies par le seul examen des assistants de l'hôpital ». HERBERT ajoute encore qu'il a eu lui-même 6 pertes de l'œil, soit 1 p. 100, que en outre il a de nombreux résultats peu brillants par suite de taies de la cornée préexistantes, d'anciennes synéchies ou d'affections du fond de l'œil, et pourtant il n'a jamais cru devoir refuser l'opération qui, malgré l'imperfection du résultat, donne cependant une vue passable au malade. Il est donc loin de 90,27 p. 100 de résultats excellents de Jullundur. Enfin dans les quelques opérations qu'il a faites d'après la méthode de Smith il n'a pas obtenu une acuité visuelle supérieure à celle de ses opérés par les procédés habituels.

Toutefois il est d'accord avec SMITH sur la rareté de l'iritis après l'extraction intra-capsulaire, mais il ajoute qu'à l'hôpital de Bombay, les suppurations, les iritis et les iridocyclites assez graves « pour résister à un traitement énergique » sont des complications excessivement rares. Sur 1.972 extractions, il a eu un seul cas de suppuration et un seul également d'occlusion pupillaire par iritis.

Il est encore un autre point qui nous laisse des doutes : depuis l'année dernière Smith fait toujours l'iridectomie et n'a plus de prolapsus de l'iris (?), mais il ne parle nulle part du simple enclavement de l'iris qui peut pourtant avoir des conséquences assez sérieuses. S'il a été amené à faire l'iridectomie, il avait donc autrefois des prolapsus ; or ses statistiques antérieures sont muettes à ce sujet. Nous sommes donc forcé de conclure comme Hasner que les résultats indiqués sont peut-être recueillis un peu rapidement par des assistants et ne nous donnent pas tous les détails que nous pourrions désirer. Devons-nous nous en étonner ? Assurément non, car, si nous réfléchissons aux 2.616 extractions de la dernière année, cela nous fait une moyenne de 9 par jour en supprimant les dimanches et jours fériés ; il est facile de comprendre qu'avec un pareil travail il soit impossible de suivre chaque cas dans tous ses détails ; enfin, pour ce qui est de l'acuité visuelle, elle n'est jamais notée exactement, mais il est probable que la plupart de ses malades sont des illettrés. Malgré toutes ces réserves, l'impression qui résulte de l'étude des rapports du major Smith est une profonde admiration pour l'œuvre qu'il a accomplie. Sa méthode doit être appliquée avec prudence et pas par le premier venu ; l'opération est plus lente que l'extraction avec kystotomie mais « on peut pourtant en faire 30 par heure ». Nous souhaitons que le plus habile des oculistes actuels arrive à ce résultat extraordinaire.

Et maintenant, pour conclure, devons-nous imiter la méthode du major Smith ? Nous n'hésitons pas à répondre par l'affirmative ; seulement nous agirons avec prudence, nous y arriverons petit à petit. Personnellement nous l'avons souvent essayée, mais lorsque le cristallin ne cédait pas facilement à la pression du crochet à strabisme, nous faisions la kystotomie et nous terminions par l'extraction habituelle, toutefois dans 4 cas nous avons pu extraire le cristallin dans sa capsule et cela sans perte du vitré, sans prolapsus de l'iris et avec un très bon résultat définitif. Le grand avantage que nous procurera l'opération de Smith, c'est de nous mettre à l'abri des cataractes secondaires. Nous n'avons pas l'intention de citer tous les auteurs qui se sont occupés de l'extraction dans la capsule, mais nous ne pouvons omettre de mentionner l'opération de Gaïanxico. Après la section de la cornée par lambeau périphérique, il introduit dans la chambre antérieure et en arrière de la partie inférieure de l'iris, un instrument spécial, son zonulotome, au moyen duquel il sectionne dans le tiers inférieur de l'œil toutes les fibres du feuillet antérieur de la zonule ; cela suffit pour qu'on puisse luxer le cristallin avec deux spatules dont l'une appuie sur le bord scléral de l'incision de la cornée et l'autre au travers de la cornée sur le bas du cristallin qu'elle repousse lentement en haut. L'iridectomie facilite la sortie du cristallin, mais n'est pas obligatoire. Ovio a démontré par des expériences sur des animaux et sur l'homme que si l'on déchire les deux feuillets de la zonule, on produit toujours une issue du corps vitré, tandis que si l'on coupe seulement le feuillet antérieur on peut sortir le cristallin avec sa capsule, sans déchirer la membrane hyaloïde. Scimmi et Bessalino, élèves de Gaïanxico recommandent l'opération de leur maître, non pas pour des cas exceptionnels, mais pour presque toutes les cataractes séniles.

Il est tout à fait évident que, si nous pouvons obtenir le même résultat sans introduire un instrument dans l'œil, l'opération de SMITH devra être préférée.

f. **Abaissement.** — Nous avons vu dans l'historique de la cataracte que *l'abaissement de la cataracte* fut l'opération générale dans toute l'antiquité, le moyen âge et même jusqu'au commencement du XIX⁰ siècle. Cette méthode doit-elle être complètement abandonnée? Nous ne le croyons pas; il ne s'agit toutefois nullement de la réhabiliter, car nous savons que si les résultats immédiats sont souvent excellents, le cristallin luxé artificiellement dans le corps vitré y agit souvent comme un corps étranger et produit à la longue des choroïdites, des accidents glaucomateux, etc.; souvent, même après des années, il remonte et passe dans la chambre antérieure. Si bien qu'il résulte de toutes les statistiques que, au bout de cinq à dix ans, 50 p. 100 seulement des yeux opérés conservent une bonne vision.

Il ne faut donc y avoir recours que très exceptionnellement et selon des indications précises, par exemple chez des malades qui ont perdu le premier œil par une hémorragie expulsive à la suite de l'extraction. Il est vrai que tout récemment QUACKENBOSS a décrit deux cas pareils, opérés avec succès sur le second œil après iridectomie préparatoire, mais c'est là une rare exception en regard des cas nombreux où les deux yeux ont été perdus.

WARLOMONT, PANAS, GAYET, VALUDE, PESCHEL, TRUC, DELORD, RIPEL, CASTILLO, POWER, MAYNARD, ROURE, BOURGEOIS, HOLTH, nous-même et plusieurs autres ont cité des résultats favorables de l'abaissement dans l'hémophilie, chez des vieillards décrépits, bronchiteux, emphysémateux ou cardiaques, chez des hystériques, des délirants, des épileptiques ou en présence de vieilles dacryo-cystites, tandis que d'un autre côté le major H. SMITH, qui l'a faite lui-même et a pu en voir de nombreux cas aux Indes, où c'est encore la méthode usuelle chez les opérateurs indigènes, prétend que « maintenant cette opération ne peut être pratiquée que par des charlatans ».

4° Il nous reste à parler des indications opératoires dans les CATARACTES COMPLIQUÉES. Inutile d'insister sur le fait que l'examen de chaque cas devra être fait avec le plus grand soin, tant au point de vue des symptômes extérieurs directement visibles, qu'à celui de la perception lumineuse, du champ visuel, de la projection, etc., car c'est seulement ainsi que nous pourrons prévoir ce que nous devons attendre d'une opération et qu'elle devra être cette opération. Il peut en effet s'agir d'une énucléation si la cataracte est accompagnée d'une tumeur intraoculaire, d'un glaucome absolu ou d'une cyclite, tandis que l'expectative sera préférable si la limitation du champ visuel, accompagnée de ramollissement de l'œil nous fait admettre la présence d'un ancien décollement étendu de la rétine. Dans les cas même très anciens d'occlusion complète de la pupille suivie d'anciennes iritis, on fera d'abord l'iridectomie puis plus tard l'extraction, et on peut ainsi obtenir des résultats excellents comme par exemple dans l'observation suivante:

Tout au début de ma carrière d'oculiste, je fus appelé à examiner une dame âgée de quarante-cinq ans, très connue comme aveugle depuis plusieurs années, dans la petite ville où je venais de m'établir. Elle avait, disait-elle, consulté plusieurs fois auparavant les premiers oculistes de Londres et de Paris, qui lui avaient déconseillé tout traitement (?). Je constatai une occlusion complète des deux pupilles, aucune vision qualitative, mais la vision quantitative était très bonne au moins sur un œil et la projection de la lumière presque normale. J'exposai donc à la malade qu'il y avait lieu de faire une iridectomie, mais que comme la maladie durait depuis quinze ans, il était plus que probable que nous trouverions derrière l'iris une cataracte qu'il faudrait opérer plus tard. Elle déclara vouloir se soumettre à toutes les opérations nécessaires, mais très aimablement elle me fit observer que je courais de grands risques au point de vue de ma clientèle débutante si je m'exposais à un échec. Malgré cela je n'hésitai pas, je pratiquai une large iridectomie en haut, et comme je m'y attendais, je trouvai une cataracte ultramûre, mais déjà après cette première opération elle voyait à la lumière la séparation de ses doigts et commençait à espérer. Quinze jours plus tard suivit l'extraction de lentille, sans aucune difficulté ni accident et le résultat fut après correction avec $V = 0,3 - 0,4$. Il restait toutefois une légère cataracte secondaire dont je fis la discision un mois plus tard et alors la vision fut $= 1$, et cet état se maintint jusqu'à sa mort vingt-cinq ou trente ans plus tard.

ACCIDENTS OPÉRATOIRES ET POST OPÉRATOIRES

A. **Mécaniques.** — *a.* ACCIDENTS LOCALISÉS AU NIVEAU DE LA PLAIE. — 1. **Retard de la cicatrisation de la plaie.** — Dans une cicatrisation normale, nous voyons ordinairement la chambre antérieure rétablie quelques heures après l'opération, la cornée est claire et transparente, abstraction faite d'une légère opacité dans le voisinage immédiat de la plaie (voir le travail de Ranvier sur la cicatrisation des plaies de la cornée). Mais d'autres fois la chambre antérieure ne se referme qu'au bout de trois, six, huit ou même quinze jours, comme nous l'avons observé, et cela sans aucune mauvaise influence sur le résultat définitif. La cause de ce retard est un enclavement de l'iris, de la capsule ou du corps vitré. Coppez et Parinaud voyaient un avantage dans ce retard de formation de la chambre antérieure ; Parinaud cherchait même à le provoquer. Nous ne saurions être d'accord avec eux sur ce point. Mellinger attribuait ce retard à une cocaïnisation trop prolongée. Gutmann, dans un cas où après la kystotomie le cristallin était sorti brusquement, vit la plaie rester béante pendant un mois, puis la cicatrisation commença par les bords pour être terminée au bout de trois mois par une cicatrice cystoïde au centre du lambeau. Il rappelle à ce sujet la discussion de la Société d'Ophtalmologie de Paris (3 novembre 1896) dans laquelle Deschamps attribua le retard de la cicatrisation à l'accolement de l'iris et de la capsule avec la cornée, Abadie à la forme de la section, de Wecker, à un état glaucomateux latent, Chibret à une infraction aux lois de l'antisepsie, Panas à de légères synéchies, Truc et Valude à des caillots, des irrégularités de la plaie ou à la pression des paupières, tandis que l'une Troncoso se range à l'opinion de Deschamps qui est aussi la nôtre. Gunther admet l'existence de petits sujets fistuleux. Quant au traitement il conseille la cautérisation de la plaie avec un crochet à strabisme chauffé au rouge ou avec le galvanocautère. Dans ce cas la chambre antérieure était reformée au bout de vingt-quatre heures.

2. **Réouverture de la plaie** — Quelquefois sous l'influence d'un accès de toux, d'un éternuement, d'un effort du malade ou d'un attouchement brusque fréquent au moment du réveil, on voit la plaie se rouvrir de quatre à huit jours après l'opération. Cette réouverture peut n'entraîner aucun inconvénient, mais quelquefois elle s'accompagne d'une hémorragie de la chambre antérieure, d'un prolapsus de l'iris ou même elle sert de porte d'entrée à une infection secondaire.

3. **Ectasie de la plaie opératoire.** — Il arrive quelquefois que la plaie cornéenne déjà fermée se dilate ; entre ses bords on voit apparaître une traînée qui paraît noirâtre à cause de son excessive ténuité et qui est traversée par des stries grisâtres rigides. Dans les faibles degrés la cicatrice est simplement élargie sans être proéminente, la tension oculaire est même diminuée ; c'est là la *cicatrice à filtration* de de Wecker. Plus souvent cette partie amincie présente une ou plusieurs surélévations et forme même une véritable vésicule, c'est la cicatrice cystoïde. La cause de ces cicatrices irrégulières est ordinairement un enclavement de l'iris, de la capsule ou du corps vitré, ou une tension glaucomateuse.

4. **Stries opaques de la cornée.** — On voit assez fréquemment après l'extraction des opacités striées qui partent de la plaie et s'irradient jusque vers le centre de la cornée et même au delà ; elles persistent souvent quinze jours ou trois semaines, mais finissent ordinairement par disparaître. On a décrit cet état sous le nom de *Kératite striée*, mais les derniers travaux ont démontré (Hess) qu'il s'agit d'un plissement des couches profondes de la cornée et de la membrane de Descemet. Le nom de kératites striées doit donc disparaître et être remplacé par celui de *stries opaques de la cornée*. Peltesohn les attribuait à l'usage de la cocaïne, mais Mellinger a démontré par des expériences sur les animaux qu'elles étaient dues au sublimé. Je veux bien croire que c'était là autrefois la cause la plus fréquente ; mais nous en voyons encore quelquefois avec l'*oxycyanure de Hg*, et tout dernièrement encore nous en avons vu qui ont persisté pendant quinze jours après application d'oxycyanure et d'alypine. Rockliffe mentionne une opacité totale de la cornée chez un vieillard de soixante-dix-huit ans. Il avait ordonné toutes les trois heures des lavages au sublimé à 1/5000 ; il apparut une conjonctivite pseudomembraneuse et la cornée se dessécha, l'œil fut énucléé. L'affection ne peut être attribuée qu'au sublimé, que personne ne doit plus employer.

Tout dernièrement Dickson Barns a décrit une forme de kératite interstitielle post-opératoire qu'il appelle *kératite par contact*. Il en cite deux observations qui se présentèrent sous l'aspect d'une kératite interstitielle et qui se développèrent l'une deux, l'autre cinq jours après l'extraction. Dans les deux cas la chambre antérieure ne s'est refermée que le septième ou le huitième jour après l'opération ; dans l'un et dans l'autre on put, avec la loupe de Berger, reconnaître un fragment de capsule adhérent à la membrane de Descemet vers le centre de la cornée. Quelques jours après que la plaie fut définitivement fermée l'opacité diminua rapidement pour finir par disparaître complètement.

b. Accidents localisés à la chambre antérieure. — **1. Collapsus de la cornée.** — Lorsqu'on fait une incision très grande on voit quelquefois après la sortie de l'humeur aqueuse la cornée se plisser, s'aplatir ou même s'enfoncer sous forme de cupule ; cela a lieu surtout chez les personnes âgées, décrépites. Cet accident semble être plus fréquent depuis que l'on fait usage de la cocaïne et n'a ordinairement aucune gravité ; il n'empêche nullement la bonne cicatrisation de la plaie et disparaît dès que la chambre antérieure est reformée.

2. Pénétration d'air dans la chambre antérieure. — On voit quelquefois apparaître dans la chambre antérieure, une, deux ou quelques bulles d'air. Ordinairement il est facile de les faire sortir en exerçant une légère pression sur la cornée, mais si l'on n'arrive pas à les expulser il ne faut pas insister, car ce petit accident n'a aucune gravité et l'air disparaît bientôt par résorption.

3. Hémorragie de la chambre antérieure. — Lorsque l'incision a été faite dans le limbe scléro-cornéen, la blessure des vaisseaux de la conjonctive et de la sclérotique peut occasionner une légère hémorragie qui s'étend sous la conjonctive et quelquefois aussi dans la chambre antérieure. On en observe quelquefois aussi après l'iridectomie dans des yeux ayant été atteints d'iritis, d'iridocyclites ou de glaucome. L'excision d'un iris sain ne donne pas d'hémorragie, mais il n'en est plus de même de l'iris malade. Cet accident s'il arrive avant l'extraction du cristallin peut empêcher, ce jour-là, de terminer l'opération ; s'il arrive après il n'a pas grande importance, le sang se résorbe en quelques jours pourvu que la chambre antérieure ne soit pas complètement remplie de sang, car dans ce cas le sang au lieu de se résorber peut former un caillot fibrineux persistant ; il faut alors vider la chambre antérieure avec un petit stylet et cela quelquefois deux ou trois fois de suite. Cette légère hémorragie de la chambre antérieure n'a rien à voir avec l'hémorragie expulsive dont nous parlerons dans la suite. Cet accident empêchait autrefois de terminer l'opération le jour même. Actuellement, grâce à l'aspirateur de Bedard on enlève le sang immédiatement et on fait une compression pendant quelques minutes au moyen d'un tampon de coton que l'on applique sur la paupière fermée après avoir naturellement enlevé le blépharostat et interrompu l'opération pendant quelques instants. Lorsque l'hémorragie survient après l'extraction on agit de même, mais avec beaucoup plus de prudence pour ne pas crever la cristalloïde postérieure. Il est bon d'avoir une canule en platine adaptable à l'aspirateur, parce qu'on ne prévoit pas ces petites hémorragies et qu'on n'a pas stérilisé d'avance la canule; lorsqu'elle est en platine on la chauffe au rouge au moment de s'en servir et on est bien sûr de ne pas avoir d'infection. S'il n'y a qu'un peu de sang dans la chambre antérieure on peut le laisser à une condition, c'est qu'il n'y ait pas d'iritis en évolution même très atténuée. L'iritis provoquerait la coagulation du sang et on verrait ultérieurement s'organiser le caillot. S'il n'y a pas du tout d'iritis on peut laisser près des deux tiers de la chambre antérieure pleine de sang; mais cela n'est jamais prudent, attendu que l'iritis peut survenir le lendemain.

4. Enclavement et prolapsus de l'iris. — L'enclavement simple de l'iris est plus fréquent après l'extraction combinée qu'après l'extraction simple dans laquelle au contraire on rencontre plus souvent le prolapsus. Après l'iridectomie on voit souvent l'extrémité des deux piliers du colobome enclavés dans la cicatrice sous forme d'un petit point noir; cela provient ordinairement d'un nettoyage insuffisant de la plaie, mais souvent aussi, même en repoussant l'iris avec une spatule, on n'arrive pas à l'empêcher. Du reste ces enclavements minimes n'ont pas une grande importance et n'empêchent ordinairement pas la cicatrisation normale de la plaie. Dans l'extraction simple, l'enclavement, lorsqu'il apparaît pendant l'opération, doit être immédiatement remis en place par le moyen de la curette; si malgré cela il persiste il faudra faire une iridectomie. S'il se produit plus tard, il apparaît souvent sous la forme d'un simple point noir, d'autres fois comme une toute petite vésicule due au refoulement de l'iris par l'humeur aqueuse, dans ce cas il suffit de l'inciser pour le voir s'affaisser.

Quant au prolapsus il peut également se produire pendant l'opération et, comme pour l'enclavement, il faudra d'abord essayer de le refouler dans la chambre antérieure, puis, si cela ne réussit pas, il faudra faire l'iridectomie. Mais les prolapsus que nous observons le plus fréquemment se forment dans les premières vingt-quatre heures ou les premiers jours après l'opération sous l'influence d'accès de toux, d'indocilité du malade, d'insomnie, etc. C'est pour éviter cet accident que l'on a recommandé de faire prendre au malade du chloral, de faire des injections de morphine; c'est aussi ce danger du premier jour ou des jours suivants qui fait que la plupart des oculistes n'ont pas admis la suppression des pansements, prônée surtout par nos confrères norvégiens. On observe aussi quelquefois une réouverture de la plaie ou un retard de la cicatrisation et dans ce cas le prolapsus peut se produire du quatrième au huitième jour après l'opération.

Les prolapsus et les enclavements tardifs sont dus ordinairement au fait qu'il est resté en arrière de l'iris une certaine quantité de matière corticale: dans les jours qui suivent l'opération ces masses gonflent et refoulent l'iris. Barraquer propose pour éviter cet accident le lavage du sac capsulaire avec de l'eau boriquée.

Quel que soit le mécanisme qui provoque le prolapsus il est évident que la force qui tend à pousser l'iris dans la plaie aura d'abord à surmonter la résistance du sphincter et on fera bien d'instiller de l'ésérine après l'opération pour augmenter cette résistance.

Les tout petits enclavements ou prolapsus n'ont en général aucune gravité, toutefois, fréquemment, surtout après l'extraction simple, ils entraînent en en haut le diaphragme irien dont la pupille se trouve ainsi décentrée, mais, dès qu'ils sont un peu plus grands, ils peuvent produire dans la suite une cicatrice cystoïde, quelquefois même un vrai petit staphylôme; d'autres fois ils servent de porte d'entrée à une infection et peuvent occasionner une kératite, une iridochoroïdite ou un abcès du corps vitré et enfin provoquer tardivement des symptômes glaucomateux. Il faut donc ne pas les négliger : les enclavements et les prolapsus minimes peuvent être laissés sans traitement; quant à ceux qui se sont formés du deuxième au cinquième ou sixième jour il faudra les exciser quatre ou cinq jours plus tard ou les toucher au galvanocautère. Rappelons enfin que pour éviter les prolapsus Kuhnt recommande de protéger la plaie de l'extraction au moyen d'un pont conjonctival, et c'est aussi une des raisons pour laquelle plusieurs opérateurs sont restés fidèles au lambeau conjonctival (Treu, Uhthoff, etc.).

Les auteurs sont loin d'être d'accord sur la fréquence du prolapsus de l'iris et de l'enclavement. Voici comment s'exprime Panas. « Pour ce qui est de l'enclavement on ne peut le nier, mais comme il ne se rencontre que dans 5 p. 100 des cas de l'opération simple, tout se réduit à faire alors l'iridectomie, ce qui est bien différent de faire l'iridectomie sur toute la ligne. D'ailleurs, grâce à l'antisepsie le prolapsus de l'iris n'offre pas les dangers dont on l'a accusé. » D'un autre côté Becker nous dit : « L'iris peut être contenu dans la cicatrice non seulement dans l'extraction simple, mais cela arrive plus fréquemment encore dans l'extraction de Graefe, donc malgré l'iridectomie. Sur 17 yeux examinés anatomiquement après l'extraction simple, le tissu de l'iris était 3 fois (soit 18 p. 100) inclus dans la plaie, sur 15 yeux opérés par l'extraction linéaire je l'ai observé 10 fois, soit 66 p. 100. » Les chiffres de Becker reposant sur l'examen direct d'yeux énucléés sont donc beaucoup plus exacts que ceux de Panas, et correspondent plus véritablement à ce que nous observons tous les jours, même chez les opérateurs les plus habiles.

De son côté Kollner (l. c.) en mentionne 289 cas sur 1.284 extractions combinées du professeur Michel à Berlin, soit 22,5 p. 100.

Baur dans le service du professeur Gayet a noté 108 enclavements ou prolapsus sur 1.302 extractions, soit 8,2 p. 100. D'après lui l'accident est dû à de l'hypertonie, et cela : a) par état glaucomateux transitoire, b) par le gonflement des débris, c) par les spasmes. L'atropine n'a pas une influence aussi fâcheuse que celle qu'on lui attribue généralement; l'ésérine ne préserve de ces accidents que dans des limites restreintes. Les moyens de les prévenir seraient la cocaïne et le lavage de la chambre antérieure.

c. Accidents localisés au niveau de la pupille. — En dehors de la *déformation de la pupille* due au colobome dans les cas opérés avec iridectomie, on constate souvent après l'extraction simple que la pupille, bien que cen-

trale, n'est pas absolument ronde, cela est surtout apparent lorsqu'on la
dilate avec l'atropine; cette déformation est due à de légères synéchies postérieures. D'autres fois, comme nous l'avons déjà indiqué ci-dessus, il y a une
véritable *ectopie de la pupille* et cela toujours dans la direction de la plaie
opératoire, ce qui prouve bien que cette ectopie est due à une attraction de
l'iris vers la plaie donc à un enclavement plus ou moins prononcé.

La cataracte secondaire. — Le fait que dans l'extraction de la cataracte
nous ouvrons la capsule pour évacuer seulement son contenu laissant en place
la capsule postérieure, nous donne la cause anatomique de la cataracte secondaire. L'extraction du cristallin dans sa capsule rend au contraire la cataracte
secondaire impossible et ce seul fait justifie tous les efforts que l'on a tentés
pour arriver à cette opération idéale, mais pour le moment nous ne devons
nous occuper que de l'extraction après incision de la capsule.

Immédiatement après l'extraction la capsule antérieure déchirée se trouve
dans le champ pupillaire en contact avec la surface postérieure de la cornée
et à la périphérie avec la surface postérieure de l'iris; la capsule postérieure
et le corps vitré suivent ce mouvement et la fossette hyaloïdienne devient
convexe en avant. Mais cela change dès que la chambre antérieure se reforme et
se remplit de nouveau d'humeur aqueuse. L'expérience clinique nous montre
que cet état n'arrive pas subitement, on voit quelquefois la chambre antérieure se former et se rouvrir plusieurs fois de suite; quelquefois, bien que la
plaie soit fermée, la chambre antérieure reste quelque temps peu profonde,
puis petit à petit l'iris reprend sa position normale, l'humeur aqueuse sépare
également la capsule de la face postérieure de l'iris et la capsule se trouve
alors à environ 1 millimètre en arrière de l'iris.

Nous possédons plusieurs examens anatomiques d'yeux examinés dans cette
période, par exemple le cas de Becker d'un œil énucléé sur une jeune fille morte
deux jours après l'extraction. Selon la forme et l'étendue de la discision la
partie centrale de la capsule antérieure forme une ou plusieurs languettes
plissées et recourbées en dehors, mais plus vers la périphérie les deux feuillets de la capsule se soudent ensemble et renferment entre eux des restes du
cristallin lesquels n'étant plus soumis à l'action dissolvante de l'humeur
aqueuse se présentent sous forme de fibres cristalliniennes assez bien conservées; l'épithélium intracapsulaire est également conservé. Au milieu de
ces fibres intactes et qui, pendant la vie, n'étaient peut-être pas opacifiées on
rencontre quelques fibres déchirées, des détritus cristalliniens et des boules
transparentes sans noyau, les « boules de Morgagni ». Tout à fait à la périphérie la capsule est épaissie et repliée et les fibres de la zonule sont elles-
mêmes tuméfiées et épaissies.

Dans un autre œil énucléé plusieurs années après l'extraction Becker trouva
un état à peu près pareil. La capsule antérieure et la postérieure s'étaient
également soudées vers un point correspondant à peu près à la limite d'une
pupille légèrement dilatée; l'épithélium de la capsule antérieure formait une
couche unique, disposée régulièrement; vers l'équateur il présentait plusieurs

couches et se continuait à environ 1 millimètre sur la capsule postérieure. Vers la périphérie les deux capsules sont séparées l'une de l'autre et forment un sac qui fait, derrière l'iris, tout le tour de la pupille représentant ainsi un véritable anneau, « l'anneau de Sömmering. » A l'intérieur de ce sac annulaire on trouve des cellules plus grosses, cylindriques, allongées ou arrondies et distendues renfermant un noyau qui se colore par l'hématoxyline. On y rencontre également des fibres cristalliniennes soit anciennes, soit de nouvelle formation, du détritus cristallinien, de la graisse, de la myéline, des cristaux de cholestérine, des granulations calcaires et enfin des boules de Morgagni. Dans tous les autres yeux qu'il eut l'occasion d'examiner BECKER trouva les mêmes éléments, mais la forme de la cataracte secondaire variait beaucoup suivant qu'il était resté des restes de la cataracte en un ou plusieurs endroits dans les plis de la capsule.

Tout ce que nous avons dit jusqu'à présent s'applique à la *cataracte secondaire simple*; c'est le nom que l'on a donné aux cas dans lesquels la capsule, bien que légèrement opaque ou plissée, est à sa place normale et n'a contracté aucune adhérence ni avec l'iris, ni avec la plaie opératoire. Malheureusement l'observation clinique nous montre la fréquence de ces adhérences et elle est d'accord avec l'examen anatomique car, sur 38 yeux examinés, BECKER n'en a trouvé que six sans adhérences, et elle nous enseigne également que ces synéchies soit entre l'iris et la capsule, soit avec la plaie opératoire sont souvent la cause d'une irilis, quelquefois d'une iridocyclite, qui peuvent être légères, à marche insidieuse, mais quelquefois aussi être assez graves pour compromettre les résultats de l'opération, s'accompagnant d'une exsudation plastique, qui enveloppe la capsule et finit par former un tissu cicatriciel adhérant à la section cornéenne, et enfin dans quelques cas amène l'occlusion complète de la pupille.

TREACHER COLLINS a présenté l'année dernière à la *Brit. Medic. Association* diverses préparations anatomiques de cataractes secondaires. Dans l'une, où un fragment de capsule était enclavé dans la plaie, il montre combien la réunion cicatricielle était imparfaite. Le résultat n'en avait pas été de retarder la cicatrisation, mais de pousser en avant la capsule et l'iris, de provoquer l'occlusion de l'angle irido-cornéen et de produire des accidents glaucomateux. Lui aussi trouve ces adhérences plus fréquentes dans les opérations avec iridectomie, cependant on les observe aussi dans l'extraction simple et, à l'appui de cet énoncé, il montre une préparation dans laquelle malgré l'absence de l'iridectomie il y avait dans la plaie une adhérence de la capsule et de la membrane hyaloïde antérieure.

Ce sont là des exemples de la *cataracte secondaire compliquée, adhérente* (accreta).

Tandis que la cataracte secondaire simple se développe le plus souvent sans symptômes inflammatoires marqués, il n'en est pas de même pour la cataracte secondaire compliquée qui est caractérisée par de l'iritis, quelquefois de l'iridocyclite et cette inflammation, même lorsqu'elle n'est pas très forte, peut durer pendant des semaines ou des mois et on ne peut pas assez recommander de laisser l'œil le plus longtemps possible au repos et de ne prescrire que très tard les lunettes. En effet bien que dans l'aphakie l'accommodation n'existe plus, les contractions du muscle ciliaire ne continuent pas moins pendant les efforts pour voir de près, et ces contractions exercent une fâcheuse influence sur la cataracte secondaire elle-même. Les dangers de la cataracte compliquée adhérente ne consistent pas seulement dans l'obstacle à la vision, mais surtout dans la rétraction du tissu cicatriciel, qui au bout de quelques semaines ou de quelques mois, provoque des nouvelles poussées inflammatoires qui peuvent amener la perte de la vue, la déformation du globe oculaire et même plus tard l'ophtalmie sympathique de l'autre œil. Lorsque la cataracte secondaire est très épaisse elle tire l'iris en arrière et lui donne une forme d'entonnoir comme on le constate assez fréquemment; mais même dans la cataracte secondaire simple on observe ces phénomènes de régression et de rétraction, et cette cataracte attirée du côté de la plaie cornéenne a toujours un diamètre équatorial plus petit que celui du cristallin normal, les fibres de la zonule opposées à la cicatrice opératoire sont distendues et souvent lorsqu'on fait une nouvelle iridectomie dans la portion de l'iris la plus éloignée de la cicatrice on obtient une pupille claire et noire, dans laquelle il n'y a pas trace de la membrane capsulaire cataractée.

La figure ci-contre représente une cataracte secondaire dans laquelle toute la chambre antérieure et la chambre postérieure étaient recouvertes d'épithélium de nouvelle formation. On y voit également un très bel exemple d'une coupe de l'anneau de Sömmering.

Nous devons mentionner ici une forme particulière de la cataracte secondaire qui n'est point une suite directe et immédiate de l'opération. Les cas ne sont pas très rares où des malades opérés avec succès, qui ont lu et travaillé pendant un, deux ou trois ans, voient alors leur vision baisser graduellement et s'abaisser à un tiers et même au-dessous. Lorsqu'on examine ces yeux, d'après la méthode que nous avons indiquée dans l'exposé du diagnostic, on s'aperçoit que le trouble de la vision est dû uniquement à un plissement, une ondulation de la capsule transparente qui n'empêche pas la pénétration des rayons lumineux, mais qui altère la vision par une réfraction irrégulière. La preuve que c'est bien là la cause de l'amblyopie, c'est que l'opération de la discision rend à ces malades une acuité visuelle parfaite.

Le *diagnostic* de la cataracte secondaire simple est facile à faire à l'éclairage latéral. On reconnaîtra, surtout si on se sert d'une loupe, que le champ pupillaire, au lieu d'être uniformément noir, présente un reflet grisâtre, légèrement argenté et moiré, parsemé de stries et d'opacités blanchâtres irrégulièrement disséminées, dont le nombre et l'étendue varient dans chaque cas. Ce reflet provenant de la capsule du cristallin est situé dans un plan vertical à environ 1 millimètre en arrière de l'iris. On voit encore mieux tous les détails si on fait l'examen à l'ophtalmoscope muni d'un verre convexe de 10 à 20 dioptries. Comme, dans l'extraction ordinaire, nous laissons toujours la capsule dans l'œil, on pourra, au moyen des procédés indiqués, la reconnaître sous forme d'une légère membrane, même dans les opérations les

mieux réussies; toutefois, au point de vue clinique, nous ne parlerons de
cataracte secondaire que lorsque par les opacités qui la recouvrent ou par sa
surface irrégulière elle provoque une diminution sensible de l'acuité visuelle.
La plupart des oculistes opèrent dès que l'acuité descend au-dessous de 1/3
ou de 2/5.

Quant à la cataracte secondaire compliquée, adhérente, elle apparaîtra
sous des formes si multiples qu'il est impossible de les décrire, mais le simple

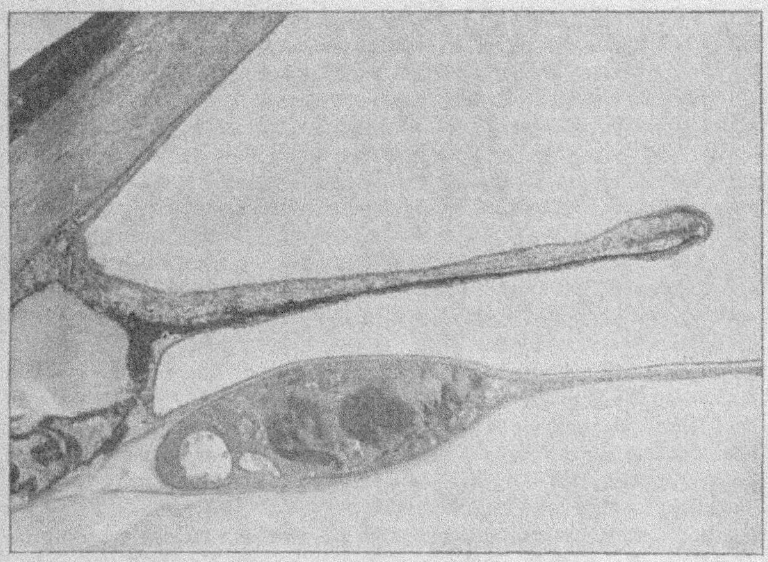

Fig. 39.
Cataracte secondaire avec revêtement d'épithélium de la chambre antérieure
et de la chambre postérieure (photog. prof. Elschnig).

examen à l'éclairage oblique permettra dans tous les cas de faire un diagnostic exact, à moins que ce qui reste du cristallin ne soit masqué par une occlusion pupillaire presque totale.

Traitement. — Nous ne décrirons pas ici les méthodes opératoires qui
trouveront leur place dans le travail de VALUDE, mais nous parlerons de leurs
indications. Tout d'abord on devrait se mettre d'accord pour le degré d'acuité
visuelle qui nécessite une opération de la cataracte secondaire. VOSSIUS admet
qu'il faut opérer toutes les fois que l'acuité n'atteint pas 1/5; SCHWEIGGER que
l'opération n'est pas nécessaire lorsque l'acuité est égale ou supérieure à 1/4.
La plupart des oculistes considèrent 2/7 comme la limite de l'indication de
l'opération. DEROCH ne la proposerait pas à un malade doué de la vision de
2/5, tandis que KNAPP, sur 200 extractions, l'a faite 25 fois dans des cas où la
vision était égale à 2/5 ou au dessus (même 5 fois à 2/3). Nous croyons que

personne ne suivra son exemple. Il nous semble aussi qu'on doit tenir compte des exigences et de la profession du malade ; en effet tandis qu'une acuité de 2/7 sera suffisante pour un cultivateur, un maçon, etc., celle de 2/5 pourra être insuffisante pour un employé de bureau, un horloger, etc. C'est donc entre ces deux chiffres de 2/7 à 2/5 que la question de l'opération se posera habituellement. N'oublions pas toutefois que, malgré les progrès de l'antisepsie ou de l'asepsie, l'opération n'est pas toujours sans danger. N'avons-nous pas en effet entendu, en 1888, le professeur GAYET, qui avait certes une grande expérience, nous dire : « Il n'est pas d'opération que je redoute davantage, elle paraît toujours incertaine, souvent inutile, parfois très dangereuse. » La vérité est entre la confiance absolue de KNAPP et la crainte un peu exagérée de GAYET, mais en tous les cas, nous devons nous rappeler que cette petite opération exige une asepsie aussi rigoureuse que l'extraction.

Lorsque la membrane est très mince l'opération de BOWMAN à deux aiguilles à arrêt (Stopneedle) est très bonne. Toutefois il vaut souvent mieux couper la membrane que la déchirer et pour cela on se sert d'un petit couteau à deux tranchants long de 3-4 millimètres et dont la tige arrondie bouche l'ouverture de la plaie, la lance de GRAEFE ou la serpette de KNAPP, mais, même alors, et sur ce point nous sommes en désaccord avec la plupart des auteurs, il y a toujours avantage à se servir de deux instruments, une aiguille à arrêt de BOWMAN qui sert à immobiliser la membrane, à empêcher la traction qu'exerce souvent l'instrument même le plus tranchant, aiguille que l'on introduit de la main gauche, tandis que la droite opère avec le petit couteau. Un étroit couteau de GRAEFE, recommandé par PFLÜGER et SANTOS-FERNANDEZ est un instrument beaucoup moins bon, car on ne peut pas le tourner dans la plaie et on ne peut opérer que dans un seul plan. Les deux ponctions se font dans la partie périphérique de la cornée, et il n'est pas nécessaire d'aller jusque dans le tissu de la sclérotique comme le recommandent FUCHS, KEUSCHBAUMER, GAMA-PINTO et CZERMAK ou même de pénétrer dans la conjonctive comme le propose KUHNT. STILLING a fait construire 2 aiguilles coudées et terminées par un petit harpon tranchant ; c'est un très bon instrument, mais on en obtiendra encore un meilleur résultat en se servant d'un seul harpon pour la main droite et pour la main gauche de l'aiguille de BOWMAN. Mentionnons encore la discision postérieure (ponction dans la sclérotique) de GAMA-PINTO, de LARAUSSANE et POUCARD, le procédé de DENIG, dans lequel au moyen d'un petit couteau coudé on pénètre dans le limbe scléro-cornéen, on perfore la cataracte par devant, puis en faisant basculer le manche de l'instrument on fait une contreponction d'arrière en avant quelques millimètres plus bas, puis on coupe de bas en haut en retirant l'instrument et enfin celui de MANOLESCU, qui pénètre avec un fin couteau de Graefe au bord temporal de la cornée, puis fait dans la cataracte secondaire une ponction et une contreponction et sectionne ensuite la membrane de haut en bas.

Toutefois ROCHON-DUVIGNEAUD suivant l'exemple de PANAS préfère l'extraction à la place même des membranes si minces qu'il appelle membranules.

Tous ces procédés qui ne s'appliquent qu'aux cataractes secondaires très minces, ne peuvent être employés qu'avec un éclairage artificiel très intense, phare de Candar, lampe de Priestley-Smith ou photophore électrique, dont les rayons doivent être concentrés sur la pupille au moyen d'une forte lentille convexe.

Il ne faut pas oublier, comme l'a surtout rappelé Elschnig que la cataracte secondaire très mince, au centre de la pupille est souvent très épaisse à la périphérie.

Dès que la cataracte secondaire est plus épaisse, si il n'existe pas trop d'adhérences, il faudra avoir recours à l'extraction à la pince, méthode préférée de Paxas, même pour les cataractes minces; enfin dans les cataractes compliquées, soit par des adhérences iriennes étendues, soit par des dépôts plastiques, il faudra faire la capsulotomie ou l'iridocapsulotomie avec la pince-ciseaux de Wecker; le modèle un peu plus petit de la pince-ciseaux tel qu'il a été modifié par Esano nous semble préférable à celui de Wecker, mais c'est toujours le même principe, et nous ne pourrons pas donner à cette opération un autre nom que la capsulotomie, ou l'irido-capsulotomie de Wecker.

Tout dernièrement Mark Stephenson (Ohio) a fait construire un nouvel instrument emporte-pièce dans le genre de celui de Vacher (*Soc. d'opht.*, de Paris, 1903) et de Kühen, mais perfectionné au point de faire une pupille ronde et nette, supérieure à celle de l'iridocapsulotomie, au centre de cataractes capsulaires adhérentes, même au milieu d'occlusions pupillaires complètes. Nous n'avons pu nous procurer cet instrument reproduit dans *Ophtalmology*, janvier 1905.

Enfin dans les cas où l'iridotomie, même double, n'aurait pas réussi, dans ceux où la pupille obstruée est attirée fortement vers la plaie cicatricielle, dans ceux où l'on peut supposer qu'il y a diminution du volume du corps vitré ou que celui-ci est liquéfié et aussi dans les adhérences étendues de l'iris avec le sac capsulaire à la suite d'uvéites antérieures prolongées et chroniques, il faudra lorsque l'œil ne présentera plus aucune irritation, lorsqu'on pourra le saisir avec la pince sans provoquer d'injection des vaisseaux épiscléraux et conjonctivaux, il faudra avoir recours à la méthode de Knapp de la transfixion de l'iris et des tissus cicatriciels qui lui a donné dans ces cas désespérés de très bons résultats (*Zeitsch. f. Augenh.*, IX. p. 169, 1893).

Quant à l'époque favorable à la discision, les avis sont très partagés. Rivaud-Landrau, Galezowski, Hirschberg et surtout Hasner recommandaient de faire immédiatement après l'extraction la ponction du corps vitré, mais ce procédé a été abandonné et n'est plus aujourd'hui recommandé que par König. Plusieurs opérateurs, suivant l'exemple de Knapp font une discision précoce, deux à trois semaines après l'opération, si la vision n'est pas supérieure à 1/3. C'est ce qui explique le grand nombre de leurs discisions : Knapp 54 sur une première centaine d'opérations et 74 sur une seconde centaine. Kuhnt va même jusqu'à 83 p. 100, Hess 25 p. 100 et les chirurgiens du London R. Ophthalmic Hospital 26.79 p. 100. — Czermak, pour justifier la discision précoce, prétend que si l'on attend quelques mois, le malade dont la vision est insuffisante croit que l'opération a été mal faite et s'adresse à un autre confrère, qui seul aura la gloire du résultat. Toutefois nous n'envisageons pas la chose au même point de vue, car tous les jours nous voyons des opérés dont la vision s'améliore pendant un et même deux mois, et si l'on attend un mois pour donner les lunettes pour la distance et deux mois pour celles du travail, le nombre de discisions nécessaires tombe à 10 ou 12 p. 100 des extractions. La méthode opératoire a une influence très appréciable sur la fréquence de la cataracte secondaire; c'est ainsi que Schwsigger en trouve 21 p. 100 après la discision classique au kystitome, 15,6 p. 100 après la discision périphérique et seulement 12,5 p. 100 lorsque la portion centrale de la capsule a été enlevée avec la pince, suivant les indications de Förster et de Weckrr. L'extraction simple, sans iridectomie, est plus souvent suivie de cataracte secondaire que l'extraction combinée, comme le montre la STATISTIQUE suivante indiquant les discisions pratiquées par divers opérateurs.

NOMBRE DES DISCISIONS.	EXTRACTION SIMPLE.	EXTRACTION COMBINÉE.
Schöler	14.2 p. 10,	7,7 p. 100
Arnold, ...	31 —	18 —
Widmark	25 —	20 —
Dufour.	33 —	7,5 —
Vossius	31,63 —	32,15 —

Vossius est le seul des opérateurs qui ait fait un plus grand nombre de discisions après l'extraction combinée, Knapp, Konst et Hess, que nous avons cités ci-dessus, nous ont seulement donné le chiffre total de leurs discisions sans les classer d'après la méthode opératoire.

Les dangers que présentent les opérations des cataractes secondaires sont indiqués comme suit dans le rapport de Pflüger :

1° Infection de la plaie; 2° infection secondaire par les fils ténus du vitré fixés dans le point de pénétration de l'instrument; iritis par suite de tiraillements exercés sur le bord de l'iris et le corps ciliaire ou par une opération sur un œil non encore complètement guéri de l'extraction; 4° réaction du corps vitré : a) dégénérescence fibrillaire avec décollement rétinien consécutif; b) opacités plus ou moins intenses dans ses couches antérieures (cataracta tertia).

Toutefois Czermak insiste avec raison (l. c., p. 875) sur le fait que l'infection ne se produit pas par la simple ponction cornéenne, car on ne la voit jamais dans la discision des cataractes molles infantiles, ni par la déchirure du vitré, car on ne la voit pas non plus dans les discisions sclérales de Fuchs qui pourtant produisent une lésion beaucoup plus considérable du vitré. Il faut donc probablement, comme nous le disions ci-dessus, qu'un petit filament du vitré vienne se fixer dans la plaie cornéenne, empêche celle-ci de se fermer et serve de porte d'entrée à l'infection, laquelle provient toujours soit du sac conjonctival ou des paupières, soit du sac lacrymal, à moins toutefois que l'instrument n'ait pas été suffisamment désinfecté.

d. ACCIDENTS LOCALISÉS AU GLOBE OCULAIRE. — **1. Expulsion du vitré**. — Dans quelques cas très rares le vitré est expulsé en entier pendant l'opération et l'on voit alors un affaissement en entonnoir de la sclérotique. Cuorx en cite deux observations chez deux frères âgés de soixante-dix et soixante-douze ans; dans un cas l'œil se rétablit avec V = 0,4, dans l'autre il y eut panophtalmie. Hoor et Lafsauers ont publié deux observations semblables. Nous avons, nous-même, observé un cas pareil.

M. J..., cinquante ans, a eu il y a plusieurs années une cataracte traumatique de l'œil droit, V. ∞. et après dilatation par l'atropine il compte les doigts car la cataracte était ratatinée ; bonne projection. Il vient me consulter pour un décollement très étendu de la rétine de l'œil gauche ; myopie 8 D. V. $\frac{1}{50}$ après correction. Le traitement de l'œil gauche amena au bout de deux mois la guérison complète du décollement qui persiste encore aujourd'hui c'est-à-dire depuis onze ans. Je profitai du séjour à ma clinique pour opérer la cataracte de l'œil droit : petit lambeau, extraction au crochet, tout alla bien, mais au moment de vouloir appliquer le pansement je vis le corps vitré liquide sortir complètement et la moitié antérieure de l'œil s'affaisser en entonnoir comme une boule de caoutchouc vide d'air que l'on comprimerait entre deux doigts. Lorsque le quatrième jour j'enlevai le pansement l'œil était de nouveau rempli ; je fis par précaution trois fois de suite à trois jours de distance une injection sous conjonctivale de sublimé (remplacé aujourd'hui par l'oxycyanure). Il n'y eut pas d'infection et la vision définitive de cet œil fut 0,4 avec +8 D.

Enfin on observe quelquefois, comme résultat tardif de l'issue du vitré, le décollement de la rétine et l'atrophie de l'œil.

2 Issue et enclavement du vitré. — L'augmentation de la tension intra-oculaire par une pression extérieure sur l'œil peut engager le corps vitré dans la plaie et même faire éclater la hyaloïde, surtout si on avait auparavant fait une iridectomie, si la zonule était atrophiée ou si le corps vitré était liquide. Cela a lieu souvent dans les yeux proéminents des myopes, dans l'hydrophtalmie, etc. Cet accident est beaucoup moins fréquent depuis que l'on fait usage de la cocaïne, le malade souffrant moins a plus de contrôle sur les mouvements de son œil. Quelquefois le corps vitré rentre spontanément mais d'autres fois il faut l'exciser; une partie reste alors dans la plaie, en retarde la cicatrisation et peut donner lieu dans la suite à une ectasie de la plaie, à une cicatrice cystoïde ou servir de porte à l'infection et provoquer une iridocyclite ou même une panophtalmie.

Dans quelques cas, surtout dans l'extraction combinée, soit qu'il y ait eu issue du vitré, soit qu'il ait seulement fait une légère hernie dans la plaie, on constate un *enclavement* de quelques filaments lesquels, seuls ou accompagnés d'un fragment de capsule, retardent un peu la cicatrisation, peuvent quelquefois rester inoffensifs, mais aussi servir de porte d'entrée à une infection tardive ou plus tard provoquer un décollement de la rétine.

3 Hémorragie expulsive. — Cette hémorragie que l'on désignait anciennement sous le nom d'hémorragie « grave, essentielle, rétrochoroïdienne », ou même sous celui de « cataracte hémorragique » (Wicneri), a été appelée par Tennon « hémorragie expulsive », et cette dénomination a été adoptée parce qu'elle exprime parfaitement la nature de l'accident. Elle apparaît ordinairement dans le cours de l'opération, toutefois on l'a observée un quart d'heure après (CHEVALLEREAU), quelques heures après (BADAL), le lendemain (ROMMER, FAGE), le surlendemain (PANAS observations publiées par FEARON), et enfin cinq jours après l'opération (ESPINOUZE et VALUDE). Le malade ressent ordinairement une violente douleur subite, accompagnée de vomissements ou même d'accidents épileptiformes (BERRY).

Lorsque l'hémorragie se produit pendant l'opération on voit la plaie s'ouvrir largement, le corps vitré proéminer, puis l'hémorragie apparaître en poussant quelquefois devant elle le contenu de l'œil ; lorsqu'elle apparaît plus tardivement on voit le pansement s'imbiber de sang qui souvent s'écoule au travers. Lorsqu'on enlève le bandeau on rencontre un gros caillot sanguin, dans lequel on reconnaît, plus ou moins bien des traces du corps vitré, des morceaux de rétine et qui adhère à l'œil comme par un pédicule. On l'observe surtout chez les vieillards (WENZEL, 1779) artérioscléreux ou ayant eu un état glaucomateux antérieur.

WILLOT, en 1891, en a recueilli cinquante-une observations. Depuis lors, elles sont trop nombreuses pour que nous puissions toutes les citer. Le résultat est la perte de l'œil, sauf dans quelques exceptions, une observation de MAGNI (*Rivista clinica* 1884), d'ARMAIGNAC (*Revue clinique d'oculistique du Sud-Ouest*, 1884), de GASPARINI (*Annali di Ottalm.* XXIII), de DUFOUR (1886), d'ESPINOUZE (1900), de TALKO (1903). Mais il ne faut pas oublier qu'il existe des formes d'hémorragie antérieure, provenant de l'iris, qui produisent également un énorme caillot comme celui de l'hémorragie expulsive, mais dans lequel on ne rencontre aucun organe de l'intérieur de l'œil, ni corps vitré, ni rétine et que l'on peut facilement prendre pour une hémorragie expulsive. DIANOUX a publié un cas pareil et il est plus que probable que ceux que nous avons cités plus haut, avec conservation d'un reste de vision, doivent être classés dans la catégorie de celui de DIANOUX.

D'après les recherches de HULKE, qui examina un œil énucléé par BOWMAN, il s'agit d'une hémorragie veineuse de la choroïde et non, comme ou l'avait cru, d'une hémorragie provenant des artères ciliaires ou rétiniennes, toutefois, on a dans quelques cas trouvé également des altérations des vaisseaux choroïdiens, dilatations ampulliformes, infiltrations des parois des veines et sclérose des artères. Dans un cas de SATTLER, décrit par BLOOM, il y avait en même temps une stase dans le système de la veine cave supérieure avec thrombose de la veine pulmonaire. Plusieurs auteurs attribuent l'hémorragie à des accès de toux, à la contraction de l'œil pendant l'opération ; comme causes prédisposantes on mentionne l'âge, l'alcoolisme et l'artério-sclérose. SATTLER insiste aussi sur la plus grande fréquence de l'hémorragie depuis l'usage de la cocaïne.

Les hémorragies expulsives sont heureusement très rares : WECKER 0,026 p. 100, RIVAUD-LANDRAU 0,2 p. 100, QUACKENBOSS 0,082 p. 100, ROLLET 0,02 HOFFMANN MC NABB 0,067 p. 100.

Diverses théories ont été présentées pour expliquer l'étiologie de l'hémorragie expulsive ; Salamé (Thèse de Paris 1884) croit à un état glauconateux antérieur. Cabannes (Thèse de Bordeaux 1895) croit à l'effet purement mécanique du vide subit produit par l'opération. Terson à une altération des vaisseaux avec hypertension artérielle. Cette théorie est aussi admise par Roumer et Jacques (*Arch. d'Opht.* 1895, p. 465). Mais ils insistent sur l'adhérence des artères ciliaires avec la sclérotique, adhérence qui maintient ces vaisseaux béants et explique l'abondance et la durée de l'hémorragie.

Quant au *traitement* il sera d'abord préventif dans les cas d'artério-sclérose, iodure de sodium 1 à 2 grammes par jour pendant quelques semaines avant l'opération (Terson, Golovine) ; diurétique dans l'albuminurie, Abadie recommande les injections sous-cutanées d'ergotine. Pour l'accident lui-même on emploiera d'abord la compression. Knapp cite un cas dans lequel il a pu ainsi conserver l'œil avec guérison de la plaie par première intention et sans inflammation ultérieure. Dufour cite deux résultats favorables à la suite d'injection de morphine au moment de l'accident, mais il faut employer une haute dose pour aller jusqu'à l'effet nauséeux. Trousseau recommande la suture de la plaie. L'énucléation sera réservée aux cas dans lesquels il survient de la suppuration. Czermak préfère l'éviscération du globe, mais l'observation suivante que nous publions en abrégé et qui fut présentée par Bettremieux au Congrès de Heidelberg de 1905 n'est pas en faveur de cette manière de voir.

Homme de soixante-dix ans. Cataracte sénile. L'hémorragie se déclare au moment où l'on saisit l'iris pour faire l'iridectomie ; elle dure cinq jours malgré la compression, le repos, la glace, l'ergotine, la gélatine ; cinquième jour éviscération ; pendant le pansement du huitième jour nouvelle hémorragie pulsatile par l'artère centrale de la rétine ; cautérisation au thermocautère, l'hémorragie continue assez faible mais pendant trois semaines et ne cesse enfin qu'après une injection de gélatine dans le cul-de-sac sclérotical. Il s'agissait probablement d'artériosclérose locale. Dans la discussion Deutschmann, Fuchs, Eversbusch, Purtscher rapportent des observations analogues et la conclusion est que l'énucléation est préférable à l'éviscération.

L'hémorragie expulsive a malheureusement été quelquefois observée sur les deux yeux, toutefois on connaît plusieurs exceptions ; c'est ainsi que dans les deux observations de Valude et de Spalding, le premier œil avait été opéré sans accident. Malgré cela on comprend qu'on prenne plus de précautions pour le second œil. Simi a dans ce but préconisé l'iridectomie préalable cependant on a publié des observations dans lesquelles on eut une hémorragie expulsive, même aux deux yeux, malgré l'iridectomie préalable (Gasparrini). Pescuel propose la discision préalable, puis l'extraction par plaie linéaire, extraction à la lance. Lassitzine et Prinove ont obtenu ainsi de bons résultats, enfin Valude, Taro et Holth, Santos-Fernandez, etc. recommandent l'abaissement de la cataracte. Valude a ainsi opéré avec succès un second œil. Il semble toutefois que la méthode de Pescuel soit moins dangereuse que l'abaissement.

4. Le décollement de la rétine. — Nous connaissons par les publications plusieurs cas de décollement de la rétine arrivés quelques semaines ou quelques mois après l'extraction. On est en droit de les attribuer à l'opération lorsqu'il y eut issue du corps vitré et adhérence de filaments du vitré dans la plaie, ou bien, comme Iwanoff l'a démontré, lorsqu'il existe des tractus cyclitiques (*Graefe's Archiv* XV, 2, p. 59). On l'a aussi observé après la discision, mais surtout dans les yeux fortement myopes et, ici nous pouvons nous demander si l'opération en était la cause ou si nous devons l'attribuer à la myopie. Le décollement se rencontrerait dans 1,13 p. 100 des cas d'extraction, surtout après discision secondaire (Vossius).

5. Le décollement de la choroïde, après l'extraction déjà décrit par Knapp en 1868, paraissait être une rareté puisque depuis 1868-1900 on n'en avait publié que 10 autres cas. Fuchs en a observé 6 en six mois. Dans tous les cas il s'agissait d'extraction avec iridectomie ; Fuchs en a même observé 3 autres après l'iridectomie simple sans extraction. Dans 4 cas le cristallin avait été extrait avec sa capsule intacte, dans un il y avait eu issue du vitré, dans les autres l'opération avait été normale. Le décollement se produisit quatre jours, deux ou quelques semaines, une fois même six mois après l'opération ; il apparaît comme une tuméfaction jaunâtre ou rougeâtre faisant saillie dans le corps vitré ; le plus souvent du côté nasal, d'autres fois en plusieurs endroits à la fois. Dans tous les cas, sauf dans ceux où la mort du malade ou bien l'énucléation empêchèrent de suivre longtemps la maladie, le décollement guérit spontanément dans l'espace de huit jours à deux mois. L'examen anatomique put être fait 3 fois, d'abord dans le cas de Knapp qui fit le diagnostic exact du décollement choroïdien, mais qui le supposait à tort dû à une tumeur sous-choroïdienne et à cause de cela fit l'énucléation, puis dans 2 cas après la mort du malade. Dans tous les cas la rétine adhère à la choroïde et a conservé ses fonctions, mais d'une manière insuffisante ; en effet si l'on fait un examen un peu grossier du champ visuel périphérique en examinant par exemple les mouvements de la main, on ne trouve pas de limitation du champ visuel. A l'examen ophtalmoscopique à l'image renversée, la tumeur apparaît unie et noire ; on n'y reconnaît pas la présence des vaisseaux choroïdiens, mais on les voit quelquefois à l'éclairage focal direct chez les personnes dont la choroïde est peu pigmentée.

Dans un second travail, en 1902, Fuchs a pu examiner 37 nouveaux cas de décollement choroïdien en étudiant tous les cas d'extraction ou d'iridectomie dans lesquels la chambre antérieure, déjà reformée, se vidait à nouveau ou devenait moins profonde. Il a confirmé ainsi la fréquence relative de cette complication ; sur 318 yeux opérés par extraction avec iridectomie il y eut 14 décollements choroïdiens, donc 4,4 p. 100 ; sur 175 avec iridectomie 9 décollements, donc 5,1 p. 100. Il est impossible de conclure d'un nombre de cas si peu important que l'iridectomie ait vraiment une influence sur le développement de la maladie. Fuchs put examiner 9 yeux *post mortem*; il a pu constater que dans plusieurs cas de léger décollement il s'agit d'une infiltration séreuse entre les lamelles de la « suprachoroidea », dans d'autres cas il s'agit d'une vraie inflammation traumatique (réouverture de la plaie par un coup, quinze jours après l'opération, puis inflammation) ; ici aussi l'exsudat est séreux ou sérosanguin contenant plus tard les produits de l'inflammation de l'uvée ; enfin dans quelques cas le décollement est véritablement hémorragique et il est possible que ce soit une forme minime et atténuée de l'hémorragie expulsive. Dans les cas simples le décollement a lieu par rupture de l'insertion du corps ciliaire, le liquide est de l'humeur aqueuse ; dans les cas inflammatoires avec distension de la choroïde le liquide est un transsudat séreux ; dans les derniers enfin il s'agit de rupture de vaisseaux choroïdiens, le liquide est du sang. La guérison spontanée s'observe dans les première et troisième catégories, pas dans la seconde due à l'inflammation.

6. Le Glaucome. — Desmarres et de Graefe avaient déjà en 1857 mentionné le glaucôme comme une des complications de l'extraction de la cataracte, Bowman, en 1865, l'observe à la suite de la discision de la cataracte secondaire. Quelques nouveaux cas sont publiés ici et là, mais l'attention n'a été vraiment attirée sur ce sujet que par un second travail de de Graefe en 1869, puis par les thèses de Natanson 1889, de Bennecke en 1893, enfin par le travail complet de Dalén, 1901. Tous ces travaux sont enfin résumés dans le grand ouvrage de Czermak que nous avons cité plusieurs fois.

Il ne s'agit point ici de ces cas d'iritis, de cyclite séreuse où les symptômes d'hypertension apparaissent tardivement, ni des cas où ils résultent d'une iridocyclite plastique ou suppurée avec occlusion consécutive de la pupille, car ces cas ne diffèrent nullement du glaucôme secondaire dans les yeux qui ont conservé leur cristallin. Nous voulons parler de ces cas dans lesquels, à des époques très variées, suivant la nature de l'opération, on voit apparaître une injection périkératique, un trouble plus ou moins prononcé de la cornée et enfin l'hypertension, laquelle, si elle n'est point enrayée, peut amener l'excavation glaucomateuse de la papille et même le glaucome absolu.

En étudiant dans le travail de Dalén le tableau dans lequel il expose tous les cas qu'il a pu recueillir, au nombre de 94, nous voyons qu'il y en a 46 après l'extraction combinée avec l'iridectomie, 11 après l'extraction simple et 37 après la discision. Or comme la somme des extractions simples est plus grande que celle des extractions combinées, il en résulte un grand avantage au point de vue du glaucôme en faveur de l'extraction simple ; cela est, du reste, facile à comprendre, car tous les cas de glaucome surviennent ou bien à la suite d'iritis ou de cyclite ayant laissé des synéchies postérieures, ou bien lorsque la cicatrisation de la section cornéenne a été lente à se produire, c'est-à-dire lorsqu'il y eut enclavement de l'iris, de la capsule ou du corps vitré, ou enfin lorsque, comme dans les observations de Guaita, de Cross, d'Elschnig, et dans la première de Dalén l'épithélium cornéen a proliféré dans la plaie et envahi tout ou partie des surfaces de la chambre antérieure.

Or il est clair que dans l'extraction simple, lorsque l'iris a repris sa place normale, les enclavements sont, sinon impossibles, puisque nous en connaissons quelques exemples (Knapp, Brailey, Hosch), du moins excessivement rares. Dans ces circonstances on voit combien se trompent ceux qui conseillent l'extraction avec iridectomie dans le but de prévenir le glaucome postopératoire en se basant sur les bons résultats obtenus par l'iridectomie dans le glaucome ordinaire. D'un autre côté il est un autre fait qui est moins en faveur de l'extraction simple, c'est la plus grande fréquence des cataractes secondaires ayant nécessité la discision. Or nous voyons dans les tableaux de DALÉN que sur 37 cas de glaucome après la discision, il y en avait 27 après

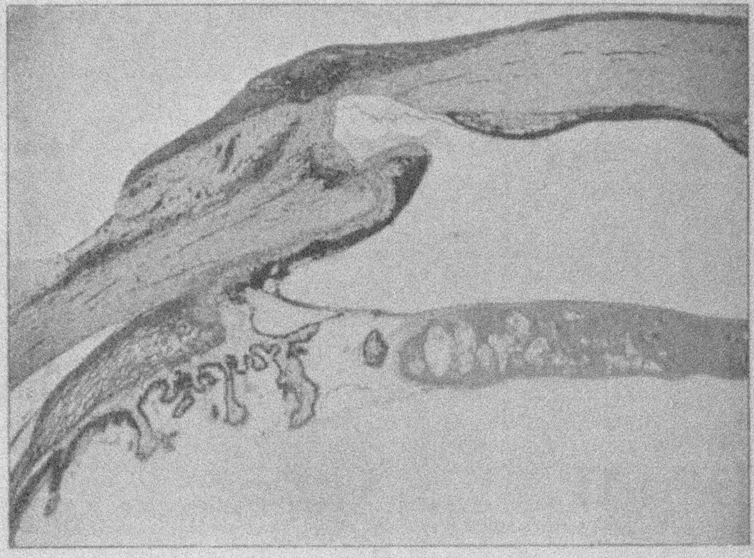

Fig. 40.

Cicatrice cystoïde après extraction. Cataracte secondaire. Chambre antérieure recouverte d'épithélium. (Photographie du Professeur Lascassi).

extraction simple, 8 après extraction combinée et 2 après discision de cataractes molles.

L'époque à laquelle apparaît le glaucome varie beaucoup suivant les diverses opérations, c'est ainsi qu'en classant à ce point de vue les malades de DALÉN, nous trouvons que dans l'extraction combinée 6 apparaissent dans les dix premiers jours, 20 dans les dix premières *semaines*, dont 9 dans la quatrième et la cinquième, puis des cas isolés à quatre, six, sept, huit, dix et douze mois, 1 à vingt-deux mois, 1 à cinq ans et demi, 1 à huit et 1 dix ans après l'opération, comme dans l'observation d'ABADIE publiée par DUPUY-DUTEMPS ; ici le glaucome était dû à un enclavement d'un fragment de capsule dans la plaie et il suffit de le sectionner pour obtenir la guérison.

Dans l'extraction simple, à part 2 cas, dans les premiers jours le glaucome n'apparaît qu'au bout de dix mois, puis deux, trois, quatre, six, sept, dix, onze et vingt-deux *ans*. C'est donc un accident très éloigné de l'opération. Tout le contraire a lieu après la discision où, sur 37 cas, il y en a 21 du premier au deuxième *jour*.

Mentionnons aussi que DE LAGRASSONNE attribue une grande importance à la perméabilité défectueuse des reins et à une rétention chlorurique qui provoquerait un véritable œdème vitréen. Il cite une observation d'une malade chez laquelle des accès de glaucome apparurent cinq semaines après l'extraction et cédèrent au traitement diététique.

Tout récemment RAEHLMANN explique que le glaucome après la discision de la cataracte secondaire ou de la cataracte traumatique est dû à une oblitération des espaces de Fontana par des dépôts d'albumine, principalement de globuline.

Nous connaissons assez bien, dit-il, l'occlusion de l'angle de la chambre antérieure par l'adhérence de l'iris ; nous savons que la sécrétion de l'humeur aqueuse provient principalement du corps ciliaire, mais nous connaissons moins bien la nature de cette sécrétion. L'humeur aqueuse physiologique est assez semblable à la solution physiologique de chlorure de sodium, elle contient à peine des traces d'albumine, mais si l'on évacue l'humeur aqueuse, celle qui se reproduit contient de l'albumine et cela d'autant plus qu'on la renouvelle plus souvent. Cette albumine n'est pas visible au microscope mais bien à l'ultramicroscope, et RAEHLMANN a pu se convaincre que c'est cette albumine qui, dans l'iritis séreuse, produit les dépôts ponctués sur la membrane de Descemet et il a pu constater également qu'il s'en dépose sur tous les tissus des lacunes de Fontana. C'est là l'origine du glaucome dans les irido-cyclites, dans les cataractes traumatiques et dans les discisions ; dans ces derniers cas, cette albumine (globuline) provient directement du cristallin. Ce n'est donc pas comme on l'avait cru une hypersécrétion de l'humeur aqueuse qui produit l'augmentation de la tension intraoculaire dans les cas de glaucome secondaire où la chambre antérieure est plus profonde qu'à l'état normal, où l'angle irien n'est pas obstrué, mais c'est le dépôt de ces masses albumineuses.

Quant au *traitement*, dans la forme aiguë après la discision, les myotiques réussissent ordinairement si l'on s'y prend à temps.

Pour WICHERKIEWICZ le traitement doit être surtout préventif en évitant les mydriatiques avant l'opération, mais en faisant usage de pilocarpine. « Quelques jours seulement après l'opération, lorsqu'il subsiste quelques restes capsulaires, il instille la scopolamine, afin d'éviter des synéchies postérieures. Si le glaucome se déclare, il emploie un collyre composé d'ésérine à 10 p. 100, pilocarpine à 2 p. 100, et cocaïne à 1 p. 100. »

Il croit en outre que le lavage des chambres de l'œil, qui permet de faire une toilette parfaite, peut prévenir les accidents.

KNAPP recommande aussi dans quelques cas d'instiller de la pilocarpine d'abord après l'opération ; lorsque l'iris fait hernie dans la chambre antérieure il suffit de la ponctionner d'après la méthode de BOWMAN, ou de faire la transfixion de FŒUS ou enfin une simple paracentèse comme PAGENSTECHER. La sclérotomie n'a pas donné à KNAPP des résultats certains; enfin si ces moyens ne suffisent pas, et dans les observations publiées cela eut lieu dans les 2/3 des cas il faut faire l'iridectomie.

L'iridectomie est seule indiquée dans le glaucome, après extraction combinée où les myotiques ont rarement donné de bons résultats; dans ces cas l'iridectomie se fait dans la partie de l'iris opposée à l'iridectomie primitive. Malgré ces divers traitements, la perte définitive de la vision a été observée dans plusieurs cas dont quelques-uns nécessitèrent l'énucléation.

Pour la *fréquence* du glaucome après l'extraction de la cataracte, les plus anciennes données proviennent de l'hôpital de Moorfields, où sur 1 405 extractions il y eut 9 yeux perdus par suite de glaucome. HAAB, à Zurich, indique 4 glaucomes sur 302 extractions, ALBRAND, à la clinique de SCHÖLER, 7 sur 232 extractions combinées et 5 sur 317 extractions simples. ZENKER (clinique du duc CHARLES de BAVIÈRE) 6 sur 1 000 extractions; à la clinique de Stockholm, 11 sur 600 (dont 7 après discisions, 6 dans l'extraction simple et 1 seul dans l'extraction combinée). AXENFELD sur 1 000 extractions (153 à la clinique de Marburg et 847 à celle de Breslau) trouve 4 cas de glaucome. Enfin VOSSIUS n'a qu'*un* cas de glaucome sur 528 extractions combinées (0.19 p. 100) et *un* sur 265 extractions simples (0.37 p. 100).

Les chiffres suivants nous indiquent la fréquence du glaucome après la *discision* de la cataracte secondaire. KNAPP indique 2 p. 100 de cas graves nécessitant une nouvelle iridectomie et 1 p. 100 de cas plus légers cédant sous l'influence des myotiques; GAMA-PINTO 1 à 2 p. 100; KRAUT n'en a observé que 4 cas sur 709 discisions.

7. **Les troubles du corps vitré**. — Les troubles du vitré sont les complications fâcheuses ou d'*enclavement* ou d'*écoulement du corps vitré* pendant l'opération. Ils se produiront sous forme de *dégénérescence fibrillaire* qui peut conduire plus tard au décollement de la rétine, ou d'*opacités* plus ou moins intenses des couches antérieures que l'on observe surtout après les discisions trop profondes des cataractes secondaires. D'autres fois, comme l'a surtout montré WAGENMANN, les anciens enclavements peuvent produire une véritable *suppuration*. On voit aussi des suppurations du vitré par suite d'infection endogène comme dans l'observation de WOERNER après une pneumonie.

Dans les iritis et les iridocyclites le corps vitré se trouble également par de petites exsudations albuminoïdes semblables à celles de la chambre antérieure dans l'iritis séreuse. Lorsque l'iritis guérit, ces petites opacités disparaissent spontanément.

Enfin nous devons mentionner les *hémorragies* qui peuvent être précoces par la diminution subite de la tension intraoculaire, ou tardives, quelques semaines ou quelques mois après l'opération, et proviennent soit de la rétine, soit de la choroïde et sont dues à de l'hypertension vasculaire ou à de l'artério-sclérose.

Elles peuvent être légères et apparaître sous forme de petits flocons ou remplir le fond de l'œil, de manière à empêcher d'éclairer la rétine à l'examen ophtalmoscopique. Dans ces derniers cas, à côté du traitement général, on activera la résorption de l'hémorragie par des injections sous-cutanées iodo-iodurées (iode métallique 0.50, iodure de potassium 1 gramme, eau distillée stérilisée 50 grammes ; une demi-seringue Pravaz tous les deux jours). C'est en somme une hémorragie expulsive, mais qui reste intraoculaire, lorsque la cicatrice de l'extraction est suffisamment solide.

B. **Accidents infectieux.** — *a.* DE LA PLAIE. — **L'infection de la plaie et la suppuration de la cornée** qui étaient fréquentes, dans la période où nous n'avions pas encore l'antisepsie est heureusement beaucoup plus rare aujourd'hui. Elle apparaît ordinairement dans les quarante-huit heures. Cependant on la voit quelquefois se développer sept à huit jours plus tard lorsque la plaie est insuffisamment cicatrisée. Dans ces cas tardifs il est probable que l'infection provient du sac conjonctival, tandis que dans l'infection précoce Bach l'attribue aux instruments.

Symptômes de l'infection de la plaie. — Nous laissons habituellement les pansements en place pendant quatre jours, mais lorsque le malade se plaint de son œil, nous l'examinons au bout de vingt-quatre heures. Dans le cas d'infection précoce nous constatons alors un *œdème de la paupière supérieure*, et également un *chémosis de la conjonctive* ; la chambre antérieure est encore claire pendant un ou deux jours, mais les bords du lambeau présentent déjà *des traces de kératite*, une infiltration grisâtre, qui les jours suivants prend une coloration jaune crémeuse ; pendant ce temps on voit apparaître de l'iritis, l'humeur aqueuse se trouble, il se forme un hypopyon, puis le pus pénètre dans le vitré, et l'on constate petit à petit tous les symptômes de la panophtalmie.

Le *pronostic* est toutefois meilleur aujourd'hui, car nous arrivons souvent à sauver un œil par la cautérisation ignée de la plaie, la paracentèse de la chambre antérieure, et surtout par les injections sous-conjonctivales d'oxycyanure d'hydrargyre ou de bleu de méthylène, que l'on instillera aussi sur l'œil. WAXSEN, se basant sur 12 observations, recommande les injections de chlorure de sodium, WHITE l'usage de la vaseline au sublimé à 1/3000. Si tous ces moyens restent inutiles, il faudra avoir recours à l'énucléation qu'il est toutefois dangereux de faire en pleine période de suppuration, car on a vu quelques cas de mort par méningite à la suite de l'opération.

b. DE LA CHAMBRE ANTÉRIEURE. — Quelquefois la cornée restant intacte nous constatons les premiers symptômes de l'infection du côté de l'œil. L'humeur aqueuse se trouble, il se forme de petits dépôts ponctués sur la membrane de Descemet, l'iris se décolore, la pupille s'obstrue, enfin il se forme un *hypopyon* ; en un mot nous avons les symptômes de l'**iritis séreuse** d'abord puis **purulente**. Les petites **hémorragies secondaires** qui apparaissent du troisième au septième jour sont aussi des accidents infectieux.

Le *traitement* consistera en instillations d'atropine, que l'on peut rendre plus actives encore en y ajoutant de la cocaïne ; la dionine a également donné

quelques succès ; on emploiera en outre des compresses chaudes (camo-
milles), et on prescrira le calomel à l'intérieur, en même temps que des
injections sous-conjonctivales d'oxycyanure.

2. De gloire de l'œil. — **Iritis, iridocyclite, panophtalmie.** — Nous
devrions décrire ici les symptômes de ces accidents, mais comme ils sont
déjà traités d'une manière absolument complète, par Venneman ; dans le
volume VI de cette Encyclopédie, nous renvoyons aux articles de l'iritis
traumatique page 142, et à celui de la panophtalmie traumatique, pages 291,
302 à 312, 326, etc.

On attribuait autrefois ces iritis et ces iridocyclites post-opératoires à un
tiraillement de l'enclavement de l'iris (Zehender, Despagnet), mais Leber a
démontré que l'infection a lieu par une petite perte de substance, une petite
fistule de la plaie. Wagenmann publie 18 observations dans lesquelles l'infection partit de la blessure quelques mois et même quelques années après la
cicatrisation ; dans un second travail il publie de nouvelles observations
identiques. Braka observa un cas à la clinique du professeur Czermak à
Prague :

Femme de cinquante-huit ans, opérée de cataracte en mai 1904. Six mois plus
tard iritis, occlusion de la pupille par des masses corticales, pupille attirée en haut
et adhérente à la plaie opératoire ; V. ∞ , bonne projection. L'œil dut être énucléé et
Braka put constater qu'il existait un trajet fistuleux aboutissant à une petite fente
de l'épithélium.

Cette observation est très importante, parce que les examens microscopiques de cas pareils sont encore très rares ; elle confirme absolument l'opinion de Leber et de Wagenmann. Wagenmann n'est pas le seul à avoir
observé l'infection tardive ; de Schweinitz et Hosmer rapportent un cas où
tout alla bien pendant huit jours après l'opération, puis il survint une
réouverture spontanée de la plaie, sans traumatisme, qui se referma au
bout de vingt-quatre heures, puis cinq jours plus tard, donc quatorze jours
après l'extraction, apparurent de la douleur, l'infiltration de la cornée et une
iridocyclite. Malgré le traitement le plus énergique l'œil fut perdu et il fallut
faire l'énucléation. L'examen microscopique démontra que l'infection
s'était produite le long d'un filament de la capsule enclavée dans la plaie.
Hirschberg publie deux observations d'infection par une cicatrice cystoïde
l'une bientôt après l'opération, l'autre seize ans après (les deux cas furent
guéris par la cautérisation et l'évacuation du pus).

L'infection provient le plus souvent du contenu du sac conjonctival, surtout
lorsqu'il existe une dacryocystite ; en conséquence plusieurs oculistes ont
proposé l'extirpation préalable du sac lacrymal (Schmidt, Bellarminow, etc.),
toutefois Natanson vit un cas de panophtalmie après l'extirpation, tandis
qu'il ne vit jamais d'infection après la ligature des canalicules (*Soc. d'opht.
de Moscou*, 20 décembre 1903).

Comme Gayet l'avait déjà démontré expérimentalement, le cul-de-sac conjonctival ne peut pas être rendu aseptique. Bossalino, malgré tous les lavages, y a toujours trouvé des microorganismes. « Ce sont des microcoques peu virulents, mais qui peuvent le devenir. »

D'autres fois l'infection tient à l'impureté des collyres ou des liquides qui servent à laver l'œil ; c'est ainsi que Schmidt vit pendant quelque temps 20 à 30 p. 100 de cas d'iridocyclites après ses extractions, qui cessèrent lorsqu'on eut changé l'eau boriquée préparée par son domestique.

L'état général du malade a toutefois aussi une grande importance, c'est ainsi que Koelner (l. c.) sur 1.284 cas d'extraction combinée trouve :

4,3 p. 100 d'iridocyclites quand les urines sont normales ;

8,1 p. 100   —   quand les urines renferment de l'albumine ;

21,0 p. 100   —   quand elles renferment du sucre.

Infection endogène. — Il nous reste enfin à parler de l'*infection endogène* qu'il n'est plus permis de nier, après les nombreux travaux parus sur ce sujet.

Nous citerons comme exemple typique l'observation de Woerner recueillie à la clinique du professeur Braunschweig à Insbruck.

E. F…, soixante-huit ans, entre le 11 novembre pour se faire opérer de cataracte à l'œil gauche (l'œil droit avait été opéré avec succès quatre ans auparavant) ; extraction simple le 14 novembre ; tout alla bien jusqu'au 18, cicatrisation normale, chambre antérieure rétablie, etc. ; le 18 au soir frisson, température 39,2 ; le 19 la cornée est légèrement troublée comme recouverte d'une buée, le corps vitré paraît grisâtre on ne peut déjà plus voir les détails du fond de l'œil ; le 20 la cicatrice opératoire est tout à fait normale mais la chambre antérieure est pleine de pus que l'on évacue par une paracentèse ; pendant ce temps il se développe une pneumonie et le malade meurt le 24.

A l'autopsie on trouva une pneumonie croupeuse lobaire des deux poumons surtout du droit et une pleurésie fibrineuse double. A l'ouverture de l'œil on trouve un exsudat qui remplit toute la chambre antérieure, envahit l'iris et le corps ciliaire pour, de là, envoyer de légers tractus filiformes au travers du corps vitré jusqu'au fond de l'œil ou, en avant de la papille, on trouve un nouvel amas purulent sous forme d'une coupole recouvrant le corps vitré. Examen bactériologique : pneumo-bacille de Friedländer en culture pure.

Nous pourrions multiplier ces exemples, mais l'observation ci-dessus nous semble suffisante ; ceux de nos lecteurs qui désireraient de plus amples détails, ainsi que des indications bibliographiques les trouveront dans le travail de Woerner. Nous indiquerons seulement l'état actuel de nos connaissances par un des derniers travaux parus.

La question de l'infection endogène de l'œil, que la clinique supposait et admettait depuis longtemps, a pris, grâce aux études microscopiques et bactériologiques, une importance réelle ; les expériences entreprises dans les dernières années pour élucider cette question prouvent bien qu'elle n'a pas seulement un intérêt anatomo-pathologique et théorique. Salaskowsky et Woizchowsky, avant de citer leurs propres expériences et résultats nous donnent un aperçu sur les observations cliniques, anatomiques et bactériologiques, ainsi que sur les expériences se rapportant à ce sujet.

Les premières observations cliniques ont trait à l'infection puerpérale et pyohémique de l'œil ainsi qu'aux maladies infectieuses locales et générales (pneumonie, bronchite suppurative, pleurésie, otite, gonorrhée, érysipèle, diphtérie, fièvre typhoïde, tuberculose, syphilis, lèpre, malaria, méningite, etc., etc.). Certains auteurs (PANAS) vont même plus loin et admettent qu'une infection de l'œil et plus spécialement du tractus uvéal peut prendre son point de départ dans n'importe quelle partie de l'organisme sans qu'il y ait une anomalie de l'état général de l'individu ou de l'aspect extérieur de l'œil.

L'examen anatomo-pathologique et bactériologique des faits de ce genre a démontré que les formes graves d'infection endogène de l'œil étaient dues généralement à la formation d'embolies microbiennes capillaires des vaisseaux de la rétine et de la choroïde. Dans un certain nombre de cas l'embolie contenait les mêmes bactéries qui avaient produit l'infection générale.

Quelques rares auteurs ont essayé de reproduire sur des animaux des infections oculaires endogènes. La rareté de celles-ci dans les très nombreuses expériences d'infection généralisée prouve que cette dernière ne suffit pas pour produire une infection de l'œil et qu'un autre facteur est encore nécessaire. Les travaux de PANAS, de MOLL et de SSLENKOWSKY ont démontré qu'en outre de l'infection générale une irritation de l'œil était, sinon nécessaire, au moins favorable à l'infection endogène de l'œil qui, du reste, se trouvait toujours localisée à la chambre antérieure sans atteindre le corps vitré, et qui n'était jamais accompagnée de symptômes inflammatoires visibles.

Les expériences de SSLENKOWSKY et de WOIZEHOWSKY ont eu pour but spécial de rechercher: 1° si des microorganismes circulant dans les vaisseaux ne pouvaient pas produire une infection du corps vitré ; 2° par quel chemin les microorganismes pénétraient dans l'œil ; 3° si l'infection partait du segment antérieur ou de la circulation générale ; 4° si le passage dans la chambre antérieure n'était pas accompagné de symptômes inflammatoires visibles au microscope ; 5° si une modification quelconque des expériences ne pourrait pas amener des changements cliniques dans l'œil.

Les auteurs sont arrivés aux conclusions suivantes :

a) Les bacilles circulant dans le sang peuvent dans certaines expériences pénétrer jusque dans le corps vitré ; b) le transport des bacilles se fait par les vaisseaux du segment postérieur et non antérieur ; c) la pénétration se fait par les vaisseaux ciliaires pour la chambre antérieure, et par les vaisseaux de la rétine et de la choroïde pour le corps vitré ; d) malgré l'absence de symptômes inflammatoires le microscope démontre toujours des phénomènes de phagocytose ; e) dans certaines circonstances particulières on réussit à provoquer des phénomènes d'inflammation ; f) dans les cas d'infection faible ou moyenne, le passage des bactéries dans le corps vitré n'a lieu qu'en cas d'irritation récente de l'œil ; g) en cas d'infection générale les bactéries passent dans le corps vitré même en l'absence de toute irritation de l'œil.

Le *traitement* de l'iritis, de l'iridocyclite et de la panophtalmie est le

même que celui que nous avons indiqué ci-dessus pour l'infection de la plaie
en y ajoutant seulement l'instillation fréquente d'atropine et de dionine.
Au dernier Congrès de Lucerne (1904), Boucheron qui constata qu'il observait
1 à 2 cas d'infection sur 100 opérations indique que sur 6 cas traités
depuis 1898 il a toujours réussi à conserver l'œil et même 2 fois obtenu
une guérison complète par des injections de cyanure d'hydrargyre
(0,01/100).

D'un autre côté l'on sait que Ostwald et Haab ont recommandé l'introduction de petites plaques ou des bâtonnets d'iodoforme dans le vitré. Un
de ses élèves, Dinsen, publie une étude sur 25 cas et il conclut que les
bâtonnets d'iodoforme sont très bien supportés par le corps vitré et que l'on
réussit par ce moyen à conserver des yeux qu'il aurait fallu énucléer, et
même quelquefois à rétablir une bonne acuité. Rappelons enfin ce que nous
avons déjà dit à propos du traitement de la cataracte que L. Dor a
démontré que « l'administration d'iodure de potassium à la veille d'une inoculation peut empêcher l'apparition de tout phénomène d'inflammation dans
l'œil d'un animal inoculé avec une culture de staphylocoques pyogènes à la
dose qui suffirait pour produire une panophtalmie chez un animal témoin »
Il en résulte qu'il est prudent d'administrer 2 grammes d'iodure la veille
et le jour de l'opération.

Nous pouvons également classer parmi les accidents infectieux l'*Hypérémie réflexe de la conjonctive* décrite par Obarrio.

Obarrio a vu, environ une fois sur 50 opérations, la conjonctive s'hy-
pérémier à la suite de l'opération, sans infection de la plaie ou de l'iris. Il
en trouve la cause dans des dents cariées ou de vieilles racines. On doit donc
avant l'opération faire arracher les mauvaises dents. Il considère cet accident
comme réflexe et la voie nerveuse serait le ganglion de Gasser et le rameau
respectif du trijumeau.

C. **Accidents généraux**. — *a* De l'autre œil. — **L'ophtalmie sympathique**
dont on a signalé quelques cas, 0,61 p. 100 des extractions de cataractes
d'après Marshall, 0,19 p. 100 d'après Vossius, est heureusement devenue
de plus en plus rare depuis que l'on ne tarde plus à pratiquer de bonne
heure l'énucléation des yeux atteints d'iridocyclite ou de panophtalmie. On a
toutefois publié quelques observations d'ophtalmie sympathique survenue
après et malgré l'énucléation (Simeon Snell).

b. Du système nerveux. — **L'hystéro-traumatisme**, après l'opération de la
cataracte est un accident assez rare, mais il existe bien positivement comme
le prouve l'observation suivante de L. Dor.

M. Fav..., 30 ans. Méribel, février 1903. Adressé par le D' Delous. Myopie — 33 D odg
V = 0,88 od. 0,02 og.

Je conseille l'extraction du cristallin transparent og pour commencer et ultérieurement od.

Avril 1905. Discision du cristallin de l'œil gauche. Le malade est d'un nervosisme exceptionnel et après l'opération est pris de tremblement nerveux prolongé.

Mai 1905. Extraction du cristallin peu cataracté. Iridectomie en haut. Le noyau sort bien, mais il reste des matières corticales. Le malade a été très ennuyé lorsque je lui ai dit qu'il faudrait faire encore ultérieurement une petite opération. Je suis effectivement obligé d'insister d'une façon exceptionnelle pour décider le malade à subir une discision d'une cataracte secondaire. Cette opération a lieu finalement et j'obtiens une déchirure assez large par laquelle l'examen ophtalmoscopique permet de constater l'intégrité parfaite de la rétine et du nerf optique et une transparence absolue du corps vitré.

Malgré cela le malade déclare qu'il ne voit absolument rien. Je prends patience quelques semaines mais finalement comme le malade dit toujours ne rien voir alors que la pupille se contracte normalement à la lumière, je soupçonne de l'hystéro-traumatisme et fais subir au malade des séances d'électricité statique. Ces séances ont pour résultat de transformer l'amblyopie totale en une hémianopsie temporale, et dans le champ visuel nasal le malade accuse $V = 0,09$. Il refuse absolument une intervention sur l'œil droit et porte tantôt — 33 aux deux yeux, tantôt — 33 à droite et 0 à gauche indifféremment montrant bien qu'il ne simule pas, mais qu'en réalité son œil opéré ne lui sert à rien. Ce qui me fait surtout considérer ce cas comme de l'hystéro-traumatisme c'est la transformation à laquelle j'ai assisté d'une amblyopie complète en hémianopsie sous l'influence de l'électricité statique. Il y avait probablement une prédisposition de l'œil gauche car cet œil était déjà un peu amblyope avant toute intervention mais il est certain que l'opération a fait baisser l'acuité visuelle et a créé d'abord une cécité temporaire puis une hémianopsie qui persiste.

Les troubles du système nerveux se manifestent quelquefois seulement par de l'insomnie, de l'agitation, mais d'autre fois ils vont jusqu'au **délire**.

Le délire après les opérations de cataracte déjà mentioné par Scomi, a été observé par tous les oculistes. Quoi qu'en dise Hass, il est dans bien des cas dû à l'atropine (Markwski, Tare) et souvent, après qu'il ait cessé, on l'a provoqué de nouveau par l'instillation d'une seule goutte du collyre ; il s'agit évidemment dans ces cas d'une idiosyncrasie. Lenkiewicz cite un cas de manie aiguë, après l'opération de la cataracte de l'œil droit. Quelques mois plus tard il opère l'œil gauche ; cinq jours après, troubles psychiques, insomnies, hallucinations de l'ouïe qu'on ne peut attribuer qu'à l'atropine. — Mais le plus souvent on le voit chez les vieillards, surtout, mais pas exclusivement, chez les alcooliques, principalement lorsqu'on les prive complètement de leur boisson habituelle et souvent il suffit, pour les calmer, de leur donner un verre de vin ou un peu de cognac (Santos-Fernandez). Dans ces cas, il apparaît sous la forme du *delirium tremens*. Le délire se déclare ordinairement deux ou trois jours après l'opération, le malade est agité, il cherche à enlever son pansement, puis survient un sentiment d'angoisse et enfin des hallucinations. Praxst, qui a le mieux étudié cet état, s'exprime comme suit : « L'opération en elle-même suffira quelquefois pour déterminer une psychose et l'œil est peut-être, à cause de ses rapports directs avec le cerveau, un organe particulièrement dangereux à ce point de vue. L'âge avancé des malades y joue peut-être aussi un certain rôle. Le développement de la cataracte et du glaucome semble disposer aux psychoses, mais la cause la plus efficace est certainement l'*obscurité* dans laquelle on maintient le malade et son exclusion du monde extérieur ». En effet, le meilleur traitement est d'enlever le pansement sur l'œil non opéré et de faire la chambre moins obscure. Quelquefois il s'agit d'un vrai delirium tremens, d'autre fois encore d'une urémie, comme dans le cas de FINLAY, chez une malade atteinte d'un peu d'albuminurie et de glycosurie. FROMAGET a émis, en 1900, l'opinion que le délire post-opératoire non alcoolique était dû à une intoxication d'origine rénale par insuffisance urinaire. FINLAY cite une observation à l'appui : urine en vingt-quatre heures 780 centimètres cubes ; guérison par chloral, bromure, purgatifs salins, eau d'orge légère. Après un traitement diurétique le second œil peut être opéré sans accident. Mentionnons enfin que par opposition à ces cas de délire, POSEY a décrit deux cas d'aliénés opérés de cataracte et qui recouvrèrent la raison avec le rétablissement de la vue.

On observe enfin le **coma** (DOYNE a publié un cas de mort par coma diabétique), et les **hémorragies cérébrales** surtout chez les vieillards artérioscléreux ; nous avons eu nous-même un cas de mort par hémorragie cérébrale chez une femme âgée de soixante-sept ans qui avait eu auparavant deux petites attaques.

Nous devons enfin parler des **maladies intercurrentes**, qui occasionnent la plupart des cas de morts observés dans les clinique ophtalmologiques : ce sont d'abord les **pneumonies**, que l'on voit surtout chez les vieillards, fréquemment sous la forme de pneumonie hypostatique ; puis l'**urémie** chez les albuminuriques et les diabétiques, enfin les **méningites** que l'on rencontre dans les cas de panophtalmie, quelquefois même après l'énucléation.

RÉSULTATS OPÉRATOIRES

A. Résultats immédiats de l'opération de la cataracte. — Nous comprenons sous ce titre, les résultats calculés de quinze jours à un mois (tout au plus deux mois d'après quelques statistiques), après l'opération.

L'ancienne opération de l'*abaissement* donnait en général 75 cas de succès immédiats sur 100 opérations ; mais au bout de cinq ans il n'y avait plus en moyenne que 50 guérisons définitives. MAYNARD qui a pu récemment aux Indes, où cette opération est encore de nos jours pratiquée par les indigènes, en observer 63 cas rapporte que 29, c'est-à-dire 46 p. 100, avaient encore bonne vue au bout de cinq ans. Dans un travail tout récent ELLIOT, qui a pu examiner 125 yeux opérés par des indigènes dans l'Inde méridionale, constate 29,2 p. 100 de succès, 8 succès partiels (comptant les doigts à 2 pieds) et 68,8 p. 100 d'insuccès. Il dit que recommander l'abaissement dans aucun cas, serait reculer de plusieurs dizaines d'années l'horloge du progrès. Aujourd'hui, que cette opération n'est plus appliquée que dans des cas spéciaux, nous n'avons à nous occuper que de l'*extraction*.

Dans un mémoire de 1875 GAYET rapporte que son prédécesseur à l'Hôtel-Dieu de Lyon, le Dr DESGRANGES, s'estimait heureux lorsqu'il obtenait par l'extraction à lambeau de DAVIEL, le chiffre respectable de 75 succès sur 100 opérations. C'est aussi ce chiffre qu'il atteint lui-même de 1864 à 1867 et par la même méthode. Mais alors il se mit peu à peu à l'extraction linéaire de DE GRAEFE, et en 1872 il est heureux de constater qu'il est arrivé à 92 p. 100 de succès. L'extraction linéaire, bien qu'on ait l'air de l'oublier aujourd'hui, était donc un véritable progrès pour son époque. Examinons maintenant quelques statistiques ; nous empruntons les plus anciennes au traité de WECKER et LANDOLT.

	SUCCÈS	INSUCCÈS	AVEC CONSERVATION de la forme de l'œil	PERTE DU GLOBE
ROTHMUND. Extraction sclérale	83,4 p. 100	15,6	12,3	3,3
— Extraction à lambeau	86,3 —	10,7	7,8	11,9
SNELLEN	92,3 —	7,7	5,2	2,5
KNAPP	89 —	11	8,6	2,4
V. ARLT	83,7 —	16,3	—	—
HORNER	97,3 —	2,7		

Dans la suite nous voyons chez ARLT les insuccès varier de 17,60 à 6,82 chez HORNER de 10,4 à 2,6 et DE WECKER dit que chez lui les pertes de l'œil varient de 6,4 à 1,7 p. 100.

KNAPP (New-York) nous a donné depuis plusieurs statistiques ; dans une d'elles sur une troisième centaine d'extraction, nous trouvons :

    Succès V. 1 à 1/15 . . . . 96 p. 100
    — moyen 1/15 à 1/40 . . . . 3 —
    Perte de la vue . . . . 1 —

Ces résultats se rapportent à l'extraction simple, qui d'après KNAPP n'est pas seulement la meilleure méthode d'extraction, mais aussi la plus sûre. Sur ces 100 extractions, il fit 53 discisions secondaires sans autres accidents que quelques cyclohyalites, qui ne troublèrent pas la vision définitive.

Plus tard sur 1000 extractions simples il eut :

    Succès 96,32
    — insuffisant 2,66
    Perte de l'œil 1,01

Voici encore quelques statistiques américaines. WILSON réunissant 10.000 extractions, d'une quarantaine d'opérateurs, établit que de 1879 à 1893 les pertes d'yeux ont été de 6 p. 100, comme NOYES l'avait déjà constaté avant 1879.

Nous trouvons quelques indications dans les rapports annuels de *New-York Eye and Ear Infirmary*. BULL pour l'année 1898 sur 178 extractions, indique 82,7 p. 100 de succès 15,1 p. 100 vision $\frac{1}{2}$, et 2,2 p. 100 V = 0. HORAN en 1901 sur 162 extractions dit qu'on fit 98 extractions simples, 44 avec iridectomie et 7 iridectomies préalables. La vision dans l'extraction simple est d'abord de 20/70 puis s'améliore jusqu'à 20/30; dans l'extraction combinée d'abord 20/100 puis plus tard 20/70. Il note 1 hémorragie expulsive, 8 prolapsus de l'iris et 3 panophtalmies, mais il n'indique pas les résultats statistiques pour la vision. WRIGHT en 1903 mentionne sur 217 extractions 8 prolapsus de l'iris, 2 hémorragies intraoculaires, 7 panophtalmies et 1 iridocyclite.

En France nous avons d'abord les tableaux statistiques de DE WECKER qui nous donnent les chiffres suivants :

	SUCCÈS	INSUCCÈS avec espoir d'amélioration.	SANS ESPOIR
Extraction avec iridectomie 2209	95,9 p. 100	3,4 p. 100	0,77 p. 100
— sans iridectomie 484	93,48 —	6 —	0,82 —

Puis une statistique de ROLLET en 1901 sur 500 opérations. $V = 1$ à $\frac{1}{10}$, 85°/°, $\frac{1}{11}$ à $\frac{1}{15}$ 12 p. 100, $\frac{1}{50}$, 1 p. 100, $V = 0,2$ p. 100. Les accidents infectieux qui étaient au début de 2 1/2 p. 100 sont tombés à 0,5 p. 100.

DRANSART sur 1.951 opérés de l'un ou des deux yeux, donne des résultats satisfaisants dans 95 p. 100 des cas de cataractes spontanées; suppuration : moins de 2 p. 100; cécité incurable 0,59 p. 100. Quant aux cataractes traumatiques, il faut s'estimer heureux si l'on rend une vision satisfaisante, 1/6 à 2/3, au plus aux 2/3 des opérés.

Si nous relevons nos propres résultats nous voyons que le chiffre des insuccès qui à la clinique de Berne de 1867 à 1876, étaient encore de 8,5 p. 100, sont tombés à Lyon à 3,02 p. 100.

GREEFF nous donne une statistique de la clinique de SCHWEIGGER à Berlin et compare les résultats plus anciens de la même clinique publiés par ZIEMSSEN, BAECHT et SUES. Depuis 1888 SCHWEIGGER revint à l'extraction simple, l'iridectomie n'est indiquée que dans 16 p. 100 des cas, dans les autres c'est « une mutilation de l'iris ». Le résumé de 821 opérations est le suivant :

	EXTR. AVEC IRIDECT. 371.	EXTR. SANS IRIDECT. 150
Succès	278 = 73,1 p. 100	115 = 76,5 p. 100
Cat. secondaire, etc.	71 = 19,2 —	29 = 19,1 —
Perte de l'œil	22 = 5,7 —	6 = 4,1 —

GREEFF ajoute que SCHWEIGGER a eu 6 cas d'infection à l'hôpital et aucun dans sa clientèle particulière.

KOELLNER, sur 1.284 opérés à la clinique de V. MICHEL, à Berlin donne Résultats satisfaisants 92,6 p. 100, iritis et cyclite 4,2 p. 100. Opération de cataracte secondaire 6 p. 100. Infection de la plaie 0,5 p. 100. V. MICHEL, au contraire de SCHWEIGGER, opère toujours avec iridectomie.

VOSSIUS (à Giessen) donne les chiffres suivants :

	EXTR. AVEC IRIDECT. 528	EXTR. SANS IRIDECT. 255
$V = 1$	4,67 p. 100	6,7 p. 100
$V = \frac{1}{2}$ à $\frac{1}{10}$	87,32 —	83,56 —
$V < \frac{1}{10}$	4,67 —	3,54 —
$V =$	1,75 ⎫	0,8 ⎫
$V = 0$	1,16 ⎬ 4,42	2,36 ⎬ 3,55
Perte de l'œil	1,51 ⎭	0,39 ⎭

BRASCHEK publie un rapport très détaillé sur 500 extractions, de la clinique du professeur DIMMER, à Graz, 1905.

CATARACTES SIMPLES.	V. 1 à 0.3	V. 0.3-0.1	V. 1/10 à 1/200	V. $<\frac{1}{200}$
371 sans iridectomie.	80,24 p. 100	13,61 p. 100	5,51 p. 100	4,60 p. 100
86 avec iridectomie.	53,48 —	23,25 —	14 —	6 —
50 cat. compliquées	9,68 —	29,32 —	38,42 —	23,3 —
40 extract. linéaires. (cat. molles)	50 —	20 —	20 —	40 —
Perte totale des cataractes simples				2,76 —
— des 500 cataractes				4 —

La perte est due			
à l'infection de la plaie	2 cas	0,4 p. 100
— — à l'iridocyclite	7 —	1,4 —
— — à l'hyphaema ou cat. secondaire.	4 —	0,8 —
— — à l'hémorragie de la choroïde	1 —	0,2 —
— — à la cat. second. avec nystagmus.	1 —	0,2 —
— — à un glaucome	1 —	0,2 —
— — à des opacités du vitré	4 —	0,8 —
Total		4 p. 100

Mentionnons encore deux statistiques, celle de V. Büxac de la clinique du professeur Schmidt-Rimpler, à Halle qui porte sur 800 extractions et celle du Dr Aronoff (clinique du professeur Uhthoff d'abord à Marbourg, puis à Breslau, qui porte sur 1000 extractions; V. Büxac s'occupe surtout de l'âge des malades lors de l'apparition de la cataracte. Il donne le tableau suivant :

Âge.	Au-dessous de 40	40-44	45-49	50-54	55-59	60-64	65-69	70-74	75-79	80 et plus
Hommes, p. 100.	3	3	6,5	5,6	13,4	21,6	24,2	13	6,9	2,6
Femmes, —	7,3	4,2	4,2	8,4	16,3	23,3	19,5	11,6	3,2	0,8
Total p. 100	4,8	3,6	5,3	6,9	14,7	23,3	22	12,4	5,2	1,7

Il en résulte que la plus grande fréquence de la cataracte a lieu entre soixante et soixante-quatre ans. Quant aux sexes envisagés séparément elle est pour les femmes entre soixante et soixante-quatre ans et pour les hommes entre soixante-cinq et soixante-neuf ans. Si enfin on compare ces chiffres avec la totalité de la population existant à chacune de ces périodes on obtient le tableau suivant :

Âge.	40-44	45-49	50-54	55-59	60-64	65-69	70-74	75-79	80-84
Fréquence relative p. 100	0,7	1,2	1,7	4,1	8	10,5	8,9	6,5	5,7

Enfin la cataracte est plus fréquente chez le sexe féminin dans la proportion de 1,2 à 1.

Aronoff s'occupe plutôt du résultat des opérations. Uhthoff fit 267 extractions simples et 667 extractions combinées donc 1 : 2.51, presque toujours avec lambeau conjonctival. Les accidents opératoires furent les suivants :

	EXTR. SIMPLE.	EXTR. COMBINÉE.
Prolapsus du vitré	3 = 1,8 p. 100	19 = 2,8 p. 100
Subluxation du cristallin	3 = 1,1 —	8 = 1,2 —
Prolapsus de l'iris	24 = 8,9 —	3 = 0,4 —
Discision de cat. secondaire.	58 = 21,7 —	103 = 19,4 —

Ces chiffres parlent donc plutôt en faveur de l'extraction combinée. Les résultat définitifs pour la vision sont les suivants :

V. 1 à 1/3	47,5 p. 100
V. 1/4 à 1/10	35,9 —
V. > 1/10	14,9[1] —
V. ∞ ou 0	1,7 —

ABADIE mentionne encore, sans les classer, suivant le mode opératoire les accidents suivants :

Retard de la cicatrisation	2,2 p. 100
Réouverture de la plaie	5,3 —
Dont avec prolapsus de l'iris	2,4 —
— — du vitré	0,5 —
— enclavement de l'iris	0,3 —
Sans autre complication	2,1 —

Quant aux yeux perdus ils le sont par infection primaire 0,4 p. 100, par infection secondaire 0,6 p. 100, par luxation du cristallin 0,1 p. 100, par glaucome 0,1 p. 100 ; acuité défectueuse due à l'opération 1 p. 100, perte par causes extérieures 0,4 p. 100. Résumé : perte totale 2,6 p. 100, bons résultats 97,4 p. 100.

En Russie KOSTOVSKI publie les résultats de 422 extractions faites par SEREBRENNIKOW, à l'hôpital de Popow de 1896 à 1900.

	V. 0.6	V. 0.5	V. 0.4	V. 0.3	V. 0.2	V. 0.1	V. 0.05	V. ∞	V. 0
Extr. simple	2,2 p. 100	1,7	4,3	15	36,5	37,4	0,8	0,4	1,3
Extr. combinée	10 —	1,9	4,2	12,6	36	40,5	0	2	4,7

On voit que le plus grand nombre des opérés n'ont une vision que de 0.2 ou 0,1, et, qu'en outre ses pertes totales se montent à 5,4 p. 100. Dans un rapport sur 275 extractions dans la pratique du SEMSTWO, NIKOLJUKINE ne donne pas des indications suffisantes au sujet de la vision, mais sur 128 opérations avec et 147 sans iridectomie, il signale 46 prolapsus du vitré, 6 prolapsus de l'iris, 4 iritis plastiques, 11 panophtalmies, 2 infections de la plaie, 12 iridocyclites et 1 hémorragie expulsive. En admettant que les prolapsus du vitré et de l'iris ainsi que les iritis aient guéri avec conservation de la vue, il reste toujours 9,4 p. 100 de pertes totales.

Sur 285 extractions pratiquées à Helsingfors (Finlande) de 1891 à 1898 SILFVAST nous donne les résultats suivants :

	Op. avec iridect. 150.	Op. sans iridect. 135.
Vision bonne 1 à 1/6	80,87 p. 100	69,91 p. 100
— moyenne 1/6 à 1/25	17,5 —	18,59 —
— mauvaise	1,7 —	11,50 —
SILFVAST note en outre :		
Perte par infection	4 —	4,40 —
Prolapsus du vitré	4,33 —	9,75 —
Iritis suivi de guérison	2 —	2,96 —
Prolapsus de l'iris	—	12,45
Adhérences de l'iris dans la plaie	4,67 —	—
Astigmat. cornéen considérable	1,33 —	5,29 —

[1] Dans ce chiffre sont compris 8,2 p. 100 d'yeux qui étaient déjà malades avant l'opération, donc des cataractes compliquées.

Lundberg publie les résultats de 400 extractions, 307 cas simples, 63 compliquées, opérées en cinq ans par le professeur Widmark à la Clinique ophtalmologique de Stockholm. Il sépare les cataractes mûres et les non mûres. Voici les résultats pour la vision :

	CATARACTES NON COMPLIQUÉES		EXTRACTION SIMPLE		EXTRACTION COMBINÉE	
Vision	Cat. mûre	non mûre	Cat. mûre,	non mûre	Cat. mûre,	non mûre
1	8	3	8	4		4
0,9	4	5	4	3		2
0,8	5	2	4		1	2
0,7	5	13	4	7	1	6
0,6	11	16	6	7	5	9
0,5	18	26	11	17	4	9
0,4	22	53	14	31	8	22
0,3	27	38	14	22	13	18
0,2	17	34	7	12	10	22
0,1	9	8	0	5	4	3
< 0,1	1	5		4	2	1
Quantitative	1	3	1	3	1	2
Total	127	210	74	115 (190)	52	95 (147)

Il résulte de ces chiffres que l'acuité visuelle a été un peu meilleure après l'extraction simple et également un peu meilleure pour les cataractes mûres que pour les non mûres.

Les résultats dans les cataractes compliquées sont les suivants :

VISION	CAT. MÛRE	NON MÛRE
0,7		2
0,3	5	6
0,2	5	14
0,1	3	8
< 0,1	5	13
Quantitative	2	
	20	45

— 2,2 — Perte de la vue

Résultats totaux et complications :

	EXTRACTION SIMPLE	EXTRACTION COMBINÉE
Bons résultats	97,9 p. 100	98,69 p. 100
Perte de la vue	2,1 —	1,31 —
Issue du vitré	1,63	4,31 —
Adhérence de l'iris	1,2 —	7,03 —
Prolapsus de l'iris	3,6 —	6,71 —
Iritis	7,8 —	9,09 —
Glaucome secondaire	2,6 —	
Infection de la plaie	2,6 —	0,71 —

Nous ferons toutefois observer que les cas où la vision fut < 0,1, sont comptés dans les bons résultats.

Sulzer obtint donc de meilleurs résultats de l'extraction combinée que de l'extraction simple.

Mentionnons encore pour terminer les résultats de deux oculistes des Indes anglaises : Sur 1 000 extractions pratiquées sur 864 malades, dont 136 sur les deux yeux, Maynard indique :

Résultat bon 5/36 à 6/6 .... 89 p. 100
—   insuffisant .... 5,7 —
Perte de la vue .... 4,5 —

Le prolapsus de l'iris est trois fois plus fréquent après l'extraction simple qu'après l'extraction combinée, 34 yeux furent perdus par infection de la plaie, 5 par hémorragie, 1 par décollement, 2 par iritis et 1 par iridocyclite.

D'un autre côté Pope, sur 1.235 extractions pratiquées à l'hôpital de Madras, indique qu'il y eut prolapsus de l'iris dans 4,3 p. 100 des cas et perte de la vue dans 6,6 p. 100.

Si maintenant nous voulons tirer une conclusion de toutes ces statistiques nous voyons que l'infection de la plaie si redoutée autrefois est tombée à 2, 1, 1/2, et même 1/4 p. 100 chez quelques opérateurs, mais que malgré cela la perte de la vue, avec ou sans fonte de l'œil, est encore en moyenne de 4 à 6 p. 100 des extractions. Nous aurions pu ajouter encore d'autres statistiques, mais nous pensons que celles que nous avons citées suffisent pour donner un aperçu exact des résultats obtenus.

Nous ajouterons enfin ici un tableau de Kurt Berger qui porte seulement sur les résultats de 38 opérations de *cataractes compliquées*, de la clinique de Strasbourg.

	AMÉLIORATION	ÉTAT STATIONNAIRE	AGGRAVATION
Sur 16 cat. compliquées d'iritis	13		3
— 10 avec forte myopie	8	1	1
— 1 avec glaucome	2	1	1
— 3 avec décollement rétinien	2		1
— 2 avec troubles du vitré	1		1
— 2 avec atrophie du nerf optique	2		
— 1 avec rétinite pigmentaire	1		
Total	29	2	7

B. Résultats éloignés des opérations de cataracte. — Tandis que nous possédons des travaux innombrables sur les résultats immédiats, c'est-à-dire au bout de quinze à soixante jours après l'opération, nous savons beaucoup moins quel est l'état de la vision après une ou plusieurs années. Albert avait bien publié une thèse sur ce sujet en 1874, sous l'inspiration de Galezowski mais les chiffres des opérations étaient trop peu considérables pour donner des résultats définitifs. Aubaret en 1894 avait fait un pareil travail sur la cataracte traumatique (nous renvoyons à ce chapitre). Heureusement nous avons un travail complet et très sérieux de Devereux Marshall sur 1.519 extractions pratiquées à l'hôpital Moorfields de Londres de 1889 à 1893 inclusivement, c'est-à-dire portant sur cinq années, et qui présente cet avantage de ne pas rapporter les résultats d'un seul opérateur, mais de 6 oculistes différents car on sait qu'à Moorfields un oculiste admet dans son service tous les malades se présentant le lundi, un autre le mardi et ainsi de suite tous les six jours de la semaine, le repos dominical étant la règle absolue pour le dimanche.

Depuis lors nous avons une bonne thèse de Lyon par Gagnieux (1904) et un travail de Rollet. L'année dernière enfin nous avons une étude de Huber, mais comme il ne se rapporte qu'à l'extraction du cristallin transparent dans la myopie, nous ne nous en occuperons pas, et nous nous en tiendrons tout d'abord au travail de MARSHALL. Sur les 1.519 extractions, 1.091 furent opérées avec iridectomie au moment de l'extraction (71,64 p. 100), 161 avec iridectomie préalable (9,82 p. 100) et 267 par extraction simple (17,67 p. 100); enfin 13 (0,85 p. 100) avaient eu une iridectomie préalable, mais pour cause de maladie de l'œil, iritis, glaucome, etc.

Le tableau suivant nous donne les résultats au point de vue de l'acuité visuelle.

Extraction avec iridec-tomie.		V.1/4 à 1/3.	V.1/4 à 1/10	V.1/10 jusqu'à compter les doigts	V. mouve-ment de la main ou mains	V. par nulle
Total.	1001.	688	122	47	43	198
		76,28 p. 100	13,53 p. 100	5,21 p. 100	4,95 p. 100	
1) Extraction avec iri-dectomie préalable. Total.	148.	91	17	9	7	24
		75,20 p. 100	14,00 p. 100	6,09 p. 100	5,59 p. 100	
Extraction simple. Total.	267.	187	29	4	12	35
		78,38 p. 100	14,80 p. 100	2,47 p. 100	3,59 p. 100	
Extraction avec iridec-tomie préalable pour maladie. Total.	13.	4	4	1	2	5

2° Au point de vue du sexe il y avait 781 malades du sexe masculin (46,14 p. 100), 818 du sexe féminin (53,86 p. 100); l'opération porte 787 fois sur l'œil droit (51,81 p. 100) et 732 (48,19 p. 100) sur l'œil gauche.

						Isolée
3) Prolapsus de l'iris après extraction.						
Avec iridectomie	9	4	1		1	3
Sans iridectomie	38	27	4	1	2	4	3
4) Issue du corps vitré.						
Avec iridectomie	41					
Sans iridectomie	8	25	12	1	7	17	2
Avec iridectomie préalable . . .	16					
5) Glaucome après extraction.						
Avec iridectomie	5					
Sans iridectomie	2					
Avec iridectomie préalable. . .	1					
6) Extraction chez des albuminuri-ques	7	1	2	2		2
7) Extraction chez des diabétiques.	30	19	8	3		9
8) Extraction de cat. noire ou foncée .	23	12	5	4	5	6	1

9) La panophtalmie se montre 19 fois (1,72 p. 100) après l'extraction sans l'iridectomie, 5 fois (1,87 p. 100) après iridectomie et 2 fois (1,38 p. 100) après iridectomie préalable.

10) Quant aux autres complications, cataracte secondaire, si, il y eut 486 cas (32,11 p. 100).

L'âge des malades est exprimé par les chiffres suivants :

Au dessous de 50 ans	170 cas.	11.33 p. 100
De 50 à 60	295 —	19.42 —
De 60 à 70	625 —	41.31 —
De 70 à 80	384 —	25.37 —
De 80 à 90	34 —	2.25 —
Au dessus de 90 —	2 —	0.13 —

Après ce long exposé du travail de MARSHALL, nous donnerons quelques chiffres sur les résultats éloignés de ROLLET exposés soit dans le travail que nous avons mentionné ci-dessus, soit dans la thèse de GAGNIEUX qui les publie avec observations à l'appui. Nous ne nous étendrons pas longuement sur ces résultats, à cause du nombre peu considérable des opérés, il s'agit en effet seulement de 162 opérations : cataracte sénile 149, traumatique, 8, congénitale 4, diabétique 1. Cependant la comparaison des deux tableaux correspondant l'un de dix à soixante-quinze jours après l'opération, l'autre de trois mois à six mois après, est intéressante.

	RÉSULTATS IMMÉDIATS.	RÉSULTATS ÉLOIGNÉS
V. 1	2.40 p. 100	12.60 p. 100
V. 2/3 à 1/4	21.70 —	59.79 —
V. 1/5 à 1/8	27.30 —	11.03 —
V. 1/9 à 1/10	13.80 —	12.85 —
V. 1/10 à 1/15	12.90 —	2.75 —
V. 1/16 à 1/30	17.20 —	0.40 —
V. 1/30 à 1/50	3.08 —	0.40 —
V. Quantitative	0.60 —	4.79 —

En résumé il y eut en comparant les résultats éloignés aux résultats immédiats : augmentation de l'acuité visuelle 124 fois, état stationnaire 23, diminution 9, et perte de la vue 6 fois. L'amélioration est due à la disparition de l'astigmatisme post-opératoire et à la résorption plus ou moins complète des masses secondaires.

STATISTIQUE

Il serait très intéressant d'avoir une statistique nous permettant de comparer la fréquence de la cataracte dans les divers climats et dans tous les pays du monde, malheureusement nous sommes encore loin de posséder tous les documents indispensables. BECKER avait déjà en 1877 et WECKER en 1886 donné quelques tableaux, desquels il résultait que, sur 100 maladies des yeux, il y avait 4.9 p. 100 de maladies du cristallin, y compris les luxations, etc., 4,5 p. 100 de cataractes, et 3,2 de cataracte sénile. En voici quelques exemples :

	Maladies du cristallin	Cat. sénile.
Arlt, à Vienne	7.3 p. 100	5.1 p. 100
Becker à Heidelberg	6 —	3.7 —
Knapp, à Heidelberg	7.6 —	5.7 —
Knapp, à New-York	5.5 —	2.8 —
Pagenstecher, à Wiesbaden	9.3 —	6.3 —
Steffan, à Francfort	4.2 —	3 —
De Wecker, à Paris	16.5 —	11.4 —
Horner, à Zurich	7.2 —	3.6 —

Le premier tableau de M. Wecker portait sur 13.290 malades, mais dans un second publié en 1886, sur 40.000 malades le chiffre des cataractes tomba à 12.09 p. 100.

Depuis 1877 Nagel a dans son *Jahresbericht* publié chaque année les résultats statistiques d'un certain nombre de cliniques. Nous avons calculé le pourcentage d'un certain nombre d'entre elles ; voir le tableau suivant classé par ordre alphabétique pour les états d'Europe.

	Nombre de malades.	Maladies du cristallin	p. 100
Allemagne			
Berlin (1902)	25 502	1 794	7,03
Breslau (1880)	5 823	264	4,5
— (1890)	8 011	223	2,7
Francfort (1880)	6 853	236	3,7
— (1890)	7 407	246	3,3
Giessen (1890 à 1905)	14 805	705	4,76
Greifswald (1880)	1 892	159	8,4
— (1890)	1 672	107	6,4
— (1902)	3 657	216	9,2
Leipzig (1882 à 1902)	117 418	4 984	3,1
Munich (1880)	8 470	963	11,6
— (1890)	8 802	727	8,1
Posen (1880)	2 312	120	5,2
Stuttgart (1880)	2 884	135	4,6
— (1890)	3 187	136	4,2
Tubingue (1876-1900)	56 806	3 966	6,9
Wiesbaden (1902)	2 871	266	9,4
Würzburg (1880)	2 864	258	7,8
— (1890)	8 277	439	7
Toutes les policliniques, (consultations gratuites de Prusse)	45 029	2 425	5,4
Autriche			
Vienne	8 454	618	7,3
Salzburg	2 788	342	12,3
Laibach	7 367	693	9,4
Belgique	17 791	757	4,2
France			
Paris	40 000	4 839	12,09
Lyon	18 394	1 668	8,9
Somain [1]			
Pays-Bas			
Utrecht	2 065	151	7,4
Russie			
Pétersbourg	40 835	2 564	6,4
Odessa (1880)	3 882	233	6,05
— (1890)	4 454	340	7,4
Colonies vol. de Russie	50 222	6 646	13,2
— de Sibérie	21 762	1 588	7,25
Suisse			
Bâle (1880)	1 741	86	4,9
Berne (1867-1876)	4 620	314	6,8
— (1880)	2 329	115	4,9
Lausanne	2 669	213	7,9

[1] La statistique de Brousart à Somain, ne porte pas sur tous les malades, mais seulement sur ceux atteints de cécité mono ou bilatérale. Elle ne peut donc pas figurer dans le tableau ci-dessus. Sur 11 684 borgnes ou aveugles il trouve 1 986 cataractes spontanées 18 p. 100, et 1 300 cataractes traumatiques 11 p. 100.

Turquie.	Nombre de malades.	Maladies du cristallin.	p. 100
Constantinople	11 050	132	9,9
États-Unis d'Amérique.			
New-York (1880)	4 334	241	5,5
— (1890)	6 052	226	3,7
— (1902)	9 424	321	3,4
Boston (1880)	7 212	257	3,5
Moyenne générale des tableaux ci-dessus.			4,8
Total général pour une seule année	113 051	8 674	6,15

Comme on le voit le chiffre des affections du cristallin varie de 2,7 à 12,3 p. 100 sans que jusqu'ici on ait pu découvrir la cause de ces variations qui existent souvent d'une année à une autre pour la même localité et même pour le même oculiste. La réputation d'un médecin peut attirer dans une ville plus de malades opérables qu'il enlève ainsi à une ville voisine et fausser une statistique.

Si au lieu de rechercher la fréquence de la cataracte dans les consultations gratuites des hôpitaux et des cliniques, nous la calculions sur les malades de nos consultations payantes, de nos cabinets, comme on dit en France, nous arriverions à de tous autres chiffres, en effet dans la classe aisée dès qu'un malade a le plus petit trouble du cristallin il vient nous consulter, tandis qu'un ouvrier ou un paysan attend d'être à moitié aveugle pour se décider à se faire examiner.

Si par contre nous prenons pour base de nos recherches les seuls malades hospitalisés, les chiffres changent du tout au tout, c'est ainsi que nous voyons à Greifswald sur 977 malades 154 affections du cristallin, 15,7 p. 100 ; dans toutes les cliniques de Prusse sur 6.329 malades, 1.259 soit 19,4 p. 100 ; chez nous-même à Lyon sur 1.977 malades, 420 soit 21,3 p. 100 ; à New-York sur 513 malades 139, soit 27 p. 100.

Enfin si nous ne parlons que des opérations, nous voyons dans les colonnes volantes de la Sibérie, où pourtant les interventions sur les paupières sont si nombreuses à cause du trachome, sur 3.338 opérations 717 sur le cristallin = 21,5 p. 100 ; dans toutes les cliniques de Prusse 2.734 opérations 993 sur le cristallin = 36,3 p. 100 et aux Quinze-Vingts à Paris cette proportion monte à 794 opérations du cristallin sur 1.743 opérations oculaires, soit 45 p. 100.

Statistique géographique et professionnelle. — Nous aurions voulu pour terminer cette statistique arriver à quelques conclusions sur la distribution géographique de la cataracte à la surface du globe, sur l'influence du climat, de la chaleur, de la race, de certaines actions telluriques, celle des volcans par exemple mais nulle part nous n'avons pu trouver des statistiques précises.

Sur la proposition de Tarc, on avait dans la session de mai 1895 de la Société française d'Ophtalmologie nommé une commission chargée d'étudier la « répartition géographique et topographique des affections oculaires » ; mais nous n'avons jamais entendu parler des travaux de cette commission.

On lit bien dans plusieurs ouvrages que la cataracte est plus fréquente dans les pays chauds, mais nulle part cette assertion n'est appuyée par des chiffres. Féasant (*Ann. d'Oc.*, XIII, p. 158) nie cette plus grande fréquence pour l'Algérie, tandis que Suaxt qui a exercé au Brésil dit (*Ann. d'Oc.*, XIII, p. 167) que la fréquence de la cataracte sous l'influence d'une lumière trop abondante n'a rien qui doive nous surprendre.

Santos-Fernandez nous informe qu'à la Havane la cataracte est beaucoup plus fréquente chez les blancs que chez les nègres. Voici les chiffres qu'il indique pour les maladies du cristallin : Blancs 10.06, mulâtres 5.00, nègres 2.74 p. 100.

Aux Indes Anglaises (*Indian med. Gazette*, juin 1901) la cataracte sénile est beaucoup plus fréquente qu'en Angleterre et y apparaît chez les Hindous dix ans plus tôt que chez les Anglais.

Maynard trouve que sur 212 cataractés 141 mangeaient de la viande et 71 étaient végétariens, mais il n'indique pas la fréquence relative des deux régimes. Nave accuse la forte lumière, ce qui explique qu'il n'y a que 30 p. 100 des cas chez les femmes moins exposées à la lumière que les hommes.

Nicolysen qui pratiqua la chirurgie à Sfax (Tunisie) nous dit que sur 6 à 7.000 indigènes sur lesquels il fit plus de 500 opérations, il ne trouva que 26 cas de cataractes, toutes cataractes totales, surtout séniles.

D'un autre côté le Dr Gaos dit que la cataracte présente en Algérie une fréquence bien plus grande qu'en Europe.

Gayet a tâché de résoudre cette question et il a dans ce but adressé un questionnaire aux oculistes du monde entier, mais il a bientôt dû se convaincre qu'il n'arriverait à aucun résultat tant que nous n'aurions pas des statistiques locales complètes, et chacun sait combien elles sont difficiles à obtenir. Il a donc voulu donner le bon exemple, qui malheureusement n'a pas été suivi autre part, mais il nous a laissé un travail précieux sur la région lyonnaise comprenant les départements du Rhône, de la Loire, de l'Ain, de la Haute-Loire, de Saône-et-Loire, l'Isère, l'Ardèche et la Drôme où il y a des terrains jurassiques, de vastes plaines marécageuses ou non, des terrains granitiques et un bassin houiller important ; ce travail repose sur les fiches très précises des malades de l'Hôtel-Dieu de Lyon. Sur la carte de l'État-major il a pu constater que sauf dans le bassin de la Loire la cataracte est en rapport constant avec le chiffre de la population, et que ce rapport est de 2, en dix ans, sur 1000 habitants (soit 0,2 sur 1000 par an), et cela aussi bien à la montagne qu'à la plaine, sur le sol jurassique que sur le sol granitique. Les hommes sont dans la proportion de 2 : 1000 et les femmes de 1.54 : 1 000 (On sait que dans la statistique de de Wecker les femmes sont au contraire plus nombreuses). Le seul point où il ait trouvé plus de 3 : 1000, c'est le bassin houiller de la Loire où se trouvent, à côté des mines, un grand nombre de verreries et de puissants établissements métallurgiques. Les citadins sont moins disposés que les campagnards 1 : 1000.

La cataracte débute, en moyenne, à quarante-quatre ans chez les hommes, à quarante-neuf chez les femmes ; dans les deux sexes le maximum est à soixante-huit ans. GAYET soupçonne l'influence de la chaleur. JANSSEN a en effet démontré que la cornée absorbe 60 p. 100 des rayons caloriques et le cristallin 13 p. 100 de ceux qui ont traversé la cornée. Ce qui ferait admettre l'action de la chaleur, c'est la statistique des verriers du bassin de la Loire.

Dans la discussion au sujet du rapport de GAYET, ROCHARD croit plutôt à l'influence de la lumière car « dans les pays tropicaux la cataracte est fréquente dans les contrées dépourvues de verdure et très rare dans celles couvertes de prairies et de verdure où pourtant la température est la même » (ROCHARD était médecin au Sénégal). De nombreux travaux ont paru sur cette cataracte des verriers. MEYHÖFER, trouve à l'âge de quarante ans, 9,5 p. 100 atteints de cataracte, et au-dessus de quarante ans 26,5 p. 100. RÖMLINGER 7,66 p. 100 : soit au-dessous de quarante ans 3,35 p. 100, au-dessus de quarante ans 19,23 p. 100.

Un autre travail semblable à celui de GAYET est celui de GROS pour la clinique de Tubingue. Dans les trois cliniques du Würtemberg la proportion des cataractes est 4,2 p. 100 ; mais pour celle de Tubingen de 6,9 p. 100 ce qui est un chiffre plutôt élevé. Il trouve que sur la somme totale il n'y a aucune prédominance pour un sexe sur l'autre ; l'œil droit est aussi souvent affecté que le gauche ; la plupart des cataractés sont emmétropes ou n'ont qu'une amétropie légère. La *fréquence* de la cataracte augmente avec l'âge jusqu'à quatre-vingts ans pour diminuer alors. (D'après la statistique de WECKER et celle de UHTHOFF, la plus grande fréquence est de soixante à soixante-dix ans.) On observe l'*hérédité* de la cataracte sénile dans 4,9 p. 100 des cas, de la cataracte juvénile, y compris la cataracte congénitale, dans 14,2 p. 100, de la cataracte congénitale seule dans 16,4 p. 100.

La cataracte sénile héréditaire apparaît ordinairement sous la même forme sans apparaître dans la ligne descendante d'une manière plus précoce ; les cataractes congénitales et juvéniles se présentent le plus souvent sous la même forme que chez les parents.

Il n'existe pas de différence appréciable entre la fréquence *dans les deux sexes* ; la cataracte apparaît seulement chez la femme à un âge moins avancé.

Aucun *métier*, aucune *profession* ne prédispose particulièrement à la cataracte, peut-être font exception les ouvriers qui sont exposés à une forte lumière. Les travaux qui exigent des efforts constants d'accommodation ne prédisposent pas à la cataracte. Dans les diverses formes de la cataracte (DE WECKER), la cataracte sénile compte pour 83 p. 100, la cataracte juvénile 1,9 p. 100, la cataracte congénitale 2,5 p. 100, la cataracte traumatique et secondaire) 4,4 p. 100, la cataracte compliquée 7,9 p. 100.

CHAPITRE IV

ENTOZOAIRES DU CRISTALLIN

Les anciens traités d'ophtalmologie (MACKENZIE, BECKER, etc.) nous donnent quelques indications sur la présence d'entozoaires du cristallin. La première observation est publiée par le Dr NORDMANN (d'Odessa) en 1832. Il s'agit d'abord de deux anneaux très minces qu'il trouva dans le cristallin d'un vieillard ; l'examen microscopique démontra qu'il s'agissait de deux filaires enroulées en forme de spirale ; dans un second cas, il trouva dans le cristallin d'une femme âgée une filaire vivante qui mesurait 15 millimètres ; enfin dans un troisième cristallin, provenant également d'une femme âgée, il trouva 8 monostomas non complètement développés. L'année suivante, GESCHEIDT trouva 4 distomas dans le cristallin d'un enfant de cinq mois, atteint de cataracte congénitale, puis 3 filaires dans le cristallin cataracté d'un homme âgé de soixante et un ans. Les caractères de ces animaux sont si bien décrits qu'ils ne nous laissent aucun doute sur leur exactitude.

Depuis lors on ne connaît qu'un autre cas d'entozoaires du cristallin. Il s'agit d'une vésicule de cysticerque que DE GRAEFE trouva entre la capsule postérieure et la lentille.

L'attention a de nouveau été appelée sur ce point par GRAEFE, lequel, à la dernière réunion de la Société ophtalmologique de Heidelberg, a présenté les préparations de deux larves mortes de trématodes trouvées dans le cristallin cataracté d'un pêcheur des bords de la Sprée, âgé de cinquante-cinq ans. GRAEFE a rappelé alors que si ces parasites sont très rares chez l'homme, ils sont au contraire très fréquents et très bien connus dans les cristallins des poissons. Dans un traité des maladies des poissons, HOFER s'exprime ainsi : on voit ces parasites rampant par douzaines ou davantage entre la capsule et le cristallin dont ils font leur nourriture et qui finit par se troubler. Les poissons ne meurent pas de cette maladie, mais s'amaigrissent par le fait qu'ils ne sont plus capables de trouver leur nourriture. FUHRMANN décrit une pareille épidémie de cataractes qu'il observa à Genève dans un établissement de pisciculture où l'on élevait des truites. Ces larves appartiennent à diverses espèces de trématodes ; elles avaient d'abord été décrites comme une espèce à part sous le nom de *diplostomum volvens*. On sait aujourd'hui que ces animaux acquièrent leur développement complet dans le canal intestinal d'oiseaux aquatiques et on les a retrouvés chez les mouettes si fréquentes au bord du lac Léman. Celles-ci laissent tomber leurs excréments dans le lac, les larves ciliées s'en dégagent et sont alors absorbées par les poissons. Pus-

Berger on a observé déjà, en 1883 dans les yeux des brochets provenant de lacs des environs de Berlin; les poissons vivant dans l'eau courante semblent ne pas présenter cette maladie.

Dans la plupart des traités de médecine vétérinaire il est fait mention de parasites dans la chambre antérieure et le cristallin chez le cheval.

La présence d'entozoaires dans le cristallin provoque le développement d'une cataracte aussi bien chez l'homme que chez les animaux.

L'APHAKIE
ET LA VISION DES APHAQUES

1. **L'aphakie et la prescription des lunettes aux opérés de cataracte.** — Nous n'avons pas à traiter ici de l'aphakie au point de vue purement optique, ce travail ayant déjà paru dans le volume III de l'Encyclopédie pages 285 et suivantes; mais nous avons à nous en occuper au point de vue clinique pour corriger par des verres l'aphakie de nos malades opérés.

On sait que dans l'œil emmétrope le cristallin enlevé doit être remplacé théoriquement par une lentille convexe de 10 à 11 D., mais pratiquement nous trouvons des variations assez importantes qui augmenteront encore en plus ou en moins selon que l'œil était auparavant hypermétrope ou myope. Nous verrons aussi que l'opération provoque ordinairement un astigmatisme assez considérable. Tscherning dans le travail cité ci-dessus nous donne les deux tableaux ci-dessous résultant le premier des recherches de Stadfeldt, le second de celles de Pflüger.

Tableau I. — Stadfeldt				Tableau II. — Pflüger	
Avant l'opération	Après l'opération	Avant l'opération	Après l'opération	Avant l'opération	Après l'opération
Hm. 7 D.	Hm. 15	M. 9	Hm. 5,5	M. 10	Hm. 5
Hm. 5	Hm. 13,8	M. 11	Hm. 4,4	M. 11	Hm. 5,5
Hm. 3	Hm. 12,5	M. 15	Hm. 2,3	M. 12	Hm. 4,5
Hm. 1	Hm. 11,3	M. 17	Hm. 1,3	M. 13	Hm. 3,5
E.	Hm. 10,6	M. 19	Hm. 0,2	M. 14	Hm. 0,5
M. 1	Hm. 10,1	M. 23	M. 0,8	M. 15	Hm. 1
M. 3	Hm. 8,9	M. 23	M. 1,8	M. 16	M. 2,5
M. 5	Hm. 7,8	M. 25	M. 2,7	M. 18	M. 2
M. 7	Hm. 6,0			M. 22	M. 2

Les recherches de Ehmann à la clinique de Tubingue nous montrent que sur 1.471 yeux opérés de cataracte (657 femmes et 514 hommes), il y avait après l'extraction :

Hypermétropie.	9 Dioptries dans	5,20 p. 100
—	10 à 12	80	—
—	13	5,89	—

Sur 34 cas de cataracte zonulaire 8 yeux avaient une hypermétropie de 6 à 9 D, 17 de 9 à 12 D, et 9 une hypermétropie plus forte que 12 D.

Dans les cataractes traumatiques l'hypermétropie était normale, soit de 10 à 12 D. Enfin sur 8 yeux atteints de cataracte corticale postérieure 4 étaient assez fortement myopes avant l'opération.

Il résulte de ces chiffres qu'il y a une très grande différence dans les divers cas, mais qu'en somme dans les yeux hypermétropes la différence de la réfraction avant et après l'opération va de 8 à 10,3 D., tandis que pour les yeux myopes elle augmente beaucoup avec le degré de la myopie de 9,4 à 12, 13, 14, 15, 17, 18 jusqu'à 22,3 D., mais comme cette augmentation n'est pas absolument régulière on ne pourra pas, d'après le degré de l'hypermétropie ou de la myopie préexistantes, calculer d'avance exactement le verre correcteur. Les chiffres ci-dessus correspondent bien à la moyenne des résultats obtenus, mais ne pourront nous donner qu'une indication approximative.

C'est ainsi, pour ne citer qu'un seul exemple, que STADFELDT indique après une opération chez un myope de 21 D, une myopie de 0,8 après l'opération, tandis qu'un de nos malades, qui avait pendant des années porté —21 D comme le verre corrigeant le mieux et cela avant le développement de sa cataracte, a encore aujourd'hui, trois ans après l'extraction, une myopie de 3,50 D.

La diminution de la réfraction oculaire après l'opération de la cataracte a jusqu'ici en dehors de l'astigmatisme post-opératoire, été *exclusivement attribuée à l'absence du cristallin*. TRUC se demande si en dehors de la modification des milieux et de la courbure de la cornée, il n'y avait pas également une modification de la forme de l'œil, une diminution de la longueur de l'axe optique. Si l'axe antéro-postérieur de l'œil se réduit, il y aura de ce fait diminution de la réfraction et une partie de l'hypermétropie post-opératoire devrait être attribuée au raccourcissement de l'axe antéro-postérieur. Il cite deux malades qui ont spontanément indiqué la sensation d'une certaine réduction du globe, mais ces faits restent isolés et ne permettent aucune mensuration sérieuse.

Par contre TRUC a fait des expériences sur des animaux : bœuf, mouton, agneau, lapin, épervier. L'œil droit normal présente en général une différence minime en sa faveur, en regard de l'œil gauche.

En résumé TRUC trouve pour l'œil opéré une diminution de l'axe antéro-postérieur de 0 mm 6, du poids de 0 gr 20, du volume de 0 cc. 13. Cette diminution de l'axe antéro-postérieur de 0 mm 6 entraînerait chez le lapin une hypermétropie de 2 D et chez l'homme de 4 à 5 D. Si d'autres observateurs reprennent l'étude de cette réfraction de la rétine il ne faudra se servir que d'yeux absolument sains, car une légère irritation ou une inflammation pourrait amener une légère atrophie de l'œil aphaque.

2. **Astigmatisme post-opératoire**. — DONDERS a déjà en 1864 mentionné l'apparition de l'astigmatisme cornéen après l'extraction de la cataracte. En 1869 KNAPP et WOINOW publièrent les premières mensurations exactes avec

l'ophtalmomètre de Helmholtz sur 31 opérés, sur lesquels 22 ont été mesurés avant et après l'opération; dans 12 cas les principaux méridiens étaient exactement vertical et horizontal et dans 11 ils notèrent une augmentation de la courbure du méridien horizontal et une diminution de celle du méridien vertical. Maurnxen a également fait plusieurs mensurations, mais elles sont surtout nombreuses depuis que l'ophtalmomètre de Javal-Schiötz a remplacé celui de Helmholtz et facilité les calculs. Javal lui même est un des premiers qui s'en soit servi pour mesurer l'astigmatisme post-opératoire. Mais les travaux importants sur ce sujet sont dus à Weiss, Dehénoff et Treutler. Il résulte des calculs de Treutler, qui a résumé aussi tous les travaux parus avant le sien, que le diamètre vertical de la cornée était diminué dans 88 p. 100 des cas, stationnaire dans 2 p. 100 et augmenté dans 10 p. 100 ; les proportions inverses existaient naturellement pour le méridien horizontal. La plus forte diminution du méridien vertical correspondait dans un cas de Treutler à une augmentation du rayon de courbure de 1 mm. 5, la plus forte augmentation de la courbure horizontale à une diminution de rayon de 1 mm. 8.

La *moyenne* des rayons de courbure ont donné les chiffres suivants :

	POUR LE MÉRIDIEN VERTICAL	POUR LE MÉRIDIEN HORIZONTAL
D'après Rauss	+ 0.3 mm.	— 0.27 mm.
— Weiss	+ 0.45 —	+ 0.02 —
— Delhanoff	+ 0.44 —	— 0.47 —
— Treutler	+ 0.7 —	— 1.1 —

Les chiffres de Treutler sont en général bien supérieurs à ceux des autres observateurs, mais cela s'explique par le fait qu'il fit ses mensurations sept jours après l'opération, tandis que les autres les firent le treizième, le quatorzième et le seizième jour après. Or, on sait que cet astigmatisme post-opératoire diminue d'une manière régulière et assez rapide dans les premières semaines ou dans les premiers mois pour disparaître souvent complètement. Toutefois les cas ne sont pas exceptionnels dans lesquels un astigmatisme considérable semble définitif. C'est ainsi qu'un de nos malades a aujourd'hui encore plus d'un an après l'opération un astigmatisme de + 7 dioptries combiné à + 9 sph. et une acuité visuelle de 0,3. Il faudra donc tenir compte de cet astigmatisme dans le choix des lunettes, et c'est une des raisons pour lesquelles nous croyons qu'il faut attendre au moins un mois après l'opération pour prescrire les verres pour la distance et deux mois pour ceux du travail.

Nous devons d'autres travaux sur l'astigmatisme post-opératoire à Masson qui fit des mensurations à la clinique de Gayet ; il trouva que l'astigmatisme une fois établi était en moyenne de 4 dioptries, puis il diminue petit à petit et se maintient de 1 à 3 D., à Chibret et à Gagneux. Chibret fit 79 mensurations, voici sa conclusion : l'astigmatisme s'observe d'une manière constante dans les premiers jours après l'opération et diminue plus ou moins vite pendant six semaines, après lesquelles il ne se modifie que très exceptionnellement ; il peut au début atteindre 16 D. et malgré cela arriver à 0, tandis que dans

un cas de 8 D. au début il persista après plusieurs mois un astigmatisme de 6 D. ;
il n'y a donc pas de relation entre le degré initial et le définitif. Dans 90 p. 100
des cas c'est un astigmatisme mixte qu'il appelle isocèle, parce que la courbure de la cornée diminue autant dans le diamètre vertical qu'elle augmente
dans l'horizontal, ainsi, si avant l'opération la courbure indiquée par
l'ophtalmomètre correspond à 40 D., on trouvera après 37 pour le diamètre
vertical et 43 pour l'horizontal.

Quant à GAGNIEU il donne pour moyenne, du dixième au quinzième,
jour après l'opération 5 à 8 D., tandis qu'au bout de trois mois il n'y a plus
que 3 D. 75, au bout de cinq mois 2 D. 25, six mois, 1,75 à 2 D., huit mois,
1,25 à 1,75 D., dix mois, 0,60 à 1 D., et un an 0 ou même 1 D. dans le méridien vertical. N'oublions pas toutefois que CLARK a insisté dernièrement sur
le fait que l'astigmatisme post-opératoire était diminué dans l'extraction
avec lambeau conjonctival.

Lorsque dans des cas pareils nous voulons prescrire des verres sphérocylindriques, il arrive souvent que ceux que nous avons ordonnés ne sont pas
supportés par les malades et ne leur donnent pas la même acuité visuelle
que nous avons obtenue dans nos mensurations. Cela tient au fait que
dans nos lunettes d'essai nous plaçons le verre biconvexe en arrière et le
cylindrique en avant, tandis que l'opticien fait tout le contraire et est
obligé de le faire. En effet, si nous prescrivons un verre + 10 D. sph.
et + 3 cyl. l'opticien qui met d'un côté un verre plan sphérique doit doubler
la courbure de ce verre pour tailler de l'autre côté un verre cylindrique, or
si l'on mettait du côté de l'œil la partie sphérique elle arriverait presque en
contact avec l'œil et en tous les cas gênerait les mouvements des cils ; en
outre le centre optique du verre plan sphérique + 10 D. lorsqu'il est à la
surface externe de la lunette se trouve sensiblement plus en avant que celui
de notre verre biconvexe, et par conséquent augmente sa réfraction. — Il
faudrait donc, nous aussi, pour notre examen, faire comme l'opticien, c'est-à-
dire nous servir de verres plan convexes et placer le verre cylindrique du
côté de l'œil, ou mieux encore faire nos calculs avec les verres combinés tels
qu'ils existent dans la boîte d'ASTOSELLI, qu'il a présentés à la Société française
d'Ophtalmologie en mai 1895. Ceux que cette question intéresse particulièrement pourraient consulter les articles de DIMMER et OSTWALT dont nous
donnons les titres dans la Bibliographie. — Il est enfin une manière plus
simple de corriger l'astigmatisme chez les aphaques, manière que j'ai vu plus
d'un malade trouver spontanément, c'est d'incliner la lunette de manière à
rapprocher le bas du verre plus près de la joue ou à l'écarter suivant la distance à laquelle il regarde. Ce procédé a été recommandé par PERCIVAL.

Lorsque nous aurons ainsi calculé la lunette sphérique ou sphérocylindrique la mieux adaptée pour la vision à distance, nous en prescrirons une
seconde pour le travail en ajoutant en moyenne 4 dioptries, un peu moins
pour les ouvriers qui doivent travailler à une certaine distance de l'œil,
50 ou 60 centimètres, comme pour les tisseurs, un peu plus pour ceux qui
s'occupent d'ouvrages très délicats, horlogers, dentelliers, etc. Cependant

tout récemment Laws nous proposa de se contenter d'une seule paire de lunettes : « Dans ces deux dernières années, chez la majorité de mes opérés de cataracte je n'ai prescrit qu'une seule paire de lunettes, celle pour la vision à distance, en indiquant à mes malades que lorsqu'ils veulent lire ils doivent les porter au bout du nez. L'expérience démontre qu'une distance de 1 pouce (33 millimètres) des yeux est généralement suffisante.

3. Accommodation de l'œil aphaque. — La question de l'accommodation de l'œil aphaque, dont on s'était beaucoup occupé à la fin du XVIIIe siècle, semblait avoir été complètement résolue par les travaux de Donders qui s'exprimait comme suit : « Avec la perte du cristallin, toute trace d'accommodation a disparu ». Mais, dans ces derniers temps, plusieurs travaux ont paru qui parlent en faveur de cette accommodation. Nous devons donc en parler à notre tour.

On sait que Leuwenhoek considérait le cristallin comme un organe musculaire; partant de cette idée, Hunter chercha à démontrer que sa contraction et son relâchement étaient la cause de l'accommodation. Home et Ramsden eurent alors l'idée d'examiner l'œil aphaque et ils conclurent, parce qu'un jeune homme opéré de cataracte pouvait lire certains caractères à diverses distances avec le même verre, qu'il avait conservé un certain degré d'accommodation, et ils l'attribuaient à un changement de la courbure de la cornée ou même à sa propulsion en avant. Mais déjà, le 27 novembre 1800, Thomas Young démontra à la Royal Society de Londres que, dans la vision de près, la cornée ne devient pas plus convexe et qu'il n'existe pas davantage un allongement de l'axe de l'œil. Au lieu de faire faire à ses aphaques des exercices de lecture, il se servit d'un instrument très délicat, de l'optomètre de Porterfield, construit d'après le même principe que celui de Scheiner, c'est-à-dire avec des fils très fins tendus dans un cadre, et il démontra que l'endroit où ces fils étaient vus nettement se trouvait toujours à la même distance de l'œil et que lorsqu'il y avait la moindre variation, elle était due au déplacement du verre placé devant l'œil. La question était donc définitivement résolue. Malheureusement, les travaux importants de Thomas Young (*On the mechanism of the eye*) furent complètement oubliés, et cela nous explique que des oculistes aussi distingués que V. Arlt purent plus tard reprendre cette idée de l'existence d'une légère accommodation de l'œil aphaque, accommodation qu'il attribuait à l'action des muscles externes de l'œil.

Lorsque, en 1852, Cramer eut inventé son phakomètre et démontré que le cristallin devenait plus convexe pendant l'accommodation pour des objets rapprochés, la question revint à l'ordre du jour, car il était difficile de démontrer que cette augmentation de la courbure correspondait exactement au degré de l'accommodation.

Graefe fait une première expérience; il constate qu'un jeune homme opéré de cataracte par extraction au deux yeux pouvait, avec + 13 D, lire un caractère moyen d'impression, de 20 à 60 centimètres. Mannhardt reprend ces recherches avec les lettres de Snellen; avec + 18 D. et les caractères de Snellen 1 1/2 il constate une accommodation de 2 D; mais avec les points de Burghardt, elle n'est plus que 0,03, et avec l'optomètre à 6l, 0,001, c'est-à-dire à peu près nulle.

Nous admettons qu'il est démontré qu'il n'existe aucune accommodation de l'œil aphaque, nous basant sur deux observation de Donders : un jeune homme opéré avec succès voyait, avec —13 D, à 15 millimètres de l'œil, à grande distance un point lumineux parfaitement net et clair; dès qu'on avançait ou reculait le verre de 1 millimètre, le point lumineux se transformait en une ligne; dans un autre cas, chez un jeune homme intelligent qui voyait nettement le point lumineux à distance avec une lentille appropriée, une lentille de + 0,2 et même de + 0,1 mise devant ses lunettes transformait le point en une ligne verticale, une lentille de —0,2 et —0,1 en une ligne horizontale. La convergence des axes oculaires ne changeait rien à ces résultats. Coster reprit ces examens sur la vision rapprochée et arrive aux mêmes conclusions, ainsi que Abadie, Schöler, Nagel, etc.

Malgré cela, Förster prétend de nouveau, en 1872, qu'il existe une accommodation dans l'œil aphaque qui peut aller jusqu'à 4 et 4,5 D. Plus tard, Schöffer et Hoffmann se prononcèrent dans le même sens; Senxelika admit une accommodation pendant la convergence et le regard en bas, et cela par action des muscles extérieurs de l'œil; mais Sattler le réfuta par des expériences très exactes. Walter admit la réalité de cette accommodation, mais il l'explique par une contraction du muscle ciliaire qui pousserait le corps vitré sous forme d'une cupule convexe dans le champ pupillaire, et cette idée est de nouveau émise en 1904 par Wicherkiewicz qui explique ainsi les cinq cas observés à sa clinique par Liebermann et qui trouve une accommodation variant de 3 à 5,7 et 8 D. Wicherkiewicz ajoute que l'on travaille la tête penchée et qu'il ne faut pas méconnaître l'influence de la pesanteur sur la production du gonflement du corps vitré vers la chambre antérieure, le vitré étant plus lourd et plus dense que l'humeur aqueuse. Mais Walter et Wicherkiewicz admettent encore, d'après Krause, que l'indice de réfraction du corps vitré est de 0,0065 plus fort que celui de l'humeur aqueuse, tandis que Helmholtz a prouvé que cette différence n'était que 0,0017. Ils oublient aussi que Hess a démontré qu'il n'existe pas de différence de pression dans le corps vitré et dans la chambre antérieure, du moins dans l'œil contenant encore son cristallin, et il est plus que probable qu'il en est de même pour l'œil aphaque. Mentionnons encore quelques observations de cette pseudo-accommodation. Faber cite un aphaque qui, avec le même verre, avait la même acuité à 5 mètres et à 0m,08 (8 centimètres). Gimbert a observé une malade qui avait eu une cataracte traumatique opérée par extraction linéaire; elle eut un peu d'iritis et la pupille était restée très petite. Correction + 10 D. pour la distance, mais, avec les mêmes verres, elle lisait Jager 2 à 30 centimètres. Dans un autre cas, chez un homme de soixante-neuf ans, avec pupille petite et contractée, avec + 10 combiné avec + 3 à 30° V. = 2/3 avec + 11,50 combiné avec + 3 à 50° Jager 2 de près. L'œil aurait donc conservé une accommodation de 1,50 D puisque, sans cela, il aurait fallu ajouter + 3 D pour la vision à 30 centimètres. Gibbons ajoute avec raison qu'il explique cette pseudo-accommodation par l'étroitesse de la pupille de ses deux malades, qui agissait comme un trou sténopéique. Mentionnons enfin l'observation de Landolt. Il s'agit d'un homme qui avait à l'œil gauche, depuis sept ans, une cataracte traumatique en partie résorbée et qui en outre avait depuis son enfance des opacités diffuses de la cornée. Il perdit ensuite l'œil droit par accident. L'œil gauche fut opéré par discision. Il était très myope auparavant, car la meilleure correction fut obtenue par un verre +3 D cyl. Voici le résultat donné par Landolt.

DISTANCE DE L'ŒIL	PUPILLE NORMALE	PUPILLE DILATÉE AU MAXIMUM
mètres.	V.	V.
5	0.27	0.20
4	0.25	0.20
3	0.23	0.20
2	0.25	0.20
1	0.28	0.20
0,70	0.27	0.25
0,50	0.24	0.20
0,40	0.22	0.20
0,30	0.23	0.20
0,20	0.23	0.20
0,15	0.23	0.20
0,10	0.22	0.20

Il est malheureux que, dans ces cas, l'acuité ait été si mauvaise, probablement à cause des taches de la cornée. Nous avons toutefois cru devoir publier les détails ci-dessus, car c'est la première observation qui nous montre l'acuité entre une pupille normale et une dilatée au maximum. Il résulte évidemment de tous ces chiffres que l'acuité varie peu de 10 centimètres à 5 mètres. En tous les cas, on ne peut pas ici penser à une accommodation par contraction du muscle ciliaire, car dans une des séries, où la vision reste presque toujours égale, sauf à 70 centimètres, ce muscle était paralysé par le mydriatique. Notons enfin que les mensurations ont été faites les paupières largement ouvertes pour que la fente palpébrale ne puisse pas avoir une action sténopéique. Que devons-nous conclure de tous ces faits?

La lecture d'un type d'écriture n'est point une preuve suffisante de l'adaptation de l'œil, car on peut arriver à lire à la même distance avec des verres assez différents, les expériences de Mannhardt, citées plus haut, nous ont montré que les optotypes ne suffisaient pas pour mesurer exactement l'acuité visuelle. En outre, s'il existe un astigmatisme cornéen, la direction du regard, ne passant pas exactement par un même point de la cornée pour le regard de loin et le regard de près, peut expliquer une différence de réfraction; il en est de même avec les forts verres convexes des opérés de cataracte; en effet, si le verre est bien centré pour la vision à distance, la vision rapprochée se fait dans une direction qui traverse le verre obliquement; ici aussi la réfraction sera différente. Il faut tenir aussi un grand compte de la grandeur de la pupille et de l'action sténopéique de l'occlusion des paupières.

Reste enfin le cas de Lindahl, mais il nous dit lui-même que son malade avait une cataracte secondaire très épaisse et que la discision y avait fait une incision triangulaire noire et très nette; l'action sténopéique se faisait ici dans l'ouverture de la cataracte et cela nous explique le peu d'influence qu'avait la dilatation maximale de la pupille. Ajoutons encore que pour des verres aussi forts que ceux des opérés de cataracte, le moindre changement de position de la lunette a une grande influence sur la réfraction. Un verre de 11 D placé à 30 millimètres correspond à un verre de 13 D placé à la distance de 15 millimètres devant l'œil.

En résumé, toutes ces sortes d'erreurs suffisent pour expliquer la pseudo-accommodation, et nous devons conclure avec Donders *que l'œil aphaque ne possède aucune accommodation.*

Fukar prétend toutefois, se basant sur 8 observations chez des enfants, qu'il existe sûrement une accommodation chez des aphaques jeunes; il cite par exemple une jeune fille de douze ans, dont l'hypermétropie post-opératoire était égale à 12 D, et qui voyait bien sans verre de loin et de près, à tel point qu'elle lisait Sn 1 1/2 à 5 centimètres. Il admet que cette accommodation est due à une compression par le muscle orbiculaire et les muscles extérieurs de l'œil; la musculature interne ne joue aucun rôle dans cette accommodation. Celle-ci ne se développe qu'au bout d'un certain temps, lorsque les petits malades n'ont pas porté les verres correcteurs.

4. **La vision des aphaques.** — Comme Becker le dit avec raison, l'opération de la cataracte a donné un résultat positif toutes les fois qu'un malade voit mieux après qu'avant: ainsi s'il compte les doigts tandis qu'il ne le pouvait pas auparavant, il est évident qu'il a gagné par l'opération. Toutefois, ni le malade ni l'opérateur ne seront satisfaits, car ils se sont décidés à l'opération dans le but d'arriver à une *vision utile.*

Or, depuis la vision qui consiste à simplement compter les doigts jusqu'à la vision = 1, nous observons tous les degrés intermédiaires. Dans le but de dresser une statistique sur les résultats, on a souvent désiré d'établir une échelle fixe des différentes acuités. On peut toutefois admettre qu'une vision de 2/7 est une bonne moyenne d'une opération très bien réussie. Si nous voulons classer nos résultats en mauvais, demi-succès et succès complets, on doit enregistrer au nombre des premiers tous ceux dans lesquels le malade ne compte pas les doigts, dans les seconds, tous ceux qui, à 6 mètres, ont une vision au-dessous de 1/10, enfin, dans les derniers, ceux dont V est $= \frac{1}{10}$.

C'est d'après ces données que Becker et Knapp ont fait leur classification, mais d'autres opérateurs ont choisi une autre limite; ainsi de Wecker exige 1/5 et Schwsigger 1/6 pour un plein succès. C'est d'après la division de Becker que Snellen, sur 201 opérations, annonce: insuccès, 5 p. 100; demi-succès, 15 p. 100; succès complets, 80 p. 100. Knapp, pour l'extraction linéaire, insuccès, 2 p. 100; demi-succès, 12 p. 100; succès complets, 86 p. 100, mais, sur ces derniers, 27 p. 100 avaient V $\frac{20}{60}$ (1/3) à $\frac{20}{80}$ (1/4) et 60 p. 100 $\frac{20}{80}$ (1/4) à $\frac{20}{100}$ (1/5).

Dans les statistiques modernes, on a pris l'habitude d'exprimer la vision en décimales : 0,1, 0,2, 0,3, etc..., jusqu'à 1.

Cette indication a un vrai défaut en tant qu'elle n'indique pas la distance à laquelle la mensuration a été faite, et l'on devrait non pas conserver l'ancienne dénomination de 20/200, 20/100, etc., puisque nous ne comptons plus en pieds, mais se servir des tables calculées pour 5 mètres et indiquer 5/100, 5/90, 5/50... jusqu'à 5/5, ou bien pour 6 mètres 6/200, 6/100, etc. ; la numération indiquerait ainsi la distance en mètres à laquelle la mensuration a été faite et permettrait de comparer plus exactement les diverses statistiques.

Voir les statistiques de la vision dans le chapitre des résultats de l'opération.

Nous devons maintenant étudier une question intéressante qui est la suivante : *Quelle est la vision du malade ayant subi avec succès une opération unilatérale de cataracte, l'autre œil étant sain ?* Tous les oculistes ont eu sûrement l'occasion d'observer des cas pareils, mais pas très nombreux, car, comme nous l'avons dit plus haut, la question de l'utilité d'une pareille opération est encore discutée, mais ici nous pouvons nous baser sur le jugement de ceux de nos maîtres qui ont à ce sujet une grande expérience, DE GRAEFE par exemple, qui a étudié avec son attention habituelle plus de 50 cas.

Voici les résultats de ces expériences :

1° Dans un grand nombre de cas, lorsque les deux yeux sont ouverts, l'image de l'œil opéré n'est pas perçue, elle est supprimée, comme cela arrive souvent lorsque deux yeux ont une réfraction très différente. Quelquefois la direction du regard est à peu près normale, soit pour la vision à distance, soit pour la vision rapprochée, rarement pour les deux, mais d'autres fois l'œil opéré dévie soit en convergence, soit en divergence, comme du reste on le voit pour les mêmes yeux avant l'opération. Nous pouvons nous assurer de cette suppression de la vision par le fait que nous ne pouvons pas provoquer de diplopie en mettant devant cet œil un prisme de 2 à 4° à base en bas ou en haut, et qu'en outre, en plaçant horizontalement devant ce même œil un prisme de 8 à 10° à base externe, l'œil ne fait aucun mouvement de convergence, ni aucun de divergence avec un prisme à base interne du côté nasal de 4 à 6°. Nous voyons, au contraire, ce même œil faire un mouvement de fixation lorsque nous couvrons le bon.

2° Dans quelques cas toutefois, et ceux-là sont beaucoup plus intéressants, l'œil opéré est employé en même temps que l'autre, malgré l'énorme différence de réfraction, soit pour la vision à distance, soit pour la vision rapprochée et cela sans aucun inconvénient pour le malade.

Dans ces cas, les axes optiques des deux yeux sont exactement dirigés sur le point de fixation, soit pour la vision à distance, soit pour les objets rapprochés ; l'œil opéré ne fait aucun mouvement si l'on met la main devant l'œil sain, enfin on provoque constamment de la diplopie en mettant soit devant l'œil sain, soit devant l'œil opéré un prisme de 2 à 3° à base horizontale. Ces malades ont donc une vraie vision binoculaire, malgré la différence de grandeur des images rétiniennes, car on sait que les forts verres convexes qui corrigent l'aphakie avancent sensiblement et rapprochent de la cornée les points nodaux du système optique qu'ils forment avec l'œil, par conséquent les images rétiniennes de l'œil aphaque sont sensiblement plus grandes, ce qui faisait dire à WEBER que l'œil aphaque corrigé par le verre approprié « avait droit » à une vision supérieure à la normale = 1,5 à 1,6

Dans ces cas on notait que la taxation des distances était beaucoup plus exacte avec les deux yeux qu'avec l'œil sain seul.

D'après l'expérience de DE GRAEFE cette vision binoculaire après l'extraction sur un œil est assez fréquente chez les enfants et les jeunes gens, il n'en a observé qu'un cas chez les adultes.

Les avantages de l'opération de la cataracte monoculaire sont donc, du moins dans quelques cas : 1° *le rétablissement de la vision binoculaire* et *l'appréciation exacte des distances*; 2° dans tous les cas un *résultat cosmétique* qui n'est jamais à dédaigner même pour les ouvriers, auxquels l'apparence d'être borgnes peut nuire dans leur carrière (GRAEFE rapporte qu'il a, dans ce but, opéré des cataractes dans des yeux aveugles par décollement de la rétine); 3° *l'étendue du champ visuel*, enfin, 4° une augmentation de *l'énergie* de la vision en tant que la vue se fatiguerait moins avec deux yeux même si inégaux qu'avec un seul.

Les dangers de l'opération sont la *possibilité d'un insuccès*. Chez les jeunes sujets ce danger est à peu près nul. GRAEFE qui faisait ces remarques en 1856 donc avant l'antisepsie était moins affirmatif pour les adultes. « Il ne faut pas en général *conseiller* l'opération de la cataracte, lorsque l'autre œil est sain, mais il ne faut pas la *refuser* si le malade la réclame, en sachant à quoi il s'expose. »

D'autres reproches qu'on a faits à l'opération monoculaire sont que la grande différence de la réfraction serait un obstacle à la persistance au travail, en un mot provoquerait à la longue de la fatigue. GRAEFE ne l'a jamais observé sur ses 50 cas. On a parlé aussi d'*éblouissement*; il existe en effet pendant les premières semaines, mais disparait spontanément. Enfin, on a objecté le *strabisme* et la *diplopie* après l'opération. Ces cas existent il est vrai, mais on peut toujours les corriger soit par des verres décentrés, soit par l'opération.

La conclusion est donc que *l'opération de la cataracte sur un œil, l'autre étant bon, a des avantages importants et aucun inconvénient sérieux. Elle est donc toujours indiquée dans les cas où nous pouvons compter sur le succès de l'opération.*

5. **Du recouvrement de la vision après l'opération de la cataracte.** — Tous les oculistes sont d'accord pour admettre que les opérés de cataracte, devenus aveugles, à l'âge adulte, voient bien immédiatement après l'opération, même si la cataracte a duré plusieurs années. « J'ai souvent opéré, dit DE GRAEFE, des cataractes qui existaient depuis vingt, trente et quarante ans et je n'ai pas constaté d'autres différence avec les cas ordinaires que le seul fait que les mala-

des s'habituaient un peu moins vite à la lumière et devaient s'exercer un peu plus longtemps pour reconnaître de petits objets ». Il cite même l'observation d'une femme opérée à soixante-trois ans et dont la cataracte avait été constatée à l'âge de trois ans ; elle vit bien immédiatement après l'opération, mais dans ce cas DE GRAEFE admet que l'éducation du sens de la vue s'était faite par l'autre œil. La malade de SAEMISCH opérée à l'âge de quatre-vingt-trois ans et dont la cataracte existait depuis soixante-dix-sept ans, vit bien aussitôt après l'opération. LOMANOW cite, il est vrai, deux cas dans lesquels la cécité avait duré dix-sept et vingt-trois ans chez des malades âgés de soixante et soixante-dix ans et qui pendant douze à quinze jours après l'opération s'orientaient par le toucher, mais il ne donne aucune indication sur leur acuité visuelle.

Mais il n'en est plus de même pour les aveugles nés qui sont atteints de cataracte congénitale. Tandis que les résultats des opérations faites dans les premiers mois, ou les deux premières années de la vie sont en général très satisfaisants, il en est tout autrement si l'on attend plusieurs années, et le développement de la vision est d'autant plus défectueux, ou du moins plus lent, que le malade est plus âgé.

Depuis les premières observations de CHESELDEN (1728), WARE (1801), WARDROP (1826), nous en possédons plusieurs beaucoup plus récentes de HIRSCHBERG, V. HIPPEL, DUFOUR, NOUS-MÊME, SCHMIDT-RIMPLER, GAYET, FRANCKE, AHLSTROEM, FISCHER, qui toutes sont d'accord pour démontrer que l'éducation du sens de la vue se fait lentement et petit à petit, absolument comme celle de l'enfant nouveau-né et ce n'est pas seulement l'éducation de l'œil, mais celle des centres corticaux du cerveau qui se fait ainsi peu à peu. C'est ce que démontre par exemple notre propre observation dans laquelle la vue du second œil opéré un an après le premier se développa très rapidement, profitant ainsi du long travail fait par le premier. Tous ces travaux parlent en faveur de la théorie empiristique de la vision. Nous ne voyons que ce que nous avons appris à voir. Seul SCHLODTMANN, qui a choisi 3 aveugles âgés de onze, quatorze et dix-huit ans avec conservation de la vision de la lumière, et étudié chez eux la projection seulement d'après les phosphènes, a observé que cette projection était bonne et il conclut en faveur de la théorie nativistique. Tandis que FEARN admet que l'éducation de ces aveugles-nés opérés tardivement doit se faire dans des asiles d'aveugles, TROMBETTA nous montre qu'on peut arriver beaucoup plus vite aux résultats désirés par des exercices variés. En 25 séances il a pu développer l'attention, l'association psychique entre les sensations tactiles et visuelles, la substitution de ces dernières, finalement la coordination des mouvements oculaires, la convergence et la vision binoculaire sur un enfant de dix ans opéré de double cataracte congénitale par GUAITA.

6. **Amblyopie, Hystérotraumatisme, Oubli de la vision.** — Nous avons vu quel était le développement de la vision chez les personnes atteintes de la cataracte à l'âge adulte ou dès leur naissance, mais il est encore d'autres cas de malades qui, ayant vu pendant quelque temps, puis étant devenus aveu-

gles se sont conduits après l'opération exactement comme les aveugles-nés. C'est ce qu'on a appelé *l'oubli de la vision*. On peut sans hésiter admettre l'affirmation de Uhthoff qui dit qu'un enfant qui devient aveugle avant l'âge de deux ans et demi ne conserve pas le souvenir de ses
impressions visuelles, c'est ce qui eut lieu dans l'observation de Schmidt-
Rimpler ; mais Schnabel, Axenfeld et Seidel vont sensiblement plus loin :
le malade de Schnabel avait bien vu jusqu'à l'âge de cinq ans, celle d'Axenfeld jusqu'à l'âge de six ans ; elle eut alors une iridochoroïdite suivie de
cataracte ; opérée à sept ans et demi, elle se comporta quinze jours après l'opération comme une aveugle-née, toutefois le retour de la vision fut plus rapide
et au bout de six semaines elle apprit peu à peu à se servir de son œil. Les deux
malades de Seidel avaient bien vu jusqu'à l'âge de sept ans : la première, une
jeune fille de dix ans fut opérée avec succès, mais elle mit deux mois à
apprendre à se conduire seule ; le second, un homme de trente et un ans, aveugle depuis l'âge de sept ans, ne savait pas se conduire seul après une opération parfaitement réussie, cependant au bout de trois semaines il avait de nouveau appris à se servir de son œil. On peut donc conclure que l'on peut,
jusqu'à l'âge de sept ans, oublier, désapprendre ce que l'on avait vu et se
trouver d'abord après l'opération dans une condition semblable à celle de
l'aveugle-né. Il est permis de supposer que ces cas rentrent dans la classe de
l'hystéro-traumatisme.

Vision colorée, érythropsie, cyanopsie. — Si nous ne parlons pas avec beaucoup de détails de la vision colorée de *l'érythropsie*, de la *cyanopsie*, etc., c'est
parce que cette question a déjà été traitée dans cette encyclopédie (Vol. IV,
p. 592).

Nous devons toutefois mentionner un travail de Elliot qui démontre la
fréquence de la cyanopsie et la rareté de l'érythropsie. Sur 250 opérés, 110 ne
voyaient que blanc, 16 voyaient bleu, 73 bleu, mais passant bientôt au blanc,
10 d'abord blanc puis bleu, 19 voyaient blanc d'abord puis bleu pour revenir
au blanc, 11 commençaient et finissaient par le bleu, mais voyaient blanc dans
une période intermédiaire, 1 enfin voyait bleu, puis noir, puis bleu, soit
130 cas de cyanopsie. 8 seulement voyaient rouge, soit d'une manière permanente, soit alternant avec le blanc et le bleu, 3 enfin voyaient jaune et
vert. Rien dans l'opération ou ses suites ne peut, d'après Elliot, expliquer la
fréquence de cette cyanopsie. Esslin, par contre, attribue cette cyanopsie à
l'extraction du cristallin ambré ou jaunâtre. Bassett émet la même opinion
et dit que la cyanopsie serait un effet de contraste. Ce fait est du reste prouvé
par une observation récente de Van Duyse :

Malade de cinquante-neuf ans atteinte d'occlusion pupillaire des deux yeux par
ancienne iridochoroïdite. Extraction de l'œil gauche avec iridectomie. Après l'opération et pendant deux mois la malade vit tous les objets colorés en bleu intense ; à
l'œil droit on fait d'abord l'iridectomie puis on voit le cristallin de couleur jaunâtre ;
la malade voyait de cet œil tous les objets colorés en jaune. Le cristallin fut extrait
et il se produisit alors de la cyanopsie comme à l'œil gauche. L'origine cristallinienne
de la chromatopsie en question est ainsi démontrée.

BIBLIOGRAPHIE

HISTORIQUE

EBERS. Papyros Ebers. Das hermetische Buch über die Arzneimittel der alten Aegypter, in hieratischer Schrift herausgegeben von Georg. Ebers, mit hieroglyphisch — lateinischem Glossar von Ludwig Stern. *Leipzig*, 1875.

CHABAS. La médecine des anciens Égyptiens. *Mélanges égyptologiques*, *Châlon-sur-Saône et Paris*, 1862.

SUSRUTA AYURVEDA. Edit. texte sanscrit par Gupta. *Calcutta*, 1836.

CHARAKA SAMHITA. Traduct. anglaise par Kaviratna, *Calcutta*, 1890.

WISE. Commentary of the Hindu System of Medicine, *Calcutta*, 1845.

MAGNUS. Die Staarausziehung bei den Griechen und Römern, *Graefe's Archiv*, XXII, 2, p. 141-181, 1876.

— Geschichte des grauen Staares, *Leipzig*, 1876.

HIRSCH. Geschichte der Ophthalmologie in Gracie-Saemisch. Vol. VII. *Leipzig*, 1877.

HIRSCHBERG. Wörterbuch der Augenheilkunde, *Leipzig*, 1887.

SCHÖN. Die geschichtliche Entwickelung unserer Kenntnisse der Staar Krankheit, *Leipzig*, 1897.

HIRSCHBERG. *Geschichte der Augenheilkunde*, Vol. I. Alterthum. *Leipzig*, 1899.

PESCHMANN. Handbuch der Geschichte der Medizin, *Iéna*, 1901-1904.

LITTRÉ. Œuvres d'Hippocrate, 10 vol. *Paris*, 1839-1861.

HIRSCHBERG und LIPPERT. Ali Ben Isa Erinnerungsbuch für Augenärzte aus arabischen Handschriften übersetzt und erläutert. *Leipzig*, 1904.

SICHEL. Mémoire sur le glaucome, *Annales d'oculistique*, V, p. 177-225, VI 25-97-145-211-215.

GUSSE. De Medicina. Traduction de Ninnin 1 vol. de l'*Encyclopédie des sciences naturelles de Bayle*, *Paris*, 1837.

PLINE. Histoire naturelle, Edition de Littré. *Paris*, 1865.

GALIEN. Opera, 8 vol., in-folio. *Venetiis apud Juntas*. MDXCVII.

AELIANUS. De natura animalium. Ed. Friedrich Jacobs. *Iéna*, 1832.

RHASES. Continens ordinatus et correctus per clarissimum artium et medicinae doctorem magistrum Hieronymum Purtannm, *Venetiis*, 1509.

LESSING. Handbuch der Geschichte der Medizin. *Berlin*.

HAESER. Lehrbuch des Geschichte der Medicin, 2ᵉ ed., *Iéna*, 1853.

AVENZOAR. Theizir. *Venetiis*, 1542.

ANSELMUS Veronensis. In nonum Razis ad regem Almansorem librum expositio, *Venetiis*, 1533.

* Selon le désir de l'éditeur nous ne donnons pas une bibliographie complète; nous indiquons seulement les ouvrages cités dans le texte de notre travail.

BIBLIOGRAPHIE

Ambroisii Pareo. Galliarum regis primarii, et parisiensis chirurgi. *Opera chirurgica*. *Francoforti ad Moenum* MDXCIIII.

Paré (Ambroise). Œuvres complètes revues et collationnées sur toutes les éditions par Malgaigne. *Paris*, 1840.

Wüstenfeld. Geschichte der arabischen Aerzte und Naturforscher. *Göttingen*, 1840.

L. Leclerc. Histoire de la médecine arabe, *Paris* 1876.

Perala. Razès, Avicenne, Albucasis. La oftalmología quirurgica de los Arabes. *Archivos de Oftalmología hispan-americ.* février, mars, avril 1904.

Valescus de Taranta. Philonium. Aureum ac perutile opus practicæ medicinæ. *Venetiis*, 1521.

Platearius. Practica, *Lugduni*, 1525.

Guidonis de Gauliaco. Chirurgia magna. Edit. de Laurent-Joubert, *Lyon*, 1685.

Hieronymi Mercurialis. Prælectiones de oculorum affectibus prælectiones. *Venetiis*, 1601.

Bartisch von Königsbrück. Ὀφθαλμοδουλεία, oder der « Augendienst ». *Dresde*, 1583.

Kepler. Dioptrica. *Augsburg*, 1611.

Plater (Félix). Praxeos tractatus. *Basileæ*, 1602.

Brisseau. Mém. de l'Académie des Sciences, 1705, et Traité de la cataracte et du glaucome, *Paris*, 1709.

Antoine Maître-Jean. Traité des maladies de l'œil. *Troyes*, 1707 ; 2e édit., *Paris*, 1722.

Saint-Yves. Nouveau traité des maladies des yeux, *Paris*, 1722.

D. Laurentii Heisteri. Apologia systematis sui de Cataracta, Glaucomate et Amaurosi contra Woolhouse Ocularii parisiensis *cavillationes et objectiones*. *Altorf*, 1717.

Walther. Abhandlungen aus dem Gebiete der praktischen Medicin. *Landshut*, 1810.

Demours. Cataracte, *Dict. des Sciences médicales*, IV, p. 293-322, *Paris*, 1813.

Demours. Traité des maladies des yeux. *Paris*, 1818.

Malgaigne. Opinion sur la nature et le siège de la cataracte. *Annales d'ocul.*, VI, 1844.

Freytag H. De cataracta. Thèse de Doctorat, Argentorati. *Strasbourg*, 1721. — Thèse du fils « du médecin curieux Freytag qui fit beaucoup parler de lui à cause de ses extractions ». Voir V. Muralt. Schriften von der *Wundarznei*, *Bâle*, 1743.

Saint-Yves. *Mémoires de l'Académie des Sciences*, 1707.

Pourfour du Petit et Méry. *Mémoires de l'Académie des Sciences*, 1708.

De la Faye. Mémoire pour servir à perfectionner la nouvelle méthode de faire l'opération de la cataracte, présenté à l'Académie des Sciences, 1705, t. II, p. 565.

Bérasser. Description d'une nouvelle méthode de faire l'opération de la cataracte par l'extraction du cristallin. A Gouplel, près Saint Jean-d'Angely, en Xaintonge, le 20 décembre 1757. (*Académie royale de Chirurgie*, n° 43). Voir *Wecker*. Reminiscences historiques. *Arch. d'Opht.*, XIII, 1893, p. 243.

Sicard. Cataracte. Sa nature et son siège. *Annales d'ocul.*, VI, p. 64.

Hoppe. Recherches sur le siège et la nature de la cataracte. *Annales d'ocul.*, VIII, 13-69, 109-187-257.

Hoppe. Das Krystallinsystem des menschlichen Auges in physiologischer und pathol. Hinsicht. *Berlin*, 1841.

Faerber. Path. anatomische und chemische Untersuchungen über Linsenstaare. *Henle's zeitsche Annalen*, nov. et déc. 1845.

Richardson. The synthesis of cataract, publié en anglais dans *Journal de la Physiologie de Brown-Séquard*. Vol. V, p. 549-645, *Paris*, 1862.

Alfred Graefe. Die antiseptische Wundbehandlung bei Kataract-Extraktion. *Graefe's Arch.*, XXIV, 1, p. 293, 1878.

AFFECTIONS CONGÉNITALES

Aphakie congénitale.

Genet. Année médicale de Caen, 1903.

Morax et Mlle Tcherfesco. *Soc. d'opht. de Paris*, 1905.

Lucien Burbakas. *Glasgow med. Journal*, 1901.

Lenticône antérieur.

WEBSTER. *Arch. f. Augenh.*, IV, p. 262.
VAN DER LAAN. *Period. de Ophth. Prat.*, 1886.

Lenticône postérieur.

MEYER. *Centralbl. f. Augenh.* 1886, p. 41.
KNAPP. *Arch. f. Augenh.*, 1891.
DOYNE. *Lancet*, 1891, et *Trans. oph. Soc. U. K.*, IX, 113.
KNAGGS. *Lancet*, 1891.
HARTRIDGE. *Lancet*, 1891, et *Transact.*, 1889.
VENNEMAN. *Ann. d'Ocul.*, 1891.
MULVANEY. *Centralbl. f. Augenh.*, 1892.
EISFCK. *Klin. Monatsbl.*, 1892.
GULLSTRAND. *Nord. oph. Tidskr.*, 1892.
WEEKS. *Arch. f. oph.*, 1892.
MULLER. *Klin. Monatsbl.*, 1894.
ELSCHNIG. *Klin Monatsbl.*, 1895.
SYM. *Oph. Review*, 1895.
CRAMER. *Klin. Monatsbl.*, 1896.
PERGENS. *Arch. f. Augenh.*, XXXV.
BACK. *Arch. f. Augenh.*, XXXVI.
BEER. *Arch. f. Ophthal.*, XLV.
HESS. *Zeitschr. für. Augenh.*, I, 427.
GUTTMANN. *Centralbl. f. Augenh.*, 1900.
KOOSA. *Amer. Journ.*, 1897.
DEMICHERI. *Ann. d'ocul.*, CXIII, 1893.
HAENEL. *Schein-Katarakt. Arch. f. Oph.*, LVII.

Colobome du cristallin.

H. DOR. *Lyon médical*, 1878.
HOGMAN. *Arch. d'Ophtal.*, 1895.
KAEMFFNER. *Arch. f. Ophtal.*, 1899.
CASSEL. *Revue d'ophtal.*, IX, 457.
TOLLY. *Beiträge zur Augenh.*, 1891.
VAN DUYSE. *Encyclop.*, II.

Ectopie et subluxation du cristallin.

GROSILLEZ. Les déplacements congénitaux du cristallin. Thèse Bordeaux, 1900.
DOUSCH. Thèse de Marbourg, 1900.
DAMIANOS. *Deutschmann's Beiträge*, Hft., 29.
WORDSWORTH. *Lancet*, 1878.
BERGEN. *Centralbl. f. Augenh.* 1879.
STANFORD MORTON. *Hosp.-Rep.*, 1879.
MULES *Ophthal. Review*, 1883.
LEWIS. *Arch. f. Ophth.*, mai 1904.
MAYEOX. *Beiträge zur Augenh.*, 1905, Hft 57.
SATTLER. *Die Ophthal. Klinik*, décembre 1904, p. 353.
GRÆFE. *Arch. f. Opht.*, L. 343.

Ossification du cristallin.

BECKER. Pathologie du cristallin, 1883.
PÉCHIN. Maladie des yeux, in *Traité d'hygiène des nourrissons de H. Rothschild*, 1905.

Cataractes congénitales.

Von Ammon. *Graefe u. Walther's journ.*, IX.

Jaeger. Ueber Staar und Staaroperationen. Vienne, 1854.

Graefe. *Arch. f. Ophth.*, II.

Bernhardt. *Gaz. des hôpitaux*, 1864.

Jones. Naples, 1864.

Galony de Bonneval. Thèse de Paris, 1865.

Muller. *Arch. f. Ophthal.*, II.

Knies. *Arch. f. Ophth.*, XXIII, 226, 1875.

Alf. Graefe. *Klin. Monatsbl.*, 1878.

Panas. *Arch. d'ophtal.*, 1881.

Wilson. *Dublin quarterly journal*, 1861.

Hirschberg. *Arch. f. Ophth.*, XVII.

Müller. Thèse Munich, 1878.

Dujardin. Thèse de Lyon, 1890.

Chauvel. *Arch. générales de médecine*, 1871.

H. Dor. *Soc. française d'ophtal.*, 1892.

Terson. *Archiv. d'ophtal.*, 1893.

Talko. *Klin. Monatsbl.*, 1882.

Vassaux. *Arch. d'ophtal.*, 1883.

Grossmann. *Arch. f. Ophthal.*, XXXV, 187.

Becker. Pathologie du cristallin, 1883.

Coixcoux. *Clinica oftalmica*, 1900, p. 1.

Risley de Beck. Cincinnati, 1890 (monographie).

V. Ammon. *Klin. Darstell.*, III.

Bach. *Arch. f. Ophthal.*, XLIII, 663, 1897.

Hess. *Arch. f. Ophthal.*, XLVII, p. 309.

Schirmer. *Arch. f. Ophthal.*, XXXVII, 4.

Pinatelle. *Ann. d'ocul.*, CXXIII, 254.

Sarenson. In Graefe-Saemisch, 1904.

Schmann. *Centralbl. f. prakt. Augenh.*, 1897.

Laskert. *Arch. f. Ophthal.*, I, 256.

Wecker et Landolt. Tome II, p. 961.

Graefe. *Arch. f. Ophthal.*, II, 275, 1856.

Leber. *Arch. f. Ophthal.*, XXVI.

Critchett, bei *Transact. of the ophthal. Soc.*, XII, 168.

Just. *Centralbl. f. Augenh.*, 1880.

Dor. *Arch. f. Ophth.*, XXXVII, 3, 25.

Schirmer. *Arch. f. Ophthal.*, XXXV, XXXVII et XXXIX.

Deutschmann. *Arch. f. Ophthal.*, XXXII, 1886.

Praun. *Arch. f. Augenh.*, XVIII, 1888.

Bennet. *Arch. f. Augenh.*, XLIII, 1908.

Haydoren. Thèse Zurich, 1855.

Laqueur. *Wratsch*, XXII, 191.

Wernsdorfer. *Munch. Med. Woch.*, 11, 12, 30, 1897; *Deut. Beiträge*, 38, p. 45.

Peters. *Klin. Monatsbl.*, 1900.

V. Arx. Thèse de Zürich, 1881.

Kirn. *Deut. med. Woch.*, 1900.

Kirchner. Thèse de Bonn, 1901.

Schlief. Thèse de Tubingen, 1862.

Norman Bennett. *Ophth. Rev.*, 1900.

Natan-Larrier et Monthus. *Soc. de Biol.*, 1902.

Lezenius. *Saint-Petersbourg. Med. Woch.*, 3 juin. 1905.

Just. *Centralbl. f. Augenh.*, 1900.

Panas. *Arch. d'Ophthal.*, 1882.

Schirmer. *Arch. f. Ophthal.*, XXXVII, 4, 1-25.

Hess. *Arch. f. Ophthal.*, XLVII, p. 309.

Herwald. *Arch. f. Ophthal.*, 1904, LIX.

Nuel. *Annales d'ocul.*, CXXII, 447.

Alt. *Amer. Journ. of Ophth.*, 1898, p. 225.

Nettleship. *Roy. London Oph. Hosp. Rep.*, XVI, 3 et 4, 1906.

E. von Hippel. *Arch. f. Ophth.*, LXV, p. 326, 1907.

AFFECTIONS TRAUMATIQUES DU CRISTALLIN

Luxation du cristallin.

Mackenzie. Traité pratique des maladies des yeux. Traduction de Warlomont et Testelin 1865. 3e vol. supplémentaire ajouté par les traducteurs.

Praun. Die Verletzungen des Auges. Wiesbaden, 1899.

Panas. Leçons de clinique ophtalmologique, recueillies par Castan. Paris, 1899.

Förster. Bericht über die XIXte *Versammlung des Ophth. Ges.*, *Heidelberg*, 1887.

J. Janin. *Oculiste de la ville de Lyon*. Mémoires et observations anatomiques, physiologiques et physiques sur l'œil. 1 vol., Lyon, 1722.

Muller Leop. Ueber Ruptur der Korneo-Skleralkapsel durch stumpfe Verletzung. *Deuticke*, Leipzig et Wien, 1895.

Sachs. Ueber traumatische Skleralruptur im vorderen Bulbusabschnitt. *Arch. f. Augenh.*, XX, p. 307.

Monoyer. Extraction de la cataracte par le procédé quasi-linéaire ou à section mésocyclique. Nancy, 1878.

Bridat. Thèse de Paris, 1873.

Schmidt. Ueber die Verletzungen des Auges mit besonderer Berücksichtigung der Kuhhornverletzungen. Thèse de Giessen, 1895.

Schlodtmann. Ueber einen Fall von Luxation der Linse in den Tenon'schen Raum bei aequatorial gelegenen Skleralriss. *Graefe's Archiv.*, XLIV, p. 127.

Mitvalsky. Remarques sur la luxation sous-conjonctivale du cristallin. *Archives d'Opht.*, XVII, p. 317.

Dobsch. Ueber angeborene und erworbene Linsenluxation. Thèse de Doctorat, Marburg, 1900.

Sidewer. Zur Prognose und Therapie der pathologischen Linsenluxationen. *Zeitsch. f. Augenh.*, V, p. 181, 1901.

Mooren. Fünf Lustren ophthalmologischer Wirksamkeit. Wiesbaden, 1882.

Cohn. Dreissig Jahre augenaerztlicher und akademischer Lehrthätigkeit. Breslau, 1897.

45ste Jaarverslag van het nederlandsch Gasthuis voor ooglijders. Ooghelkundige Verslagen en bijbladen. Utrecht, 1904.

Massie. Des déplacements du cristallin sous la conjonctive. Thèse de Paris, 1875.

Brunetière. Rupture sous-conjonctivale de la sclérotique. Ophtalmologie provinciale, mars 1877.

Cataracte traumatique.

Talko. Traumatische Augen Verletzungen der Conscribirten und Rekruten. *Kl. Monatsbl.*, 1882, p. 463, et *Gazet. Lekarska*, 1882, no 27.

Robert. *Annales d'ocul.*, XXVI, p. 196.

KNAPP. Ueber Heilung von Linsenverletzungen beim Frosch, Fisch, Vogel, Kaninchen und der Ziege. *Zeitschrift für Augenh.* mars, juin, juillet, octobre 1900, et La guérison des lésions du cristallin chez quelques animaux. *Archives d'ophtalmologie*, décembre 1900.

FUCHS. Ueber Linsenpraecipitate. *Beiträge zur Augenh.*, III, I, p. 266.

PRAUN. *L. C.*

HALTENHOFF. Cataracte traumatique, résorption spontanée. *Bulletin de la Société méd. de la Suisse Romande*, 1873, et *Bulletin de la Société française d'ophtalmologie*, 1894, p. 9.

STEFAN. Der periphere flache Lappenschnitt. *Graefe's Archiv.*, XXIX, 2, p. 198.

RYDEL. Bericht über die Wiener Augenklinik von 1863-1865, p. 87. Wien, 1867.

KRÜCKOW. Ein seltener Fall der traumatischen Katarakt. *Centralbl. f. p. Augenh.*, 1878, p. 66.

BERGER. Zur Kenntniss der Linsenkapselverletzungen. *Arch. f. Augenh.*, X, p. 265.

LANDESBERG. Aufhellung einer traumatischen Katarakt. *Klin. Monatsbl.*, 1880, p. 318.

FUCHS. Ueber traumatische Linsentrübung. *Wiener Klin. Wochens.*, 1888, nos 3 et 4.

SALZMANN. Persönliche Mittheilung an Praun., *loc. cit.*, p. 316.

BONDI. *Wiener Klin. Wochens.*, 1898, no 3.

ARLT. Die Verletzungen des Auges. Traduction française de Haltenhoff, 1877.

HILBERT. *Münchener med. Wochenschrift*, no 33, 1893.

DE WECKER. Bulletins et mémoires de la Société française d'ophtalmologie, XII, 1894, p. 36.

V. HIPPEL. Ueber Netzhaut-Degeneration durch Eisensplitter nebst Bemerkungen über Magnet-Extraction. *Graefe's Archiv.*, XLII, p. 156, 1896.

VOSSIUS. Casuistische Mittheilungen aus der academischen Augenklinik der Hern Prof. v. Hippel in Giessen. *Kl. Monatsbl.*, p. 261, 1880.

SCHIESS-GEMUSEUS. Eisensplitter durch Cornea und Linse eingefahren, frei auf der Retina sitzend bei transparenten Medien und gut erhaltenem Sehvermögen. *Klin. Monatsbl.*, 1880, p. 383.

[illegible]. Resorption eines Knochensplitters im Auge. *Klin. Monatsbl.*, 1891, p. 226.

WAGENMANN. Beitrag zur Kenntniss der Zonulahäutchenverletzungen des Auges. *Graefe's Archiv.*, XLIV, 2, p. 272.

A. MÜLLER. Beitrag zur Lehre von der traumatischen Cataract. Thèse de Bâle, 1885.

WARLOMONT. Corps étrangers dans l'œil. Accidents consécutifs. Excision et autopsie du bulbe. *Annales d'ocul.*, LXI, p. 42.

WAGNER. Corps étrangers dans le cristallin. *Annales d'oc.*, LXIV, p. 15[illegible], et *Klin. Monatsbl.* 1869.

TERSON. Des corps étrangers dans le cristallin. Indications de l'intervention opératoire. *Archives d'ophtalmol.*, XII, p. 156, 1892.

FISCHER. Stichverletzung eines Auges. Wahrscheinlich ausgedehnte Zerreissung der vorderen Linsenkapsel. Vollkommene Wiederherstellung. *Klin. Monatsbl.*, 1891, p. 46.

ROCHON-DUVIGNEAUD. Éclairage par transparence du segment antérieur de l'œil. *Bulletin de la Société française d'ophtalmologie*, XII, p. 295, Paris 1894.

GALLEMAERTS. Sur les recherches des corps étrangers magnétiques ayant perforé le globe oculaire avec démonstration du magnétomètre de Gérard. *Bullet. de la Soc. franç. d'ophtalmologie*, XII, p. 143, Paris, 1894.

LEBER. Die Entstehung der Entzündung und die Wirkung der entzündungserregenden Schädlichkeiten. Leipzig, 1891.

HEITZ. Des plaies de la capsule cristallinienne et de la formation de la cataracte. Thèse de Lyon, 1905.

E. VON HIPPEL. Ueber Siderosis Bulbi und die Beziehungen zwischen siderotischer und hæmatogener Pigmentirung. *Graefe's Archiv.*, XL, p. 123.

ROGMAN. Sur la curabilité de la sidérose de l'œil. *Ann. d'ocul.*, janvier 1905, p. 31, et *Bulletin de la Société belge d'ophtalmologie*, no 17, p. 11, 1905.

HIRSCHBERG. Die Magnet-operationen in der Augenheilkunde. Leipzig, 1899.

HULEN. Ueber den Gang der in den Glaskörperraum eingedrungenen Fremdkörper. *Graefe's Archiv*, XIII, 2, p. 275.

LANDMANN. Ueber die Wirkung aseptisch in das Auge eingedrungener Fremdkörper. *Graefe's Archiv.*, XXVIII, 2, p. 178.

LEBER. Ueber die Wirkung von Fremdkörpern im Innern des Auges. *Transact. of the international medical Congress*, Vol. III, p. 15-19, London 1881.
— Notizen über die Wirkung metallischer Fremdkörper im Innern des Auges. *Graefe's Archiv.*, XXVIII, 2, p. 137.

TACKE. Discussion du travail de Rogman. *Bulletin de la Société belge d'ophtalmologie*, n° 17, p. 21, 1905.

GALEZOWSKI. Sur les blessures de l'œil reçues à la chasse et sur les précautions à prendre pour les éviter. *Bulletins de l'Académie de médecine*, 1876, n° 93, p. 1015.

TORNATOLA. Delle ferite per arma da fuoco. *Archivio di Ottalmologia*, vol. 3, 1895-1896.

MORANO. Prognosi e trattamento delle ferite bulbari penetranti per arma da fuoco. *Archivio di Ottalmologia*, XII, 3 et 4, p. 114, 1905.

KOSTENITSCH. Beitrag zur Kenntnis der Zündhütchenverletzungen des Auges. *Graefe's Arch.*, XXXVII, 4, 1891.

SCHMIDT. Ueber den Nachweis von Kupfer in den Geweben des Auges nach Verweilen von Kupfersplittern im Innern desselben. *Graefe's Archiv.*, XLVI, 4, p. 663, 1897.

WAGNER. Corps étrangers dans le cristallin. *Annales d'oc.*, vol. 64, p. 155, 1869.

BURNABY. Fragment d'aiguille dans le cristallin. *Journal des Sciences médicales de Lille*, 1888, p. 372.

H. DE ROTHSCHILD. Cataracte traumatique partielle à la suite de la pénétration d'un éclat de fer visible dans la partie du cristallin restée transparente. Clinique du Dr Meyer. *Revue générale d'Ophtalmologie*, XIV, 1895, p. 81.

ABNEY. Foreign body in the lens for 16 years, the lens remaining clear. *Lancet*, mars 1897 et *Revue générale d'Opht.*, XVI, 1897, p. 366.

HIRSCH. Langjähriges Verweilen eines Kupfersplitters in der Linse. *Moskauer augenärztl. Gesellsch.*, 23 mars 1904.

SACHS. Magnetextraktion eines Eisensplitters aus der Linse ohne Cataraktbildung. *Zeitschr. f. Augenh.*, XI, p. 292-301.

FRILEY. Ein Fall von Entfernung eines Eisensplitters in der Linse mit Erhaltung der Durchsichtigkeit. *Centralbl. f. p. Augenh.*, XLVIII, p. 242.

MORAX. Corps étranger intracristallinien. Extraction avec l'électro-aimant. Guérison sans cataracte. *Bulletin de la Société ophtalmologique de Paris*, janvier 1905 et *Annales d'oc.*, février 1905, p. 122.

HIRSCHBERG. Eisensplitter in der Linse. Erblindung durch Drucksteigerung. *Centralbl. f. p. Augenh.*, février 1905, p. 41.

VACCAREZZA. Nouvelle contribution à l'étude des corps étrangers magnétiques intraoculaires. Broch. 36 pages. Extrait *Journ. de médecine de Bruxelles*, n° 49-50, novembre, décembre, Bruxelles, 1904.

R. WIRTZ. Ueber Toleranz des Auges gegen eingedrungene Fremdkörper. *Inaug. Diss.* Strasburg 1904.

PERXEL. Ueber eine seltene Verletzung im Innern des Auges. *Inaug. Diss.*, Berlin, 1872.

BROEK. Penetrating shot injuries of the eyeball. *The Ophthalmic Record*, Chicago, février 1905, p. 39.

BARRAQUER. Xanthopsie chez un candidat à la sidérose. *L'Ophtalmologie provinciale*, février 1905, p. 168.

VIGNES. Corps étranger intraoculaire. Enucléation au bout de quatre ans. Société d'Ophtal. de Paris, 8 janvier 1901, *Revue générale d'Ophtalmologie*, XX, p. 202.

WARSCHAWSKI. Observations de blessures du cristallin par des éclats de cuivre. *Wiestnik Ophthalmologii*.

LEBER. Beobachtungen über die Wirkung in's Auge eingedrungener Metallsplitter. *Graefe's Archiv.*, XXX, 1, p. 243.

H. V. MC KENZIE jun. On the result obtained after the extraction of foreign bodies from the eye with the electromagnet. *London, Ophthalmic Hospital Reports*, XIV, 1, p. 271, Oct. 1895.

MEYERHOF. Cuerpos extraños intraoculares. *Archivos de Oftalmología*, junio, julio, agosto 1903.

BARKEWICZ. Beitrag zur Pathologie und Therapie der Cataracta traumatica. Thèse de Bâle, 1897.

HIRSCHBERG. Einführung in die Augenheilkunde. p. 479. Leipzig, 1901.

LAWSON. Injuries of the eye, orbit and eyelids, 1 vol., Londres, 1867.

BRAUN. Zur sogenannten Commotio retinae. *Klin. Monatsbl.*, 1873, p. 47.

V. STEIN. Staar durch Töne erzeugt. *Centralblatt f. prakt. Augen.*, janvier 1887.

SCHUMANN. Experimentelle Studien über die Förster'sche Trituration der Cataract, *Graefe's Archiv*, XXXIX, 1, p. 131.

— Experimentelle Studien über reine Linsen Contusionen. Thèse de Greifswald, 1887.

DEMARIA. Experimentelle Untersuchungen über die Erzeugung von Kataract durch Massage der Linse. *Graefe's Archiv*, LIX, 1, février 1904.

— Trabajo experimental acerca de la catarata producida por el masaje en el conejo. *Anales de Oftalmología*, diciembre, 1904.

MARKUS. Zur klinischen Kenntniss der Linsen-Contusionen. *Deutsche med. Wochens.*, 1888, h. 3.

CARRON. Etude sur les traumatismes du cristallin à propos d'un cas de contusion simple. *Revue générale d'ophtalmologie*, VII, 1888, p. 533.

— Même sujet. Thèse de Paris, 1888-1889.

WERNER. Einige Resultate meiner an verschiedenen Thieren gemachten Experimente über die traumatische Reaktion bei Verwundung der Kapsel und der Linse, nebst Angabe jener Erfahrungen über die Reaktion beim Menschen. *Knapp's Zeitschrift*, IV, p. 19.

CLAUS. Ruptur der Linsenkapsel. *Klin. Monatsbl.*, XX, 1882, p. 230. XXIV, 1886, p. 320.

LANGENBECK. Riss der vorderen Linsenkapsel durch Contusion des Bulbus. *Klin. Monatsbl.*

HOSCH. Fall von Linsenkapselverletzung. *Correspondenz Blatt f. Schweizer Aerzte*, 1888.

— Zur Kasuistik der Linsenkapselverletzungen. *Arch. f. Augenh.*, XX, p. 54.

SCHIRMER. Ueber indirekte Verletzung der vorderen Linsenkapsel und Sphincter iridis. *Kl. Monatsbl.*, 1890, p. 161.

TREACHER-COLLINS. Pathological condition after concussion of the eye. *Brit. med. Journal*, 24 octobre 1891.

LAUBER. Ueber isolierte Linsenkapselverletzungen. Ein geheilter Fall von isolierten grossen Linsenkapselriss ohne Kataraktbildung. *Beiträge zur Augenheilk.*, XVIII, p. 78, vol. II, p. 693.

DIXIE LEZA. Rupture de la capsule du cristallin par pendaison. *Transact. of the american Ophthal. Society*, 1867.

LOEB. Tumor corporis ciliaris. *Graefe's Archiv*, XXXVI, 3, 1891.

LEFRANC. De la cataracte traumatique par contusion directe du globe oculaire. Thèse de Bordeaux, 1903.

BASSU. Ueber Kontusionsstar, speciel des durch Kapselruptur bedingten. Thèse, Greifswald, 1896.

ACH. Beiträge zur Kenntniss der Verletzungen des Augapfels und seiner Umgebung. *Archiv f. Augenh.*, II, 2, p. 262.

ZANDER UND GEISSLER. Die Verletzungen des Auges. Leipzig und Heidelberg, 1858.

SCHLOESSER. Experimentelle Studien über traumatischen Katarakt. München, 1887.

TAMBONNEAU et RIVAYRE. Action des rayons X sur les yeux et sur la face d'un chat nouveau-né. *Journal de médecine de Bordeaux*, 15 juin 1904, p. 159.

SERVAIS. Observation de la cataracte produite par la foudre. *Annales d'oc.*, t. II, 1864, p. 189. LARCHER. Un cas de cataracte double à la suite d'un coup de foudre; Comptes rendus de la Société de médecine du Caucase, 1887, n° 10, en russe. *Revue générale d'ophtalmologie*, 1888, VII, p. 33.

GOSET. Lésions oculaires remises par la foudre. *Annales d'oc.*, février 1904, p. 81.

BIBLIOGRAPHIE

KRAEMER. Experimentelle Untersuchungen über Cataract und sonstige Augenaffectionen durch Blitzschlag. *Graefe's Archiv*, L, 1, p. 1.

WIDMARK. Ueber den Einfluss des Lichtes auf die vorderen Medien des Auges. *Scandinav. Archiv*, I.

HESS. Experimentelles über Blitzkatarackt. VIIe Congrès international d'ophtalmologie à Heidelberg, 1888, p. 308.

TROUSSEAU. Cataracte traumatique opérée et guérie par l'aspiration. *Union médicale*, nᵒ 117, p. 329, août 1885.

MORAIS. Cataracte traumatique opérée par l'aspiration. *Gazette médicale de Paris*, p. 412, août 1886.

AUBARET. Des résultats éloignés de l'intervention et de la non intervention dans les cataractes traumatiques. Thèse de Lyon, 1904.

TERSON. Une indication précise de l'extraction de la cataracte molle par la méthode d'aspiration. *Ann. d'oc.*, CXXI, 1899, p. 161.

WAGENMANN. Verletzungen des Auges und der Augenhöhle. *Kl. Monatsbl.*, 1876.

NOYES. Foreign body in lens 32 years. *Opht. Record*, 1899, p. 78.

FELDBAUS. Die Geschichte der Magnet-Operation im Auge. *Centralbl. f. p. Augenheilde*, mai 1903.

HALTENHOFF. Traitement des cataractes traumatiques. Bulletins et mémoires de la Société française d'ophtalmologie, XII, 1894, p. 1.

HIRSCHBERG. Ueber die Ergebnisse der Magnet-Extraction in der Augenheilkunde. *Graefe's Archiv*, XXXVI, p. 37.

NATANSON. L'extraction d'éclats de fer de la chambre postérieure et du cristallin (en russe). *Medic. Obosrenié*, IV, 1901, p. 672.

HIRSCHBERG. Die Magnetoperation in der Augenheilkunde, Leipzig, 1899.

COPPEZ. Dell'estrazione di frammenti di ferro dalle parti anteriori dell'occhio con la lancia resa calamita. *Ann. di Ottalm.*, XXXI, a. 109, Napoli 1902.

MAYWEG. Ueber Magnetoperationen. *Kl. Monatsbl.*, XL, II vol., p. 1, 1902.

CZERMAK. Die Augenärztlichen Operationen, fasc. 18 et 19, Vienne 1904.

HANNTIUS. Die prophylaktische Schmierkur bei Augenverletzungen, *Woch. f. Ther. u. Hyg. des Auges*, 22 décembre 1904.

MOOREN. Fünf Lustren ophthalmologischer Wirksamkeit. Wiesbaden, 1882.

COHN. 30 Jahre augenärztlicher Lehrthätigkeit, Breslau, 1897.

STREIT. Ueber Cataracta perinuclearis. *Beiträge zur Augenh.*, 1905, fasc. 63.

BENTZEN. Cataracte produite par un coup de bec de moineau. Hosp. Tidende, 1900, p. 158.

COPPEZ. De l'opération de la cataracte molle par aspiration. Bulletins et mémoires de la Société française d'ophtalmologie, III, 1865, p. 145.

BAUDRY. Étude médico-légale sur le traumatisme de l'œil et de ses annexes, 2e édition, Lille, 1896.

CASSIMATIS (Havre). Considérations sur les corps étrangers de l'œil. *Archives d'ophtalmologie*, mars 1905.

COPPEZ. De l'intervention chirurgicale dans les blessures de l'œil avec pénétration de corps étrangers. Rapport à la Société française d'ophtalmologie, *Bulletins de* 1898, p. 21-98.

MELLINGER. Der Innenpolmagnet. Eine neue Verwerthung des Elektromagnetismus zur Entfernung von Eisensplitter aus dem Auge. Xe congrès international, Lucerne, 1904, G, p. 193-196, 2 pl.

WIDMANN. Ueber die Verletzungen des Auges durch Fremdkörper. Thèse de Zurich, 1888.

WEBB N. G. Report of seven extractions, with Haab's electromagnet. Asiatic, *Journal of Ophthalmology*, mai 1903.

LAGRANGE et AUBARET. Des lavages intraoculaires dans l'opération de la cataracte. *Archives d'opht.*, février 1905.

TERSON. Des corps étrangers du cristallin. Indications de l'intervention opératoire. *Arch. d'opht.*, XII, 1892, p. 146.

AFFECTIONS MÉDICALES

1. Luxation spontanée.

SICHEL. *Oppenheim's Zeitschrift*, 1845, et *Iconographie*, 1852-1859
HEFTER. *Arch. f. Opht.*, XX
HIRSCHBERG. *Arch. f. Opht.*, XXII
LANDSBERG. *Klin. Monatsbl.*, 1884.
DESCHAMPS. *Ann. d'oc.*, CXIII.
BOSSI. *Ann. di Ottal.*, XXV
GRAEFE. *Arch. f. Oph.*, I, 556
THEOBALD. *Transact. of the Amer. med. soc.*, 1891.
SATTLER. *Wiener med. Presse*, IX, 522
SECONDI. *Annali di Ottal.*, 21.
TRILLAIS. *Cong. d'opht.*, III.
CREMONESI. *Rif. med.*, 1894.
HARMS. Thèse Iéna, 1897.
HIRSCHBERG. *Klin. Beobacht. Wien*, 1874
RAAB. *Arch. f. Ophth.*, XXI
LAWFORD. *Nagel's Jahresb.*, 1887, 392
KNIESCHEWITSCH. *Arch. f. Augenh.*, XXXIV, 130
BECKMANN. *Ann. d'ocul.*, XXVIII, p. 234
LARREY. in Mackenzie, III, 219.
MARTECK. in Mackenzie, p. 280.
ANNE. *Nagel's Jahresb.*, 1874, p. 436
ZEHENDER. *Kl. Monatsbl.*, XII, p. 81.
VACHER et GRAS. *Soc. fr. d'ophtal.*, 1905.

2. Altérations acquises de la réfraction

HORNER. Refractions-Änderungen bei Diabetes mellitus, *Kl. Monatsbl.*, 1873, p. 490.
LICHTENSTEIN. Hypermetropie und Diabetes mellitus, *Soc. d'Ophtalmologie de Berlin*, séance du 21 juin 1906, et *Zeitschr. f. Augenh.*, XVI, 2, p. 290.
COHN. Amblyopie und Augenmuskellähmungen bei Diabetes mellitus, *Arch. f. Augenh.*, VII, 1, p. 53, 1878.
DOYNE. *Ophthalmological Society of the united Kingdom*, 26 janvier 1899.
SOENDLER. Des changements brusques de la réfraction oculaire dans le diabète sucré, *La Clinique ophtalmologique*, VI, p. 125, 25 mai 1900.
HIRSCHBERG. Diabetische Kurzsichtigkeit, *Centralbl. f. pr. Augenh.*, janvier 1890.
    — Ueber diabetische Erkrankungen des Sehorgans, *Deutsche med. Wochenschr.*, n° 15, 1891.
APPENZELLER. Vorübergehende Myopie bei Diabetes mellitus, *Centralbl.*, 1896, p. 139.
RISLEY. Two cases of marked and rapid change in refraction in patients suffering from glycosuria, etc. *Transact. americ. Soc.*, 1897, p. 121.
HESS. Ueber den Einfluss, die das Brechungsindex des Kammerwassers auf die Gesammt-refraktion des Auges hat, *Kl. Monatsbl.*, 1898, p. 274-289.
GRIMSDALE. Rapid changes of refraction in connection with diabetes, *Brit. med. journal*, 4 février 1899.
DUBARRY. Un cas de myopie diabétique, *Journal des Sciences médicales de Lille*, n° 29, 1900.
GOERNER. *Graefe-Saemisch*, 2e éd., XXII, I, p. 341, 1902.
NEUMANN. *Münch. med. Wochenschr.*, n° 12, 1903.
ALEXANDER. Ueber Veränderungen des Brechzustandes des Auges bei Diabetes mellitus, *Kl. Monatsbl.*, XLI, p. 193, 1903.

Hess. Beiträge zur Physiologie und Pathologie der Linse. Arch. f. Ophth. XLVI, 511, 1898.

Leber. Ein Fall von Naphtalin-Star beim Menschen. Klin. Monatsbl., févr. 1902.

Liebe et Lesoux, Sur un cas de diabète nerveux chez une jeune fille. Année méd. de Caen, mars 1901.

V. Baren. Myopia bij diabetes. Nederlandsch Tijdschrift, 1901, II, p. 249.

Jacobson, Ueber die Brechungscoefficienten und über die chemische Beschaffenheit kataraktöser Linsen. Kl. Monatsbl., XVII, p. 317.

W. Lang, Cholesterine crystals in the Lens. Transact. Ophth. Soc., XV, p. 117, 1895.

Mittendorf, Peculiar condition of cataract with crystals (cholesterine?) in the lens. Transact. ophth. Soc., XV, p. 119, 1895.

Nuel, Étiologie et pathogénie de certains astigmatismes irréguliers de siège cristallinien. Revue générale d'ophtalmologie, XXIV, p. 337, 31 août 1905.

Mesterman. Een geval van microphakie. Nederlandsch Oogheelkundig gezelschap, 17 dec. 1903. 57me Inauguraldag van het nederlandsch Gasthuis voor Ooglijders, p. 12. Bijbladen.

3° Cataractes acquises.

CHIMIE

Morner. Zeitsch. f. physiol. Chemie, XVIII, 1894, 60, 213.

Berzelius. Lœrebok i Kemien, 1830, 6, 512.

Mulder. Journal f. prak. Chemie, XIX, 181.

Deutschmann. Archiv f. Ophthal., XXV, 213.

Grossart. Centralbl. f. Augenh., 1900.

Zehender et Matthiessen. Klin. Monatsbl., 1877.

Knies. Klin. Monatsbl., 1877.

Michel. Physiol. chem. Untersuch. Arch. f. Ophthal., XXXII, 188.

Salkowski. Arch. f. Ophthal. IX.

Peters. Klin Monatsbl., 1902, 381.

Magnus. Arch. f. Ophthal., XXXVI, 1890.

Manz et Ovio, Ann. di Ottal., V, 142, 1897.

Colorants par le sel.

Kusur. Zeitsch. f. wiss. Zool. VIII.

Magnus. Arch. f. Ophthal., XXXVI.

Deutschmann. Arch. f. Ophthal., XXIII, 3.

Hessel. Arch. f. die ges. Physiol., 1879.

ANATOMIE PATHOLOGIQUE

Cataractes lenticulaires.

Förster. Arch. f. Ophthal., III, 2.

Otto Becker. Anat. der ges. und kranken Linse. Wiesbaden, 1883.

S. Trevvsen. Ann. d'ocul. juillet 1903.

Cataracte noire.

Morgagni. Epistol., XIII, 1762.

Pott. Traduction Lemaire, 1779, 301.

Wenzel. Traité des cataractes, p. 55.

De Graefe. Arch. f. Ophthal., I, 253.

Abadie. Soc. de méd. de Bordeaux, 1879.

Gatti. Ann. di Ottal., 611, 1901.

Delord. Montpellier méd., 1856, 1857.

Alt. Amer. Journal of Ophthalm., I, 1901.

Gerson. Ann. d'oculist., 1 mai 1903.

Stoelker-Chauzerne. Arch. f. Augenh. LXI, 67, 1906.

Magnus. Rif. Medica, II, 815, 1905.

Cataractes capsulaires

GAYET. *Lyon Médical*, XXXIII, p. 15.
SCHIRMER. *Arch. f. Ophthal.*, XXXV.
KRÜGER. *Zeitschrift f. Augenh.*, IX, 1, 1903.
HESWALD. *Arch. f. Ophthal.*, LIX, 1904.
MANFREDI. Cong. de Milan, 1881.
SCHWEIGGER. *Arch. f. Ophthal.*, VIII.
BACH. *Arch. f. Ophthal.*, XLIII, 603, 1897.
MEYER. *Arch. f. Ophthal.*, XLV.
SINCLAIR. *Thèse Zurich*, 1876.

Cataracte kystique.

BIETTI. *Ann. di Ottal.*, XXVII, 303.

Cataracte de Morgagni.

WILDE. *Med. Times*, 1852.
DIXON. *Lancet*, 1853.
ACCARIO DE GANA. *Ann. d'ocul.*, CXVII, 320.

Ossification du cristallin.

WARD HOLDEN. *Arch. f. Augenh.*, XXXVIII, 323.
ABADIE. *Soc. franç. d'ophthal.*, 1904.
ROUGE. *Bulletin de la Société de médecine de l'Ardèche*, 1905.

Cataracte par le sucre.

MAGNUS. *Arch. f. Ophthal.*, XXXVI.
HERTEL. *Arch. f. die ges. Physiol.*, XXII.

Lésions des cellules capsulaires.

SALZER. *Arch. f. Ophthal.*, LIX, 521.
LEITNER. *Orvosi Hetilap*, 1898.
WIDMARK. *Mittheilungen aus der Augenklinik*, 1901, 135.

Lésions du corps ciliaire.

KOLINSKI. *Arch. f. Ophthal.*, XXXV, et *Arch. de Physiol.*, 1890.

PATHOGÉNIE

Cataracte par fulguration.

HESS. 7e Congrès de Heidelberg.
HESS et KISTIRSKI. *Arch. f. Ophthal.*, L, 1, 1900.
BIRCH. *Klin. Monatsbl.*, 1900.
DESBRIÈRES et BAROY. *Ann. d'ocul.*, 1905.
BELLER. *Arch. f. Augenh.*, XXI, 1896.
VOSSIUS. *Berl. kl. Woch.*, XXIII, 361.
FREUDENBERGER. *Wien. kl. Woch.*, 314, 1901.
GONIN. *Ann. d'ocul.*, février 1904.

Cataracte naphtalinique.

BOUCHARD et CHARRIN. *Soc. de Biol.*, 18 décembre 1886.
H. DOR. *Revue d'ophtal.*, 1 1887.
PANAS. *Arch. d'ophtal.*, mars 1887.

Hess. 19e Congrès de Heidelberg.
Magnus. *Therapeutische Monatshefte*, octobre 1887, et *Arch. f. Ophthal.*, 1890.
Salzener. *Arch. f. Ophthal.*, LIX, 1904.
Koliasse. *Arch. f. Ophthal.*, XXX, et *Archiv. de Physiol.*, 1890.
Heddon. *Zeitschr. f. Augenh.*, II, 133.
Manca et Ovio. *Ann. di Ottal.*, VI, 69.
Lezenius. *Wratsch*, XXII, 1892.
Peters. 28e Congrès de Heidelberg.
Van der Hoeve. *Arch. f. Ophtal.*, LIII, 71.
Klingmann. *Virchow's Archiv.*, CXLIX, 1.

Cataracte diabétique.

Vissonneau. Thèse de Paris, 1904.
Koch. Thèse de Marbourg, 1899.
Litten. *Münch Med. Woch.* 1893, p. 870.
Ritter. *Klin. Monatsbl.*, VII, p. 256, 1870.
Parsons. The pathology of the eye. Vol. II, part. II, p. 427.
—   —   —   Vol. I, part. I, p. 170, 208, 288 et 320.
V. Graefe. Ueber die mit Diabetes mellitus vorkommenden Sehstörungen. *Arch. f. Ophth.*, IV, 2, p. 230.
Franke. The cataract in association with diabetes. *Ophth. Hosp. Rep.*, I, 2, p. 272.
Leconche. De la cataracte diabétique. *Arch. gén. de méd.*, XLVIII, p. 106 et suiv. (1861).
—   Traité du diabète. *Paris*, 1877.
H. Dor. De la cataracte chez les diathésiques et en particulier dans la phosphaturie. Congrès international de Genève, 1877, et *Revue mensuelle de médecine et de chirurgie*. *Paris*, mai 1878, p. 321.
Nettleship. The disapearance of diabetic cataract. *Transact. of the ophth. Soc. of the united Kingdom*, 14 mai 1885.
Seggel. Die Erkrankungen des Auges bei Diabetes mellitus. *Münch. med. Wochens.* 1891.
G. Teissier. Du diabète phosphatique. Thèse de Paris, 1876.

Cataracte phosphaturique.

H. Dor. Congrès des Sciences médicales de 1877.

Cataracte diphtérique.

Nikolukin. *Wiestnik ophthal.*, XVIII 1902.

Cataracte par tétanie.

Schorn. *Wien. med. Woch.*, 1897.
Wettendorfer. *Münchener med. Woch.*, 1897, et *Deutschmann's Beiträge*, 38.
Lissiun. *Wratsch.* XXII, 191.
Peters. *Klin. Monatsbl.*, 1902, et *Zeitsch. f. Augenh.*, V, 2.
Nathan. *Prager med. Woch.*, 1902.
Freund. *Wiener med. Woch.*, 1892.
Westphal. *Berl. klin. Woch.*, 1901.
Landsberg. *Centralbl. f. Augenh.*, 1888.
Hoffmann. *Deutsche Zeitschrift f. Nervenheilk*, 1895.
Peters. *Klin. Monatsbl.*, 16 août 1901.

Cataracte par thyroïdisme.

Vossius. 1898 et *Zeitschrift. f. klin. med.* Vol. 35.
Logetschnikow. *Klin. Monatsbl.*, 1891.

CALLAN. *Transact. of the Amer. med. Soc.*, 1896.
BECKER. Thèse de Giessen, 1902.

Cataracte par efforts d'accommodation.

SCHOEN. Die geschichtliche Entwickelung unserer Kenntnisse der Starkrankheit. Leipzig, Laukamer, 1897.

Cataracte ergotinique.

Ignacio MEYER. *Arch. f. Ophtal.*, VIII, 121, 1857.
TSCHLANGIN.
KOSTREV.
LEGRAIN. Notes de pathologie spéciale des indigènes algériens. *Revue méd. de l'Afrique du Nord*, 1901.
PETERS. Congrès de Heidelberg, 1902, et *Klin. Monatsbl.*, XLII, 1904.

Cataracte des verriers.

MEYHOEFER. *Klin. Monatsbl.*, XXIII, 49, 1886.
HIRSCHBERG. *Centralbl. f. Augenh.*, 1898.
ROBINSON. *Brit. med. journal*, 1893.
SCHWITZER. *Orvosi Hetilap.*, 1898.
E. REXTA. Le malattie oculare tropicali. *Ann. di Ottal.*, XXXIII, 445.

Cataracte sympathique.

KNAPSEN. *Centralbl. f. Augenh.*, IV, 1890.
BAILAR. *Gazette des Hôpitaux*, 1878.

Cataracte par choroïdite ou rétinite.

DUBARRY. Thèse de Paris, 1864.
GRINAY. Thèse de Paris, 1875.

Cataracte dans l'ophtalmie périodique du cheval.

L. TROX. Académie de médecine, 1901.
BAYER. *Monatsh. f. prakt. Thierheilkunde*, 1901.

Cataracte par glaucome.

VAN GIESE. *Arch. f. Ophthal.*, XLVII.
KOSTER. *Arch. f. Ophthal.*, XLI.

Cataracte par névralgie dentaire.

WICQ. *Journal de médecine de Bruxelles*, 29 déc. 1904.

Cataracte par perte de sang.

EHRL. *Centralbl. f. Augenh.*, 1880.

Cataracte malarienne.

KRAMER. *Wiener klin. Ophthal.*, 6, 1901.

Cataracte albuminurique.

DEUTSCHMANN. *Arch. f. Ophth.*, XXVI, 1881.
FINKE. Thèse de Berlin, 1896.
EVERSEX. *Arch. d'ophtal.*, XII.

Cataracte par athérome artériel.

MOOREN. Festgabe für Horner, 1881.
MARION von KARWAT. Thèse de Wurzbourg, 1885.
JOSSE. *Presse médicale*, 4 mai 1904.

Cataracte par auto-intoxication.

BONNARY. Thèse de Lyon. 1891.
FRENKEL. *Arch. d'ophtal.*, XVIII, 116.
DUVERGE. Thèse de Toulouse, 1905.

Cataracte sénile.

LOBSTEIN-JACOB et SABRAZÈS. *Soc. de Biol.*, 1er avril 1905.
MOHLMANN. *Centralbl. f. allgem. Pathol.*, XI, 104.
GREBE. *Beiträge zur Augenh.*, 35, 137, 1905.
RÖMER. *Arch. f. Ophth.*, LX, 175-301, 1905.
HAAB. Atlas manuel des maladies externes de l'œil, p. 239. *Paris*, 1903.
HESS. Pathologie und Therapie des Linsensystems. *Graefe-Saemisch*, 2e édit. Livr 92-96. *Leipzig*, 1905.
H. MAGNUS. Pathologisch-anatomische Studien über die Anfänge des Alterstares. *Graefe's Arch.*, XXXV, 3, p. 97.
— Experimentelle Studien über die Ernährung der Kristallinse und über Cataraktbildung, *Graefe's Archiv*, XXXVI, 4, p. 150.
MALGAIGNE. Cataracte, Sa nature et son siège. Opinion de Malgaigne. *Ann. d'ocul.*, VI, p. 63.
HARANG. Recherches sur le siège et la nature de la cataracte. *Annales d'ocul.*, VIII, p. 13, 69, 109, 187 et 257.
CH. ROBIN. Sur les altérations des milieux non vasculaires de l'œil. *Gazette médicale de Paris*, mai 1855.
— Anatomie pathologique des cataractes en général in *Desmarres. Traité théorique et pratique des maladies des yeux*, 2e édit. Vol. III, p. 382 et suiv., *Paris*, 1858.
H. MÜLLER. Untersuchungen über die Glashäute des Auges und über anatomische Verhältnisse des Kapselstars. *Würzburger Sitzungsberichte*, 1856, p. 234.
LABER. Zur Pathologie der Linse. *Klin. Monatsbl. Beilage*, n° 33. Congrès de Heidelberg, 1878.
PRIESTLEY-SMITH. The growth of the crystalline lens. *Ophth. Soc. of Great Britain and Ireland*, 11 janvier 1882.
WALTHER. Ueber die Augenentzündungen etc. in *Abhandlungen über prakt. Medizin*, Vol. I, p. 357, *Landshut*, 1816.
Sir W. JOH. COLLINS. An address on the crystalline lens in health and in Cataract. *Brit. med. Journal*, 2 décembre 1905, p. 1440.

GUÉRISON SPONTANÉE

E. V. JACOBI. Spontane Heilung von Trübungen in der menschlichen Linse. *Oester. Zeitsch. f. prakt. Heilkunde*, 1861, n, 31 et 32.
WAGNER. Resorptio cataracte spontanea. V. *Ammon's Zeitsch. f. d. Oph.*, I, p. 49.
LANGE. Zur Frage über die spontane Resorption kataraktöser Linsentrübungen. *Graefe's Arch.*, XXX, 3, p. 211.
BREITACHER. Drei Fälle spontaner Aufsaugung seniler Katarakt bei unverletzter Kapsel, *Bericht über die Ophth. Gesell. Heidelberg I.*, 1883, p. 47.
NICATI. Guérison spontanée de cataracte sénile. *France médicale*, 1881, p. 808.
NAKONZ. Spontane Resorption des Alterstars. *Wratch*, 1891, p. 966 et *Klin. Monatsbl.*, 1891, p. 426.
NAKONZ. Weiterer Beitrag zur Selbstheilung des Alterstars durch Resorption. *Klin. Monatsbl.*, 1898, vol. 36, p. 107.
E. VON HIPPEL. Ueber Spontanresorption seniler Katarakt. *Bericht d. Ophth. Ges. Heidelberg*, 1896, p. 267, et *Graefe's Archiv f. Ophth.*, L, p. 719.
V. REISS. Spontane Aufsaugung seniler Katarakt in geschlossener Kapsel. *Centralbl. f. p. Augenh.*, 1900, vol. 24, p. 33.

TROUSSEAU. Résorption spontanée d'une cataracte. *Ann. d'ocul.*, LXIV, 1901, p. 184.

LINDAHL. Fall af intrakapsular resorbtion af ålderstar. *Hygiea*, 1902, II, p. 456, et en allemand dans *Widmark's Mittheilungen*, IV, p. 1.

ANDREAS. Cas de résorption spontanée du cristallin cataracté et éclaircissement des cristallins cataractés. *Clinique ophtalmologique*, 1905, p. 271.

GREEFF. Das spontane Verschwinden und Wiederaufhellen getrübter Linsenmassen. *Fortschritte der Medizin*, 20 janvier 1905, p. 73.

HAAB. Anatomische Mittheilung zur Spontanresorption seniler Katarakten in geschlossener Kapsel. *Arch. Monatsbl.*, févr. 1905, p. 147.

NICATI. Recollement de la rétine consécutif à la formation d'une cataracte secondaire et résorption spontanée de cette cataracte. *Clinique Ophtalmologique*, février 1904.

CAZALIS. Sur la prétendue guérison de la cataracte sans opération. *Ann. d'ocul.*, p. 43-44, juillet 1903.

MULLER. De la régénération du cristallin chez quelques mammifères. *Journal de l'anatomie et de la physiologie*, 1872.

VALASTIN. Microscopische Untersuchungen zweier wiedererzeugten Linsen. *Zeitschrift f. rationelle Medizin*, 1844.

GAYAT. Sur la régénération du cristallin. *Communication au Congrès médical de Lyon*, août 1872.

GAYAT. De la non régénération du cristallin chez l'homme et le lapin. *Comptes-rendus de l'Académie des Sciences*, 1875.

CADIAT. Du cristallin, anatomie et développement, usages et régénération. *Thèse d'agrégation*, Paris, 1876.

GRAIX. Etude sur la régénération du cristallin. *Thèse de doctorat*. Lausanne, 1898.

TRAITEMENT MÉDICAL

PALEOTTI. Notice sur les travaux oculistiques de la 7e réunion des savants italiens, tenue à Naples en 1845. *Ann d'ocul.*, XV, p. 55.

BADAL. Traitement des cataractes commençantes par les collyres iodurés. *Journal de Méd. de Bordeaux*, 21 juillet 1901, et *Bulletin de la Société française d'ophtalmologie*, mai 1902.

ETIEVANT. Traitement des cataractes commençantes par les solutions iodurées. *Lyon médical*, 1902.

DEROCAR. Traitement médical des cataractes par les préparations iodurées. *Thèse de Bordeaux*, 1903.

WÜRDEMANN. Cases of lenticular opacities (cataract) cured or relieved by treatment. *Ophthalmic Record*, sept. 1902.

STEPHENSON. Ocular Therapeutics. *Medical Press and Circular*, 30 août 1905.

VERDEREAU. Tratamiento medico de las cataratas. *Arch. de Oftalm. Hispano-americanos*, oct. 1904.

DE WECKER. Nouveaux essais pour guérir la cataracte sans opération. *Ann. d'oc.*, 1905, p. 161.

BOUSSEILL. Traitement médical des cataractes. *Thèse de Bordeaux*, 1905-1906.

PELOUX. Die Behandlung der Cataracta senilis incipiens mit Einspritzungen von Kalium jodatum. *Klin. Monatsbl.* Okt. 1906, p. 500.

TRAITEMENT CHIRURGICAL

SPERINO. Etudes cliniques sur l'évacuation répétée de l'humeur aqueuse dans les maladies des yeux, Paris, 1862, p. 421.

GOURFEIN. Le rôle des micro-organismes saprophytes dans les infections post-opératoires de l'œil. *Revue méd. de la Suisse romande*, 20 janvier 1905.

TÜRK. Présentation d'un enfant de six ans atteint de cataracte stationnaire. *Centralbl. f. p. Augenh.* 1905, p. 239. *Berliner Ophth. Gesell.*, 22 juin 1905.

HENRI SMITH. The Treatment of cataract in children. *Indian Medic. Gaz.* Oct., 1905.

V. Graefe. Ueber zwei Modificationen der Staroperation. *Arc. f. Ophth.*, V, I, p. 173.

L. Dor. Prophylaxie de la panophtalmie par l'iodure. *Cong. franc. d'ophtalmol.*, 1901.

Quackenboss. Ligature of the lachrymal canal to prevent inflammations following cataract extraction. *Boston med. and surgic. Journal*, 31 mars 1901.

Maturation.

Meyer. Pract. observ. on various novel methods of operating on cataract. *London*, 1813.

V. Graefe. Ueber die Kapseleröffnung als Vorakt der Staroperation. *Arch. f. Ophth.*, X, 2, p. 214, 1864.

Manshardt. Ueber Extraction unreifer Cataracten. *Klin. Monatsbl. Suppl.*, 1864, p. 469.

Mathiox. Des indications de l'opération de la cataracte. *Thèse de Paris*, 1865.

Vitale. Etude sur le traitement de la cataracte par discision. *Thèse de Paris*, 1866.

Chauxet. *Annales d'ocul.*, sept. oct. 1870.

Critchett. Einige Wincke bei der Behandlung noch nicht Operationreifer Stare. *Kl. Monatsbl.*, XI, p. 459, 1873.

Spencer-Watson. *Med. Times and Gazette*, I, p. 499, 1874.

Förster. Ueber künstliche Reifung des Stares. *Kl. Monatsbl. Suppl.*, XIX, p. 133, 1881.

— Ueber Reife des Staares. Künstliche Reifung desselben. *Arch. f. Augenh.*, XII, p. 3, 1883.

E. Meyer. Sur la maturation artificielle de la cataracte. *Congrès intern. de Copenhague*, 1884.

De Lapersonne. Etude clinique sur la maturation artificielle de la cataracte. *Thèse de Paris*, 1883.

V. Stellwag. Neue Abhandlungen aus dem Gebiete der prakt. Augenheilkunde. *Wien*, 1886, p. 123.

Beauselle. La maturation artificielle de la cataracte à long décours. *Clin. Ophtal.*, 1898, n° 8.

Günxixa. Sur la maturation artificielle de la cataracte. *Bulletins et mémoires de la Société française d'ophtalmologie*, 1886, p. 231.

Pansette. Maturation artificielle de la cataracte. *Recueil d'oph.*, 1889, p. 129.

Rossander. *Revue générale d'ophtalmologie*, mars 1885.

Rinaldi. Maturatio della cataracta per mezzo del massagio praticato direttemente sulla cristalloide. *Annali d'Ottalm.*, XXIV, 1895, p. 479.

Rousen. A propos de quelques nouveaux cas de maturation artificielle de la cataracte. *Bulletin de la Soc. fr. d'ophtal.*, 1888, p. 123.

Debbey. Quelques observations sur les procédés de maturation artificielle de la cataracte. *Recueil d'opht.*, 1889, p. 272.

Gaucmon. La maturation artificielle de la cataracte. *Revue générale d'opht.*, 1883, p. 241.

L. Scheurr. De la maturation artificielle de la cataracte. *Thèse de Lyon*, 1900.

Hess. Ueber die Naphthalinveränderungen im Kaninchenauge und über Massagekatarakt. *Bericht über die 19e Versamml. der Ophth. Ges. in Heidelberg*, 1887, p. 93.

Schmidt. Experimentelle Studien über die Förstersche Maturation der Katarakt. *Arch. f. Ophth.*, XXXIV, 1888, I, p. 131.

Hahn. Ueber Frühoperation, nach Starreifungen. *Xe Congrès med. Lucerne*, 1904, B, p. 93.

Mac Hardy. On the artificial maturation of immature senile cataract by trituration. *Brit. med. Journal*, 15 nov. 1901.

Mac Keown. The injection operation for cataract. *Ophth. Soc. of Great Britain and Ireland*, 15 oct. 1885.

Jacob. Compte-rendu du Congrès international d'ophtalmologie d'Utrecht. 1899.

Spataro. Maturazione artificiale della cataratta: Considerazioni ed Esperienza. *Clinica Oculistica, Palermo*, 1900, p. 33.

Kuhnt. P. Experimentelle Untersuchungen über das Verfahren « Künstliche Katarakt zu erzeugen, ohne die vordere Kapsel zu zerreissen ». *Zeitsch. f. Augenh.*, II, p. 603.

MacKeown. Clinical Lectures on massage, scoops and irrigation in the extraction of cataract. *The Lancet.*, 1889, p. 783.

Wolfberg. Eine neue Methode der künstlichen Starreifung, nebst Bemerkungen über die Indikationen zur Heissluftbehandlung am Auge. *Wochens. f. Therapie u. Hyg. des Auges*, 22 sept. 1904.

Questions générales.

Bull. The combined versus the simple extraction of cataract. *Med. Record*, févr. 1895.

Blascovics. Bericht über 500 Kataraktextraktionen. *Zeitschrift f. Augenheilk. Ergänzungsheft*, 1905.

Pagenstecher. Ueber die Extraction des grauen Stares bei ungeöffneter Kapsel durch den Scleralschnitt. *Klin. Beobachtungen aus der Augenheilanstalt Wiesbaden*, Heft 5, 1893.

Chevel. Des cataractes ultra-mûres. *Recueil d'oph.*, nov. 1905.

Smith, Major Henri. Extraction of cataract in the capsule. *Indian med. Gazette*, sept. 1905, et *Arch. of Ophthalmoly*, nov. 1905.

Oxley, Captain J. C. S. Cataract extraction in the capsule. *Indian medical Gazette*, decembre 1905.

Hermet, Major H. Extraction of cataract in the capsule. *The Ophthalmol.*, mars 1906, p. 53.

Gradenigo. Sull' estrazione capsulo-lenticolare. *Cong. dell' associaz. oftalm.*, 1895, Suppl. p. 15.

Ovio. Sul meccanismo dell' estrazione capsulo-lenticolare col metodo Gradenigo. *Ann. d'ott.* XXVII, p. 86, 1898.

Stagnol. Nouveau procédé d'extraction capsulo-lenticulaire de la cataracte du prof. Gradenigo. *Ann. d'ocul.*, 1899, LXXII, p. 344.

Pichon. De la sécurité que donne l'iridectomie dans l'opération de la cataracte sénile. *Arch. d'ophl.*, 1904, p. 354.

Pasquero. L'iridectomie dans l'extraction de la cataracte. *Arch. d'opht.*, avril 1905, p. 244.

Quackenboss. Choroidalhaemorrage after cataract extraction. *Knapp's, Arch. of Ophthal.*, XXXIII, n° 4.

Fare. Deux cas d'abaissement de la cataracte. *Congrès intern. d'ophtalm.*, juillet 1904, Paris, 4 août 1900.

Decore. De l'abaissement de la cataracte. *Thèse de Montpellier*, 1901.

Foster. A plea for the occasional performance of depression for the cure of cataract. *Amer. Journal of Ophth.*, 1901, p. 209.

Rollet. Deux cas d'abaissement de la cataracte. *Revue générale d'Opht.*, 1901, février.

Rochon. L'abaissement de la cataracte. *Bulletins et mémoires de la Société franç. d'opht.*, 1902.

Rodolfo del Castillo y Quintillers. Tratamiento quirurgico de la catarata per abatimiento. *Arch. de Oftalm. hisp. amer.*, p. 619, 1901.

H. Snell. Cataract couching. *Transact. Ophth. Soc.*, XXIV, 1904.

ACCIDENTS OPÉRATOIRES ET POST OPÉRATOIRES.

Carrel. Clinique ophtalmologique de Bruxelles. De l'opération de la cataracte. *Journal de méd. de Bruxelles*, 1874.

Marckwort. Schädlicher Einfluss des Cocain. muriatic., auf die erste Vereinigung von Hornhautwunden. *Beiträge zur Augenheilk.* Basel, 1893.

Metzner. Experimentelle Untersuchungen ueber die Entstehung der in letzer Zeit bekannt gewordenen Trübungen der Hornhaut nach Starextraction. *Graefe's Archiv* XXXVIII, 1, p. 159.

Rentzsch. Recherches expérimentales sur le mécanisme de la cicatrisation des plaies de la cornée. *Arch. d'Anatomie humaine*, II, p. 44 et 177, 1898.

Panas. Traité des maladies des yeux. I, p. 592.

GUIBERT. Du retard de la cicatrisation après l'opération de la cataracte et d'un moyen d'y remédier. *Bullet. Soc. franç. d'Ophtalmologie.* XVIII, 1901, p. 369.

DODSON-BACKS. Contact keratitis after cataract extraction. *Ophth. Record*, p. 421, sept. 1901.

ROCKLIFFE. Unusual sequence to cataract extraction. *Trans. Opht. Soc.* XXIV, 1904, p. 87.

Enclavements et prolapsus de l'iris.

POINSARD. Le prolapsus de l'iris dans l'extraction simple de la cataracte. *Soc. d'opht. de Paris*, Avril 1893.

NICATI. A la recherche d'un procédé d'extraction de la cataracte capable d'éviter les enclavements et les hernies de l'iris et d'en atténuer les effets. *Arch. d'Opht.* XII, 1892, p. 731.

GAYFFIER fils. Discussion sur le travail de Guyot. *Congr. Internat. de Heidelberg*, 1888, p. 154.

BONNY. De l'enclavement de l'iris consécutif à l'extraction de la cataracte. *Thèse de Lyon*, 1889.

RETTERMEYER. Considérations sur la pathogénie des enclavements de l'iris. *Journal d'ocul. du nord de la France*, n° 2, p. 93. Août 1893.

Cataracte secondaire.

DEVOTO. Des cataractes secondaires au point de vue opératoire. *Bulletins et Mémoires de la Soc. fr. d'ophtalmologie*, VIII, p. 190, 1890.

KUNST. Ueber Nachstaroperationen. *Zeitsch. f. Augenh.* II, p. 151 et 250, 1899.

PFLÜGER. Zur Operation des Nachstars. *Ophth. Klinik*, VI, n° 13, 1902. L'opération de la cataracte secondaire. *Bull. et Mém. de la Soc. fr. d'Opht.* 1902, p. 105.

STILLING. Ueber die Operation des Nachstars. *Centralbl. f. p. Augenh.* p. 261, Sept. 1899.

DARIER. De la section capsulaire postérieure dans la cataracte secondaire. *Bull. et Mém. de la Soc. fr. d'Opht.* 1905, p. 470.

EVENS. Zur Operation des Nachstars. *Kl. Monatsbl.* XXXIII, 1885, p. 249.

PANAS. De l'intervention opératoire dans les cataractes secondaires. *Arch. d'Opht.* XXII, 1902, p. 549.

WOLKWICZ. Beiträge zur subconjonctivalen Discision des einfachen Nachstars (Kuhnt). *Zeitsch. f. Augenh.* VII, p. 277.

KUNST. Zur Operation des complizierten Nachstars. *Zeitsch. f. Augenh.* IX, 1903, p. 169.

MINGAZZINI. L'opération de la cataracte secondaire. *Ann. d'Oc.*, mars 1904, p. 197.

Hémorragies expulsives.

CHODIN. Sur une étrange complication dans l'extraction de la cataracte. 5e *Congrès des médecins russes*, 1894.

LAFFERRIÈRE. De l'issue du vitré dans la cataracte. *Ophtalmol. province*, III, p. 57, Juillet 1900.

HOOR. Ueber Complicationen bei der Staroxtraction. *Zeitsch. f. Augenh.* IV, p. 22.

WILLARD. De la cataracte hémorragique. *Thèse de Paris*, 1891.

TERSON. Sur la pathogénie et la prophylaxie de l'hémorragie expulsive après l'extraction de la cataracte. *Arch. d'Opht.* XIV, 1894, p. 110.

BRASS. An unusual result of cataract extraction. *Ophth. Review*, 1891, p. 95.

FREIXOTAS. Des hémorragies intraoculaires profuses consécutives à l'opération de la cataracte. *Nouveau Montpellier médical*, 1900, n° 2.

FALKO. Hémorragie considérable après extraction avec bon résultat final. *Postemp Okul.* 1903, n° 7.

DEVOTO. De la cataracte hémorragique. *Bulletins et mém. de la Soc. fr. d'opht.* IV, 1896, p. 76.

DRANSOT. Sur une forme rare d'hémorragie après l'opération de la cataracte. *Clin. Ophtalm.* 1898, p. 68.

S. BROST. Ueber die Retrochorioidealblutungen nach Staroxtraction. *Arch. f. Opht.* XLVI, 1, p. 181, 1898.

Sattler. Zusatz zu S. Browns Arbeit. *Arch. f. Ophth.* XLVI, 1, p. 255.

Quackenboss. Choroidalhaemorrage following cataract extraction. *Arch. of Ophth.* XXXIII.

Hosfack-Mc Nabb. Choroidalhaemorrage following cataract extraction. *Ophth. Review.* Nov. 1906, p. 321.

Chevallier-Le Mans. Contribution à l'étude de l'hémorragie compliquant l'opération de la cataracte sénile ordinaire. *Ophtalm. provinciale.* II, 12 et III, 1, 1906.

Knapp. Ein Fall von Glaskörperblutung nach Starextraction *Arch. f. Augenh.* XXIII. p. 272.

Becker. Vier Wochen anhaltende, lebensgefährliche Blutung in Folge von Starausziehung. *Soc. Opht. de Heidelberg.* Août 1905.

Golovine. Sur l'hémorragie intraoculaire expulsive. *Clin. Opht.* 1898, nos 17 et 18.

Andin. *Bulletins et mém. de la Soc. franç. d'Opht.* 1884, p. 143.

Valude. *Soc. opht de Paris.* 8 Nov. 1904.

Scalinci. *Arch. of Ophth.* XXV, 4.

Sgr. Emoragia intraoculare dopo l'estrazione della cataratta. *Boll. di ocul.* 1888, p. 193.

Lissitsyn. Un cas d'hémorragie après l'extraction de la cataracte et les mesures préventives contre cette complication. *Soc. Opht. de Moscou.* 29 févr. 1900

Pincone. Beitrag zur Therapie und Prophylaxie der expulsiven Hemorrhagie bei der Starextraction. *Arch. f. Augenh.* XXXVIII, p. 163, 1899.

Valude. Hémorragie expulsive après l'extraction de la cataracte, réclinaison du cristallin de l'autre œil. *Ann. d'Oc.* CXXI, p. 27, 1899.

Décollement de la choroïde.

Fucas. Ablösung der Aderhaut nach Staroperation. *Archiv. für Opth.* LIII, 3, p. 592.

Glaucome.

V. Graefe. Beiträge zur Pathologie und Therapie des Glaukomes. *Graefe's Archiv.* XV, 3, p. 224, 1869.

Bachmann. Ueber Sekundärglaukom und traumatische Kalarakt. *Die Ophthalmol. Klinik,* X. p. 420, 1906.

Natanson. Ueber Glaukom im aphakischem Auge. *Thèse de Dorpat.* 1889.

Ressart. Glaukom im aphakischem Auge. *Thèse de Berlin.* 1893.

A. Dalén. Ueber Glaukom nach Starextraction in Welmark, *Mittheilungen aus der Augenklinik zu Stockholm,* IIIe fascic. p. 75. Iéna 1901.

Guara. Rendiconto della Soc. Ottalmol. Ital., 1887, p. 85.

Fischanti. Epithelauskleidung der Vorder und Hinterkammer als Ursache von Glaukom nach Staroperation. *Klin. Monatsbl.* XLI. 1903.

De Lapersonne. Glaucome consécutif aux opérations de cataracte. *Bulletins de la Soc. fr. d'Ophtalm.* 1904

De Lapersonne. Cataracte et glaucome. *Arch. d'Opht.* Juin 1906. p. 340.

Darin-Dufresne. Du glaucome consécutif à l'extraction de la cataracte. *Bulletins de la Soc. franç. d'Ophtalmologie.* 1904, p. 440.

Adams. Deux cas de glaucome dans les yeux aphaques avec quelques remarques sur son étiologie (Wiestnik Ophthalmologuei, mars-avril 1889 (ou Rusao). *Rev. Génér. d'Opht.* 8, 1889, p. 312.

Treacher Collins. Capsular complications after cataract extraction. *Brit. med. association.* Leicester, 24-28 juillet 1905. *Brit. med. Journal,* 5 août 1905, p. 239.

Wichariewicz. Le glaucome après l'opération de la cataracte. *Comptes-rendus de la section d'ophtalmologie du XIVe Congrès internat. de médecine.* Madrid 1904, p. 298.

Infection.

Wurm (Richmond). Postoperative infection of the eye. *Amer. med. assoc.* Juin 1904.

Despagnet. De l'iridochoroïdite suppurative dans le glaucome adhérent de la cornée. *Thèse de Paris,* 1887.

LEBER. Ueber die intercellularen Lücken des vordern Hornhaut-Epithels im normalen und pathologischen Zustande. *Arch. f. Ophth.* XXIV. 1, 252.

WAGENMANN. Ueber die von Operationsnarben und vernarbten Irisvorfällen ausgehende Glaskörpereiterung. *Arch. f. Ophth.* XXXV 4, p. 116-248.

WAGENMANN. Weitere Mittheilungen ueber die von vernarbten Irisvorfällen ausgehende Glaskörpereiterung. *Arch. f. Ophth.* XXXVIII 1. p. 151.

BERRY. Lineares Offenbleiben einer Extractionswunde in Gestalt eines Epithelspalts. *Arch. f. Augenh.* LIII 1, p. 72.

DE SCHWEINITZ et HOLLOWAY. Concerning the pathway of certain postoperative infections. *Opht. Record.* Dec. 1905, p. 580.

HIRSCHBERG. Hemmung der von Schnittnarben ausgehenden Eiterung des Augapfels. *Centralblatt. f. Augenh.* juillet 1905.

WORNER. Ein Fall von metastatischer Panophthalmie bei einem Kataractoperirten als Folge einer krupposen Pneumonie mit Friedländer's Pneumobacillen. *Klin. Monatsbl.* mai 1906, p. 386.

SKLENKOWSKY et WOTZCHOWSKY. Experimentelles ueber die endogene Infektion des Auges. *Arch. f. Augenh.* XLVII. 1903, p. 299.

WANNER. Subconjunctivale Injectionen bei infectiösen Processen nach Staaroperationen. *Thèse Tübingue*, 1902.

BOURGEOIS. Le traitement des accidents infectieux après l'opération de la cataracte. *Xe Congrès internat. d'Ophtalmologie.* Lucerne, Sept. 1904.

DINNER. Ueber intraoculare Iodoform-Desinfection mit spezieller Berücksichtigung der Einführung des Iodoformes in den Glaskörper. *Thèse de Zürich.* 1903.

BESSALINO. Alcune ricerche batteriologiche sulla congiuntiva degl'operati di cataratta. *Annali di Ottalmol.* XXXIII. p. 207-236.

L. DON. Rôle du degré d'alcalinité des humeurs dans la pathogénie de la panophtalmie; prophylaxie et thérapeutique abortive de la panophtalmie. *Bullet. Soc. franç. d'Ophtalmologie*, XVIII. 1904, p. 292.

Accidents généraux.

SIMEON SNELL. On cases of sympathetic ophthalmitis arising after enucleation. *Transact. Ophthalmol. Society.* XXV. 1905, p. 77.

Psychoses et délire.

FRANKL-HOCHWART. Ueber Psychosen nach Augenoperationen. *Jahrb. f. Psych.* IX. 1 et 2, 1889.

MAJEWSKI. Quelques cas de délire après l'opération de la cataracte. *Postemp Okulistyczny,* 1901, n° 8.

FINLAY. Delirium after eye operations. *Arch. of Ophthalm.* Janvier 1904.

LESZIEWICZ. Mania nach der Kataraktoperation. *Protokoll der kaukas. med Gesells.* n° 16. 1877.

SANTOS-FERNANDEZ. Un caso mas de delirio después la operacion de la cataracta. *Annales de Oftalmologia hisp.-americ.* Juin 1906.

POSEY. Successful removal of cataract in insane subjects with recovery of mind attending the restoration of sight. *University med. magaz.* Dec. 1900.

RÉSULTATS DE L'OPÉRATION

Résultats immédiats.

MAYNARD. Results of operations of depression of cataract. *Ophth. Review.* 1902, p. 91.

GAYET. Compte-rendu du service du chirurgien de l'Hôtel-Dieu. *Lyon,* 1875.

GAYET. Résultats de l'extraction linéaire dans un service de l'Hôtel-Dieu. *Extr. du Lyon médical.* 1873.

ELLIOT, major. On couching of the lens as practised by native practitioners in India. *Ind. med. Gazette*, Août 1906.

KNAPP. Bericht ueber ein drittes Hundert Staarextractionen ohne Iridektomie. *Arch. f. Augenh.* XXII, p. 196.

GROSS. Maladies des yeux traitées à l'Infirmerie indigène de Relizal. *Bulletin méd. de l'Algérie*, Oct. 1906, p. 357.

WILBUR. 2° Statistic of 10,000 cataract extractions. *Transact. of the amer. Ophth. Society* 31° annual meeting, p. 99.

BULL. Summary of operations for cataract done at the New-York Eye and Ear Infirmary, 1er oct. 1897, 1er oct. 1898.

HORNER. *Ibid.* 1er oct. 1901, 1er oct. 1902.

WAGNER. *Ibid.* 1er oct. 1903, 1er oct. 1904.

ROLLET. 300 Opérations de cataracte sénile. *Lyon médical*, 1904, p. 611.

BRANSSART. De la cataracte dans ses rapports avec la cécité dans le nord de la France. Brochure sans date, 1905 ?

GREEFF. Ueber 150 Extractionen der Cataracta senilis ohne Iridectomie. *Arch. f. Augenh.* XXII, p. 352.

KOLLNER. Erfahrungen an 1,251 Katarakt-Extractionen mit Iridectomie. *Zeitschrift f. Augenh.* XV, 1906, Fasc. 6, p. 506.

BLASCHEK. Bericht ueber 500 Extractionen aus der Klinik v. prof. Dimmer in Graz, *Zeitsch. f. Augenh.* XIII, Beilageheft, p. 780.

KOZLOWSKI (Kiew). Zur Frage der einfachen Extraktion des Staares. *Arch. f. Augenh.* XLVI, 2, p. 102.

NICOLUKINE. 275 Extractions de cataractes dans les pratiques du Semstwo (en russe). *Wiestnik Ophthalmologii*, 1898, n° 1.

KUNZ-REMLER. Ueber die Operations-Resultate der mit inneren Augenkrankheiten complicierten Katarakte. *Thèse de Strasbourg*, 1904.

SURWAST. Redogörelse for 283 Staarextraktionen. *Finska läkare Sällskapets handlingar*, Août 1906.

MAYNARD. An analysis of one thousand successive cataract extractions, *Indian med. Gazette*, Févr. mars, 1903.

FOXX. Extraction of cataract in the government ophthalmic hospital, Madras, *Indian med. Gazette*, Sept. 1903.

A. VON HIPPEL. Statistische Untersuchungen ueber das Auftreten der Alterstars (Klinik des prof. Schmidt-Rimpler). *Thèse de Hall*, 1903.

APPENZELLER. Bericht ueber 1,000 Kataraktextraktionen, zusammengestellt nach 153 Fällen aus der Marburger und 847 aus der Breslauer Augenklinik. *Diss. Breslau*, 1901.

VOSSIUS. Ueber Star und Starextraktionen in der Giessener Augenklinik. *Rektoratsrede Giessen*, 1900.

LENNERAN. 1000 starroperationer, i anslutning till under aren 1898-1903, opererade fall vid serafimerlazarettets ögonklinik. *Hygiea*, nov. 1906, p. 1133-1186.

Résultats éloignés.

AXENFELD. Recherches sur l'acuité visuelle obtenue plusieurs années après les opérations de cataracte. *Thèse de Paris*, 1876.

BERGMEYER MARSHALL. On the immediate and remote result of cataract extraction, *R. London Ophthalmic hospital Reports*, XIV, 1, 1895, p. 36-239.

AXENFELD. Résultats éloignés de l'intervention et de la non intervention dans les cataractes traumatiques. *Thèse de Lyon*, 1894.

GAUSSEL. Résultats éloignés de l'opération de la cataracte. *Thèse de Lyon*, 1904.

ROLLET. Résultats éloignés de l'opération de la cataracte sénile. *Revue génér. d'Ophthalmologie*, 1904, p. 241.

F. HEROS. Ueber Spätresultate der Myopie-Operation. *Beiträge zur Augenheilkunde*, 1905, III, 64.

Statistique.

GALET. Compte rendu de la XIe session de l'Assoc. franç. pour l'avancement des sciences, *La Rochelle*, 1882, p. 703.

GROSZ. Klinisch statistischer Beitrag zur Lehre der unkomplizierten Stare. *Beiträge zur Augenh.*, Fasc. 50, p. 137, 1903.

SANTOS-FERNANDEZ. Las enfermedades de los ojos en los negros y mulatos. *Habana*, 1904.

NABRESOZKER. Anthropologisches aus Süd-Tunesien. *Wochensch. f. Ther. u Hyg. des Auges*, 13 Juin, p. 405.

4. Entozoaires du cristallin.

NORDMANN. Mikrographische Beiträge zur Naturgeschichte der wirbellosen Thiere. *Berlin*, 1832, fasc. I, p. 7 et fasc. II, p. 9.

GESCHEIDT. Die Entozoen des Auges. *Ammon's Zeitschrift f. Ophthalmologie*, 1833, III, p. 405.

V. GRAEFE. Bemerkungen ueber Cysticerus. *Arch. f. Ophth.*, XV, 2, p. 194.

GREEFF. Neues ueber Parasiten der Linse. *Bericht über die 32e Versammlg der Ophth. Ges.*, Heidelberg, p. 77, Wiesbaden, 1906.

L'APHAKIE ET LA VISION DES OPAQUES

DONDERS. Ametropie en hare gevolgen. *Utrecht*, 1860.

DOBROW. Zur Gläserkorrektion bei Aphakie. *Klin. Monatsbl.* XXIX, 1891, p. 411.

OSTWALT. Einige Worte ueber Gläserkorrektion bei Aphakie. *Klin. Monatsbl.*, 1891, p. 283.

EHMANN. Beitrag zur Lehre von der Refraktion des aphakisch staroperirten Auges. *Thèse Tübingue*, 1903.

LAWS. A suggestion respecting cataract glasses. *The Ophthalmoscope*, Sept. 1906, p. 285.

Accommodation de l'œil aphaque.

V. GRAEFE. Beobachtungen ueber die Accommodation bei Linsendefect. *Arch. f. Ophth.*, II, 1, p. 187, 1857.

GOENR. Over de schijnbare accommodatie bij aphakie. *Thèse d'Utrecht*, 1873.

WALTER. Ueber Akkommodation bei Aphakie. *Arch. f. Augenh.*, 1857, p. 22.

MAXSTADT. Akkommodationsvermögen bei Aphakie. *Thèse de Kiel*, 1873.

FÖRSTER. Akkommodationsvermögen bei Aphakie. *Klin. Monatsbl.*, 1872, p. 39.

SCHNELLER. Jahresbericht seiner Klinik, 1871.

ASMUS. *Journal d'Ophtalm.*, I, p. 127, 1894.

HORTNAGEL. Ueber Akkommodation bei Aphakischen. *Thèse de Munich*, 1892.

SATTLER. Untersuchungen über die Frage nach dem Vorkommen einer äusseren Akkommodation durch Muskeldruck. *Arch. f. Ophth.*, XI, 3, p. 280.

LIEBREICH. L'accommodation des yeux aphaques existe-t-elle réellement et quel est son mécanisme. *Postemp Oculistyczny*, 1904, n° 5, (en polonais).

WICHERKIEWICZ. Sur l'accommodation des yeux aphaques. *Postemp Oculistyczny*, 1904, n° 5, (en polonais).

E. FORTE. Bijzonderheden na cataract extractie. *Nederl. Tijdskrift voor Geneeskunde*, 1904, II, p. 712.

TURNOW. Preservation of accommodation after cataract extraction. *Journal of eye, ear and throat diseases*, Washington, Juillet, août 1904, p. 85.

LINDAHL. Ein Fall von ungewöhnlich guter Sehschärfe eines aphakischen Auges mit Einstellungsleben Wechsel. *Mittheilungen aus der Augenklinik Stockholm*, 5 fascic., p. 8.

A. v. GRAEFE. Wie Kranke deren eine Auge am Staar operirt ist, sehen, und ueber die Frage ob einseitige Cataractoperation, bei gesundem zweiten Auge, zweckdienlich sei. *Arch. f. Ophth.*, II, 2, p. 177.

LOBANOW. Zum Verlernen des Sehens durch Kataraktverblindung. *Kl. Monatsbl.* 1900, p. 676.

CHESELDEN. *Philosop. Transact.* 1728, WARE, *Ibid.* 1801. WARDROP, *Ibid.* 1826.

HIRSCHBERG. Eine Beobachtungsreihe zur empirischen Theorie des Sehens. *Arch. f. Ophth.* XXI, 1, p. 23, 1875.

VON HIPPEL. Beobachtungen an einem mit doppelseitiger Cataract geborenen und erfolgreich operirten Kinde. *Arch. f. Ophth.* XXI, 2, p. 101, 1875.

DUFOUR. Guérison d'un aveugle né. *Bulletin de la Soc. méd. de la Suisse Romande*, X, p. 38, 79, et 102, 1876.

H. DOR. Guérison d'un enfant atteint de cataracte congénitale des deux yeux. *Congrès internat. d'Ophthalmologie, Milan* 1880.

SCHMIDT-RIMPLER. Zur empirischen Theorie des Sehens. *Sitzungs-Bericht der Naturwissensch. Gesell. zu Marburg*, 1881, nᵒ 4, p. 41-48.

GAYET. Éducation du sens de la vue chez une aveugle née opérée à 16 ans. *Mémoires de la Soc. d'Anthropologie de Lyon*, 1884.

FRANCKE. Das Sehenlernen eines 26 jährigen intelligenten Blindgeborenen. *Beiträge zur Augenh.* XVI, p. 473.

ADAMÜK. Beobachtungen über das Sehenlernen eines mit gutem Resultate operirten 9 jährigen Blindgeborenen. *Skandinav. Archiv. f. Physiol.* VII, p. 143.

FISCHER. Bericht ueber ein achtjähriges Kind mit angeborener totaler Katarakt und dessen Verhalten während die ersten Wochen nach erlangtem Sehen. *Klin. Monatsbl.* Déc. 1888.

BRUGOSA. Guérison d'un aveugle de naissance. *Arch. d'Ophtalm.* XII, p. 88, 1892.

SCHLODTMANN. Ein Beitrag zur Lehre von der optischen Lokalisation der Blindgeborenen. *Arch. f. Ophth.* LIV fasc. 2, p. 256.

PIANA. Recouvrement de la vision à l'âge adulte chez des opérés de cataracte. *Annali di Ottalmologia*. XXX, 4 avril 1901.

TROMBETTA. Les mouvements des yeux chez les nouveau-nés et les sujets venant de recouvrer la vision. *Annali di Ottalmologia*, 1901, p. 16.

SCHNABEL. Beiträge zur Lehre von der Schlechtsichtigkeit durch Nichtgebrauch der Augen. *Berichte des natur.- med. Vereins zu Innsbruck*, XI, 1880, p. 32-39.

AXENFELD. Ein Beitrag zur Lehre vom Verlernen des Sehens. *Kl. Monatsbl. Beilage heft*, 1909, p. 29.

SEIDEL. Die Rückkehr des Sehens bei den mit Erfolg operirten Blinden. *Deutsche naturf. Versammlung Hamburg.* Sept. 1901.

FERRST. Ueber eine durch Muskeldruck hervorgerufene Accommodation bei jugendlichen Aphakischen. *Arch. f. Ophth.*, LXV, p. 1.

TRUC. Des modifications générales et réfringentes du globe oculaire consécutives à la suppression du cristallin. *Bulletin et mémoires de la Soc. française d'Ophtalmologie.* XIII, 1905, p. 516-323.

Astigmatisme post opératoire.

RAUE und WOTZOW. Ueber corneal Astigmatismus nach Staaroperationen (Braumüller) Wien.

DOLGANOFF. Ueber die Veränderungen des Wundastigmatismus der Hornhaut nach Katarakextraktion. *Arch. f. Augenh.* XXIX, 1894, p. 13.

TSCHUDI. Ueber die Krümmungsänderungen der Hornhaut nach Staaroperationen. *Zeitsch. f. Augenh.* Juin 1900.

MASSON. Étude sur l'astigmatisme cornéen et la perception des couleurs chez les opérés de cataracte. *Thèse de Lyon*, 1881.

CHIBRET. Lois des déformations astigmatiques consécutives à l'opération de la cataracte. *Bulletins de la Soc. franç. d'Opht.* 1886, p. 66.

ANTONELLI. La correzione ottica degli operati di cataratta. As. post-operatorio, nuova scatola di lenti per l'esame degli afachici. *Ann. di Ottalm.* 1895, p. 463 et *Revue Génér. d'Opht.* 1895, p. 288.

Clark (Ohio). Astigmatism after operation as modified by the conjonctival flap. *Ophthalmology*, Juillet 1905, V. I, n° 4, p. 003, *Milwaukee U. S. A.*

Percival. Correction of astigmatism by tilting lenses, *Th. Ophthalmoscope*, Février 1905.

Erythropsie. Cyanopsie

Elliot. Coloured vision after extraction, *The Ophthalmoscope*, IV, p. 15, Janv. 1906.

Enslin. Ueber Blausehen nach Starausziehung, *Zeitsch. f. Augenh.*, XV, 2, p. 156, Févr. 1906.

Burnett. On some changes in visual sensations after cataract operations, especially blue vision, kyanopsie. *Ophth. Record*, Janvier 1906.

Van Duyse. Cyanopsie d'origine cristallinienne. *Arch. d'Opht.*, Juillet 1906.

MALADIES DU NERF OPTIQUE

Par MM. Marc DUFOUR et J. GONIN (Lausanne)

CHAPITRE PREMIER

CONSIDÉRATIONS GÉNÉRALES SUR LES MALADIES DU NERF OPTIQUE
CLASSIFICATION

La connaissance des affections du nerf optique est tout aussi importante au point de vue de la pathologie générale qu'à celui de la pratique ophtalmologique. Ces affections sont rarement primitives et par conséquent elles ont surtout une valeur symptomatique. Leurs modalités sont moins nombreuses que celles des maladies de la rétine, mais leur fréquence relative est à peu près la même. Une statistique, que nous avons fait porter sur environ 43.000 malades de notre consultation à l'hôpital ophtalmique de Lausanne, nous a montré que les cas de maladies du nerf optique s'étaient présentés dans la proportion de 185 et les maladies de la rétine de 192 pour 10.000 malades. A vrai dire cette division anatomique est un peu conventionnelle : en effet les obstructions de l'artère centrale, dont le siège est au niveau du nerf optique, sont généralement comptées au nombre des maladies de la rétine parce qu'il est difficile de séparer les obstructions du tronc de l'artère de celles des branches rétiniennes; d'un autre côté, les idées actuelles tendent à faire envisager l'atrophie optique du tabes et de certaines amblyopies toxiques comme une dégénérescence ayant son point de départ dans les cellules rétiniennes.

La classification des affections du nerf optique offre plus de difficultés que celle des maladies de la rétine. La constance est encore moindre entre l'étiologie probable et l'aspect ophtalmoscopique, entre ce dernier et la nature primitive des altérations anatomiques.

Plus encore que dans les maladies de la rétine, il y a souvent disproportion frappante entre l'intensité des altérations visibles et le degré des troubles fonctionnels. Tandis que la rétine s'étale tout entière en une mince lame transparente dont tous les changements pathologiques un peu importants sont perceptibles à l'œil de l'observateur, l'extrémité périphérique du nerf optique s'offre seule à l'examen direct. Non seulement la papille ne

constitue qu'une très petite partie du nerf, mais encore ses conditions anatomiques et physiologiques diffèrent de celles de la partie rétrobulbaire :
elle n'a plus de relations de contiguïté avec la gaine piale, ni avec l'espace
intervaginal ; ses fibres nerveuses perdent la gaine de myéline qui les avait
accompagnées jusque-là, et sa vascularisation participe déjà du régime des
vaisseaux rétiniens. La papille optique est donc, en une certaine mesure,
indépendante du reste du tronc nerveux ; ce dernier peut avoir été sectionné
dans sa partie orbitaire sans que, pendant deux à trois semaines, cette grave
lésion nous soit révélée par des signes objectifs. Nous ne savons rien ou
presque rien des changements qui surviennent dans la vascularisation propre du nerf et, si tel ou tel faisceau des fibres optiques est isolément atteint,
nous n'en avons connaissance que par l'examen du champ visuel, c'est-à-
dire par un procédé comparable à celui du neurologiste qui détermine des
zones d'anesthésie cutanée. Le siège exact et la nature anatomique de la
lésion nous demeurent souvent inconnus ; qu'elle soit inflammatoire ou purement dégénérative, qu'elle ait une origine mécanique (section, compression)
ou circulatoire (congestion, ischémie), si son point de départ est intracanaliculaire ou intracranien, elle ne se manifestera au niveau de la papille que
par des phénomènes consécutifs, soit presque uniformément par une décoloration atrophique sans caractère pathognomonique.

Au point de vue de leur **nature anatomique**, les affections du nerf optique sont, à l'heure qu'il est, fort discutées. Les unes semblent consister en
une inflammation du tissu interstitiel altérant secondairement l'intégrité des
fibres nerveuses ; les autres tiennent vraisemblablement à une dégénérescence
primitive des fibres, mais la fréquence relative de ces deux processus opposés
et leur différenciation par l'examen microscopique sont très diversement
appréciées. Les névrites *interstitielles* qui, il y a une vingtaine d'années,
jouaient encore un rôle prédominant, ont dû faire place en bien des cas à la
notion de la dégénérescence *parenchymateuse* des fibres nerveuses (tabes,
amblyopies toxiques, etc.). Dans ce domaine, les doctrines « classiques »
paraissent avoir une vitalité moindre encore que les autres vérités scienti-
fiques dont la durée moyenne, a-t-on dit, est d'une génération. Le terrain est
trop peu solide pour que nous y échafaudions un essai de classification.

Les **symptômes fonctionnels** offrent souvent des indications fort utiles,
mais ils sont en somme peu variés ; dans un petit nombre de cas seulement
ils sont à peu près pathognomoniques de telle ou telle affection, ainsi le
scotome central pour le rouge et le vert dans l'amblyopie alcoolique et tabagique. Outre le scotome central, qui d'ailleurs se rencontre en bien des
affections différentes, il y a les diverses formes du rétrécissement périphérique dont la signification est encore plus incertaine, car il est aussi bien de
cause rétinienne que d'origine orbitaire ou intracranienne et il peut accompagner tous les types d'altérations ophtalmoscopiques, papillite simple ou
stase papillaire, atrophie diffuse ou partielle. L'hémianopsie, homonyme ou
symétrique, donne des renseignements sur le siège anatomique et non pas
sur la nature de l'affection causale. Quant à l'acuité visuelle centrale, elle

varie dans de telles proportions, qu'elle est tout au plus utile à l'établissement du pronostic dans chaque cas particulier.

Jusqu'ici, la plupart des traités ont pris l'**aspect ophtalmoscopique** pour
base de leur exposé des affections du nerf optique. Certes on ne saurait négliger
les révélations de l'ophtalmoscope et une clinique où l'on traiterait les malades atteints d'amblyopie sans avoir fait préalablement l'examen du fond de
l'œil passerait aujourd'hui pour bien retardée. Il n'en est pas moins vrai que
les modifications de la papille sont insuffisantes pour un classement logique
et quelque peu stable des affections du nerf optique ; elles ne permettent en
effet d'établir que trois ou quatre groupes distincts, et, dans chacun de ces
groupes, on est forcé de faire rentrer un grand nombre d'affections qui diffèrent aussi bien par leur cause première et leur nature anatomique que par
leur pronostic et leur traitement. Inversement, certaines formes morbides, dont
l'étiologie est constante et dont les altérations anatomiques ont une grande
ressemblance d'un cas à l'autre, se trouveront scindées entre plusieurs groupes
séparés, parce que leurs localisations sur le trajet des voies optiques ne sont
pas toujours les mêmes et que par conséquent leurs symptômes ophtalmoscopiques varient. C'est ainsi que les manifestations oculaires d'une seule et
même intoxication, comme le saturnisme, ou d'une maladie nerveuse bien
définie comme la sclérose en plaques, et les altérations du nerf optique consécutives à un abcès de l'orbite ou à une gomme cérébrale, devront être
décrites d'une part dans le chapitre des névrites, quand elles auront pour
conséquence un état congestif de la papille, d'autre part dans le chapitre des
atrophies, lorsque, le foyer névritique étant un peu moins voisin de l'œil,
elles ne se révéleront à l'ophtalmoscope que par la dégénérescence secondaire
des fibres optiques avec décoloration simple de la papille.

Quelques auteurs ont essayé de compléter leurs groupements ophtalmoscopiques par des subdivisions introduisant soit la notion du siège anatomique (névrites rétrobulbaires), soit la notion de l'étiologie (névrites alcooliques, névrites syphilitiques). Le plus souvent ces subdivisions dépassent le
cadre général et de plus elles empiètent les unes sur les autres ; il en résulte
une très grande confusion pour le lecteur s'il cherche à s'instruire et non
point seulement à relire, sous une forme nouvelle, ce que sa pratique journalière lui a déjà enseigné.

Reste à envisager la possibilité d'une classification purement étiologique :
moins encore que pour les maladies de la rétine elle est aujourd'hui réalisable. La liste des affections générales ou locales susceptibles d'entraîner des
complications du côté du nerf optique est si touffue, elle est surtout si peu
définitive, si peu certaine en bien des points, qu'en la prenant pour seul fil
conducteur nous ne ferions certainement pas œuvre pratique et durable. En
laissant entièrement de côté la classification ancienne, nous briserions brusquement avec les habitudes de beaucoup de praticiens et nous oublierions
que très souvent (dans la majorité des cas peut-être) la seule donnée positive
que l'oculiste retire d'un premier examen est celle que lui a fournie l'ophtalmoscope : un état congestif de la papille lui fait déclarer qu'il y a *névrite* ou

papillite ; un gonflement œdémateux avec saillie prononcée attire son attention sur le pronostic ordinairement grave de la *stase papillaire* ; s'il constate l'absence à peu près complète de changements dans le fond de l'œil, en dépit d'une diminution visuelle bien accusée, il suppose l'existence d'une *névrite rétrobulbaire* et se contente quelquefois de ce diagnostic ; quand il y a décoloration anormale de la papille, le cas est taxé d'*atrophie optique* et enregistré comme tel. Ces distinctions, tout imparfaites qu'elles soient, ont une valeur, au moins provisoire, jusqu'à ce que l'examen général du malade et l'étude minutieuse de ses fonctions permette un diagnostic plus exact, mais ce complément d'informations est souvent difficile à obtenir parce qu'il exige une observation prolongée, un service bien ordonné et un personnel médical expert en pathologie générale comme en ophtalmologie ; aussi, la plupart des statistiques basées sur un matériel de policlinique ou tirées des registres d'un praticien très occupé prouvent que bien des malades conservent jusqu'à la fin leur diagnostic provisoire et que la classification ophtalmoscopique est encore celle qui jouit de la plus grande faveur.

Ces considérations nous ont conduits à procéder, dans notre exposé des maladies du nerf optique, comme nous l'avons déjà fait pour les maladies de la rétine. Les avantages que nous avions trouvé à parler tout d'abord des accidents vasculaires et des hémorrhagies qui se rencontrent dans un grand nombre d'affections différentes, existent ici à plus forte raison. Par une description d'ensemble des *névrites* et des *atrophies*, de leurs caractères ophtalmoscopiques, de leurs symptômes fonctionnels, de leur évolution et de leurs causes les plus fréquentes, nous éviterons d'avoir à revenir trop souvent sur ces mêmes détails et nous faciliterons l'orientation du lecteur. Nous passerons ensuite en revue les affections du nerf optique, classées d'après leurs causes de la façon qui nous a paru la plus utile *au point de vue clinique*.

Quelques mots encore sur la **terminologie**. Les « atrophies optiques » se définissent elles-mêmes, bien qu'il eût été utile de ne point avoir à user du même mot pour désigner les dégénérescences consécutives à un déficit de nutrition (atrophies au sens littéral du mot) et les dégénérescences secondaires à une interruption de la fonction. Nous ne voulons pas créer ici de néologisme malgré l'avantage que nous y verrions.

L'habitude a été prise de donner le nom de « névrite » à tous les états pathologiques du nerf optique dans lesquels on voit un trouble du bord papillaire, à ceux aussi que l'on sait ou que l'on suppose résulter d'une prolifération du tissu interstitiel avec dégénération secondaire de la substance nerveuse. C'est ainsi que l'on range au nombre des « névrites toxiques » aussi bien des amblyopies dont la nature est essentiellement dégénérative et ischémique (intoxication par la quinine) que celles qui s'accompagnent d'une congestion marquée de la papille (saturnisme) ou d'une hypérémie légère avec atrophie tardive des faisceaux nerveux (intoxication alcoolico-tabagique). Pour remplacer le terme de « névrite » impliquant souvent à faux l'idée d'un processus inflammatoire, il nous manque une expression de sens plus général, comme serait par exemple celle de « névropathie optique » qui n'est pas usitée.

C'est surtout du terme de « névrite rétrobulbaire » que l'on a fait un emploi malheureux ; à l'origine, il servait à désigner simplement un processus supposé inflammatoire qui, ayant son siège dans le nerf optique en arrière du globe de l'œil, ne se manifestait point par des signes ophtalmoscopiques évidents. Peu à peu cette notion de siège anatomique a été identifiée avec celle de l'origine toxique de certaines amblyopies et même avec celle du scotome central, qui n'est, à tout prendre, qu'un symptôme fonctionnel. Il y a des auteurs qui parlent indifféremment de « névrite rétrobulbaire », d' « amblyopie toxique » ou de « scotome central » comme s'ils tenaient ces trois expressions pour équivalentes, oubliant qu'une névrite rétrobulbaire n'a pas nécessairement pour manifestation un scotome central et que celui-ci n'est pas toujours d'origine alcoolique. Il y a dans cet emploi peu méthodique de termes de valeur différente une source de confusion à laquelle nous avons déjà rendu nos lecteurs attentifs à propos de la classification des maladies de la rétine.

CLASSIFICATION

Nous étudierons dans l'ordre suivant les maladies du nerf optique :

A. *Modalités ophtalmoscopiques ou anatomiques des affections du nerf optique* (chapitre II).

1° Des névrites optiques en général.

2° La stase papillaire.

3° Des atrophies optiques en général.

4° Hémorragies, pigmentation, verrucosités du nerf optique.

B. *Les affections du nerf optique groupées selon leurs causes locales ou générales.*

1° Altérations du nerf optique secondaires à des affections du globe de l'œil, de l'orbite, des sinus ou de la cavité crânienne (chapitre III).

2° Affections optiques dans les infections générales (névrites microbiennes et toxi-infectieuses) (chapitre IV).

3° Affections optiques dans les intoxications générales (névrites toxiques) (chapitre V).

4° Affections optiques associées ou consécutives à des troubles de la circulation générale (chapitre VI).

5° Affections du nerf optique connexes à des maladies du système nerveux cérébro-spinal (chapitre VII).

6° Affections optiques héréditaires ou associées à des anomalies de développement (chapitre VIII).

7° Traumatismes du nerf optique (chapitre IX).

8° Tumeurs du nerf optique (ce chapitre est traité par M. Lagrange).

REMARQUE CONCERNANT LA BIBLIOGRAPHIE. — L'index bibliographique annexé à la fin de chaque chapitre ne comprend que les publications dans lesquelles nous avons trouvé des renseignements utiles et dont l'étude est à peu près indispensable pour une pleine connaissance du sujet. Un très grand nombre d'articles de médecine générale ou de neurologie ne font allusion qu'en passant à des altérations du nerf optique ; nous nous dispenserons de les énumérer pour autant que les faits qu'ils rapportent ont été déjà centralisés dans des travaux d'ensemble que nous avons fréquemment cités. Ces travaux d'ensemble, dont les plus actuels sont ceux d'Uhthoff et de Saenger dans la nouvelle édition du *Manuel de Graefe-Saemisch*, sont accompagnés d'une riche bibliographie ; le lecteur pourra s'y reporter facilement s'il est curieux de connaître le détail de chaque observation. Notre manuscrit ayant été livré le 1er mars 1907, les travaux publiés ultérieurement à cette date n'ont pu être pris en considération qu'à titre exceptionnel au moment de la correction des épreuves.

CHAPITRE II

MODALITÉS OPHTALMOSCOPIQUES OU ANATOMIQUES DES AFFECTIONS DU NERF OPTIQUE

I. — DES NÉVRITES OPTIQUES EN GÉNÉRAL

Formes ophtalmoscopiques. — Un processus névritique d'égale nature et d'égale intensité peut se présenter à l'ophtalmoscope sous un aspect très différent, selon qu'il intéresse la terminaison intra-oculaire du nerf optique ou qu'il reste limité au tronc nerveux en arrière du globe de l'œil : dans le premier cas, il prend le caractère d'une *papillite* ou d'une *papillorétinite* avec manifestations ophtalmoscopiques bien accusées dès le début de l'affection (roy. pl. XII, fig. 3) ; dans le second cas (*névrite rétrobulbaire*), il peut n'être accompagné d'aucun changement appréciable et ne se révéler que par des troubles fonctionnels, jusqu'au moment où apparaîtra la pâleur de la papille, symptomatique d'une dégénérescence secondaire des fibres optiques (pl. XII, fig. 4).

Les caractères de la papillite sont :

1° *Une rougeur hyperhémique du disque optique.* — Cette hyperhémie résulte soit de la dilatation des vaisseaux normalement visibles à l'ophtalmoscope, soit de l'apparition de fins capillaires qui dans l'œil sain ne sont pas visibles individuellement, soit encore de la néoformation d'autres petits vaisseaux à la surface de la papille. Ces deux derniers facteurs sont bien souvent difficiles à différencier.

2° *Un trouble diffus de la couche des fibres optiques.* — Ce trouble tient au gonflement et à la diminution de transparence des fibres optiques, combinés avec un degré variable d'infiltration leucocytaire ; il a pour effet d'atténuer la cavité physiologique et le dessin de la lame criblée au centre de la papille, d'augmenter la saillie apparente du disque optique dans son ensemble et surtout d'en effacer les bords en voilant les détails de la boutonnière choroïdienne.

Selon que l'hyperhémie ou le trouble œdémateux domine, le diamètre du nerf optique semble diminué ou bien au contraire agrandi ; dans le premier cas sa coloration se confond avec celle du reste du fond de l'œil et le point d'émergence des vaisseaux reste seul reconnaissable au sein d'un champ uniformément rouge ; dans le second cas, c'est la papille qui par ses limites diffuses empiète sur la rétine avoisinante jusqu'à doubler ou tripler son diamètre normal.

L'hyperhémie de la papille et l'effacement de ses bords suffisent à caractériser une papillite, à condition, bien entendu, que ces changements soient réels et qu'on ait garde de ne pas les confondre avec des particularités individuelles (pseudo-névrite hypermétropique). A ces deux symptômes principaux s'ajoutent parfois de petites hémorragies, plus rarement des foyers de dégénérescence blanche pareils à ceux d'une rétinite albuminurique. Hémorragies et foyers blancs siègent sur le disque même de la papille ou dans la zone du trouble péripapillaire.

Cette dernière zone est de largeur variable; tantôt elle ne ménage qu'une transition rapide entre la papille et la rétine d'apparence saine, tantôt elle s'étend dans toutes les directions jusqu'à 3 ou 4 diamètres de papille, semblable à un halo qui va jusqu'à intéresser ou même à envelopper entièrement la région maculaire. Dans la zone de ce trouble, l'observateur arrive à distinguer, grâce au grossissement de l'image droite, l'irradiation des fibres optiques moins transparentes et plus réfringentes qu'à l'état normal.

Certains praticiens usent du terme de « papillorétinite » ou de « névrorétinite » pour désigner les états du fond de l'œil où le trouble de la papille irradie sur la rétine avoisinante : à notre sens, l'extension plus ou moins grande du trouble péripapillaire importe peu pour autant qu'il reste limité à la couche des fibres optiques; une expression distincte de celle de « papillite » ne se justifie que lorsque les couches propres de la rétine, granuleuses ou intergranuleuse, sont elles-mêmes le siège de modifications visibles comme nous en avons décrit et représenté dans notre article sur les maladies de la rétine (pl. III, fig. 5 et 6; pl. V, fig. 10, et pl. VI, fig. 11, A et B). Dans ces cas de papillorétinites, les altérations rétiniennes consistent en des foyers de dégénérescence blanche localisés autour de la fovéa (étoile maculaire) ou disséminés dans le voisinage, en des hémorragies, des exsudats rétrorétiniens (décollement péripapillaire), ou des irrégularités de pigmentation.

Un autre facteur qui modifie l'aspect de certaines papillites, c'est la saillie, souvent très prononcée, que forme le disque optique en avant du plan normal de la rétine. Tantôt cette proéminence va de pair avec l'hyperhémie et le trouble diffus des bords papillaires, tantôt elle est, sinon la seule, du moins la principale des modifications que fait voir l'ophtalmoscope; en ce dernier cas, on se trouve en présence de la *stase papillaire* ou *papillite œdémateuse*, un symptôme ophtalmoscopique, dont la signification et le pronostic diffèrent à tel point de ceux de la plupart des papillites simples, que nous serons forcés de lui consacrer une description à part.

Les distinctions que l'on peut ainsi établir entre l'aspect ophtalmoscopique des différentes névrites optiques sont sans doute utiles pour la description, mais elles ne sauraient nous offrir une base suffisante pour la classification de ces névrites : leur valeur est trop relative et trop inconstante.

En effet, nombreuses sont les formes de transition entre ce que nous appelons la papillite simple, la papillorétinite et la stase papillaire. Il n'est même pas rare de voir, dans un même cas, l'aspect du fond de l'œil passer successivement par ces trois types d'altérations ophtalmoscopiques; une névrite rétrobulbaire peut aussi acquérir, dans tel ou tel stade de son évolution, les caractères de la papillite.

D'un autre côté, une altération ophtalmoscopique de même apparence peut dépendre, selon les cas, d'affections de nature très différente. Une schématisation imprudente conduirait ici à de grosses erreurs.

Troubles visuels — L'étude des fonctions visuelles est inséparable de l'examen ophtalmoscopique si l'on veut obtenir des renseignements quelque peu précis soit sur l'étiologie, soit sur le siège anatomique ou la nature des névrites optiques. Cette double recherche ménage bien des surprises, en ce sens qu'elle montre souvent une grande disparité entre les symptômes sub-

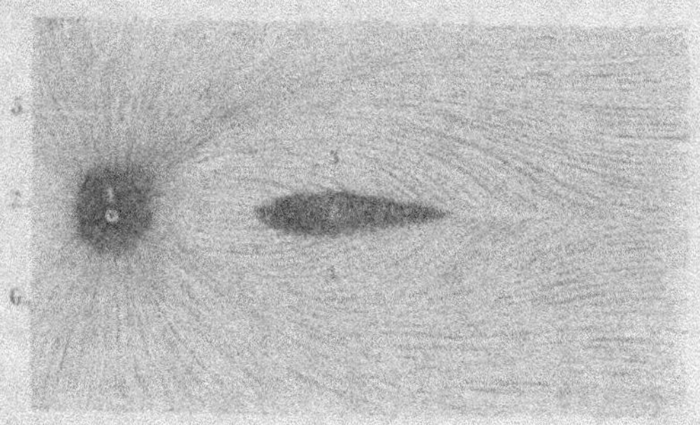

Fig. 41.

Irradiation des fibres optiques de la papille à la rétine (Kölliker).
1, papille. — 2, macula. — 3 et 4, faisceau maculaire. — 5, faisceau supérieur. — 6, faisceau inférieur. — 7, faisceau nasal.

jectifs et les manifestations objectives : d'un côté, on voit certaines papillites intenses, compliquées parfois d'un énorme gonflement du nerf optique, qui ne provoquent que des troubles visuels presque nuls; d'autre part, en présence d'une amaurose rapide et totale, on peut se trouver dans l'impossibilité d'affirmer aucune modification certaine dans l'aspect normal du fond de l'œil, ne fût-ce que le degré le plus léger d'hyperhémie papillaire. Le fait le plus constant, c'est la production d'un scotome central au cours des névrites dites rétrobulbaires, à tel point que « scotome central » et « névrite rétrobulbaire » sont devenus, dans certaines circonstances, des termes presque synonymes. Il faut, cela va sans dire, qu'en pareil cas la région maculaire de la rétine ne montre aucune altération de nature à expliquer ce défaut de la vision centrale. Au reste, le scotome central a, selon la nature de la névrite rétrobulbaire, des caractères spéciaux qui seront étudiés plus loin d'une façon plus approfondie.

Les papillites, et surtout les papillorétinites avec altérations ophtalmoscopiques bien accusées, peuvent s'accompagner aussi d'une importante diminution visuelle, mais cet abaissement fonctionnel est moins nettement limité à la région centrale; il se combine assez souvent avec un rétrécissement concentrique ou une échancrure latérale du champ visuel. Ici, du reste, pas de règle fixe, les plus grandes différences pouvant être notées d'un cas à l'autre.

En présence d'une acuité normale ou presque normale, le champ visuel peut être concentriquement rétréci, ou bien l'on y découvre un scotome en forme de secteur qui, s'étendant de la tache de Mariotte à la périphérie, indique que tout un faisceau des fibres optiques a cessé de fonctionner (fig. 42).

La disproportion la plus marquée entre le degré infime des troubles visuels et l'intensité des désordres ophtalmoscopiques se remarque dans les cas de stase papillaire, ainsi que nous aurons l'occasion de le voir plus loin.

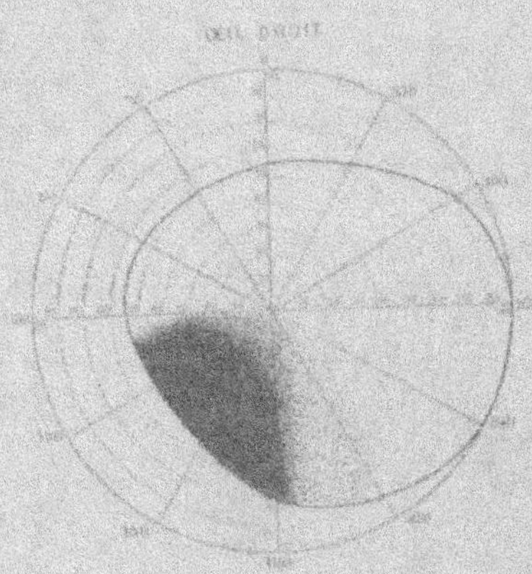

Fig. 42.
Champ visuel rétréci dans le secteur inféro-interne à la suite d'une papillite aiguë mais de courte durée. V = 4/5.

Marche et terminaison. — Le mode d'évolution et le pronostic des névrites optiques dépendent avant tout du facteur étiologique et ne sauraient être déduits de leur aspect à l'ophtalmoscope. Entre une durée de quelques semaines ou de quelques années, entre la guérison intégrale et la cécité complète, tous les degrés s'observent, et l'on ne saurait assez mettre en garde contre un jugement trop hâtif.

Le phénomène commun à tous les types de névrites graves, c'est l'atrophie des fibres nerveuses qui fait suite à l'état congestif. Les signes ophtalmoscopiques de cette atrophie se réduisent à la blancheur de la papille et au rétrécissement de ses vaisseaux quand le siège de la névrite est resté rétro-bulbaire; à noter cependant que si l'affection s'est développée sous la forme d'un scotome central, le secteur temporal de la papille se décolore avant les autres; il peut même être seul atteint par la dégénérescence. Dans les atrophies post-papillitiques, on voit se produire en outre des modifications pigmentaires avec persistance d'une zone grise ou jaunâtre sur les bords du disque optique; la forme de la papille elle-même demeure irrégulière et sa surface inégale. Le point d'émergence des vaisseaux est souvent voilé par du tissu conjonctif qui les étrangle ou les engaine sur une partie de leur trajet dans la rétine. Certaines anomalies se voient aussi dans le nombre ou l'origine de ces vaisseaux (anastomoses, tortuosité augmentée, néoformation de capillaires, etc.).

Le retour de la papille à son état normal, sans décoloration atrophique et sans rétrécissement des vaisseaux, ne s'observe que dans les cas les plus légers, lorsque l'affection n'a pas été de longue durée et que la réparation fonctionnelle s'est faite, elle aussi, de façon complète.

Caractères anatomiques. — Sous le rapport anatomique, on distingue quelquefois entre les névrites interstitielles et les névrites parenchymateuses : parmi les premières, il y a les formes chroniques se manifestant *essentielle-ment* par une prolifération de la névroglie, peut-être aussi du tissu conjonctif proprement dit, mais que bien des auteurs considèrent aujourd'hui comme secondaires à une dégénérescence primitive de la substance nerveuse (amblyopie alcoolico-tabagique, etc.). Les formes plus aiguës sont caractérisées par une infiltration leucocytaire autour des vaisseaux et dans les septa qui les supportent ; cette inflammation interstitielle peut débuter par plusieurs foyers isolés dans le nerf, ou bien elle progresse de l'espace intervaginal et de la gaine piale le long des cloisons : en ce dernier cas on dit qu'il y a *périnévrite*. La périnévrite est assez souvent propagée du cerveau au travers du canal optique ; elle peut s'étendre sur toute la longueur du nerf jusqu'à l'œil sans altérer gravement les faisceaux nerveux ; d'autres fois, elle ne dépasse pas le trou optique ou s'éteint à mi-chemin dans l'orbite, mais, si elle est intense, elle n'en provoque pas moins dans le nerf des foyers assez profonds et assez étendus pour interrompre en tout ou partie la conduction nerveuse. Elle donne alors naissance à une dégénérescence secondaire des fibres optiques, se révélant plus tard au niveau de la papille par une décoloration atrophique. C'est là l'explication de certains cas de cécité rapide sans changements ophtalmoscopiques au début, mais avec apparition tardive d'une atrophie de la papille.

La névrite peut être précédée ou compliquée ultérieurement par de l'œdème. Le gonflement de la substance nerveuse ajoute alors un facteur mécanique aux troubles circulatoires provoqués par l'inflammation : c'est ce que l'on constate au plus haut degré dans la stase papillaire ou « papillite œdémateuse » que nous décrirons plus loin.

Aussi longtemps qu'on s'expliquait l'œdème papillaire par un étranglement local du nerf au niveau de la lame criblée (théorie de SCHMIDT-MANZ, voyez p. 352), on s'efforça de distinguer à l'ophtalmoscope entre les cas de « papille étranglée », symptomatiques d'une tumeur, et les « névrites descendantes », considérées comme résultant d'une inflammation intracranienne. De GRAEFE, bien qu'il eût créé lui-même la conception de la névrite descendante, avait déjà mis en garde contre une schématisation trop rigide. De nombreuses autopsies (ELSCHNIG, 1895 ; UHTHOFF, 1893, etc.) ont confirmé l'existence d'une névrite descendante du cerveau à l'œil en bien des cas de méningites tuberculeuses, syphilitiques ou simplement secondaires à des tumeurs cérébrales, mais on ne peut mettre ces exemples de névrite descendante en opposition directe avec les cas de stase papillaire, cela pour les raisons suivantes :

1° L'œdème de la papille n'a pas une origine simplement périphérique, mais il résulte fort probablement d'une stase lymphatique ou veineuse généralisée à tout le tronc nerveux et propagée du cerveau comme la périnévrite elle-même.

2° La stase papillaire et la névrite descendante peuvent être symptomatiques des mêmes affections intracrâniennes, et, bien que la stase soit relativement plus fréquente et plus accentuée dans les cas de tumeurs et la périnévrite dans les cas de méningites, ces différences n'ont pas une valeur absolue pour le diagnostic.

3° L'œdème papillaire et la périnévrite se superposent souvent en un même cas, de la même façon que l'on voit cette dernière s'ajouter à une simple atrophie dégénérative dans certains cas, par exemple où une tumeur comprime le nerf optique au niveau du chiasma (voy. p 399).

En résumé, l'œdème de la papille, qui est presque toujours lié à une augmentation de la pression intracrânienne, acquiert par cela même une signification souvent très précise ou très probable pour le diagnostic; en revanche, les phénomènes de névrite ou de périnévrite, constatables à l'ophtalmoscope sous la forme d'une papillite simple, sans proéminence du disque optique, permettent des conclusions moins certaines, parce qu'ils se rencontrent aussi bien en présence d'une affection intracrânienne avec pression augmentée que dans des états pathologiques tout à fait différents (fièvres éruptives, etc.).

Il nous reste à parler des névrites parenchymateuses : NUEL les tient pour beaucoup plus fréquentes qu'on ne l'a cru jusqu'ici, en ce sens que bien des névrites généralement données comme interstitielles seraient en réalité des névrites primitivement parenchymateuses et que la prolifération interstitielle révélée par des examens un peu tardifs serait simplement secondaire à la disparition des fibres nerveuses. Pour certaines intoxications très rapides, comme l'intoxication filicique et quinique, la chose paraît bien près d'être démontrée; pour les intoxications plus lentes (amblyopies alcoolico-tabagiques), il est plus difficile de se faire une opinion, étant donné l'échec habituel des intoxications expérimentales. Pour de plus amples détails, nous renvoyons au chapitre des névrites toxiques.

Étiologie et fréquence — La recherche du facteur étiologique dans les névrites optiques est souvent rendue malaisée par le fait que ces affections peuvent avoir été provoquées par une influence passagère et que le trouble visuel ne s'accuse souvent que plusieurs jours ou plusieurs semaines après que la maladie première a évolué; il y a cependant aussi des formes très aiguës auxquelles on ne peut trouver aucune raison plausible. L'étiologie du « rhumatisme » ou du « refroidissement », très souvent admise autrefois, tend depuis quelques années à être remplacée par celle d'une infection grippale ou d'une sinusite; toutefois la classe des névrites optiques a *frigore* ne peut être considérée comme entièrement supprimée. Les relations prétendues des névrites avec telle ou telle cause générale ont été quelquefois une affaire de mode témoignant d'un certain emballement de la part des praticiens. A lire les mémoires des années 1890 à 1892, il semblerait qu'à cette date il ne fût pas permis à une névrite optique d'avoir une autre origine que l'influenza; nous avons dû plusieurs fois corriger ces diagnostics trop hâtifs. Il faut donc n'accepter qu'avec une certaine prudence les statistiques portant sur la fréquence relative des diverses causes de névrites. Nous donnerons cependant à titre d'indication les chiffres fournis par Werz, en les adaptant à la classification que nous suivrons nous-mêmes dans notre exposé des affections du nerf optique :

CAUSES	PAPILLO-RÉTINITES	PAPILLITES SIMPLES	STASE PAPIL-LAIRE	NÉVRITES RÉTROBUL-BAIRES	TOTAL	FRÉQUENCE p.100 NÉVRITES
I. — Affections intra-oculaires	4	6	2	1	13	6 p. 100
II. — Affections cérébrales	—	13	26	—	39	16 —
III. — Infections générales	4	10	1	3	15	6 —
IV. — Intoxications	4	8	—	43	55	22 —
V. — Circulation générale	26	9	2	2	39	16 —
VI. — Maladies cérébro-spinales	—	—	—	1	1	0,4 —
VII. — Hérédité	1	3	5	—	9	3,6 —
VIII. — Rhumatisme ou causes incertaines	11	24	8	28	74	30 —
	50	73	44	78	245	
Fréquence comparée au total des névrites	20 p. 100	30 p. 100	18 p. 100	32 p. 100		
Bilatéralité	1,2 des cas	3,5 des cas	3,4 des cas	3,7 des cas		

* Werz entend par *papillite* ce que nous appelons *stase* ou *œdème papillaire*. Nous avons rendu ici au terme de papillite le sens que nous lui attribuons, à savoir une congestion plus ou moins prononcée de la papille avec trouble diffus de ses bords, sans proéminence notable.

Ces 245 cas de névrites ayant été réunis par Werz au sein d'un matériel de 36.000 malades, représentent une proportion de 0,68 p. 100; leur fréquence maximale se voyait entre trente et un et quarante ans. Le nombre des hommes était à peu près double de celui des femmes et cette prédominance du sexe masculin était surtout marquée pour les névrites rétrobulbaires qui comprennent la plupart des amblyopies toxiques.

Les calculs de Werz diffèrent surtout des nôtres en ce que nous avons trouvé les névrites rétrobulbaires en proportion beaucoup plus forte. Sur 399 cas de névrites recueillies chez 43.000 malades de notre policlinique (ce qui nous donne 0,92 p. 100) nous avons vu 44 papillorétinites (dans ce nombre ne sont comprises parmi les névrorétinites albuminuriques que celles où les altérations de la papille étaient prédominantes), 78 papillites simples (20 p. 100 des névrites), 44 papillites œdémateuses (11 p. 100) et 233 névrites rétrobulbaires (58 p. 100) en grande majorité de nature toxique.

On voit par ces deux statistiques que c'est la forme *rétrobulbaire* des névrites optiques qui est la plus fréquente pour autant qu'on y comprend les amblyopies alcoolico-tabagiques.

Diagnostic, pronostic et traitement. — Le pronostic d'une névrite doit toujours être réservé, à moins d'une longue observation : quelles que soient sa forme ou son intensité première, elle peut se terminer par la guérison ou être l'avant-coureur d'une maladie mortelle. Nous avons vu des personnes qu'on avait effrayées avec le diagnostic de méningite ou de tumeur et qui, en peu de jours, ont recouvré définitivement la vue et la santé, et d'autres, à qui on avait simplement parlé de névrite passagère, se trouvaient réellement atteintes d'une tumeur cérébrale.

A moins que des circonstances spéciales concentrent d'emblée son attention sur tel ou tel point, l'oculiste doit, nous semble-t-il, procéder à la recherche des causes d'une névrite en suivant à peu près l'ordre où nous avons disposé nos chapitres : en l'absence d'une cause intra-oculaire, qui sera le plus souvent facile à éliminer, il devra s'assurer qu'il n'existe pas d'inflammation de l'orbite, du nez, des sinus, puis s'attacher avec beaucoup de soin à l'éventualité d'une affection intracranienne ; dans ce dernier domaine, l'examen méthodique du champ visuel pourra donner de précieuses indications. A défaut de toute cause locale pouvant agir sur le parcours du nerf optique, il faut questionner le malade au sujet des influences plus générales : a) maladies infectieuses ; b) intoxications habituelles, professionnelles (plomb, sulfure de carbone) ou encore thérapeutiques (thyroïdine, quinine, fougère mâle) ; c) troubles de la circulation générale (aménorrhée, ménopause, pertes sanguines, grossesse, lactation, etc.) ; il faut encore songer au rôle d'une prédisposition héréditaire.

Les névrites associées à des troubles du système nerveux comme la sclérose en plaques ou la myélite aiguë, précédant quelquefois les symptômes médullaires, ne pourront être reconnues que par un examen minutieux pour lequel le concours d'un neurologiste sera fort utile. Au reste, malgré tout le soin mis à cette recherche des causes possibles, il y a bien des névrites dont la nature reste indéterminée.

Pour le pronostic visuel et la thérapie des névrites optiques qui se terminent par une atrophie plus ou moins complète, nous renvoyons au chapitre des atrophies. Voyons ici le traitement symptomatique des états congestifs du nerf optique : les révulsions locales ou générales (ventouses Heurteloup, pédiluves, mouches de Milan, etc.) déjà employées par les anciens ophtalmologistes n'ont pas perdu leurs droits, mais quelques-unes des méthodes ont été modifiées. Le séton, par exemple, n'est plus guère employé parce qu'il choque nos idées en antisepsie, mais, avec les précautions voulues, il paraît avoir rendu de bons services. Nous envisageons comme un révulsif local énergique et parfois fort utile, surtout dans les névrites rétrobulbaires aiguës, les injections sous-conjonctivales de sublimé (Darier) ou d'eau salée. La sclérotomie antérieure, dont Koenig a obtenu de bons effets, agit peut-être d'une façon analogue. Lagrange prône aussi comme améliorant la circulation du nerf optique des aspersions d'eau froide sur la tête du malade placé dans un bain chaud.

Surtout important est le séjour du malade au lit et dans une demi-obscurité avec abstention de tout travail visuel ; cette mesure nous a valu des guérisons qu'on n'avait pas obtenues par un traitement plus énergique. Dans les cas graves, les frictions mercurielles sont à tenter même en dehors de toute influence syphilitique certaine; nous leur devons des succès en plusieurs cas de névrites qui n'avaient certainement rien de commun avec la syphilis; nous en dirons autant de l'iodure qui influence favorablement certaines névrites de cause orbitaire (périostite du trou optique?) Dans la période aiguë, Pétrian recommandait beaucoup de placer une vessie de glace sur la tête et, au début de la période d'atrophie, Mooren se louait des effets du nitrate d'argent administré en pilules.

Névrites rétrobulbaires aiguës. — Ces névrites sont celles dont la cause est le plus souvent difficile à déterminer; survenant chez des sujets de bonne santé apparente, précédées cependant ou accompagnées par des douleurs assez vives dans l'orbite ou dans la région frontale, elles se manifestent, dans la majorité des cas, brusquement, mais à l'un des yeux seulement, par un large scotome central ou par une cécité complète qui après quelques jours revient à la forme du scotome central. Les signes ophtalmoscopiques sont nuls ou se résument en de légers changements dans le calibre des vaisseaux : hyperhémie veineuse ou bien rétrécissement des artères. Le symptôme le plus caractéristique est la douleur que provoquent les mouvements de l'œil et toute pression exercée sur le globe d'avant en arrière; selon Hock, cette douleur se produit essentiellement quand la direction du regard est la même que le côté troublé du champ visuel; en cas de scotome central la gêne douloureuse affecterait surtout les mouvements de l'œil en *dedans* parce qu'alors le faisceau des fibres maculaires occupant le côté temporal de la papille, est le plus fortement tiraillé; nous n'avons pas l'impression qu'il y ait sur ce point de règle bien fixe.

Dans les cas les plus aigus, l'œil est pendant quelque temps incapable de se mouvoir (von Knies); on a même observé de l'exophtalmie et de la chémosis (Müller) simulant un phlegmon de l'orbite. En peu de jours, ces symptômes aigus s'amendent sous l'influence des révulsifs et des sudations; le scotome central, d'absolu qu'il était, devient relatif et diminue graduellement (la vision centrale finit par être normale ou presque normale, de petits scotomes paracentraux persistant encore assez longtemps. Dans l'intervalle, l'examen du fond de l'œil montre assez souvent une hyperhémie papillaire bien nette, puis tout rentre dans la norme, ou bien (ce qui est l'issue la plus fréquente) on voit se développer une pâleur partielle ou diffuse de la papille; cette décoloration secondaire peut être assez prononcée pour donner le change avec une atrophie complète en dépit du rétablissement d'une bonne vision (1er cas de Hutchinson).

L'ensemble des symptômes indique que le point de départ du processus se trouve fort probablement au niveau du canal optique; quant à la nature des lésions, elle demeure le plus souvent hypothétique : des intoxications très violentes (*acide filicique, alcool méthylique*) peuvent produire des névrites aiguës avec la rigidité douloureuse de l'œil et l'exophtalmie, mais ces influences toxiques, étant toujours bilatérales, pourront bien rarement être incriminées comme la cause des névrites qui nous occupent. L'action possible d'un *refroidissement* local, admise par quelques auteurs (WILD, JOOS, VALUDE, BICHELONNE), contestée par d'autres (von MICHEL), n'est confirmée par les malades eux-mêmes que dans la minorité des cas. L'intermédiaire d'une *sinusite* est vraisemblable en quelques occasions, mais sur ce point les recherches aboutissent aussi bien souvent à un résultat négatif. Admettre que la névrite optique n'est autre chose que la manifestation précoce d'une *myélite aiguë* (ELSCHNIG) ou d'une *sclérose en plaques* (PETERS) ne nous avance pas à grand'chose au point de vue de la pathogénie et ce diagnostic demande à être confirmé par une observation assez prolongée. L'hypothèse de *troubles circulatoires dans les vaisseaux propres du nerf* (SCHIECK) est acceptable, surtout dans les cas où l'ophtalmoscope fait reconnaître au moment de l'apparition du scotome un certain degré d'ischémie rétinienne, mais elle ne peut guère s'appliquer aux formes douloureuses de la névrite optique; inversement l'explication d'une *ténonite séreuse*, soutenue par DRANSART, convient à la gêne motrice de l'œil et à l'exophtalmie, mais non point à la production d'un scotome central.

Sur 223 cas de névrite rétrobulbaire GONN a diagnostiqué 31 fois la sclérose en plaques, 27 fois l'influenza, 22 fois la goutte, etc.; 55 fois l'étiologie lui est restée inconnue. UHTHOFF (1904), dans une statistique de ce genre, a dû reconnaître que dans plus de la moitié des cas l'étiologie était incertaine. C'est ici le chapitre le plus obscur de la pathologie du nerf optique; il a grand besoin d'être élucidé par de nouvelles constatations à la fois cliniques et anatomiques.

II. — LA STASE PAPILLAIRE

La « stase papillaire », papillite œdémateuse, ou « papille étranglée ». (Stauungspapille, Choked-disc), est une forme spéciale de papillite caractérisée par un gonflement de la papille optique avec proéminence plus ou moins accentuée de sa surface en avant du plan de la rétine. Nous admettons, avec plusieurs autres auteurs, que, pour constituer la « stase papillaire », cette proéminence doit équivaloir à une différence de réfraction d'au moins 2 dioptries, c'est-à-dire une dénivellation d'au moins 2/3 de millimètre.

L'expression de *stase papillaire* ou papille de stase (Stauungspapille), créée par ALBERT DE GRAEFE, est actuellement abandonnée par beaucoup d'ophtalmologistes, parce qu'elle implique l'idée que la *cause* du gonflement de la papille serait une simple stase veineuse dans le domaine de la veine ophtalmique (DE GRAEFE). Le terme de *papille étranglée* a aussi le tort de faire allusion à une théorie pathogénique presque abandonnée (voy. p. 354); celui de *papillite œdémateuse* est meilleur parce qu'il rappelle une particularité anatomique à peu près constante, mais il eût été encore préférable de dire simplement : « papille en saillie » ou « gonflement papillaire »; on eût ainsi suffisamment indiqué ce qui distingue la papillite œdémateuse des autres états congestifs du disque optique et, en ce faisant, on n'aurait préjugé ni des altérations anatomiques, qui sont quelque peu variables, ni de la pathogénie, qui est encore discutée.

Nous avons conservé l'expression de *stase papillaire*, parce qu'au milieu de la bigarrure des dénominations actuellement en usage, c'est encore celle qui a le plus de chances d'être généralement comprise.

La stase ou œdème papillaire n'est pas une entité morbide, car elle accompagne des processus pathologiques de nature très diverse; elle n'est que le symptôme habituel d'une augmentation de la pression intracrânienne sans que l'on sache encore pertinemment de quelle manière cette augmentation de pression agit sur son développement et quelles sont les autres conditions nécessaires à sa production. Bien des auteurs contestent même le bien fondé de la distinction que depuis ALBERT DE GRAEFE on a faite entre la stase papillaire et les autres états congestifs du nerf optique. Nous maintenons cette distinction parce que dans la majorité des cas elle a une réelle utilité clinique : en effet, certaines formes de la stase papillaire font conclure avec une quasi-certitude à la présence d'une affection cérébrale; il en est d'autres, il est vrai, qui ne possèdent pas de signification bien nette parce qu'elles ont trop de ressemblance ophtalmoscopique avec des papillites de nature différente, mais des exceptions de ce genre se présentent partout, et si l'on voulait toujours s'arrêter aux formes intermédiaires, aucune classification ne serait possible en médecine.

Aspect ophtalmoscopique — La « stase papillaire » à son début ne se distingue le plus souvent pas d'une autre papillite, mais peu à peu le diamètre du disque optique s'accroît et sa saillie s'accentue en même temps que les veines deviennent plus tortueuses et les artères indistinctes. L'observateur a fort bien le sentiment que ce changement n'est pas simplement l'accentuation d'un état congestif : l'hyperhémie n'augmente guère, en ce sens que l'on ne voit pas surgir des vaisseaux néoformés et que la coloration du nerf, au lieu d'apparaître d'un rouge encore plus vif, prend au contraire une teinte plus grisâtre, plus mate, comme lardacée; les limites de la papille, au lieu de s'effacer jusqu'à devenir méconnaissables au sein de la rétine œdématiée, surgissent au contraire avec plus de netteté grâce à la différence de niveau qui brusque la courbure des vaisseaux et provoque le déplacement parallactique à chaque mouvement de la lentille ou de l'observateur. Dans cet état la tête du nerf optique ressemble à un bouton très convexe qui se balance en avant de la rétine avec une telle mobilité qu'on le dirait pédiculé; les effets d'ombre, passant d'un bord à l'autre selon l'incidence de l'éclairage, accentuent encore son relief. La dénivellation, mesurée avec l'ophtalmoscope, équivaut parfois à 6 ou 7 dioptries, ce qui représente une saillie de 2 à 2 1/2 millimètres; quant au diamètre de la papille, il atteint le double ou le triple du diamètre normal.

Lorsque ces quelques symptômes (aggrandissement et proéminence extrême de la papille, teinte grisâtre de sa substance avec congestion veineuse mais effacement des artères) existent seuls ou dominent le tableau, le médecin a devant soi la stase papillaire typique (fig. 45 et pl. XII, fig. 1) qui neuf fois sur dix annonce une compression cérébrale. Si les phénomènes inflammatoires sont plus accusés, rougeur plus vive du nerf avec effacement plus complet de ses bords, hémorragies en stries ou flammèches, foyers de dégérescence blanchâtre ou plaques exsudatives recouvrant une partie de la surface papillaire, c'est que l'œdème s'accompagne d'une infiltration leucocytaire plus ou moins intense; cet aspect, qui ferait croire à une névrorétinite albuminurique (fig. 45), n'est lui-même pas très rare dans les cas de tumeurs (7 p. 100 des cas).

L'examen ophtalmoscopique révèle ainsi des différences que nous retrouverons dans l'étude des altérations anatomiques sans que l'on puisse toujours en trouver l'explication dans la cause première de l'affection.

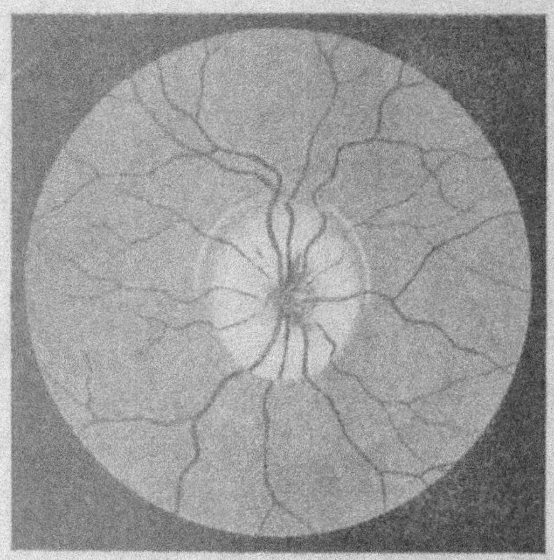

Fig. 45.
Papille œdémateuse typique sans autre complication rétinienne qu'un léger décollement circum-papillaire (marqué par le demi-cercle blanchâtre qui circonscrit le bord supérieur) d'après Haab, *Atlas d'ophtalmoscopie*.

Les manifestations ophtalmoscopiques de la stase restent localisées, dans la majorité des cas, au voisinage immédiat du nerf optique; les veines, turgescentes sur la papille, reprennent à peu de distance leur aspect normal et ne s'accompagnent que rarement d'hémorragies dans les régions périphériques de la rétine (4 fois sur 200 d'après Kampherstein); c'est là un point qui différencie la stase papillaire d'une thrombose de la veine centrale, mais les deux états peuvent se combiner ainsi qu'on l'a observé plusieurs fois (Yamaguchi, Elschnig). L'exemple rapporté par Yamaguchi a ceci de particulier que la thrombose veineuse, étant survenue après régression de la stase papillaire, a produit un nouveau gonflement de la papille.

Dans les cas de forte intensité, la papille est entourée d'une couronne de fines stries rayonnantes qui ne sont autres que les faisceaux des fibres optiques

opacifiées par l'œdème ; nous avons vu ce trouble superficiel si marqué dans
la région maculaire que la fovea apparaissait par contraste sous l'aspect
d'une tache rouge foncé analogue à celle qui se produit dans les cas d'embolie ou de décollement maculaire (voy. pl. XII, fig. 1) ; ce phénomène prouvait précisément que seule la couche des fibres optiques était modifiée dans
sa transparence. Il est assez exceptionnel que le tissu même de la rétine soit
occupé par des foyers de dégénérescence blanche (4 fois sur 200, d'après
Kampherstein ; en pareil cas leur disposition en une figure étoilée peut rap-

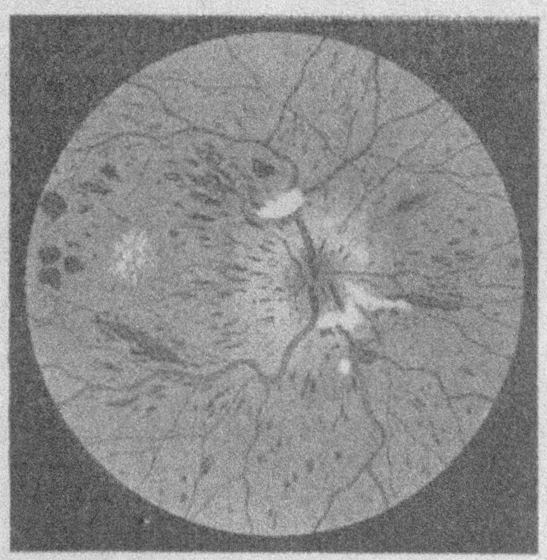

Fig. 44.

Œdème papillaire compliqué d'hémorragies et de foyers de dégénérescence blanche (anémie
gravidique sans albuminurie d'après Haab. *Atlas d'ophtalmoscopie.*)

peler à s'y méprendre la rétinite albuminurique (voy. fig. 44). On y remarque
aussi quelquefois un véritable décollement circumpapillaire (Kampherstein)
ou bien une ou plusieurs bandes claires, semi-circulaires et concentriques
à la papille (voy. fig. 43), qui indiquent la présence de légers replis rétiniens
(Gowers, Haab).

Si la mort n'est pas venue mettre fin à l'observation, après une durée de
quelques semaines à quelques mois, le gonflement de la papille diminue en
même temps que la coloration rouge ou gris-rougeâtre de sa surface fait
place à une teinte plus pâle, plus blanche, plus brillante. Dans ce stade d'atrophie commençante, les veines conservent assez longtemps leur turgescence
et leur trajet sinueux lors même que la différence de niveau entre la rétine et
le nerf optique s'est effacée. Le diamètre de la papille reste aussi plus grand
que normalement et ses limites demeurent irrégulières et diffuses (pl. XII,

fig. 2). Ces changements régressifs se font généralement en un temps plus court qu'il n'en a fallu à l'étranglement papillaire pour se développer. L'issue ordinaire en est une atrophie plus ou moins complète, que la tortuosité et la dilatation relative des veines distinguent encore assez longtemps des autres atrophies post-névritiques et qui peut, en quelques cas exceptionnels, faire place à un nouveau gonflement avec répétition de tous les phénomènes de la stase. Pareilles rechutes ont été rapportées par Gowers et par Uhthoff. Nous avons déjà dit qu'elles peuvent être simulées par une thrombose veineuse survenant pendant le stade de la cicatrisation (Yamaguchi).

Il est rare que la stase papillaire, quand elle est bien nette, puisse se guérir sans laisser de traces ophtalmoscopiques ; le fait a été cependant noté 8 fois sur 200 par Kampherstein (p. 454) ; une seule fois la cause de la stase était une tumeur, 2 fois un abcès, 3 fois une syphilis du cerveau. Uhthoff (p. 439) a cité plusieurs autres cas de régression complète en présence de la syphilis cérébrale, de même Prübsa dans un cas de méningite probablement tuberculeuse et chez deux femmes qui avait montré de l'œdème papillaire à la suite de leurs couches. A la suite d'un traumatisme crânien, l'œdème de la papille peut apparaître en quelques heures ; il a presque toujours pour cause un hématome des gaines optiques et sa régression a lieu généralement en peu de semaines : sur 27 cas de ce genre, Wilbrand et Saenger (p. 787-789) ont noté 11 fois une réparation complète et 6 fois le développement d'une atrophie simple ou papillitique.

Symptômes visuels. — Il n'y a pas de proportion entre les altérations ophtalmoscopiques de la papille étranglée et le degré des troubles visuels ; c'est une remarque que l'on peut faire à propos de plusieurs autres formes de névrite où l'ophtalmoscope ne donne pas une explication suffisante de la diminution fonctionnelle, mais ici c'est l'inverse qui se présente; la présence d'un œdème papillaire peut rester longtemps méconnue *parce que le malade ne se plaint pas de sa vision*, et lorsque le médecin a reconnu à l'ophtalmoscope une stase énorme avec un gonflement très prononcé de la papille du nerf optique, il éprouve souvent une véritable surprise à constater que l'acuité visuelle est encore fort bonne et le champ visuel non rétréci. A vrai dire, Behr nous semble aller un peu loin quand il dit que dans la règle la vision demeure normale pendant longtemps ; la règle nous paraît être une légère diminution jusqu'à un demi ou un tiers, aggravée surtout par des obscurcissements ou éblouissements passagers qui sont réellement les premiers symptômes dont le malade s'inquiète. Dans la période floride de la stase papillaire, les obnubilations deviennent quelquefois une cause de gêne très grande, car elles peuvent se répéter jusqu'à 50 ou 100 fois dans la même journée avec une durée de plusieurs minutes pendant laquelle le malade est plongé dans l'obscurité la plus complète. Pendant un de ces accès de cécité fugitive, Haaks a pu constater à l'ophtalmoscope un rétrécissement complet de toutes les artères, transformées en filets exsangues; la circulation se rétablit premièrement sous la forme d'une colonne sanguine fragmentée (voy. t. VI, p. 720), puis d'une colonne sanguine ininterrompue. Il s'agit là vraisemblablement de crampes vasculaires telles qu'on les a observées quelquefois, en dehors de toute stase papillaire, chez des sujets artérioscléreux (voy. t. VI, p. 770).

La tache de Mariotte est élargie en proportion de l'agrandissement de la papille, mais c'est là un détail dont le sujet n'a lui-même pas conscience. Le rétrécissement périphérique du champ visuel débute fort irrégulièrement tantôt d'un seul côté, tantôt de façon concentrique ; quelquefois il a le caractère d'une hémianopsie (fig. 45). Sur 200 cas examinés dans la clinique d'Uhthoff, Kamenerstein (p. 450) a noté 16 fois un champ visuel sans limitation aucune, 72 fois l'agrandissement de la tache de Mariotte, 30 fois un rétrécis-

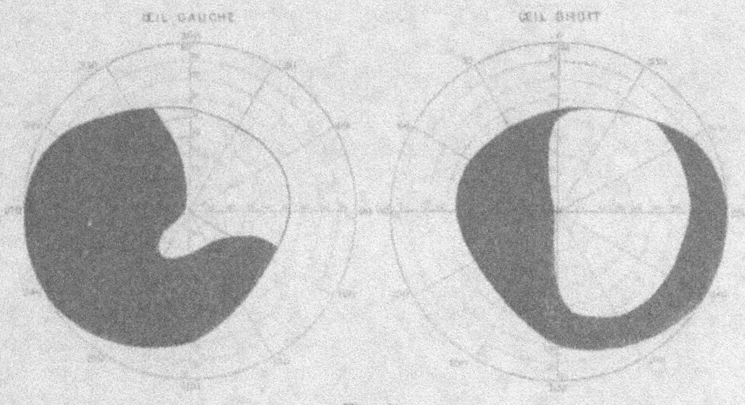

Fig. 45.

Champs visuels dans un cas de stase papillaire provoquée par un sarcome de la dure-mère de la région occipitale droite. (Obs. pers.)

sement concentrique, 16 fois un rétrécissement latéral, 6 fois une hémianopsie et 5 fois un scotome central. Les cas plus avancés dans leur évolution offraient un état d'amaurose plus ou moins complète.

Quand le champ visuel commence à se rétrécir, l'acuité centrale est d'habitude fortement diminuée, mais il y a des exceptions comme chez le malade auquel est emprunté le double champ visuel de la figure 45 ; l'œil droit n'avait qu'une acuité de un tiers dans un champ encore étendu, tandis qu'à l'œil gauche, avec un champ visuel beaucoup plus étroit, l'acuité centrale s'était maintenue à trois quarts ; au reste, dans ce cas, la diminution des champs visuels était en bonne partie de cause centrale (hémianopsie par compression des lobes occipitaux).

Une fois déclarée, la diminution fonctionnelle progresse assez rapidement ; nous l'avons vue aboutir en deux ou trois semaines à la cécité totale après être demeurée bien des mois voisine de la normale et cependant cette baisse rapide ne s'était accompagnée d'aucune modification notable dans l'état ophtalmoscopique. Lors même qu'en d'autres circonstances l'abolition de la vision coïncide avec une atrophie visible du nerf optique, il serait bien osé de vouloir apprécier même approximativement l'état des fonctions visuelles d'après le seul aspect ophtalmoscopique. Il nous est arrivé de constater dans un œil dont le nerf optique semblait peu altéré une vision tout à fait nulle, tandis qu'à l'autre œil, où le gonflement papillaire était beaucoup plus accentué, l'acuité centrale était encore de 1/10 et s'améliora plus tard d'une façon très notable; l'ophtalmoscope aurait fait supposer la situation inverse.

Dans la stase papillaire, il est habituel que la vision chromatique reste normale ou peu altérée jusqu'au dernier moment. Chez un seul malade KAMMERSTEIN a noté une cécité totale pour les couleurs qui guérit entièrement au bout de quelques mois.

Anatomie pathologique. — Les constatations anatomiques diffèrent selon que l'autopsie a été faite pendant la période floride de la stase papillaire ou dans le stade de l'atrophie consécutive. Dans le premier cas, le nerf est augmenté de volume et sa gaine présente assez souvent, en arrière du globe de l'œil, une *dilatation ampullaire* fort caractéristique (fig. 46). Sur des coupes transversales, on voit que l'espace intervaginal est dilaté, tantôt d'une façon uniforme tout autour du nerf, tantôt plus fortement d'un côté que de l'autre, jusqu'à égaler par sa largeur le diamètre du tronc nerveux. La dilatation a généralement lieu entre la gaine piale et l'arachnoïde, cette dernière étant alors accolée contre la gaine durale (voy. fig. 47); une fois sur 51 examens, KAMMERSTEIN a trouvé une égale dilatation des deux espaces sous-arachnoïdien et sous-dural. Si l'on a pris soin d'enlever les nerfs optiques avec les globes oculaires et le chiasma, ou que l'on ait lié le nerf avant de le sectionner dans l'orbite, ces espaces sont occupés par du liquide; le microscope y montre en outre, surtout près du cul-de-sac antérieur, des amas de grandes cellules à noyau ovalaire qui dérivent du revêtement endothélial.

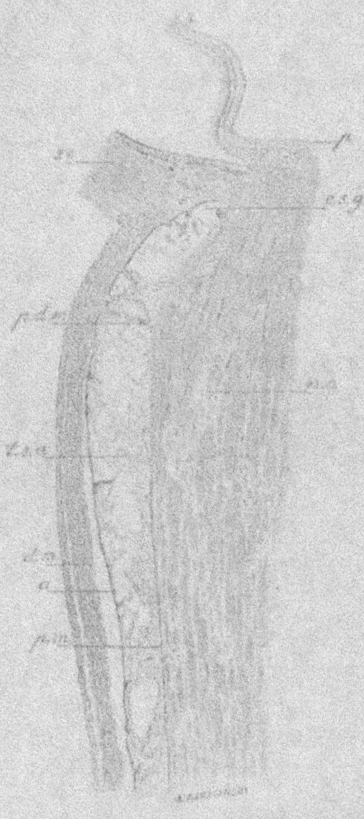

Fig. 46

Coupe longitudinale d'un nerf optique œdématié (Buchos-Deyber...).

n, n, nerf optique. — *p*, papille. — *r*, rétine. — *sc*, sclérotique. — *c.s.g*, cul-de-sac des gaines. — *d, m*, gaine durale. — *p, d, m*, prolongement de la gaine durale. — *a*, arachnoïde. — *e.s.a*, espace sous-arachnoïdien dilaté par l'œdème. — *p, m*, gaine piale.

Cette *hydropisie des gaines*, que l'on a quelquefois donnée comme constante, se rencontre réellement dans la majorité des cas de stase papillaire, mais KAMOCRASTEIN ne l'a vue bien prononcée que 19 fois sur 51 examens; elle est quelquefois remplacée par une prolifération cellulaire qui obstrue entièrement l'espace intervaginal, mais cette constatation est exceptionnelle si la stase papillaire est récente.

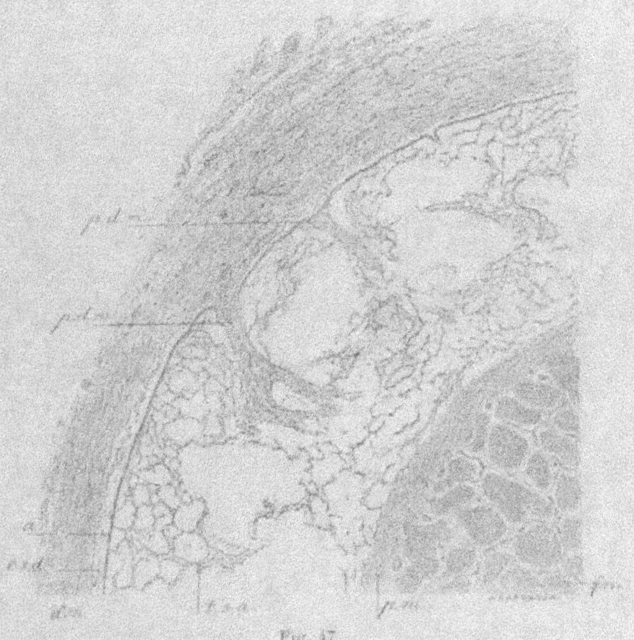

Fig. 47

Coupe transversale des gaines optiques dilatées par l'œdème. (ROCHON-DUVIGNEAUD.)

d. m., gaine durale. — p. d. m., prolongements de la gaine durale. — e. s. d., espace sous-dural. — a., arachnoïde; — t. s. a., tissu sous-arachnoïdien dissocié par l'œdème. — p. m., pie-mère; — f. n., faisceau des nerfs.

Dans le nerf lui-même, l'altération la plus évidente est un *œdème*, surtout manifeste à son extrémité périphérique, mais qu'on retrouve, avec quelques différences d'intensité sur toute sa longueur jusqu'au chiasma. Les faisceaux nerveux gonflés et plus réfringents qu'à l'état normal, bridés par la gaine piale dans la partie orbitaire, enserrés plus étroitement encore par le treillis de la lame criblée au niveau de l'anneau scléral, débordent de la boutonnière choroïdienne, et, faisant saillir la papille parfois de plus d'un millimètre dans la direction du corps vitré; ils lui prêtent l'aspect bien connu d'une tête de champignon (fig. 48). La cavité physiologique est supprimée ou ne se reconnaît que sous la forme d'une légère dépression. Les fibres marginales, s'étalant de chaque côté en « tête de clou » (SCHNABEL) au delà des limites normales de la papille, s'insinuent comme un coin entre la lame vitrée et la couche des cellules visuelles, en repoussant ou soulevant l'épithélium pigmentaire, et décrivent une forte sinuosité pour revenir à la surface de la rétine. Cette dernière membrane, partiellement soulevée dans sa partie juxta-papillaire et repoussée à quelque distance de l'anneau scléral, se plisse dans ses couches externes et son tissu se laisse partiellement dissocier par l'œdème. De la sérosité s'accumule entre sa surface externe et la choroïde, constituant

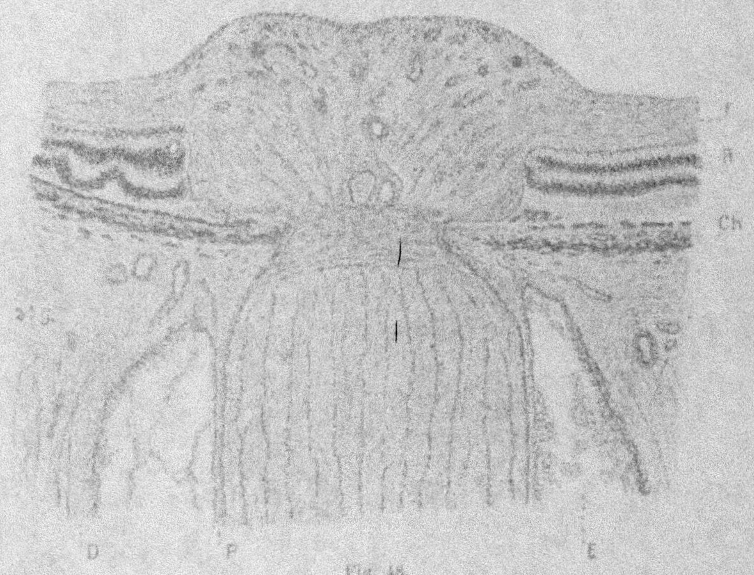

Fig. 48.

Coupe antéro-postérieure de la papille œdématiée (cas de tumeur cérébrale, obs. pers.)

A, couche des fibres optiques. — B, couches granuleuses de la rétine. — Ch, choroïde. — D, gaine durale. — F, gaine piale. — E, espace inter-vaginal dilaté.

une sorte de décollement rétinien très localisé que l'ophtalmoscope fait reconnaître quelquefois.

Les vaisseaux de la papille, remplis de sang et dilatés, parfois aussi entourés d'une légère infiltration leucocytaire, contribuent au gonflement du tissu; la saillie intra-oculaire est souvent favorisée par une voussure de la lame criblée qui, de concave qu'elle est à l'état normal, devient fortement convexe en avant; ses fibres choroïdiennes, plus relâchées ou plus extensibles, sont quelquefois seules à faire les frais de ce déplacement, les fibres sclérales demeurant à peu près rectilignes; la lame criblée prend alors la forme d'un ménisque plan-convexe et son épaisseur en est fort augmentée.

La voussure de la lame criblée, signalée autrefois par SCHWEIGGER, se retrouve dans la majorité des cas de stase typique; KAMOCKI l'a notée 33 fois sur 42 examens, ELSCHNIG plus souvent encore; elle a une certaine importance au point de vue de la pathogénie de la stase, car étant l'indice d'une poussée qui s'est produite d'arrière en avant, elle montre que la papille n'a pas été le point de départ de l'œdème; celui-ci n'est donc pas secondaire à l'étranglement du nerf ou des vaisseaux : c'est l'ordre inverse qui paraît probable. Il y a « œdème papillaire » avant qu'on puisse parler de « papille étranglée ».

La part que prennent les vaisseaux sanguins au gonflement de la papille est jugée diversement par les auteurs : plusieurs d'entre eux (ELSCHNIG, p. 227, KAMOCKERSTEIN, p. 523) n'ont remarqué aucune compression de la veine centrale, mais il est évident qu'une simple gêne de la circulation veineuse est difficile à reconnaître sur des coupes tant qu'elle n'est pas indiquée par un aplatissement du vaisseau, par une thrombose ou par des hémorragies avec ruptures de la paroi vasculaire ; d'autres ont vu la veine déprimée en arrière de la lame criblée (SŒMMERLE, p. 302) ou dans son passage au travers de la gaine (DEYL ; DEREY-DEREMES).

SŒMMERLE croit que la raison principale de la saillie réside dans la dilatation des petits vaisseaux et des capillaires qui, au niveau de la lame criblée, suppléent, selon lui, par une circulation collatérale à l'obstruction plus ou moins complète de la veine. Nous devons contester cette explication sur la base de nos propres recherches car, dans plusieurs cas de gêne circulatoire par obstruction graduelle des vaisseaux centraux, nous n'avons trouvé aucune saillie véritable de la papille en dépit d'une circulation collatérale et d'une congestion des capillaires bien supérieures à celles que montrent nos préparations de réelle stase papillaire.

Les descriptions anatomiques diffèrent principalement sur la fréquence, le degré et la signification des *phénomènes inflammatoires*. ELSCHNIG les a constamment rencontrés ; dans les examens de KAMOCKERSTEIN l'espace inter-vaginal en présentait dans 75 p. 100 des cas, la papille dans 60 p. 100 et le tronc du nerf dans 55 p. 100 des cas. Nous croyons aussi qu'ils sont présents dans la majorité des cas, mais ils sont souvent si peu accentués qu'on ne peut leur reconnaître un rôle essentiel. Ils peuvent manquer presque entièrement en présence d'une stase papillaire tout à fait typique. La raison de ces variations est fort difficile à établir : elle ne tient pas à la nature de l'affection intra-crânienne ainsi que cela nous est prouvé par deux séries de coupes dont l'une est empruntée à un cas de méningite tuberculeuse et montre un œdème bien net avec des phénomènes inflammatoires presque nuls, tandis que l'autre fait voir une infiltration leucocytaire autour des petits vaisseaux de la papille dans un cas de sarcome diffus de la convexité. Plus encore que l'intensité de l'œdème, c'est sa durée qui nous semble favoriser le développement d'une inflammation interstitielle ; à ce point de vue, les deux exemples ci-dessus seraient assez démonstratifs : le premier concerne un jeune garçon dont la maladie avait duré seulement une quinzaine de jours ; la seconde avait trait à une femme qui ne succomba que plusieurs mois après que nous eûmes constaté chez elle une papille très saillante.

En règle générale, les signes inflammatoires nous paraissent plus tardifs que l'œdème ; ils sont aussi plus inégalement répartis dans le nerf : tantôt ils ne sont visibles que sur la papille, tantôt en arrière de la lame criblée dans tel ou tel secteur du tronc nerveux, ou à l'entour des vaisseaux centraux, tantôt dans les gaines seulement.

L'œdème, nous l'avons dit, n'est point limité à la papille ; dans la partie orbitaire du nerf, il se manifeste surtout par la présence de nombreux espaces lacunaires qui dissèquent les faisceaux nerveux en les séparant des septa conjonctifs (œdème interfasciculaire) ; plus rarement, on voit des

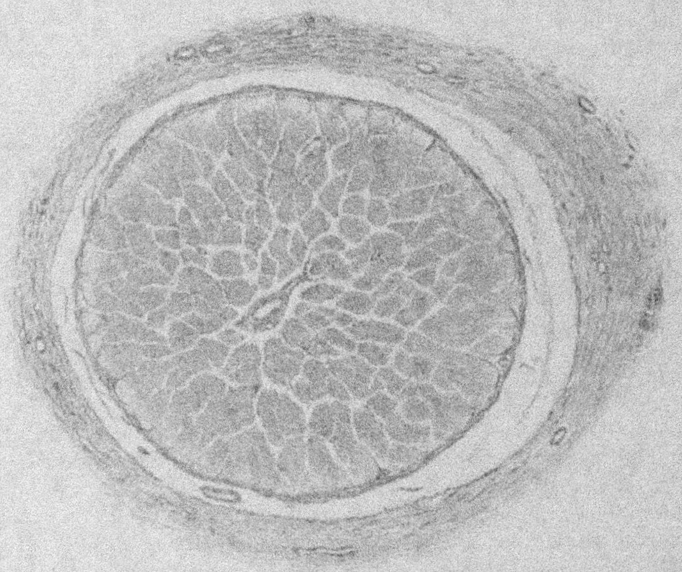

Fig. 49.

Coupe transversale du nerf optique œdématié (d'après un dessin obligeamment prêté par M. Dupuy-Dutemps).

interstices semblables à l'intérieur même des faisceaux (œdème intrafasciculaire). Cet œdème du tronc nerveux a été nié par Elschnig et par Leber, mais nous pouvons confirmer la description qu'en donnent Ulrich, Kamenezky, Souques et Dupuy-Dutemps (voy. fig. 49) sauf que nous ne l'avons pas vu diminuer d'une façon bien marquée à partir de la sortie des vaisseaux centraux (Dupuy-Dutemps), ni dans la région du canal optique (Souques). L'œdème du nerf n'est d'ailleurs pas constant ; Kamenezky (p. 522) ne l'a vu que dans 30 des 51 examens qu'il a faits. Il y a, selon toute probabilité, de grandes différences selon l'ancienneté de la stase et le degré de l'atrophie nerveuse.

Quand l'examen anatomique porte sur un cas de stase papillaire dont la régression est accomplie et qui a fait place à l'*atrophie secondaire*, il est fort difficile de distinguer entre les phénomènes d'origine inflammatoire et la réaction post-atrophique du tissu interstitiel. L'épaisseur des cloisons conjonctives et l'augmentation des noyaux de la neuroglie paraissent plus prononcées qu'elles ne le sont réellement à cause de la disparition de la substance nerveuse et de l'amoindrissement des faisceaux (fig. 50). Cependant, les parois vasculaires s'épaississent; une inflammation leucocytaire provoquée, même en l'absence de toute inflammation véritable, par la résorption des fibres nerveuses, s'ajoute à la prolifération des cellules fixes et contribue à la sclérose du tissu. Le cloisonnement du nerf devient plus étroit et plus irré-

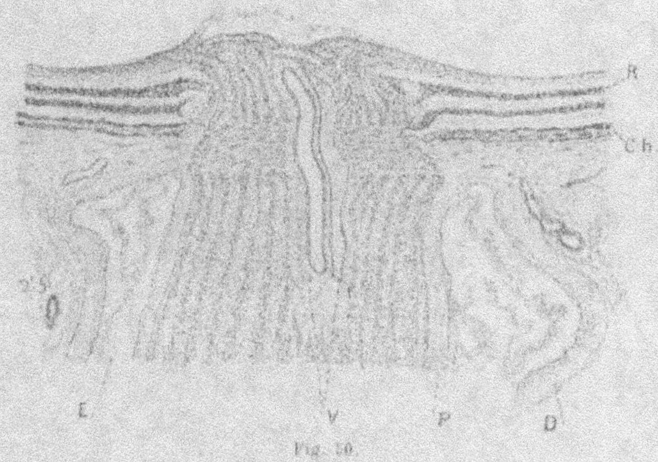

Fig. 50.

Coupe antéro-postérieure de la papille atrophique à la suite d'une stase papillaire (ola. pers.)

R, rétine. — *Ch*, choroïde. — *E*, espace intervaginal dilaté. — *V*, vaisseaux centraux. — *P*, gaine piale. — *D*, gaine durale.

gulier. Son volume total diminue dans une proportion souvent très considérable (fig. 51). Il s'ensuit que l'espace vaginal s'élargit encore à moins que la multiplication cellulaire, dont il est lui aussi le siège, n'ait abouti à l'obstruer.

La papille, en participant à ces changements atrophiques, s'affaisse et revient à ses limites normales; toutefois, les parties adjacentes de la rétine et de la choroïde, notamment l'épithélium pigmentaire, restent désorganisées, ce qui explique le halo diffus et les inégalités de pigmentation que l'ophtalmoscope fait voir à la suite de la stase papillaire. La lame criblée reprend aussi sa place, mais la cavité physiologique reste généralement effacée et se comble de tissu conjonctif. Une excavation atrophique ne succède donc pas à la stase : la papille conserve plutôt une certaine saillie, avec une forme légèrement conique (voy. fig. 50).

Etiologie et pathogénie. — Les *tumeurs cérébrales* sont de beaucoup la cause la plus fréquente de l'œdème papillaire ; tous les auteurs sont d'accord sur ce point, et la statistique récente de KAMPHERSTEIN, portant sur 200 cas de stase papillaire observés dans la clinique d'UHTHOFF, indique 134 fois la présence d'une tumeur cérébrale, tandis que la syphilis était en jeu 27 fois, la tuberculose 9 fois et des abcès du cerveau 7 fois ; parmi les autres causes, KAMPHERSTEIN mentionne l'hydrocéphalie en 3 cas, la thrombose des sinus en 2 cas, la méningite en 2 cas, une malformation cranienne (crâne en pain de sucre) en 3 cas et une dyscrasie générale telle que la néphrite ou l'anémie dans 6 cas. Cette énumération est loin de comprendre toutes les causes possibles de la stase papillaire, mais elle nous indique bien la fréquence relative des plus importantes.

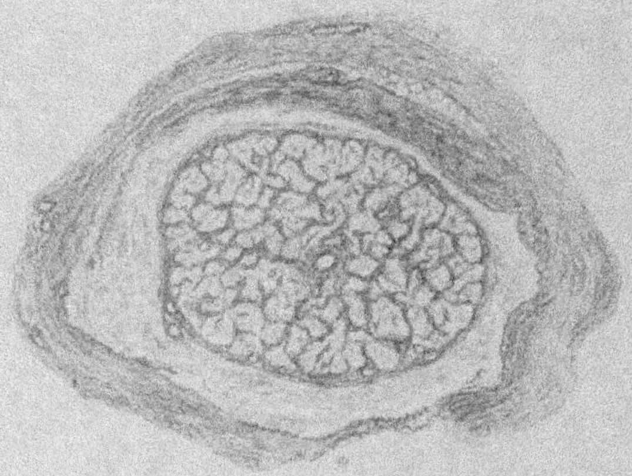

Fig. 81.

Coupe transversale du nerf optique atrophique à la suite d'une névrite œdémateuse. La coloration au van Gieson fait bien ressortir ici les cloisons épaissies (d'après un dessin obligeamment prêté par M. DUFOUR-DUTEMPS.)

Des 134 malades atteints de stase papillaire par tumeur cérébrale, dans la statistique de KAMPHERSTEIN, 30 seulement étaient âgés de moins de vingt ans, 76 de vingt à quarante ans, et 28 de plus de quarante ans. C'est donc la période moyenne de la vie qui paraît la plus exposée, mais il se peut qu'à cet âge les tumeurs cérébrales aient elles-mêmes leur maximum de fréquence. L'influence de l'âge sur la fréquence relative de la stase papillaire est diversement appréciée : tandis que BACH (p. 232) la croit un peu moindre chez les enfants que chez les adultes à cause de la plus grande élasticité du crâne, SIMON est arrivé à des conclusions tout opposées : il a trouvé, en effet, que sur un ensemble de 88 cas de tumeurs, la névrite optique (avec œdème papillaire) était à peu près constante chez les malades de moins de trente ans, mais qu'elle était rarement bien nette au-dessus de cinquante ans.

Dans la statistique de KAMPHERSTEIN, les femmes se sont trouvées un peu plus nombreuses (71) que les hommes (63). Comme, d'autre part, les tumeurs cérébrales sont deux fois plus fréquentes chez les hommes que chez les femmes (Oppenheim, p. 42, Martin), il y a là, semble-t-il, la preuve d'une plus grande propension du sexe féminin à l'œdème de la papille.

La *nature* des tumeurs qui ont provoqué la stase papillaire n'est pas indiquée dans le travail de Kampherstein, mais nous trouvons ce renseignement dans l'un des tableaux dressés par Martin : sur 320 tumeurs accompagnées de névrite optique, il y avait 94 sarcomes, 67 gliomes, 46 tubercules, 36 tumeurs kystiques, 28 gommes, 22 glio-sarcomes, 18 cysticerques et 9 carcinomes. La fréquence absolue de ces différentes tumeurs n'étant pas la même, il convient de comparer chacun des chiffres ci-dessus avec le nombre total des tumeurs de même nature constatées à l'autopsie, ce qui nous donne, toujours d'après la statistique de Martin, que les tubercules ont provoqué la névrite dans 64 p. 100 des cas seulement, tandis qu'elle était présente dans 75 p. 100 des cas de sarcomes, 82 p. 100 des cas de gliomes ou de carcinomes, 78 p. 100 des cas de gommes et 86 p. 100 des cas de cysticerques. On voit par là que la nature de la tumeur n'est pas tout à fait indifférente comme bien des auteurs l'affirment ; cependant, il est probable que les différences tiennent moins à la constitution histologique du néoplasme qu'à la rapidité de sa croissance.

Si l'on réserve cette influence probable d'une croissance rapide, le *volume* de la tumeur n'a pas l'importance que l'on pourrait croire, car on voit des néoplasmes fort petits se manifester par une stase papillaire intense, tandis que d'autres, beaucoup plus volumineux, produisent des symptômes oculaires bien moins accusés. La *situation* joue un rôle un peu plus marqué en ce sens que si la tumeur siège sur la convexité du cerveau, elle montre une propension moindre à provoquer la stase papillaire que si elle occupe la base ou bien le cervelet. Cela ressort en particulier d'un calcul de Edmond et Lawford (*Opth. Soc. of Gr. Brit.* IV, 1885, d'après Kampherstein, p. 459), calcul selon lequel les tumeurs du cervelet provoquent la stase papillaire dans environ 87 p. 100 des cas, celles de la base du cerveau dans 74 p. 100 et celles de la convexité dans 50 p. 100. La fréquence relative de ces différentes localisations dans les cas de stase nous est donnée par le résultat de 72 autopsies réunies par Kampherstein : tandis que la stase papillaire avait 12 fois pour cause une tumeur du lobe frontal, 6 fois une tumeur du lobe temporal et 5 fois du lobe occipital, les tumeurs du cervelet se trouvaient au nombre de 23, soit de 32 p. 100. On voit par là que l'influence attribuable à la situation du néoplasme dans la production de la stase papillaire n'est pas ce que l'on aurait attendu *a priori*, puisque le rôle principal appartient à la région de l'encéphale dont les rapports avec les nerfs optiques sont précisément les moins immédiats. Une constatation toute semblable peut être faite à l'endroit de la méningite tuberculeuse, dont Parinaud a soigneusement étudié les relations avec la névrite optique ; sur un total de 12 cas, il s'est trouvé une seule fois que l'exsudat méningitique était directement en rapport avec les nerfs optiques au niveau du chiasma ; 8 fois, il y avait un exsudat sans relation directe avec les nerfs, et 3 fois pas d'exsudat. En 2 circonstances, où des exsudats fibrineux purulents recouvraient le chiasma, on avait noté une cécité complète, mais les symptômes de la névrite faisaient défaut. Parinaud (p. 41) en conclut : qu'il n'est pas possible d'établir un rapport entre l'œdème papillaire et le siège principal des altérations intracraniennes de la méningite. Somme toute, une saillie prononcée de la papille est assez rare en présence de la méningite tuberculeuse simple ; elle résulte plus souvent du développement d'un tubercule solitaire.

Kammerstein attribue à la *syphilis* le deuxième rang dans la production de la stase papillaire, soit qu'il s'agisse d'une méningite gommeuse, soit d'autres altérations syphilitiques du cerveau. Inversement, la papille étranglée, comparée au nombre total des cas de syphilis cérébrale, a été rencontrée 14 fois au sein de 100 observations cliniques d'Uhthoff et 15 fois sur 150 cas de syphilis cérébrale confirmée à l'autopsie. Dans ce genre d'affection, la stase papillaire est parfois un symptôme très précoce se manifestant peu après les éruptions cutanées ; il arrive aussi qu'elle reste unilatérale, ce qui est exceptionnel en dehors de la syphilis (Kammerstein, p. 462).

Les *abcès du cerveau* sont une cause relativement peu fréquente de la stase papillaire, ce qui tient peut-être à la trop courte durée de leur évolution, la mort devançant le développement des symptômes oculaires. Oppenheim (p. 142) a trouvé la stase avec saillie marquée de la papille moins souvent que la névrite simple et l'une ou l'autre de ces altérations existaient dans 30 à 35 p. 100 des cas seulement. Toutefois, Kammerstein (p. 524) a pu recueillir dans la bibliographie 150 cas parmi lesquels l'œdème papillaire s'était montré 42 fois et la simple névrite optique 37 fois.

Gowers (p. 147) estime que la névrite se voit dans les trois quarts des cas d'abcès du cerveau lorsque leur durée a été d'au moins quatre semaines.

Les *hémorragies intracraniennes*, qu'elles soient d'origine traumatique ou qu'elles proviennent d'apoplexies cérébrales, sont quelquefois accompagnées par un certain degré de congestion optique avec saillie généralement peu prononcée de la papille. Ce léger degré de stase papillaire est même le seul symptôme ophtalmoscopique d'un épanchement sanguin dans les gaines du nerf optique, ainsi que nous l'avons montré dans un mémoire consacré à ce point spécial (*Ann. d'Ocul.*, février 1903) ; d'un autre côté, l'absence de toute altération intraoculaire n'est pas une raison suffisante pour exclure la présence d'une collection hémorragique dans l'espace intervaginal, encore moins dans la boîte crânienne. A l'exception des cas où l'hémorragie cérébrale agit par l'intermédiaire d'un hématome des gaines, plusieurs auteurs (Gowers, p. 137, Oppenheim, p. 195) contestent qu'elle soit en elle-même une cause de stase papillaire : ce symptôme indique généralement une néphrite concomitante ou bien une tumeur molle qui a été elle-même le point de départ de l'hémorragie. Kammerstein croit que si on la recherchait d'une façon méthodique, la stase papillaire se trouverait plus souvent qu'on ne l'a vue jusqu'ici à la suite d'une hémorragie cérébrale. Cependant, Uhthoff (1901, p. 150), qui a examiné sur ce point 160 cas d'hémorragie ou d'embolie cérébrale, n'a trouvé qu'une seule fois une stase papillaire bien marquée ; encore le malade était-il atteint de néphrite chronique.

Gowers (p. 141) estime que les *foyers de ramollissement cérébral* ne se compliquent de névrite optique que s'ils ont été provoqués par une embolie infectieuse. Wilbrand (p. 131) en a cependant décrit un cas avec stase papillaire et il l'explique comme Wernicke (*Lehrbuch der Gehirnkrank.* II, p. 126) par l'imbibition séreuse qui fait suite à l'obstruction artérielle dans le territoire embolisé. Oppenheim (*Geschwülste*, p. 195) dit avoir vu comme Wernicke une névrite avec hémorragies rétiniennes en quelques cas de *polyencéphalite aiguë*.

En sus des affections plus ou moins localisées dont nous venons de parler, l'étiologie de l'œdème papillaire comporte encore des troubles de la circulation intracrânienne, tels que ceux qui résultent d'une *thrombose du sinus caverneux* ou constituent l'*hydrocéphalie chronique* ou bien accompagnent des *déformations du crâne* comme l'oxycéphalie (crâne en pain de sucre). Jansen (d'après Oppenheim, C. p. 219) a trouvé une névrite avec ou sans saillie de la papille dans 31 p. 100 de ses observations de thrombose des sinus. L'hydrocéphalie, lorsqu'elle est congénitale, s'accompagne moins facilement de symptômes du côté du nerf optique que chez les adultes dont le crâne est plus rigide. La fréquence relative de la stase papillaire ou de l'atrophie consécutive chez les oxycéphales s'explique précisément par la soudure prématurée des os du crâne.

Oppenheim (Hirnabcess, p. 212) rappelle plusieurs observations d'*otites moyennes*, en apparence non compliquées, où l'on a vu survenir une névrite et même une stase papillaire ; à son avis l'intermédiaire entre l'affection de l'oreille et celle du nerf optique doit avoir été une méningite séreuse accompagnant l'abcès otitique ; selon Pitt, cet intermédiaire serait plutôt une pachyméningite et selon Jansen une thrombose des sinus. (Oppenheim, *loc. cit.*) Méningites ou thromboses des sinus agissent vraisemblablement par l'hydrocéphalie interne qui les accompagne (Morax). Ostmann déclare aussi qu'il n'y a pas d'exemple certain d'une altération du fond de l'œil qui ait été provoquée par une otite sans complication cérébrale, mais la papillite est quelquefois le premier signe de cette complication. Sa présence n'influe du reste pas sur le pronostic lequel dépend surtout d'une intervention opportune et complète (Morax).

L'énumération que voilà donne, à fort peu d'exceptions près, l'ensemble des affections de siège intracrânien qui sont susceptibles de provoquer la stase papillaire ; à elles toutes, elles représentent, dans la statistique de Kamenstein, 190 cas de stase sur les 196 où le diagnostic causal a pu être établi.

Le rôle laissé aux affections plus générales, dyscrasies, intoxications, est donc bien minime ; encore agissent-elles pour la plupart par l'intermédiaire d'un trouble de la circulation cérébrale (œdème, hydrocéphalie) ; la chose est du moins rendue fort probable par les symptômes céphaliques dont la *néphrite*, la *leucémie*, la *chlorose*, s'accompagnent quand elles sont marquées par une stase papillaire, symptômes qui peuvent être si semblables à ceux d'une tumeur du cerveau que, sans l'examen des urines ou du sang, le diagnostic différentiel en serait très difficile ou même impossible (OPPENHEIM, Geschwülste, p. 197). On en peut dire autant de la *sclérose en plaques* et du *saturnisme* à localisations encéphaliques (BACH et STÖLTING, p. 132), peut-être aussi des maladies infectieuses (*fièvre typhoïde*, *malaria*, etc.) dans les cas très rares où elles se compliquent d'une névrite avec saillie de la papille.

La stase papillaire provoquée par l'intoxication filicique paraît évidemment d'origine périphérique; de même celle qui reconnaît pour cause une affection de l'orbite (*tumeurs* ou *abcès*) ou bien des cavités voisines (*sinusites*). De cause locale aussi sont les gonflements de la papille qui se développent en présence de certaines affections intra-oculaires (*abcès de la cornée*, *cyclites traumatiques*, etc.).

En présence d'une étiologie aussi variée on prévoit que la cause anatomique des altérations oculaires ne doit pas être facile à élucider. En effet nombreuses sont les théories émises sur la pathogénie de la stase papillaire et, malgré de nombreuses recherches anatomiques ou expérimentales, le problème n'est pas résolu. Nous nous bornerons donc à énumérer les principales théories qui ont alimenté le débat, sans entrer dans la discussion et sans prendre parti d'une façon trop directe pour l'une ou l'autre des explications proposées car aucune d'elles ne nous paraît assez satisfaisante ni assez complète pour avoir un caractère définitif.

Première théorie. — ALBERT DE GRÄFE pensait que la compression directe ou indirecte du sinus caverneux par la tumeur ou par l'augmentation de la pression intra-crânienne avait pour conséquence une stase veineuse et secondairement l'imbibition séreuse du nerf optique. ADUEUR a repris récemment cette théorie un peu modifiée en se basant sur les résultats d'une autopsie qui lui avait fait voir une thrombose du sinus caverneux consécutive à un abcès de l'oreille interne. D'autre part DEYL et DÉTEY-DUREUX ont conclu de leurs recherches anatomiques que la stase doit avoir pour cause la compression de la veine centrale à son passage au travers de la gaine durale quand celle-ci est distendue par l'hydropisie. A cette dernière explication on peut objecter que les caractères ophtalmoscopiques de la papillite œdémateuse ne sont point identiques à ceux d'une simple obstruction de la veine centrale. Les hémorragies, qui sont le principal signe d'un obstacle à la circulation veineuse, peuvent manquer tout à fait même dans les cas les plus prononcés; le plus souvent elles sont en petit nombre et limitées au voisinage immédiat de la papille; deux fois seulement sur les 200 observations réunies par KAMPHERSTEIN elles étaient abondantes dans toute l'étendue de la rétine. Aux auteurs qui cherchent dans le sinus caverneux le point de départ de la stase veineuse on peut opposer en outre le fait que la veine ophtalmique possède d'autres voies d'écoulement grâce aux anastomoses de l'orbite.

Deuxième théorie. — Après que SCHWALBE eut découvert les communications qui existent entre l'espace sous-arachnoïdien du cerveau et l'espace intervaginal du nerf optique, SCHMIDT-RIMPLER et MANZ se basèrent sur ce fait anatomique pour attribuer au liquide refoulé du cerveau dans les gaines le rôle

essentiel dans la production de l'étranglement de la papille. A l'appui de cette
théorie, ils invoquaient l'existence presque constante d'une hydropisie des
gaines avec dilatation ampullaire en arrière du globe de l'œil ; or nous savons
que cet *hydrops vaginae*, tout fréquent qu'il soit, fait défaut dans une assez
notable partie des cas de stase papillaire, soit 35 fois sur 100 d'après Kampherstein, ce qui empêche qu'on le considère comme l'unique agent des altérations
optiques. De plus, il est à noter que de nombreuses tentatives faites pour
reproduire expérimentalement la saillie de la papille en augmentant la pression
intra-oculaire par l'injection de liquide au-dessous des méninges, aucune n'a
donné de résultat probant ; c'est tout au plus si l'ophtalmoscope faisait voir
un peu de congestion veineuse avec saillie nulle ou peu marquée de la
papille optique ; un véritable gonflement du nerf optique ne s'obtint que par
des injections forcées sous une pression incompatible avec la vie du sujet
(Leber, 1903, p. 488) ; encore ce gonflement ne tardait-il pas à se dissiper,
malgré que l'on prolongeât l'expérience. Kampherstein (1905, p. 740) n'a
obtenu la production d'une stase papillaire chez des chiens qu'après la mort
de l'animal, tandis que sur un sujet vivant ses résultats demeuraient négatifs.

Troisième théorie. — Parinaud, ayant constaté l'hydrocéphalie de
façon à peu près constante dans les affections compliquées de névrite optique, en vint à considérer l'œdème du cerveau et du nerf lui-même comme
l'intermédiaire obligé entre la stase papillaire et les différents états pathologiques qui la produisent. Pour lui, tumeurs cérébrales et méningites ne
retentissent sur la papille optique que lorsqu'elles se compliquent d'hydrocéphalie et la névrite optique œdémateuse n'est autre chose que l'expression
clinique de l'œdème du cerveau, car « le réseau lymphatique du nerf étant
une dépendance de celui de l'encéphale, il est naturel, affirme Parinaud, que
le nerf ressente les effets de l'hydrocéphalie ».

Ainsi la fréquence de l'hydropisie des gaines s'explique par le fait qu'elle
résulte de l'hydrocéphalie au même titre que la stase papillaire, mais cette
dernière se produirait tout aussi bien si l'espace intervaginal n'existait pas,
parce que, selon Parinaud, « la principale communication entre la circulation lymphatique du nerf et celle de l'encéphale a lieu par le nerf lui-même. »
Cette manière de voir, à laquelle se sont ralliés avec quelques réserves ou
adjonctions Uhlca, Rochon-Duvigneaud, Lienhart, Sourdille, Jacoby et
enfin Kampherstein, est certainement très attrayante, mais elle a pour défaut
d'être fondée sur une hypothèse, car ce qui n'est point suffisamment prouvé
jusqu'ici c'est l'affirmation de Parinaud que : « la principale communication
entre la circulation lymphatique du nerf et celle de l'encéphale a lieu par le
nerf lui-même ». Leber (1903, p. 87 et 490) dans sa récente monographie sur
la circulation de l'œil s'abstient de se prononcer sur ce point.

Quatrième théorie. — Leber, estimant insuffisantes les explications basées sur une compression mécanique du nerf optique, pensa que le liquide
accumulé dans les gaines devait agir moins par sa masse que par ses qualités
toxiques ; ainsi s'expliqueraient les phénomènes inflammatoires qui, selon
Leber, ne manquent presque jamais dans le nerf et la papille, lors même

qu'à l'œil nu ils semblent souvent faire défaut. Par leurs produits de dégénérescence diffusés dans le liquide céphalorachidien, les tumeurs agiraient
comme des agents d'inflammation au même titre que la tuberculose ou que
les autres processus méningitiques.

Cette théorie dite « inflammatoire » a été adoptée dans certaines limites
par Gowers, Elschnig, Baas, qui admettent que la toxicité du liquide cérébro-
spinal, se combinant à la pression avec laquelle ce liquide est repoussé dans
les gaines optiques, constitue bien la cause des altérations du nerf. Elle a
paru aussi confirmée par les expériences de Deutschmann et de Zellweger,
montrant que les substances introduites sous les méninges sont entraînées
en fort peu de jours dans la gaine du nerf optique, mais que pour y produire
des altérations semblables à la stase papillaire ces substances doivent être de
nature infectieuse (pus tuberculeux).

D'un autre côté les objections faites à la théorie inflammatoire sont nombreuses :

a) Il est peu vraisemblable que les tumeurs encapsulées ou de nature peu
dégénérative (fibromes, ostéomes, anévrysmes), produisent des toxines
aussi actives que les processus inflammatoires tels que la méningite tuberculeuse et les abcès du cerveau. Dans ces conditions, le rôle prédominant des
tumeurs dans l'étiologie de la stase papillaire reste inexplicable.

b) Les sarcomes intraoculaires ne se compliquent généralement pas d'œ-
dème avec saillie de la papille, bien qu'ils aient avec le nerf optique des rapports beaucoup plus directs que les tumeurs développées dans le cerveau.

c) La persistance d'une acuité normale ou presque normale en présence
d'altérations papillaires très marquées ne cadre pas avec l'hypothèse d'une
action toxique, car la grande sensibilité des fibres optiques vis-à-vis des
toxines est bien connue.

d) Il serait fort étrange que, dans les affections très variées connues comme
capables de provoquer la stase papillaire, les substances phlogogènes fussent toutes de même nature, et plus surprenant encore que, ces substances
étant différentes, leur action sur la papille fût constamment la même. L'étude
des névrites toxiques nous montre en effet à quel point les altérations du nerf
optique diffèrent selon la nature du poison.

e) Dans l'ensemble des cas de stase papillaire, les phénomènes inflammatoires sont encore moins constants que l'hydropsie des gaines. Kamocki
ne les ayant trouvés que dans 56 p. 100 des cas et bien souvent ils étaient à
peine accusés. La prolifération cellulaire pourrait être simplement consécutive à l'œdème, ce dont la pathologie générale offre de nombreux exemples.

Cinquième théorie. — La dernière théorie que nous voulons mentionner
est plutôt un ensemble de théories qui ont ceci de commun qu'elles
envisagent une influence nerveuse comme l'intermédiaire entre l'affection
causale et l'étranglement de la papille. Jackson et Benedict songeaient à des
troubles vasomoteurs du sympathique ; Leber et Adamkiewicz ont pensé à une
destruction des centres trophiques du nerf optique, d'où les altérations dont
ce dernier devient le siège ; pures hypothèses auxquelles il manque jusqu'ici

toute preuve anatomique ou expérimentale. LEBER (1881) admet cependant avec JACKSON que la présence d'une tumeur dans le cerveau amène une sorte d'inflammation sécrétoire qui peut seule expliquer la pression du liquide intra-cérébral, transsudation analogue à celle dont s'accompagnent les tumeurs de la choroïde avec augmentation de la pression intraoculaire.

L. DOR a aussi donné une certaine assise à la théorie irritative de la stase papillaire en démontrant des filets nerveux émanés de la lame grise sus-optique et qui lui paraissent constituer les *nervi nervorum* des nerfs optiques; il suppose que l'irritation de ces fibres doit provoquer l'œdème de la papille.

———

Les partisans des théories dites « mécaniques » (1re, 2e et 3e théories), font valoir à l'appui de leurs idées les améliorations produites dans la stase papillaire par les interventions opératoires (trépanation, ponction lombaire) qui, même sans supprimer entièrement la cause du mal, procurent au moins une diminution dans la pression intracranienne. Les adeptes de la théorie inflammatoire (4e théorie) rétorquent que toute évacuation de liquide cérébro-spinal a, tout naturellement, pour résultat d'éliminer les toxines transportées par ce liquide. Ce dernier argument tombe devant le fait qu'une simple crâniectomie a plusieurs fois amélioré ou même dissipé définitivement l'étranglement papillaire (BAMBERG) et surtout devant le résultat obtenu par NOISZEWSKI, lequel se trouvant en présence d'une stase papillaire causée par un anévrysme de la carotide interne, pratiqua la ligature de l'artère et vit l'étranglement disparaître en quatorze jours.

HOCHE a rendu attentif au fait que dans les cas de pression intracranienne le nerf optique n'est pas seul à souffrir, mais que les racines postérieures de la moelle épinière présentent aussi des lésions dégénératives; or il se trouve que la partie de ces racines qui baigne dans le liquide cérébrospinal est beaucoup moins atteinte que les fibres intraspinales; c'est là une preuve, semble-t-il, que les toxines répandues dans l'espace céphalorachidien n'ont pas le rôle important qu'on leur prête.

Résumons les principaux faits cliniques et anatomiques sur lesquels on peut se baser pour établir la pathogénie de la stase papillaire:

1° Le gonflement avec saillie prononcée de la papille optique indique dans la très grande majorité des cas (95 p. 100) une affection intracranienne; il est moins fréquent en présence des processus nettement infectieux (méningites purulentes, abcès du cerveau), qu'en présence de ceux qui produisent surtout une compression cérébrale (méningite séreuse, tumeurs). Parmi les tumeurs, les tubercules la provoquent moins souvent que les sarcomes ou les cysticerques.

2° La saillie de la papille est presque inséparable des symptômes cliniques d'une augmentation de la pression cérébrale; quand l'œdème papillaire manque dans un cas de tumeur, c'est presque toujours que les symptômes de pression font aussi défaut. Quand la pression cérébrale diminue spontanément ou à la suite d'une intervention opératoire, la stase se dissipe aussi, parfois même en très peu de jours.

3° Anatomiquement la stase papillaire est constituée par un œdème avec gonflement des faisceaux nerveux de la papille et du nerf optique ; fréquemment, mais pas toujours (dans les deux tiers des cas), il s'y joint une hydropisie plus ou moins prononcée de la gaine optique. Dans environ la moitié des cas, l'œdème s'accompagne de phénomènes inflammatoires, tantôt plus, tantôt moins prononcés, dans la papille, dans le tronc du nerf, ou dans les gaines.

4° Les autopsies démontrent presque constamment un œdème du cerveau avec hydropisie plus ou moins marquée des ventricules. En revanche, les signes d'une inflammation cérébrale font souvent défaut ou bien sont localisés au voisinage du foyer pathologique sans affecter de relation directe avec les nerfs optiques. De plus, les tumeurs qui, par leur situation, gênent la circulation du liquide cérébrospinal au niveau de l'aqueduc de Sylvius ou du quatrième ventricule, sont plus fréquemment une cause de stase papillaire que les tumeurs de la région frontale ou de la base du cerveau.

Ces faits, sur lesquels les ophtalmologistes et les neurologistes, quelles que soient d'ailleurs leurs idées théoriques, sont à peu près tous d'accord, ressortent de nombreuses séries d'observations et plaident bien plus fortement pour les explications dites « mécaniques » que pour l'intervention d'un agent inflammatoire dans la genèse de la stase papillaire.

La gêne produite par l'hypertension et l'œdème cérébral dans la circulation lymphatique du nerf optique est suffisante, semble-t-il, pour nous donner la clé de tous les changements observés dans la papille : que cette gêne s'exerce essentiellement par l'œdème des troncs optiques (Parinaud), ou par l'hydropisie vaginale comprimant soit le nerf lui-même (Schmidt-Manz), soit la veine centrale à son passage dans la gaine (Deyl, Dufour-Dufresne), la différence n'est pas bien grande, et il se peut au reste que ces trois facteurs agissent de concert, car ils ne s'excluent nullement.

Une série d'expériences ont montré que le liquide intravaginal ne pénètre pas dans le nerf au travers de la gaine piale, mais qu'en sens inverse le passage est possible (Laska, 1903, p. 87). Si donc l'œdème du cerveau avec hypertension est, comme nous le pensons, la cause première d'une stase lymphatique dans le nerf optique, la présence concomitante d'une hydropisie de la gaine viendra augmenter cette gêne circulatoire en empêchant l'espace intervaginal de compenser dans une certaine mesure l'obstacle opposé au retour de la lymphe vers le cerveau. Ce mécanisme est amplement suffisant pour provoquer le gonflement des faisceaux nerveux et une congestion veineuse par suite de la compression des vaisseaux au niveau de l'anneau scléral, mais s'il s'y ajoute, selon l'idée de Deyl et de Dufour-Dufresne, un réel aplatissement de la veine centrale à son passage au travers de la gaine, ou même une thrombose de la veine comme on en a vu quelquefois, des hémorragies plus ou moins nombreuses s'ajouteront à l'œdème et transformeront l'aspect ophtalmoscopique du simple œdème papillaire en celui d'une névrorétinite d'apparence albuminurique.

Avec tout cela, devons-nous exclure la possibilité d'une action inflammatoire sur les fibres optiques ? Aucunement, car il est admissible qu'en certains cas de méningite le liquide cérébrospinal, chargé de substances phlogogènes (LEBER 1881) ou même de bactéries (DE LAPERSONNE), agisse d'une façon plus délétère que le simple œdème par stase ; toutefois les faits cliniques semblent indiquer que ce nouveau facteur est en œuvre seulement dans la minorité des cas.

Le gonflement énorme du nerf optique qui se produit dans l'intoxication expérimentale par l'acide silicique (NUEL, MASIUS et MAHAIM) est un exemple de névrite périphérique ; de même la stase papillaire secondaire à une cyclite (obs. pers.) ou à un abcès de la cornée (KAMPHERSTEIN) ; peut-être aussi celle qui accompagne certains abcès de l'orbite.

Les tumeurs qui compriment la partie intracrânienne des nerfs optiques entravent dans une grande mesure la circulation lymphatique, mais elles la protègent aussi contre l'effet de l'hypertension intracrânienne ; celles qui siègent dans l'orbite compriment la gaine et la surface du nerf, mais elles n'empêchent pas d'emblée le retour de la lymphe vers le cerveau : voilà, nous semble-t-il, la raison pour laquelle ces deux sortes de tumeurs sont rarement accompagnées de stase papillaire.

Cette interprétation des faits cliniques ne demande, pour être évidente, que la confirmation d'un courant lymphatique allant du nerf optique au cerveau. Nous ne connaissons encore que les expériences de KNIES qui a réussi à faire refluer un liquide de la partie intra-orbitaire du nerf jusque dans le chiasma et les bandelettes.

Les causes de l'*atrophie optique* qui succède à la stase ont donné lieu à moins de discussions que les causes du gonflement de la papille.

Dans la majorité des cas, la dégénérescence des fibres optiques est attribuable à la compression qu'elles ont subie, soit au niveau de l'anneau scléral, soit à l'intérieur du canal orbitaire, pendant la période d'étranglement œdémateux ou lors de la rétraction cicatricielle des produits inflammatoires. La compression que le foyer pathologique peut exercer directement ou indirectement sur les voies optiques dans leur parcours intracrânien ne contribue pas à la production de la stase papillaire, car, lorsqu'elle est seule en action, elle a pour résultat d'entraîner une atrophie simple sans gonflement visible de la papille optique. Il peut y avoir du reste combinaison entre l'atrophie optique périphérique, post-œdémateuse ou post-inflammatoire, et l'atrophie de cause centrale ; le rétrécissement hémianopsique des champs visuels indique nettement qu'un processus destructeur siège au niveau du chiasma ou plus en arrière. Nous avons eu l'explication d'un fait de ce genre par la constatation d'une tumeur de la dure-mère qui comprimait directement le lobe occipital du côté opposé à la partie abolie du champ visuel (fig. 45 ; il y avait décoloration atrophique des deux nerfs optiques, mais la persistance du réflexe lumineux de la pupille prouvait que l'amaurose absolue ne résultait pas de cette atrophie périphérique.

SCHULTZ ZEHDEN a publié la curieuse observation d'une tumeur qui avait cause d'une part l'atrophie simple du nerf optique droit par compression directe et d'autre part le gonflement œdémateux de la papille gauche par l'intermédiaire d'une augmentation de la pression cérébrale.

Marche, pronostic et traitement. — L'œdème capillaire est parfois la première manifestation d'une affection intracranienne, surtout s'il s'agit de syphilis cérébrale ou d'une tumeur à marche lente : en pareil cas, son développement peut fort bien passer inaperçu, à moins qu'il ne soit révélé au médecin par un pur hasard ou par un examen méthodique de tous les malades d'un service d'hôpital.

Dans la règle, les altérations ophtalmologiques sont bilatérales, mais elles existent souvent à un degré différent dans les deux yeux ; il est très rare qu'elles demeurent unilatérales en présence d'une tumeur intra-cranienne ; le fait est un peu plus fréquent dans la syphilis.

Quand la vision n'est pas affectée, ce sont des symptômes d'origine cérébrale qui amènent le malade au médecin : maux de têtes, vertiges, nausées, crampes ou fourmillements dans les membres ou les muscles de la face, parfois des paralysies oculaires, des bourdonnements d'oreilles ou de la surdité. Les céphalalgies surtout, survenant par accès avec des périodes de rémission plus ou moins longues, peuvent devenir terribles.

Tous ces symptômes se succèdent ou se combinent pendant un temps très variable de quelques semaines à plusieurs années jusqu'à la mort ; dans les cas moins graves, ils font défaut ou s'amendent graduellement.

La réaction pupillaire correspond dans la règle à l'état des fonctions visuelles ; il est rare qu'elle soit abolie en présence d'un reste de vision : ce fait ne s'était produit que 5 fois sur les 200 cas réunis par Kamenstein. Le phénomène inverse, c'est-à-dire la persistance de la réaction à la lumière malgré la cécité complète, a été noté également 5 fois par Kamenstein ; nous l'avons constaté nous-même avec une grande netteté chez l'un de nos malades. Ce symptôme, paradoxal en apparence, indique une amaurose d'origine corticale, et permet de reporter le siège de la lésion en arrière des ganglions optiques.

Il n'y a pas de parallélisme entre la progression plus ou moins rapide des troubles oculaires et le déclin des forces vitales ; on voit des malades succomber avant que leur vision ait gravement souffert et que la stase papillaire ait évolué, tandis que d'autres survivent plusieurs mois et même quelques années à la perte de leur vision.

La disparition du gonflement de la papille n'indique pas nécessairement un arrêt dans le développement progressif de l'affection primaire. Symptômes oculaires et cérébraux peuvent subir des rémissions passagères et des aggravations nouvelles sans être absolument solidaires les uns des autres.

La durée totale du processus depuis la première apparition de la stase jusqu'à l'atrophie complète est extrêmement variable selon les cas ; elle semble en règle générale plus longue si la cause est une tumeur cérébrale que s'il

s'agit d'une inflammation telle qu'une méningite: la même remarque peut
être faite au sujet de la survie, réserve faite de l'éventualité d'une guérison
dont les chances sont plus grandes dans le cas d'une méningite que dans celui
d'une tumeur. Ceci nous amène à parler du *pronostic* de la papille étranglée.

Le pronostic *quoad visum* doit toujours être très réservé : il est presque
impossible de prévoir, en présence d'une stase papillaire, s'il y aura réparation complète des fonctions ou atrophie définitive du nerf optique. Une aggravation rapide peut survenir au moment où l'on s'y attend le moins; d'un
autre côté, même après une cécité qui paraissait totale, le retour d'une vision
utile n'est pas chose impossible. KAMPHERSTEIN et DAGILAISKI nous rapportent
trois exemples de ces guérisons inespérées.

En ce qui touche la prolongation de l'existence, le pronostic a certains
éléments sur lesquels il peut s'appuyer.

Si la stase papillaire est unilatérale, s'il ne se produit aucun rétrécissement du champ visuel en dépit d'une observation prolongée, s'il n'y a pas de
symptômes cérébraux bien déterminés, si l'on a des raisons de croire que la
nature de l'affection est syphilitique ou même encore tuberculeuse, ou si les
symptômes généraux font totalement défaut, les probabilités sont relativement favorables. Notre confrère lausannois, le Dr ERMON, a publié quelques
observations personnelles à l'appui de ce fait; notre expérience est conforme
à la sienne et nous pourrions citer plusieurs cas de stase papillaire qui se
sont terminés par la guérison : chose curieuse, ces malades étaient sans
exception du sexe féminin, jeunes filles au début de la période menstruelle
ou femmes voisines de la ménopause. Chaque fois que nous avons eu l'occasion de voir survenir chez un homme et en dehors de tout traumatisme une
papille étranglée digne de ce nom, il s'agissait (la suite l'a prouvé) d'une
affection grave avec pronostic fatal. Dans les cas de fracture du crâne avec
épanchement probable de sang dans les gaines optiques, la constatation
d'une stase papillaire n'est pas de nature à modifier le pronostic que doit
faire porter la gravité plus ou moins grande des lésions cérébrales.

Si la cause de la papille étranglée paraît être une tumeur intra-crânienne,
il n'y a guère de chances de guérison que dans l'éventualité d'une extirpation
radicale : c'est alors de la localisation de cette tumeur que dépendra surtout
le pronostic (voy. p. 407).

En bien des circonstances, l'avis du praticien restera en suspens, jusqu'à
ce que l'essai d'un traitement par les frictions mercurielles ou l'iodure de
potassium ait permis d'éliminer ou au contraire de confirmer l'hypothèse
d'une infection syphilitique ou d'une autre affection susceptible d'être améliorée par ce même traitement.

Il est bien entendu que dans tous ces cas douteux on aura pris soin de
passer en revue toutes les causes possibles de la stase papillaire que nous
avons énumérées au chapitre de l'étiologie et que, par l'ensemble des symptômes généraux, on s'efforcera de se faire une opinion. Nous ne pouvons entrer
ici dans les détails de ce diagnostic différentiel qui nous entraîneraient trop

loin des limites de l'ophtalmologie. Rappelons seulement que les probabilités sont pour une affection intra-cranienne dans environ 90 p. 100 des cas
d'après Kampherstein et que les tumeurs du cerveau représentent à elles
seules environ les deux tiers des causes de la stase papillaire (134 tumeurs
sur 200 cas de stase dans la statistique de Kampherstein).

Cette proportion des deux tiers est notablement inférieure à celle de neuf
dixièmes indiquée par Oppenheim; cela s'explique sans peine car les chiffres
fournis par les services de neurologie seront presque fatalement exagérés si
on les compare à ceux d'une consultation ophtalmologique où l'état général
des malades offre plus de variété.

A défaut d'une étiologie connue ou si le traitement général n'a pas amélioré les symptômes oculaires, que faut-il attendre d'un traitement symptomatique ? Les petites ressources de l'arsenal oculistique, ventouses, pédiluves,
frictions iodées, sangsues, etc., seront le plus souvent impuissantes à diminuer l'œdème papillaire et à sauvegarder la vision, mais ils peuvent avoir
une influence favorable sur les symptômes accessoires, notamment sur la
céphalée. L'antique séton à la nuque, que déjà de Graefe recommandait dans
ce même but, a donné de bons résultats à Oppenheim (p. 236).

Avec la précaution de tenir élevée la tête du malade et de lui éviter toute
fatigue et toute émotion, les analgésiques tels que la morphine, la quinine et
l'antipyrine contribueront à calmer les symptômes douloureux et cloront la
liste des moyens purement médicaux.

Les interventions chirurgicales qui ont été proposées pour diminuer la
pression intra-cranienne ou intra-vaginale sont l'*incision des gaines optiques*,
les *ponctions ventriculaire ou lombaire* et la *trépanation ou la crâniectomie*.

De Wecker décrit dans son *Traité complet* (p. 418) le procédé qu'il a
adopté pour pratiquer l'incision et le drainage des gaines optiques, mais il
reconnaît lui-même avoir exécuté cette opération trop rarement « pour qu'on
puisse se prononcer sur sa valeur pratique »; il en amoindrit aussi l'intérêt
en déclarant qu'il n'a opéré que des yeux atteints de cécité complète ou
presque complète (p. 419). Du moment qu'elle n'avait pas pour but de conserver la vision, l'incision des gaines devait nécessairement céder le pas à
d'autres interventions plus directes et mieux faites pour permettre l'évacuation du liquide cérébro-rachidien en excès.

La *ponction du ventricule*, qu'Oppenheim (p. 251) estime d'effet moins utile
mais tout aussi dangereux que la trépanation, et la *ponction lombaire*, qui
nous semble avoir plus de partisans, n'ont elles-mêmes que la valeur de pal-
liatifs et ne sont pas toujours suivies du résultat désiré. La ponction lombaire
étant relativement inoffensive, quand elle n'entraîne pas une décompression
trop brusque, et pouvant au surplus fournir des renseignements utiles au
diagnostic par l'examen du liquide aspiré, sera de mise surtout dans
les cas où la cause de l'hypertension intra-cranienne est encore incertaine.

La trépanation palliative ne paraît vraiment efficace à Oppenheim (p. 249)
que lorsqu'elle est combinée avec une incision de la dure-mère pour laisser

échapper le liquide cérébral ou permettre une hernie du cerveau; CHEVALLE-REAU et DURANTE déconseillent au contraire l'ouverture de la dure-mère à cause de ses dangers (hémiplégie, méningite, etc.). DUPUY-DUTEMPS a vu la stase régresser entièrement après une simple craniectomie.

DUFOUR, ayant compulsé 51 cas de ces opérations palliatives, a trouvé qu'en présence d'une tumeur du cerveau elles avaient procuré 8 fois la guérison de la névrite optique et 12 fois une amélioration pour 8 résultats nuls; mais diri-gées contre une suppuration d'origine otitique elles avaient eu chaque fois un plein succès; deux tentatives faites pour une méningite tuberculeuse avaient eu toutes deux pour conséquence une amélioration; de quatre cas d'hydrocépha-lie il y en eut un qui fut guéri et un amélioré; enfin un malade atteint d'épi-lepsie traumatique, un autre d'urémie et un autre encore de microcéphalie furent tous les trois guéris par l'intervention. DUFOUR n'en conclut pas moins que la trépanation palliative est contre-indiquée dans toutes les affections intra-crâniennes autres que les abcès ou méningites localisées et les tumeurs du cerveau.

Après l'évacuation d'un abcès, la stase papillaire ne se dissipe pas immé-diatement; elle peut même progresser encore quelque temps, mais après peu de semaines elle fait place à une amélioration plus ou moins complète de l'état ophtalmoscopique et de la vision.

La régression de la stase est généralement plus rapide après l'opération palliative ou radicale d'une tumeur du cerveau; en peu de jours, elle peut avoir fait retour à l'état normal pour peu que la pression intra-crânienne ait été diminuée d'une façon durable.

III. — DES ATROPHIES OPTIQUES EN GÉNÉRAL

Causes anatomiques des atrophies optiques — Pour bien saisir les condi-tions dans lesquelles les atrophies du nerf optique naissent et progressent, il est indispensable de se rappeler que les fibres optiques, conductrices des impressions lumineuses, représentent le cylindre-axe des cellules ganglion-naires de la rétine; elles constituent avec ces cellules le troisième neu-rone rétinien, qui de l'œil s'étend jusqu'au corps genouillé externe (voyez le schéma à la page 730 du tome I). Quand la cellule ganglionnaire est détruite, la fibre nerveuse dégénère sur toute sa longueur, de l'œil au cerveau (dégéné-rescence ascendante ou centripète[1]); quand la fibre est interrompue sur un point de son parcours, il se produit une dégénérescence dans les deux direc-tions : dégénérescence ascendante à partir de la lésion jusqu'au cerveau; dégé-nérescence descendante, moins rapide, de la lésion à la cellule ganglionnaire (dégénérescence dite centrifuge, ou, mieux encore, dans le cas particulier cel-lulipète).

1. Nous employons ces termes dans le sens qui leur a été donné par l'usage, bien que pour le nerf optique les choses soient renversées puisque la cellule, qui représente le centre nerveux de la fibre, se trouve non pas dans le cerveau, mais dans l'organe périphérique.

Outre la section, traumatique ou opératoire, des fibres nerveuses, les causes d'atrophie du nerf optique sont les suivantes :

b. Action directe d'un poison sur la substance des fibres ou des cellules.

c. Arrêt complet ou insuffisance prolongée de la circulation dans les vaisseaux nourriciers.

d. Compression mécanique s'exerçant sur la rétine ou sur le nerf optique.

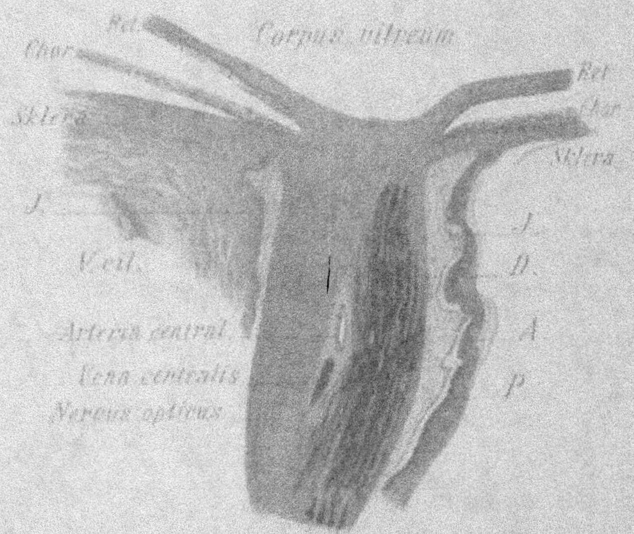

Fig. 52.

Atrophie partielle du nerf optique révélée par le procédé de *Weigert*, la gaine de myéline des fibres saines étant colorée en noir par le réactif ; la moitié gauche du nerf est totalement atrophique (d'après HAAB, *Atlas d'Ophtalmoscopie*).

c. Inflammation du tissu interstitiel conduisant à la dégénérescence secondaire du tissu nerveux.

d. Il se peut aussi que, *très à la longue*, le simple défaut de fonction ait pour conséquence une atrophie optique, lors même qu'il n'y a pas eu lésion directe du neurone optico-rétinien ; la question n'est pas encore absolument tranchée.

Il n'y a que des *influences toxiques* qui puissent agir isolément sur les cellules ganglionnaires (intoxication alcoolique, tabes, idiotie de famille) ; encore n'est-il pas certain qu'elles n'atteignent pas aussi les fibres, car les réactifs usités actuellement pour mettre en évidence les premières altérations du protoplasma cellulaire (procédé de Nissl et ses dérivés) sont plus sensibles que ceux dont nous disposons pour étudier les fibres nerveuses (procédés de Weigert, Pal et de Marchi).

Les intoxications ont aussi ceci de particulier qu'elles exercent souvent une action élective sur un faisceau déterminé des fibres optiques ou sur les cellules dont il dépend ; la plupart d'entre elles attaquent en premier lieu le faisceau papillo-maculaire (alcool et tabac, sulfure de carbone) et affectent plus tôt ou plus gravement la perception chromatique que la perception du blanc.

Les *arrêts de circulation* ou les *compressions* peuvent intéresser aussi une partie des fibres à l'exclusion des autres, mais alors on n'observe généralement pas un écart aussi marqué entre le trouble fonctionnel pour les couleurs et la perception du blanc. Quant aux dégénérescences secondaires à des *processus interstitiels*, il est fort difficile de concevoir comment elles pourraient rester circonscrites constamment à une même région de la rétine ou du nerf, à moins que cette localisation ne soit régie par les conditions spéciales de la vascularisation ; c'est ici l'une des principales objections à opposer à la doctrine de la nature névritique des amblyopies toxiques qui restent limitées au faisceau papillo-maculaire.

Les différentes causes d'atrophie ici énumérées se combinent assez souvent les unes avec les autres en un même cas ; ainsi, dans l'intoxication quinique, il y a probablement action directe du poison sur les cellules nerveuses et action indirecte par suite de l'ischémie rétinienne ; en présence d'une tumeur du cerveau ou de l'orbite, la compression du nerf s'accompagne souvent de phénomènes névritiques, etc.

D'autre part, la même cause d'atrophie optique peut se présenter au cours d'affections très diverses ou agir en des points différents sur le trajet des fibres optiques.

Les principaux états pathologiques qui peuvent avoir pour conséquence une *compression du nerf* sont les glaucomes, les tumeurs de l'orbite ou du cerveau, les périostites au niveau du canal optique, la sclérose des artères cérébrales et l'hydrocéphalie du IIIe ventricule, peut-être aussi les épanchements hémorragiques à la base du cerveau ou dans les gaines optiques. L'atrophie optique par *défaut de circulation* se produit d'une façon rapide à la suite de déchirures de l'artère centrale et d'obstructions par embolie ou par thrombose, plus lentement dans les cas de rétrécissement graduel par endartérite ou de sclérose congénitale des artères rétiniennes (dégénérescence pigmentaire). Il est fort probable que l'atrophie optique peut résulter aussi d'un arrêt de circulation dans les vaisseaux propres du nerf, autres que l'artère centrale, mais sur ce point nos connaissances sont fort incomplètes et se bornent à quelques constatations anatomiques (H. SCHMIDT, GONIN, BARTELS).

L'action nocive des *processus inflammatoires* sur les éléments nerveux est fort complexe : elle s'accompagne le plus souvent de l'un des autres facteurs d'atrophie, thromboses vasculaires, production de toxines, compression des fibres par un œdème ou par un exsudat.

Dans les atrophies optiques que l'on constate après une névrite, il est souvent difficile de savoir si la disparition des fibres nerveuses a précédé la prolifération des tissus interstitiels ou si elle en a été la conséquence; dans les cas un peu anciens, la reconstitution des causes de l'atrophie peut être impossible. C'est ce qui explique la divergence de vues qui règne encore aujourd'hui sur la pathogénie de bien des affections du nerf optique (œdème papillaire, amblyopie toxique, etc.). Nous nous sommes suffisamment étendus sur les causes premières des névrites optiques pour n'avoir pas à y revenir.

En quelques traités et statistiques, on trouve les atrophies optiques classées d'après leur point de départ anatomique en atrophies de *cause locale*, c'est-à-dire périphérique, et atrophies de *cause centrale* soit cérébrale ou spinale. Cette division, si simple qu'elle paraisse, est fort instable, car une seule et même affection est quelquefois rangée par un auteur dans le premier groupe et par un autre auteur dans l'autre groupe, selon l'idée que chacun se fait de la pathogénie. Pour ne citer qu'un exemple, l'atrophie tabétique, que bien des praticiens comptent comme atrophie spinale, a, selon les plus récentes recherches, son point de départ dans le nerf ou dans les cellules de la rétine.

Plus souvent, on distingue entre les *atrophies simples*, qui se manifestent à l'ophtalmoscope uniquement par une décoloration de la papille avec ou sans rétrécissement léger des vaisseaux, et les *atrophies papillitiques* ou *névritiques*, qui font suite à un état congestif plus ou moins marqué, s'accompagnant d'inégalités pigmentaires sur le bord de la papille et souvent de changements vasculaires importants. Ces différences révélées par l'ophtalmoscope sont d'un grand intérêt au point de vue symptomatique, mais elles ne suffisent pas pour constituer des types morbides distincts car il y a des dégénérescences d'origine certainement névritique qui ne se manifestent au niveau de la papille que par les signes d'une atrophie simple. Une autre division ophtalmoscopique en atrophie *blanche ou cérébrale* et atrophie *grise ou spinale* est encore plus aléatoire et offre bien moins d'utilité, car, si la teinte grisâtre de la papille appartient souvent à l'atrophie tabétique, on ne saurait attacher une signification précise à la coloration blanche, cette dernière se rencontrant dans les atrophies de cause orbitaire aussi bien qu'en présence d'une affection du cerveau ou de la moelle épinière.

Au point de vue clinique, la seule classification des atrophies qui soit utile, c'est-à-dire qui donne des indications un peu certaines sur le pronostic et sur le traitement, est celle qui résulte de l'ensemble des faits révélés, non seulement par l'examen local, mais encore et surtout par l'examen général du malade. Les constatations relatives à l'aspect ophtalmoscopique et aux désordres fonctionnels ne doivent pas remplacer le diagnostic; elles ne représentent que quelques-uns des nombreux éléments nécessaires à ce diagnostic.

Étiologie et fréquence — Les causes *premières* des atrophies optiques, causes auxquelles le praticien doit s'efforcer de remonter dans chaque cas particulier, sont multiples et pour une bonne part encore mal déterminées,

mais un fait est à noter : c'est que les atrophies dites « essentielles » ou
« idiopathiques », qui occupaient il y a vingt ou trente ans une large place
dans le diagnostic ophtalmologique, ont diminué de fréquence à mesure que
les méthodes d'examen se perfectionnaient et que les connaissances en pathologie générale devenaient plus complètes. Il est donc à prévoir que cette
rubrique des atrophies essentielles, qui trop souvent voilait une négligence
dans la recherche du facteur étiologique, finira par disparaître des registres
d'observations.

Dans la statistique qu'Uhthoff a tirée de son propre matériel, les atrophies essentielles ne représentent plus que 5 p. 100 des atrophies. Jusqu'à ce
que leur caractère clinique soit mieux connu, les dégénérescences secondaires à une compression du nerf par des vaisseaux sclérosés à la base du
cerveau (p. 399) ou bien à des rétrécissements endartéritiques des artères
nourricières (Uhthoff et Leber) figureront presque inévitablement au
rang des atrophies idiopathiques, mais, somme toute, elles paraissent être
assez rares.

La diminution du nombre des atrophies classées comme essentielles correspond à peu près à l'augmentation de celles qui sont reconnues pour tabétiques. Uhthoff (1904) a noté le tabes dans 37 p. 100 des cas d'atrophie simple et Peltesohn dans 31,4 p. 100. À la statistique très détaillée de Peltesohn
nous empruntons les chiffres suivants au sujet de la fréquence relative des
diverses causes d'atrophie groupées selon la classification que nous avons
adoptée :

CAUSES DE L'ATROPHIE	ATROPHIE SIMPLE	ATROPHIE NÉVRITIQUE	TOTAL	FRÉQUENCE p. 100 atrophies
I. — Affections intra-oculaires	32	3	35	7 p. 100
II. — — orbitaires	1	6	7	1,5 —
III. — — intracrâniennes	8	56	64	13 —
IV. — Infections générales	22	21	43	9 —
V. — Intoxications	—	70*	70	14 —
VI. — Troubles de circulation	26	13	39	8 —
VII. — Maladies cérébro-spinales	95	10	105	21 —
VIII. — Hérédité ou anomalies de développement	5	11	16	3 —
IX. — Traumatismes	10	12	22	4,5 —
X. — Causes inconnues	49	47	96	19 —
	248	248	496	

* L'auteur s'est évidemment départi ici de sa classification ophtalmoscopique sous l'influence des idées régnantes au sujet de l'origine névritique des amblyopies toxiques.

Ces 496 cas d'atrophies ont été recueillis au sein d'un matériel de
36 000 malades, ce qui donne pour la fréquence des atrophies en général une
proportion d'environ 1,4 p. 100, pareille à celle qu'indique de Wecker (300
atrophies pour 21 000 malades), mais un peu plus forte que celle de notre

propre statistique : 496 cas d'atrophies également sur environ 43.000 malades, soit un peu plus de 1 p. 100. FEILCHENFELD indique 568 atrophies sur 90.000 malades, soit 0,63 p. 100. Comme PELTESOHN, nous avons trouvé une proportion à peu près égale d'atrophies simples et d'atrophies post-névritiques.

Caractères ophtalmoscopiques. — Le principal signe ophtalmoscopique de l'atrophie optique est la *décoloration de la papille* qui, de rosée qu'elle est à l'état normal, devient graduellement plus blanche et contraste d'autant plus fortement avec le fond rouge de la choroïde. Cette décoloration papillaire n'est cependant pas proportionnelle à la gravité des troubles visuels, elle peut être très marquée en certains cas où l'acuité centrale est relativement bonne et le champ visuel d'étendue normale ; elle ne va donc pas de pair avec le degré de l'atrophie, mais elle dépend surtout d'une densification du tissu n'entraînant pas nécessairement la destruction des fibres nerveuses. La papille atrophique est tantôt d'un blanc mat (pl. XII, fig. 2 et 6), tantôt d'un blanc brillant comme de l'ivoire (pl. XII, fig. 5); elle a quelquefois une teinte jaunâtre comme de la cire, quelquefois même verdâtre ou bleuâtre. Ces différences d'aspect dépendent soit de la cause, soit de la rapidité du processus atrophique, soit encore d'altérations concomitantes, œdème, hémorragies, infiltration leucocytaire, etc.

La teinte cireuse de la papille est celle qui a la signification la plus constante : elle est presque pathognomonique de la dégénérescence pigmentaire congénitale et fait deviner la présence ou prévoir l'apparition de mouchetures pigmentaires dans la rétine.

Une coloration mate de la papille est l'indice d'une opacification de sa substance, par suite de la prolifération des éléments interstitiels qui prennent la place des éléments nerveux. Cet aspect est propre aux atrophies papillitiques, à celles surtout qui succèdent à l'œdème papillaire; elle est associée le plus souvent à la persistance d'une légère saillie du disque optique en avant du plan de la rétine, la cavité physiologique étant comblée et la diminution des fibres nerveuses compensée par le tissu conjonctif néoformé. L'uniformité de la coloration blanche est quelquefois rompue par des restes d'infiltration leucocytaire, de petits amas de pigment ou des résidus hémorragiques. Les bords de la papille sont aussi moins nets, moins réguliers que dans les autres types d'atrophies; la transition est quelquefois presque insensible entre le blanc de la papille et la teinte jaunâtre du bord de la choroïde qui lui-même présente des inégalités de pigmentation.

La papille blanc-d'ivoire se voit à la suite d'une dégénérescence rapide et complète des fibres nerveuses comme dans les cas d'ischémie par obstruction de l'artère centrale (voy. au tome VI la planche XI, fig. 20), ou bien dans certaines intoxications foudroyantes (alcool méthylique, acide silicique, etc.); on la voit aussi dans le stade le plus avancé de la dégénérescence tabétique et dans quelques cas d'atrophie névritique très ancienne (pl. XII, fig. 5).

L'atrophie grise est surtout fréquente dans le tabes, au début de la dégénérescence ; elle fait suite aussi quelquefois à une papillite avec ou sans œdème. Il en est de même de la teinte verdâtre ou bleuâtre qui est plus rare.

C'est principalement *l'état des vaisseaux* qui varie avec la nature de l'atrophie. Quand il s'agit d'une dégénérescence secondaire à une blessure ou à une compression du nerf dans la région du canal optique ou à l'intérieur du crâne, les vaisseaux de la papille restent fort longtemps sans subir de changement notable ; même plusieurs années après que la cécité est devenue complète, veines et artères montrent encore un calibre à peu près normal. Dans l'atrophie tabétique, on observe souvent le rétrécissement précoce des artères seules ; en présence de la dégénérescence rétinienne congénitale (rétinite pigmentaire), les artères sont très étroites et les veines elles-mêmes rétrécies. Les artères sont filiformes et parfois transformées en cordons blanchâtres si l'atrophie est d'origine ischémique (pl. XII, fig. 6).

L'atrophie consécutive à une névrite rétrobulbaire s'accompagne assez souvent d'une dilatation modérée des veines, mais à la suite d'une papillite les changements sont beaucoup plus marqués : les artères peuvent être à peine reconnaissables et engainées de blanc ; les veines présentent un aspect semblable ou bien sont au contraire plus dilatées que normalement. La disproportion des vaisseaux est encore plus frappante si, au lieu d'une papillite simple, il s'est agi d'un œdème papillaire : en pareil cas, les veines peuvent rester fort longtemps turgescentes et tortueuses ; leurs méandres sont surtout accentués sur les bords de la papille, là où elles avaient à franchir, au fort de l'œdème, une brusque différence de niveau (pl. XII, fig. 2).

La diminution de la substance nerveuse qui, nous l'avons dit, est généralement compensée dans les atrophies papillaires par une multiplication des éléments conjonctifs, se fait au contraire remarquer, dans la plupart des autres atrophies, par une dépression « en soucoupe » de la surface papillaire, et les détails de la lame criblée apparaissent plus nettement que dans un œil normal. L'excavation atrophique de la papille atteint à son maximum quand, à la destruction des fibres optiques, s'ajoute l'effet d'une pression intra-oculaire augmentée. Pour tout ce qui concerne la signification clinique et la pathogénie des excavations glaucomateuses, nous renvoyons au mémoire très complet de M. GAMA PINTO dans cette *Encyclopédie*, tome V.

En dehors des limites de la papille, l'atrophie *lente* de la couche des fibres optiques ne se trahit généralement pas par des changements ophtalmoscopiques autres que l'effacement du reflet circulaire de la macula ; cependant s'il existe dans la rétine des fibres nerveuses à myéline, on peut suivre à leur disparition graduelle les progrès de l'atrophie (WAGENMANN, VON GRÓSZ, SACHSALBER). Quand la dégénérescence des fibres et des cellules ganglionaires est *très rapide*, comme après l'obstruction d'une artère de la rétine, il se produit une opacité laiteuse jusqu'à ce que les éléments malades soient résorbés ; c'est à une semblable nécrose des cellules ganglionnaires que doit être attribué le cercle blanchâtre périmaculaire qui caractérise l'amaurose de l'idiotie familiale.

Troubles fonctionnels. — L'atrophie du nerf optique peut être *complète* ou *incomplète*. Dans le premier cas, toutes les fibres nerveuses sont détruites, et la cécité est absolue dans les régions atteintes ; dans le second, il subsiste dans les parties malades un certain degré de vision démontrant qu'une plus ou moins grande proportion des fibres ont résisté à la dégénérescence. Il faut distinguer de plus entre les atrophies *diffuses*, qui intéressent à la fois tous les faisceaux du nerf, et les atrophies *partielles*, qui sont limitées à tel ou tel faisceau et ne montrent pas de tendance à l'extension.

L'obstruction des vaisseaux nourriciers produit l'atrophie complète des faisceaux optiques ; la dégénérescence tabétique aboutit tôt ou tard au même résultat. La sclérose en plaques, au contraire, n'entraîne le plus souvent que des scotomes relatifs, de même les amblyopies toxiques, sauf dans les cas où les influences nocives n'ont pas été supprimées à temps.

Une atrophie diffuse fait suite le plus souvent aux névrites aiguës et à l'œdème papillaire ; elle est aussi provoquée par une compression du nerf dans sa totalité. L'atrophie partielle se voit tout spécialement dans les intoxications qui ont une action élective sur les fibres du faisceau papillo-maculaire ; elle se manifeste alors par un scotome central et par une décoloration limitée à la partie temporale de la papille (pl. XII, fig. 4) ; elle peut survenir aussi à la suite d'une section ou d'une déchirure incomplète du nerf optique, ou résulter d'une obstruction d'une ou de plusieurs des branches rétiniennes de l'artère centrale ; en pareil cas la pâleur atrophique n'intéresse encore que le secteur de la papille correspondant aux faisceaux du nerf qui sont dégénérés. Lorsque la cause de la dégénérescence réside au niveau du chiasma ou sur l'une des bandelettes, le trouble fonctionnel se présente sous la forme d'une hémianopsie à limite verticale et, selon le cas, c'est la moitié nasale ou temporale de la papille qui offre seule la décoloration pathologique.

Selon la façon dont l'atrophie complète ou incomplète se combine avec l'atrophie diffuse ou l'atrophie partielle, l'acuité centrale s'abaisse parallèlement au rétrécissement du champ visuel, ou bien il existe une disproportion plus ou moins marquée entre le degré de la vision centrale et l'étendue de la vision périphérique. L'acuité visuelle peut être normale dans un champ visuel très étroit ou fort mauvaise en dépit d'un champ visuel à peu près normal ; ces deux cas extrêmes peuvent s'observer dans une même forme d'atrophie, par exemple dans l'atrophie tabétique.

L'atrophie incomplète d'un faisceau du nerf optique s'accompagne habituellement d'une *altération de la perception du rouge et du vert* avant même que la perception du blanc soit notablement diminuée. Cette diminution particulière de la sensibilité chromatique pour le rouge et le vert (le rouge étant vu brun et le vert gris clair) peut servir en bien des cas à différencier les amblyopies optiques de celles qui ont leur point de départ dans le premier neurone rétinien, c'est-à-dire dans la couche des cellules visuelles, car on sait que dans la rétinite pigmentaire et le décollement rétinien c'est la faculté de percevoir le bleu qui disparaît en premier lieu.

Les personnes atteintes d'atrophie du nerf optique éprouvent encore un autre symptôme qui les distingue des malades rétiniens : c'est l'*éblouissement* qu'elles ressentent dès qu'elles s'exposent à la pleine lumière du jour (nyctalopie). Sur une route ensoleillée ou en présence d'un champ de neige elles ont l'impression d'y voir beaucoup moins que dans les endroits plus sombres ; elles recherchent donc la pénombre avec autant de soin que les héméralopes l'évitent pour touver leur chemin.

Les autres phénomènes subjectifs qui accompagnent l'atrophie optique consistent en un *brouillard* ou en des *sensations colorées* plus ou moins fugitives, mais les photopsies proprement dites sont moins fréquentes et moins obsédantes que dans les affections des couches externes de la rétine, choriorétinites et décollements rétiniens.

Pronostic et traitement. — On observe quelquefois le retour plus ou moins parfait de la vision après une cécité qui a duré plusieurs jours ou même plusieurs semaines avec apparence d'atrophie complète de la papille. Le malade recommence à percevoir la lumière, puis l'acuité centrale et le champ visuel s'améliorent graduellement, mais l'*aspect atrophique de la papille ne subit dans la règle aucun changement* : c'est là une confirmation de ce que nous avons dit plus haut, à savoir que la blancheur de la papille est un signe concomitant de l'atrophie optique, mais qu'elle n'est pas en elle-même une preuve d'atrophie.

Ces guérisons inespérées, dont les exemples les plus frappants se voient à la suite de l'intoxication quinique, succèdent uniquement à des amblyopies dont le développement a été très rapide ; elles n'ont jamais été constatées de façon certaine à la suite d'une atrophie lente avec décoloration graduelle du disque optique ; elles ne doivent pas être interprétées dans le sens d'une régénération de la substance nerveuse (OGLESBY) avec remplacement des éléments détruits par des éléments sains néoformés : aucune régénération de ce genre ne paraît possible pour le nerf optique. Ce qu'il faut admettre, c'est que des cellules et des fibres, dont les fonctions ont été supprimées pendant quelque temps à la suite d'une altération de leur structure intime, sont susceptibles de se réparer quand les conditions de leur nutrition deviennent meilleures ; Le fait a été démontré expérimentalement par BIRCH-HIRSCHFELD pour les cellules ganglionnaires altérées par des influences lumineuses.

L'absence de toute contraction pupillaire à la lumière confirme que le malade n'a pas de vision au moment où il est examiné, mais elle n'influe pas sur le pronostic, car la pupille réagit à nouveau sitôt que la perception de la lumière commence elle-même à revenir.

Quand la cause première de l'atrophie optique n'a pu être déterminée, ou que cette cause n'offre pas de prise au traitement, les ressources de l'oculiste pour un traitement symptomatique se réduisent à peu de chose.

Les *révulsifs*, qui ont leur raison d'être dans la période aiguë de la névrite, ne sont plus guère justifiés quand l'atrophie est en voie de se développer ; nous en dirons autant des frictions mercurielles, à moins qu'il n'y ait des raisons de penser que l'affection optique est sous la dépendance d'une syphilis cérébrale.

L'électricité sous la forme du courant constant, et la strychnine, ont toutes deux leurs sceptiques et leurs enthousiastes. L'une et l'autre, tout en ayant des succès à leur actif, aboutissent le plus souvent à des échecs, mais comme elles n'offrent aucun inconvénient sérieux, on aurait tort de les négliger systématiquement. La *galvanisation*, que déjà Laqueur en 1877 (p. 875) considérait comme le moyen le plus digne de confiance pour le traitement des atrophies de cause cérébrale, doit se faire, selon les conseils de Weiss, à l'aide d'une électrode placée sur les paupières fermées et d'une autre à la partie supérieure de la nuque, pendant une durée de dix minutes au minimum, de trente minutes au maximum, et sans que le courant dépasse 2 milliampères. Il est opportun d'alterner avec précaution la position des deux pôles toutes les cinq ou dix minutes.

La *strychnine*, vivement recommandée par Nagel en 1872, nous a toujours paru le remède le plus efficace pour enrayer la baisse progressive des fonctions visuelles; elle agit plus sûrement en injections sous-cutanées que par voie stomacale. On l'administre à doses croissantes de 0,5 à 1 milligramme, tous les deux jours, puis tous les jours et enfin deux fois par jour, par séries d'une vingtaine d'injections. Hasner, qui l'emploie de cette manière, lui attribue 8 résultats satisfaisants sur 26 cas d'atrophie qu'il a pu suivre longuement; néanmoins, dans les deux tiers des cas, elle est restée sans effet.

En prenant soin de soustraire le malade aux influences de la vive lumière, on lui procure une amélioration subjective dont il se félicite vivement. Le port constant de lunettes fortement noircies, et même des cures d'obscurité d'une durée de dix à quinze jours, répétées s'il le faut deux à trois fois par année, produiront sur sa vision un effet comparable à celui des vacances sur un cerveau fatigué; de cette manière, nous avons pu, en bien des cas, retarder au moins une aggravation inévitable.

Dans les cas moins graves, les mêmes précautions accélèrent certainement la guérison et la rendent plus complète.

L'iodure peut être utile, surtout chez des artérioscléreux.

A côté de cette médication, le régime n'est pas sans importance. Quand bien même l'amblyopie n'est pas d'origine toxique, il sera prudent de proscrire l'usage des alcools et du tabac, puisqu'on connaît leur action nocive sur la vitalité des cellules et des fibres nerveuses. Une existence calme et réglée sans excès d'aucune sorte (veilles, travail intellectuel, excès sexuels), ni dépense exagérée de forces physiques; un régime doux et fortifiant, composé essentiellement d'œufs et de lait; les préparations phosphatées, le lactate de zinc ou les ferrugineux; l'hydrothérapie, une gymnastique modérée et le séjour à une altitude moyenne (500 à 1,000 mètres), exciteront la vigueur du malade et ne pourront qu'avoir une influence favorable sur la résistance de son système nerveux.

IV. — HÉMORRAGIES DU NERF OPTIQUE. PIGMENTATION
VERRUCOSITÉS HYALINES

A. Hémorragies

Il y a peu de diagnostics dont on ait autant abusé en ophtalmologie
que de celui d'hémorragie dans le nerf optique ou dans ses gaines. Nous
renonçons à énumérer ici tous les états pathologiques qui ont été mis sur
le compte de ce même accident : scotome central ou rétrécissement périphérique, cécité durable ou obnubilations fugitives, ischémie rétinienne ou
congestion de la papille, amblyopie sans altérations visibles ou apoplexie
massive dans le corps vitré,... il n'est peut-être pas un genre de troubles
visuels ou d'altérations ophtalmoscopiques qui n'ait été interprété comme un
symptôme d'hémorragie rétrobulbaire.

Dans une étude bibliographique (*Annales d'Oculistique*, févr. 1903), nous
avons cherché à remonter à la source de quelques-unes des affirmations qui
depuis longtemps se transmettaient, en s'accentuant, de manuel en manuel ;
cette enquête nous a montré l'inanité des faits sur lesquels est basé le diagnostic d'hémorragie du nerf comme on le trouve appliqué dans bien des traités
ou publications isolés. Les conclusions de MAUXIS dans sa monographie de
la question (*die Sehnerven-Blutungen*, Breslau, 1874) reposent tout entières
sur des arguments insoutenables aujourd'hui et sur des erreurs anatomiques
manifestes (voy. notre mémoire *Ann. d'Ocul.*, CXXIX, p. 98 et 100). Nous
n'avons pas trouvé une seule observation où l'autopsie ait démontré qu'une
ischémie rétinienne avait eu pour cause un hématome de la gaine, pas une
seule non plus qui ait fait voir qu'une hémorragie intra-oculaire tirait son
origine de l'espace vaginal.

A défaut de preuves positives, l'importance clinique si souvent attribuée
aux hémorragies du nerf n'est pas même vraisemblable ; nous l'avons montré
par une discussion théorique dont nous ne rappellerons ici que les points
suivants :

1º L'ischémie soudaine de la rétine avec suppression durable des fonctions
visuelles s'explique bien plus facilement par une *embolie* ou *thrombose* de l'artère centrale que par un épanchement hémorragique, lequel, pour produire
un effet aussi instantané, devrait agir avec une pression bien supérieure à la
tension artérielle. Les cas où le tableau de l'ischémie artérielle s'est compliqué d'une congestion veineuse sont facilement explicables par les *altérations
endophlébitiques* qui, si souvent, accompagnent l'endartérite des vaisseaux
centraux. Enfin, quand l'ischémie n'est que fugitive, surtout si elle se répète
plusieurs fois dans la même journée, l'hypothèse d'une *crampe artérielle* est
plus simple et plus plausible que celle d'une hémorragie dans le nerf ou dans
la gaine.

2º Admettre qu'un épanchement dans la gaine optique a été la source d'une hémorragie péripapillaire, prérétinienne ou même hyaloïdienne (WECKER, p. 78, ROLLET, p. 186) c'est admettre que le sang a traversé la gaine piale pour s'infiltrer entre les faisceaux du nerf et les mailles de la lame criblée, ou bien que du cul-de-sac de l'espace intervaginal il est arrivé directement au-dessous de la rétine à travers les lames de la sclérotique et la choroïde ; avec beaucoup d'ophtalmologistes (LEBER, UHTHOFF, SIDLER-HUGUENIN, etc.), nous tenons la chose pour anatomiquement impossible, car elle n'est corroborée par aucun fait clinique[1] et de plus elle est controuvée par toutes les recherches expérimentales[2].

Laissons donc de côté la légende et voyons les faits :

Des autopsies en assez grand nombre ont montré qu'une extravasion sanguine qui se produit à la base du cerveau ou entre la dure-mère et la paroi du crâne, peut fuser dans les gaines optiques et y former un hématome généralement bilatéral, mais souvent aussi plus massif d'un côté que de l'autre. Ces épanchements intra-craniens sont dans la majorité des cas d'origine traumatique (PARINAUD, obs. IV ; TALKO, UHTHOFF, TIEGEL, LÆBRECHT) ; sinon ils sont associés à une pachyméningite hémorragique (MASZ) ou à une diathèse telle que l'alcoolisme (REMAK), l'albuminurie ou le diabète (BOUVERET).

Un épanchement dans la gaine peut résulter aussi directement d'une fracture du canal optique (von HOELDER a pu les constater 42 fois sur 54 cas de fracture), mais ces hémorragies directes, tantôt unilatérales, tantôt bilatérales, sont dans la règle peu abondantes, consistant en quelques caillots ou traînées de sang ; une seule fois von HOELDER a remarqué une hémorragie dans la substance même du nerf ; il est vrai que son attention n'avait pas porté spécialement sur ce point.

LÆBRECHT, qui a fait tout récemment de ce sujet une étude plus approfondie, a pu constater que les épanchements dans l'espace vaginal sous-arachnoïdien sont généralement d'origine intra-cranienne tandis que les hémorragies sous-durales proviennent de la déchirure des petits vaisseaux de la gaine ou de l'artère ophtalmique elle-même. Les épanchements de sang dans le tronc du nerf se produisent à la faveur d'une rupture de la gaine piale ; ils ne sont pas très rares, mais n'ont pas une grande étendue. Dans la région voisine du globe de l'œil, *le sang épanché dans l'espace intervaginal, lors même qu'il est en grande abondance, ne pénètre jamais dans l'épaisseur du nerf ni dans la papille.*

1. KNIES (p. 253) dit avoir observé directement que « du sang peut arriver de l'espace intervaginal dans la terminaison intra-oculaire du nerf optique » ; en réalité, il n'a fait que constater à l'ophtalmoscope une hémorragie sur les bords du disque optique à la suite d'un coup de feu à la tempe ; or rien ne prouve que cet épanchement soit venu des gaines et qu'il n'ait pas eu sa source dans l'un des vaisseaux de la papille ou du cercle ciliaire. — Au reste, dans un cas de violent traumatisme, l'arrachement partiel du nerf optique (voy. p. 332) pourrait permettre à du sang de pénétrer au travers du canal scléral, mais ce sont là des cas exceptionnels.

2. En injectant dans l'espace intervaginal une substance colorante, MICHEL l'a vu pénétrer dans l'épaisseur de la sclérotique, mais pas dans les espaces intra-oculaires ; DEYL-DE KÉZES (p. 21) ne l'a pas vu dépasser le cul-de-sac de la gaine. Pour d'autres détails nous renvoyons à notre mémoire de 1903 (*Ann. d'Ocul.*, p. 98-102).

La production d'une hémorragie *spontanée* un peu considérable dans le
nerf ou dans la gaîne est considérée comme peu probable par des ophtalmologistes qui ont étudié de près la question (LEBER, p. 907, UHTHOFF, 157). Nous
n'avons trouvé en effet aucune observation d'un hématome digne de ce nom
qui se soit produit dans l'espace intervaginal en l'absence d'un grave trau-

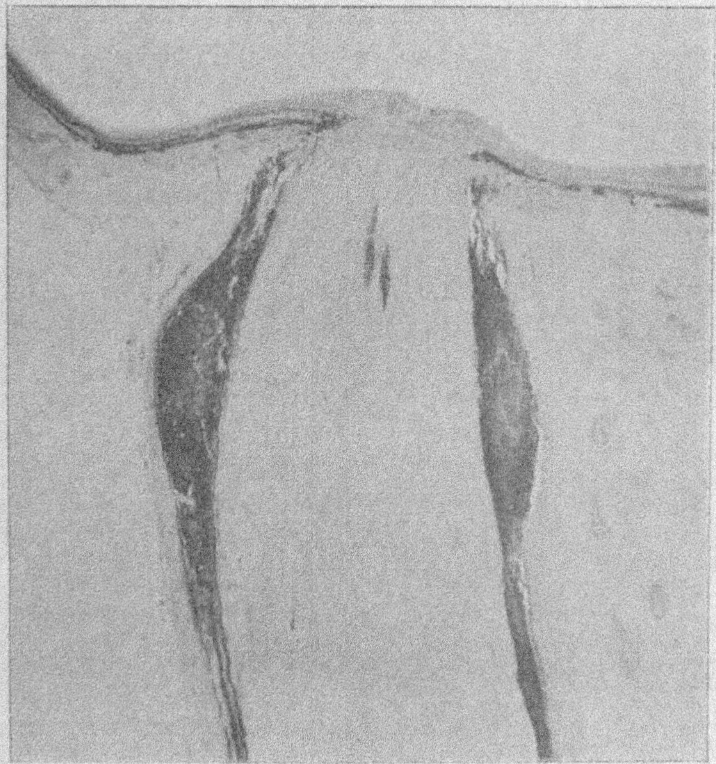

Fig. 53.
Coupe longitudinale du nerf optique montrant un hématome des gaînes dans un cas
de fracture du crâne (UHTHOFF).

matisme ou d'une hémorragie intra-cranienne. De petites extravasations à
peine visibles à l'œil nu ont été notées dans le tronc nerveux par STELLWAG,
par MICHEL (1878) dans un cas de néphrite chronique, par SCHMIDT-RIMPLER
(p. 360) chez un diabétique, par UHTHOFF (p. 157) chez un malade souffrant de
cachexie carcinomateuse ; une hémorragie un peu plus importante a été vue
par LEBER (p. 802), mais elle avait été favorisée par des conditions très exceptionnelles (tumeur sarcomateuse englobant le nerf optique).

En tous ces cas, les extravasations dans le nerf n'avaient été qu'un épi-phénomène sans grande importance et les symptômes cliniques à eux seuls n'auraient pas permis d'en faire le diagnostic; les troubles visuels coexistants ne résultaient évidemment pas des hémorragies du nerf, mais tenaient à la cause première de ces hémorragies. Ainsi, chez le malade diabétique de Schmidt-Rimpler l'hémorragie était unilatérale, mais il y avait aux deux yeux un scotome central pour les couleurs. Dans la plupart des cas de traumatismes crâniens l'examen fonctionnel a été rendu impraticable par la gravité de l'état général.

Il nous reste à étudier quels étaient les changements ophtalmoscopiques dans les cas où un épanchement hémorragique dans le nerf ou dans les gaines a pu être démontré par l'autopsie.

L'état de la papille était normal dans le cas de Schmidt-Rimpler; dans celui de Michel il y eut une légère hyperhémie, puis un trouble diffus des bords de la papille.

Priestley Smith n'a remarqué aucune modification des papilles optiques. Trois examens d'Elschnig ont été également négatifs; un quatrième n'a révélé qu'un faible degré d'hyperhémie papillaire. Parinaud (obs. IV) décrit une dilatation des veines rétiniennes et un trouble léger de la papille. Dans le cas de Talko les veines de la rétine étaient hyperémiées; il y avait dans le corps vitré une hémorragie sans relation directe avec l'épanchement des gaines. Chez le malade de Schnabotzki les deux papilles optiques se voyaient à l'oph-talmoscope rougies et très légèrement gonflées, avec des veines un peu sinueuses. Remak et Bouvret ont vu se produire de l'œdème papillaire avec quelques hémorragies. Dans les quatre exemples rapportés par Uthoff et par Thier, l'ophtalmoscope montrait aussi une une stase veineuse avec œdème et gonflement léger de la papille (dénivellation de deux dioptries au maximum); les hémorragies rétiniennes ou péripapillaires n'avaient aucune relation de continuité avec l'épanchement des gaines; deux fois l'une des papilles avait été trouvée normale, bien que l'hématome fut bilatéral[1].

Wilbrand et Saenger (p. 784) rapportent trois observations semblables à celles d'Uthoff, et Lesseur (p. 770) confirme de son côté que les hémorra-gies papillaires ou rétiniennes proviennent de la veine centrale et non point de l'espace intervaginal.

Toutes ces constatations concordent d'une façon remarquable; elles nous amènent nécessairement aux conclusions suivantes :

1° Une ischémie soudaine de la rétine n'autorise en aucune façon le

1. Benze décrit un demi-cercle rouge sombre qui, dans un cas de fracture du crâne, entourait le bord nasal des deux papilles optiques; il y voit le signe d'un hématome des gaines et pense que le sang devait avoir fusé au travers de la sclérotique conformément aux expériences de Michel. Cette explication est plausible, mais elle n'est pas certaine, car Benze n'a pas pu vérifier par une autopsie son diagnostic ophtalmoscopique; d'ailleurs dans les expériences de Michel, le bleu de Prusse injecté dans les gaines ne se montrait précisément pas du côté nasal de la papille et il ne devenait visible à l'intérieur de l'œil qu'après qu'on avait enlevé la rétine et la choroïde.

diagnostic d'épanchement hémorragique dans le nerf optique ou dans ses gaines.

2° Des hémorragies apparaissant dans la rétine ou sur les bords de la papille ne peuvent résulter d'un hématome des gaines que par l'intermédiaire de la stase veineuse; elles n'ont pas de caractère spécial qui permette le diagnostic de cet épanchement rétrobulbaire.

3° Les seuls changements ophtalmoscopiques qui, jusqu'à faits nouveaux, puissent être envisagés comme résultant d'une hémorragie du nerf, consistent en une stase veineuse avec œdème et proéminence légère de la papille; ces phénomènes sont reconnaissables quelquefois peu d'heures après l'épanchement du sang dans la gaine (Uhthoff).

4° Même en présence d'une collection hémorragique abondante, l'aspect ophtalmoscopique peut rester normal (Priestley Smith, Elschnig).

5° Les observations recueillies jusqu'ici ne permettent pas d'établir la nature ni le degré des troubles visuels imputables à l'hématome des gaines en dehors de lésions plus graves telles qu'une fracture du crâne ou une hémorragie cérébrale.

B. Pigmentation

Si l'on fait abstraction de petits points pigmentés que l'on voit quelquefois sur les bords de la papille, la pigmentation du nerf optique est un phénomène assez rare. Nous en connaissons une vingtaine d'observations, parmi lesquelles douze ont trait à des anomalies probablement congénitales et huit à des altérations pathologiques. Cinq fois cette pigmentation pathologique n'a été observée qu'à l'ophtalmoscope, trois fois elle a été constatée seulement par l'examen microscopique; les conditions de son développement sont donc imparfaitement connues, mais on a des raisons de croire que le pigment qui infiltre la papille ou la partie rétrobulbaire du nerf (Ogawa) a une origine hémorragique, car il se montre le plus

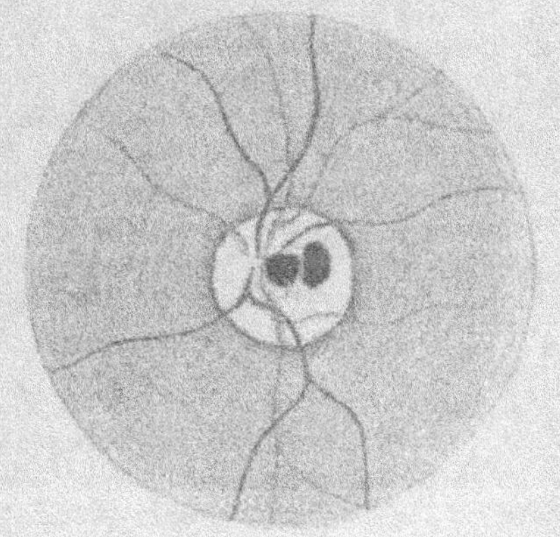

Fig. 54.

Pigmentation traumatique de la papille optique.

souvent à la suite d'un grave traumatisme; le cas représenté par notre figure 54 en est un nouvel exemple :

Il s'agit d'un armurier qui s'était tiré un coup de revolver à la tempe droite et avait perdu la vue par une lésion simultanée des deux nerfs optiques. Un mois après l'accident, il se présenta dans notre hôpital où l'on nota une blancheur marquée des

deux papilles avec étroitesse des vaisseaux ; en outre des « dépôts de sang rouges et
noirs autour de la papille droite », et « une légère hémorragie au-dessous de la
papille gauche ». Un an plus tard, les deux nerfs se voyaient complètement atrophiques et la papille droite seule montrait près de son centre deux taches arrondies
d'un noir de charbon.

Aux termes de la première description qui mentionna seulement des dépôts de sang
« autour de la papille » ces deux taches pigmentaires n'auraient pas été présentes à
cette époque : on peut donc supposer qu'elles se sont prononcées un peu plus tard
par suite de l'arrivée à la surface de la papille d'un épanchement produit dans le
tissu du nerf au voisinage de la lame criblée.

Cet épanchement devait très probablement son origine à une déchirure des vaisseaux centraux.

Cette observation encore inédite a surtout de l'analogie avec celle de
Hirschberg qui a vu à la suite d'une violente contusion de l'œil plusieurs
taches noires près du centre de la papille. Les descriptions de Liebreich (traumatismes ou méningite?), de Knapp (coups de feu à la tempe) et de Leber-
Deutschmann (atrophie optique consécutive à une fièvre typhoïde) se rapportent à une pigmentation de la partie marginale de la papille sous la forme
d'un anneau plus ou moins complet. Selon Knapp, cette pigmentation marginale doit avoir pour provenance une hémorragie dans les gaines, car, dit-il,
(p. 254) « le sang n'a qu'à passer au travers de la lame criblée pour gagner
l'extrémité intra-oculaire du nerf optique ». Nous avons vu un peu plus haut
que ce passage du sang de l'espace intervaginal dans la papille n'est rien
moins que prouvé, ni même probable ; Alt doute que ce soit là l'explication
vraie et nous avons le droit d'être surpris que Leber et Deutschmann (p. 291)
l'aient admise comme possible.

Leber (p. 908) a trouvé à l'autopsie une pigmentation de l'espace intervaginal dans les deux yeux d'un sujet chez lequel Liebreich n'avait vu à l'ophtalmoscope qu'une atrophie simple de la papille. Chez une personne dont la
papille atrophique ne présentait pas non plus de taches noires, Ogawa a
trouvé de nombreuses granulations pigmentaires qui occupaient dans le
tronc du nerf optique la place des fibres nerveuses disparues.

C. VERRUCOSITÉS HYALINES

De petits corps arrondis, réfringents et semi-transparents, semblables
aux verrucosités de la lame vitrée (voy. t. VI, p. 473 et 914, fig. 83 et
p. 940) se voient quelquefois sur les bords de la papille optique ; ils accompagnent des affections intra-oculaires de nature diverse, mais ils ne sont
pas incompatibles avec une fort bonne vision ; ils n'offriraient donc que
l'intérêt d'une curiosité ophtalmoscopique ou anatomique s'ils ne pouvaient
aussi, en certaines circonstances, devenir la cause d'une erreur de diagnostic ; c'est surtout à ce dernier point de vue qu'ils méritent une description.

Les verrucosités du nerf optique ont été trouvées accidentellement par
H. Müller et Iwanoff au cours de leurs examens anatomiques ; Liebreich le
premier les a reconnues à l'ophtalmoscope. Depuis lors, leur présence a été
signalée à bien des reprises en des yeux sains (Jany, Hirschberg et Chisholme,

Pearsall, Stood, etc.), ou chez des sujets atteints de rétinite pigmentaire
(Nieden, Anger), de rétinite albuminurique (Graefner), d'atrophie optique
consécutive à une stase papillaire (Staser), soit encore en d'autres états
pathologiques.

Leur aspect à l'ophtalmoscope est quelque peu variable selon leur siège et
le degré de leur développement ; elles apparaissent le plus souvent au bord
de la papille sous la forme de petites plaques ou nodules grisâtres, un peu
luisants, qui rompent la régularité des contours papillaires et constituent,

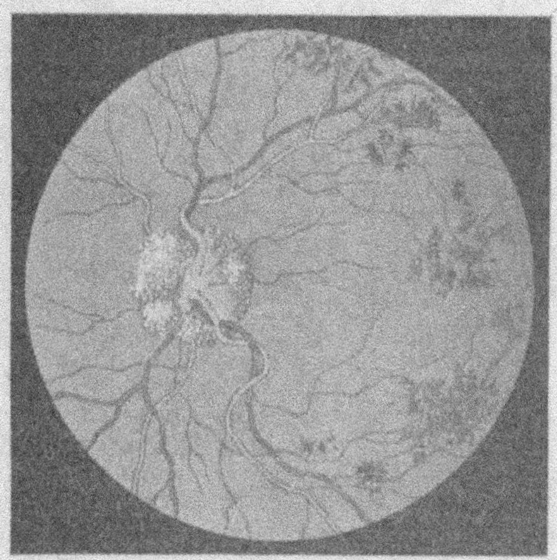

Fig. 35.
Verrucosités hyalines de la papille optique (Nieden).

quand leur nombre est suffisant, une collerette tout autour du disque optique.
Moins souvent, c'est de la surface même de la papille qu'on les voit surgir,
isolément ou par groupes. Elles proéminent quelquefois de façon très marquée ; en deux observations de Nieden (1889), elles formaient au devant de la
papille une grappe qui atteignit en un cas, dans l'espace de huit ans, une
saillie de 4 millimètres représentant une différence de réfraction de 12 dioptries, et dans un autre cas une saillie de 14 dioptries. Malgré le développement exubérant qu'elles prennent ainsi en quelques occasions, les verrucosités n'ont pas d'action délétère sur les éléments du nerf ; elles repoussent les
fibres nerveuses sans en provoquer la dégénérescence et jamais encore on ne
les a vues comprimer les vaisseaux. Les troubles visuels qui amènent l'oculiste à faire l'examen ophtalmoscopique sont presque toujours imputables à
d'autres altérations du fond de l'œil.

Par leur structure histologique, les verrucosités de la papille ont beaucoup de ressemblance avec celles de la lame vitrée : leur substance se comporte vis-à-vis des réactifs d'une façon qui n'est pas toujours identique aux réactions de la substance hyaline, mais qui s'en approche d'assez près (coloration moins intense par l'éosine et la fuchsine acide ; facilité plus grande de se teindre en bleuâtre par l'action de l'hématoxyline). Les concrétions montrent quelquefois une stratification concentrique ; elles peuvent confluer sous la forme de masses irrégulièrement arrondies.

La genèse des formations vitreuses dans le nerf optique est encore discutée ; quelques auteurs (LÆBER, p. 910 ; IWANOFF, p. 426), les ont considérées comme ayant leur point de départ sur la lame vitrée à cause de leur situation voisine de l'anneau choroïdien ; la généralité des examens anatomiques n'ont cependant démontré aucune relation directe entre les excroissances verruqueuses sus-choroïdiennes et celles de la papille ; nous-même nous ne les avons jamais rencontrées simultanément sur une même préparation ; de plus, l'ophtalmoscope confirme que la présence des excroissances de la papille n'est pas liée à celle des petites taches disséminées qui trahissent les verrucosités de la lame criblée, et que réciproquement ces dernières peuvent exister sans les verrucosités papillaires. D'autre part, si les nodosités hyalines du nerf optique peuvent naître sur place, il est fort difficile d'expliquer à quels éléments elles doivent leur formation ; en effet les verrucosités de la lame vitrée sont très probablement un produit de la dégénérescence des cellules de l'épithélium pigmentaire, mais un épithélium semblable fait défaut dans le nerf optique.

La cause première des productions verruqueuses n'est pas non plus connue ; tout au plus peut-on faire la remarque qu'elles se voient surtout dans des états pathologiques associés à la sclérose des vaisseaux avec oblitération ou dégénérescence hyaline des capillaires (sénilité, rétinite pigmentaire, rétinite albuminurique, etc.).

Les verrucosités du nerf optique n'exigent aucun traitement spécial ; elles demandent surtout à n'être pas confondues, chez des sujets sains, avec les foyers dégénératifs d'une *rétinite albuminurique* ou d'une *papillite* de cause cérébrale. Pareille confusion est facile d'autant plus que la saillie de la papille peut en imposer pour un *œdème papillaire*. HIRSCHBERG (1891, p. 210) rapporte des faits de ce genre et nous avons dû aussi, une ou deux fois, procéder à un examen très attentif à l'image droite, avant de pouvoir remplacer un diagnostic de « papillite exsudative » par celui de « verrucosités papillaires ». Une confusion avec des *tubercules du nerf optique* (semblables à ceux que représentent notre figure 62), nous paraît également possible, bien que nous n'en connaissions pas d'exemple. Le signe différentiel le plus important c'est que les verrucosités n'entraînent pas une congestion des vaisseaux ; s'il y a réellement des troubles circulatoires, ils sont indépendants des productions hyalines.

BIBLIOGRAPHIE DU CHAPITRE II

I. Névrites optiques en général.

Augstein. Ueber Stoerung des Farbensinnes bei Neuritis. *Arch. für Aug.*, XIV, p. 347, 1884.

Bichelonne. De la névrite optique *a frigore*. *Annales d'Ocul.*, fév. 1906, p. 127.

Cramer. Ueber juvenile Formen nicht toxischer chronischer Neuritis. *Zeitschr. für Aug.*, XI, p. 522, 1904.

Darier. Des inj. sous-conj. de sublimé dans certaines affections des nerfs optiques, 1892.

— Ind. thér. des différentes formes de névrites rétrobulbaires. *Rec. d'Opht.*, p. 415, 1899.

Dransart. Contrib. à la path. de certaines amblyopies et atrophies du nerf optique d'origine rhumatismale. *Soc. franç. d'Ophtalm.*, VII, p. 154, 1889.

Elschnig. Klin. und anat. Beitrag zur Kenntniss der acuten retrobulbaeren Neuritis. *Arch. für Aug.*, XXVI, p. 56, 1892.

— Ueber die path. Anat. und Pathogenese der sog. Stauungspapille. *Graefe's Archiv*, XLI, 2, p. 195.

Gabrzowski. Quelques mots sur la névrite optique. *Rec. d'Ophtalmologie*, p. 214 et 272, 1881.

Graefe (de). Ueber Neuroretinitis und gew. Fälle fulminirender Erblindung. *Arch. für Opht.*, XII, 2, p. 119, 1866.

Gunn. Retro-ocular neuritis. *Brit. med. Ass.*, 1904.

Hirschberg. Ueber Selbstständige Sehnervenentzündung. *Centralbl. für Aug.*, XI, p. 321, 1887.

Hock. Neuere Beobacht. über Neuritis retrob. periph. (acuta et subacuta). *Centr. Bl. für Aug.*, VIII, p. 467, et *Rec. d'Opht.*, p. 469, 1884.

Jocqs. Névrites rétrobulbaires. *Soc. franç. d'Opht.*, XX, p. 231, 1903.

Koenig. Névrites optiques périphériques. *Rec. d'opht.*, p. 213, 1907.

Kries (von). Zwei Fälle von retrob. Neuritis. *Graefe's Archiv*, XXIV, 1, p. 153, 1878.

Laxenburg. Neuritis retrob. periph. acuta. *Klin. Monatsbl.* XXIV, p. 316, 1885.

Leber. *Graefe-Saemisch*, V, p. 812, 1877.

Lezenius. Ueber hydrotherapeutische Behandlung der Neuritis optica. *Klin. Monatsbl. für Aug.* XLV, p. 340, 1907.

Michel. *Jahresbericht über die... Ophtalmologie*, XVI, p. 419 et XVII, p. 381, 1885 et 1886.

Mooren. *Fünf Lustren ophth. Wirksamkeit*, p. 266, 1882.

Müller. Neuritis retrobulbaris mit protusio bulbi. *Klin. Monatsbl.* XXXI, p. 24, 1893.

Nagel (W.). Einige Beob. ueber die Farbensinnstoerung im Netzhautzentrum bei retrob. Neuritis. *Klin. Monatsbl.*, XLIII, 1, p. 742.

Noel. Anatomie path. des névrites optiques toxiques. *Rapport au XIII⁰ Congr. Internat. de méd. à Paris*, 1900.

Parazols. De quelques aspects ophtalmoscopiques des névrites optiques. *Thèse de Paris*, 1906.

Peltier. Zur akuten rheumat. Neuritis retrob. *Klin. Monatsbl. für Aug.*, XXIV, p. 132, 1886.

Peters. Die akute retrobulbaere Neuritis. *Zeitschr. für Aug.*, V, p. 214, 1901.

Pechner. Neuritis optica. *Graefe's Archiv*, XXIV, 2, p. 169, 1878.

Reissner. Ein Fall von Neuritis retrob. mit plötzlicher vollständ. doppelseit. Erblindung etc. *Archiv für Aug.*, XXVIII, p. 43, 1899.

Rot. De la névrite optique rhumatismale. *Thèse de Paris*, 1886.

Samelsohn. Zur Anat. und Nosologie der retrobulb. Neuritis (Amblyopia centralis). *Graefe's Archiv*, XXVIII, 1882.

Schnabel. Ueber den Zusammenhang gewisser Formen der retrob. Neuritis mit Erkr. des Gefässsystems. *Graefe's Archiv*, LVI, 1, p. 116, 1903.

Schmidt-Rimpler. Amblyopie ohne Befund und retrobulbäre Neuritis, *Klin. Monatsbl.*, XV, p. 165, 1877.

Sieger. De la pseudo-névrite optique transitoire chez les adolescents. *Thèse de Lyon*, 1903.

Uhthoff. Die toxische Neuritis optica. *Rapport au XIIIe Congrès Internat. de méd. à Paris*, 1900.
— *Graefe's Archiv.*, XXXIX, 1, p. 86, 1893.
— *Brit. méd. J.* 1904, II, p. 1285.

Valude. À propos de deux cas de névrite rétrobulbaire. *Ann. d'Oculist.*, CXXI, p. 247, 1899.

Vossius. Ein Fall acuter einseitiger Neuritis optica. *Klin. Monatsbl.*, XXI, p. 292, 1883.

Werr. Zur Statistik der Neuritis optica. *Thèse de Giessen*, 1902.

Wild. Ueber einseitige Sehstörungen bei primärer orbitaler Neuritis. *Thèse de Bâle*, 1891.

II. Stase (œdème) papillaire

Antoniewicz. Ueber die Stauungspapille. *Neural. Centralblatt.*, no 22. Die sog. « Stauungspapille und ihre Bedeutung, etc. *Z. für Klin. Med.* XXVIII, 1893.

Antonucci. Le traitement chirurg. et le pronostic de l'œdème de la papille. *Rev. Génér. d'Opht.*, XVI, p. 193, 1897.

Annuske. Die Neuritis optica bei Tumor cerebri. *Graefe's Archiv*, XIX, 3, p. 165, 1873.

Baas. Die Entstehung der Stauungspapillitis. *Zeitschr. für Aug.*, II, p. 170, 1891.

Babessi. Compression cérébrale. Stase pap. double, trépanation, guérison. *Rés. in Ann. d'Ocul.*, CXXV, p. 198, 1901.

Bach. Die ocul. Sympt. bei Erkr. des Kleinhirns, etc. *Zeitschrift für Aug.* VIII, p. 213, 1902.

Bessmer. Ueber die Bedeutung der Sehnervenentzündung bei Gehirnaffectionen. *Allg. Wien. Med. Z.*, no 3 et Beiträge zur Augenheilk. *Graefe's Archiv*, XLIII, 3, 1868.

Bütz. Ueber Heilung von Stauungspapillen. *Thèse de Kiel*, 1899.

Boens et Krogzeius. *Zeitschr. für Aug.*, III, p. 426, 1900.

Chevallereau et Davels. Intervention chirurgicale dans les cas de stase papillaire. *Ann. d'Ocul.*, p. 289, 1902.

Dabrowski. Ein Fall von Stauungspapille mit Wiederherstellung des Sehvermögens nach dreiwöchentlicher totaler Erblindung. *Kl. Monatsbl.*, XXXVI, p. 53, 1898.

Deutschmann. *Ueber Neuritis optica*, etc., Jena, 1887.

Deyl. Diseases of the optic nerve. p. 383. *System of diseases of the eye* (Norris and Oliver), III, 1900.
— Ueber eine neue Erklaerung der Stauungspapille. *XIIIe Congrès Internat. de Méd. à Moscou.* Section XI, p. 37 et 41, 1898.

Dianoux. Papillites et tumeurs cérébrales. *Ann. d'Ocul.*, CXXIX, p. 161, 1903.

Dor (Louis). Les Nervi nervorum du chiasma et des nerfs optiques (Nouvelle théorie de la stase papillaire). *IXe Congr. Internat. d'Opht. à Utrecht*, p. , 1899.

Dufour. De la névrite optique dans les affections cérébrales et cérébelleuses. De son traitement. *Thèse de Nancy*, 1898.

Duffe-Deteaux. Pathogénie de la stase papillaire. *Thèse de Paris*, 1900.
— Régression complète de la stase papillaire. *Soc. d'Ophtalm. de Paris*, 2 déc. 1902, 1903.

Elschnig. Ueber die pathologische Anatomie und Pathogenese der sog. Stauungspapille. *Graefe's Archiv*, XLI, 2, p. 179, 1895.

Eperon. Du pronostic de la papille étranglée. *Revue méd. de la Suisse romande*, fév. 1897.

Gowers. Optic Neuritis or papillitis. *Medical Ophthalmoscopy*, IVe édition, p. 42, 1904.

Graefe (von). Ueber Complication von Sehnervenentzündung mit Gehirnkrankheiten. *Arch. für Ophth.*, VII, 2, p. 58, 1860.

Graefe (de). Ueber Neuroretinitis und gewisse Fälle fulminirender Erblindung. *Arch. für Ophth.*, XII, 2, p. 114, 1866.

Gnesz (de). Die Pathogenese und Bedeutung der im Gefolge von Hirntumoren entstehenden Papillitis. *Ungar. Beitr. zur Augenheilk.*, II, p. 115, 1906.

Haab. *Atlas d'ophtalmoscopie.*

Harms. Zur Aetiologie der momentanen Obscurationen bei Stauungspapille. *Soc. opht. de Heidelberg*, XXIII, p. 254, 1906.

Hermann. Stauungspapille nach Zahnextraction. *Centralbl. für Aug.*, XVII, p. 366, 1893.

Herrod. Ein Fall von Stauungspapille bei Gehirntumor, etc. *Klin. Monatsbl.*, XIII, p. 263, 1875.

Hock. Zur Frage der Entstehung der Stauungspapille. *Arch. für Aug.*, XXXV, 2, p. 192, 1897.

Jackson. Observations on defects of sight in brain disease. *Ophth. Hosp. rep.*, IV, 1863.
  — Lectures on optic Neuritis from intracranial disease. *Med. Times and Gaz.*, 1871.

Jacoby, 1903. Ueber Stauungspapille bei Cysticercus cerebri. *Société ophtalmologique de Heidelberg*, XXXI, p. 78.

Justh. Beitrag zur... Pathogenese der Stauungspapille. *Zeitschrift für Aug.*, III, p. 759, 1900.

Kampherstein. Beitrag zur Pathologie und Pathogenese der Stauungspapille. *Klin. Monatsbl. für Aug.*, XLII, 1, p. 561 et 742; XLIII, 1, p. 449 et 728, 1904 et 1905.

Kniess. Zur Frage der Sehnerven-Injection. *Klin. Monatsbl.*, XX, p. 289, 1882.

Krockmann. Eine... Mittel. zur Path. der sog. Stauungspapille. *Graefe's Arch.*, XLV, 3, p. 497, 1898.

Krögner (von). Zur Pathologie der Stauungspapille und ihre Veraenderung nach der Trepanation. *Graefe's Archiv*, LXV, p. 69, 1906.

Leber. Ueber Neuritis optica. *Klin. Monatsbl. für Aug.*, VI, 1868.
  — Die Krankheiten des Sehnerven. *Graefe-Saemisch*, V, p. 757, 1877.
  — Beitraege z. K. der Neuritis des Sehnerven. *Archiv für Ophth.*, XIX, 2, p. 333, 1868.
  — On the connexion between optic Neuritis and intracranial diseases. *Congr. Internat. de Méd. à Londres*, p. , 1881.
  — *Graefe-Saemisch*, 2e édit., chap. XI, p. 483 à 491, 1903.

Manz. Hydrops vaginae optici. *Klin. Monatsbl. für Aug.*, III, p. 281, 1865.
  — Exper. Unters. ueber Erkrank. des Sehnerven. *Arch. für Ophth.*, XVI, p. 265, 1870.
  — Ueber Sehnervenerkrankung bei Gehirnleiden. *Deutsch. Arch. für kl. Med.*, IX, (rés. in *Klin. Monatsbl. für Aug.*, X, p. 313), 1872.
  — Ueber Veraend. am. Sehnerven bei acuter Entzündung des Gehirns. *Kl. Monatsbl.*, XII, p. 447, 1874.

Martin. *Lancet*, 1897, II, p. 81.

Marz. Exper. Unters. ueber die Path. des Stauungspapille. *Arch. für Aug.*, XLI, p. 325, 1901.

Mock. Beitrag zur Kasuistik der Stauungspapille. *Thèse de Tubingue*, 1904.

Menger. 1904. Ein Fall von beiders. hochgr. Sehnervenentz. *Thèse de Giessen.*

Merax. La névrite oedémateuse dans les complications endo-craniennes des infections auriculaires. *Ann. d'ocul.* CXXXVII, p. 375, mai 1907, (avec bibliographie).

Oppenheim. Die Geschwülste des Gehirns. — Der Hirnabcess. — *Nothnagel's spez. Path. und Ther.* IX, 2, 1897.

Ostmann. Ueber d'e Beziehungen zwischen Auge und Ohr. *Graefe's Archiv*, XLIII, 1, p. 12, 1897.

Parinaud. De la névrite optique dans les affections cérébrales. *Ann. d'Ocul.*, LXXXII, p. 5, 1879.

Plüger. Neuritis optica. *Graefe's Archiv*, XXIV, 2, p. 169, 1878.

Reich. Zur Statistik der Neuritis optica bei intracran. Tumoren. *Klin. Monatsbl.*, XII, p. 274, 1874.

ROCHON-DUVIGNEAUD. Contrib. à l'étude de la névrite œdémateuse d'origine intracranienne. *Archives d'Opht.*, XV, p. 401, 1895.

ROCHON et STASSCLEASE. Contrib. à l'étude des lésions du nerf optique déterminées par les néoplasies intracraniennes. *Archives d'Opht.*, XVIII, p. 614, 1898.

SAENGER. Ueber die Pathogenese der Stauungspapille. Rés. in *Kl. Monatsbl.*, XLII, 2, p. 561, 1904.

SCHMIDT, Rud. Zur Entstehung der Stauungspapille. *Arch. für Ophth.*, XV, 2, p. 193, 1869.

SCHMIDT-RIMPLER. Ein Fall von Pons-Gliom. *Arch. für Aug.*, XVIII, 2, p. 152, 1887.

SCHULTZ-ZEHDEN. Ein Beitr. zur K. der Genese einseit. Stauungspapille. *Kl. Monatsbl. für Aug.*, XLIII, 2, p. 153, 1905.

SCHWEIGGER. Gebrauch des Augenspiegels. Pl. I, fig. 4, 1864.

SIXOUR. *Lancet*, 1902, I, p. 1087.

SOUBRIER. Contrib. à l'anat. pathol. et à la pathogénie des lésions du nerf optique dans les tumeurs cérébrales. *Arch. d'Opht.*, XXI, p. 378 et 441, 1901.

UHTHOFF. *Graefe's Archiv*, XXXIX, 3, p. 134, 1893.

ULRICH. Ueber Stauungspapille und Oedem des Sehnervenstammes. *Arch. für Aug.*, XVII, p. 30, 1886.
— Ueber Stauungspapille und consecutive Atrophie des Sehnervenstammes. *Ibidem*, XVIII, 3, p. 239, 1888.
— Ein Fall von einseit. beginn. Stauungspapille, etc. *Ibidem*, XXII, p. 32, 1890.

WECKER (de). *Traité complet*, IV, p. 312 à 320, 1889.

WILBRAND. Ein Fall von rechtseitiger lat. Hemianopsie mit Sektionsbefund. *Graefe's Archiv*, XXXI, 3, p. 113, 1885.

WILBRAND et SAENGER. *Neurologie der Augen*, III, 2, 1906.

YAMAGUCHI. Ein Beitrag zur Pathologie des Sehnerven bei Hirnerkrankungen. *Klin. Monatsbl. für Aug.*, XLI, Beilage-Heft, p. 189, 1903.

ZELLWEGER. Anat. und exper. Studien ueber den Zus.hang von intracran. Affectionen und Schnervenerkr. *Thèse de Zurich*, 1887.

III. ATROPHIES OPTIQUES

BAQUIS. Ueber die anatomische Grundlage der Erblindung bei Orbitalphlegmone. *Arch. für Aug.*, LVI, 3, p. 207, 1906.

DOGA-HOSSORRCH. Beitrag zur Kenntniss der Netzhautganglienzellen unter physiol. u. path. Verhaeltnissen. *Graefe's Arch.*, L, 1, p. 192, 1900.

FETTMEYER. Beitrag zur Kas. der Atr. Nervi opt. *Thèse de Kiel*, 1896.

GUNN. Deux cas d'obstruction des vaisseaux de la rétine. *Arch. d'Ophtal.*, XXIII, p. 243, 1903.

GROSZ (de). Die Augensymptome der Tabes dorsalis. *Ungarische Beitrage für Augenheilk.*, II, p. 113, 1900.

HARLEY (Derby). Amaurosis (Atr. of the opt. nerve) and its treatment by the subcut. inj. of strychnia. *Boston Med. and Surg. J.*, 1902.

HOLM. Ueber Milchdiät bei der skotomatösen Optikus-Atrophie, etc. (*Jahres-Bericht*, p. 607), 1894.

ISCHREYT. Zur Aetiologie der Sehnervenatrophie. *Thèse de Berlin*, 1902.

HEMMETER et LÖWEN. Ein Fall von ... atrophischer Degeneration der Netzhaut und des Sehnerven, etc. *Graefe's Archiv.*, LII, p. 536, 1901.

LEBER. Die Sehnerven-Atrophie. *Graefe-Saemisch.*, V, p. 828, 1877.

MÜLLER (H.). Anat. Befund bei einem Fall von Amaurose mit Atr. des Sehnerven. *Archiv für Ophth.*, III, 1, p. 92, 1857.

NAGEL. Wirkung der subcutanen Strychnininjectionen gegen Amaurosen und Amblyopien. *Jahresbericht*, 1872, p. 578.

NAGEL. Die Behandlung der Amaurosen und Amblyopien mit Strychnin. *Jahresbericht*, 1871, p. 347.

OGNEFF. Du rétablissement de la vision à la suite de l'atrophie de la papille optique. *Ann. d'Ocul.*, LXIV, p. 418, 1870.

PELTESOHN. Ursachen u. Verlauf der Sehnervenatrophie. *Centralbl. für Aug.*, X, p. 198, 1886.

SACHSALBER. Schwund markhaltiger Nervenfasern in der Netzhaut bei entzündlicher Atrophie des Sehnerven, etc. *Zeitschrift für Aug.* XIII, p. 730, 1905.

SCHMIDT (H.). Beitr. zur Kennt. der Einb. der Art. centr. *Graefe's Archiv*, XX, 2, p. 287, 1874.

SCHNABEL. Die Kavernöse Sehnervenentartung. *Graefe's Archiv*, LIX, 2, p. 344, 1904.

SCHREIBER. Ueber Degeneration der Netzhaut u. des Sehnerven (avec bibliographie complète sur la question des dégénérescences secondaires expérimentales). *Graefe's Archiv*, LXIV, 2, p. 237, 1906.

TREITEL. Ueber Sehnervenatrophie, *Graefe's Archiv*, XXII, 2, p. 248, 1876.

UTHOFF. Beitrag zur Sehnervenatrophie. *Graefe's Archiv*, XXVI, 1, p. 244, 1880.

UHTHOFF. Beziehungen der Allgemeinleiden... etc. *Graefe-Saemisch* XXII, 2, p. 184, 1904.

WAGENMANN. Schwund markhaltiger Nervenfasern... bei tabes dorsalis. *Graefe's Archiv*, XL, 4, p. 256, 1894.

WECKER (de). Maladies du nerf optique. *Traité Complet*, IV, p. 554, 1901.

WEISS (MAX). Die Elektrotherapie der Sehnervenatrophie. *Centralbl. für Aug.*, XIV, p. 305, 1890.

IV a. HÉMORRAGIES

BORVEREY. Hématome du nerf optique dans l'hémorragie cérébrale. *Rev. de Médecine*, juillet 1895.

BUSCH. Augenspiegeldiagnose der Blutungen in die Sehnervenscheide. *Münchner Med. W.*, p. 1290, 1905.

DESCY-DESCAMPS. Pathogénie de la stase papillaire. *Thèse de Paris*, 1900.

ELSCHNIG. *Graefe's Archiv*, XLI, 2, p. 281 et XLVIII, 2, p. 461, 1895 et 1898.

FLEMMING. Red haem. as a diagn. Feature in fractures of the base of the skull. *Lancet*, p. 1144, 1903.

GORN. Le diagnostic ophtalmoscopique des hémorragies intravaginales du nerf optique. *Ann. d'Ocul.*, CXXIX. (Avec indic. de plusieurs cas publiés comme résultant d'une hémorragie du nerf, mais qui n'ont probablement rien de commun avec cet accident.)

HOLTHOUSE (von). Cité par BRAILEY. *Soc. Opht. de Heidelberg*, XII, p. 47, 1879.

KNAPP. *Arch. für Ophth.*, XIV, 1, p. 255, 1868.

LEBER. Schnerven-Blutungen, etc. *Graefe-Saemisch*, V, p. 907, 1877.

LIEBRECHT. Blutungen im Bereiche des Sehnerven bei Schädelbrüchen (cité dans WILBRAND et SAENGER. *Neurologie des Auges*, III, 2, p. 766, 1906.

MAGNUS. *Die Sehnerven-Blutungen*. Breslau, 1874.

MANZ. Ueber Sehnerven-Erkr. bei Gehirnleiden. *D. Arch. für Klin. Med.* très. la Kl. *Monatsbl.*, X, p. 513, 1872.

MICHEL. Beitr. zur näheren Kenntniss der hinteren Lymphbahnen des Auges. *Graefe's Archiv*, XVIII, 1, p. 127, 1872.

— Blutungen in die Pialscheide und die Pialfortsätze des Opticus. *Graefe's Archiv*, XXIII, 2, p. 216, 1877.

NETTLESHIP. Cases of amaurosis after injury to the head. *Ophth. Rev.*, XII, p. 97 et *Arch. für Aug.* XXXII, p. 111, 1893.

PANAS. Hémorragies du nerf optique. *Traité des maladies des yeux*, I, p. 801, 1894.

PARINAUD. De la névrite optique dans les affections cérébrales. *Ann. d'Ocul.*, CXXXII, p. 26, 1879.

REMAK. Ueber das Auftreten von Stauungspapille bei Hirnblutungen. *Berl. Klin. Woch.*, XLVIII, 1886.

ROLLET. *Traité d'Ophtalmoscopie*, p. 186, 1898.

SCHMIDT-RIMPLER. Die Erkrankungen des Auges, p. 360 à 561. *Nothnagel's spez. Path. und Ther.*, XXI, 1898.

SCHNABEL. Ein Fall von mult. Blut. des Sehorgans insbesondere der Schnervenscheide. *Graefe's Archiv*, XLVIII, 3, p. 449, 1899.

SIDLER-HUGUENIN 1902. Ueber die Hereditär-syphil. Augenhintergrundsverand., etc., p. 112. *Beitr. zur Aug.* 51.

SMITH (PRIESTLEY). A case of cerebral haemorrhage with passage of blood into both optic nerves. *Lancet*, II. p. 1092, 1883.

STELLWAG. 1856. *Ophthalmologie*, II, 1, p. 621.

TARGO. Ein Extravasat zwischen den Schnerven und den Scheiden, *Klin. Monatsbl.*, XI, p. 511, 1873.

TIEGEL. Ueber das Haematom der Schnervenscheiden bei Schaedelverletzungen. *Thèse de Breslau*, 1901.

USHOFF. Beitrag zur K. der Schnervenverand. bei Schaedelbrüchen, etc. *Soc. Opht. de Heidelberg*, XXIX, p. 143, 1901.

WECKER (DE). *Traité complet*, IV, p. 78, 1889.

WILBRAND-SAENGER. *Neurologie des Auges*. III, 2.

IV b. PIGMENTATION

ALT. Haemorragie im Schnervenende: Haematogene Pigmentbildung. *Compendium der Histologie des Auges*, p. 167, 1880.

HIRSCHBERG. Traumatische haematogene Pigmentirung der Schnervenscheibe, etc. *Klin. Monatsbl.*, VII, p. 324, 1869.

KNAPP. Ueber pathologische Pigmentbildung in der Schnervenscheibe und Netzhaut. *Archiv für Ophth.*, XIV, 1, p. 252, 1868.

LEBER. Krankheiten des Sehnerven. *Graefe-Saemisch*, V, p. 998, 1877.

LEBER-DEUTSCHMANN. Schwarze Pigmentirung der atrophischen Papille. *Graefe's Archiv*, XXVII, 1, p. 291, 1881.

LIEBREICH. Pigment dans la papille du nerf optique. *Ann. d'Ocul.*, LII, p. 34, et *Klin. Monatsbl.*, II, p. 229, 1864.

OGAWA. Ueber Pigmentirung des Sehnerven. *Archiv für Augenheilk.*, LII, p. 437, 1905. (Avec bibliographie de la pigmentation congénitale ou pathologique du nerf optique).

WECKER (DE). Blutergüsse in Schnerven und pathol. Pigmentablagerung in der Schnervenscheibe. *Klin. Monatsbl. für Aug.*, VI, p. 264, 1868.

WEIL et BOCK. *Pathologische Anatomie des Auges*, 1876.

IV c. VERRUCOSITÉS HYALINES

ABSKE. Beiträge zur K. von der Ret. pigment. *Centralbl. für Aug.*, IX, p. 132, 1885.

GRAWITZ. Ueber hyaline Bildungen im Schnervenkopfe... bei Morbus Brighti. *Centralbl. für Aug.*, XV, p. 225, 1891.

HIRSCHBERG et CRAMMONS. Ueber Drusen im Schnervenkopf. *Centralbl. für Aug.*, XV, p. 166 et 198, 1891.

HIRSCHBERG et HIRSCHBERG. Beiträge zur Pathologie des Sehorgans. *Centralbl. für Aug.* IX, p. 63, 1885.

IWANOFF. Ueber Neuritis optica. *Klin. Monatsbl.*, VI, p. 425, 1868.

JANY. Zur Kasuistik der Drusenbildung in der ham. vitr. chor. an der Papilla nervi optici. *Centralbl. für Aug.*, III, p. 167, 1879.

LEBER. *Graefe-Saemisch*, V, p. 910, 1877.

LIEBREICH. Discussion de la commu. d'Iwanoff. *Klin. Monatsbl.*, VI, p. 120, 1868.

Müller (H.). Concretion an der Durchtrittsstelle des Sehnerven. *Arch. für Ophth.*, IV, 2, p. 12 et 13, 1858.

Nieden. Ueber Massenentwickelung von Drusen der lam. vitr. chor. sur im Umfange des intraoc. Schnervenendes. *Centralbl. für Aug.*, II, p. 6, 1878.

— Ueber Drusenbildung im und vor den Opticus. *Archiv für Aug.*, XX, p. 72, 1889.

Pflüger, Drusenbildung im Sehnervenkopfe. *Centralbl. für Aug.*, XV, p. 202, 1891.

Rampoldi. Zur K. der Drusen im Sehnerven. *Klin. Monatsbl.*, XLIII, 1, p. 72, 1904.

Masselon. *Infiltration vitreuse de la rétine et de la papille.* O. Doin, Paris, 1884.

Reuss. Ein Fall von excessiver Drusenbildung in der Papille bei atyp. Ret. pigm. *Centralbl. für Aug.*, IX, p. 257, 1885.

Sioli. Zwei Fälle ueber Drusenbildungen am intraoc. Sehnervenende. *Klin. Monatsbl.*, XXI, p. 506, 1883.

Seggel. Ueber die Entstehung der Opticusdrusen. *Klin. Monatsbl.*, XLII, 1, p. 149 (avec bibliographie), 1904.

Terson (A.). Les verrucosités hyalines de la portion papillaire du nerf optique. *Archives d'Opht.*, XII, p. 367, 1892.

CHAPITRE III

ALTÉRATIONS SECONDAIRES A DES AFFECTIONS DU VOISINAGE
(GLOBE DE L'ŒIL, ORBITE, SINUS, CAVITÉ CRANIENNE)

I. — AFFECTIONS INTRAOCULAIRES.

Une papillite vient assez souvent compliquer les inflammations des autres membranes de l'œil, notamment les *choroïdites aiguës*; en pareil cas, il se peut que le nerf optique ait été lui-même atteint par l'influence générale, mais il y a des papillites qui sont très certainement de nature secondaire; elles sont provoquées soit par les toxines répandues dans l'œil, soit par le contact d'un foyer inflammatoire qui, siégeant sur le bord de la boutonnière choroïdienne, empiète sur la substance de la papille comme le faisait un nodule tuberculeux décrit par WAGENMANN. KAMMERSTEIN (1904, p. 504) cite un cas de papillite œdémateuse secondaire à une nécrose diphthéritique de la cornée; il y avait là sans doute une action chimiotaxique qui nous est confirmée par deux pièces de notre collection montrant un gonflement marqué à la papille en présence d'une cyclite d'origine traumatique. Les suppurations intra oculaires entraînent parfois une nécrose rapide des fibres optiques avant même que la rétine ait été envahie par l'agent infectieux (FUCHS).

L'atrophie optique qui succède quelquefois à la *rétinite albuminurique* a généralement pour cause un rétrécissement endartéritique des artères rétiniennes. L'obstruction embolique ou endartéritique de l'une de ces artères est suivie de la décoloration atrophique du secteur papillaire correspondant.

Les différentes formes du *glaucome* sont, parmi les affections intra-oculaires, l'une des principales causes d'atrophie optique; nous devions la mentionner ici, mais nous renvoyons pour les détails à l'étude qu'en a faite M. GAMA PINTO dans cette *Encyclopédie* (tome V).

Une atrophie ascendante du nerf optique jusqu'au chiasma et aux corps genouillés se rencontre chez les sujets dont un œil ou les deux yeux ont été détruits dans l'enfance. L'atrophie du nerf est déjà bien évidente quand on fait l'énucléation d'un œil phtisique quelques années après la perte de la vision : par rapport au tronc nerveux dont le volume est diminué, la gaine paraît trop large comme un pantalon pour une jambe de bois. LEBER a mis cette atrophie secondaire des yeux phtisiques sur le compte de la compression qu'aurait subie le nerf par suite de la rétraction de l'anneau scléral;

nous y voyons bien plutôt la conséquence du trouble de nutrition que doivent nécessairement avoir éprouvé les couches cérébrales de la rétine.

L'atrophie optique qui accompagne la dégénérescence pigmentaire de la rétine nous semble être concomitante plutôt que consécutive aux altérations des couches rétiniennes, car la sclérose qui affecte les vaisseaux choroïdiens atteint aussi de bonne heure le système de l'artère centrale. D'autres atrophies chorio-rétiniennes agissent secondairement sur les fibres optiques et les amènent à l'atrophie ; nous en trouvons un exemple dans les cas de myopie forte avec atrophie complète du nerf optique, tels qu'en a décrit POLATIL. Si les altérations chorio-rétiniennes sont localisées à la région de la macula, l'atrophie secondaire de la papille reste elle aussi limitée au secteur temporal comme dans les amblyopies alcoolico-tabagiques ; cette atrophie optique partielle a été surtout étudiée par HAAB ; nous l'avons rencontrée comme lui en certains cas de « pseudo-colobomes maculaires » ou d'hémorragies assez massives pour avoir altéré toutes les couches de la rétine.

II. — AFFECTIONS DE L'ORBITE

1. TUMEURS. — Les néoplasmes orbitaires, qu'ils aient leur point de départ dans l'orbite ou qu'ils soient propagés des cavités voisines, entraînent des altérations du nerf optique moins constamment qu'on ne le supposerait *a priori* ; on est souvent surpris de constater quel énorme degré d'exophtalmie est compatible avec le maintien de la vision : en bien des cas, où il semblerait que le nerf optique dût avoir été écrasé par la tumeur, l'ophtalmoscope montre un aspect tout à fait normal du fond de l'œil ou seulement une légère dilatation des veines de la papille; encore ce dernier phénomène peut-il être plus apparent que réel quand la pression exercée par la tumeur contre la paroi postérieure de l'œil a eu pour effet de produire une forte hypermétropie.

L'intégrité du nerf en présence de certaines tumeurs volumineuses s'explique sans doute par la faculté qu'il a de se déplacer devant elles grâce au contenu mou de l'orbite et d'éviter ainsi une compression trop directe. Quant à la gêne circulatoire qui peut en résulter dans les vaisseaux centraux, BIRCH-HIRSCHFELD (p. 473) lui attribue un rôle important dans la production des troubles visuels, mais nous savons, notamment par les examens anatomiques de SCHLOUFMANN, qu'une certaine compensation peut s'établir à la longue par l'intermédiaire des vaisseaux ciliaires. Près du sommet de l'orbite, là où le nerf optique a moins de jeu, le développement d'une tumeur aura bien plus sûrement pour conséquence une interruption de la conductibilité des fibres optiques et une dégénérescence consécutive reconnaissable à l'ophtalmoscope; c'est ainsi qu'une hyperostose crânienne, dont ELLIS a donné la description, avait produit une atrophie très lente des deux nerfs optiques.

Une stase avec saillie marquée de la papille accompagne quelquefois les tumeurs orbitaires, et peut ressembler tout à fait à la stase papillaire de

cause cérébrale, à cette différence près qu'elle est unilatérale si la tumeur
l'est aussi. Des 51 cas de stase papillaire recueillis par Mooren à la clinique de
Tubingue, il y en avait 2 qui résultaient d'une tumeur de l'orbite. En trois
exemples de ce genre, Kamocinsky (XCII, p. 511) a constaté le même état
anatomique des gaines du nerf que dans les cas de stase par tumeur cérébrale : l'espace intervaginal ne montrait que des phénomènes inflammatoires
presque nuls. En présence d'un myxosarcome qui n'était pas adhérent aux
gaines et ne semblait nullement les comprimer, Knauchmann a trouvé au contraire les signes d'une inflammation très intense, marquée surtout dans la
partie du nerf qui avoisinait la tumeur : cet état de névrite lui parut
résulter de substances phlogogènes développées par le néoplasme et confirmer ainsi les idées de Lauber sur la genèse de la stase papillaire (v. p. 353),
mais il ne nous semble pas que cette théorie puisse être généralisée à tous
les cas de tumeurs, aux ostéomes, en particulier, qui, dans une série de
6 observations publiées par H. Coppez, avaient provoqué deux fois le gonflement de la papille.

II. ABCÈS — Les abcès de l'orbite, ceux en particulier qui font suite à
un érysipèle de la face, se compliquent parfois d'une perte soudaine ou très
rapide de la vision. Si cet accident survient pendant la période où l'enflure
des paupières recouvre entièrement la cornée, il échappe à l'observation du
malade, ou bien celui-ci ne s'en préoccupe pas outre mesure dans l'idée que
sa vue reviendra à la guérison de l'abcès : aussi, s'écoule-t-il, dans la majorité
des cas, plusieurs semaines ou même plusieurs mois avant que l'œil frappé
de cécité soit examiné à l'ophtalmoscope. On constate alors presque inva-
riablement une atrophie totale du nerf optique avec un rétrécissement
souvent très marqué des vaisseaux, principalement des artères ; ces vaisseaux se trouvent parfois réduits à l'état de cordons exsangues, ou bien leur
colonne sanguine se voit bordée d'un liseré blanchâtre témoignant de
l'opacification des parois (Jakob, Panas-Trousseau, Hutchinson, Nettleship).
Lorsque l'examen a lieu peu de jours après la perte de la vision, les altérations du fond de l'œil sont moins uniformément les mêmes : tantôt c'est un
état congestif de la papille optique avec une teinte ardoisée ou grisâtre de
la rétine avoisinante sur laquelle les branches veineuses, sinueuses et dilatées, contrastent avec le calibre plutôt rétréci des artères (Weiss, p. 16 et
p. 91 ; Mirvalsky, p. 25 ; Hoesch) ; tantôt l'aspect ophtalmoscopique rappelle
de très près l'ischémie consécutive à une « embolie » de l'artère centrale,
effacement plus ou moins complet des branches artérielles avec trouble laiteux de la région papillomaculaire, mais ici l'état des veines est variable :
rarement amincies comme dans les cas d'ischémie vraie, elles se montrent
plus souvent gonflées et tortueuses (Panas ; Bartels, 1905, 2e cas avec
hémorragies rétiniennes plus ou moins abondantes (Knapp, Gonin, Bartels,
3e cas).
Quelques auteurs parlent aussi de névrite ou de névrorétinite (von
Graefe, 1860, p. 66 ; Lobinsky, Vossius), mais par ces expressions ils nous

semblent avoir surtout en vue la stase veineuse qui, nous l'avons dit, ne manque presque jamais.

Quant à l'absence de tout signe ophtalmoscopique au début, avec développement ultérieur d'une atrophie optique comme en certain cas de névrite rétrobulbaire aiguë, c'est là un fait assez rarement observé au cours d'un abcès phlegmoneux de l'orbite. Lagen (1880, p. 226) et Huscu mentionnent cependant des cas dans lesquels, malgré la perte de la vision, la papille était normale et le calibre des vaisseaux peu modifié.

Les opinions diffèrent touchant la cause déterminante de la cécité :

Knapp (p. 251), comme avant lui Deskagnet, admit que le phlegmon orbitaire agissait sur les vaisseaux centraux du nerf optique en exerçant sur eux une compression suffisante pour interrompre la circulation. De Graefe (1863, p. 59) avait déjà considéré comme insuffisant ce facteur purement mécanique et il avait indiqué comme plus probable une participation du nerf optique au processus inflammatoire.

Panas, se basant sur le résultat d'une autopsie, crut trouver dans une névrite aiguë la cause de la dégénérescence des fibres optiques ; dans un cas semblable, Sourdille a conclu comme lui, et, plus récemment encore, Laas a soutenu la même opinion tout en reconnaissant qu'elle n'est pas suffisamment étayée par des preuves anatomiques.

Cron avait songé à la possibilité d'une action directe de l'agent infectieux sur les parois des vaisseaux, supposant que des micro-organismes pourraient avoir pénétré dans les voies lymphatiques du nerf et les espaces périvasculaires. Sans aller aussi loin, Benda et Mitvalsky (p. 57) soutiennent une théorie semblable, car ils pensent que l'inflammation des parois veineuses ou bien la thrombose elle-même peuvent avoir commencé dans les veines orbitaires pour se propager de là dans les branches rétiniennes.

Il y a donc trois explications proposées : 1° compression pure et simple du nerf optique ou des vaisseaux centraux ; 2° altération névritique des fibres optiques ; 3° participation des vaisseaux au processus inflammatoire avec thrombose secondaire de leur lumen.

Les constatations anatomo-pathologiques ont été longtemps insuffisantes pour décider en faveur de l'une ou l'autre de ces hypothèses.

Nous avons publié en 1903 (*Archives d'ophtalmologie*, p. 230) les détails d'un cas de cécité post-érysipélateuse, où l'examen ophtalmoscopique avait fait voir une ischémie rétinienne bien caractérisée avec effacement des branches artérielles, mais qui différait du tableau classique de l' « embolie » par la réplétion relative des veines et par la présence de plusieurs grosses hémorragies près de la papille. L'examen anatomique montra que ces désordres circulatoires avaient pour cause une double thrombose de l'artère et de la veine centrales près de leur entrée dans le nerf optique, l'obstruction veineuse paraissant être de quelques jours plus ancienne que celle de l'artère (fig. 56 et 57) ; il fit voir de plus que ni le tronc du nerf ni ses vaisseaux n'avaient subi de compression qui pût expliquer l'abolition des fonctions visuelles, le calibre des vaisseaux sur la coupe se trouvant même augmenté au niveau de la partie thrombosée (fig. 58). L'hypothèse d'une névrite interstitielle propagée de l'abcès de l'orbite se trouvait controuvée aussi par l'augmentation minime des éléments nucléés au sein des septa conjonctifs; seuls les vaisseaux centraux étaient accompagnés d'une infiltration parvicellulaire un peu intense. La substance nerveuse se voyait, il est vrai, dégénérée au plus haut degré, mais il s'agissait là sans doute d'une nécrose consécutive à l'ischémie des vaisseaux nourriciers du nerf; l'hypothèse d'une névrite parenchymateuse, dans le genre de celle de l'intoxication filicique par exemple, et attribuable à l'influence de la toxine érysipélateuse, n'aurait d'ailleurs pas

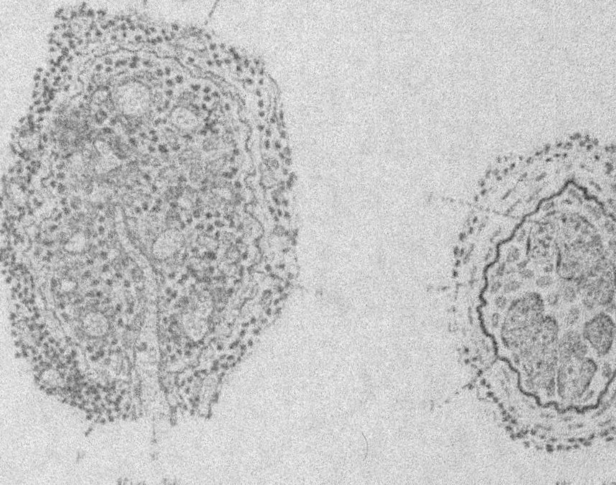

Fig. 56 Fig. 57.

Veine et artère centrales thrombosées dans un cas d'abcès érysipélateux de l'orbite.

b, p, paroi de la veine centrale. — c, vaisseau de la paroi veineuse. — a, a, vaisseaux néoformés au sein du thrombus. — v, veinule mettant le lumen de la veine centrale en communication avec les vaisseaux des gaines du nerf et de la gaine pâle (circulation collatérale).
e, membrane élastique de l'artère. — f, thrombus récent de l'artère. — g, endothélium artériel en prolifération. — i, infiltration parvicellulaire.

suffi, dans le cas présent, pour expliquer les constatations ophtalmoscopiques soit l'ischémie artérielle et les hémorragies veineuses.

La grande analogie qu'offre notre observation avec celles de KNAPP, de CARL et beaucoup d'autres, où le rétrécissement extrême des artères constituait le fait dominant, nous fait penser que l'obstruction thrombosique des vaisseaux, consécutive à une inflammation de leur paroi, constitue dans la majorité des cas la cause déterminante de la cécité et des troubles circulatoires révélés par l'ophtalmoscope. Le cas même de PANAS, où l'artère avait disparu sans trace, paraît ne point faire exception, bien que l'auteur l'ait donné comme un exemple de névrite interstitielle. L'opacification si fréquente des parois artérielles ou veineuses dans la rétine est une nouvelle preuve du rôle important que jouent les altérations vasculaires dans l'établissement des atrophies post-phlegmoneuses du nerf optique. MITVALSKY (p. 57) et

Weiss (p. 102) ont été eux aussi amenés par leurs examens anatomiques à conclure que troubles visuels et altérations ophtalmoscopiques dépendent essentiellement de désordres circulatoires dans le domaine des veines de l'orbite ou du nerf optique.

Leber, qui déjà en 1877 (*Graefe-Saemish*, V, p. 803) avait songé à une obstruction des vaisseaux optiques, fit remarquer à ce propos (1880, p. 263)

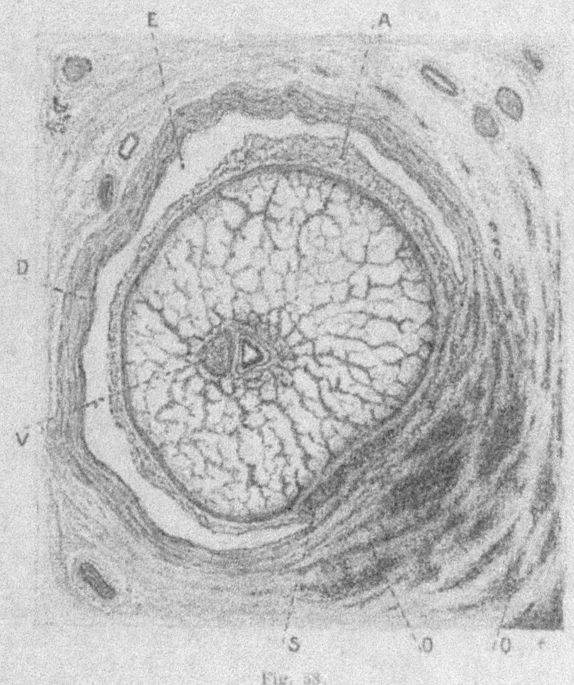

Fig. 53.

Coupe transversale du nerf optique dans un cas d'abcès érysipélateux de l'orbite.

D, gaine durale. — E, espace intervaginal. — A, arachnoïde. — V, veine centrale thrombosée (l'artère était aussi thrombosée plus en amont). — O, O, tissu orbitaire infiltré de multiples petits abcès à streptocoques. — S, adhérence inflammatoire de la gaine piale du nerf à l'arachnoïde et à la gaine durale. Cette adhérence permettait de nombreuses anastomoses entre les ramifications de la veine centrale thrombosée et les veines de l'orbite. De la substance du nerf, il ne reste que les cloisons conjonctives, les fibres nerveuses ayant entièrement disparu.

qu'une thrombose veineuse ne doit pas avoir nécessairement pour conséquences de nombreuses hémorragies dans la rétine. Notre examen (*Archives d'Opht.*, 1903, p. 245 et 246) a pleinement confirmé cette dernière supposition en montrant que l'arrêt de circulation qui s'était produit dans le tronc de la veine avait été compensé en une grande mesure par l'établissement de communications anormales entre les veinules du nerf et celles des gaines optiques. Des anastomoses existaient même avec les vaisseaux de la gaine durale partout où celle-ci avait contracté des adhérences inflammatoires avec le tronc du nerf [1].

Reiss a décrit un abcès développé au niveau de la lame criblée chez un homme qui avait souffert d'un abcès orbitaire, mais ici rien ne nous prouve que cette localisation intra-optique n'avait pas une origine métastatique, car il y avait eu pyémie. Nous devons aussi attribuer à une influence générale (toxines ?) la névrite bilatérale que Vossius a vu se produire après la guérison d'un érysipèle sans aucune localisation orbitaire. Peut-être dans les deux observations de Parinaud s'agissait-il de névrite rétro-bulbaire, étant donnée la constatation faite d'un scotome central et d'une atrophie optique sans modification notable du calibre des vaisseaux.

Quant aux effets de la compression directe que pourrait exercer l'abcès sur le nerf optique et sur ses vaisseaux, ils nous semblent négligeables en regard des facteurs déjà invoqués, cela d'autant plus que le danger d'atrophie n'est aucunement proportionnel au degré de l'enflure palbébrais ni de l'exophtalmie.

Knapp (p. 274), ayant recueilli 35 observations d'abcès rétrobulbaires publiés jusqu'en 1883, a calculé que les trois quarts ont abouti à la cécité monoculaire ou binoculaire. Comme l'atrophie du nerf optique ne se produit pas uniquement dans les cas marqués par une forte chémose ou par une protrusion du globe, il est prudent de favoriser l'évacuation de l'abcès sans attendre que les symptômes extérieurs deviennent inquiétants ; même avec cette précaution, le pronostic quant au maintien de la vision devra être réservé.

IV. — SINUSITES

Les abcès de l'orbite résultent quelquefois d'une infection propagée des cavités voisines dont l'état d'inflammation devient ainsi la cause indirecte de certaines névrites ou atrophies optiques (Welteri, Jean Galezowski) ; plusieurs faits semblent indiquer en outre que, même en l'absence d'une collection purulente dans l'orbite, le nerf optique peut être atteint d'une névrite aiguë en relation étroite avec une affection des sinus de la face.

Ce domaine de la pathologie oculaire est encore mal connu. Une enquête

1. Au dernier moment, nous avons eu connaissance d'une publication toute récente de Bartels (décembre 1906). Cet auteur, qui paraît avoir ignoré notre propre travail, est arrivé à des conclusions identiques ; comme nous, il attribue, non pas à un processus névritique, mais à une névrose consécutive à l'obstruction des vaisseaux nourriciers, la dégénérescence très avancée qu'il a constatée dans le tronc des nerfs en présence d'un abcès de l'orbite ; comme nous, il a trouvé une thrombose des deux vaisseaux centraux, l'obstruction de la veine étant de date plus ancienne que celle de l'artère, ce qui explique fort bien qu'une congestion veineuse ait précédé l'ischémie soudaine de la rétine ; comme nous, Bartels repousse l'idée d'une compression exercée directement par l'abcès sur les vaisseaux ou sur le tronc du nerf, comme nous enfin, il a surpris le développement d'une circulation collatérale assez intense pour avoir empêché la thrombose veineuse de se trahir par des hémorragies massives dans la rétine.

Nous n'aurions pu désirer une confirmation plus complète de notre travail de 1903 et de l'exposé que nous venons d'en faire ici.

faite en 1904 par OXOM auprès de plusieurs opthalmologistes lui a montré
la rareté des observations vraiment probantes; tout au plus en a-t-il pu réunir
une vingtaine dans lesquelles le résultat favorable d'un traitement chirurgical
ou bien au contraire les données de l'autopsie semblaient prouver des rapports
de cause à effet entre un empyème des fosses nasales postérieures et les altérations du nerf optique. La simple constatation d'une sinusite coexistante ne
suffit pas à trancher la question de l'étiologie d'une névrite, car l'une peut
fort bien exister sans l'autre, ainsi qu'on le sait par de nombreux exemples

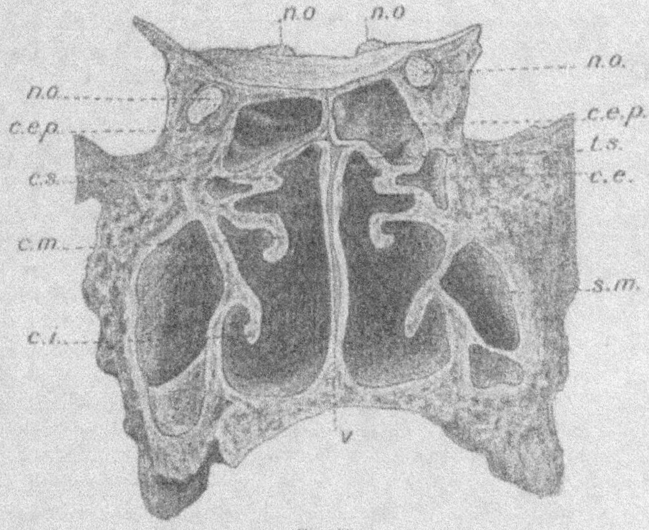

Fig. 59.

Coupe des cavités nasales postérieures montrant leurs rapports avec le nerf optique dans
son trajet intracanaliculaire. (Copie un peu schématisée d'une planche d'OXOM.)

n. o., n. o., nerf optique. — c. e. p., cellule ethmoïdale postérieure. — c.s., cornet supérieur. — c. m., cornet moyen. — c. i., cornet inférieur. — t. s., trou sphénoïdal. — c. e., cellule ethmoïdale. — s. m., sinus maxillaire.

(OXOM, p. 37; MOREAU, p. 44). Aussi MENDEL nous semble-t-il s'avancer beaucoup en affirmant que « près de la moitié des cas d'inflammation unilatérale
du nerf optique sont d'origine nasale » (p. 37).

C'est BERGER (1892) et plus récemment OXOM (1904) qui ont attiré l'attention des ophtalmologistes sur les rapports anatomiques du nerf optique
dans son trajet intracanaliculaire avec le sinus sphénoïdal et les cellules
ethmoïdales postérieures. La paroi qui sépare le sinus du canal optique est
généralement très mince; elle présente même quelquefois des déhiscences
qui font que la gaine du nerf est en contact direct avec la muqueuse du sinus
(BERGER, p. 187). OXOM (p. 28-29) ajoute qu'il existe de nombreuses variétés
individuelles ayant pour conséquences, d'une part, que la paroi du canal
optique se trouve formée par la cloison des cellules postérieures de l'ethmoïde

aussi souvent que par celle du sinus sphénoïdal; d'autre part, que, par un
défaut de symétrie, une même cavité, par exemple le sinus sphénoïdal droit
ou le sinus sphénoïdal gauche, arrive à être simultanément en relation avec
les deux nerfs optiques.

Ces conditions anatomiques ont amené Berger (p. 187) à conclure à la
possibilité d'une « névrite canaliculaire » qui, faisant suite à de simples
rhumes propagés vers les sinus, serait de nature à expliquer les amblyopies
aiguës sans manifestations ophtalmoscopiques auxquelles on ne peut trouver
d'autre cause qu'un « refroidissement ». Cette explication est peut-être valable pour un certain nombre de cas, entre autres pour celui de Maxel et ceux
de Risch-Hirschfeld (cas I à III), où, sans changements ophtalmoscopiques
bien nets, il se produisit un très large scotome central qui ne s'améliora
qu'après l'évacuation d'un empyème sphénoïdal.

Il est à remarquer cependant que la majorité des névrites observées jusqu'ici en présence d'une sinusite se sont manifestées à l'ophtalmoscope par la
congestion ou l'œdème de la papille avec effacement de ses bords (de Lapersonne, Corriez et Leri, Knapp, Maxen, Pauzz, etc.). D'ailleurs il n'est pas impossible
que ces névrites œdémateuses aient elles-mêmes pour cause une compression
du nerf dans le canal optique, compression locale mais agissant sur la circulation lymphatique de la même façon que la pression intracrânienne dans
les formes ordinaires de la papille étranglée. A défaut de ce mécanisme, on
peut songer à une influence de voisinage exercée par des toxines, à une
action « chimiotaxique » analogue à celle que nous avons invoquée à propos
des décollements consécutifs à des abcès de l'orbite (voy. t. VI, p. 993). Une
auto-intoxication générale ne peut être en cause ici, car elle devrait provoquer une névrite toujours bilatérale.

La névrite optique résulte rarement d'une affection du sinus maxillaire,
plus rarement encore d'une affection du sinus frontal.

On doit à de Lapersonne (cité par Paqret, p. 52-53) l'observation d'une
névrorétinite intense, compliquée plus tard d'iritis et de glaucome, qui ne
s'amenda qu'après l'évacuation complète d'un empyème de l'antre d'Highmore. Pinq a vu se développer sous la même influence, mais sans altérations
ophtalmoscopiques, un scotome central qui rétrocéda à trois reprises grâce
au nettoyage du sinus maxillaire. Ces faits sont plus difficiles à interpréter
que ceux qui se rapportent à des affections des cavités ethmoïdales ou
sphénoïdales, à moins, bien entendu, qu'on ait des raisons de croire que
la sinusite maxillaire s'est propagée aux cavités plus profondes, ce qui permettrait de reprendre l'hypothèse d'une lésion du nerf au niveau du trou
optique.

La *stase passive des veines de l'orbite*, supposée par Zuem, ou l'*action
réflexe*, invoquée par Berger (p. 181) comme étant la cause des troubles
visuels, sont trop discutables pour constituer des explications satisfaisantes.

Dans une série d'observations qui ont trait à des névrites optiques
dépendantes d'un ozène (Selzer) ou de végétations nasales (Parisotti, Koxmismo-
fram), ou encore consécutive à une amygdalite aiguë (Mexacme), le rapport de

cause à effet reste également fort problématique, car il a été déduit uniquement de l'amélioration qui a suivi le traitement.

De même que le degré des altérations ophtalmoscopiques, l'importance et le caractère des troubles visuels varient entre de telles limites qu'il n'est pas possible d'en faire une description d'ensemble. On constate tantôt un scotome central, tantôt un rétrécissement périphérique; plusieurs fois on a noté un scotome en forme de secteur intéressant la région inféro-externe (de Lapersonne, 1880, obs. II; Coppez et Lou) ou inféro-interne (obs. pers. voy. fig. 42) du champ visuel. Ce genre de rétrécissement pourrait bien être l'un des symptômes de la névrite « canaliculaire »; tout au moins est-il mieux explicable par la compression locale de certains faisceaux du nerf que par une influence toxique plus générale.

Le diagnostic des névrites que nous venons d'étudier devra porter sur les points suivants :

a) Y a-t-il réellement névrite et non point particularité individuelle (pseudo-névrite hypermétropique) ou bien encore simulation?

Pour éliminer ces deux dernières possibilités, le meilleur moyen sera de prendre très soigneusement le graphique du champ visuel, surtout si cet examen peut être répété à quelques jours d'intervalle de façon à contrôler à la fois les réponses du malade et la marche de l'affection.

b) La névrite a-t-elle une cause orbitaire ou intracranienne?

Si l'affection est unilatérale, il y a beaucoup de chances pour que la cause en soit périphérique; si elle est bilatérale, on ne saurait conclure par ce fait seul à une origine centrale car les deux nerfs optiques peuvent être en relation avec le même sinus ou avec plusieurs sinus qui participent à une même inflammation. A ce propos nous ne pouvons nous empêcher de trouver une certaine contradiction dans les énoncés de de Lapersonne quand il déclare d'une part qu' « une névrite œdémateuse, *unilatérale* est un excellent signe de sinusite sphénoïdale » (1902, p. 64), et d'autre part que « c'est par la participation de *plusieurs sinus* à l'infection et à la suppuration que l'on doit aujourd'hui expliquer presque toutes les manifestations oculo-orbitaires » (1902, p. 66).

En cas de névrite optique bilatérale, c'est encore à l'étude du champ visuel que l'on demandera des renseignements utiles; la valeur diagnostique d'un rétrécissement homonyme est trop connue pour que nous y insistions ici. Le fonctionnement des autres nerfs craniens (trijumeau, facial, acoustique, etc.) devra être aussi recherché si l'on soupçonne une affection cérébrale. Quant aux anomalies motrices des muscles oculaires, leur signification peut être équivoque, car en cas de sinusite les nerfs oculomoteurs sont quelquefois affectés à leur entrée dans l'orbite au même titre que le nerf optique (de Lapersonne, 1902, p. 64-65).

c) Quelle est la cause de la névrite?

S'il existe une suppuration sinusienne, son importance causale sera confirmée par les effets du traitement, cela surtout si une rechute fait place à une nouvelle amélioration après reprise du traitement. A défaut de cette preuve répétée *a juvantibus* et même encore s'il y a progrès apparent dans l'état du malade, le médecin ne devra pas s'ancrer dans son premier diagnostic en se laissant détourner par la présence d'une sinusite de la recherche des autres causes possibles de névrite optique. Nous avons eu l'occasion de voir un jeune malade, qui, ayant été traité comme sinusien pour des maux de tête accompagnés d'une papillite d'apparence peu inquiétante, avait ainsi perdu un temps précieux, et succomba à un fibro-sarcome de la dure-mère qu'il eût été possible d'extirper si le diagnostic en avait été fait plus tôt. De Lapersonne considère que le pronostic des névrites optiques par sinusite est toujours grave, l'évacuation de l'empyème n'ayant qu'une très faible action sur le nerf optique dont les lésions, dit-il, aboutissent finalement à l'atrophie (1899, *Congrès d'Utrecht*, p. 540 et *Ann. d'Ocul.* p. 188.)

Toutefois, parmi les douze malades dont Morax (p. 107) a recueilli l'histoire, il en est cinq qui ont obtenu un retour complet de la vision, bien qu'ils eussent présenté les symptômes d'une névrite œdémateuse. On peut ajouter les trois cas de névrite rétrobulbaire observés par Despagnet (cité par Paquet, p. 85), par Mende et par Pini.

Deux malades de Coppez et Lan et de Nuel (cités par Morax) furent grandement améliorés.

Selon Knapp, il faut distinguer entre deux variétés de névrites optiques : l'une d'elles, qui se manifeste par une véritable congestion avec gonflement de la papille, est susceptible d'amélioration; l'autre, dont les symptômes sont ceux d'une ischémie artérielle (et qui fort probablement a pour cause anatomique une thrombose des vaisseaux centraux comme celle que nous avons mentionnée à propos des abcès de l'orbite) n'offre pas un pronostic favorable.

Bien qu'en plusieurs cas le succès n'ait pas semblé dépendre de la rapidité ni de l'énergie du traitement, on aurait certainement tort de conclure à l'abstention en présence d'une sinusite purulente, car il ne faut point perdre de vue la gravité que peut revêtir le pronostic *quoad vitam*, et si, impuissant peut-être à enrayer la baisse visuelle, l'oculiste a du moins contribué à porter l'attention de son malade sur les dangers qui le menacent d'autre part, il lui aura, par ce fait même, rendu un service signalé.

IV. — AFFECTIONS INTRACRANIENNES

TUMEURS, ANÉVRYSMES, ABCÈS, RAMOLLISSEMENTS, HÉMORRHAGIES, MÉNINGITES

La stase papillaire est la plus importante des manifestations optiques dans les maladies du cerveau. Nous lui avons consacré un chapitre spécial, ce qui nous dispense de revenir sur ses caractères cliniques et sa pathogénie. Nous avons indiqué, d'après les données de plusieurs statistiques, quelle est la fréquence relative des différentes affections intracraniennes en présence de ce symptôme ophtalmoscopique. Il nous reste à comparer la fréquence de la stase papillaire elle-même avec celle des autres affections du nerf optique que l'on rencontre en présence des tumeurs, des abcès, des ramollissements ou des hémorragies du cerveau. Nous procéderons par régions, en utilisant une série de travaux synthétiques récemment publiés sur les manifestations oculaires des affections cérébrales. Chacune de ces publications étant accompagnée d'une riche bibliographie, nous y renvoyons le lecteur, ce qui nous évitera d'entrer dans le détail des observations.

Une remarque préliminaire : bien des auteurs ont malheureusement omis d'indiquer si l'examen ophtalmoscopique a été fait, ou bien ils se bornent à mentionner la présence d'une « névrite optique » sans préciser le sens qu'ils donnent à ce terme, de telle façon qu'on ne peut savoir s'il y avait saillie prononcée de la papille ou seulement congestion veineuse avec aspect plus ou moins diffus des bords. Cette circonstance diminue beaucoup la valeur de certaines grandes statistiques qui seraient fort instructives si elles étaient plus explicites. Ainsi les tableaux dressés par Martin sur la base de 600 observations de tumeurs nous apprennent qu'une névrite a été notée 368 fois et une atrophie 77 fois, en tout 445 cas d'altérations du nerf optique représentant 76 p. 100 des observations, mais nous ignorons quelle a été la fréquence relative de la stase papillaire comparée à la simple papillite, ou de l'atrophie descendante du nerf optique comparée à l'atrophie papillitique. Une statistique personnelle d'Uhthoff, publiée par Kamprusstein (XLIII, 1, p. 458), est plus restreinte mais aussi plus exacte : elle a trait à 81 malades atteints de tumeur cérébrale, parmi lesquels 10 ne montraient point de changements ophtalmoscopiques, 57 une stase papillaire, 6 une névrite (papillite simple), 3 une hypérémie de la papille, 2 une atrophie névritique et 3 une atrophie sans vestiges de névrite. Sur 200 cas de tumeurs cérébrales réunis par Elschnig (p. 214) des altérations du nerf optique avaient été constatées 181 fois; dans ce nombre il y avait 12 exemples (7 p. 100) de neurorétinites avec localisations rétiniennes rappelant la rétinite albuminurique.

Sur les 445 cas d'affection optique symptomatique d'une tumeur cérébrale, Martin n'a trouvé que 18 fois une névrite unilatérale (environ 4 p. 100 des cas). Dans le but d'établir si ce caractère unilatéral a quelque importance pour le diagnostic, Martin a considéré à part 55 observations dans lesquelles la névrite avait existé d'un seul côté ou avait été plus marquée d'un côté que de l'autre : 39 fois la tumeur cérébrale avait siégé du même côté que la névrite, 16 fois du côté opposé; la concordance du côté malade est donc trop peu constante pour avoir une grande valeur pratique.

Les indications données par Martin ne nous permettent pas de distinguer entre les atrophies optiques par névrite et les atrophies par compression intracranienne, mais il est intéressant de noter dans sa statistique qu'en présence des tumeurs du lobe frontal ou de l'hypophyse, la proportion des cas d'atrophie a été 1 pour 3 cas de névrite bien nette, tandis que cette même proportion était de 1 à 5 ou 1 à 7 en présence des tumeurs occipitales ou cérébelleuses ; cela fait penser qu'une partie des atrophies mentionnées résultaient d'une compression exercée directement par la tumeur sur les voies optiques.

Les processus inflammatoires intracrâniens sont moins constamment que les tumeurs une cause d'altération du nerf optique. De 29 cas étudiés par Esch- ni (1895, p. 259-270), 10 avaient présenté un aspect ophtalmoscopique normal, 10 autres une papillite sans œdème et 3 seulement une stase papillaire bien caractérisée.

A. Lésions du chiasma. — L'hémianopsie temporale est le symptôme le plus caractéristique des affections du chiasma ; sauf en quelques rares cas de trau- matisme (voy. p. 542), elle ne se présente pas d'emblée dans sa forme par- faite, mais débute par un effacement graduel du champ visuel temporal aux deux yeux, sans qu'il y ait toujours symétrie absolue ; assez souvent elle se combine avec un rétrécissement concentrique de la moitié nasale. L'acuité visuelle est généralement abaissée de bonne heure.

Les changements ophtalmoscopiques peuvent faire défaut pendant assez longtemps, ce qui a fait croire quelquefois à l'hystérie ; ce diagnostic ne doit être porté qu'avec beaucoup de prudence et seulement après une observation prolongée, car nous savons des cas où les signes d'une lésion organique se sont affirmés un peu plus tard. On sait en effet qu'une atrophie descendante demande généralement plusieurs mois pour s'étendre du chiasma à la papille ; la décoloration commence alors par la moitié nasale du disque optique et devient totale par les progrès de l'affection. On remarque quelquefois un léger état de papillite qui peut s'être propagé le long des gaines. La stase papillaire s'observe aussi, mais elle n'est pas très fréquente.

De 16 observations d'hémianopsie temporale recueillies par Lenz (p. 273) dans la clinique d'Uhthoff, une seule comportait l'absence de tout signe oph- talmoscopique, mais ici le trouble visuel ne datait que de trois mois ; en 14 cas il y avait décoloration atrophique des papilles et dans le dernier cas une papil- lite bilatérale.

Les affections du chiasma ne produisent la cécité d'un seul œil que si elles sont localisées à la naissance de l'un des nerfs optiques (voy. obs. de Yamaguchi). Une hémianopsie homonyme peut aussi résulter d'une lésion du bord du chias- ma (obs. de Hirt), mais elle n'est pas très franche ; lorsqu'elle a pour cause la destruction de l'une des bandelettes (Zimmermann, obs. I ; Lenz, obs. 22 à 27), elle ne diffère pas de l'hémianopsie cérébrale, mais en ce cas, d'ailleurs assez rare, l'existence d'une réaction pupillaire hémiopique (signe de Wernicke) permet encore le diagnostic du siège de la lésion (voy. tome IV, p. 403).

Uhthoff (cité par Lenz, p. 306) a constaté ce signe dans environ le tiers des cas d'hémianopsie d'origine basale ; il faisait toujours défaut dans les cas d'hé- mianopsie corticale.

Si l'on excepte les gommes et les tubercules, dont nous parlerons plus loin (p. 414), il est extrêmement rare que le chiasma soit le point de départ d'une néoplasie. Les troubles visuels dérivés de cette région sont attribuables presque toujours à une compression de voisinage qui peut être produite : 1° par une tumeur de la partie antérieure du cerveau ou de l'hypophyse, 2° par un anévrysme ou par des artères sclérosées, 3° par une tumeur développée dans le sinus sphénoïdal, 4° par une dilatation du troisième ventricule.

Les *tumeurs cérébrales* constituent selon Wilbrand (cité par Jacqueau, p. 14) la cause de beaucoup la plus fréquente des affections du chiasma. Hertel a montré cependant qu'un rôle important revient à l'hypophyse dont l'hypertrophie, presque constante dans l'acromégalie, entraîne une lésion du chiasma dans une forte proportion des cas de cette maladie. Sur un total de 107 observations d'acromégalie, Hertel (p. 105) en a trouvé 66 qui étaient marqués par une affection du nerf optique avec abaissement plus ou moins considérable de la vision jusqu'à la cécité ; en quelques cas on avait pu constater une papillite et cinq fois même une stase papillaire, mais beaucoup plus souvent l'aspect ophtalmoscopique avait été celui d'une décoloration des nerfs optiques : il s'agissait là, fort probablement, d'une atrophie descendante consécutive à la compression exercée sur le chiasma par la tumeur hypophysaire. Plusieurs autopsies ont en effet confirmé l'aplatissement du chiasma dans l'acromégalie et 14 des malades dont Hertel a recueilli l'histoire présentaient une hémianopsie temporale ; ce même symptôme aurait été vraisemblablement constaté en d'autres cas encore si on l'avait recherché avant l'établissement de la cécité complète.

Rath, ayant réuni 38 observations de tumeurs vraies de l'hypophyse, a trouvé que le symptôme ophtalmoscopique le plus fréquent en était la stase papillaire qui n'existait d'ailleurs que chez la moitié des malades examinés avec l'ophtalmoscope ; un peu moins fréquente était l'atrophie optique, simple ou accompagnée de légers signes de névrite.

Les exemples d'*anévrysmes* qui compriment les voies optiques sont assez rares. Le plus curieux est celui de Weir-Mitchell ayant trait à une tumeur sanguine, de la grosseur d'un citron, qui avait complètement divisé le chiasma dans le sens antéro-postérieur, et provoqué de cette façon une hémianopsie temporale avec décoloration partielle des deux papilles. Une atrophie unilatérale peut résulter aussi d'un anévrysme de la carotide interne, comprimant le nerf optique à sa naissance (Michel, p. 50 ; Liebrecht, cas I).

Même en l'absence de toute dilatation anévrysmale, les *artères sclérosées* peuvent devenir une cause d'étranglement pour les troncs nerveux :

Türos et Saxer ont en effet décrit deux cas fort semblables, dans lesquels une tumeur, soulevant le chiasma, l'avait pressé contre les artères cérébrales antérieures, si bien que ces vaisseaux s'étaient profondément imprimés dans sa substance au point d'origine des deux nerfs optiques. La figure 60 fait comprendre ce mécanisme un peu compliqué, mais l'intervention d'une tumeur n'est point nécessaire : la rigidité seule des artères suffit pour écraser le nerf là où elles sont en contact direct avec lui ou pour l'aplatir contre le bord du canal orbitaire ; on en a la preuve par une dizaine d'examens anatomiques publiés par Bernheimer, Otto, Liebrecht, etc. C'est le plus souvent l'artère ophtalmique qui, repoussée par la carotide, s'incruste dans le nerf jusqu'à le diviser entièrement en forme de pince-nez. Deux dessins de Benedikt (dont l'un est reproduit par la figure 61) sont fort démonstratifs sur ce point. Le phénomène peut être unilatéral ou symétrique. Au niveau de la compression le nerf ne conserve que sa trame conjonctive : les fibres nerveuses ont disparu peu à peu et l'atrophie se propage le long des voies optiques, en diminuant assez rapidement d'étendue, dans la direction centripète et dans la direction centrifuge (Orro, Lagrange); après un temps assez long, elle finit par atteindre la papille. Malheureusement deux seulement des sujets autopsiés avaient été examinés avec l'ophtalmoscope de leur vivant : aucun n'avait été l'objet d'un examen clinique détaillé : on en est donc réduit à supposer, avec beaucoup de vraisemblance d'ailleurs, que les artères cérébrales sclérosées, par leurs rapports de contiguïté avec les nerfs optiques, sont la cause de bien des atrophies insidieuses que l'on voit survenir sans cause appréciable, chez des sujets âgés et artérioscléreux. Ces atrophies optiques ont une marche très lente, et aboutissent rarement à la cécité complète; elles sont parfois précédées par un abaissement de la vision centrale ou par un rétrécissement périphérique sans altérations visibles dans le fond de l'œil. Stopting croit aussi pouvoir attribuer à l'artériosclérose intracranienne deux cas de son observation où la présence d'une papillite plus ou moins marquée avait fait songer à une tumeur cérébrale; Lagrange (p. 222) rapporte à la même cause certains scotomes centraux ou paracentraux qu'il a constatés en mesurant le

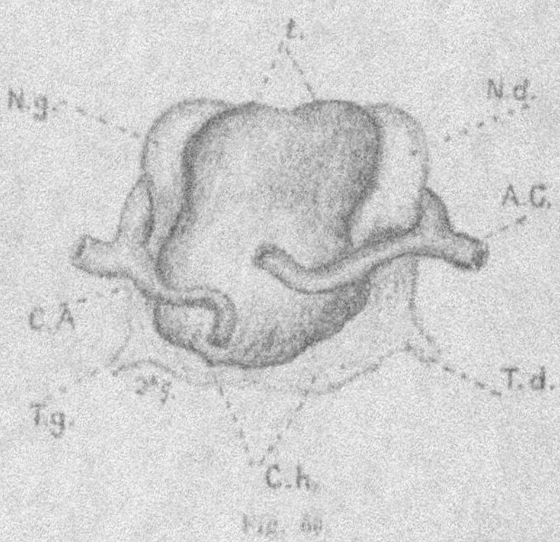

Fig. 60

Étranglement des nerfs optiques dans leur trajet intracrânienne entre une tumeur et les artères cérébrales sclérosées (copie un peu schématisée d'une figure de Saenger).

L. tumeur. — N.g., N.d., nerf optique gauche et droit. — A.C., artère cérébrale antérieure. — C.A., artère communicante antérieure. — C.h., chiasma atrophique. — T.g. et T.d., tractus optique gauche et droit.

champ visuel de nombreux vieillards, mais aucune autopsie n'est encore venue apporter le complément nécessaire à ces examens cliniques. Ce qui rend incertain le diagnostic de la sclérose des artères cérébrales, c'est que les altérations vasculaires ne franchissent généralement pas le canal optique et que par conséquent le système de l'artère centrale et de ses branches rétiniennes peut apparaître tout à fait normal.

Comme exemple d'affection du nerf optique causée par une *tumeur du sinus sphénoïdal*, nous citerons seulement un cas décrit par Mooax : pendant quatre mois et demi un épithélioma du sinus n'avait pas produit d'autres symptômes oculaires qu'un affaiblissement graduel de la vision, puis une cécité complète en dépit d'un état ophtalmoscopique tout à fait négatif; quinze jours après la perte totale de la vision on vit se prononcer un léger degré de papillite et peu à peu une atrophie papillaire. L'autopsie montra que le chiasma et le tronçon intracranien des nerfs optiques étaient envahis par le néoplasme.

La compression que le *troisième ventricule* peut exercer sur le chiasma a été signalée par Türck, Förster et Michel. Elle est de nature à expliquer cer-

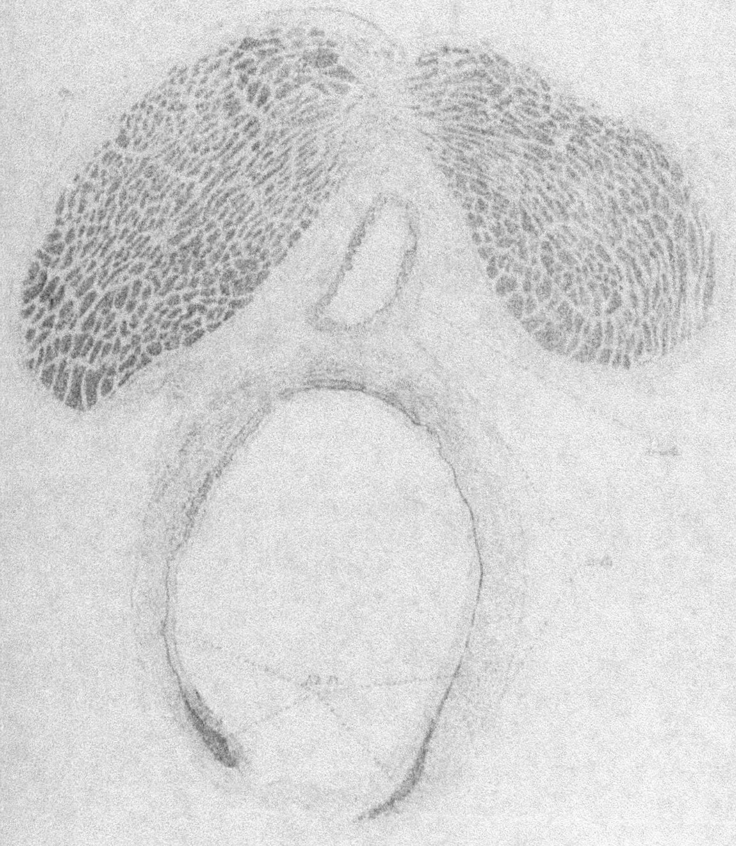

Fig. 61.

Nerf optique divisé avant son entrée dans le canal optique par la pression de l'artère ophtalmique sclérosée (Benneman).

Op, Op, œil opaque. — Ar. oph, artère ophtalmique. — A., Ca, carotide interne.

taines atrophies optique qui surviennent sans papillite en présence d'une affection des régions postérieures du cerveau, sans que l'on puisse admettre une action directe des foyers pathologiques sur les voies optiques.

B. Lobe frontal — Sur 95 cas d'affection du lobe frontal, Knapp a compté 43 cas d'altérations du nerf optique (45,3 p. 100).

L'atrophie peut résulter d'une compression directe, mais elle est le plus souvent consécutive à la stase papillaire qui, si l'on ne tient compte que des observations les plus récentes, a été présente dans 22 cas sur 32 (68,8 p. 100). Il est rare que ce symptôme soit unilatéral : si cela se produit, le côté de la stase correspond presque toujours à l'hémisphère malade (Knapp, p. 55). Deux fois seulement les altérations papillaires ont été une manifestation précoce de la maladie. La vision peut rester bonne assez longtemps, mais elle finit presque toujours par s'éteindre entièrement.

C. Lobe temporal. — Parmi les affections du lobe temporal, les tumeurs et les abcès sont en nombre à peu près égal et se manifestent aussi avec la même fréquence par la production d'une stase papillaire (Knapp). Des altérations du nerf optique se voient dans environ 64 p. 100 des cas; elles n'ont généralement pas le caractère d'un symptôme précoce; elles sont le plus souvent bilatérales, mais peuvent être plus prononcées d'un côté que de l'autre. Le côté où se voit la stase correspond dans la règle au siège de l'affection cérébrale. Il peut y avoir hémianopsie par lésion de la bandelette optique sous-jacente.

Les abcès du lobe temporal sont pour la plupart d'origine otitique; après l'évacuation opératoire, la stase papillaire ne se dissipe pas toujours; néanmoins il n'en est jamais résulté de cécité bilatérale (Knapp, p. 511).

D. Lobe pariétal. — Sur 34 observations de tumeurs localisées au lobe pariétal, Siemon a trouvé 17 fois mention d'une stase papillaire (50 p. 100 des cas), tandis que la stase ne s'était produite que 3 fois sur 28 cas d'abcès (10 p. 100).

E. Lobe occipital. — De 175 observations recueillies par Becké, 110 concernent des cas d'abcès ou de ramolissement, et 45 des tumeurs. Ces dernières sont la cause la plus fréquente de la stase papillaire, car elles ont été accompagnées 25 fois de ce symptôme (56 p. 100 des cas), tandis qu'il n'est mentionné que 15 fois dans les observations d'abcès ou de ramolissement (14 p. 100). L'atrophie optique est ici toujours de cause indirecte, mais une hémianopsie peut résulter de la compression des centres corticaux, ainsi que nous l'avons observé.

F. Corps strié. — Les symptômes oculaires sont peu fréquents; sur un total de 54 cas (dont 28 foyers de ramolissement, 6 hémorragies, 5 kystes et 15 tumeurs diverses), Ascher n'a trouvé qu'une seule fois mention d'une stase papillaire et deux fois d'une hémianopsie.

G. Couche optique. — Sur 50 observations diverses, Moerchen (p. 293) a noté 10 fois la stase papillaire; dans ces 10 cas il s'agissait de tumeurs.

H. Corps calleux. — Siemon ayant réuni 54 cas de tumeurs du corps calleux a trouvé 17 fois mention d'une stase papillaire et deux fois d'une simple atrophie graduelle du nerf optique.

I. Pédoncules cérébraux. — La stase papillaire a été trouvée par Moerchen (p. 402) 3 fois sur 58 observations.

Uhthoff (p. 642) a vu 11 fois des altérations ophtalmoscopiques sur 78 cas. Quand les troubles visuels se manifestent par de l'hémianopsie, ils sont attribuables aux lésions concomitantes des bandelettes (2 cas recueillis par Uhthoff).

J. Tubercules quadrijumeaux et glande pinéale. — Dans la statistique de Mautner, 15 cas de tumeurs sont rapportés comme ayant tous été accompagnés d'une névrite optique. Parmi 88 observations qui ont été marquées par des troubles oculaires et se sont terminées par une autopsie, Uhthoff (p. 632) a trouvé 79 tumeurs et 9 foyers de ramollissement, hémorragies ou abcès ; les tumeurs seules avaient provoqué des changements ophtalmoscopiques, soit 23 fois une stase papillaire typique, 19 fois une névrite simple et 7 fois une atrophie (post-névritique). Selon toute probabilité, la répercussion sur le nerf optique avait eu lieu par l'intermédiaire d'une hydrocéphalie avec dilatation des ventricules, ensuite de la compression exercée sur l'aqueduc de Sylvius.

K. Cervelet. — Bach a réuni 150 cas d'affections du cervelet dont 105, c'est-à-dire 70 p. 100 étaient accompagnés de stase papillaire ; il pense que si les recherches ophtalmoscopiques avaient été faites de façon plus systématique, cette proportion se serait élevée à 90 p. 100. Plus de la moitié des cas de tubercules présentaient la stase. Bach estime que la fréquence particulière de ce symptôme tient à la compression des sinus et des ventricules. Une cécité soudaine, suivie d'atrophie optique, peut aussi résulter d'une pression du troisième ventricule sur le chiasma (Bach, 1902, p. 225).

L. Protubérance. — Selon Hirsch la stase papillaire se voit dans 30 p. 100 des affections de la protubérance. Uhthoff (p. 565) a étudié 178 cas de tumeurs (75 tubercules, 46 gliomes, 20 sarcomes, 12 gommes, etc.) dont 35 p. 100 avaient été marqués par des altérations ophtalmoscopiques ; il conclut de cette recherche que la papillite sans saillie notable est un peu plus fréquente que la stase typique ; on rencontre aussi quelques cas d'atrophie simple qui sont peut-être consécutifs à une compression lente des voies optiques par l'intermédiaire de l'hydrocéphalie.

Des symptômes ophtalmoscopiques sont présents dans environ 10 p. 100 des cas d'abcès, presque jamais dans les cas de ramollissement ou d'hémorragie.

La fréquence de la stase papillaire est tout particulièrement élevée pour les tumeurs qui empiètent sur le IVe ventricule (Uhthoff, p. 594).

M. Moelle allongée. — Les affections de cette région peuvent donner directement naissance à la stase papillaire, à la papillite ou à l'atrophie névritique. Quand les tumeurs siègent dans le recessus acoustico-cérébelleux

(tumeurs dites de l'acoustique), elles égalent les tumeurs de la fosse crânienne
postérieure par la fréquence et la précocité des symptômes ophtalmoscopiques. Uhthoff (p. 626) estime en effet que la stase papillaire bilatérale se
rencontre dans 90 cas sur 100. Ici encore c'est l'hydrocéphalie qui sert d'intermédiaire.

A. Méninges. — Nous parlerons dans le chapitre suivant (infections générales) des méningites *tuberculeuses* et *syphilitiques* parce qu'elles peuvent se
combiner avec des foyers primitivement développés dans le nerf optique.

La *méningite purulente*, consécutive à un traumatisme, à un abcès de
l'oreille ou à un érysipèle, entraîne, elle aussi, des altérations du nerf optique
si elle siège à la base du cerveau ; dans ces conditions on connaît un assez
grand nombre d'observations de stase papillaire ; Nacht en cite près d'une
vingtaine. D'après une statistique de Haxses (cité par Nacht, p. 257), la
méningite de cause otitique s'accompagnerait dans le quart des cas d'une
névrite optique et dans un autre quart d'un léger trouble de la papille. Au
reste il n'est pas nécessaire que l'infection méningitique se soit généralisée
pour que la papillite se produise : il suffit de la présence d'un abcès extra-
dural ou d'une thrombose des sinus agissant par l'intermédiaire d'une hydro-
céphalite interne (Manax). De l'ensemble des statistiques réunies par Manax
(371 cas), nous calculons que des altérations du fond de l'œil ont été observées dans environ 30 p. 100 des otites avec complications intracraniennes.

Au cours de la *méningite cérébrospinale*, la fréquence des altérations du
nerf optique est plus ou moins grande selon les épidémies. Tandis que les
anciennes statistiques indiquaient la névrite dans 5 à 10 p. 100 des cas, Uhthoff
l'a constatée 18 fois sur 110 malades ; une fois seulement elle était unilatérale et une fois elle s'accompagnait d'un léger degré d'œdème avec saillie
de la papille. Il se produit aussi quelquefois des troubles visuels sans changements ophtalmoscopiques : la vision peut alors se rétablir même après plusieurs mois de cécité, comme dans un cas de Schottmüller, ou bien on voit
se développer plus tard une atrophie de la papille ; en pareil cas on peut
songer à une compression du chiasma par le IIIe ventricule en raison de
l'hydrocéphalie qui a été constatée à l'autopsie par Uhthoff et Rochon-Duvigneaud.

Dans la *méningite séreuse*, provenant d'une hypersécrétion de l'arachnoïde, les altérations optiques sont plus fréquentes que dans les autres affections des méninges ; elles peuvent présenter tous les degrés, de l'hyperhémie
veineuse la plus légère à la stase papillaire la plus prononcée. Uhthoff (1907,
p. 863 à 868) a rassemblé 46 cas d'hydrocéphalie interne compliqués de
papillite œdémateuse, 39 de papillite simple et 38 d'atrophie papillaire sans
phénomènes inflammatoires ; la papillite œdémateuse s'était montrée surtout
dans les formes les plus aiguës de l'hydrocéphalie, moins fréquente au reste
chez les enfants que chez les adultes ; tout au contraire une forte proportion
des cas d'atrophie simple ont été rencontrés chez de jeunes enfants atteints
d'hydrocéphalie congénitale : Uhthoff estime qu'au moins les deux tiers de

ces atrophies résultaient d'une compression exercée par le III⁰ ventricule sur les nerfs optiques.

L'hydrocéphalie chronique est de toutes les affections intracraniennes celle qui provoque le plus souvent une atrophie non précédée de papillite; les troubles visuels sont dans la règle fort prononcés.

La coïncidence, parfois constatée, d'une névrite ou atrophie optique et d'un écoulement continu de liquide cérébrospinal par le nez s'explique par le fait que ces deux anomalies sont en relation avec une hydrocéphalie chronique; Schwab et Gazen en ont réuni 21 exemples.

La stase papillaire est aussi quelquefois présente dans la *pachyméningite hemorragique* et possède une certaine valeur pour le diagnostic de cette affection, surtout si elle est unilatérale (Fürstner); elle a pour intermédiaire un hématome dans les gaines optiques.

Dans les méningites, la stase papillaire paraît dépendre de l'augmentation de la pression intra-cranienne bien plutôt que de l'intensité des phénomènes inflammatoires : cela ressort de sa fréquence particulière dans la méningite séreuse. Les papillites simples au contraire s'expliquent par la propagation de l'inflammation le long des gaines (périnévrite descendante). De Lieto-Vollaro ayant trouvé dans plusieurs cas de méningite purulente la gaine du nerf obstruée au niveau du canal optique par des amas cellulaires, pense que l'obstacle opposé ainsi à la pénétration des produits infectieux est de nature à expliquer la fréquence relativement faible de ces papillites dans les formes suppurées. L'atrophie papillaire est consécutive aux névrites, ou résulte peut-être aussi, quand l'aspect de la papille est celui d'une atrophie simple, de la compression exercée par le plancher du III⁰ ventricule sur le chiasma ou les bandelettes. On attribue très généralement à une méningite les atrophies optiques que l'on découvre chez de jeunes enfants (Gowers, p. 167; Mauthner, p. 579, etc.)

O. Sinus cérébraux. — Les altérations du fond de l'œil sont exceptionnelles dans les formes de thromboses des sinus qui ne s'accompagnent pas de phénomènes infectieux (chlorose, anémies, débilité générale); Uhthoff (1907, p. 707) en a constaté dans environ 20 p. 100 des cas de thromboses septiques : presque toujours le sinus caverneux se trouvait intéressé. C'est en présence des thromboses d'origine otitique que les altérations ophtalmoscopiques sont de beaucoup les plus fréquentes : Uhthoff (p. 718) les a notées 54 fois sur 100; en 18 p. 100 des cas il y avait un véritable *œdème papillaire*, toujours bilatéral mais quelquefois plus précoce ou plus intense du côté de l'oreille malade; dans 24 p. 100 des cas, on avait trouvé une *papillite sans œdème* et 10 fois sur 100 une simple *hyperhémie des papilles* avec stase veineuse.

Quand la thrombose des sinus s'accompagne d'exophtalmie, les altérations du fond de l'œil se rencontrent dans plus de deux tiers des cas (Uhthoff, p. 724). La guérison — ou la mort — survient généralement avant que la papillite ait abouti à une atrophie optique.

Diagnostic et traitement — Nous ne pouvons entrer ici dans les détails du diagnostic différentiel des affections intracrâniennes ni exposer tout au long les divers éléments d'un diagnostic de *localisation*. La tâche est souvent très ardue, mais l'oculiste sera rarement seul pour l'entreprendre : le plus souvent il devra examiner son malade en compagnie du médecin de la famille, d'un neurologiste ou d'un chirurgien. Rappelons seulement qu'en sus des symptômes généraux de la compression cérébrale, ralentissement du pouls et de la respiration, perte de connaissance, crampes générales, sans oublier la céphalée, les vertiges et les vomissements, on peut utiliser certains signes locaux tels que les paralysies des muscles oculaires, la déviation conjuguée des yeux, la surdité unilatérale ou des crampes du facial. Nous avons vu que la stase papillaire unilatérale ou plus prononcée d'un côté que de l'autre n'a qu'une signification incertaine ; en revanche l'atrophie descendante d'un seul nerf optique permettra de reconnaître avec une grande vraisemblance quel est le côté du foyer maladif.

Les symptômes plus spéciaux aux abcès du cerveau sont la fièvre, l'amaigrissement et les troubles gastriques, symptômes qui peuvent du reste faire songer aussi à une méningite. Oppenheim (Hirnabscess, p. 197) estime que la première condition pour le diagnostic d'un abcès du cerveau, c'est que l'on connaisse une source d'infection (traumatisme, otite suppurée, etc.). A ce propos il ne faut pas oublier que la collection purulente peut avoir sommeillé pendant des années, mais une fois qu'on est en situation d'en faire le diagnostic, la décision est urgente, car le terme fatal peut être très proche. Comme un abcès du cerveau laissé à lui-même se termine rarement d'une façon favorable, il faut l'évacuer : les résultats de cette intervention sont au reste encourageants car Oppenheim a compté 36 guérisons pour 53 abcès traumatiques qui avaient été opérés (p. 249) et 51 guérisons sur 92 cas d'abcès otitiques.

Les tumeurs ont pour symptôme subjectif dominant une céphalée intense, souvent terrible, parfois avec recrudescences périodiques. Martin a recherché si le siège du mal de tête, quand il est stable, correspond à celui du néoplasme : il a trouvé que la céphalée occipitale est particulièrement fréquente dans les tumeurs du cervelet, mais que la céphalée frontale, tout en coïncidant souvent avec une tumeur du lobe frontal, existe aussi en dépit d'un tout autre siège du néoplasme. Une douleur locale à la pression ou à la percussion du crâne a souvent une signification plus précise (Oppenheim, p. 235) ; de Gazru (1866, p. 121) attachait déjà une véritable valeur à ce signe.

Nous avons déjà parlé du traitement palliatif des tumeurs à propos de la stase papillaire (voy. p. 350).

Oppenheim (p. 245) estime que l'iodure, à doses rapidement croissantes jusqu'à 8-12 grammes et administré avec persévérance pendant fort longtemps, peut amener la régression peut-être définitive, non seulement des syphilomes, mais encore des anévrysmes, des tubercules et même des gliomes et des sarcomes surtout s'ils sont kystiques. Sur ces mêmes tumeurs l'influence du traitement mercuriel lui a paru moins favorable. Quoi qu'il en soit, dans la grande majorité des cas, la question d'une extirpation radicale se posera tôt ou tard : la décision devra en être laissée naturellement au chirurgien, mais l'oculiste, inspirant généralement moins de terreur à la famille du malade, sera souvent sollicité de dire ce qu'il pense des chances de cette opération.

Sur 15 extirpations de tumeurs dont il a recherché les résultats au point de vue visuel, Dufour a noté 9 guérisons et 2 améliorations. Quant aux dangers de mort, ils sont probablement plus grands que ne l'indiquent les cas publiés : Oppenheim estime que le quart ou la moitié des malades succombent aux suites de l'opération ; d'autres en conservent une aggravation de leur état (aphasie, hémiplégie, etc.). Les insuccès seraient moins nombreux si l'on ne s'aventurait jamais qu'à bon escient ; il faut que le diagnostic de siège soit assez précis, que la tumeur elle-même soit bien délimitée et accessible à l'opérateur ; d'après les recherches d'Oppenheim (p. 245), ces conditions ne se trouvent réunies que dans environ 6 p. 100 des cas ; on peut donc admettre que tout au plus 3 à 4 tumeurs sur 100 seront opérées avec succès. Ce sont surtout les néoplasmes de la zone motrice qui ont donné des résultats heureux ; celles de la région occipitale offrent moins de chances de réussite et leur recherche s'accompagne bien souvent de grands risques.

BIBLIOGRAPHIE DU CHAPITRE III

I. Affections intra-oculaires

Feiss. Anatom. Veränder. bei Entzündung der Aderhaut. *Graefe's Archiv*, LVIII,3, p. 398 et 417, 1904.

Haab. Die sekundäre Atrophie des Sehnervs nach Maculaerkrank. *Beiträge zur Augenheilk.*, 50, p. 49, 1902.

Kalthoffen. Beitrag zur Pathologie... der Stauungspapille. *Klin. Monatsbl. für Aug.*, XLII, 1 p. 512, 1904.

Leber. Druckatrophie des Sehnerven, *Graefe-Saemisch.*, V, p. 841, 1877.

Peratti. Kavernös (lakunäre) Sehnervenatrophie bei hochgradiger Myopie. *Klin. Monatsbl. für Aug.*, XLIV, p. 14, 1906.

Wagenmann. Beiträge zur Kenntniss der tuberculösen Erkrank. des Sehorgans. *Graefe's Archiv*, XXXIV, 4, p. 145, 1888.

II. Affections de l'orbite

a) Tumeurs

Birch-Hirschfeld. Beitrag zur Kenntniss der Sehnervenerkr., etc. *Graefe's Archiv*, LXV, p. 440, 1907.

Bull. Diseases of the orbit. — *System of diseases of the eye* (Norris and Oliver), IV, 1900.

Coppez (H.). Six cas d'ostéomes du sinus frontal. *Archives d'Ophtalm.*, XV, p. 279, 1895.

Elias. Hyperostose der Schädelknochen, etc. *Archiv für Aug.*, XLI, p. 318 (Résumé de *Arch. of Ophth.*, XXVIII, 4), 1900.

de Graspa. Tumor orbitae et cerebri. *Archiv für Ophth.*, XII, 2, p. 109, 1866.

Kalthoffen. Beitrag zur Pathologie... der stauungspapille. *Klin. Monatsbl.*, XLII, 1, p. 512, 1904.

Lagrange. *Traité des tumeurs de l'œil*, II, p. 14 et 485, 1904.

Mock. Beitrag zur Kasuistik der stauungspapille. *Thèse de Tubingue*, 1904.

SCHLŒFFMANN. Ueber die Extirpation retrobulbärer Tumoren, etc. *Festchrift für A. von Hippel.* Halle a. S., 1900.

b) *Idées*

BARTELS. Ueber Orbitalphlegmone. *Aerztlicher Verein zu Marburg, 14. XI. 1903. (Münchner med. Woch.,* 1905, n° 2, p. 93.)
— Ueber die anatomische Grundlage der Erblindung bei Orbitalphlegmone. *Archiv für Aug.,* LVI, 3, p. 267, 1906.

BERGER. *Les maladies des yeux dans leurs rapports avec la pathologie générale,* p. 304, 1892.

CIRL. Zur speziellen Aetiologie der nach Erysipelas Faciei auftr. Sehnervenatrophie. *Klin. Monatsbl. für Aug.,* XXII, p. 413, 1884.

DESPAGNET. De l'atrophie du nerf optique à la suite de l'érysipèle de la face. *Rec. d'Opht.,* p. 716, 1886.

FAUVEAU. Des névrites et atrophies du nerf optique à la suite de l'érysipèle de la face. *Thèse de Bordeaux,* 1904.

GOSIN. Amaurose consécutive à un érysipèle, etc. *Arch. d'Opht.,* XXIII, p. 230, 1903.

GRAEFE (von). (Mention d'une stase papillaire dans un cas d'inflamm. du tissu cell. de l'orbite avec cécité). *Arch. für Opht.,* VII, 2, p. 56, 1860.
— Klinischer Vortrag. *Klin. Monatsbl. für Aug.,* I, p. 59, 1863.

HALLERMANN. Die zerstörende Einwirkung der Gesichtsrose auf das Auge. (*Jahresber.,* p. 532), 1891.

HIRSCH. Ueber Orbitalphlegmone. *Prag. med. Woch.,* n° 14, 1891.

HOSCH. Ueber Erkrank. der Gefässwand. in der Retina, etc. *Thèse de Berlin,* 1881.

HUTCHINSON. A case of Amaurosis after Erysipelas. *Ophth. Hosp. Rep.,* VII, p. 35 et *Klin. Monatsbl. für Aug.,* IX, p. 181, 1871.

JAEGER. *Handatlas,* 1855, pl. XVI, fig. 75; *Beiträge zur Pathologie des Auges,* 1870, fig. XXXVI.

KNAPP. Erblindung infolge von Thrombose der Retinalgefässe bei Erysipelas Faciei. *Arch. für Aug.,* XIV, p. 257, 1885.

LAAS. Ein Fall von doppelseit. Orbitalphlegmone, etc. *Zeitschr. für Aug.,* VIII, 3, p. 179, 1902.

LEBER. Beobacht. und Studien ueber Orbitalabscess, etc. *Graefe's Archiv für Opht.,* XXVI, 3, p. 212, 1880.

LEMOSSY. Entwickelungsprozess der Retinal- und Papillaratrophie nach Erysipelas Faciei. *Klin. Monatsbl. für Aug.,* XXVI, p. 168, 1878.

MOUTALSKY. Thrombophlébite orbitaire. *Archives d'Opht.,* XVI, p. 22, 1896.

NETTLESHIP. Atrophy of optic nerve and retina, etc. *Centralbl. für Aug.,* p. 545, 1880.

PAGENSTECHER, H. Atrophia nervi optici nach Erysip. Fac. *Klin. Monatsbl. für Aug.,* VIII, p. 267, 1870.

PANAS. Phlegmon orbitaire, etc. *Gaz. des Hôp.* (d'après KNAPP, p. 262 et FAUVEAU, p. 39, 1875.

PAGNARD. Atrophie des nerfs optiques dans l'érysipèle de la face. *Arch. gén. de Méd.* (d'après FAUVEAU, p. 23, 1879.

REIS. Ein Abscess in der Lamina cribrosa des Sehnerven. *Graefe's Arch. für Opht.,* LIX, p. 155, 1904.

SCHANZ. Des névrites optiques toxiques. *La Clinique ophtalmologique,* 10 octobre 1900.

VOSSIUS. Beiders. Neuritis nach Erysip. cap. et fac. *Klin. Monatsbl. für Aug.,* XXI, p. 291, 1883.

WEISS. Path. Anat. und klin. Beitrag zur Frage der Orbitalphlegmone. *Zeitschr. für Aug.,* X, p. 16, 1903.

WAGNER. Antrumempyem mit consecutiver Orbitalphlegmone. *Thèse de Bâle,* 1899.

III. SINUSITES

BENDER. *Les maladies des yeux dans leurs rapports avec la pathologie générale*, p. 181 à 191, 1892.

BIRCH-HIRSCHFELD. 1907. Beitr. zur K. der Sehnervenerkr. bei Erkr. der hinteren Nebenhöhlen der Nase. *Graefe's Archiv*, LXV, p. 119.

DESPAGNET. *Soc. d'Opht. de Paris* (cité par PAQUET, p. 83), 1893.

EVERSBUSCH. Die Erkr. des Auges in ihren Bez. zu Erkr. der Nase und deren Nebenhöhlen. *Graefe-Saemisch*, 2de éd., chap. XVI, 1903.

GALEZOWSKI (Jean). Atrophie du nerf optique consécutive à un phlegmon du sac lacrymal. *Rec. d'Opht.*, p. 31, 1905.

GRAEFE (DE). *Archiv. für Opht.*, VII, 2, p. 65 et 66, 1860.

HORNER. Periostitis orbitae und Perineuritis. N. opt. *Klin. Monatsbl.* I, p. 71, 1863.

KNAPP. Discussion au IXe Congrès internat. d'Opht. à Utrecht, p. 541, 1899.

KOENIGSHOFER. *Opht. Klinik*, 1901.

KUHNT. *Discussion au IXe Congrès internat. d'Opht. à Utrecht.*, p. 541, 1899.

LAPERSONNE (DE). Des névrites optiques liées aux sinusites sphénoïdales et aux maladies de l'arrière-cavité des fosses nasales. *IXe Congrès internat. d'Opht. à Utrecht*, p. 534 et *Ann. d'Ocul.*, CXXII, p. 182, 1899.

  — Des complications orbitaires et oculaires des sinusites. *Soc. fr. d'Opht.*, XIX, p. 1, 1902.

MENACHO. Névrite optique d'origine réflexe amygdalaire. *Trans. of the VIIIth internat. opht. Congr.*, p. 127, 1894.

MENDEL. Ueber nasalen Augen—insbesondere Sehnerven—leiden. *Centralbl. für Aug.*, XXV, p. 33, févr. 1901.

MEYER. *Discussion au IXe Congrès internat. d'Opht. à Utrecht.*, p. 541.

MORAX. Manifestations oculo-orbitaires des sinusites sphénoïdales. *Thèse de Lyon*, 1905.

ONODI. Die Sehstörungen und Erblindung nasalen Ursprungs. *Zeitschr. für Aug.*, XII, p. 33, 1904.

PAQUET. Des sinusites maxillaires et de leurs complications orbito-oculaires. *Thèse de Lille*, 1909.

PANSIER. L'atrophie des nerfs optiques, suite de polypes des cavités nasales. *Soc. franç. d'Opht.*, XIX, p. 79, 1902.

PARSY. 1905. Durch Nasenkrankheiten verursachte Augenleiden. *Archiv für Aug.*, LII, p. 367.

PINK. Ein Fall einseit. Neuritis retrobulb. bei rezid. Empyem der Oberkieferhöhle. *Klin. Monatsbl. für Aug.*, XLIII, 2, p. 50, 1905.

SULZER. De la névrite optique consécutive à l'ozène. *Ann. d'Ocul.*, p. 5, janv., 1895.

ZIEM. *Deutsche Med. Woch.*, janvier 1889. (Cité par LAPERSONNE, 1902, p. 27.)

IV. AFFECTIONS INTRACRANIENNES

AXENFELD. Zur klin. Bedeut. bi-temporaler Gesichtsfelddefecte. *Arch. für Aug.*, XXXI, 2, p. 150 à 157, 1895.

ASCHER. Die bei Erkr. des Corpus striatum beobacht. Symptome mit besond. Berücksicht. der okularen Symptome (avec bibliographie). *Zeitschrift für Aug.*, XI, p. 511, 1904.

AXES. Ein neuer Fall von Acromegalie mit temp. Haemianopsie. *Graefe's Archiv*, XXXIX, 2, p. 229, 1893.

BACH. Zusammenfassende Darstellung und kritische Betrachtung der Erkr. der Vierhügelgegend und der Zirbeldrüse, etc. *Zeitschr. für Aug.*, I, p. 315 et 435, 1899.

  — Die okularen Symptome bei Erkr. des Kleinhirns, der Vierhügel und der Zirbeldrüse (avec bibliographie). *Zeitschr. für Aug.*, VIII, p. 213, 1902.

BECK. Die bei Erkr. des Hinterhauptlappens beobacht. Erschein. etc. (avec bibliographie). *Zeitschr. für Aug.*, XI, p. 227 et 318, 1904.

BERNHEIMER. Ueber Sehnerven-Veränderung bei hochgradiger Sklerose der Gehirnarterien, *Graefe's Archiv*, XXXVII, 2, p. 37, 1891.

DE LIETO-VOLLARO. Ein Beitrag zur Erkr. des Sehnerven bei der eitrigen Meningitis cerebrospinalis. *Klin. Monatsbl. für Aug.*, XLI, *Beilageheft*, p. 257, 1903.

DESTI. L'acromegalia coi suoi rapporti coll'organo visivo. *Ann. d'Ottalm.*, XXV, p. 649, 1896.

FORSTNER. *Archiv für Psych. und Nervenkr.*, VIII, 1878. (Cité par Uhthoff, 1907, p. 886).

GALEZOWSKI (JEAN). Le fond de l'œil dans les affections du système nerveux. *Thèse de Paris*, 1904.

GOWERS. Tumours of the brain. *Medical Ophthalmoscopy*, 3e édit., p. 118, 1901.

GRAEFE (DE). Tumor orbitae et cerebri. *Archiv für Ophth.*, XII, 2, p. 100, 1866.

HUBER. Beziehungen der Akromegalie zu Augenerkr. (avec bibliographie). *Graefe's Archiv*, XLI, 1, p. 187, 1895.

HOSCH. Die bei Erkr. der Brücke und des verlängerten Markes beobacht. Symptome, etc. (avec bibliographie). *Zeitschr. für Aug.*, IX, p. 268, 1903.

HORN. Ein Fall von homonymer Gesichtsfeldbeschränkung. *Klin. Monatsbl.*, V, p. 166, 1867.

JACQUEAU. Des troubles visuels dans leurs rapports avec les tumeurs intéressant le chiasma (avec bibliographie). *Thèse de Lyon*, 1896.

KAMOCKI. Beitr. zur Pathol. und Pathog. der Stauungspapille. *Klin. Monatsbl. für Aug.*, XLIII, 1, p. 730, 1905.

KOHARA. Die bei Erkr. des Schläfenlappens... beobacht. Symptome, etc. (avec bibliographie). *Zeitschr. für Aug.*, X, p. 505, 1903.

— Die bei Erkr. des... Stirnlappens beobacht. Symptome (avec bibliographie). *Zeitschr. für Aug.*, XI, p. 41, 1904.

LEBER. Krankheiten des Sehnerven. *Graefe-Saemisch*, V, p. 789, 1877.

LENZ. Beitrag zur Hemianopsie. *Klin. Monatsbl.*, XLIII, *Beilageheft*, p. 263, 1905.

LILIENFELD. Sehnerv und Arteriosclerose. *Arch. für Aug.*, XLIV, p. 193, 1901.

MARTIN. The localising value of optic neuritis in intracranial tumour. *Lancet*, II, p. 61, 1897.

MAUTHNER. Gehirn und Auge. *Vorträge*, VI-VIII, 1881.

MICHEL. Ueber den Bau des Chiasma nervi optici. *Graefe's Arch.*, XIX, 2, p. 59, 1873.

— Zur Casuistik der sog. Stauungspapille. *Graefe's Archiv*, XXIII, 2, p. 220, 1877.

MOXTER. Ein Fall von beiders. hochgr. Sehnervenentz. *Thèse de Giessen*, 1901, p. 5.

— Das Verhalten des Auges bei Störungen im Circulationsgebiete der Carotis. *Beiträge zur Ophth. (Festgabe für Hirschberg)*, p. 59, 1881.

MONAKOW. Die Erschein. bei Erkr. des Schläfelappens, etc. (avec bibliographie). *Zeitschr. für Aug.*, X, p. 272, 1903.

— Die Erschein. bei Erkr. des Hirnschenkels, etc. (avec bibliographie). *Zeitschr. für Aug.*, X, p. 382, 1903.

MORAX. Troubles oculaires observés dans un cas d'épithélioma du sinus sphénoïdal. *Annales d'Oculistique*, juin 1895.

— La névrite œdémateuse dans les complications endocraniennes des infections auriculaires. *Ann. d'Ocul.*, CXXXVII, p. 375, mai 1907.

NAGEL. Die bei Erkr. der Meningen beobacht. Erschein., etc. (avec bibliographie). *Zeitschr. für Aug.*, XII, p. 243, 1904.

OPPENHEIM. I. Die Geschwülste des Gehirns. *Nothnagel's spez. Pathol. und Ther.*, IX, 2. — II. Der Hirnabscess, *ebendem*, 1897.

ORTH. Sehnerven-Veränderungen bei Arteriosclerose und Lues. *Archiv für Aug.*, XLIII, 2, p. 104, 1901.

PATZ. Beitrag zur Symptomlehre der Geschwülste der Hypophysis cerebri. *Graefe's Archiv*, XXXIV, 4, p. 84, 1888.

ROUX. Des troubles oculaires dans les maladies de l'encéphale. Paris, 1880.

ROCHON-DUVIGNEAUD. Cécité sans lésions par hydrocéphalie ventriculaire, etc. *Rec. d'Ophtalm.*, p. 671, 1905.

SACHS (Th.) Einschnürung des Sehnerven durch gespannte Gefaesse der Hirnbasis. *Archiv für Aug.*, XXVI, p. 237, 1893.

SIEMON, Weitere Beiträge zu den Beziehungen zwischen Gehirn und Auge. *Thèse de Marbourg*, 1905.

SCHMIDT-RIMPLER. Die Erkrankungen des Auges, etc. *Nothnagel's Handbuch*, XXI, 1898.

SCHOLTZMÜLLER. Ueber Meningitis cerebrospinalis epidemica. *Münchner med. Woch.*, p. 1617 et 1683, 1905.

SCHWAB AND GREEN. Case of cerebrospinal rhinorrhea with retinal changes. *Amer. J. of Med. Science (Jahresbericht*, p. 412, 1905.

SINGER (H. Douglas). The influence of age upon the incidence of optic neuritis, etc. *Lancet*, I, p. 1687, 1902.

STOELTING. Beitrag zur Klinik der Sehnervenerkr. in Folge von Gefaessatheromatose. *Klin. Monatsbl. für Aug.*, XLIII, 2, p. 113, 1905.

UTHOFF. Ueber die Augensymptome bei epidemischer Genickstarre. *Soc. Opht. de Heidelberg*, XXXII, p. 84, 1905.

— Beziehungen der Allgemeinleiden, etc. *Graefe-Saemisch*, XXII, 2, p. 533 à 656, 1906, et p. 683 à 888, 1907.

WEIR-MITCHELL. Aneurism of an anomalous artery causing an anterior-posterior division of the optic nerves, etc. *J. of nerv. and ment. deseases*, N. Y., 1889.

YARABOUT. Ein Beitrag zur Pathol. des Sehnerven bei Hirnerkr. *Klin. Monatsbl.*, XLI, Beilageheft, p. 192, 1903.

CHAPITRE IV

MALADIES DU NERF OPTIQUE DANS LES INFECTIONS GÉNÉRALES

(NÉVRITES MICROBIENNES ET TOXI-INFECTIEUSES)

Les altérations du nerf optique dans les maladies infectieuses peuvent
être rangées d'emblée en deux groupes distincts : d'un côté celles qui résultent
apparemment de l'action directe des *microbes* qui ont pénétré dans le nerf
ou ont provoqué des foyers d'infection dans son voisinage immédiat (choroïde, orbite, méninges); de l'autre, les états pathologiques attribuables à
l'influence unique des *toxines* en l'absence de toute localisation proprement
dite de l'agent microbien sur le trajet du nerf.

Au premier groupe appartiennent la plupart des inflammations du nerf
optique dues à la tuberculose et à la syphilis, et celles qui se produisent par
voie métastatique en certains cas de pyémie; dans le second groupe, on
range les névrites observées çà et là au cours des affections aiguës, telles que
la rougeole, la scarlatine, la variole, le typhus abdominal, la diphtérie, l'influenza, la malaria et que l'on attribue à l'influence des toxines développées
par ces maladies.

Les névrites *microbiennes*, ayant un caractère en quelque sorte accidentel, sont généralement unilatérales, si elles ont eu leur point de départ dans
l'œil ou dans le nerf; quand elles sont bilatérales, c'est assez souvent qu'elles
se sont propagées du cerveau. Elles se caractérisent par l'éclosion de foyers
plus ou moins circonscrits sous la forme de tubercules, de gommes, ou
d'abcès miliaires dans lesquels on retrouve l'agent infectieux. Les névrites
toxi-infectieuses sont bilatérales dans les deux tiers des cas (Uhthoff); elles
apparaissent assez souvent dans une période tardive de la maladie et même
pendant la convalescence, c'est-à-dire au moment où l'on peut admettre que
les microbes sont en voie de destruction et abandonnent leurs toxines. Si la
cause déterminante de ces névrites est bien celle que l'on suppose, il est surprenant qu'elles soient si rares dans des maladies aussi fréquentes que la
rougeole et la scarlatine et qu'elles fassent totalement ou presque totalement
défaut dans certaines infections très virulentes telles que la diphtérie, la
morve, la rage, etc.

Les faits relatifs aux névrites observées au cours ou à la suite d'infections
générales aiguës ont été réunis par Antonelli dans un rapport au Congrès
médical de Madrid en 1903. Déjà au Congrès précédent (Paris 1900), Uhthoff
en avait donné une statistique de 221 cas; bien qu'au premier abord ce total
paraisse élevé, il ne représente qu'une proportion minime des innombrables

observations que l'on possède aujourd'hui sur les maladies infectieuses; on peut donc affirmer que les névrites dites « toxi-infectieuses » sont des complications relativement rares, cela d'autant plus que bon nombre d'entre elles prêtent encore à discussion sous le rapport de leur véritable étiologie. Comme elles n'ont eu que rarement le contrôle d'une autopsie, il est difficile d'affirmer qu'elles aient toujours eu pour cause la maladie à laquelle on les a attribuées; il se pourrait au surplus que certaines d'entre elles aient été provoquées par des micro-organismes encore inconnus ou difficiles à déceler par les procédés actuellement en usage. Les deux groupes de névrites infectieuses que nous avons distingués ne constituent donc pas une classification définitive.

Les névrites toxi-infectieuses diffèrent par bien des points de celles qui sont dues à une intoxication exogène. Leur bilatéralité est moins constante et leur évolution plus aiguë, mais surtout elles présentent bien moins fréquemment que les névrites *toxiques* les caractères de la névrite dite « rétrobulbaire » avec scotome central et absence de signes ophtalmoscopiques. Sur les 253 observations qu'Uhthoff a rassemblées (*Heidelberg*, 1900), il n'y avait eu que 19 fois un scotome central isolé, et 12 fois un scotome central combiné avec un rétrécissement périphérique; de plus, les changements ophtalmoscopiques n'avaient été nuls ou peu accusés que 22 fois en regard de 201 observations de papillites, de papillorétinites ou d'atrophies papillitiques.

I. — PYÉMIE

Nous avons parlé au chapitre précédent des cas où le nerf optique est envahi secondairement à une suppuration intra-oculaire, orbitaire ou méningée. Il existe aussi quelques observations de foyers microbiens développés primitivement dans le nerf optique à la suite d'une embolie infectieuse.

En 1877, Michel a signalé des métastases pyémiques où il a cru reconnaître des bactéries, et, plus récemment (1902), trois colonies de streptocoques établies dans le nerf et la gaine durale. Dans un cas de pyémie également, Rois a décrit un abcès au niveau de la lame criblée. En présence d'une méningite à pneumocoques, Axenfeld a trouvé l'un des capillaires de la papille rempli de ces micro-organismes, sans qu'il y eût raison de croire que l'envahissement du nerf ait pu s'être produit par l'intermédiaire des gaines.

II. — TUBERCULOSE

Il est rare qu'une névrite optique puisse être attribuée à l'action des toxines tuberculeuses en l'absence de foyers locaux. Uhthoff (1900, p. 40) n'en a trouvé que trois exemples probables.

La *tuberculose locale du nerf optique* est en revanche plus fréquente qu'on ne l'a généralement cru jusqu'ici, mais, dans la majorité des cas, la constatation clinique en est difficile ; les synéchies pupillaires et le trouble du corps vitré, souvent coexistants, voilent les détails du fond de l'œil ; ou bien, l'examen ophtalmoscopique étant possible, les foyers tuberculeux siègent dans la partie orbitaire ou même intracranienne du nerf et ne se manifestent au niveau de la papille que par des altérations de nature banale, papillite ou atrophie secondaire sans caractère spécial. Il est donc exceptionnel que le diagnostic puisse être fait d'après les symptômes cliniques et qu'il soit après coup vérifié par l'autopsie, comme dans le cas relaté par O'SULLIVAN et STOLY. Quand la guérison survient, avec décoloration secondaire de la papille, comme chez un malade de KLÖWEN et chez l'un de nos clients, le diagnostic de « tuberculose rétrobulbaire » reste hypothétique.

C'est grâce aux autopsies que nous savons que le nerf optique peut être atteint de tuberculose sur les différents points de son parcours de la papille au chiasma et que ces localisations diverses ont pour expression des changements ophtalmoscopiques et des troubles visuels très variables.

Les foyers tuberculeux du nerf optique peuvent être primaires (VON MICHEL), mais ils sont le plus souvent propagés de la choroïde (WEISS, 3ᵉ cas ; COLLINS, p. 65 et 84 ; FRANZ, cité par Collins, p. 94), ou des méninges (HUOT, MAREN, DRAKEN ; ELSCHNIG, p. 249-270). Il n'est pas toujours possible de déterminer leur point de départ, ainsi dans les cas de SATTLER et de BACH, où la partie intra-cranienne du nerf, y compris le chiasma, et sa partie orbitaire avec les gaines, étaient encastrées dans une épaisse masse de tissu tuberculeux. Aux altérations produites par un foyer primitif dans la papille ou dans le tronc du nerf, peut se surajouter une périnévrite propagée du cerveau par la voie des gaines optiques. On trouve alors des nodules tuberculeux disséminés sur la gaine durale ou dans les prolongements que la gaine piale envoie à l'intérieur du nerf, quelquefois aussi dans le tissu conjonctif périvasculaire ou l'adventice des vaisseaux centraux.

Dans l'observation de HUOT, la moitié droite du chiasma était occupée par un tubercule de la grosseur d'une noisette ; les troubles fonctionnels avaient consisté en une hémianopsie gauche, les symptômes ophtalmoscopiques en une atrophie simple de la papille droite et une légère papillite à l'œil gauche.

Le malade de MAREN était frappé de cécité aux deux yeux, bien que l'ophtalmoscope ne fit voir qu'une légère décoloration des papilles ; à l'autopsie, il se trouva que la partie intra-cranienne des deux nerfs optiques était transformée en une masse caséeuse.

VON MICHEL et VON HALEN ont vu, en un cas semblable, un tissu de granulation tuberculeuse à la place du chiasma, une seconde tumeur épaisse de 5 à 6 millimètres sur la partie intracranienne de l'un des nerfs, et, dans la gaine durale, au niveau du trou optique, un troisième foyer sous la forme d'un nodule de 3 millimètres d'épaisseur ; sur ce point, le tronc nerveux était aussi pénétré par le tissu de granulation et sa substance parsemée de tubercules grands et petits. Selon MICHEL, la région intracanaliculaire est plus souvent le siège de foyers tuberculeux qu'on ne l'avait admis jusqu'ici. A partir de ce point, les phénomènes névritiques vont souvent en décroissant pour s'éteindre avant d'avoir gagné la papille (SATTLER, p. 154).

Dans l'observation de BUCH, où le nerf optique était dégénéré dans toute sa longueur, l'ophtalmoscope avait montré un gonflement modéré des papilles avec atrophie consécutive. En un cas semblable, si l'on a des raisons de croire à une affection tuberculeuse, on songera bien plutôt à un tubercule du cerveau qu'à une dégénérescence du tronc du nerf; ce n'est que s'il existait une exophtalmie bien marquée, comme dans le cas de SATTLER, qu'on soupçonnerait une localisation rétrobulbaire.

Quand les tubercules siègent dans la partie intraoculaire du nerf optique,

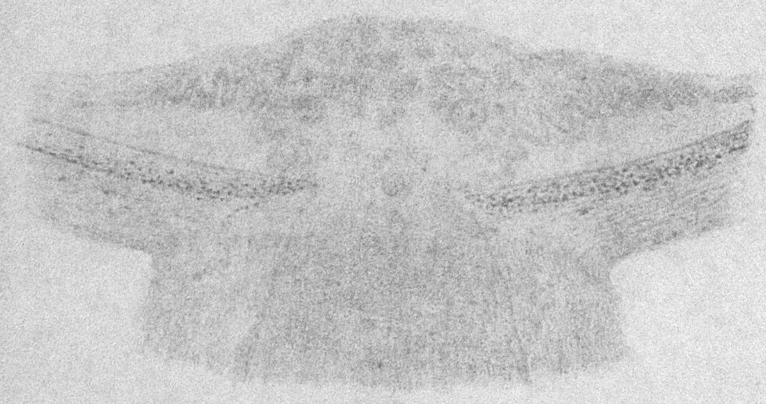

Fig. 62.
Tuberculose du nerf optique (WEISS). Infiltration parvicellulaire et nodules tuberculeux dans la substance de la papille.

ils se présentent à l'ophtalmoscope sous l'aspect de petites proéminences arrondies, jaunâtres ou d'un blanc brillant, occupant le centre ou le bord de la papille et débordant quelquefois sur la rétine avoisinante. Ces nodules peuvent confluer en une masse d'un diamètre supérieur à celui de la papille et assez saillante pour faire croire à un gliome; c'est ce dernier diagnostic qui a plusieurs fois engagé à faire l'énucléation.

COLLINS (p. 63) cite le cas décrit par SEARING, d'une tumeur tuberculeuse, exubérante, qui remplissait le tiers du corps vitré. Celle dont SATTLER a fait l'examen avait une largeur de 5 à 6 dioptries et recouvrait tout le pôle postérieur de l'œil. Dans le cas représenté par notre figure 19, d'après un dessin de WEISS, la papille avait une saillie de 2 à 3 millimètres et un diamètre d'environ 6 millimètres, mais le trouble du corps vitré avait empêché de la voir à l'ophtalmoscope.

Les affections tuberculeuses du nerf optique s'observent surtout dans l'enfance (von MICHEL). Nous avons dit que leur transmission a lieu plus souvent du cerveau à l'œil que dans le sens inverse. A ce propos, la valeur des constatations ophtalmoscopiques pour le diagnostic de la *méningite tuberculeuse* a été fort discutée. Plusieurs auteurs insistent sur le fait que les altérations du fond de l'œil sont moins constantes qu'on ne le supposerait *a priori*; d'autres, comme GOWERS (p. 165) estiment cependant leur fréquence assez grande pour apporter un appoint important au diagnostic. Gowers affirme, en effet, que la papille présente des changements prononcés (« considerable changes ») chez la moitié des malades et que chez bon nombre d'autres on trouverait tout au moins des altérations légères si on les recherchait avec persévérance. Il croit même (p. 168) que dans un tiers des cas le diagnostic *précoce* de l'affection cérébrale pourrait être facilité par les données de l'ophtalmoscopie. Cette source d'informations a été réellement utile en 6 cas sur 26 dont GARLICK (cité par Gowers) a pu faire l'examen dans un stade plus ou moins avancé de la maladie; chez la moitié des malades, la papille était visiblement gonflée, chez 5 seulement son apparence était normale. HEINZEL a trouvé aussi 28 fois des altérations du nerf optique sur 44 cas de méningite tuberculeuse, ce qui est à peu près la proportion indiquée par PAINNARD (12 fois sur 20 cas).

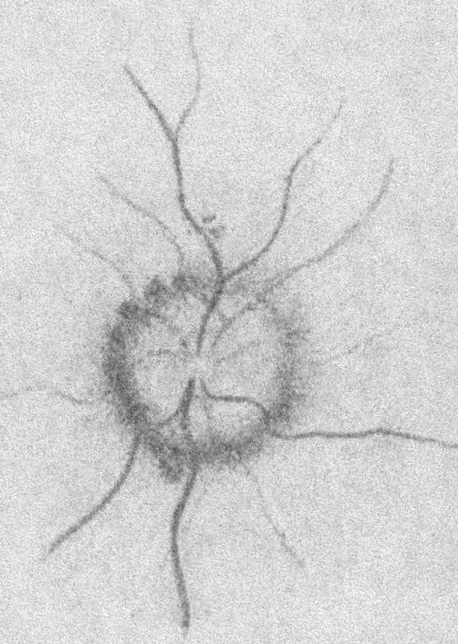

Fig. 63.

Papille avec légère saillie et collier de petites hémorragies, prémonitoire d'une méningite tuberculeuse qui fit éclosion six mois plus tard (obs. pers.).

Les manifestations ophtalmoscopiques de la méningite tuberculeuse sont presque toujours bilatérales, mais parfois un peu plus prononcées d'un côté que de l'autre; en quelques cas, elles se résument en une simple congestion veineuse ou bien le disque optique offre une coloration grisrougeâtre uniforme avec des bords diffus; il peut y avoir, de plus, saillie de la papille (fig. 63), mais elle est rarement aussi prononcée que dans les cas typiques de tumeur cérébrale. Ces états de névrite font place à une coloration atrophique plus ou moins complète, mais nous avons vu que l'atrophie optique peut aussi se produire sans aucun signe d'inflammation intraoculaire.

Au sein d'un grand matériel réuni par UHTHOFF (1907), la moitié des malades atteints de méningite tuberculeuse montraient des altérations du fond de l'œil, parmi lesquelles la papillite sans proéminence notable représentait le 25 p. 100 des cas, la stase papillaire typique le 5 p. 100, la simple hyperhémie le 5 p. 100 également et la névrite rétrobulbaire le 4 p. 100. Selon Uhthoff, les cas de méningite avec stase papillaire sont dans la règle compliqués de tubercules solitaires.

C'est à des méningites relativement bénignes, d'origine intra-utérine ou survenues dans les premières années de la vie, qu'on attribue les atrophies optiques simples ou papillitiques assez souvent constatées chez des jeunes enfants dont l'intelligence paraît être au-dessous de la moyenne. Il y a quelquefois complication de cataracte, et la faiblesse visuelle peut se retrouver chez plusieurs frères et sœurs. Les symptômes de la méningite, ayant été peu marqués, ont quelquefois échappé aux parents. La présomption d'une méningite tuberculeuse sera augmentée par l'existence d'autres cas de tuberculose dans la famille, mais on devra songer aussi à la possibilité d'une syphilis héréditaire, et, en cas de doute, l'essai d'un traitement par les frictions mercurielles ou par l'iodure pourra paraître indiqué.

Nous serions entraîné trop loin si nous voulions nous étendre sur le diagnostic général et sur le traitement des affections tuberculeuses ; nous renvoyons pour le second point aux traités de médecine interne et pour le premier à l'article de M. MORAX dans cette *Encyclopédie* (tome IV, p. 604 et 608).

III. — SYPHILIS

Comme la tuberculose, la syphilis peut atteindre le nerf optique d'une façon indépendante ou bien par l'intermédiaire d'une affection intracranienne. Nous avons donc à nous occuper en premier lieu des localisations primitives de la syphilis dans la papille ou dans le tronc nerveux, puis des altérations optiques secondaires à la syphilis du cerveau.

A. SYPHILIS DU NERF OPTIQUE. — L'existence d'une névrite optique syphilitique indépendante de toute autre localisation a été longtemps mise en doute ; il existe aujourd'hui des observations assez nombreuses qui prouvent que le nerf optique peut être affecté d'une façon primitive sans qu'il y ait nécessairement coexistence de foyers syphilitiques dans les autres tissus de l'œil ou dans le cerveau.

La syphilis s'est trouvée être la cause la plus fréquente des névrites optiques sans complications qu'Uhthoff (1900) a observées dans son service ; sur un total de 253 cas de névrites infectieuses qu'il a pu recueillir dans la littérature médicale, Uhthoff a trouvé 51 fois l'indication d'une syphilis acquise et 10 fois celle d'une syphilis héréditaire. Il faut distinguer, de plus, entre les manifestations précoces et tardives de la syphilis optique. Les premières consistent principalement en une hyperhémie de la papille avec gonflement modéré de sa substance et striation radiée de ses bords ; quelques auteurs (OLE BULL, WILBRAND et SAENGER) affirment avoir rencontré ce symptôme chez environ 20 p. 100 des syphilitiques, mais ce chiffre élevé doit être accueilli avec une certaine réserve, car les causes d'erreurs sont multiples. KRÜCKMANN, qui l'a recherché chez plus de 600 malades, ne l'a vu d'une façon un peu certaine que 19 fois, soit dans 3 p. 100 des cas, et presque toujours moins de quinze mois après l'infection.

La papillite syphilitique *précoce* peut subsister pendant plusieurs semaines

sans changement, mais elle aboutit dans la règle à la guérison sans provoquer de troubles visuels du côté de la rétine (KRÜCKMANN), à moins qu'elle
n'ait été accompagnée de foyers syphilitiques dans le tronc du nerf ou dans
la choroïde.

Les localisations *tardives* de la syphilis sur le trajet du nerf optique ont
quelque analogie avec celles de la tuberculose. SCHIEDEMANN a observé à
l'ophtalmoscope une gomme de la papille (fig. 64) : le gonflement de la couche
des fibres optiques et des vaisseaux constituait une tumeur grisâtre, saillante

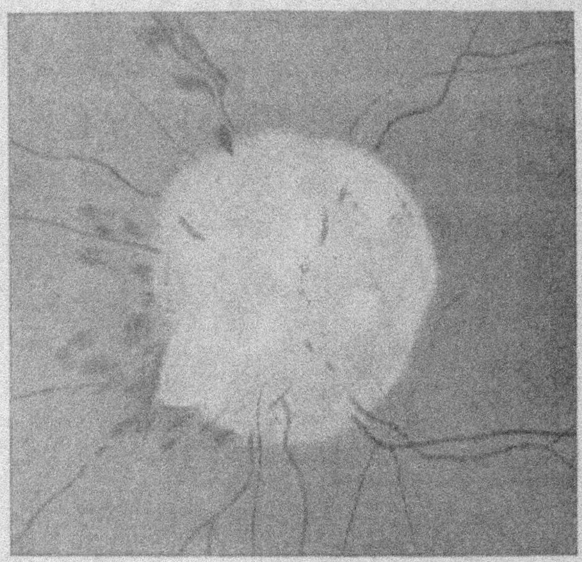

Fig. 64.
Gomme de la papille (d'après SCHIEDEMANN).

de 5 à 6 dioptries en avant du plan de la rétine, et qui, par ses caractères,
ressemblait fort au foyer syphilitique rétinien dont nous avons retracé
l'aspect dans notre article des maladies de la rétine (voyez tome VI, p. 877 et
pl. XI). Ces deux cas ne diffèrent que par la localisation un peu différente de
la tumeur gommeuse.

Des névrorétinites, avec ou sans œdème papillaire, peuvent être produites aussi par le développement d'une gomme dans la substance du nerf
optique, en arrière de la lame criblée, comme en font preuve trois examens
anatomiques de JULER, de WAGNER et de STOCK : le nerf, envahi par une infiltration leucocytaire intense, se voyait épaissi jusqu'à plus du double de son
diamètre normal et, dans le cas de STOCK, les fibres optiques, entièrement
disparues, étaient remplacées par des foyers de nécrose.

Lorsque le siège principal des altérations est ainsi rétrobulbaire, il peut être fort malaisé de différencier une névrite optique primitive d'une névrite secondaire à des affections syphilitiques intracraniennes. Chez un malade de Hoasen, qui, en trois semaines, avait entièrement perdu la vue avec décoloration trouble des papilles optiques, l'autopsie montra un énorme épaississement des tractus optiques sur toute leur longueur.

Quand les manifestations ophtalmoscopiques sont celles d'une papillite simple, elle n'a rien de pathognomonique pour la syphilis ; c'est alors sur les commémoratifs, l'état des autres organes et les résultats du traitement spécifique que doit reposer le diagnostic. L'appréciation de la cause est encore plus difficile dans les formes, au reste assez rares, de la névrite syphilitique sans altérations visibles à l'ophtalmoscope. Pour conclure à la syphilis, il faut pouvoir éliminer les autres facteurs d'intoxication, tels que l'alcool, le tabac, le plomb, etc. Encore ne doit-on pas se contenter de ces preuves négatives comme le font certains auteurs qui attribuent un peu trop facilement à la syphilis les altérations auxquelles ils n'ont pas su trouver une autre cause. Les effets favorables d'un traitement mercuriel ne suffisent pas non plus à établir la nature syphilitique d'une névrite, car nous avons vu ce traitement réussir en bien des cas qui n'avaient certainement rien de commun avec la syphilis.

Sur un total de 279 cas de névrites réunis par Schmidt, il s'en est trouvé 34 dont l'étiologie syphilitique était à peu près certaine : 14 fois cette névrite avait pris la forme d'une papillite simple, 17 fois d'une papillorétinite et 3 fois d'une névrite rétrobulbaire. La névrite optique syphilitique est aussi souvent unilatérale que bilatérale ; son pronostic est favorable, car l'atrophie post-névritique peut être empêchée dans la plupart des cas, si le traitement intervient assez tôt ; quelquefois, cependant, il subsiste une certaine décoloration de la papille avec rétrécissement du champ visuel. L'issue paraît être d'autant meilleure que le temps qui s'est écoulé entre l'infection et l'explosion de la névrite est plus court ; cet intervalle varie du reste entre de larges limites, soit de six semaines (Groenouw, p. 792) à vingt-huit ans (Janeskiewitsch, p. 361), mais le délai habituel depuis l'infection est de un à cinq mois (Janeskiewitsch), les deux tiers des cas se produisant déjà pendant la première année (Groenouw), p. 792.

Parmi les différentes modes d'application du mercure, nous donnons la préférence aux frictions d'onguent gris associées avec le séjour au lit et dans l'obscurité. Les injections de sels solubles ou insolubles nous ont paru d'effet moins certain, aussi faut-il les réserver comme pis-aller pour les cas où le traitement par les frictions n'est pas conciliable avec les occupations du malade.

Les affections du nerf optique attribuables à la *syphilis héréditaire* n'ont donné lieu jusqu'ici qu'à des observations peu nombreuses et souvent incertaines. Hutchinson et Hirschberg ont décrit quelques exemples de névrites ou d'atrophies névritiques ; selon Sauvineau, l'atrophie bilatérale de la papille, avec teinte opaque d'un blanc grisâtre ou uniformément blanchâtre, aspect flou des bords, veines volumineuses, artères grêles et partiellement voilées, constitue un indice important en faveur de l'hérédité syphilitique. Toutefois, STÜLER-HEINROUX n'a vu que cinq fois une papillite ou atrophie papillaire sur un total de 125 malades hérédo-syphilitiques atteints d'altérations du fond de l'œil.

Chez des jeunes gens dont l'hérédité spécifique était certaine, TROUSSEAU a signalé un cas d'atrophie optique simple bilatérale et VIALET une névrite rétrobulbaire aiguë qui, en une huitaine de jours, avait aboli la vision d'un œil. CABANNES décrit aussi trois cas d'atrophie simple qu'il appelle « primitive » (?) et dont il considère la marche comme devant être fatalement progressive. Il faut attendre des faits plus nombreux pour pouvoir conclure à une relation nécessaire entre la tare héréditaire et ces affections optiques dont bien des non-syphilitiques ont été atteints.

B. ALTÉRATIONS DU NERF OPTIQUE SECONDAIRES A LA SYPHILIS CÉRÉBRALE. — Les traités de pathologie oculaire ne font généralement pas une place à part à la syphilis du cerveau ; il y a cependant un réel intérêt, surtout au point de vue thérapeutique, à la distinguer des autres affections du système nerveux : par ses manifestations oculaires, elle peut offrir certaines ressemblances avec la paralysie générale, la sclérose en plaques, le tabes ou la méningite tuberculeuse, mais son évolution et son pronostic sont tout à fait différents.

Nous croyons donc utile de donner ici un aperçu d'ensemble des altérations du nerf optique dans la syphilis du cerveau, lors même que cela nous expose à commettre quelques répétitions, puisque nous avons déjà parlé au chapitre III des méningites et des tumeurs en général. La tâche nous est d'ailleurs facilitée par l'étude magistrale consacrée par UHTHOFF (1893) aux troubles oculaires dus à la syphilis des centres nerveux ; ce consciencieux travail basé sur 100 observations personnelles à l'auteur et sur 150 autres cas, dont il a recueilli l'histoire clinique et le protocole d'autopsie, nous dispense d'entrer dans le détail des nombreux faits épars dans les revues de médecine générale, de neurologie et de syphiligraphie.

Environ la moitié des sujets atteints de syphilis cérébrale présentent tôt ou tard des troubles visuels. Chez 40 malades sur 100, UHTHOFF a constaté à l'ophtalmoscope des changements du nerf optique, soit 14 fois une stase papillaire avec dénivellation équivalente à au moins deux dioptries (unilatérale en un seul cas), 12 fois une papillite simple ou une atrophie papillitique (unilatérale en 5 cas), 14 fois une décoloration plus ou moins complète de la papille avec netteté des bords comme dans une atrophie primitive (unilatérale en 4 cas) ; en outre il y avait absence de toute altération ophtalmoscopique dans 7 cas d'hémianopsie. Cette dernière forme de trouble visuel ne rentrerait pas dans le cadre de notre exposé, si l'autopsie n'avait pas montré en deux de ces observations des altérations du chiasma qui n'auraient pas tardé à se révéler à l'ophtalmoscope par une atrophie secondaire.

La stase papillaire, la papillite simple et l'atrophie sans papillite se

produisent donc avec une fréquence à peu près égale. Ces trois formes ophtalmoscopiques ne nous autorisent du reste pas à distinguer trois types distincts
d'affections optiques dans la syphilis cérébrale, car ni les symptômes fonctionnels, ni les faits anatomiques ne se prêteraient à cette schématisation. Le
pronostic lui-même est dans une grande mesure indépendant de la forme
ophtalmoscopique : la stase papillaire, qui est d'un si fâcheux augure en
d'autres circonstances, se montre ici d'une bénignité relative et n'empêche pas d'espérer la conservation de la vue, encore mieux de la

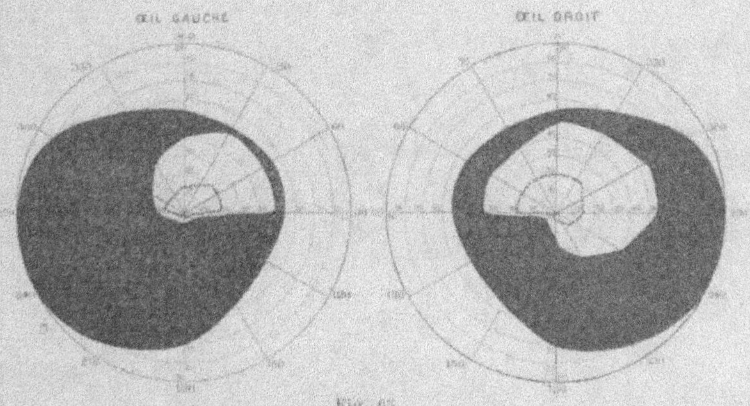

Fig. 65.

Rétrécissement des champs visuels d'allures hémianopsiques dans un cas de syphilis
cérébrale (obs. pers.).
———, limites de la perception du rouge.

vie ; on a même des exemples (MAUTHNER, et UHTHOFF, III, p. 133 à 138) où la
stase s'est dissipée sans traces, a récidivé au bout de quelques années et a fait
place une seconde fois à la guérison, avec retour d'un aspect ophtalmoscopique à peu près normal et persistance d'une vision relativement bonne
($V = 1/3$ et $1/4$) dans un champ visuel à peine rétréci. De même une décoloration atrophique déjà visible n'a pas empêché le rétablissement partiel de la
vue, bien que l'amaurose eût été absolue pendant une quinzaine de jours
(obs. XXIII d'UHTHOFF).

De 37 malades dont UHTHOFF (III, p. 167) a pu déterminer les champs
visuels, onze avaient une hémianopsie homonyme (6 fois avec aspect ophtalmoscopique normal, 4 fois avec atrophie plus ou moins marquée de la
papille, 1 fois avec stase papillaire), et six une hémianopsie temporale (2 fois
avec absence d'altération ophtalmoscopique, 2 fois avec papillite et 2 fois
avec décoloration atrophique) ; cinq malades montraient un rétrécissement
concentrique (1 fois unilatéral, 3 fois avec stase papillaire) et quatre un
scotome central (1 fois unilatéral, avec stase papillaire bilatérale, 2 fois
accompagné d'une atrophie partielle de la papille) ; le quatrième cas attri-

buable à un amblyopie toxique) ; sept autres présentaient un agrandissement de la tache de Mariotte (tous 7 avec stase papillaire) ; enfin les quatre derniers ne possédaient plus qu'un reste de vision excentrique (2 fois avec stase papillaire). On voit qu'il n'y a pas de relation fixe entre le type du rétrécissement visuel et l'aspect du fond de l'œil. Tout au plus peut-on conclure de l'ensemble des relations que les troubles visuels sont plus rapides, mais aussi plus souvent limités à un seul œil, dans les cas de névrite simple qu'en présence d'une stase papillaire (Uhthoff, III, p. 154).

Cette équivalence des différentes formes ophtalmoscopiques sous le rapport de leurs symptômes fonctionnels et de leur pronostic est de nature à étonner un peu les praticiens habitués à ne pas accorder la même importance à une légère névrite unilatérale qu'à un gonflement intense des deux papilles, ni la même signification clinique à une atrophie post-névritique qu'à une décoloration de la papille avec netteté parfaite des bords. Les nombreuses autopsies, dont Uhthoff a comparé les résultats, montrent que la nature du processus primaire est presque toujours la même, quelles que soient les manifestations oculaires : il n'y a guère que des variations de siège et d'intensité. Que l'ophtalmoscope fasse voir un état congestif de la papille, une atrophie pure et simple, ou encore un aspect tout à fait normal du fond de l'œil, la cause déterminante des troubles visuels est presque toujours un foyer d'inflammation interstitielle sur le trajet des voies optiques ; dans le premier cas, cette inflammation est directement propagée le long des gaines et du nerf jusqu'à l'œil ; dans le second, l'atrophie descendante a seule gagné la papille ; dans le troisième cas, on aurait peut-être vu apparaître des signes de névrite ou d'atrophie si l'observation avait été de plus longue durée, car une lésion du chiasma ne se manifeste souvent pas avant plusieurs mois par des changements ophtalmoscopiques.

Dans la majorité des cas (12 fois sur les 17 autopsies d'Uhthoff), les voies optiques sont affectées secondairement à une méningite gommeuse de la base du cerveau ; il est tout à fait exceptionnel qu'elles soient elles-mêmes le point de départ des foyers syphilitiques : Uhthoff (I, p. 115) n'en a trouvé que 6 exemples dans la littérature médicale. Les nerfs peuvent être même englobés dans des masses néoplasiques sans participer au processus inflammatoire.

Le développement d'une gomme intracrânienne qui n'intéresse pas directement les voies optiques peut cependant provoquer des troubles visuels ; la stase papillaire en est le symptôme ophtalmoscopique plus souvent qu'une papillite simple ou que l'atrophie.

Malgré la grande fréquence des altérations vasculaires dans la syphilis cérébrale, leur rôle dans la production des altérations optiques paraît être fort secondaire.

La dégénérescence gommeuse des voies optiques débute le plus souvent par le chiasma et se propage assez rapidement au tronc du nerf, diminuant d'intensité vers le canal orbitaire, limite qu'elle ne franchit ordinairement pas. Les bandelettes, mieux protégées, sont plus rarement atteintes ; toutefois Zimmermann (p. 276) a décrit un cas d'hémianopsie homonyme par lésion unilatérale du tractus optique correspondant.

La partie intracranienne du nerf optique s'épaissit énormément (voyez fig. 66). Sa partie orbitaire ne montre au début d'autre altération qu'une névrite interstitielle et une périnévrite plus ou moins intenses, ou encore une modification de l'espace vaginal sous la forme d'une augmentation de liquide

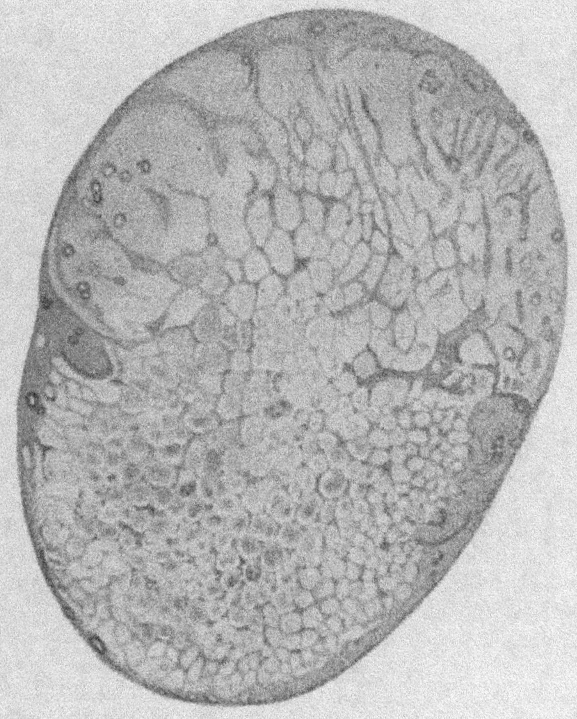

Fig. 66.

Coupe transversale d'un nerf optique atteint dans sa partie intracranienne de névrite et de périnévrite gommeuses (d'après une planche en couleurs de Uhthoff).

et d'une prolifération cellulaire ; elle s'amincit plus tard au fur et à mesure des progrès de l'atrophie et les deux tronçons du nerf offrent alors un contraste frappant. Notre figure 66, représente, d'après un dessin de Levin, publié par Uhthoff, la section d'un nerf optique épaissi au double de son volume dans son trajet intracranien : les faisceaux axiles en sont encore relativement intacts, mais les parties marginales montrent une disparition presque complète des fibres nerveuses en présence d'un processus inflammatoire très intense caractérisé par l'épaississement de la gaine piale, la néoformation de nombreux vaisseaux, enfin l'infiltration leucocytaire qui efface presque complètement les mailles et transforme la substance nerveuse en un tissu de granulation. Cet exemple est surtout intéressant par le fait que l'aspect ophtalmoscopique avait été celui d'une atrophie simple sans phénomènes névritiques et qu'au moment de l'autopsie le tronçon périphérique du nerf ne montrait encore que des signes de névrite et de périnévrite peu intenses qui allaient en déclinant dans la direction de l'œil.

Le pronostic relativement favorable des manifestations optiques de la syphilis cérébrale, qui s'amendent parfois d'une façon très marquée sous l'influence du traitement spécifique, nous fait toucher du doigt l'importance du diagnostic différentiel ; il n'est certes pas indifférent de savoir si une stase papillaire est symptomatique d'une gomme ou bien d'une tumeur maligne du cerveau, si une atrophie à tendance progressive dépend d'une inflammation syphilitique du chiasma ou si elle annonce le début d'un tabes.

Lorsque les symptômes généraux ne permettent point cette différenciation, il faut supputer avec soin les signes tirés de l'examen oculaire. Le premier fait important, c'est que la syphilis du cerveau conduit rarement à l'amaurose absolue. Des 100 observations d'Uhthoff, une seule comportait la cécité complète et bilatérale, et seulement 7 la cécité totale d'un œil. Si l'on ajoute que, même après plusieurs jours de cécité absolue, le retour d'un peu de vision a été observé, on a là déjà plusieurs points qui distinguent la syphilis cérébrale de bien des cas de tumeur maligne, de paralysie générale et de tabes. L'unilatéralité ou le défaut de symétrie des troubles visuels, tel ou tel type de rétrécissement qui n'est pas habituel dans l'atrophie progressive (hémianopsie), enfin certaines fluctuations dans l'intensité des symptômes, sont des arguments sérieux contre le diagnostic de tabes, mais n'excluent pas celui de sclérose en plaques ; il importe donc de se rappeler que dans cette dernière affection les formes hémianopsiques du champ visuel sont très rares, que la vision n'est pas fortement abaissée si ce n'est sous la forme d'un scotome central, que les changements ophtalmoscopiques sont assez souvent nuls ou peu prononcés et notamment que la stase avec forte saillie de la papille est rarement observée. Au surplus, le médecin sera souvent obligé de recourir ici, comme pour les autres manifestations de la syphilis, à un diagnostic *ex juvantibus* en essayant sur son malade les effets de l'iodure et surtout des frictions mercurielles.

IV. — MALARIA

Outre la congestion veineuse et les hémorragies, que nous avons mentionnées dans le chapitre des maladies de la rétine (tome VI, p. 854), la malaria provoque assez fréquemment la naissance d'une névrite optique. Selon Poncet et Sulzer, cette névrite paludéenne se distingue par la coloration particulièrement foncée, presque noire, qu'elle prête au nerf optique et dont la cause est peut-être une mélanose des leucocytes qui occupent les vaisseaux (Poncet). Un autre caractère de la névrite causée par la malaria réside dans les oscillations parfois très prononcées de l'œdème papillaire et de la diminution visuelle au cours de la maladie, puis dans l'amélioration souvent très rapide que l'on obtient par l'ingestion du sulfate de quinine (JACOU, p. 155 ; GALEZOWSKI, p. 238).

Il se peut que ces névrites aient été la cause des amblyopies intermittentes que l'on a plusieurs fois décrites dans la période pré-ophtalmoscopique comme résultant de fièvres paludéennes (DUVAL, SICHEL, etc.).

Le pronostic est relativement bon, mais on voit survenir quelquefois une atrophie partielle du nerf optique (SULZER) avec rétrécissement prononcé du champ visuel (GALEZOWSKI, p. 239). Chez un malade d'ANTONELLI (1898), la névrite s'était compliquée de chorio-rétinite pigmentaire.

V. — INFLUENZA

UHTHOFF et ANTONELLI ont recueilli 60 à 70 cas de névrite optique grippale ou post-grippale — ce qui n'est peut-être pas tout à fait la même chose, car, lorsqu'il s'agit d'une infection aussi peu définie que la grippe, il est prudent de ne point traduire d'emblée un *post hoc* comme un *propter hoc*.

Quoi qu'il en soit, la névrite post-grippale s'est présentée tantôt sous la forme d'une papillite ou papillorétinite, tantôt sous celle d'une névrite rétro-bulbaire d'allure subaiguë.

La papillite apparaît du troisième au quatorzième jour de la maladie et s'accompagne presque constamment au début de douleurs frontales ou péri-orbitaires très intenses, dont la durée est souvent de plusieurs jours (ANTO-NELLI, p. 22).

Les mouvements de l'œil et la pression exercée d'avant en arrière sur le globe provoquent des sensations pénibles. De plus il se produit une baisse visuelle rapide qui peut aboutir en vingt-quatre heures à la cécité. Dans l'observation de VOSSIUS, il y avait eu premièrement suppression de la moitié supérieure du champ visuel, puis, dès le lendemain, amaurose totale pendant une quinzaine de jours.

Le plus souvent il se produit un retour de la vision et l'acuité centrale peut même regagner la normale en dépit d'une décoloration persistante de la papille (GAZIS, VOSSIUS).

La névrite rétrobulbaire, un peu plus fréquente que la papillite selon PHOTINOS (p. 20) et ANTONELLI (p. 23), moins fréquente au contraire d'après la statistique dressée par GROENOUW (p. 626), débute, elle aussi, au commencement de la convalescence, soit de cinq à quinze jours après l'éclosion de la grippe, rarement plus tard. Dans les observations rassemblées par ANTONELLI (p. 23), les douleurs orbitaires se sont montrées en général moins fréquentes et moins violentes que dans les cas de papillite. L'affection a une marche plus rapide que la plupart des névrites toxiques proprement dites, mais les symptômes visuels, c'est-à-dire l'amblyopie centrale et la dyschromatopsie, sont tout à fait analogues. Après avoir atteint en quelques jours ou quelques semaines son maximum, qui n'est jamais la cécité (ANTONELLI, p. 24), l'amblyopie fait place à une amélioration qui graduellement ramène les fonctions visuelles à la guérison complète.

En certains cas malheureux, dont EPERON et ANTONELLI ont rapporté des exemples, la névrite grippale laisse après elle un rétrécissement du champ visuel ou même un état voisin de la cécité. On voit alors une décoloration atrophique qui occupe le disque optique en son entier ou se prononce surtout dans le secteur temporal comme dans les amblyopies toxiques.

ANTONELLI n'hésite pas à ranger ces altérations grippales du nerf optique au nombre des névrites toxi-infectieuses : c'est là un point qui ne paraît pas définitivement établi, au moins pas pour tous les cas. En effet, la névrite est fréquemment unilatérale (ainsi dans une obs. de GAZIS, de VIGNES, de BURGMEISTER et de LANDSBERG ; en deux observations de GALEZOWSKI, d'EPERON et de HILLEMANS, etc., soit dans un tiers des cas selon UHTHOFF, p. 33) et les douleurs péri-orbitaires sont nettement limitées au côté malade, ce qui indiquerait bien plutôt un processus local qu'une infection généralisée du système sanguin ou lymphatique. Les névrites post-grippales n'ont au reste rien de caractéristique : en bien des cas elles ne diffèrent nullement par leurs symptômes des névrites par sinusites que nous venons d'étudier ou des névrites, qui, à défaut de toute autre cause probable, ont été attribuées à une influence rhumatismale (PARINAUD ; UHTHOFF, p. 124). La grippe, pour autant que son rôle étiologique soit réel, peut donc avoir provoqué la névrite optique par l'intermédiaire d'une infection sinusienne ou d'une périostite primaire dans la région du canal optique. L'hypothèse d'un épanchement de liquide dans la gaine optique (VIGNES, p. 404 ; GAZIS, p. 595) est peu vraisemblable et ne fournit pas une explication plus satisfaisante des troubles visuels. En l'absence de constatations anatomiques précises, ces détails de pathologie ne peuvent être tranchés de façon certaine. Le diagnostic même de névrite grippale s'appuie uniquement sur les commémoratifs, et, dans ce domaine, il faut savoir se garder de conclusions trop hâtives comme nous en connaissons plusieurs exemples.

Quant au traitement, ANTONELLI (p. 24) déconseille les interventions débilitantes telles que des injections de pilocarpine ou des émissions sanguines ; il recommande bien plutôt la quinine et les préparations salicyliques pendant le stade aigu de la maladie, les iodures au moment de la convalescence et la strychnine ou les injections de sérum pour parachever la guérison. Notre expérience est conforme à ces indications. PROTHOX (p. 23) insiste aussi avec raison sur l'usage abondant du lait, le repos complet et le séjour dans l'obscurité.

VI. — FIÈVRE TYPHOÏDE

Chez des malades relevant de fièvre typhoïde, on a signalé quelquefois une névrite optique ou bien une atrophie papillaire d'origine peut-être névritique. A vrai dire ces observations, qui ne dépassent guère la vingtaine (ANTONELLI, p. 31 ; GROENOUW, p. 604), sont pour la plupart trop tardives ou trop incomplètes pour nous permettre de juger avec certitude de la cause des altérations ophtalmoscopiques. En effet, plusieurs des cas d'atrophie optique pourraient être rapportés, de par la description qui nous en est donnée, à des accidents vasculaires (thromboses artérielles, rétrécissements endartéritiques, etc.) tout aussi bien qu'à un processus inflammatoire proprement dit ; quant aux papillites dont la présence a été en deux ou trois occasions dûment constatée, il se peut qu'elles fussent sous la dépendance d'une sinusite, car c'est là aussi une complication possible de la fièvre typhoïde (BERGER, p. 192 et 321) ; ainsi le malade de HAITZELL, atteint de névrite optique double, présenta un écoulement du nez et des oreilles. Il nous semble donc que les faits cliniques sont encore insuffisants pour démontrer le rôle des toxines typhiques dans la genèse de la névrite optique. Nous ne pouvons attribuer beaucoup plus de valeur aux expériences de ROSENBERG, qui dit avoir provoqué une névrite optique en injectant des toxines typhiques dans l'espace sous-arachnoïdien d'un lapin, car dans ces expériences il nous semble difficile d'exclure la participation d'une méningite à la production des symptômes oculaires. C'est à une cause centrale que, selon GROENOUW (p. 605), on doit attribuer la plupart des névrites optiques secondaires à la fièvre typhoïde, preuve en soient les paralysies motrices concomitantes.

Quelle que soit leur pathogénie, les affections du nerf optique sont une complication rare de la fièvre typhoïde, fort heureusement d'ailleurs, car leur pronostic est généralement mauvais ; quant à la date de leur apparition, elle n'obéit à aucune règle, les troubles visuels pouvant survenir dans les premiers jours, comme aussi plusieurs semaines après l'acmé de la maladie (AXENFELD, p. 31). Dans l'état actuel de nos connaissances, le traitement ne différera point de ce qu'il serait dans les autres formes de névrite optique.

VII. — ROUGEOLE, VARIOLE, SCARLATINE

A. GROENOUW (p. 539) n'a pu rassembler que 17 cas de névrite optique postrubéolique, ce qui, en regard de l'énorme fréquence de la rougeole, doit faire penser qu'il n'existe pas de relation étroite entre les deux affections. La cause réelle de la névrite est donc à chercher, soit dans une méningite (GROENOUW, p. 540), soit dans une infection propagée des fosses nasales au nerf optique dans sa partie intracanaliculaire.

Les symptômes de ce genre de névrite n'ont rien de bien constant. Les altérations ophtalmoscopiques peuvent être nulles ou consister en un très léger trouble papillaire avec ou sans phénomènes de stase. La baisse visuelle peut aussi présenter tous les degrés ; elle se termine soit par la guérison, soit par la cécité avec atrophie du nerf optique (FAGE). Un jeune malade de GRAEFE retrouva sa vision complète après une cécité qui avait duré plusieurs jours.

B. Si l'on fait abstraction des névrites ou névrorétinites qui sont associées à une néphrite post-variolique ou scarlatineuse, on trouve tout au plus 7 ou 8 observations de névrite optique chez des varioleux.

Dans presque tous ces cas, il s'agissait d'une complication tardive, survenue pendant la convalescence, dans la période de dessication des pustules, MANZ apprécie à 1/1000 la fréquence de la névrorétinite comparée à celle des cas de variole dans l'épidémie de 1871-1872 à Fribourg-en-B.

MANZ, ADLER, et PROPNOX décrivent un trouble diffus de la papille et de la partie avoisinante de la rétine; la malade de PROPNOX avait offert en outre les symptômes de la névrite rétrobulbaire aiguë (vives douleurs dans les mouvements des yeux et à la pression sur le globe); celle de GNOS était atteinte d'atrophie post-névritique.

Un seul examen anatomique (RISEL): la papille et la rétine normales en apparence, mais, en arrière de la lame criblée, les petits vaisseaux du nerf optique entourés d'une abondante infiltration parvicellulaire; fort malheureusement, l'examen ophtalmoscopique n'avait pas été fait du vivant de la malade, bien qu'elle eût perdu la vue d'une façon tout à fait subite au cours d'une variole hémorragique. Cette lacune dans l'examen clinique diminue beaucoup la valeur de l'observation de RISEL.

C. Les deux ou trois cas de névrite optique constatés à la suite d'une scarlatine ne nous suffisent pas non plus pour trancher la question de pathogénie. Le malade de BEYER ayant souffert d'une tonsillite ulcéreuse et celui de PFLÜGER ayant eu pour tout symptôme de violents maux de tête, il se peut que la névrite du premier soit attribuable à une infection propagée du naso-pharynx et celle du second à une sinusite aiguë.

VIII. — DIPHTÉRIE

La névrite a été observée quelquefois à la suite d'une diphtérie (SEELY, GALEZOWSKI; FANO, Revue gén. 1882; SCHMIDT-RIMPLER, BOTTON), mais c'est là une complication extrêmement rare puisque dans la clinique de HIRSCHBERG elle n'a pas été notée une seule fois sur 250 cas de paralysies oculaires post-diphtéritiques (REMAK, p. 166, et MOLL, p. 5). Il nous paraît probable que BOUCHUT et NAGEL, qui affirment que la névrite optique est relativement fréquente après la diphtérie, ont été induits en erreur par de pseudonévrites hypermétropiques mises en relief par la dilatation de la pupille et la paralysie de l'accommodation.

IX. — OREILLONS

C'est là une cause de névrites optiques qui fut longtemps ignorée par les traités d'ophtalmologie, et dont les médecins militaires avaient seuls signalé les effets. HAYEM, en 1876, avait publié dix cas de congestion papillaire ou de névrite optique, observés au cours d'une épidémie de caserne et qui tous se terminèrent par la guérison dans le délai de quinze à vingt jours, sauf un dont la durée fut de quarante jours (d'après SENDRAL, p. 201).

Les observations ultérieures de Talon (cité par Sendral, p. 202), Blanchard (cité par Sendral, p. 203), et Don, ont trait à des formes plus graves ayant abouti à l'atrophie plus ou moins complète du nerf optique.

La pathogénie de ce genre de névrite optique est discutable : Hatay et Sendral ont noté à côté des troubles visuels certains symptômes cérébraux pouvant faire croire à une complication de méningite, mais le premier de ces auteurs supposa plutôt une gêne mécanique de la circulation intracrânienne par suite de la compression que la parotide enflée devait exercer sur les vaisseaux du cou. Cette explication n'est pas très satisfaisante puisque le trouble visuel survient généralement après la période aiguë de la maladie ; il y a lieu, nous semble-t-il, d'admettre une congestion active des vaisseaux intracraniens et intraorbitaires sous l'influence de l'infection générale. Le cas de Don (p. 165-166), marqué par du chémosis, un léger exorbitisme et par de la ténonite séreuse (?, froissement perçu à la pression sur les globes oculaires) parle en faveur de troubles circulatoires plutôt que pour une action directe des toxines sur les fibres du nerf optique.

X. — INFECTIONS DIVERSES

Les quelques exemples de névrites optiques cités encore à la suite de la coqueluche (Gamble), du purpura ou du scorbut (Weill), de la gonorrhée (Panas, Campbell, Heinky), du rhumatisme articulaire (Brückner), ou d'autres maladies infectieuses, ont un caractère si exceptionnel que nous ne les citons que pour mémoire, en renvoyant pour les détails aux mémoires de Paotron, d'Antonelli (p. 61-69), d'Uhthoff et de Groenouw. La statistique d'Uhthoff indique pour leur fréquence relative les chiffres suivants : polynévrites 7, béri-béri 5, typhus exanthématique 3, fièvre récurrente 2, gonorrhée 2, rhumatisme aigu 1.

Pour les névrites optiques consécutives à l'érysipèle, nous renvoyons à notre chapitre des atrophies optiques secondaires aux abcès de l'orbite (p. 388). Nous avons fait mention des névrites optiques dites « rhumatismales » et attribuées à un « refroidissement » à propos de névrites rétrobulbaires aiguës (p. 335).

BIBLIOGRAPHIE DU CHAPITRE IV

MALADIES INFECTIEUSES EN GÉNÉRAL

Antonelli. Les névrites optiques au cours des infections aiguës. *Rapport au Congrès médical international à Madrid*, 1903.

Groenouw. Ber. der Allg. Leiden zu Veränd. des Sehorgans. *Graefe-Saemisch*, XXII, 1, p. 626, 1903.

Paotron. Des lésions du fond de l'œil dans les infections générales aiguës. *Thèse de Lyon*, 1900.

Uhthoff. Rapport au XIII° Congrès internat. de méd. à Paris. *Opht.*, p. 124 et XXVIII° Congrès de Heidelberg, p. 33, 1900.

I. Pyémie

AXENFELD. Ueber die eitr. metast. Ophthalmie, etc. *Graefe's Archiv*, XL, 3, p. 119, 1894.

MICHEL. Pyämische Metastasen im Opticus. *Graefe's Archiv*, XXIII, 2, p. 213, 1877.

MICHEL (von). Ueber bakterische Embolien des Sehnerven. *Zeitschr. für Aug.*, VII, p. 1, 1902.

REISS. Ein Abcess in der Lamina cribrosa des Sehnerven. *Graefe's Archiv*, LIX, p. 153, 1904.

II. Tuberculose

BACH. Die tuberculöse Infection des Auges. *Archiv für Augenheilk.*, XXVIII, p. 56, 1893.

COLLINS (TREACHER). Tuberculose oculaire. *Rapport au XVe Congrès international de Médecine, à Lisbonne*, 1906.

DARIER. Untersuchung einiger Fälle von tub. Meningitis, etc. *Deutsch. Z. für Nervenheilk.*, XX (Jahresbericht, p. 456), 1899.

ELSCHNIG. Ueber die path. Anat... der sog. Stauungspapille. *Graefe's Archiv.*, XLI, 2, p. 179, 1895.

GROENOUW. Beziehungen der Allgemeinleiden, etc. *Graefe-Saemisch*, chap. XXII, 1, p. 712, 1904.

HERZEL. Ueber den diagn. Werth des Augenspiegelbefundes, etc., *Jahrb. für Kinderheilk.*, p. 331, 1875.

HEARY (von). Beitrag zur K. des Tub. des Sehnervenstammes und des Chiasma. *Thèse de Würzburg*, 1893.

HROBI. Ein Fall von hemiopischer Gesichtsfeldbeschränkung, Nekroscopie. *Klin. Monatsbl.*, V, p. 166, 1867.

KLIMMER. Ein Fall von Tub. der Nervus opticus. *Thèse de Würzburg*, 1890.

KNAPP, A., *Archiv. of Ophth.* XXXII, et *Arch. für Aug.* LI, p. 116.

MANEN. Beiträge zur Lehre von der Augentuberculose. *Thèse de Strassburg.* (Jahres-Bericht, p. 332), 1884.

MICHEL (von). Die Tuberkulose des Sehnervenstammes. *Münchner med. Woch.*, p. 7. (Résumé par l'auteur in *Jahresbericht*, p. 267), 1903.

O'SULLIVAN AND STORY. Tuberculosis of the retina. *Transact. of the Roy. Acad. of Med. Ireland*, XVII, (Jahresbericht, p. 276), 1899.

PARINAUD. De la névrite optique dans les affections cérébrales. *Annales d'Oculistique*, 82, p. 5, 1879.

SATTLER. Ueber eine tuberkulöse Erkr. des Sehnerven, etc. *Graefe's Archiv*, XXIV, 3, p. 127, 1878.

UHTHOFF. Die tuberkulöse Meningitis. *Graefe-Saemisch*, chap. XXII, 2, p. 738, 1907.

WAGENMANN. Beiträge zur Kenntniss der tuberk. Erkr. des Sehorgans. *Graefe's Archiv*, XXIV, 4, p. 145, 1888.

WEISS. Ueber die Tuberkulose des Auges. *Graefe's Archiv*, XXIII, 4, p. 57, 1877.

III. Syphilis

BULL (Ole). *The Ophthalmoscope and Lues.* Christiania, 1884.

CABANNES. Lésions du nerf optique dans l'hérédo-syphilis. *XVe Congrès internat. de Médecine, à Lisbonne*, 1906.

FORSTER. Beziehungen der Allg. Leiden zu Veränd. des Sehorgans, p. 104. *Graefe-Saemisch*, VII, 1876.

GROENOUW. *Graefe-Saemisch*, 2e éd., p. 790 et 820, 1904.

HIRSCHBERG. Lues congenita als Ursache schwerer Augenleiden. *Centralbl. für Aug.*, p. 97, 1886.

HUTCHINSON. On a group of cases of optic neuritis in children. *Ophth. Hosp. Rep.*, p. 307, 1895.

HORNER. Neuritis optica syphilitica. *Correspondenz-Blatt für Schweizer Aerzte.* p. 49, 1871.

HORSTMANN. Ueber Neuritis optica specifica. *Archiv für Aug.*, XIX, p. 454, 1889.

JANESKIEWICZ. Der zeitliche Verlauf bei syph. Erkr. des Sehnerven. *Centralblatt für Aug.*, XIX, p. 356, 1895.

JULER. Un cas de névro-rétinite monoculaire syphilitique avec examen microscopique. *Soc. fr. d'Opht.*, XV, p. 124 et *Archives d'Opht.*, XVII, p. 512, 1897.

KRÜCKMANN. Beitrag zur Kenntnis der Lues des Augengrundes. *Soc. Opht. de Heidelberg*, XXXI, p. 54, 1903.

PARAZOLS. Les névrites de la syphilis. *Recueil d'Opht.*, 1906, p. 577.

PFLÜGER. Neuritis optica. *Graefe's Archiv*, XXIV, 2, p. 187, 1878.

SARVISEAU. Lésions du nerf optique dans l'hérédo-syphilis. *Rec. d'Opht.*, p. 274, 1898.

SCHMIDTMANN. Ein Fall von gummöser Neubildung auf dem Sehnerveneintritt. *Graefe's Archiv*, XLI, 1, p. 156, 1895.

SCHIECK. Ueber ... gew. Formen der retrobulbären Neuritis, etc. *Graefe's Archiv*, LVI, p. 116, 1903.

SCHMIDT. (Statistique de 279 cas de névrites, etc.). Rés. dans *Centralblatt für Aug.*, X, p. 256, 1886.

SNELL-HEGNER. Ueber die hereditär-syphilitischen Augenhintergrundsveränderungen, etc., *Thèse d'habilitation*, Zurich, 1902.

TOUSSEAU. Contrib. à l'étude de la syphilis héréditaire tardive de l'œil. *Bulletin des Quinze-Vingts*, IV, p. 126, 1886.

STOCK. Ein Fall von Gummigeschwulst des Optikus, etc. *Klin. Monatsbl. für Aug.*, XLIII, 1, p. 648, 1905.

UHTHOFF. Untersuchungen über die bei der Syphilis des Centralnervensystems vorkommenden Augenstörungen. *Graefe's Archiv*, XXXIX, livraisons I et III, 1893.

— Ueber infectiöse Neuritis optica. *Congrès de Heidelberg*, 1900.

VIANES. Névrite rétrobulbaire par syphilis héréditaire tardive. *Soc. fr. d'Opht.*, XII, p. 152, 1894.

WAGNER. Zur Kenntnis der anat. Veränd. bei sek. luetischer Optikuserkr. *Klin. Monatsbl.*, XLI, 2, p. 1, 1903.

WIDMARK et STAKLIN. Ueber die Augenerkr. in der Frühperiode der Syphilis, etc. *Jahresbericht*, p. 276, 1897.

ZIMMERMANN. Ueber Augenaffectionen bei Gehirnsyphilis. *Archiv für Augenheilk.*, XXXI, p. 275. (Résumé de *Arch. of Opht.*, XXIV, 4).

IV. MALARIA

ANTONELLI. Névrite optique... suite de fièvres pernicieuses. *Soc. fr. d'Opht.*, 1898.

GALEZOWSKI. Affections de la rétine et du nerf optique dans la fièvre palustre. *Traité iconographique d'ophtalmoscopie*, p. 288, 1886.

JACOBI. Zwei verschiedenartige Fälle von Neuritis optici. *Arch. für Opht.*, XIV, 1, p. 149, 1868.

PONCET. De la rétino-choroïdite palustre. *Ann. d'Ocul.*, LXXIX, p. 201, 1878.

RAYNAUD. Troubles oculaires de la malaria. *Thèse de Paris*, 1892.

SULZER. Ueber Sehstörungen in Folge von Malariainfection. *Klin. Monatsblätter für Aug.*, p. 259, 1890.

V. INFLUENZA

ANTONELLI. Névrite optique papillaire et rétrobulbaire à la suite de l'influenza. *Rec. d'Opht.*, p. 283, 1892.

Benzmeister. Ueber die Bez. der Influenza zum Sehorgan. *Wiener klin. Wochenschrift*, n° 11 (*Jahresbericht*, p. 446), 1890.

Braunstein. (Les maladies oculaires dans l'influenza). *Westnik Opht.* (Jahresber., p. 447), 1890.

Ermox. La névrite rétrobulbaire consécutive à l'influenza. *Progrès Médical*, 1891.

Galezowski. (Trois cas de névrite optique). Discussion de la communic. de Vignes. *Rec. d'Opht.*, p. 403, 1892.

Gazis. Complications oculaires de l'influenza. *Rec. d'Opht.*, p. 586, 1890.

Grossouw. Bez. der Allg. Leiden zu Veränd. des Sehorgans. *Graefe-Saemisch*, XXII, 1, p. 626, 1903.

Hilgemann. Ueber die Augenaffectionen der an Influenza erkrankten. *Thèse de Bonn* (Jahresb., p. 449), 1890.

Koryt. Un cas de névrite optique double d'origine grippale, suivie de guérison. *XIII° Congrès internat. de Méd.*, Paris, p. 160, 1900.

Landsberg. Sehstörungen nach Influenza. *Centralbl. für Aug.*, XIV, p. 141, 1890.

Remak. Sehnervenleiden nach Influenza. *Centralbl. für Aug.*, XIV, p. 201, 1890.

Uthoff. Rapport au XIII° Congrès internat. de méd. à Paris. *Opht.*, p. 124 et *XXVIII° Congrès de Heidelberg*, p. 33, 1900.

VI. Fièvre typhoïde

Antonelli. Névrite optique papillaire . suite de fièvre typhoïde grave. *Rec. d'Opht.*, p. 54, 1901.

Galezowski. Affections oculaires dans la fièvre typhoïde. *Traité iconogr. d'Opht.*, p. 236, 1886.

Hartnell. (Névrite optique double au cours d'une fièvre typhoïde). *Brit. med. J.* (Rés. in *Ann. d'Ocul.*, CXVIII, p. 454), 1897.

Korsch. Quelques déterminations oculaires de la fièvre typhoïde. Névrite optique. *Rec. d'Opht.*, p. 90, 1900.

Leber. Die Krankheiten der Netzhaut und des Sehnerven, p. 812. *Graefe-Saemisch*, 1re éd., vol. V., 1877.

Leber et Deutschmann. (Atrophie optique avec pigmentation). *Graefe's Archiv*, XXVII, 1, p. 291, 1881.

VII a. Rougeole

Boucher. Rougeole. Amblyopie d'origine cérébrale. *Rec. d'Opht.*, p. 716, 1888.

Faor. La névrite optique consécutive à la rougeole. *Soc. fr. d'Opht.*, p. 337, 1902.

Galezowski. Névrite optique double consécutive à la rougeole. *Rec. d'Opht.*, p. 276, 1881.

Graefe (von). (Névrite optique suite de rougeole). *Arch. für Opht.*, XII, 2, p. 138.

Panas. (Papillite double après une rougeole). *Soc. fr. d'Opht.*, p. 15, 1897.

Valgessox (de). *Névrite optique infectieuse manolatérale post-rubéolique.* *Ann. d'Ocul.*, mai, p. 202, 1906.

VII b. Variole

Arlen. *Die während und nach der Variola auftretenden Augenkrankheiten.* (Jahresbericht für Opht., p. 446), 1874.

Gros. Des complications oculaires dans la variole. *Thèse de Paris*, 1902.

Mann. *Die Augenerkr. bei den Pocken.* (Jahresber., p. 178-181), 1874.

Rizol. Ein Fall von plötzlicher beiderseit. Erblindung durch Variola. *Wiener med.-Presse*, n° 11. (Jahresber., p. 261), 1885.

VII c. Scarlatine

Broke. Amblyopie nach Scarlatina. *Klin. Monatsbl. für Aug.*, VII, p. 291, 1869.
Peunser. Neuritis optica, p. 180. *Graefe's Archiv*, XXIV, 2, 1878.

VIII. Diphtérie

Bolton. Notes on two cases of optic neuritis. *Lancet*, 13 XII (*Jahresb.*, 1903, p. 112), 1902.
Galezowski. Névrite optique double diphtéritique. Guérison. *Rec. d'Opht.*, p. 282, 1881.
Gowers. *Medical Ophtalmoscopy*, 4e éd., p. 277, 1904.
Mott. 150 Fälle von post-dipht. Accommodationslähmung. *Centralblatt für Aug.*, XX, p. 2, 1896.
Remak. 100 Fälle von post-dipht. Augenmuskellähmungen. *Centralblatt für Aug.*, X, p. 163, 1886.
Schmidt-Rimpler. *Nothnagel's spec. Path. und Ther.*, XXI, p. 455, 1898.
Seely. Optic Neuritis as a sequel of diphtheria. Rés. in *Klin. Monatsbl.*, XV, p. 266, 1876.

IX. Oreillons

Don (H.). Atrophie post-neuritique des deux nerfs optiques due aux oreillons. *XIIIe Congrès internat. de Médecine*, Paris, Opht., p. 163, 1900.
Senonal. Des oreillons oculaires. *Rec. d'Opht.*, p. 197, 1901.

X. Infections diverses

Brückner. Einseitige Neuritis optica nach Gelenkrheumatismus. *Archiv für Augenheilk.*, LII, p. 424, 1904.
Campbell-Highet. De la gonorrhée comme cause de névro-rétinite. *Annales d'Ocul.*, CXV, p. 47, 1896.
Gamble. Beiderseitige Neuritis optici bei Keuchhusten. *Archiv für Aug.*, LII, p. 353, 1901.
Panas. Névrite blennorrhagique. *Traité des Mal. des yeux*, I, p. 695, 1894.
— Névrite optique d'origine blennorhagique. *Presse Médicale*, 23, II, 1895.
Weill. Ueber skorbutische Augenleiden. *Zeitschrift für Aug.*, IX, p. 511, 1903.

CHAPITRE V

AFFECTIONS DU NERF OPTIQUE DANS LES INTOXICATIONS GÉNÉRALES

(NÉVRITES TOXIQUES)

Certaines intoxications générales se manifestent, entre autres symptômes, par des troubles de la vue, le plus souvent sous la forme d'un scotome central avec altérations ophtalmoscopiques nulles ou presque nulles. Sur 138 cas d'amblyopies de ce genre, recueillis par Uhthoff au sein d'un matériel de 30.000 malades, il y en avait 132 qui avaient été provoqués par l'alcool ou le tabac, 2 par le sulfure de carbone, 1 par le plomb et 3 qui semblaient avoir pour cause le diabète. D'autres agents toxiques, tout spécialement la quinine, produisent dans le domaine du nerf optique un état d'ischémie bien reconnaissable à l'ophtalmoscope, et conduisent à une atrophie papillaire plus ou moins complète avec rétrécissement périphérique du champ visuel.

Les névrites optiques du premier type sont, d'après Uhthoff (1900, p. 119), celles qui s'accompagnent le plus fréquemment de névrite périphérique multiple, laquelle fait au contraire défaut dans le second type d'intoxication. On peut dire aussi qu'en règle générale les amblyopies dont le développement est lent (alcool et tabac, sulfure de carbone, thyroïdine, iodoforme, etc.) évoluent sous la forme d'un scotome central et ne conduisent pas à la cécité complète, tandis que celles dont le début est aigu (alcool méthylique, quinine, fougère mâle, etc.) présentent plus souvent les symptômes d'une papillite avec troubles circulatoires bien évidents et aboutissent avec une fréquence relative à l'atrophie du nerf.

Au point de vue anatomique, les amblyopies du premier type ont été longtemps considérées comme résultant d'une névrite interstitielle limitée au faisceau papillo-maculaire dans la partie rétrobulbaire du nerf optique, tandis que dans le second type il y aurait lieu d'admettre, outre la nécrose due à l'ischémie, une action directe du poison sur la substance nerveuse. (Uhthoff, 1900, p. 119.)

Quelques auteurs, notamment Nuel (1900, p. 126), estiment aujourd'hui que dans tout processus névritique l'élément primitivement atteint est la fibre nerveuse, et que la prolifération du tissu interstitiel n'a qu'une signification secondaire. L'origine rétrobulbaire des altérations qui se manifestent par le scotome central est aussi contestée sur la base de nouvelles recherches, montrant que dans l'amblyopie nicotinique ou thyroïdinique les cellules ganglionnaires de la rétine sont affectées directement par le poison, tout comme dans les intoxications quinique ou filicique. Les différences anatomo-pathologiques semblent donc résider surtout dans le degré des altérations vasculaires et jusqu'ici elles ont été impuissantes à nous donner la clé des différences observées dans les symptômes cliniques; quelle que soit la théorie pathogénique que l'on invoque, l'action élective du poison sur les éléments maculaires du nerf optique ou de la rétine est un fait particulièrement difficile à expliquer.

I. — ALCOOL ET TABAC

Plusieurs anciens traités de la période préophtalmoscopique mentionnent les amblyopies ou amauroses que peuvent entraîner des excès d'alcool ou de tabac (Sichel, Deval, Mackensie, etc.) Après que l'emploi du miroir oculaire se fut généralisé, ces amblyopies toxiques restèrent encore un mystère pour les oculistes, en raison de l'absence totale ou presque totale d'altérations visibles au fond de l'œil. Tout au plus avait-on remarqué en quelques cas une légère congestion des veines rétiniennes et une inégalité de coloration des deux moitiés de la papille; comme Graefe lui-même (1865, p. 194) n'avait pas attaché d'importance à ce dernier symptôme et n'y avait cru voir qu'une particularité physiologique, la névrite alcoolico-tabagique demeura longtemps classée au nombre des amblyopies *sine materia*. En 1882, un examen anatomique, publié par Samelsohn, vint démontrer qu'à la base des troubles visuels se trouve une dégénérescence du faisceau papillomaculaire des fibres optiques. La discussion ne porte plus aujourd'hui que sur la cause première et sur le point de départ de cette dégénérescence (rétine ou nerf optique).

Symptômes — Parmi les affections profondes de l'œil, il n'y en a guère dont le diagnostic « à première vue » soit aussi facile à faire que celui de l'amblyopie alcoolico-tabagique. Si les signes ophtalmoscopiques en sont peu apparents, il y a d'autre part un ensemble de symptômes indirects qui attirent d'emblée l'attention du praticien avisé : un visage quelque peu rutilant, le manche d'une pipe ou des cigares sortant du gousset, une indolence générale qui se traduit par des réponses imprécises aux questions qu'on lui pose et par une certaine gaucherie hésitante dans ses mouvements, enfin une odeur *sui generis* plus nauséeuse que celle qu'exhale un fumeur ordinaire, trahissent bien souvent la victime d'une intoxication alcoolico-tabagique avant même que l'examen fonctionnel ou ophtalmoscopique ait été fait; l'odeur surtout nous paraît si caractéristique que plusieurs fois il nous a suffi d'ouvrir la porte de la salle d'attente pour deviner que, parmi les malades rassemblés dans ce local, il y en avait un qui se trouvait atteint d'amblyopie toxique.

Si, en plus de ces signes extérieurs, le malade nous annonce, spontanément ou en réponse à nos questions : 1° que sa vision baisse graduellement depuis quelques semaines ou quelques mois; 2° qu'il est très gêné dans la pleine lumière du jour, mais que le matin de bonne heure ou à la tombée de la nuit il jouit d'une plus grande liberté d'agir; 3° qu'il lit encore avec quelque peine, mais qu'il éprouve la plus grande difficulté à reconnaître les pièces de monnaie, à tel point qu'il a donné un jour en paiement une pièce d'or de 10 francs au lieu d'une pièce d'argent de 50 centimes (ce qui n'a pas manqué de lui faire une profonde impression); 4° que sa perception des couleurs n'est plus très exacte et qu'une rose, s'il la regarde en face, lui paraît un peu bleuâtre... vous pourrez considérer votre diagnostic comme fait! L'examen des fonctions visuelles ne demeure nécessaire que pour établir le degré de l'amblyopie et en contrôler la marche ultérieure.

C'est l'étude du *champ visuel* qui est le point le plus important de cet examen fonctionnel; elle se fait le plus aisément au périmètre, à l'aide de petits carrés de papier blanc ou coloré, selon les indications données autrefois par LEBER (1869, p. 68), et permet presque toujours de constater dans les deux yeux, près du centre de la fixation, l'existence d'un *scotome central relatif* pour le blanc et les couleurs, et quelquefois d'un scotome absolu de moindre étendue entouré par une zone de vision relative.

Dans les limites du scotome relatif un objet blanc apparaît grisâtre et d'autant plus sombre qu'on le rapproche plus du centre; il ne s'efface entièrement qu'au niveau de la partie absolue du scotome. La même dégradation d'intensité s'observe pour les tests-objets colorés, à cette différence près que la couleur bleue s'efface moins rapidement que le rouge et celui-ci moins rapidement que le vert clair, qui est la plus sensible de toutes les couleurs. Ainsi, dans un scotome dont le centre est absolu, on peut déterminer une série de zones concentriques dont la plus voisine du centre permet tout juste de reconnaître un objet blanc, tandis que la seconde ménage en outre la perception du bleu et la troisième celle du rouge. Comme les limites physiologiques du champ visuel pour le vert ne dépassent guère 29° à partir du centre, il arrive assez facilement qu'elles sont atteintes par la zone périphérique du scotome, et, dans ces conditions, le vert n'est plus perçu du tout; le même phénomène peut se produire pour le rouge et même pour le bleu quand l'étendue du scotome relatif est encore plus considérable. Cette forme de cécité pour les couleurs ne saurait être toutefois confondue avec l'achromatopsie congénitale, car elle s'en distingue par la présence du scotome central pour le blanc; au reste les daltonistes, quand ils sont atteints d'amblyopie toxique, accusent eux aussi un scotome pour le rouge et le vert et ils en peuvent indiquer les limites grâce à une diminution qu'ils remarquent dans l'intensité de ces couleurs (LANDOLT, 1887, p. 304).

Le scotome typique de l'intoxication par l'alcool et le tabac n'est pas exactement central (fig. 67). Ses limites sont en moyenne, d'après SACHS (p. 36) et DE SCHWEINITZ (1900, p. 806) : 5° ou 3° en dedans, 18° en dehors, 7° en dessus et 6° en dessous du point de fixation, ce qui montre qu'il est assez fortement *décentré* du côté temporal. Sa forme la plus fréquente est celle d'un ovoïde, dont la pointe répond à la tache de Mariotte et dont le gros bout dépasse légèrement du côté nasal la ligne médiane du champ visuel. SACHS (p. 40) place entre 3° et 10° et DE SCHWEINITZ (p. 806) entre 1° et 8° du côté temporal le « point nodal » du scotome, c'est-à-dire le point d'intensité maximale, où siège le scotome absolu quand il existe. Grâce à cette situation excentrique des parties les plus atteintes, la réparation des fonctions, qui débute par la périphérie du scotome, intéresse de bonne heure le point de la fixation. L'acuité visuelle peut ainsi revenir à la normale avant que le scotome ait complètement disparu. Il semble même que la persistance d'un petit sco-

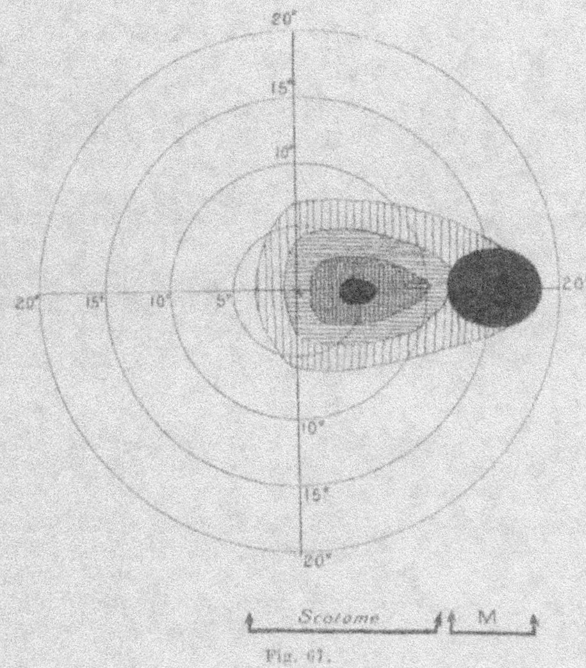

Fig. 67.

Représentation schématique des différentes zones d'un scotome toxique.

M, tache de Mariotte. — Le centre du scotome est marqué par l'abolition de toute perception. La zone quadrillée indique la perception du blanc à l'exclusion de toutes couleurs ; aux hachures horizontales correspond la perception du bleu mais non du rouge ni du vert ; aux hachures verticales celle du rouge à l'exclusion de celle du vert. En dehors des limites du scotome toutes les couleurs sont perçues jusqu'à leurs limites physiologiques.

tome paracentral soit la règle même dans le cas d'une guérison complète en apparence.

Dans les cas typiques, les limites extrêmes du champ visuel sont normales. Certains rétrécissements périphériques ont bien été mentionnés par quelques auteurs (LEBER, 1869, p. 69 ; SALVA, DEMICHERI), mais UHTHOFF (1901, p. 9) les tient pour très exceptionnels, à moins de complication par un tabes ou une autre forme d'atrophie progressive du nerf optique.

Le degré d'abaissement de l'acuité visuelle centrale varie beaucoup selon l'intensité du scotome et sa situation par rapport au centre de la fixation ; au fort de la maladie, on trouve une acuité de 1/3, 1/5, 1/10, 1/20 de la normale, rarement inférieure à ce dernier chiffre, parce qu'alors la grandeur de l'image rétinienne dépasse les limites du scotome central ou tout au moins des parties les plus obscures de ce scotome. Le malade a l'impression que sa vision est meilleure après le sommeil ou entre jour et nuit, mais des mensurations faites à ce moment-là ne nous ont donné aucune différence notable. D'autre part, Saxtorph, à l'aide d'un appareil combiné par le professeur Reymond, a constaté chez les intoxiqués l'impossibilité de distinguer des images dont la force lumineuse est réduite.

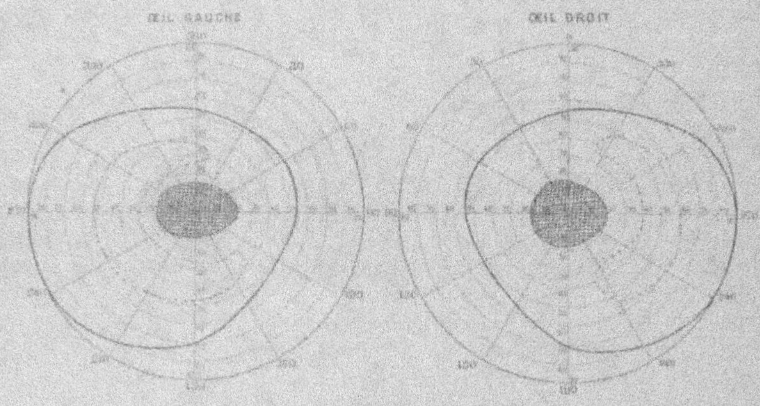

Fig. 68.
Large scotome central d'origine toxique. Dans une zone excentrique... le bleu est encore perçu.

L'état des fonctions est généralement le même aux deux yeux ou ne diffère que légèrement d'un œil à l'autre. Il est tout à fait exceptionnel que le scotome soit unilatéral ; cependant Baer (p. 399) dit en avoir observé un et de Schweinitz (p. 807) deux exemples. L'absence de tout scotome, en dépit d'un abaissement marqué de l'acuité visuelle, a été notée par quelques auteurs (Laber, 1869, p. 60 ; Armaignac) qui n'en posèrent pas moins le diagnostic d'amblyopie toxique par abus d'alcool ou de tabac. Nous croyons avec Uhthoff (1901, p. 8) que dans les vrais cas de névrite alcoolico-nicotinique on trouvera toujours un scotome relatif pour les couleurs pour peu qu'on prenne soin d'employer pour cette recherche des tests-objets assez petits.

Au début, les *changements ophtalmoscopiques* sont nuls ou se bornent à une légère hyperhémie veineuse accompagnée parfois d'un fin trouble radié du bord papillaire que Bernheimer affirme avoir toujours pu constater à la faveur d'un examen attentif à l'image droite. Plus tard la moitié temporale de la papille se décolore et cette pâleur atrophique peut augmenter encore lors même que les désordres fonctionnels sont en voie de se réparer. Quand l'affection est invétérée, ce n'est pas seulement la demi-externe, mais la papille tout entière qui offre une teinte plus blanche que normalement. Il n'est pas habituel d'observer des altérations vasculaires, opacification des parois artérielles, obstruction du lumen, etc.

Sur 100 cas d'amblyopie toxique, Uhthoff (1886, p. 187) a noté 63 fois la pâleur de la partie temporale de la papille, 3 fois un léger trouble péri-papillaire, 1 fois une hémorragie rétinienne et 28 fois l'absence de tout symptôme ophtalmoscopique. Dans ce dernier groupe d'observations, les troubles visuels étaient le plus souvent de date récente, tandis qu'ils remontaient à plus de six semaines dans 61 cas sur les 63 qui avaient montré la décoloration partielle de la papille optique. Nous sommes surpris de ce que, dans cette statistique, Uhthoff ne mentionne pas aussi la décoloration *complète* de la papille, car nous l'avons vue se produire dans quelques cas particulièrement avancés. Le malade dont nous reproduisons les champs visuels à la figure 68 montre une atrophie papillaire dont l'aspect ne diffère pas d'une atrophie tabétique avancée ; depuis seize ans son scotome central est resté sans changement.

Nuel (1906 p. 483) et de Schweinitz (1906, p. 805) ont vu quelquefois de fines altérations dans la macula, mais ce sont là des exceptions.

Anatomie pathologique et pathogénie. — Nos connaissances au sujet des altérations anatomiques de la névrite rétrobulbaire chronique sont basées sur les résultats d'une vingtaine d'autopsies ; toutefois ces divers examens n'ont pas tous la même valeur, quelques-uns d'entre eux n'ayant point été précédés, du vivant du malade, par un examen fonctionnel et ophtalmoscopique (obs. de Nuel, Siemerling, Sérouille) ou se rapportant à des cas de névrite dont l'étiologie n'a pu être sûrement établie en dehors de l'existence d'un scotome central conforme à celui de l'intoxication alcoolico-tabagique (obs. de Samelsohn, de Vossius ; cas de Benck compliqué de tabes, etc.). D'assez grandes différences existaient d'un cas à l'autre touchant l'intensité et surtout la durée de la maladie (quelques semaines dans les obs. de Sachs et de Schirck, sept ans dans celle de Birch Hirschfeld). Enfin l'état de fraîcheur plus ou moins grande du matériel anatomique et les nombreux perfectionnements apportés dans les dernières années à la technique histologique sont autant de facteurs qui empêchent une comparaison exacte entre les diverses descriptions. Néanmoins ces descriptions ont permis d'établir un point d'une importance capitale, à savoir : le trajet que suivent dans le nerf optique les fibres destinées à la région maculaire de la rétine.

Leber (1877, p. 834) avait localisé les fibres du faisceau papillo-maculaire dans la zone périphérique du nerf optique et d'autres auteurs (Förster ; Magnus, *Die Sehnervenblutungen*, 1874, p. 43-44) dans la région axile de ce nerf ; l'examen très soigneux fait par Samelsohn en 1882 et confirmé par des recherches subséquentes réussit à concilier ces deux opinions opposées, en démontrant que la situation des fibres maculaires n'est pas la même dans les différentes régions du nerf optique.

Le trajet du faisceau nerveux dégénéré dans les cas typiques de scotome central, avec décoloration du secteur temporal de la papille optique, est clai-

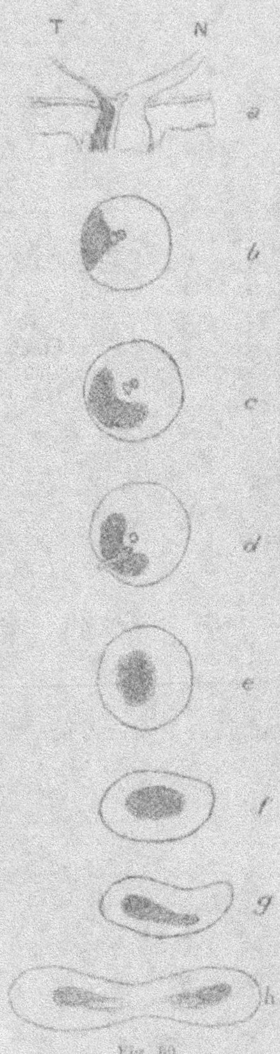

Fig. 60.

Schéma (d'après Uhthoff) montrant le trajet du faisceau papillo-maculaire dégénéré tel qu'il peut être révélé par la méthode de Marchi.

a, coupe antéro-postérieure de la papille optique gauche (T, indique le côté temporal et N, le côté nasal). — b, c, d, e, f, g, coupe transversale du chiasma montrant aussi le faisceau dégénéré provenant du nerf optique droit.

rement indiqué par le schéma de notre figure 60 emprunté à Uhthoff (1886). Sur une coupe menée horizontalement par le milieu de la papille (a), la moitié temporale se voit très amincie et déprimée par suite de la disparition presque complète des fibres nerveuses; de ce même côté l'espace vaginal est généralement agrandi en raison de la diminution du nerf. Sur des coupes transversales, pratiquées immédiatement en arrière du globe oculaire (b), les fibres malades occupent un secteur cunéiforme dont la surface de section représente environ le quart de celle du nerf tout entier. Ce secteur a sa base à la périphérie du nerf, du côté temporal, et son sommet correspond aux vaisseaux centraux; graduellement, à mesure que l'on progresse d'avant en arrière, le foyer prend sur la coupe la forme d'une demi-lune ou d'un croissant dont le bord concave circonscrit partiellement les vaisseaux et dont le bord convexe est séparé de la périphérie par une zone de substance nerveuse saine (c). Si l'artère et la veine centrale quittent le nerf optique du côté temporal, ce qui est l'ordinaire, ils traversent le faisceau dégénéré (d); si leur point de sortie se trouve au contraire du côté nasal (cas de Sæmisch et de Siegrist), leur parcours reste absolument distinct de celui des fibres en dégénérescence. Après la sortie des vaisseaux, la figure en croissant devient ovalaire et ne tarde pas à occuper la partie axile du nerf qu'elle ne quitte plus jusqu'au chiasma; au niveau du canal optique, l'ovale a son grand axe vertical (e); entre le canal et le chiasma, il devient horizontal (f), puis oblique (g), et se rapproche légèrement de la face dorsale du nerf. Les coupes au travers du chiasma (h) montrent la semi-décussation des fibres malades provenant du nerf optique droit et du nerf optique gauche, car les altérations sont toujours symétriques, bien que leur intensité soit quelquefois un peu plus prononcée d'un côté que de l'autre. Si la dégénérescence se prolonge dans les bandelettes, ce qui semble être l'exception, elle occupe de nouveau la région axile (UHTHOFF); Vossius est seul à la décrire sous la forme de deux faisceaux distincts, l'un près de la face ventrale, l'autre dans le quadrant supéro-externe de chaque bandelette; à ce détail près et sauf de très légères variations individuelles, toutes les descriptions offrent une concordance remarquable en ce qui concerne le *trajet* du faisceau dégénéré.

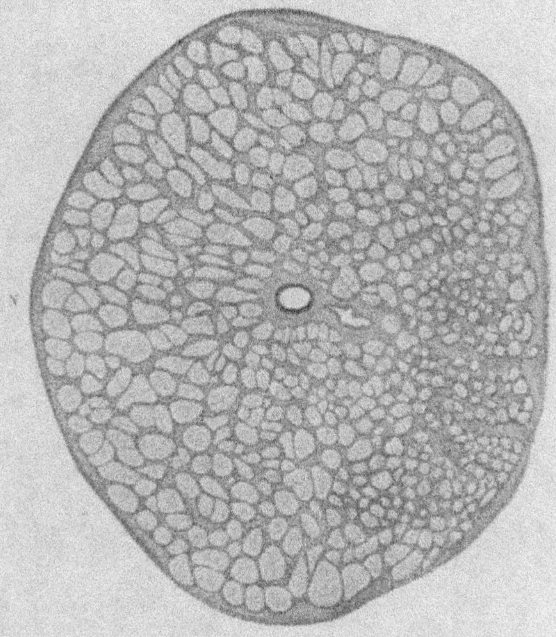

Fig. 70.

Coupe transversale du nerf optique dans sa partie rétrobulbaire. Le secteur temporal du nerf (T) fait voir des vaisseaux nerveux atrophiques avec épaississement des septa (d'après UHTHOFF).

L'*étendue* des altérations et le degré de leur *intensité* dans tel ou tel tronçon du nerf sont loin d'être aussi constants : dans plusieurs observations (SAMELSOHN, VOSSIUS, SACHS, SCHMIDT-RIMPLER, SCHECK), c'est la région canaliculaire qui se voyait surtout atteinte ; en d'autres (UHTHOFF, p. 163 ; BIRCH-HIRSCHFELD), le processus pathologique avait son maximum près du globe et allait en décroissant d'avant en arrière ; quelquefois on a pu noter deux foyers principaux, l'un dans la partie rétro-bulbaire du nerf, l'autre au niveau du canal optique (UHTHOFF, premier cas, p. 110 ; DE SCHWEINITZ).

Quant au détail des altérations, les voici d'après l'ensemble des examens qui nous sont connus :

Le nerf optique montre un aplatissement plus ou moins marqué de son bord temporal dans la région rétro-bulbaire et une diminution de son calibre tout entier au niveau du canal optique ; sur des coupes, pratiquées à l'état frais ou après durcissement dans la liqueur de Müller, les parties dégénérées se reconnaissent à l'œil nu grâce à leur teinte plus claire ; après avoir été traitées par les colorants nucléaires (fig. 71) ou par le mélange de van Gieson

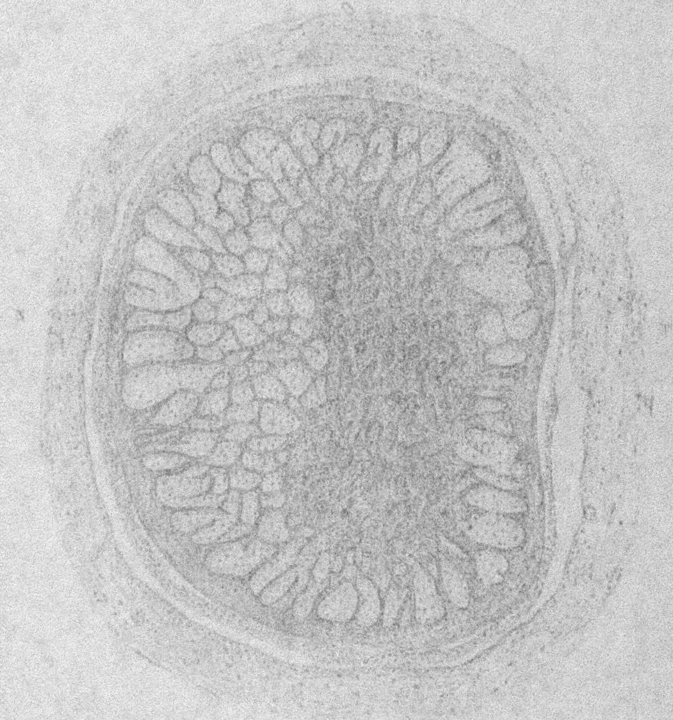

Fig. 71.

Coupe transversale du nerf optique au niveau de la partie postérieure de l'orbite. Le faisceau maculaire dégénéré a la forme d'un croissant ou d'un ovale plus rapproché du côté temporal du nerf que du côté nasal.

(fig. 70), elles prennent au contraire une coloration plus intense que les parties saines à cause de leur plus grande densité en tissu conjonctif et en éléments nucléés. Le microscope y fait voir un épaississement souvent très prononcé des septa avec irrégularité et rétrécissement des espaces occupés par les faisceaux nerveux. Ceux-ci sont en état d'atrophie plus ou moins complète ; leur volume est fortement réduit ; leur substance, finement granuleuse, se voit parfois parsemée de petites lacunes qui, selon toute appa- rence, marquent la place de fibres optiques détruites ; la coloration de Weigert (fig. 72) n'y révèle plus la présence des gaines de myéline qu'elle fait apparaître avec tant de netteté dans les parties saines; en revanche, le procédé de Marchi (fig. 69) y trahit, sous la forme d'un pointillé noirâtre, un grand nombre de fibres dégénérées.

Il est à noter toutefois, car cela n'est pas sans intérêt, que plusieurs descriptions mentionnent, même dans les régions les plus malades, la persistance de quelques fibres au sein des faisceaux de fibres atrophiques (Uhthoff,

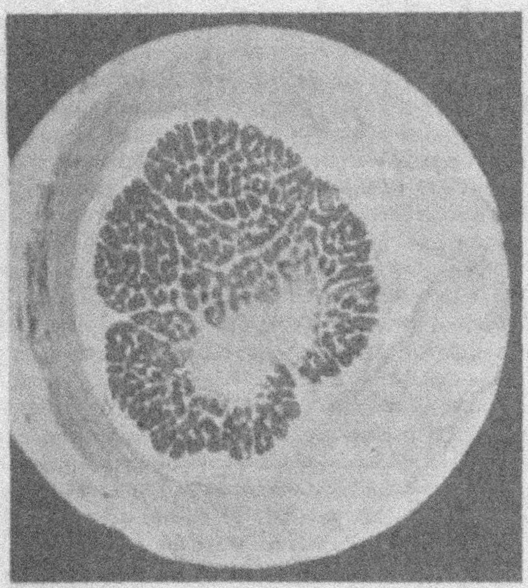

Fig. 72.

Coupe transversale du nerf optique dans la région orbitaire postérieure (Sigrist). La coloration de Weigert fait bien ressortir l'atrophie du faisceau maculaire.

p. 111; Sigrist, p. 138; Baquis-Hirschberg, p. 93). D'autre part, la dégénérescence, bien qu'elle affecte en premier lieu le faisceau papillo-maculaire, ne reste pas toujours limitée à ce seul faisceau ; dans les cas les plus prononcés, elle s'étend aux fibres voisines, ce dont on a la preuve à la fois par l'étendue plus grande du scotome et par la décoloration plus complète de la papille optique.

Le nombre et l'état de réplétion des vaisseaux, que supportent les cloisons conjonctives du nerf, ont paru bien souvent excéder la normale, soit que ces vaisseaux fussent en partie néoformés (Samelsohn, p. 17; Uhthoff, p. 100; Sigrist, p. 138; Schieck, p. 465), soit qu'ils fussent simplement devenus plus apparents par suite de l'atrophie des faisceaux nerveux (Nuel); Vossius (p. 124) et Uhthoff mentionnent en outre la sclérose de leurs parois et Schieck la prolifération de leur endothélium jusqu'à l'occlusion plus ou moins complète du lumen ; Sourdille a noté principalement l'oblitération des capillaires.

Dans les observations d'Uhthoff (p. 106) et de Siegrist (p. 139) la congestion vasculaire et l'augmentation des éléments nucléés intéressaient la gaine piale dans les parties où celle-ci se trouvait en contact avec les parties malades du nerf.

En avant et en arrière du point où siègent les altérations les plus prononcées, les fibres du faisceau papillo-maculaire présentent généralement les signes d'une atrophie simple, sans congestion des vaisseaux et sans hyperplasie du tissu conjonctif ; cette dégénérescence, qui paraît être secondaire à la destruction des fibres au niveau du foyer principal (Samelsohn, p. 21 ; Vossius, p. 223 ; Uhthoff, p. 111 ; Sachs, p. 32 ; Schieck, p. 416), se prolonge sur une longueur variable dans la direction centripète, jusqu'au chiasma et même au delà, selon les cas ; dans la direction centrifuge, elle atteint la rétine (pour autant que le matériel à disposition permette de la suivre jusque-là). En effet Uhthoff et Nuel ont constaté une réduction très marquée du nombre des fibres dans la papille optique et des cellules ganglionnaires dans la macula, à tel point que Nuel (1896) a pensé que cette atrophie des éléments rétiniens pourrait être le phénomène primaire et précéder la dégénérescence des fibres ; à son avis, il est plus facile de concevoir la naissance d'un scotome central par une altération localisée dans les cellules de la macula que par un processus interstitiel limité au faisceau papillo-maculaire dans le nerf optique. Toutefois, de l'aveu même de Nuel (1900, p. 154), les constatations anatomiques ne parlent pas toutes en faveur de son hypothèse. Siegrist a trouvé l'atrophie plus complète entre la fovéa et la papille que dans le reste de la région maculaire. Birch-Hirschfeld, qui a été le seul jusqu'ici à mettre en œuvre les nouveaux procédés de coloration pour les cellules nerveuses (procédés de Nissl, thionine, etc.), affirme de son côté que la dégénérescence des cellules ganglionnaires, tout en étant plus apparente dans la macula que partout ailleurs, se produit également dans les autres régions de la rétine ; le cas observé par Birch-Hirschfeld n'est au reste pas d'interprétation facile parce qu'il concerne une amblyopie toxique dont le début remontait à sept ans et qui, après une succession de haut et de bas, avait fini par s'améliorer d'une façon très notable.

Malgré la grande similitude des constatations de faits, l'accord n'a pu s'établir jusqu'ici entre les différents auteurs sur la façon d'interpréter le processus de la névrite maculaire par intoxication alcoolico-tabagique : la discussion porte principalement sur la question de savoir s'il s'agit d'une inflammation interstitielle aboutissant à l'atrophie par compression des fibres nerveuses, ou si la sclérose des cloisons conjonctives n'est qu'un épiphénomène secondaire à une dégénérescence primitive des fibres optiques ; à la première opinion se sont rangés Samelsohn (p. 44), Vossius, Uhthoff, (p. 107) ; la seconde a eu Nuel pour principal défenseur.

Parmi les arguments avancés de part et d'autre nous ne retiendrons que ceux-ci :

Le développement du tissu conjonctif dans la névrite alcoolico-tabagique dépasse de beaucoup ce qu'il est dans les cas d'atrophie simple, de tabes par exemple, et la persistance de quelques fibres normales au sein des faisceaux altérés est une particularité qui distingue cette névrite des formes ordinaires de la dégénérescence ascendante ou descendante du nerf optique (Uhthoff, p. 163). D'un autre côté, aucune des recherches faites n'a révélé les signes d'une inflammation véritable dans le nerf optique (infiltration de cellules migratrices, etc.) et il serait incompréhensible qu'un processus interstitiel de ce genre restât localisé avec une pareille constance dans le faisceau papillo-maculaire ; au reste, l'hyperplasie conjonctive est probablement moins réelle que les anciennes descriptions le feraient croire, la distinction n'ayant pas toujours été faite entre les éléments du tissu conjonctif et les éléments de la névroglie, et l'abondance relative des noyaux résultant pour une large part, selon toute probabilité, de la diminution du volume des faisceaux nerveux (Sachs, p. 31 ; Nuel, 1896, p. 481 ; Birch-Hirschfeld, p. 96). Enfin les fibres qui sont restées saines, bien qu'elles fussent en contact avec les cloisons conjonctives, et les lacunes ou interstices que l'on remarque dans l'intérieur même des faisceaux nerveux (Schieck, p. 471), parlent plutôt en faveur d'une dégénérescence primitive de ces faisceaux que d'une constriction exercée sur eux par le tissu interstitiel.

L'opinion moyenne, vers laquelle nous inclinons avec Siegrist (p. 152) et Birch-Hirschfeld (p. 102), tend à considérer que la dégénérescence des fibres nerveuses est due à l'action directe du poison, mais qu'elle diffère de l'atrophie simple en ce qu'elle provoque dans le tissu interstitiel (névroglie ou septa conjonctifs) une irritation réactionnelle beaucoup plus intense.

Quelle que soit la théorie pathogénique à laquelle on s'arrête, c'est toujours la localisation du processus dans le faisceau maculaire qui demeure une énigme ; aucune des explications tirées de la vascularisation du nerf optique dans son segment périphérique ou dans sa partie intracanaliculaire ne nous semble plausible, car il ne paraît pas y avoir de connexité entre la situation des vaisseaux et le siège principal des altérations ; Schieck, qui suppose que la dégénérescence des fibres résulte simplement d'altérations sclérosantes dans les vaisseaux du nerf, ne nous explique pas pourquoi le scotome central se produit habituellement dans les amblyopies toxiques mais fait défaut dans les formes ordinaires de l'artériosclérose oculaire.

Supposer une action élective de l'agent toxique sur les fibres maculaires en raison de leur « dignité physiologique » ou du travail plus intense qu'elles ont à fournir, n'est qu'un expédient qui revient à constater le fait sans l'expliquer, et, si l'on cherche dans la rétine le point de départ des altérations, on n'aboutit qu'à déplacer la difficulté.

C'est par analogie avec les effets de l'alcool méthylique, de la fougère mâle et de la quinine, que Nuel (1896) et Birch-Hirschfeld (p. 109) ont conclu à la probabilité d'une dégénérescence primitive des cellules ganglionnaires. Comme les symptômes des intoxications quinique, filicique et méthylique diffèrent de ceux de l'amblyopie alcoolico-tabagique et que des résultats

acquis principalement chez des animaux (lapins, chiens, singes) ne sauraient
s'appliquer sans autre à l'homme, il faut attendre, pour connaître l'origine
des altérations de la névrite maculaire, que l'on ait ou l'occasion d'étudier un
cas d'amblyopie toxique récente sur un matériel humain de première fraîcheur et à l'aide des procédés histologiques les plus perfectionnés (colorations
de Nissl pour les cellules nerveuses, de Weigert pour les gaines de myéline, de
Marchi pour les fibres dégénérées, de Mallory pour la névroglie, etc.).

Etiologie. — La plupart des auteurs (Læber, 1877 ; de Schweinitz, 1900 ;
Uthoff, 1901 ; Gowers, 1904), décrivent séparément l'amblyopie par abus
d'alcool et l'amblyopie tabagique. Cette distinction est bien artificielle car il
n'est pas de symptôme fonctionnel ni d'altération anatomique qui soit caractéristique de l'une ou de l'autre intoxication. Une différence dans la situation
du scotome (qui d'après Hirschberg (1878) serait *paracentral* dans l'amblyopie par le tabac tandis que chez les alcooliques il serait plus exactement
central) n'a pas été confirmée par l'observation ; de même le signe que l'on
a voulu tirer de la grandeur de la pupille, élargie chez les alcoolisés, rétrécie
chez les fumeurs (Martin).

Ce qui rend surtout illusoire une séparation entre les deux causes d'amblyopie, c'est qu'elles se combinent dans la grande majorité des cas ; tout au
plus peut-on noter que chez tel individu l'abus du tabac prédomine, et chez
tel autre l'abus du vin ou des liqueurs ; d'ailleurs, en ce domaine, la notion
même de l'*abus* n'a qu'une valeur très relative car ce qui peut sembler à l'un
une dose modérée, sera avoué par un autre comme un excès. Dans notre
clientèle hospitalière, où l'amblyopie alcoolico-tabagique n'est pas rare, nous
n'avons pas noté un seul cas d'intoxication alcoolique pure, ni plus de deux
ou trois exemples d'amblyopie toxique chez des fumeurs non alcoolisés ; en
particulier, pas de cabaretier qui ne fût aussi un grand fumeur et pas de marchand de tabac qui n'avouât l'absorption journalière de plusieurs verres de
liqueur, ce qui nous semble un détail assez significatif.

Uthoff (1901, p. 5), qui attribue à l'alcool plus d'importance qu'au tabac,
compte que, sur 327 cas de son observation, 41 étaient des amblyopies taba-
giques pures, tandis que les 286 autres provenaient en proportions à peu
près égales d'excès alcooliques seulement ou d'excès simultanés d'alcool et
de tabac. La plupart des praticiens anglais ou américains mettent au contraire l'accent principal sur le rôle nocif du tabac. Il y a certainement sous ce
rapport de grandes différences locales selon les mœurs et les conditions de
l'existence dans chaque pays. Dans les contrées du nord, l'alcool paraît agir
principalement sous la forme des eaux-de-vie de qualité inférieure contenant de l'alcool amylique, tandis que dans nos pays de vignoble, le vin,
même pris en excès, offre un danger moins immédiat pour la production des
amblyopies. Ces différences dans la qualité des boissons expliquent que d'une
façon générale le rôle nocif de l'alcool soit plus grand que celui du tabac
chez les malades de policlinique, tandis que l'inverse se remarque dans la
clientèle privée.

La fréquence de l'amblyopie alcoolico-tabagique varie selon les statistiques de 0,13 p. 100 (Hoffmann à Strasbourg) à 1 p. 100 (Baer à Insbruck); elle s'est trouvée de 0,5 p. 100 dans la clientèle d'Uhthoff (1901, p. 5), de 0,66 dans celle d'Haltenhoff à Genève (Silvestri), et de 0,81 p. 100 dans celle de Galezowski à Paris (1883, p. 680); cette fréquence est beaucoup plus forte pour les hommes que pour les femmes, ce qui ne tient pas à une immunité spéciale à ces dernières, ainsi qu'on l'a cru pendant quelque temps, mais simplement à une consommation d'alcool et de tabac, généralement moindre chez les représentants du beau sexe; l'amblyopie toxique se produit fort bien chez les dames qui fument (Critchett) ou qui prisent (obs. pers.); nous l'avons vue également chez la tenancière d'un bureau de tabac qui ne fumait ni ne prisait elle-même, mais qui se trouvait continuellement exposée à respirer les poussières de sa marchandise; quelques exemples d'intoxication ont été fournis également par les ouvriers des manufactures de cigares. C'est probablement à la nicotine qu'est due principalement l'action nocive du tabac, mais il est possible que d'autres substances contribuent à produire l'intoxication, de telle façon qu'il vaut mieux conserver l'expression de *tabagisme* que de la remplacer par celle de *nicotinisme*.

L'amblyopie toxique peut survenir à tous les âges, mais elle montre une fréquence particulière entre quarante et cinquante ans; elle paraît être favorisée par l'existence d'un catarrhe gastrique, mais cette condition n'est pas absolument nécessaire à sa production; on a cité aussi comme causes déterminantes une mauvaise alimentation, par exemple en temps de guerre (Santos Fernandez) et notamment pendant un siège (Galezowski), ou durant une période de dépression psychique (Damiri). Il faut admettre aussi une certaine prédisposition individuelle pour expliquer l'apparition des troubles oculaires chez certaines personnes qui font de l'alcool et du tabac un usage relativement modéré, tandis que chez d'autres, dont les excès sont bien plus grands, l'amblyopie tarde beaucoup ou même ne se produit pas du tout. Cette prédisposition se retrouve quelquefois chez plusieurs membres de la même famille; elle existe aussi à un très haut degré chez les diabétiques pour lesquels même à doses minimes (quelques cigarettes par jour) l'usage du tabac plus encore que celui de l'alcool nous a paru être très défavorable. Sur la base de nombreuses observations, Parsotti croit que l'hypermétropie rend aussi plus vulnérables les fibres papillo-maculaires.

Diagnostic. — Quand, aux signes de probabilité indiqués à la page 435, s'ajoute la constatation du scotome typique pour les couleurs et que le malade ou son entourage avoue des excès de tabac et d'alcool, le diagnostic de la névrite toxique ne présente aucune difficulté. Si l'intoxication n'est pas certaine, il faut étudier avec soin l'ensemble des symptômes cliniques pour se faire une opinion.

L'apparition rapide ou même soudaine du trouble visuel, la présence d'un large scotome absolu dont la forme et la situation ne correspondent pas exactement à celui que nous avons décrit, un rétrécissement périphérique du

champ visuel, des sensations douloureuses dans la profondeur de l'orbite,
l'unilatéralité de l'affection et sa rareté relative chez les femmes sont autant
de détails qui parlent contre une amblyopie alcoolico-tabagique.

Uhthoff (1887, p. 311), qui a étudié 66 cas de névrites rétrobulbaires non
toxiques, n'a constaté que 3 fois des symptômes semblables à ceux d'une
intoxication par l'alcool et le tabac ; 24 fois sur 66, le scotome central était
absolu, et 18 fois unilatéral ; 23 fois sur 66 l'âge du malade était entre vingt et
trente ans.

Mieux que tous les symptômes fonctionnels, c'est une enquête sur les habitudes et les occupations du malade qui permettra de différencier l'amblyopie
alcoolique ou tabagique des autres amblyopies toxiques que peuvent provoquer le sulfure de carbone, le plomb, la benzine, l'arsenic (?), le stramonium, la thyroïdine ou l'iodoforme. La recherche du sucre dans l'urine a
son importance, même dans le cas où le diagnostic n'est pas douteux, car la
coexistence du diabète influencerait forcément le pronostic et le traitement
(régime plus exact !) de l'amblyopie alcoolico-tabagique, peut-être aussi des
autres névrites toxiques.

Pronostic et traitement. — Le pronostic de la névrite alcoolico-tabagique
peut être considéré comme favorable en ce sens que la cécité complète n'est
pas à redouter dans les formes simples, et que l'amblyopie est généralement
susceptible d'amélioration quand elle n'a pas été trop prononcée ni de trop
longue durée ; à ce dernier point de vue l'observation de Galezowski est certainement une exception car elle concerne un cas d'amblyopie tabagique qui, après
être resté vingt mois sans changement, s'améliora en peu de jours jusqu'à
une guérison presque complète sous l'influence de sudations par la pilocarpine.

On admet généralement que, pour être susceptible de réparation, l'acuité
visuelle ne doit pas s'être abaissée au-dessous de 1/10. Nous avons vu du reste
qu'elle peut faire retour à la normale, sans que l'on soit en droit de parier
d'une guérison complète, lorsqu'un petit scotome persiste en dehors du point
de la fixation. C'est grâce à cette situation un peu excentrique des parties les
plus altérées que l'on enregistre une guérison apparente en certains cas où
la moitié temporale de la papille conserve néanmoins sa pâleur atrophique et
où l'autopsie, si elle a lieu dans la suite, démontre la destruction complète de
plusieurs des fibres du faisceau papillo-maculaire (cas de Sachs, p. 37).

Le pronostic est d'autant plus favorable que les troubles visuels et les altérations ophtalmoscopiques sont moins accusées au moment où le malade se
présente à son médecin, mais il dépend surtout de la facilité avec laquelle on
obtiendra dès ce moment-là une abstention complète d'alcool et de tabac sous
quelque forme que ce soit. En dehors de cette suppression radicale de la cause
du mal, il ne peut y avoir que de l'arbitraire dans les permissions partielles
consenties par le médecin, et ces permissions ne se justifient que pour des
raisons de diplomatie, parce qu'il est quelquefois plus facile d'obtenir quelque
chose en exigeant le moins qu'en demandant le plus. Cependant l'expérience

a montré bien souvent que pour les alcooliques l'abstinence totale est plus facile que la modération ; nous ne savons pas s'il en est autrement des fumeurs ; ce doit être là avant tout une question d'individualité. NUEL estime que « diminuer l'usage du tabac est réalisable, mais seulement pour quelques semaines » et que « continuer à fumer un peu, c'est éterniser la lutte ». Il conseille au médecin d'exiger d'emblée une abstinence totale de quinze jours, au bout desquels, dit-il, le goût violent pour le cigare ou la pipe diminue et fait même souvent place à une répulsion relative (?). Si le malade est incapable de cet acte d'énergie, il faut au moins lui défendre de fumer tant qu'il est à jeun.

Outre le conseil d'abstinence, on donnera celui de porter des verres fumés pour sortir et d'éviter toute exposition prolongée à une vive lumière (routes blanches, reflets du soleil sur l'eau ou des vitrages, etc.). Parmi les moyens médicamenteux qui ont été proposés nous citerons les révulsifs, en particulier la ventouse de Heurteloup fortement recommandée par DETHARDE (1865, p. 196) mais qui selon NUEL a été employée sans succès à cause de la chronicité du processus ; ce déplétif paraît toutefois logique au moins au début de la maladie en raison de la congestion vasculaire que plusieurs autopsies ont décelées dans des cas de névrites alcoolico-tabagiques.

NUEL estime aussi que les mercuriaux se sont montrés d'une utilité plutôt négative et qu'ils sont abandonnés à bon droit.

L'iodure et le bromure de potassium ont leurs partisans, de même la strychnine en injections sous-cutanées, que BAJARDI et SANTUCCI conseillent d'injecter sous la conjonctive. Les résultats les plus brillants paraissent avoir été obtenus par les injections de pilocarpine à la suite desquelles il survient parfois du jour au lendemain une augmentation très sensible de l'acuité visuelle. Pour que cet effet se produise il faut que l'injection soit physiologiquement efficace, c'est-à-dire qu'il y ait non seulement salivation, mais encore sudation profuse (NUEL). Chez un adulte vigoureux, on commence par injecter 1 centigramme, et, si l'effet n'a pas été suffisant, on monte à 1 1/2 et à 2 centigrammes, cette dernière dose ne devant pas être dépassée. Chez les personnes plus débiles on commence avec moins d'un centigramme. NUEL estime qu'après la deuxième ou la troisième l'effet utile des injections s'arrête et que, si une ou deux injections physiologiquement efficaces n'ont eu aucun effet thérapeutique manifeste, il est inutile de les poursuivre. Le fait que l'amélioration obtenue par ces injections n'est quelquefois pas durable ne paraît pas à NUEL une raison suffisante pour y renoncer.

DE WECKER s'est beaucoup loué des effets du *sérum de Chéron* injecté très lentement sous la peau à la dose de 60 à 100 grammes et qui en quelques jours lui a donné une rapide amélioration de l'acuité visuelle (de 1/20 ou 1/16 à 1/4 ou 1/3). D'après COPPEZ père (*eodem loco*) les doses de 5 grammes de ce sérum suffiraient pour donner un résultat merveilleux.

Les *diurétiques* et tout particulièrement le lait sont aussi recommandables ainsi que les purgatifs pour évacuer les principes toxiques ; enfin l'hydrothérapie agira favorablement sur l'état général.

Tous ces moyens pourront être utiles à la guérison à condition toutefois que le malade ne se croie pas dispensé par le traitement de renoncer à ses habitudes nuisibles : c'est là un point fort important sur lequel le médecin devra prendre soin de bien insister, sinon les rechutes sont possibles, quoi qu'on en ait dit, et amènent à l'établissement définitif d'un scotome central si étendu qu'il équivaut à la cécité économique ainsi que nous en avons des exemples. Il peut même arriver que l'atrophie partielle aboutisse à une atrophie totale du nerf optique : cette issue est, il est vrai, tout à fait exceptionnelle, mais Widmark en a rapporté un exemple qui paraît probant.

II. — THYROÏDINE

L'ingestion prolongée de thyroïdine pour combattre l'obésité peut entraîner une amblyopie chronique fort semblable à celle de l'intoxication par alcool et tabac, ainsi qu'en témoignent cinq observations communiquées par Cirez à la Société belge d'ophtalmologie : il s'agissait de personnes âgées de trente à quarante ans, qui, après avoir suivi pendant plusieurs mois une cure par la thyroïdine, furent atteintes dans l'espace de six à huit semaines d'un abaissement visuel jusqu'à 1/10 et au-dessous, avec scotome central et liberté complète du champ visuel périphérique; la guérison eut lieu dans les cinq cas après cessation de la médication. Une observation de névrorétinite (Aubarèdesera) est un peu équivoque parce que le malade souffrait de myxœdème et que cette affection peut être elle-même accompagnée de névrite (voy. p. 471).

En dépit de cette rareté des constatations cliniques, l'amblyopie par thyroïdine présente un certain intérêt parce qu'elle est la seule amblyopie chronique qui ait pu être étudiée expérimentalement. Birch-Hirschfeld et Inouye, ayant donné à 4 chiens une dose toujours croissante de thyroïdine jusqu'à 8 à 10 grammes par jour, virent se développer au bout de plusieurs mois chez 3 de ces animaux les signes d'une atrophie optique sans troubles circulatoires évidents et sans que la cécité devint totale. L'examen microscopique fit voir que, dans la rétine, de nombreuses cellules ganglionnaires avaient succombé à la dégénérescence, tandis que d'autres étaient conservées tout à côté des cellules malades; le nerf optique montrait aussi une dégénérescence partielle mais diffuse, qui diminuait d'intensité dans la direction centripète et semblait secondaire aux altérations rétiniennes, car elle ne s'accompagnait d'aucune prolifération de la glie ni du tissu conjonctif des cloisons. Birch-Hirschfeld et Inouye se gardent, avec raison, d'une généralisation hâtive et ne prétendent pas que les résultats obtenus avec la thyroïdine soient applicables sans autre preuve à l'amblyopie alcoolique et tabagique; toutefois, étant donnée la ressemblance des symptômes cliniques qui prête à penser que le processus pathologique peut être aussi de même nature, il est instructif de noter que l'amblyopie thyroïdinique a pour cause déterminante, chez le chien, non pas une névrite interstitielle, mais une altération primaire des cellules rétiniennes avec dégénérescence consécutive des fibres optiques.

III. — SULFURE DE CARBONE

Des troubles de la vue ont été mentionnés par DELPECH en 1856 et 1863 dans deux mémoires sur l'intoxication spéciale que déterminent, chez les ouvriers en caoutchouc, les vapeurs de sulfure de carbone auxquelles ils sont exposés dans leur travail. En 1873, 25 cas de cette amblyopie ont été recueillis par les soins de la Société ophtalmologique du Royaume-Uni (d'après GOWERS, p. 266). Ce nombre est doublé aujourd'hui, et représente, selon DE SCHWEINITZ, les 2/5 du nombre total des cas d'intoxication par le sulfure de carbone. UHTHOFF (1887) en a compté 2 sur 138 cas d'amblyopies toxiques.

L'affection oculaire est toujours précédée par des symptômes de *dépression nerveuse*, tels que faiblesse générale, vertiges, maux de tête, crampes et fourmillements dans les extrémités, troubles digestifs, irascibilité; leur développement est quelquefois rapide, mais plus souvent encore il se fait graduellement dans l'espace de plusieurs semaines ou de plusieurs mois. L'ouvrier éprouve une difficulté toujours croissante à terminer son travail de la journée; il croit avoir un brouillard devant ses yeux et souffre d'asthénopie; deux malades de CHANGARNIER voyaient tous les objets colorés en jaune. Lorsque l'oculiste est consulté, il constate que l'acuité visuelle est fort abaissée, presque toujours à moins de 1/10, et que la perception des couleurs, surtout du vert et du rouge, se trouve aussi amoindrie ou supprimée; les descriptions diffèrent cependant sur le degré relatif de ces troubles visuels : tandis que NUEL et LAPLAT insistent sur le fait que la dyschromatopsie est peu prononcée en regard de la très forte diminution de l'acuité centrale, d'autres auteurs, par exemple UHTHOFF (1901, pl. 5) ont noté la suppression complète de toute vision colorée. Pour NUEL et LAPLAT le scotome de l'intoxication sulfo-carbonique, relatif sur toute son étendue, est au surplus de dimension très petite; HIRSCHBERG (1886), BECKER et UHTHOFF décrivent au contraire de grands scotomes, absolus ou presque absolus, jusqu'à 15° ou 20° du centre de la fixation. Ce sont là des types extrêmes; en règle générale, les troubles visuels ont beaucoup de ressemblance avec ceux de l'intoxication alcoolico-tabagique sauf l'abaissement plus marqué de l'acuité centrale. Les limites périphériques du champ visuel ont été trouvées le plus souvent normales; DUBOYS DE LAVIGERIE et KALISCHER mentionnent cependant un certain rétrécissement concentrique pour le vert et pour le rouge, OFFRET un rétrécissement du même genre accusé même pour le blanc.

Les altérations ophtalmoscopiques sont nulles (CHANGARNIER, 2° cas; GALLEMAERTS) ou bien elles consistent en une décoloration partielle de la papille optique, localisée surtout à sa moitié temporale (BECKER; OFFRET, obs. XIII et XIV); parfois aussi la pâleur atrophique intéresse le disque optique en entier (DUBOYS, DUMONT) comme dans les formes les plus prononcées de l'amblyopie par alcool et tabac. Quelques auteurs parlent d'un léger trouble du bord papillaire (CHANGARNIER, 1er cas; NUEL et LAPLAT); HIRSCHBERG est le seul à décrire au centre de la région maculaire un groupe de petites taches blanches et réfringentes.

Le diagnostic causal de l'amblyopie est facilité par les renseignements que donne le malade sur ses occupations professionnelles et par les symptômes généraux (cachexie, faiblesse générale, troubles nerveux) généralement bien plus prononcés que dans l'intoxication alcoolico-tabagique. Si l'ouvrier qui travaille avec le sulfure de carbone est en même temps fumeur, ou alcoolique, il peut y avoir combinaison de ces différents facteurs, et l'on fera bien de l'éloigner non seulement de sa fabrique, mais encore de sa pipe et de son petit verre. Dans ces conditions, on assiste souvent à une amélioration rapide des fonctions visuelles : De Schweinitz a recueilli en effet 15 cas de guérison complète ou presque complète pour 5 où l'amblyopie est demeurée sans changement. En plus de la suppression de tous les facteurs nuisibles, il faut soumettre le malade à un régime tonique et à des injections de strychnine ; l'iodure n'a pas donné grands résultats à Galezowski (cité par Changarnier), mais des sudations furent suivies d'une constante amélioration.

La prophylaxie consiste essentiellement en une bonne ventilation des locaux de travail. Tel ouvrier qui avait travaillé pendant vingt ans dans la même fabrique sans en éprouver d'inconvénient, fut atteint par l'intoxication quatre mois après s'être installé dans des locaux mal aérés (Gunn). Uhthoff estime que les mesures hygiéniques prises actuellement dans les principales fabriques de caoutchouc ou de produits chimiques ont déjà eu pour effet de diminuer la fréquence des intoxications.

Les altérations anatomiques de l'amblyopie sulfo-carbonique ne sont point encore connues ; la similitude de leurs manifestations cliniques fait penser qu'elles sont aussi très semblables à celles de l'amblyopie par alcool et tabac. Les expériences tentées par Brach-Hirschfeld et par Offret sur des lapins n'ont donné que des résultats négatifs ; chez un chien, Offret a pu mettre en évidence par la méthode de Marchi une dégénérescence des fibres périphériques du nerf optique, bien que la coloration de Nissl ne décelât aucune altération des cellules ganglionnaires de la rétine.

IV. — PLOMB

L'amblyopie attribuable à l'influence toxique du plomb est connue depuis fort longtemps, car plusieurs anciens auteurs comme Saemisch (1611) et Baer (1817) y font allusion. Tanquerel des Planches (1839) en réunit 12 observations sur un total de 1217 cas d'intoxication saturnine. L'emploi de l'ophtalmoscope a montré depuis lors que la nature et le siège de ces troubles visuels ne sont pas toujours les mêmes : tantôt il y a des changements matériels dans le nerf optique et la rétine, tantôt les désordres fonctionnels sont uniquement d'origine centrale et peuvent être comparés à l'amaurose urémique (Laker) ; tantôt enfin on doit admettre que le poison agit simultanément sur les centres nerveux et sur les éléments périphériques de l'appareil visuel. Le plomb n'a donc pas sur les fibres optiques une action élective aussi nette que d'autres agents toxiques tels que l'alcool et le tabac, la quinine, la fougère mâle, etc.

Nous n'avons pas à nous occuper ici des amauroses passagères qui surviennent brusquement après ou pendant les coliques de plomb et qui, après quelques jours d'une cécité plus ou moins complète, se dissipent aussi rapidement qu'elles sont venues (GÜNSBURG; HIRSCHLER, HAASE, SCHUBERT et HIRSCHBERG, cités par GÜNSBURG).

D'autres formes plus complexes (BUHLER; WESTPHAL, HERTEL et ELSCHNIG cités par BUHLER) se manifestent à la fois par une hémianopsie, homonyme ou symétrique, et par des changements ophtalmoscopiques (ischémie artérielle, congestion veineuse ou saillie papillaire). Elles nous intéressent de plus près parce qu'elles indiquent une affection simultanée des centres nerveux et du nerf ou bien des altérations qui, ayant leur point de départ dans la région du chiasma et des bandelettes, se sont propagées jusqu'à l'œil.

Un scotome central, avec aspect normal ou presque normal du fond de l'œil comme on en constate dans l'amblyopie alcoolico-tabagique, se voit aussi dans le saturnisme (SCHNELLER, SAMELSOHN) et trahit une dégénérescence localisée dans le faisceau papillo-maculaire du nerf optique; enfin, le développement d'une papillite ou papillo-rétinite plus ou moins intense vient assez souvent démontrer que des troubles circulatoires s'ajoutent aux altérations nerveuses causées par le poison (FOLKER, cas I et II; STOOD, cas V et VI; von SCHROEDER; GOWERS, pl. V, fig. 6, CHEVALIER). La participation de la rétine peut être si marquée qu'elle offre à l'ophtalmoscope l'aspect typique d'une rétinite albuminurique (LEBER, p. 887, WEINBERG; ANCKE, *Centralbl. für Aug.* 1885, p. 486). Il est alors fort difficile de décider si l'on est en présence d'une manifestation directe du saturnisme ou d'une affection rétinienne secondaire à une néphrite saturnique. Cette question ne saurait être tranchée tant que la pathogénie de la rétinite albuminurique en général n'est pas mieux élucidée. (voy. t. VI. p. 819).

La multiplicité des formes de l'amblyopie saturnine fait comprendre que nous n'en puissions pas donner une description d'ensemble. Leur seul caractère un peu constant, c'est qu'elles succèdent à toute une série d'autres symptômes révélateurs de l'intoxication, tels que des coliques avec constipation opiniâtre, des paralysies des muscles extenseurs de la main; un liseré bleuâtre sur les gencives, etc. Le plus souvent il s'est écoulé des mois ou même des années depuis la première apparition de ces symptômes; l'observation de SAMELSOHN, concernant un paysan qui fut atteint d'amblyopie déjà trois jours après avoir commencé le travail dans une fabrique de céruse, est tout à fait exceptionnelle et fait penser à une idiosyncrasie de ce malade. Une fois déclarés, les troubles visuels évoluent avec rapidité et peuvent conduire en peu de jours à une diminution très considérable de la vision, parfois même à la cécité complète.

Des affections du nerf optique la moins maligne paraît être celle qui se manifeste par un scotome central avec changement nul ou légère hyperhémie des papilles; la suppression immédiate de l'agent toxique, le repos des yeux, un régime tonique et l'iodure de potassium ramènent assez facilement la guérison, mais une rechute est possible si le malade s'expose de nouveau aux influences du plomb (Samelsohn).

Les papillites et papillo-rétinites se terminent assez souvent d'une façon moins favorable par l'atrophie partielle du nerf optique avec rétrécissement prononcé du champ visuel (Stœd, Chevalier), ou par l'atrophie totale avec cécité définitive (Hutchinson, Galezowski); en pareil cas, il n'est pas rare de voir les vaisseaux rétiniens s'engainer de blanc ou se transformer en des cordons exsangues (Stœd, 6e cas; von Schroeder; Pansotti et Melotti; Focke 3e cas).

L'intoxication saturnine peut être provoquée par des aliments ou des boissons ayant séjourné dans des vases de plomb ou se faire par des voies plus détournées, tabac à priser (Böhm), teintures de cheveux ou cosmétiques contenant du plomb (Rae), etc., mais elle est avant tout une maladie professionnelle atteignant les ouvriers qui travaillent dans les fabriques de céruse, les peintres en bâtiment, les potiers occupés au vernissage, les typographes et les fondeurs de caractères d'imprimerie. Elle était, il y a peu d'années, très répandue dans les vallées du Jura où l'on polissait à domicile les pierres d'horlogerie sur des meules de plomb. Les mesures de police hygiénique (bonne aération et nettoyage exact des locaux, lavage fréquent des mains dans de l'eau mélangée d'un peu d'acide sulfurique, interdiction de manger dans les ateliers, etc.) tendent à la rendre de moins en moins fréquente. Au reste l'amblyopie est beaucoup plus rare que les autres symptômes du saturnisme, coliques de plomb, paralysie de l'avant-bras, etc.; De Schweinitz ne l'a vue que 3 fois sur 15,000 malades, et nous-mêmes nous n'en avons recueilli qu'une observation probable à l'hôpital ophtalmique de Lausanne malgré le grand nombre des imprimeries de cette ville et la fréquence du saturnisme chez les pierristes du Jura.

Les symptômes oculaires de l'intoxication par le plomb n'ayant en eux-mêmes rien de caractéristique, le diagnostic se basera sur les symptômes généraux qui ont précédé l'amblyopie, sur la constatation du liseré bleuâtre des gencives et sur les occupations professionnelles du malade.

Quant au traitement, outre les purgatifs et l'iodure de potassium on recommande des bains sulfureux. Dans un cas de papillite, von Schroeder (p. 233) obtint de bons effets par des frictions mercurielles; Haase eut à se louer des injections de morphine déjà prônées par les anciens auteurs. Un changement d'occupations ou tout au moins des précautions très exactes lors de la reprise du travail sont indispensables pour éviter des rechutes.

Nos connaissances sur l'anatomie pathologique de l'amblyopie saturnine offrent encore de grandes lacunes. Prüfer parle d'une prolifération du tissu interstitiel, et Baidla d'une accumulation dans le nerf de corps granuleux en grand nombre.

Oeller, qui a étudié en détail les yeux d'un saturnin mort d'apoplexie après avoir présenté à l'ophtalmoscope une papillite bien accusée, a trouvé à un haut degré une dégénérescence hyaline des artérioles et des capillaires dans la choroïde, dans le nerf optique et dans la rétine. Cette dégénérescence vasculaire, accompagnée de nombreuses thromboses, avait provoqué dans le tissu rétinien les multiples altérations que l'on retrouve à un degré variable dans presque toutes les rétinites hémorragiques quelle que soit leur étiologie, à savoir : de nombreuses extravasations, une hypertrophie variqueuse des fibres optiques, enfin un œdème interstitiel avec formation dans la couche intergranuleuse de lacunes remplies de sérosité ou occupées par des masses hyalines d'origine hémorragique et des amas de fibrine. Cette description donnée par Ollen ne diffère de celle de la généralité des rétinites albuminuriques que par l'absence des cellules granulo-graisseuses et de l'infiltration graisseuse du tissu de soutien (voy. t. VI, p. 815 et 816) ; elle n'a donc en elle-même rien qui soit particulier à l'intoxication saturnine et ne saurait conduire à des conclusions pathogéniques précises.

V. — ALCOOL MÉTHYLIQUE

Les ambiyopies aiguës d'origine alcoolique sont assez rares et paraissent devoir être attribuées surtout à l'action de l'alcool méthylique. Birch-Hirschfeld (1901, p. 360, et 1902, p. 69) en rapporte plusieurs exemples empruntés presque tous à des auteurs américains. Peu d'heures après l'ingestion d'alcool méthylique plus ou moins pur, ou de liqueurs dans la composition desquelles cet alcool rentrait pour une bonne part (alcool de menthe, eau de Cologne, etc.), il se produisait un rapide abaissement de la vision ou même une cécité complète avec dilatation et immobilité des pupilles. L'amaurose était d'emblée définitive ou faisait place à un retour passager des fonctions visuelles. Au début, pas d'altérations reconnaissables à l'ophtalmoscope. Après quelques semaines, rétrécissement des vaisseaux et décoloration de la papille jusqu'au tableau de l'atrophie optique complète. Ces observations concordent dans leurs grands traits avec celles de Menaix et de Kuhnt, dont voici le résumé :

Un détenu qui avait bu de l'eau contenant un reste de vernis à l'alcool méthylique fut pris, une heure après, de violents maux de tête avec vomissements, sueurs profuses et dilatation pupillaire, puis il tomba dans le coma jusqu'au lendemain ; à son réveil il était aveugle, et après un retour passager de la sensation lumineuse, l'amaurose devint définitive. Menaix constata deux ans plus tard une atrophie complète des nerfs optiques sans rétrécissement bien notable des vaisseaux.

L'observation de Kuhnt se fait remarquer par une issue particulièrement favorable, car bien que la cécité totale fût survenue en quarante-huit heures avec son cortège de frissons, de céphalalgie et de propension au sommeil, la perception de la lumière se rétablit en cinq jours sous l'influence d'un traitement énergique par des sudations et de l'iodure de potassium ; en un mois, l'acuité visuelle était redevenue normale. Des sensations douloureuses dans la profondeur de l'orbite, qui se produisaient les premiers jours à la pression sur le globe et dans les mouvements de l'œil, se dissipèrent aussi peu à peu.

L'examen ophtalmoscopique, négatif au début, fit reconnaître deux semaines après l'intoxication une certaine pâleur des papilles avec des artères visiblement rétrécies, mais ces altérations se réparèrent en même temps que les troubles visuels.

Un camarade de ce malade, ayant absorbé une plus grande quantité d'alcool méthylique, expira en moins de trois jours sans avoir repris connaissance.

Dans une observation de von Krüdener, la cécité, après avoir été complète pendant quatre jours, ne laissa après elle qu'un petit scotome absolu, paracentral à l'œil droit et central à l'œil gauche.

Buller et Wood ont pu recueillir 153 cas de cécité et 122 cas de mort par intoxication méthylique ; en regard de 16 cas de cécité complète, ils en ont noté 3 avec cécité définitive d'un seul œil, 15 avec retour partiel de la vision et seulement 7 qui aboutirent à la guérison ; 9 fois l'intoxication avait eu lieu par la voie pulmonaire ou cutanée et non par ingestion.

Les altérations anatomiques de l'amblyopie méthylique ont été étudiées expérimentalement par Holden et par Birch-Hirschfeld sur des animaux (lapins, poules, chiens, singes) ; elles se manifestent dans les cellules nerveuses de la rétine avant de se prononcer dans le nerf optique. D'après Birch-Hirschfeld, on trouve en premier lieu une diffusion de la chromatine avec formation de vacuoles dans le protoplasma des cellules ganglionaires, lesquelles finissent par se détruire en ne laissant plus après elles qu'un noyau ratatiné. La couche des grains internes est aussi dissociée par des lacunes (œdémateuses ?) ; ses éléments deviennent irréguliers et plusieurs d'entre eux subissent une dégénérescence vésiculeuse. Les grains externes ne sont atteints que plus tard, et, bien que les altérations soient assez irrégulièrement réparties dans les différentes régions de la rétine, elles n'attaquent pas les couches externes sans affecter préalablement les couches internes dans les points correspondants.

Dans le nerf optique, la dégénérescence ne se limite pas à un faisceau déterminé, mais elle n'est pas non plus tout à fait diffuse, car elle épargne de nombreuses fibres comme dans l'intoxication chronique par l'alcool et le tabac. Il n'y a aucun signe d'inflammation interstitielle (Birch-Hirschfeld, 1901, p. 372) ; de nombreuses lacunes claires se voient au sein des faisceaux nerveux, et les noyaux de la névroglie ou des septa conjonctifs ne sont pas augmentés. Birch-Hirschfeld en conclut que la dégénérescence des fibres optiques est secondaire à celle des cellules rétiniennes à moins qu'elle ne soit elle-même causée directement par le poison (1902, p. 88).

Des expériences analogues faites par Rymowitsch (citées par Birch-Hirschfeld, 1901, p. 376) avec de l'alcool éthylique ont donné des résultats semblables. Il semble donc que les causes anatomiques de l'intoxication alcoolique aiguë ne diffèrent pas de façon notable selon la qualité de l'alcool qui est en action.

VI. — QUININE

Historique. — Deval, dans son *Traité de l'amaurose* publié en 1851, cite plusieurs médecins, entre autres le Dr Visinier, de la Louisiane, qui lui ont rapporté des cas de cécité plus ou moins complète et durable observés dans leur clientèle à la suite d'un traitement par le sulfate de quinine.

D'autres observations isolées, dont la plupart se trouvent réunies dans la thèse de BRUNNER, avaient confirmé ces dangers de la quinine prise à trop forte dose, mais elles restèrent peu connues des oculistes jusqu'au moment où KNAPP devant la Société ophtalmologique de Heidelberg (1881) et BRUNNER, dans une thèse publiée sous la direction de HORNER (1882), eurent esquissé dans son ensemble le tableau clinique de l'empoisonnement par les alcaloïdes du quinquina. Dès lors, le nombre des cas publiés s'est élevé à plus d'une centaine.

Au début, plusieurs praticiens s'étaient demandé s'ils devaient attribuer les troubles oculaires à la quinine ou bien à la maladie qui avait nécessité ce médicament (DE GRAEFE, ROOSA et ELY) ; aujourd'hui, l'hésitation n'est plus possible, car le syndrome si typique et si constant de l'intoxication quinique a été constaté non seulement dans le cours de maladies très diverses, mais encore chez quelques individus qui, se trouvant en parfaite santé, avaient absorbé de la quinine dans un but de suicide (obs. de GOUVÊA), par inadvertance (obs. de GIACOMINI) ou par bravade (1re obs. de ZANETTI) ; de plus, l'amaurose quinique est facile à produire expérimentalement, de telle sorte qu'elle constitue l'une des mieux caractérisées d'entre les intoxications oculaires.

Symptômes. — L'intoxication par la quinine se manifeste dans la grande majorité des cas de la façon que voici : peu d'heures après l'ingestion d'une dose unique ou après quelques jours de traitement par la quinine, le malade est pris soudain de vertiges, de bourdonnements d'oreilles et d'un sommeil profond, quelquefois même de convulsions et d'une perte de connaissance qui peut durer plusieurs jours. A son réveil, il est sourd et totalement aveugle, à tel point que même en plein jour il a la sensation de la nuit noire. Au bout d'un temps qui varie de quelques heures à plusieurs jours, la surdité se dissipe, et plus tard la cécité complète fait place au retour d'une certaine perception lumineuse, puis de gros objets commencent à être reconnus et peu à peu la vision centrale s'améliore, si bien que le malade est de nouveau capable de lire, mais son champ visuel périphérique reste considérablement rétréci.

Si le médecin est appelé dans les premiers jours qui suivent l'accident, il constate une dilatation *ad maximum* des pupilles avec abolition de leur réflexe lumineux. A l'ophtalmoscope, les milieux réfringents de l'œil ont gardé leur transparence, mais le nerf optique et la rétine sont en état d'ischémie prononcée, tous les vaisseaux, veines et artères, étant fort amincis, parfois même invisibles au delà des limites de la papille. La région maculaire est occupée par un trouble grisâtre qui peut être assez prononcé pour faire apparaître la fovea sous l'aspect d'une tache rouge cerise (GNAUCK, BULLER, BENSON), comme dans les cas d'obstruction soudaine de l'artère centrale (voy. t. VI, p. 742). La papille est très pâle, opaque ; sa substance paraît quelquefois un peu gonflée et ses bords légèrement effacés. Plus tard elle prend la blancheur de la craie (HORNER), avec des limites bien nettes, et

ses vaisseaux, toujours plus étroits que normalement, bien qu'un peu mieux
visibles qu'au début, montrent assez fréquemment une opacification graduelle
de leurs parois avec rétrécissement ou même oblitération complète du
lumen (fig. 75).

Ce qu'il y a de vraiment étrange dans cet ensemble de symptômes, c'est
d'une part l'amélioration constante de la vision centrale jusqu'à un degré
voisin de la normale après une amaurose complète au début, d'autre part le
rétrécissement très considérable du champ visuel et l'aspect tout à fait atro-

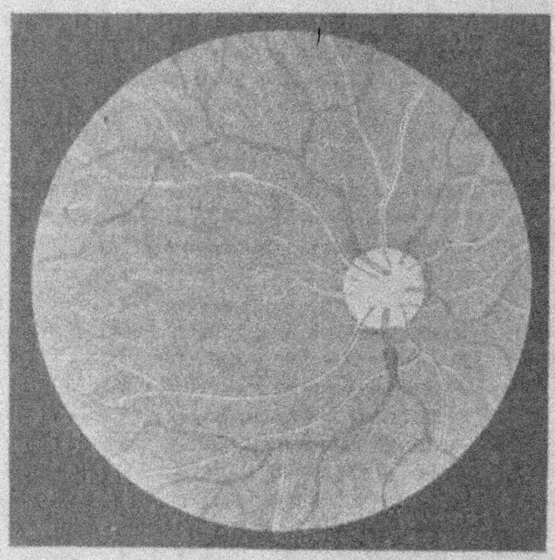

Fig. 75.

Ischémie rétinienne par intoxication quinique (d'après Passan). Papille blanche, artères
très rétrécies avec opacification de leurs parois, thrombus (?) sur le trajet d'une veine
rétinienne.

phique du nerf optique, deux symptômes qui demeurent en dépit de l'amélioration visuelle. Citons quelques exemples particulièrement frappants à ce
point de vue :

1° Gaussize relate l'histoire d'une dame qui, après être restée du 25 juin au
19 juillet, soit vingt-quatre jours, dans la cécité la plus complète et avoir perdu de
nouveau, à deux reprises, toute sensation de lumière, regagna dans l'espace de trois
mois une acuité centrale égale à la normale (v = 1), bien que les papilles optiques
fussent restées très pâles, les vaisseaux filiformes et les deux champs visuels rétrécis
à 20° du centre en moyenne.

2° Chez le malade de Micmac, un mois après l'intoxication, la vision centrale
était encore nulle, les papilles blanches et les artères rétiniennes si rétrécies qu'on ne
pouvait les suivre que sur un court trajet. Cet état fut envisagé par un oculiste expé-
rimenté comme résultant d'une atrophie optique ordinaire,

La sensation lumineuse n'en revint pas moins dans l'intervalle de quatre mois et six mois plus tard l'acuité centrale était de 4/5.

3° Dans l'observation de VOORHOESS, les vaisseaux rétiniens étaient absolument invisibles au début ; quinze mois plus tard, on n'en distinguait encore qu'une seule branche sur le bord de la papille. Il y eut néanmoins guérison (d'après KNAPP, p. 162).

La persistance de la cécité complète est tout à fait exceptionnelle; DE SCHWEINITZ (p. 833) en connaît seulement 2 exemples sur 81 observations qu'il a recueillies. L'unilatéralité du trouble visuel n'a été rapportée que par DE GRAEFE, aussi n'est-il pas certain que sa description ait trait réellement à

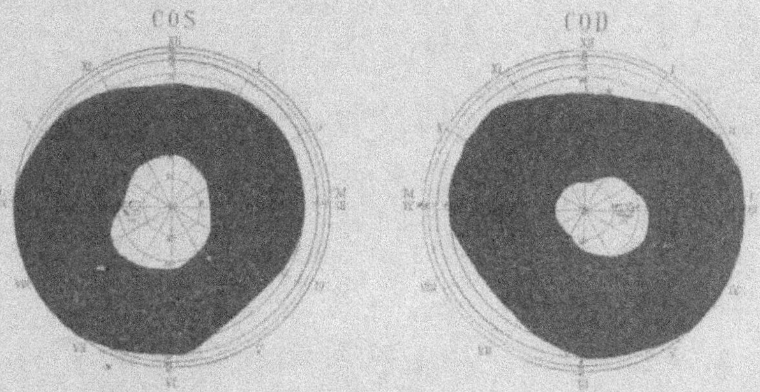

Fig. 74.
Rétrécissement concentrique des champs visuels dans un cas d'intoxication quinique
(DE GOUVÊA).

une intoxication quinique. Le même doute a été émis à l'endroit d'un cas relaté par JOCKO qui a mesuré un scotome central au lieu d'un rétrécissement concentrique; la présence de plusieurs scotomes paracentraux (BIETTI) ou d'un îlot de vision périphérique séparé du champ visuel central par une zone de perception nulle (VENNES), contraste aussi avec la presque totalité des autres descriptions et paraît difficilement conciliable avec les données de l'anatomie pathologique; ces observations aberrantes demandent donc une confirmation avant d'être admises au rang des autres.

Dans les cas typiques, les troubles oculaires sont non seulement bilatéraux et simultanés dans les deux yeux, mais encore ils suivent une marche parallèle jusqu'à la guérison; sous le rapport de l'acuité centrale, aussi bien que du champ visuel, on ne peut noter que des différences insignifiantes : par exemple, le malade de GOUVÊA avait à l'œil droit une acuité centrale de 1/3 et de 2/3 à l'œil gauche, mais le rétrécissement périphérique était fort semblable aux deux yeux (voy. fig. 74).

Il n'y a d'ailleurs pas de proportion constante entre le degré définitif de l'acuité centrale et l'étendue du champ visuel; en certains cas, la vision périphérique continue de s'améliorer après que l'acuité centrale est redevenue normale. Quelquefois le sens lumineux reste définitivement amoindri ; Benson et Parker mentionnent de l'héméralopie ; quant au malade de Zanotti, qui présentait aussi de l'héméralopie, il était probablement atteint d'une complication choroïdienne, car l'ophtalmoscope montrait un piqueté blanchâtre dont la description rappelle la « rétinite ponctuée albescente » (voy. t. VI, p. 935). L'observation d'Eliasberg, où le rétrécissement du champ visuel finit par prendre la forme annulaire, fait conclure aussi à un trouble circulatoire dans le domaine des artères ciliaires (voy. t. VI, p. 921).

Les troubles de la perception chromatique n'ont rien de spécial à l'amblyopie quinique, le vert et le rouge étant généralement moins bien perçus que les autres couleurs, selon ce que l'on constate dans presque toutes les affections du nerf optique. Dans les premiers temps après le retour de la vision, il y a le plus souvent achromatopsie complète, puis les couleurs recommencent à être perçues d'une façon plus ou moins exacte au fur et à mesure de l'amélioration visuelle. Quand l'état est devenu définitif, le champ visuel demeure plus fortement rétréci pour les couleurs que pour le blanc, par exemple à 5° pour le rouge quand il l'est à 20° pour le blanc. Dans l'observation de Stoewing, ce rétrécissement était encore très marqué douze ans après l'intoxication et la gêne visuelle était aggravée par une atrophie complète de la couche pigmentaire de l'iris, une complication dont nous ne connaissons pas d'autre exemple.

Causes et fréquence. — L'amaurose quinique se produit de façon aiguë et fait suite à l'ingestion d'une dose unique, ou de plusieurs doses un peu fortes administrées coup sur coup dans l'espace de quelques jours, bien plus souvent qu'à un traitement prolongé avec de faibles quantités de quinine ou de quinquina.

La dose capable de provoquer une intoxication varie chez l'homme entre de larges limites et paraît dépendre avant tout d'une prédisposition individuelle, d'une idiosyncrasie dont tous les auteurs reconnaissent l'importance, peut-être aussi de certains états passagers comme la faiblesse du malade auquel le remède est ordonné (cachexie palustre, etc.).

Barabascheff, expérimentant sur lui-même et sur d'autres individus sains, a trouvé que les premiers symptômes d'intoxication se produisent après l'ingestion d'une dose de 2ᵍʳ,4 à 3ᵍʳ,6 de chlorhydrate de quinine ; l'ophtalmoscope fait voir alors un amincissement marqué des vaisseaux rétiniens avec décoloration des papilles optiques ; le champ visuel se rétrécit concentriquement et la vision s'abaisse jusqu'à une amaurose passagère sous la forme d'accès de cécité très courts (une demi-minute), qui, chez l'un des sujets en expérience, se succédèrent une dizaine de fois à des intervalles de cinq à dix minutes. Une fois Barabascheff nota la production d'un trouble rétinien qui disparut jusqu'au lendemain.

Tous ces symptômes, n'ayant pas été durables, devaient tenir à des troubles purement fonctionnels dans le nerf optique et la rétine ou à des altérations anatomiques susceptibles de réparation complète et rapide. Des accidents plus sérieux peuvent être toutefois provoqués par des quantités de quinine plus faibles que les 2 à 3 grammes indiqués par Barabaschew; les observations de Tiffany et de Zanotti en sont la preuve : elles ont trait à des malades qui, souffrant de grippe ou de malaria, s'étaient conformés à la prescription de leur médecin, bien qu'ils se connussent une intolérance particulière pour la quinine; l'un d'eux, un homme de trente-quatre ans, après avoir absorbé au total 1^{gr},95 en trois doses dans l'espace d'une nuit, se trouva frappé, dès le lendemain matin, d'une cécité qui fut complète pendant trois jours; chez l'autre malade, une jeune fille de vingt ans, il suffit de 0^{gr},75 pour provoquer à deux reprises un abaissement marqué de la vision et le champ visuel demeura un peu rétréci.

En opposition avec ces exemples d'intoxication rapide, on peut en citer d'autres où les doses de quinine ont été beaucoup plus nombreuses et plus fortes avant d'amener des accidents. Ainsi Knapp (1882, p. 157) rapporte l'histoire d'une fillette de six ans, à laquelle on avait déjà administré près de dix grammes en deux jours et demi, lorsqu'elle fut atteinte de cécité, et que l'on continua de traiter pendant quatre jours avec le même alcaloïde; la vision n'en revint pas moins au bout de peu de jours. Knapp (p. 165) eut connaissance d'un autre cas où l'amaurose fut provoquée par l'énorme quantité de 80 grammes (1 300 grains) en trois jours! Le malade de Gouvêa, qui avait avalé 20 grammes de quinine en une fois dans une intention de suicide, guérit aussi avec une vision relativement bonne (V = 2/3 et 1/3).

L'énorme usage que l'on fait de la quinine dans les pays infestés de malaria nous porte à croire que les 2 ou 3 grammes expérimentés par Barabaschew sur des sujets sains peuvent être dépassés en bien des circonstances chez des fébricitants sans qu'il en résulte de grands inconvénients. Lorez rapporte en effet que, même à Cuba, les amblyopies quiniques sont très rares; il est vrai que Gouvêa les dit au contraire assez fréquentes dans le Brésil. Dans l'Europe centrale, elles sont tout à fait exceptionnelles : sur un total de 100 000 malades, Uhthoff n'en a rencontré qu'un seul cas, et Vermes, à Buda-Pesth, deux cas seulement.

Diagnostic. — Une intoxication par la quinine ne pourrait offrir de réelles difficultés au diagnostic que si le malade cherchait à cacher à son médecin l'absorption d'une forte dose de cet alcaloïde (tentative de suicide) ou s'il se trouvait dans l'impossibilité de donner aucun renseignement (coma prolongé). La coexistence de troubles auditifs et la bilatéralité de la cécité évitent, pendant la période d'ischémie, la confusion possible avec une obstruction de l'artère centrale. Dans les stades ultérieurs, ce sont les détails anamnestiques (soudaineté des troubles visuels, amélioration survenue après une cécité complète, etc.) qui empêcheront l'oculiste de croire à une atrophie progressive des nerfs optiques; cette distinction sera surtout facilitée par la constatation d'une acuité visuelle relativement bonne en présence d'un aspect si atrophique de la papille que, s'il s'agissait réellement d'une atrophie progressive, on ne trouverait plus qu'une vision extrêmement faible.

Quand les symptômes oculaires se sont produits au cours d'un accès de malaria, on peut se demander, en certaines circonstances, si la cécité tient à la maladie primitive ou bien résulte de la médication instituée. L'examen ophtalmoscopique lèvera ces doutes, si l'on se rappelle que les complications oculaires de la malaria se manifestent essentiellement par une congestion veineuse de la papille et par des hémorragies rétiniennes, compliquées parfois de pigmentation choriorétinienne et de troubles du corps vitré.

Pronostic et traitement. — Les quelques exemples que nous avons cités en décrivant les symptômes et l'évolution de l'amaurose quinique montrent que le pronostic en est bien plus favorable qu'on le pourrait croire au premier examen du malade. Ni la dose absorbée, ni la soudaineté des symptômes d'intoxication, ni la cécité qui demeure absolue depuis plusieurs jours ou même plusieurs semaines (obs. de GRÆNSNA, MICHEL, DEMICHERI), ni l'abolition de toute réaction pupillaire, ne doivent faire désespérer d'un retour ultérieur de la vision; sitôt que la sensation lumineuse commence à réapparaître, on a le droit de s'attendre à de nouveaux progrès, lors même qu'il leur faudra peut-être quelques semaines ou quelques mois pour s'affirmer.

Le pronostic sera du reste d'autant meilleur que, la cause du trouble visuel ayant été reconnue plus tôt, on aura mis plus de soin à éviter toute nouvelle absorption par le malade du médicament qui lui est si préjudiciable, car plusieurs faits ont démontré qu'après une première atteinte de la vision, il suffit d'une dose très faible pour amener une rechute sous la forme d'une nouvelle diminution de l'acuité centrale et du champ visuel (obs. de KNAPP, p. 158, et de LOREZ). L'amélioration visuelle est aussi influencée par les différents facteurs qui peuvent modifier la circulation dans les vaisseaux de la tête : ainsi la malade de GRÆNSNA, après avoir vu se produire un retour de la sensation lumineuse, retomba pour deux jours dans une cécité complète parce qu'elle s'était tenue pendant trois heures dans une position assise, puis elle redevient aveugle pendant quelques jours au moment de la menstruation.

Le repos absolu à plat de lit, avec la tête un peu abaissée, et l'emploi de la digitale, surtout si l'action du cœur est faible, sont donc les premières indications thérapeutiques. Des inhalations de nitrite d'amyle ont semblé d'un effet utile à quelques praticiens (BELLER, GOUVÉA), tandis que d'autres les ont trouvées sans action sur la vue ni sur le rétrécissement des vaisseaux rétiniens (GRÆNSNA, MICHEL.) Les injections de strychnine sont indiquées aussi bien que dans les autres formes d'atrophies optiques. Il importe enfin de relever les forces du malade par une bonne alimentation et le séjour à la montagne. GOUVÉA, en particulier, se loue des résultats obtenus dans les cas les plus graves par le transport du malade à une altitude de 600 à 800 mètres au-dessus du niveau de la mer. Même en Europe une contrée montagneuse et boisée nous semble préférable aux stations du bord de la mer pour reposer les nerfs optiques souffrant d'ischémie et leur éviter l'éblouissement que procurent les grandes surfaces lumineuses.

Au point de vue préventif, il importe surtout que le médecin ne perde pas de vue l'éventualité d'une idiosyncrasie dangereuse chez le malade qu'il se propose de traiter par la quinine; s'il ne connaît pas bien ce malade, il ne lui prescrira pas d'emblée plusieurs doses, même modérées, sans en surveiller l'effet; si on le rend attentif à une prédisposition individuelle, il ne devra point passer outre sans avoir de bonnes raisons pour cela, à peine d'avoir à regretter son imprudence.

Ces cas d'idiosyncrasie mis à part, la rareté relative des accidents et leurs conséquences en somme assez bénignes, puisque en règle générale la vision se rétablit, amèneront tous les praticiens à conclure comme l'URBOFF (1901, p. 77) que les dangers de la quinine ne sont pas à comparer avec les avantages qu'elle peut procurer, surtout dans les contrées où règnent les fièvres paludéennes. Notons seulement à titre de renseignement que ni la race, ni l'âge, ni le sexe, ne donnent l'immunité contre l'intoxication, car DE SCHWEINITZ en a rassemblé 49 cas chez des hommes et 25 chez des femmes, l'âge de ces malades variant de trois à soixante-treize ans. Le résultat des expériences de DAGAÊLT (1902, p. 13), qui, pour produire l'intoxication chez de jeunes chiens, a dû employer des doses notablement plus fortes que chez des chiens adultes, ne paraissent donc pas applicables à l'œil humain.

Anatomie pathologique et pathogénie. — Aucun cas d'amaurose quinique chez l'homme n'ayant été suivi d'autopsie, les altérations produites dans l'appareil nerveux de l'œil ne nous sont connues que par des expériences sur les animaux.

DE SCHWEINITZ (p. 832 et 836) a pu se convaincre que tous les alcaloïdes tirés de l'écorce de quinquina ont la même action toxique; chez le chien il suffit d'introduire dans l'estomac 30 à 40 centigrammes (NUEL, 1900, p. 13) ou d'injecter sous la peau 15 à 20 centigrammes par kilogramme d'animal (DAGAÊLT, VERMES) pour provoquer en peu d'heures une cécité complète avec dilatation maximale des pupilles et pâleur ischémique des nerfs optiques ; chez le lapin la dose nécessaire pour produire les mêmes effets est un peu plus forte, soit 50 centigrammes injectés deux fois par jour (BIRCH-HIRSCHFELD, p. 219).

Selon VERMES, quelques heures après l'intoxication, le procédé de NISSL décèle déjà un changement dans la structure intime des cellules ganglionnaires et des grains internes de la rétine (chromatolyse, formation de vacuoles et désagrégation du corps cellulaire); en moins de vingt-quatre heures la destruction de ces éléments nerveux est déjà presque complète (DAGAÊLT, p. 40; NUEL, p. 14); toutefois DAGAÊLT a remarqué au centre de la région maculaire un tout petit espace où les cellules conservaient une intégrité relative, ce qui concorde assez bien avec le fait d'observation clinique que le retour de la vision débute régulièrement par la partie centrale du champ visuel. A ce moment-là, on ne constate encore aucune altération des fibres optiques ; tout au plus sont-elles un peu dissociées par un exsudat albumineux ou quelques amas de cellules granulo-graisseuses (Holden, p. 143). Les premiers signes de dégénérescence ont été vus dans le nerf par Davault après trois jours, par Vermes déjà après deux jours, et presque en même temps dans le chiasma et les bandelettes optiques (Vermes). Les expériences de Davault ont fait voir qu'au cinquième jour la dégénérescence est fort avancée dans le nerf, mais qu'elle est encore incomplète au bout de six mois, car il subsiste encore quelques fibres saines, un phénomène que de Schweinitz a lui aussi constaté (p. 883) et qui rappelle une des particularités de la dégénérescence alcoolico-tabagique. Holden n'a vu les altérations du nerf qu'au dix-septième jour, ce qui tient probablement aux doses plus faibles qu'il injectait à ses chiens (environ 7 centigrammes par kilogramme d'animal).

La dégénérescence peut être suivie jusque dans le corps genouillé externe, les tubercules quadrijumeaux et les couches optiques (Davault, p. 47 ; Holden, p. 144). Dans les cellules de l'écorce occipitale, Vermes a aussi reconnu peu d'heures après le début de la cécité des symptômes de chromatolyse.

Holden et Birch-Hirschfeld (p. 221) n'ont point trouvé d'altérations vasculaires, mais de Schweinitz (p. 834) en a constaté à une époque plus tardive, soit deux à trois mois après l'intoxication sous la forme d'un rétrécissement des parois artérielles et d'une oblitération partielle de leur lumen.

Notons encore comme un fait intéressant que Vermes mentionne la présence d'un grand nombre de cellules ganglionnaires « régénérées » chez des animaux déjà aveugles depuis longtemps ; ce terme de régénéré doit être évidemment compris dans le sens de *réparé* et non pas *néoformé*.

Du fait que les altérations microscopiques se voient en premier lieu dans la rétine et seulement un peu plus tard dans le nerf, les expérimentateurs ont généralement conclu que la dégénérescence des cellules ganglionnaires est le phénomène primitif et que celle des fibres nerveuses est de nature secondaire ; Vermes fait observer toutefois, non sans quelque raison, que la coloration de Nissl, employée pour l'étude des cellules rétiniennes, et le procédé de Marchi, qui nous révèle l'état des fibres, ne sont pas des réactifs d'égale sensibilité et que peut-être les premières altérations des cylindres-axes ou des gaines de myéline passent inaperçues. Quoi qu'il en soit, la dégénérescence des cellules ganglionnaires est trop précoce pour être consécutive à celle des fibres ; tout au plus pourrait-on supposer que ces deux genres d'éléments sont atteints en même temps.

Quelle est la cause déterminante des altérations anatomiques ? Est-ce l'ischémie ou bien l'action directe du poison sur les cellules ? Davault estime que le premier de ces deux facteurs ne saurait agir tout seul, parce que l'état de conservation relative de la partie la plus centrale de la rétine ne s'explique par aucune disposition vasculaire et que, somme toute, l'ischémie n'est pas si complète qu'on le prétend, le rétrécissement des vaisseaux ne dépassant guère le tiers de leur diamètre normal. Il est seulement permis de supposer que le spasme artériel contribue à affaiblir les cellules par insuffisance d'apport nutritif. L'action directe de la quinine sur les cellules nerveuses doit être admise en premier lieu (p. 52). BIRCH-HIRSCHFELD (p. 22) conclut de même en raison du fait que les altérations produites dans les cellules par l'anémie expérimentale de la rétine diffèrent de celles de l'amaurose quinique par une moindre vacuolisation du protoplasma et par un ratatinement en revanche plus marqué du corps cellulaire et du noyau.

UHTHOFF (1901, p. 80) estime en revanche que le rôle principal revient à l'insuffisance de la circulation et VENUS (p. 839) croit avoir prouvé la chose par une expérience dans laquelle, ayant extirpé d'un seul côté le ganglion sympathique cervical, il obtint à deux reprises la guérison d'une amaurose quinique du côté opéré, tandis que l'autre œil restait définitivement aveugle ; il est juste d'ajouter que DUGAULT (p. 61), ayant fait des expériences semblables, est arrivé au résultat opposé.

Se basant sur les effets de sa résection du ganglion cervical, VENUS attribue le rétrécissement des vaisseaux rétiniens à une irritation du sympathique. D'autres auteurs y voient surtout la conséquence d'une diminution de la pression sanguine et de l'énergie du cœur (UHTHOFF, p. 80), ou d'une action directe du sang chargé de quinine sur la paroi des vaisseaux, sans se dissimuler d'ailleurs que cette explication n'est pas très satisfaisante (DE SCHWEINITZ, p. 836).

Les altérations vasculaires qui surviennent dans la période tardive (péri- et endovasculite) sont généralement considérées comme secondaires à l'ischémie au même titre que les modifications semblables qui atteignent les branches rétiniennes à la suite d'une obstruction « embolique » du tronc de l'artère centrale.

VII. — FOUGÈRE MALE

Les phénomènes d'intoxication provoqués par la fougère mâle ont beaucoup de ressemblance avec ceux de la quinine, mais ils sont plus graves, à en croire la statistique de SIDLER-HUGUENIN qui a réuni 78 cas, dont plus de la moitié avaient été marqués par des troubles visuels : 38 fois sur 44, ces désordres de la vision avaient été permanents, soit 18 cas de cécité bilatérale, 15 cas de cécité unilatérale et 5 cas de forte amblyopie. Dans ce type d'intoxication, il est donc exceptionnel qu'une cécité, complète au début, soit suivie d'un retour des fonctions visuelles ; cette gravité des accidents est tempérée par leur rareté relative, car, sur un total de 22.000 mineurs soumis à une cure de fougère mâle, SINKLER en a compté seulement 4 qui furent atteints de cécité durable, et l'on doit ajouter que plusieurs de ces malades étaient déjà fortement anémiés par l'action de parasites intestinaux (anchylostomes).

La cécité se produit le plus souvent d'une façon très rapide, soit du jour au lendemain, et s'accompagne de symptômes généraux tels qu'une violente gastro-entérite, des maux de tête avec bourdonnements d'oreilles, des crampes ou paralysies des extrémités, de la dyspnée et de la cyanose, enfin d'un état comateux qui peut se terminer par la mort.

Les pupilles, dilatées, ne réagissent plus à la lumière. L'examen ophtalmoscopique n'a été fait que rarement dans les premiers jours : au sixième jour, von Graes put constater encore un aspect tout à fait normal du fond de l'œil et ce n'est qu'au douzième jour qu'il reconnut un commencement de décoloration de la papille. D'autres observateurs (Hasebkame et Nikora, cités par Steele, p. 194) ont noté, dès le début, de la stase veineuse avec un léger trouble papillaire. Enfin Steele, qui semble avoir eu sous les yeux un cas d'une intensité toute particulière, décrit un « œdème colossal » de la rétine, dans lequel les vaisseaux rétiniens se trouvaient partiellement noyés, les artères filiformes avec segmentation de la colonne sanguine (voy. t. VI, p. 720), les veines tortueuses et dilatées. Au sein de la coloration d'un blanc de neige, qui occupait tout le fond de l'œil, on ne distinguait plus ni papille, ni macula. Cet « œdème » (qui nous semble avoir été essentiellement un trouble ischémique de la rétine) se dissipa graduellement à mesure que les vaisseaux reprenaient un calibre plus normal, mais la circulation ne se rétablit que très imparfaitement et la papille devint atrophique.

C'est là, du reste, la terminaison commune à tous les cas graves : un disque optique tout à fait blanc, avec des bords généralement nets, des vaisseaux rétrécis, quelquefois entourés d'une gaine blanchâtre (Uhthoff) ou partiellement oblitérés (Steele), bref un tableau ophtalmoscopique qui rappelle les cas d'atrophie optique par obstruction de l'artère centrale, mais ne s'en distingue pas, comme dans l'intoxication quinique, par une amélioration surprenante des fonctions visuelles. Quand la cécité ne se produit pas complète, le champ visuel demeure irrégulièrement rétréci (Uhthoff).

La plupart des accidents ont été provoqués par l'administration de l'extrait éthéré de fougère mâle comme vermifuge; selon Poulsson (cité par van Aubel), les propriétés toxiques de ce médicament seraient dues à l'acide filicique amorphe, qui est aussi le principe vermifuge, de telle sorte qu'on ne peut donner la fougère mâle sous une forme qui soit à la fois active et inoffensive. Une autre circonstance fâcheuse, c'est qu'on ne saurait établir d'une façon absolue quelle est la dose toxique, car l'activité de l'extrait éthéré varie, paraît-il, suivant la date de sa préparation et la prédisposition individuelle joue aussi son rôle. Ce qu'il importe de savoir, c'est que des accidents graves ont été provoqués par des doses inférieures à la dose de 10 grammes *pro die* que permettent la plupart des pharmacopées. Parmi les exemples qu'en donne Nolan, relevons ces deux-ci :

1° Un homme un peu débile, ayant pris une dose de 4 gr. 1/2 d'extrait de fougère, fut atteint d'amaurose et succomba le même jour.

2° Une jeune fille de dix-huit ans, après avoir absorbé six doses d'un gramme, tomba dans le coma; à son réveil, amaurose complète, qui fit place au retour de la vision à un œil, tandis qu'à l'autre œil se développait une atrophie complète du nerf optique.

La résorption du poison dans l'intestin paraît être facilitée quand il est absorbé en compagnie d'une substance huileuse; il faut donc éviter de faire prendre la fougère mâle avec de l'huile de ricin (Poulsson, d'après Nolan). Il

est en outre prudent de prescrire le remède par doses fractionnées et d'en
arrêter l'usage aussitôt que les premiers signes d'intolérance viennent à se
produire (malaises, évanouissements, bourdonnements d'oreilles, maux de
tête, etc.). Sauer a recueilli deux observations où le malade, ayant sur le
conseil de son médecin poursuivi sa cure sans prendre garde à ces symptômes du début, finit par succomber à l'intoxication.

Anatomie pathologique et pathogénie. — Les altérations de l'amaurose
filicique ne nous sont connues que par des expériences sur les animaux; malheureusement les résultats des recherches entreprises par Nuel, par Masius
et Mahaim et par Bach-Hirschberg diffèrent trop dans leurs détails pour que
nous puissions en faire la synthèse.

Masius et Mahaim ont trouvé le maximum des altérations dans le nerf au
niveau du canal optique, sous la forme d'une augmentation énorme du nombre des capillaires avec épaississement de leurs parois. Cette congestion des
vaisseaux, déjà visible trois heures après le début de la cécité, était surtout
évidente à une époque plus tardive, par exemple chez un chien aveugle
depuis deux mois et demi; à ce moment-là on constatait en outre une sorte
de fonte des parties centrales du nerf avec disparition des fibres nerveuses,
mais ces altérations diminuaient d'intensité dans les régions plus voisines du
globe de l'œil. Les cellules de la rétine montraient de bonne heure des signes
de chromatolyse; toutefois leur destruction était moins rapide que celle des
fibres optiques. Masius et Mahaim conclurent de ces faits que les altérations
déterminées par l'extrait éthéré de fougère mâle débutent non dans la rétine,
mais dans le nerf, et qu'elles sont avant tout de nature vasculaire; ils s'expliquaient l'intensité des altérations au niveau du canal optique par l'obstacle
que cet anneau rigide oppose au gonflement du nerf ensuite de la prolifération des vaisseaux et de l'épaississement des septa conjonctifs, cette compression devant avoir pour effet la destruction rapide des fibres optiques.

Nuel a constaté lui aussi l'énorme gonflement du nerf (au double de son volume) et son étranglement au niveau du canal osseux, mais il met cette augmentation de volume sur le compte d'un œdème consécutif à la dégénérescence des
fibres nerveuses; à son avis, ces fibres sont directement atteintes par le poison filicique, et le processus constitue une névrite parenchymateuse suraiguë
qui, débutant contre l'œil, se propage jusqu'au chiasma et aux bandelettes
avec une rapidité sans exemple dans les autres névrites. L'œdème, gagnant
aussi l'extrémité intra-oculaire du nerf, y produit tous les signes de la « papille étranglée », sans toutefois que les gaines optiques soient le siège d'aucun épanchement; après une dizaine de jours, le gonflement fait place à
l'amincissement atrophique, car les fibres nerveuses sont détruites et dis-
soutes, le cylindre-axe comme la gaine de myéline; la trame conjonctive,
isolée, reste à vide, et la névroglie, après avoir passé par différentes phases
de prolifération et de ramollissement, finit par subir une hypertrophie que
Nuel tient pour secondaire à la destruction des éléments nerveux, mais qui
n'en a pas moins une certaine ressemblance avec une névrite interstitielle

La sclérose interstitielle est donc d'après Nel la terminaison de tout le processus, tandis que Masius et Mahaim y voient l'un des premiers effets du poison.

Birch-Hirschfeld, dont les expériences sur ce point sont moins complètes que celles des précédents auteurs, n'a pas vu d'altérations ailleurs que dans les cellules nerveuses de la rétine ; il en déduit que ces éléments sont les premiers atteints par le poison filicique ; il se trouve ainsi en désaccord d'une part avec Nel, qui croit à une dégénérescence parallèle et simultanée des fibres et des cellules, d'autre part avec Masius et Mahaim, lesquels, nous l'avons dit, placent dans le nerf, tout particulièrement au niveau du canal optique, le point de départ des altérations. On le voit, la pathogénie de l'intoxication filicique demande à faire l'objet de nouvelles recherches.

Écorce de grenadier (punica granatum). — Deux cas de cécité, publiés par Bayer (cité par Sidler) et par Grosz, avaient fait suite à l'ingestion d'un médicament composé d'un mélange de fougère mâle et d'écorce de grenadier. Sidler-Huguenin rapporte une autre observation où l'écorce de grenadier étant seule en cause produisit des symptômes très semblables à ceux de l'intoxication filicique : il s'agit d'un jeune homme de vingt ans qui, après avoir bu une macération de 125 grammes d'écorce de grenadier, fut pris de violents maux de tête avec un malaise général et des frissons ; trois jours plus tard, il s'apercevait à son réveil qu'il était complètement aveugle ; la vision centrale se rétablit graduellement, à gauche jusqu'à la normale, à droite jusqu'à 1/20, mais les deux champs visuels restèrent rétrécis à 40° pour le blanc, et les papilles conservèrent une pâleur atrophique presque aussi prononcée à l'œil gauche qu'à l'œil droit avec rétrécissement des artères et opacification partielle de leur paroi. Ces symptômes oculaires sont attribuables à l'action de la pelletiérine (Sidler).

VIII. — POISONS PROVOQUANT RAREMENT DES AMBLYOPIES
TOXIQUES

De Schweinitz et Uhthoff énumèrent un grand nombre de substances qui, si l'on en croit certaines observations, peuvent entraîner une amblyopie par affection du nerf optique. Plusieurs de ces intoxications sont si rares qu'elles sont presque dénuées d'intérêt pratique et, pour quelques-unes, les preuves sont bien imparfaites ; ainsi le rôle de la *morphine* ou du *chloral* dans la production des troubles visuels que décrivent Wagner, Lewinstein et Mittendorf nous semble loin d'être démontré.

Knapp dit avoir vu trois cas d'intoxication par l'*acide salicylique* ou le *salicylate de soude* avec des symptômes semblables à ceux de l'amaurose quinique ; tous trois se terminèrent par la guérison. Nieden décrit au nombre des symptômes de l'intoxication par le *nitrobenzol* une congestion veineuse et un amincissement des artères de la rétine avec abaissement de la vision centrale et rétrécissement concentrique du champ visuel pour le blanc et les couleurs. Une réparation lente se produisit parallèlement avec l'amélioration de l'état général.

La plupart des autres substances agissent à la façon de l'alcool et du tabac en provoquant le développement d'un scotome central avec altérations ophtalmoscopiques nulles ou peu prononcées.

L'*iodoforme*, administré par voie interne (RUSSEL, PRIESTLEY, SMITH, CARTCERT), en injections intra-articulaires (MORR), ou employé pour le pansement de plaies très étendues (HIRSCHBERG, VALUDE, TERSON), est accusé d'avoir été en quelques cas la cause d'une papillite (MORR), d'un scotome central relatif avec décoloration partielle de la papille ou même d'une atrophie à peu près complète du nerf optique avec vision presque abolie. PALERMO n'a obtenu expérimentalement qu'une prolifération du tissu interstitiel sans altération visible des fibres nerveuses.

ALI cite le chanvre indien ou *haschich* comme la cause assez fréquente d'un scotome central typique.

DI CAMILLO, ayant constaté le syndrome habituel d'une amblyopie toxique chez un homme qui ne fumait pas le tabac, mais des cigarettes de *stramonium* contre l'asthme, fit cesser cette médication et deux mois plus tard l'amblyopie s'était dissipée.

PERENS relate l'observation d'une jeune fille qui avait la manie de respirer de la *benzine* et qui fut atteinte d'un abaissement de la vision avec scotome relatif ; une surveillance exacte dans un couvent lui procura la guérison.

LIEBRECHT attribue à l'usage prolongé des pilules d'*arsenic* un affaiblissement visuel avec scotome central relatif qu'il constata chez un homme de trente ans atteint de psoriasis ; le rôle déterminant de l'arsenic nous paraîtrait admissible si après cessation de ce médicament l'amblyopie s'était dissipée : cette preuve fait malheureusement défaut dans l'observation de LIEBRECHT.

L'*atoxyl* a procuré quelques intoxications (atrophie optique avec rétrécissement du champ visuel, BORNEMANN, VON KRÜDENER), mais on ne sait si ce médicament agit par l'arsenic qu'il contient ou par l'*aniline*, qui elle aussi peut causer des accidents (scotome central avec légère congestion papillaire, BIRNER).

Chez un fumeur et buveur modéré, qui présentait les symptômes d'une amblyopie toxique avec acuité centrale de 1/20, CAMPBELL n'obtint aucune amélioration par la suppression complète du tabac et du verre de bière quotidien ; mais en revanche l'acuité remonta à 2/3 et le champ visuel redevint normal après que le malade eut renoncé au *thé* dont il faisait grand abus. (Ne pourrait-il pas y avoir dans ce thé du *plomb* provenant de l'emballage tout aussi bien que dans le tabac à priser cité par Böm, voy. p. 454.)

Chez les sujets atteints de *pellagre* pour avoir consommé du maïs de mauvaise qualité, BIETTI n'a constaté, contrairement à une opinion assez répandue, que des anomalies ophtalmoscopiques très légères (anémie ou trouble diffus de la papille) sans altérations anatomiques.

IX. — AUTO-INTOXICATIONS

Ainsi que l'a fait remarquer Uhthoff (1900, p. 120), les auto-intoxications semblent ne jouer qu'un rôle très effacé dans la production des amblyopies toxiques, à moins qu'on ne range dans cette catégorie des atrophies optiques observées à la suite des pertes de sang, dans la grossesse ou pendant l'allaitement, et que nous décrirons dans le chapitre des troubles de la circulation générale.

A. *Albuminurie*. — Les altérations du nerf optique accompagnant la rétinite albuminurique (névrites du début ou atrophies de la période terminale) peuvent être mises au rang des auto-intoxications pour autant qu'elles ont pour cause l'urémie en plus des altérations vasculaires qui ne manquent presque jamais.

B. *Goutte*. — À l'avis de plusieurs auteurs, notamment d'Angelucci, l'uricémie est la cause de certaines névrites optiques du type que l'on a souvent appelé rhumatismal, survenant assez brusquement en l'absence de tout facteur étiologique autre que la diathèse urique. En regard de quatorze cas de papillite avec rétrécissement périphérique du champ visuel, ces névrites n'ont présenté que deux fois la forme rétro-bulbaire (Angelucci) ; leur apparition brusque au plus fort de l'uricémie, leur résistance à tout traitement qui n'a pas pour effet de neutraliser l'excès d'acide urique, enfin l'amélioration rapide de leurs symptômes par l'action du salicylate de lithine, assurent le diagnostic étiologique. Le pronostic est favorable, car la diminution de l'acuité centrale fait place à la guérison complète ou presque complète sous l'influence du traitement. La Torre mentionne cependant des cas d'atrophie consécutive.

C. *Diabète*. — On rencontre parfois chez les diabétiques une amblyopie tout à fait semblable à celle de l'intoxication alcoolico-tabagique ou qui, selon certains auteurs, en diffère par quelques symptômes, ainsi par l'état de congestion relative de la papille optique (Galezowski), par la situation et les dimensions du scotome central (Grœnouw, p. 352) ou par l'absence de ce scotome (Zehender), ou encore par la coexistence d'un rétrécissement périphérique du champ visuel (Samuel) ; à vrai dire, si l'on en juge par l'ensemble des observations, on ne trouve dans l'examen clinique aucun signe certain pour ce diagnostic différentiel.

Comme la presque totalité des diabétiques atteints de scotome central sans altérations rétiniennes se sont trouvés être des hommes (Leber, p. 405) et que, probablement tous, ils faisaient usage de tabac et d'alcool, il est fort difficile de savoir si le diabète était chez eux la cause seule et unique du trouble visuel ou si cette affection n'avait fait que les rendre sensibles à des doses très faibles du poison alcoolique ou tabagique. Schmidt-Rimpler, Leber et Hirschberg tiennent pour la première hypothèse et font état de ce qu'une dame de la clientèle d'Hirschberg fut atteinte d'amblyopie centrale bien qu'elle n'eût jamais fumé et ne fit pas « abus » d'alcool. Sans contester la valeur de cette observation, nous ferons remarquer que même les « nobles étrangers » ont parfois des vices cachés (whisky [1]) et qu'une abstinence *totale* non seulement de tabac, mais encore de toute boisson alcoolique, pourra seule nous permettre d'envisager le diabète comme l'unique facteur en cause ; au surplus, quelle que soit l'origine de l'amblyopie, il est important de se rappeler que l'alcool et le tabac, même à doses très modérées, ne peuvent exercer sur elle qu'une influence défavorable (SCHMIDT-RIMPLER, p. 100 ; LEBER p. 106) et qu'il importe d'éviter au moins l'action cumulative de ces deux causes quand elles coexistent, l'abstention du tabac et de l'alcool étant d'ailleurs plus facile à obtenir que la guérison du diabète.

Bien qu'il ait vu des améliorations survenir déjà par le seul traitement du diabète, LEBER (p. 105-106) mentionne un cas d'amblyopie très rebelle qui ne céda qu'après que le malade eut définitivement renoncé à fumer. La conclusion pratique à tirer de ces faits, c'est qu'en présence d'une intoxication alcoolique ou tabagique, il sera toujours utile d'examiner les urines avant de se déterminer sur la sévérité du régime à faire suivre, et que, chez les diabétiques, la plus grande prudence devra faire loi pour l'usage, même modéré, du tabac et des boissons alcooliques.

DIMMER rapporte le cas d'un malade présentant un scotome paracentral pour les couleurs et qui était atteint, non pas de glycosurie, mais de *maltosurie*. La guérison survint par un traitement antidiabétique.

Les constatations ophtalmoscopiques (aspect tout à fait normal ou léger trouble hypérémique de la papille) sont dans l'amblyopie diabétique telles que nous les connaissons dans l'intoxication alcoolique et tabagique. Abstraction doit être faite, cela va bien sans dire, des cas où des altérations rétiniennes, hémorragies ou foyers de dégénérescence blanche, sont la cause du trouble visuel (voy. t. VI, p. 832) ; en pareil cas, il ne s'agit plus d'une névrite, mais d'une « rétinite » diabétique.

Les examens anatomiques de NETTLESHIP et EDMUNDS, de GROSZ et de SCHMIDT-RIMPLER ont démontré une dégénérescence du faisceau papillo-maculaire dans le nerf optique et jusque dans le chiasma (von GROSZ), dégénérescence pareille à celle que les recherches de SAMELSOHN, VOSSIUS, UHTHOFF et d'autres ont fait voir dans l'intoxication alcoolique.

D. — WAGNER attribue au *myxœdème* une névro-rétinite qu'il a observée chez une jeune femme atteinte de cette dyscrasie et qui s'améliora en même temps que l'état général sous l'influence d'un traitement par la thyroïdine. En dix semaines l'acuité visuelle était remontée de 1/10 à la normale.

E. — Les auto-intoxications d'origine intestinale ont été quelquefois signalées comme ayant causé ou tout au moins favorisé des troubles visuels assez semblables à l'amblyopie alcoolico-tabagique. SANTOS FERNANDEZ a fait des observations de ce genre pendant la guerre de Cuba chez des individus qui avaient souffert d'une mauvaise alimentation. ELSCHNIG, se basant sur la présence presque constante de troubles gastriques chez les buveurs et fumeurs atteints d'amblyopie, les considère comme facilitant l'action nocive du tabac et de l'alcool sur le nerf optique ; il dit avoir vu des résultats éclatants d'une bonne désinfection du système gastro-intestinal produite avec du calomel au début de l'amblyopie.

F. — LANGENBECK a décrit un scotome central, avec décoloration de la moitié temporale de la papille, qu'il put constater à la suite de *brûlures cutanées* (voyez aussi Maladies de la rétine au tome VI, p. 855).

BIBLIOGRAPHIE DU CHAPITRE V

I. — ALCOOL ET TABAC

ABADIE. Du traitement de l'atrophie simple commençante du nerf optique, etc. Obs. I et II. — Amblyopie nicotinique rapidement guérie par la suppression du tabac et les inject. hypodermiques de strychnine. *Revue clinique d'Oculistique*, février 1886 et mars 1887.

BAAS. Untersuchungen bei Tabak-Alkohol-Amblyopie. *Archiv für Augenheilk.*, LIV, 4, p. 394, 1906.

BOANO. Soc. opht. Ital. (Rés. dans *Zeitschrift für Aug.*, XV, p. 176), 1905.

BERNHEIM (St.). Bemerk. zur Tabaks-und Alkohol-Amblyopie. *Soc. opht. de Heidelberg*, XXIX° session, 1901, p. 205.

BIRCH-HIRSCHFELD. Zur Pathogenese der chronischen Nicotin-Amblyopie. *Graefe's Archiv*, LIII, p. 79, 1902.

CHISOLM. Diagnostic intéressant d'un cas d'amaurose par le tabac. *Ann. d'Ocul.*, LXXI, p. 99, 1874.

— La strychnine dans l'amaurose par le tabac. *Ibidem.*

DARIER. Discussion sur les névrites optiques. XIII° Congrès internat. de méd. Paris, Ophtalmologie, p. 175, 1900.

DRANSART. Le champ visuel dans les cas de scotome central. *Archives d'Opht.*, XVI, p. 226, 1896.

DEVAL. Amaurose suite de l'abus des alcooliques. *Traité de l'amaurose*, p. 269, 1851.

GALEZOWSKI. De l'influence de l'alcoolisme sur la vue. *Gazette des Hôpitaux*, Jahresbericht, p. 342, 1871.

— Des troubles visuels consécutifs à l'abus du tabac. *Rec. d'Opht.*, p. 677, 1883.

GAYET. Amblyopie nicotinique. *Ann. d'Oc.*, CXXVIII, p. 371, 1902.

GRUB. Contribution à l'étude de l'amblyopie toxique. *Thèse de Paris*, 1893.

GOWERS. Chronic alcoholism, tobacco poisoning. *Medical ophthalmoscopy*, p. 260 et 262, 1904.

GRAEFE (von). Heilbare Form congestiver Amblyopie mit normalem Gesichtsfeld. *Klin. Monatsbl.*, III, p. 193, 1865.

HESS. Zur pathol. Anatomie des papillomacularen Faserbündels. *Archiv für Aug.*, LIII, p. 301, 1905.

HOSCH. Ueber Tabaksamblyopie und verwandte Zustände. (Rés. in *Berl. klin. Wochenschrift*, n° 5, 1872 et *Jahresbericht für Opht.*, p. 331, 1878.

HIRSCHMANN. Ueber den Missbrauch von Spirituosen und Tabak als Ursache von Amblyopie. *Graefe's Archiv*, XVII, 1, p. 224, 1871.

HOFFMANN. Beitrag zur Lehre von der Tabaks-Amblyopie. *Thèse de Strasbourg*, 1898.

HUTCHINSON. Four years experience in respect to the form of amaurosis supposed to be due to tobacco. *Opht. Hosp. rep.*, VII, p. 169. (*Jahresbericht*, p. 342, 1871.

IN DEN STRATEN. Ueber die Intoxicationsamblyopie nach Alcohol und Tabak. *Thèse de Kiel*, 1884.

Leber, Ueber das Vorkommen von Anomalien des Farbensinnes, etc. *Archiv f. Ophth.*, XV, 3, p. 26, 1869.

— Die Intoxicationsamblyopien. *Graefe-Saemisch*, V, p. 580, 1877.

Mackenzie, Amaurosis from poisons. *A practical treatise on the diseases of the eye*, 2e ed., p. 988, 1855.

Martin, De l'amblyopie nicotinique. *Thèse de Paris*, 1878.

Nuel, Le scotome central de l'amblyopie toxique est primitivement une maladie oculaire, etc. *Archives d'Opht.*, XVI, p. 479, 1896.

— Anatomie pathologique des névrites optiques toxiques. *Rapport au XIIIe Congrès internat. de Méd. à Paris*, 1900.

Pansori, Considerazioni sulla Amblopia tossica. *Rivista italiana di ottalm.*, III, p. 64, 1897.

Postr, Il solfato di chinino contro l'amblopia da neuroretinite per abuso di tabacco. *Ann. di Ottalm.*, III (*Jahresbericht*, p. 380), 1874.

Quaglino, Sui vantaggiosi effetti del bromuro di potassio. *Ibidem*, 1873.

Rampoldi, Della amblopia nicotinica. *Ann. di Ottalm.*, XIV, p. 113. (*Jahresbericht*, p. 267), 1884.

Sachs, Anatomisch-klinischer Beitrag zur Kenntniss des Centralscotoms bei Sehnervenleiden. *Archiv für Aug.*, XVIII, 2, p. 21, 1887.

Silva, Le champ visuel périphérique dans l'amblyopie toxique. *Ann. d'Ocul.*, CXVII, p. 254, 1897.

Samelsohn, Zur Anatomie und Nosologie der retrobulb. Neuritis. *Graefe's Archiv für Ophth.*, XXVII, 1, 1882.

Santucci, Un symptôme caractéristique des amblyopies nicotiniques et alcooliques. *Xe Congrès internat. d'opht. à Lucerne*, II, p. 55, 1904.

Schirck, Klinische und pathol.-anat. Untersuch. ueber die Intoxications-Amblyopie. *Graefe's Archiv*, LIV, p. 438, 1902.

Schweinitz (de), The toxic Amblyopias. *System of diseases of the eye* (Norris and Oliver), IV, p. 797, 1900.

Sichel, Amaurose symptomatique du *delirium tremens*. *Traité de l'ophtalmie, la cataracte et l'amaurose*, p. 711, 1837.

Siegrist, Beitrag zur Kenntniss der anatomischen Grundlage der Alcoholamblyopie. *Arch. für Aug.*, XLI, p. 136, 1899.

Silvestri, Contribution à l'étude de l'amblyopie alcoolo-nicotique. — *Thèse de Genève*, 1891.

Stölzing, Klin. und anat. Beitr. zur Intoxications-Amblyopie. *Thèse de Marburg*, 1893.

Uhthoff, Untersuch. ueber den Einfluss des chronischen Alcoholismus auf das menschliche Sehorgan. *Graefe's Archiv*, XXXII, 4, page 95 et XXXIII, 1, p. 257, 1886 et 1887.

Santos Fernandez, Amblyopie par suite de névrite périphérique. *XIIIe Congrès internat. de Méd. Paris, Opht.*, p. 161, 1900.

Soubette, Des névrites optiques toxiques. *La Clinique ophtalmologique*. — 10 octobre 1900.

Uhthoff, Die Augenveränderungen bei Vergiftungen. *Graefe-Saemisch*, chap. XXII, 2, p. 1, 1904.

Vossius, Ein Fall von beiderseitigem centralen Scotom mit pathol. anat. Befund. *Graefe's Archiv*, XXVIII, 3, p. 201, 1882.

Webster, Amblyopia from the Abuse of tobacco and alcohol, *Medical Record*, 11 déc. 1880.

Wagenmann, Du traitement des amblyopies toxiques par les injections de sérum. *Soc. française d'Opht.*, XV, p. 72, 1897.

Widmark (Un cas d'amblyopie toxique ayant abouti à la cécité complète), *Hygiea*, déc. 1901 (Résumé in *Zeitschr. für Aug.*, XIV, p. 190).

II. — THYROÏDINE

Aardsgarsgard. (Névrite optique par l'usage de la thyroïdine.) Rés. in *Zeitschr. für Aug.*, IX, p. 326, 1902.

Corrax (Henri). Névrite optique par l'absorption de thyroïdine. *Archives d'opht.*, XX, p. 656, 1900.

Birch-Hirschfeld et Inouye. Exper. Unters. über die Pathogenese der Thyreoïdinamblyopie, *Graefe's Archiv*, LXI, p. 498, 1905.

III. — SULFURE DE CARBONE

Becker. Ein Fall von Schwefelkohlenstoff-Amblyopie. *Centralbl. für Aug.*, XIII, p. 138, 1889.

Birch-Hirschfeld. Beitrag zur Kenntniss der Netzhautganglienzellen, etc. *Graefe's Archiv*, L, 1, p. 230, 1900.

Changarnier. Amblyopie par le sulfure de carbone. *Rec. d'Opht.*, p. 280, 1886.

Delpech. Mémoire sur les accidents que développe chez les ouvriers en caoutchouc l'inhalation du sulfure de carbone en vapeur, 1856.

— Nouvelles recherches sur l'intoxication spéciale que détermine le sulfure de carbone, etc., 1863.

Schweinitz (de). The toxic amblyopias, p. 818. *System of diseases of the eye*, IV, 1906.

Denoix de Lavergne. Accidents oculaires produits par l'inhalation du sulfure de carbone. *Rec. d'Opht.*, p. 535, 1887.

Dumont et Garb. Amblyopie toxique (sulfure de carbone). *Bulletin de la Clinique des Quinze-Vingts*, V, p. 110 et IV, p. 40-41, 1887 et 1886.

Galezowski. Troubles visuels consécutifs à l'intoxication par le sulfure de carbone. *Rec. d'Opht.*, p. 121, 1877.

Gallemaerts. Amblyopie par le sulfure de carbone. — *Annales d'Ocul.*, CIV, p. 154, 1890.

Gowers. Medical ophtalmoscopy. 4e éd., p. 266, 1904.

Gunn (Cas d'amblyopie par le sulfure de carbone). Opht. Soc. of the U. K., 28 I. 1886. (*Centralbl. für Aug.*, X, p. 49.)

Hirschberg. *Ibidem*, 1886.

— Schwefelkohlenvergiftung. *Centralbl. für Aug.*, XIII, p. 268, 1889.

Katscher. Ueber Schwefelkohlenstoffvergiftung. *Allg. med. Centr. Z. (Jahresbericht*, p. 457), 1898.

Nerl et Leplat. Amblyopie due à l'intoxication par le sulfure de carbone. *Ann. d'Ocul.*, CI, p. 145, 1889.

Ovray. Essai sur l'amblyopie par le sulfure de carbone, 1906.

Reiner. Zur Casuistik der Schwefelkohlenstoffamblyopie. *Wien. klin. Woch.*, 22, 1895.

Uthoff. *Graefe's Archiv*, XXXIII, p. 272 à 274, 1887.

— Die Beziehungen der Allgemeinleiden, etc. *Graefe-Saemisch*, chap. XXII, 2, p. 45, 1901.

IV. — PLOMB

Beer. *Lehre von den Augenkrankheiten*, II, 499, 1817.

Ibeter. Ein Fall von Bleiamblyopie. *Archiv für Aug.*, XL, p. 274, 1899.

Bon. Ein Fall von Bleivergiftung durch Schnupftabak. *Corresp. Bl. für Schweizer Aerzte*, II, p. 564, 1872.

Chevalier. Névrite optique consécutive à l'intoxication saturnine. *Soc. franç. d'Opht.*, XX, p. 303, 1903.

Decas. Amaurose saturnine. *Traité de l'amaurose*, p. 263, 1851.

De Schweinitz. The toxic amblyopias. *System of diseases of the eye.* IV, p. 823, 1900.

Förster. Bleiintoxication. *Graefe-Saemisch,* 1re ed., VII, p. 198, 1876.

Folker. Amblyopie saturnine. Rés. in *Ann. d'Ocul.,* CXX, p. 391, 1898.

Galezowski. Troubles visuels dans l'intoxication saturnine. *Rec. d'Opht.,* p. 245, 1877.

Gowers. Lead poisoning. *Medical Ophthalmoscopy,* 4e ed., p. 256, 1904.

Gussenc. Zur Kenntniss der transitorischen Amaurose bei Bleiintoxication. *Archiv für Aug.,* XX, p. 225, 1899.

Haase. Amaurosis saturnina Heilung durch subcutane Morphiuminjectionen. *Klin. Monatsbl.,* V, p. 255, 1887.

Hirschberg. Blei-Amaurose. *Archiv für Aug.,* VIII, p. 180, 1879.

Hutchinson. On lead poisoning as a cause of optic neuritis. *Opht. Hosp. Rep.,* VII. (Rés. in *Klin. Monatsbl. für Aug.,* IX, p. 111 et *Ann. d'Ocul.,* LXIX, p. 268), 1871.

Leber. Die Amaurose durch Bleivergiftung. *Graefe-Saemisch,* V, p. 886, 1877.

Oeller. Ueber hyaline Gefässdegeneration als Ursache einer Amblyopia saturnina. *Virchow's Archiv,* 86, p. 329, 1881.

Panisotti et Melotti. Un cas d'atrophie des deux papilles par l'intoxication saturnine. *Rec. d'Opt.,* p. 520, 1885.

Rae. Amaurose durch Färben der Kopfhaare mit einem bleihaltigen Mittel. *Archiv für Opht.,* I, 2, p. 205, 1855.

Samelsohn. Zur Casuistik der Amblyopia saturnina. *Klin. Monatsbl. für Aug.,* XI, p. 215, 1873.

Schneller. Neuritis optica aus Bleivergiftung. *Klin. Monatsbl. für Aug.,* IX, p. 216, 1871.

Schroeder (von). Beitrag zur Cas. und Lit. der Amblyopia saturnina. *Graefe's Archiv,* XXXI, 1, p. 229, 1885.

Stood. Zur Pathologie der Ambl. saturnina. *Graefe's Archiv,* XXX, 3, p. 215, 1881.

Tanquerel des Planches. *Traité des maladies du plomb.* Paris, 1839.

Uhthoff. Beziehungen der Allgemeinleiden, etc. *Graefe-Saemisch,* chap. xxii, 2, p. 62, 1901.

Weineau. Retinitis durch chronische Bleivergiftung. *Centralbl. für Aug.,* VI, p. 70, 1882.

V. — ALCOOL MÉTHYLIQUE

Birch-Hirschfeld. Exper. Unters. über die Pathogenese der Methylalkohol-Amblyopie. *Graefe's Archiv,* LII, p. 358, 1901.

— Weiterer Beitrag zur Pathogenese der Alkohol-Amblyopie. *Graefe's Archiv,* LIV, p. 68, 1902.

Buller and Wood. Poisoning by Wood-Alcool. *Am. med. Ass.* — *Jahresbericht,* p. 100, 1904.

Holden. Amblyopie nach Genuss von Methyl-Alkohol. *Archiv für Augenheilk.,* XL, p. 352, 1899.

Kunt. Zur Kenntniss der akuten Methylalkohol-Intoxication. *Zeitschrift für Augenheilk.,* I, p. 38, 1899.

Mooren. Un cas d'intoxication par l'alcool méthylique ayant amené en vingt-quatre heures une cécité complète. *Recueil d'Opht.,* p. 663, 1879.

Rymowitsch. *Thèse de Saint-Pétersbourg* (traduction resumée in Birch-Hirschfeld, 1901, p. 376, 1896.

Uhthoff. Beziehungen der Allgemeinleiden, etc. *Graefe-Saemisch,* chap. xxii, 2, p. 4, 1901.

Krüdener (von). Ueber Erblindung durch Atoxyl, Methylalkohol, etc. *Zeitschrift für Augenheilk.,* XVI, Ergänz., p. 42, 1906.

VI. — QUININE

Babalamow. Zur Frage von der Chininamaurose. *Archiv für Augenheilk.,* XXIII, p. 91, 1891.

BÉBÉLÈRE. *Les maladies des yeux dans leurs rapports avec la pathologie générale*, p. 440, 1892.

BOYER. Ein Fall von Chininamblyopie (résumé in *Centralbl. für Aug.*, p. 650), 1898.

BUCH-HIRSCHBERG. Beitrag zur Kenntniss der Netzhautganglienzellen. *Graefe's Archiv*, die L. I, p. 219, 1900.

BOURNER. Ueber Chininamaurose. *Thèse de Zurich*, 1882.

BULLER. Case of sudden and complete blindness after large doses of quinine. *Am. Opht. Soc.* (*Jahresbericht*, p. 266), 1884.

BOSE (DE). L'amaurose et l'amblyopie quiniques (Rés. in *Ann. d'Ocul.*, CXVI, p. 72, 1896.

DESMONTS. L'amaurose quinique et paludéenne. *Ann. d'Ocul.*, CXV, p. 32, 1896.

DE SCHWEINITZ. The toxic Amblyopias. *System of diseases of the eye* (Norris and Oliver), IV, p. 552, 1900.

DEVAL. Amaurose suite de l'administration du sulfate de quinine. *Traité de l'amaurose*, p. 372, 1851.

DUCASSE. *Recherches sur la pathogénie de l'amaurose quinique.* Paris, 1900.

— Recherches sur l'amaurose quinique. *Archives d'Opht.*, XXII, p. 1, 1902.

ELIASBERG. Ein Fall von Chininamaurose. *XIIe Congrès internat. de Méd. à Moscou*, sect. XI, p. 326, 1897.

GOUVÊA. Amaurose par la quinine. *XIe Congr. méd. internat. à Rome*, VI, oftalm., p. 79, 1894.

GRAEFE (DE). Fälle von Amaurose nach Chiningebrauch. *Archiv für Ophth.* III, 2, p. 396, 1857.

GUNNING. Ein Fall von Chinin-Blindheit. *Archiv für Augenheilk.*, XI, p. 145, 1882.

HOLMES. Die Pathologie der experimentellen Chinin-Amblyopie. *Archiv für Augenheilk.*, XXXIX, p. 129, 1899.

KRAFT. Ueber Chininamaurose. *Soc. Opht. de Heidelberg*, p. 100, 1881.

— Ueber Chininamaurose; mit drei Fällen. *Archiv für Augenheilk.*, XI, p. 156, 1882.

LOREZ. Amblyopie quinique. *Rec. d'Opht.*, p. 79, 1888.

MELLINGER. Ein Fall von Amblyopie nach Chininintoxication. *Klin. Monatbl.*, XXV, p. 57, 1887.

MICHEL. Ein Fall von Chininamaurose. *Archiv für Augenheilk.*, XI, p. 151, 1882.

NUEL. Névrite optique dans l'amblyopie quinique. *Rapport au Congrès internat. de Méd. à Paris*, 1900.

PARKER. Chinin-Amaurosis mit Bericht ueber einen Fall. *Archiv für Aug.*, LVI, p. 129, 1900.

PESCOME. Sull'Amaurosi chinica. *Ann. di Ottalm.* XVI (*Jahresbericht*, p. 236, 1887.

ROOSA AND ELY. Amblyopie in Folge von Chiningebrauch (?). *Archiv für Augenheilk.*, X, p. 222, 1881.

SCHULING. Folgen einer Chininvergiftung am Auge. *Graefe's Archiv*, LV, p. 85, 1902.

TURNER. Cécité amenée par la quinine. *Rec. d'Opht.*, p. 321, 1890.

CARMORF. Bezieh. der Allg. leiden, etc. *Graefe-Saemisch*, XXII, 2, p. 75, 1891.

VILMES. Experimentelle Chinin-Amaurose. *Zeitschrift für Aug.*, XIV, p. 357, 1903.

ZANOTTI. Amaurose et Amblyopie quiniques. *Soc. franç. d'Opht.*, XVIII, p. 378, 1899.

VII. — FOUGÈRE MÂLE

BUCH-HIRSCHBERG. Beitrag zur Kenntniss der Netzhautganglienzellen. *Graefe's Archiv*, L. I, p. 225, 1900.

FÖRSTER. *Centralblatt für Aug.*, p. 275, 1887.

GROSZ (VON). Durch ein wurmabtreibendes Mittel verursachter Fall vollständiger Erblindung. *Centralbl. für Aug.*, XIX, p. 41, 1895.

INOUYE. Ein Fall von Veränderungen des Augenhintergrundes durch Filixvergiftung. *Soc. opht. de Heidelberg*, XXV, p. 399, 1897.

MASIUS et MARAIS. Recherches sur les alt. anat. du nerf optique dans l'intox. par l'extrait éthéré de fougère mâle. *Bull. de l'Acad. royale de Méd. de Belgique*, 1893.

— Recherches sur les alt. de la rétine et du nerf optique dans l'intox. filicique. *Bull. de l'Acad. r. de Méd. de Belgique*, séance du 29 mars, 1898.

MASIUS et VAN AUBEL. Sur la production expérimentale de l'amaurose par l'extrait éthéré de fougère mâle. *Acad. de Méd. de Belgique*, (Rés. in *Ann. d'Ocul.*, CXIV, p. 127). 1895.

NORI. Amblyopie filicique. *Rapport au XIII° Congrès internat. de Méd. à Paris*, p. 17, 1900.

SIEGRIST-HORRWITZ. Sehnervenatrophie nach Gebrauch von Granatwurzelrinde, nebst einigen Bemerk. über die Gefahren des Extr. Filicis maris. *Correspondenz-Blatt für Schweizer Aerzte*, n° 17, 1898.

STEELE. Über dauernde Filix-max-Amaurosen, etc. *Arch. für Augenheilk.*, LI, p. 150, 1904.

UTHOFF. Beziehungen der Allgemeinleiden, etc. *Graefe-Saemisch*, XXII, 2, p. 88, 1901.

VIII. — POISONS DIVERS

ALT. Des amblyopies toxiques. *Rec. d'Opht.*, 1876.

BENOR. Selbstörung in Folge der Anwendung eines Anilinhaltigen Haarfärbemittel. *Archiv für Aug.*, L, p. 259, 1904.

BONSEMANN. Ein Fall von Erblindung nach Atoxyl Injectionen, etc. *Münchner med. Woch.* 1905.

BIETTI. Ueber Augenveränderungen bei Pellagra. *klin. Monatsbl.*, XXXIX, mai et juin.

CAMPBELL. Un cas d'amblyopie par abus du thé. *XII° Congrès internat. de Médecine à Moscou*, XI° section, p. 338, 1897.

CRITCHETT. Toxic Amblyopia. *Opht. Rev.*, p. 152. (*Jahresber.*, p. 607), 1898.

DI GASALLO. Amblyopie produite par l'usage du stramonium. *Rec. d'Opht.*, p. 403, 1895.

DE SCHWEINITZ. The toxic Amblyopias. *System of diseases of the eye.* 1900.

HIRSCHBERG. Intoxication par iodoforme. *Centralbl. für Aug.*, VI, p. 92, 1882.

KAMMENEN (VON). Ueber Erblindung durch Atoxyl, etc. *Zeitschr. für Aug.*, XVI, Erg. p. 47, 1906.

KNAPP. *Soc. Opht. de Heidelberg*, Bericht, p. 105, 1881.

LEVINSTEIN. Sehstör. in Folge chron. Gebr. von Chloral, etc. *Thèse de Berlin* (*Jahresbericht*, p. 303), 1883.

LIEBRECHT. Neuritis retrobulbaris nach Arsenikgebrauch. *klin. Monatsbl. für Aug.*, XXIX, p. 181, 1891.

MITTENDORF. (Amblyopie par chloral). *Am. Opht. Soc.* (Rés. in *Centralbl. für Aug.*, XIII, p. 371), 1889.

MOHR. Papilloretinitis in Folge von Iodoformismus. *Arch. für Aug.*, XLV, p. 184, 1902.

NIEDEN. Ueber Amblyopie durch Nitrobenzol-Vergiftung. *Centralbl. für Aug.*, XII, p. 193, 1888.

PALERMO. Neuriti retrobulbari tossiche. *Mémoire d'habilitation*, 1905 (*Jahresber.*, p. 397).

PERLES. Ueber einen Fall von Neuritis retrob. durch chronische Benzin-Vergiftung. (Rés. in *Zeitschr. für Aug.*, V, p. 77.) 1900.

PRIESTLEY SMITH. Toxic Amblyopia from iodoform. *Opht. Rev.*, p. 191. (*Jahresbericht*, p. 409), 1893.

ROSSER. Notes on two cases of toxic Amblyopia from iodoform. *Lancet*, 12, VI, 1897 (*Jahresbericht*, p. 279).

TRINON (Albert). Atrophie partielle des nerfs optiques à la suite d'une brûlure entendue traitée par l'iodoforme. *Archives d'Opht.*, XVII, p. 615, 1897.

UTHOFF. Die Augenveränderungen bei Vergiftungen. *Graefe-Saemisch*, XXII, 2e partie, 1901.

VALLOR. Névrite et atrophie optiques chez un brûlé atteint d'intoxication iodoformique. *Ann. d'Ocul.*, CXIX, p. 378, 1893.

XI. — AUTO-INTOXICATIONS

ANGELUCCI. La névrite optique aiguë par urémie. *Revue génér. d'Opht.*, n° 7, p. 289, 1899.

DIMMER. Ein Fall von Schnerven-und Netzhauterkrankung bei Maltosurie. *Klin. Monatsbl.*, XXXIX, p. 570, 1901.

ELSCHNIG. 1905. Ueber Augenerkr. durch Auto-intoxikation. *Klin. Monatsbl.* XLIII, 2, p. 447.

GALEZOWSKI. Amblyopie glycosurique sans lésion. *Recueil d'Opht.*, p. 83, 1879.

GROENOUW. Beziehungen der Allgemeinleiden, etc. *Graefe-Saemisch*, XXII, 1, p. 352, 1902.

LA TORRE. Nevrite ottica da uricemia. *Arch. di Ottalm.*, V, p. 534, 1898.

GROSZ (ou). (Pathologie du nerf optique.) Rés. in *Centralbl. für Aug.*, XXII, p. 142, 1898.

HIRSCHMANN. (Discussion à la Société opht. de Heidelberg). *Bericht*, p. 106, 1896.

LEBER. *Ibidem*, p. 104, 1896.

MARIANER. Amblyopie diabetica *Jahresbericht*, p. 463, 1893.

NETTLESHIP et EDMUNDS. (Cités par SCHMIDT-RIMPLER, p. 102 et GROENOUW, p. 353), 1881.

SAMUEL. Ueber die diabetische Amblyopie. *Central. Bl. für Aug.*, VI, p. 292, 1883.

SANTOS FERNANDEZ. Amblyopie par suite de névrite périphérique due à une auto-intoxication d'origine intestinale. *XIIIe Congrès internat. de Médecine, à Paris*, section d'ophtalm., p. 163, 1900.

SCHMIDT-RIMPLER. Ueber maculare Sehnervenatrophie bei Diabetes. (*Soc. Opht. de Heidelberg*, XXV, p. 90, 1896.

TURNOW. Die toxische Neuritis optica. *XIIIe Congrès internat. de médecine, Paris*. Ophtalmologie, 1900.

WAGNER. Augen Erkr. bei Myxoedem. *Klin. Monatsbl.*, XXXVIII, p. 473, 1900.

ZWOBYL. Névrite optique aiguë urémique. *Ann. d'Ocul.*, CXXV, p. 216, 1901.

ZIEM. Ein erheiter Fall diabetischer Sehnervenatrophie. *Centralbl. für Aug.*, XXV, p. 88, 1901.

CHAPITRE VI

AFFECTIONS OPTIQUES ASSOCIÉES OU CONSÉCUTIVES
A DES TROUBLES DE LA CIRCULATION GÉNÉRALE

Nous réunissons dans ce chapitre des affections du nerf optique dont la nature n'est pas toujours la même, mais qui ont pour caractère commun d'être en relation avec des troubles de la circulation générale. Tantôt l'ophtalmoscope fait voir un certain degré d'ischémie, tantôt au contraire un état congestif de la papille, sans qu'il soit possible de distinguer toujours nettement entre ces deux influences, car l'anémie peut s'accompagner elle-même d'une dilatation veineuse et d'hémorragies. Au reste, les changements circulatoires ne sont peut-être pas seuls en action et bien des altérations anémiques du nerf optique sont actuellement mises sur le compte d'une auto-intoxication. Nous nous garderons de trop d'hypothèses en nous bornant à l'exposition des faits.

I. — ALBUMINURIE, LEUCÉMIE, CHLOROSE, ETC.

Nous avons déjà décrit (t. VI, pl. 840-858) les altérations rétiniennes qui accompagnent les dyscrasies telles que l'albuminurie, la leucémie, la chlorose, l'anémie pernicieuse et d'autres anémies. Ces mêmes influences peuvent entraîner des altérations optiques indépendantes ou dépendantes de celles de la rétine. Ainsi, dans l'*albuminurie*, la rétinite débute souvent par une simple papillite, mais si l'état général ne s'améliore pas, on voit se développer une papillo-rétinite, ou bien même une stase papillaire du plus haut degré.

Dans la *leucémie*, le gonflement de la papille a été aussi observé plusieurs fois (KERSCHBAUMER, p. 104; GRUNERT, ŒLLER; BAECK, p. 239; SCHMIDT, p. 29, etc.).

Au cours de la *chlorose*, il n'est pas rare d'observer le développement d'une névrorétinite très accentuée qui peut même prendre le caractère de la stase papillaire (GOWERS, obs. pers.). L'issue en est quelquefois assez favorable, comme dans le cas de GOWERS, quand le traitement général est fait à temps, mais il est prudent de réserver le pronostic, car nous avons vu plusieurs exemples de ces papillites survenues chez des jeunes filles sans autre cause évidente qu'un peu d'anémie et qui, en quelques semaines, ont abouti à l'atrophie bilatérale du nerf optique : en pareil cas la baisse de la vision s'annonce le plus souvent de façon rapide, avec quelques maux de tête, et lorsque le trouble diffus des bords de la papille est dissipé, on remarque un amincissement très marqué des artères avec opacification partielle de leur paroi.

II. — PERTES SANGUINES

De graves altérations optiques peuvent se développer à la suite d'abondantes pertes de sang. Depuis fort longtemps les hémorragies spontanées ou chirurgicales sont connues au nombre des causes de l'amaurose, car déjà Hippocrate[1] mentionne les relations du melaena avec la cécité et Falk a recueilli toute une série d'observations chez les auteurs du XVIIe et du XVIIIe siècle.

L'emploi de l'ophtalmoscope a augmenté l'intérêt de ces constatations en décelant au fond de l'œil des changements matériels qui prouvent que la cause des troubles visuels est périphérique et non point centrale comme on l'avait cru. Malheureusement le défaut presque complet d'autopsies démonstratives n'a pas permis jusqu'ici d'élucider la nature ni la raison de ces altérations ophtalmoscopiques. Quant aux faits cliniques relatifs aux troubles visuels par pertes sanguines, ils nous sont assez bien connus, grâce aux statistiques détaillées de Falk (1876), de Pergens (1896), et de Singer (1902). Le premier de ces auteurs avait réuni 100 observations, dont la moitié datait de la période pré-ophtalmoscopique ; Singer a porté ce total à 198 et depuis lors quelques nouveaux cas ont été publiés (Spiller, Denvix), ce qui n'empêche pas que les amblyopies par pertes de sang soient relativement peu fréquentes dans les cliniques ophtalmologiques : personnellement, nous n'en avons noté que deux exemples sur 30.000 malades.

Symptômes. — L'affection du nerf optique s'annonce par une baisse visuelle rapide, presque toujours bilatérale (7 fois sur 8 selon la statistique de Singer, p. 18), et aboutissant en peu d'heures à la cécité si même la cécité ne s'est pas produite d'emblée : en effet c'est assez souvent au réveil d'un évanouissement que le malade s'aperçoit à son grand effroi qu'il ne distingue plus la lumière du jour ; il souffre en même temps de vertiges, de bourdonnements d'oreilles et de violentes douleurs dans les régions occipitale et cervicale.

Ces symptômes accessoires se dissipent dans la règle avant que la vision ne s'améliore — si elle s'améliore, ce qui n'a lieu qu'au bout de plusieurs jours, de plusieurs semaines, ou même de plusieurs mois et seulement dans la moitié des cas (52 p. 100 d'après Singer). Une guérison complète est chose beaucoup plus rare (14 p. 100 des cas) ; encore subsiste-t-il très souvent une certaine irrégularité du champ visuel. Dans la statistique de Singer, 40 fois sur 100 la vision n'a montré aucune amélioration et 2 fois il y eut même une aggravation ultérieure. De 170 cas bilatéraux, 100 présentaient

[1] Cité par Hirschberg, Graefe-Saemisch, 2e édit. ch. XXIII, p. 96.

une amaurose complète, 55 une diminution partielle de la vision aux deux yeux et 15 une amaurose à l'un des yeux tandis que l'autre œil était atteint d'une simple amblyopie.

La suppression incomplète des fonctions visuelles se manifeste de façon très variée : rétrécissement concentrique du champ visuel ou abolition d'un secteur périphérique, scotome central ou paracentral, hémianopsie à ligne de démarcation verticale ou horizontale ; bref, toutes les formes imaginables du champ visuel. Le sens chromatique et le sens lumineux peuvent être défectueux et demeurer imparfaits même après le retour d'une bonne acuité visuelle.

Les symptômes objectifs de l'affection optique sont la dilatation et l'immobilité de la pupille, puis surtout une pâleur laiteuse de la papille optique avec effacement de ses bords et léger gonflement de sa substance (voy. pl. XII, fig. 6). Les artères sont étroites et les veines plutôt élargies et sinueuses. Le trouble péripapillaire irradie plus ou moins loin sur la rétine et offre une certaine ressemblance avec celui qui envahit la région papillo-maculaire à la suite d'une obstruction de l'artère centrale, mais il est moins intense et ne fait pas apparaître la tache rouge cerise de la macula : il est accompagné parfois de petites hémorragies ou de foyers blanchâtres en forme de stries ou de plaques qui peuvent avoir la plus grande ressemblance avec celles d'une rétinite albuminurique : nous en avons eu récemment un exemple chez une jeune fille qui avait souffert de métrorragies répétées mais n'avait jamais eu d'albumine dans l'urine.

Il n'existe du reste aucune proportionnalité entre l'intensité des désordres ophtalmoscopiques et la gravité des troubles visuels.

Ces premières altérations du fond de l'œil s'offrent assez rarement à l'observation des oculistes, car la plupart des malades se présentent seulement plusieurs semaines ou plusieurs mois après le début de l'amblyopie, ayant vainement compté que l'amélioration de leur état général amènerait aussi le retour de la vision. L'ophtalmoscope montre en pareil cas une papille blanc d'ivoire dont les contours nets et réguliers font penser plus souvent à une atrophie optique par obstruction de l'artère centrale qu'à une atrophie post-névritique ; les vaisseaux, principalement les artères, sont parfois très notablement rétrécis.

Étiologie. — Les troubles visuels par perte de sang peuvent se produire à tous les âges, mais ils ont leur plus grande fréquence dans la quarantaine, l'âge moyen de tous les malades étant aussi quarante ans. La proportion des hommes est un peu moindre que celle des femmes (79 hommes pour 95 femmes), car chez ces dernières les hémorragies utérines jouent un rôle important que sont loin de compenser chez les hommes les blessures de guerre et les accidents du travail. Les hémorragies provenant des plaies chirurgicales ne comptent en effet que pour le 3 p. 100 du nombre total des pertes de sang suivies d'amblyopie ou de cécité (SINGER, p. 11), tandis que les métrorragies ascendent à 33 p. 100 de ce total et les hémorragies du système digestif à 40 p. 100. Les saignées faites dans un but thérapeutique représentent une proportion de 14 p. 100, les épistaxis de 8 p. 100, les hémoptysies de 1 p. 100 et les hémorragies uréthrales de 1 p. 100 également.

Plus encore que la source des hémorragies, il serait intéressant de connaître quelle doit être leur durée ou leur abondance pour provoquer des troubles visuels ; sur ce point les données exactes font malheureusement défaut et l'on ne saurait s'en remettre aux appréciations souvent fort exagérées des malades et de leur entourage.

Au reste les pertes de sang peu abondantes peuvent devenir dangereuses par leur répétition à courts intervalles et la fréquence de ces rechutes n'est pas toujours facile à établir. Il est en outre fort probable que l'état général du sujet n'est point sans importance et que s'il était déjà malade auparavant (ulcère stomacal, tumeur utérine, fièvre typhoïde, etc.), il souffrira plus gravement des suites de son hémorragie que s'il a été surpris en pleine santé par une perte de sang accidentelle ; c'est là peut-être la raison du rôle relativement peu important que jouent les blessures de guerre dans la production des amblyopies post-hémorragiques.

Un fait assez singulier, c'est que le trouble de la vision ne se manifeste pas toujours au plus fort de l'anémie, mais au contraire, dans une grande proportion des cas, au moment où les forces générales sont déjà en voie d'amélioration ; la statistique de Sixken montre en effet que la baisse de la vision a coïncidé avec l'hémorragie dans 8 p. 100 des cas et que dans 12 p. 100 elle s'est produite immédiatement après ; 14 fois sur 100 elle a eu lieu seulement dans les douze premières heures et 11 fois dans l'intervalle de douze à quarante-huit heures ; 30 p. 100 des observations indiquent un délai de trois à dix jours avant l'apparition des symptômes oculaires et 8 p. 100 un délai encore supérieur à dix jours.

C'est quelquefois une récidive de l'hémorragie qui devient la cause déterminante de la baisse de la vision ou d'une aggravation nouvelle ; d'autres fois le malade, dont la vue est déjà en voie d'amélioration, ne subit aucun dommage nouveau du fait de ces récidives.

Anatomie pathologique et pathogénie. — La pathogénie des amblyopies par pertes de sang est encore mal élucidée, car les examens anatomiques ont fait jusqu'ici presque entièrement défaut. Nous n'en pouvons citer que deux : chez un homme qui trois ans et demi auparavant avait été atteint, à la suite d'une hématémèse, de cécité totale à droite et partielle à gauche avec des signes ophtalmoscopiques assez semblables à ceux d'une « embolie de l'artère centrale » bien que moins prononcés, Huscnaen (1877 et 1881) constata l'atrophie complète du nerf optique droit et une atrophie limitée aux couches extérieures du nerf optique gauche ; le tissu dégénéré se signalait par la disparition des fibres nerveuses et par une forte augmentation des éléments conjonctifs ; Huscnaen en conclut à une inflammation interstitielle ayant provoqué secondairement l'atrophie des fibres optiques.

Cette interprétation ne concorde pas avec les constatations de Ziegler qui, ayant eu l'occasion de pratiquer une autopsie vingt-trois jours après la perte de la vision, nota l'absence de phénomènes inflammatoires proprement dits au sein du nerf optique ; il s'agissait bien plutôt d'une dégénérescence rapide des éléments nerveux du nerf et des couches internes de la rétine se manifestant essentiellement par une infiltration graisseuse des fibres à myéline et des cellules ganglionnaires, et que ZIEGLER considéra comme une dégénérescence primaire de nature ischémique, analogue à celle qui fait suite aux obstructions artérielles ou à certaines intoxications (quinine, acide salicylique, plomb). S'il en est ainsi, l'augmentation du nombre des éléments nucléés constatée par HIRSCHBERG serait due à une prolifération compensatrice des septa conjonctifs et de la neuroglie.

A ces deux examens, plusieurs auteurs en ajoutent un troisième qui ne nous paraît pas appartenir au même ordre de faits : il s'agit d'une jeune femme atteinte de cécité totale et bilatérale deux jours après un accouchement au cours duquel elle avait perdu beaucoup de sang. La mort étant survenue deux mois plus tard, RAEHLMANN (*Fortschritte der Medizin*, 1889, n° 24, et *Zeitschrift für Augenheilkunde*, VII, 5, p. 345) put constater que des épaississements endartéritiques obstruaient les artères rétiniennes à leur naissance et il conclut (p. 357) que la perte de sang, en abaissant la tension artérielle, avait contribué à parfaire une oblitération incomplète de ces artères déjà antérieurement malades. Nous avons parlé, à propos des maladies de la rétine (t. VI, p. 760), des cas de cécité subite dont la cause première paraît être une altération endartéritique des vaisseaux de l'œil et la cause occasionnelle un abaissement passager de la tension sanguine, mais nous pensons qu'ils sont bien distincts des cas d'amblyopie par pertes de sang qui nous occupent actuellement et dans lesquels rien ne nous autorise, jusqu'à plus ample informé, à supposer un rétrécissement préexistant des vaisseaux rétiniens.

A défaut d'altérations préexistantes dans les vaisseaux, ZIEGLER (p. 60) admet que des contractions artérielles peuvent venir augmenter l'état d'ischémie locale de la rétine ; il y aurait là un facteur individuel de nature à aggraver dans une assez large mesure les conséquences pour la vision de certaines pertes de sang relativement peu abondantes.

En somme, le brusque changement qui se produit dans la composition du sang, les altérations vasculaires qui lui succèdent et l'insuffisance de nutrition qui en résulte pour les éléments si délicats de la rétine et du nerf optique, nous donnent l'explication la plus plausible des troubles visuels observés à la suite des pertes de sang.

L'origine périphérique de ces amblyopies nous est affirmée par les altérations constatées par HIRSCHBERG et par ZIEGLER et par les expériences de HOLDEN qui réussit aussi à provoquer par des saignées abondantes chez des animaux un œdème avec dégénérescence rapide des fibres nerveuses et des cellules ganglionnaires dans le nerf optique et la rétine. Sans pouvoir être complètement exclue, l'hypothèse d'une origine cérébrale de l'amaurose ne se justifie que dans les occasions assez rares où l'on a constaté, en dépit d'une cécité complète, la persistance du réflexe lumineux de la papille.

D'autres théories pathogéniques ont leurs partisans mais sont encore aujourd'hui dépourvues de toute base positive : l'hypothèse d'une hémorragie dans les gaines optiques, émise par GRÆFE (1860, p. 159), puis reprise par LEBER (1877, p. 904), n'a trouvé aucune confirmation dans les examens anatomiques faits par HUSCHKE et par ZIEGLER ; SAMELSOHN (1875, p. 167) l'avait aussi adoptée parce que chez l'un de ses malades l'apparition d'une hémorragie sur le bord de la papille avait coïncidé avec une notable amélioration visuelle ; à notre avis rien ne prouve que cette hémorragie venait de l'espace vaginal et la vraisemblance d'une semblable irruption d'un épanchement sanguin des gaines dans l'intérieur de l'œil nous semble contestable pour des raisons anatomiques (voyez p. 372).

Une autre théorie, défendue par SAMELSOHN (1872), puis par WECKER (cité par BENSCH, p. 278), attribue les altérations du nerf optique à la pénétration dans les gaines d'un exsudat séreux compensateur de l'ischémie cérébrale. Pour expliquer les troubles visuels consécutifs à des pertes de sang peu abondantes, de GRÆFE (1860, p. 144) et SAMELSOHN (1875, p. 177) ont supposé que peut-être l'amblyopie ne résulte pas de l'hémorragie, mais que toutes deux ont une cause commune siégeant dans les centres nerveux : pareille hypothèse ne se justifierait, nous semble-t-il, que si les symptômes oculaires précédaient quelquefois la perte de sang, ce qui, à notre connaissance, n'a pas été observé.

Pronostic et traitement. — Nous avons parlé à la page 480 du pronostic *quoad visum*. Quant aux symptômes cérébraux concomitants (surdité, aphasie, parésie des extrémités), ils se dissipent dans la règle plus facilement que les troubles visuels et n'aggravent donc pas le pronostic ; il nous faut faire exception pour un cas rapporté par GESSNER, où la cécité fut suivie très rapidement d'une myélite aiguë qui aboutit à la mort, mais il reste incertain si la perte de sang a été la seule cause de cette grave complication.

Il existe d'emblée de telles différences dans la gravité d'un cas comparée à celle d'un autre, que l'on ne saurait juger des effets du traitement en comparant simplement les résultats obtenus. Une fois les troubles visuels déclarés, il a semblé en quelques occasions que la thérapeutique était impuissante à en modifier la marche et le pronostic. Quelques praticiens ont obtenu au contraire des effets excellents de la médication roborante et de la strychnine (HERMANN p. 173). Le traitement préventif sera surtout utile en parant à l'éventualité d'une récidive de l'hémorragie pour autant que cela sera possible. Une transfusion de sang pourrait avoir de bons effets dans les cas graves, mais nous n'avons pas connaissance qu'elle ait jamais été essayée ; ce serait au moins une intervention plus logique que l'application de sangsues ou les saignées qui à plusieurs reprises ont été faites au malade déjà anémié par des hémorragies spontanées. (Ce genre de traitement « homœopathique » est mentionné une douzaine de fois dans la statistique de SIXGER !)

III. — TROUBLES DE LA MENSTRUATION

Les anciens auteurs attribuaient aux anomalies de la menstruation bien des amblyopies ou amauroses dont ils ne connaissaient pas la cause anatomique ; l'ophtalmoscopie a montré qu'il s'agit assez souvent de troubles circulatoires dans le domaine du nerf optique sous la forme d'une hyperhémie ou même d'un œdème de la papille, plus rarement d'une névrite rétrobulbaire, dont les relations avec les accidents de la fonction menstruelle paraissent souvent assez probables. Une forte proportion de ces névrites se rencontre chez des femmes jeunes encore, mais dont les fonctions génitales ont subi un arrêt prématuré par suite du développement imparfait de leurs organes (utérus infantile, etc.) ; d'autres fois, c'est la ménopause qui détermine l'affection oculaire ou bien la brusque interruption des règles par suite d'une cause accidentelle (refroidissement, émotion) chez des femmes en pleine activité sexuelle.

Le pronostic est généralement favorable, car la guérison complète est possible ; cependant on observe aussi en quelques occasions le développement d'une atrophie complète.

Le traitement doit tendre à favoriser le retour du flux menstruel, mais, en remplissant cette indication, il ne doit pas négliger les autres causes possibles de névrite optique (syphilis, albuminurie, chlorose, méningite, etc.) ; en effet, il ne suffit pas, pour établir le diagnostic causal, de noter que la malade a subi une interruption plus ou moins complète de ses règles, il faut encore qu'une observation prolongée ait confirmé chez elle l'absence de toute autre influence nocive, ou bien que, les désordres oculaires s'étant répétés plusieurs fois aux époques menstruelles, la relation de cause à effet se trouve ainsi démontrée.

Au reste Leber (p. 818) a émis la supposition que peut-être l'affection optique et l'aménorrhée sont deux manifestations parallèles d'une même cause commune. Yamagiwa croit cette hypothèse confirmée par le fait que dans l'*acromégalie*, qui s'accompagne assez souvent d'atrophie optique (voy. p. 399), une ménopause prématurée est elle-même loin d'être rare.

IV. — GRAVIDITÉ

Pendant la grossesse et chez des accouchées, on assiste quelquefois au développement d'une névrite optique, même en l'absence de toute albuminurie et dans des conditions qui, par ailleurs, semblent tout à fait normales (Leber, Gronouw, p. 185 et 190) ; la cause de cette complication oculaire est fort obscure ; l'hypothèse d'une auto-intoxication, soutenue par Gronouw, est bien chancelante, car elle ne s'appuie sur aucun fait positif. Quoi qu'il en soit, l'interruption de la grossesse par accouchement provoqué a quelquefois favorisé la guérison : aussi cette intervention peut-elle être proposée dans les cas les plus graves (Gronouw, p. 187). Après l'accouchement, l'allaitement

par la malade devra être déconseillé puisque nous savons qu'il peut constituer lui-même une cause de névrite. Si la congestion du nerf optique ne tend
pas spontanément à se dissiper, les frictions mercurielles sont à commencer
sans retard.

V. — LACTATION

On connaît une quinzaine d'observations ayant trait à des névrites optiques
survenues pendant ou immédiatement après l'allaitement ; ces névrites
nous paraissent non assimilables à celles qui ont pour cause une anémie
aiguë car elles se produisent surtout chez des femmes épuisées par une
lactation trop abondante, trop prolongée, ou déjà affaiblies par des gros-
sesses trop rapprochées. Exceptionnellement c'est à un arrêt subit de la sécrétion lactée que succède le trouble visuel : il faut alors songer à une congestion vicariante des vaisseaux oculaires, comme on en observe à la suite de la
suppression du flux menstruel (voy. à la page précédente).

Les troubles de circulation que peut entraîner l'allaitement étaient déjà
cités dans la période pré-ophtalmoscopique au nombre des causes possibles
de l'amaurose (CARRON DU VILLARDS, HIMLY, MACKENZIE). JACOBSON, en 1885,
précisa le siège anatomique de ces troubles visuels en décrivant une
papillite légère, accompagnée parfois de petites hémorragies rétiniennes et
qui laisse après elle une décoloration atrophique du disque optique ; toutefois, la statistique établie par FEMMER (11 ou 12 cas), montre que le pronostic
de cette névrite est assez favorable, car une guérison complète ou presque
complète fait suite presque toujours à la cessation de l'allaitement lors même
que la baisse visuelle a été très rapide et que pour quelques jours elle a donné
lieu à une cécité absolue (FEMMER, p. 27).

L'affection se déclare, même en dehors de toute anomalie de la lactation,
plusieurs semaines ou plusieurs mois, plus rarement peu de jours après le
début de l'allaitement ; elle est le plus souvent bilatérale et les troubles
visuels sont précédés ou accompagnés de symptômes plus généraux, tels que
fièvre avec frissons, douleurs céphaliques et orbitaires ; dans les observations
recueillies par FEMMER, la papillite s'est trouvée quatre fois plus fréquente que
la forme de névrite rétrobulbaire ; outre la baisse de l'acuité centrale, on
note généralement des modifications du champ visuel et une altération du
sens chromatique.

Le petit nombre des cas observés rend fort difficile une explication patho-
génique : on a accusé des toxalbumines développées par la lactation (HEN-
ZEL) ou même une « invasion de microbes » provenant des organes génitaux
(BIRNBACHER).

Ces théories n'ont pas de base certaine et nous leur préférons, jusqu'à
plus ample information, l'explication plus simple d'une dénutrition rapide,
équivalente à une saignée, chez des nourrices dont la lactation est trop abondante, ou d'une fluxion compensatrice chez celles dont la sécrétion lactée a
subi un arrêt spontané. Dans le premier cas, le traitement doit consister en

un sevrage immédiat avec administration de toniques et d'une nourriture reconstituante, ce qui permet quelquefois d'obtenir une rapide amélioration visuelle; dans le second cas, ce sont les révulsions de toute nature (ventouses, sudations, etc.) qui seront utiles. Dans l'observation de Bocmann, où la névrite optique s'était reproduite au cours de trois allaitements successifs et s'accompagnait de parésies du facial et du nerf oculomoteur externe, la guérison a été favorisée par un traitement au salicylate de soude.

BIBLIOGRAPHIE

I. — Albuminurie, leucémie, chlorose

Baas. Ueber leukaem. Augenveränd. *Zeitschr. für Aug.*, I, p. 234, 1899.

Bersch. Neuroretinitis bei Chlorose. *Klin. Monatsbl.*, XVII, p. 114, 1879.

Gowers. Optic neuritis in chlorosis. *Medical Ophthalmoscopy*, 4e édition, pl. VI, 1904.

Greenay. *Centralbl. für Aug.*, p. 225, 1901.

Kerschbaumer. Ein Beitr. z. Kennt. der leukaem. Erkr. *Graefe's Archiv*, XLI, 4, p. 99, 1895.

Neumann. Papillo-retinitis bei Chlorose. *Thèse de Berlin*, 1897.

Oeller. *Atlas selt. Opht. Bef.*, pl. B 1, 1904.

Scouin. Ueber Papillitis bei Anaemie und Leukaemie (avec bibliographie). *Thèse de Marburg*, 1899.

II. — Pertes sanguines

Acker. Ein Fall von Nachtblindheit nach Blutverlusten bei einer Schwangeren. *Centralbl. f. Augenheilk.*, X, p. 37, 1886.

Boasch. Sur un cas d'amblyopie passagère à la suite d'hémorragie, etc. *Ann. d'Ocul.*, CXIX, p. 272, 1898.

Chevallereau. Sur un cas d'atrophie papillaire brusque consécutive à des hémorragies utérines. *Soc. franç. d'Opht.*, XX, p. 280, 1903.

Debaix. Amblyopies et amauroses consécutives aux hém. gastro-intestinales. *Thèse de Lyon*, 1900.

Forster. Krankheiten der Digestionsorgane. *Graefe-Saemisch*, VII, p. 73 à 74, 1876.

Fuchs. Beitrag zur Kenntniss der Amblyopien und Amaurosen nach Blutverlust. *Klin. Monatsbl. für Aug.*, XIV, Beilageheft, 1876.

Gessner. Ein Fall von Amaurose und Myelitis ascendens acuta nach Blutverlust. *Archiv für Augenheilk.*, XIX, p. 88, 1888.

Graefe (von). Fälle von plötzlicher und incurabler Amaurose nach Haematemesis. *Archiv für Opthh.*, VII, 1, p. 143, 1859.

— Ueber… gew. Fälle fulminirender Erblindung. *Archiv für Opthh.*, XII, 2, p. 149, 1866.

Groenouw. Sehstörungen nach Blutverlusten. *Graefe-Saemisch*, chap. XXII, p. 304, 1901.

Hirschberg. Veränderungen des Augengrundes bei allgemeiner Anaemie. *Soc. Opht. de Heidelberg*, Xe sess., p. 53, 1877.

— Ueber Amaurose nach Blutverlust. *Soc. Opht. de Heidelberg*, p. 69, 1881.

— Ueber Erblindung nach Blutverlust. *Centralbl. für Aug.*, XVI, p. 257, 1892.

Hoffmann. Ein Fall von Amaurose nach Haematemesis. *Klin. Monatsbl. für Aug.*, XXI, p. 171, 1883.

Holden. Die Pathologie der nach profusen Blutungen… auftr. Amblyopie. Rés. in *Archiv für Aug.*, XL, p. 354, 1899.

Maillotis. Les troubles visuels graves après les pertes de sang. *Thèse de Paris*, 1898.

Laurenbens. Drei Fälle von Amaurose in Folge von Blutverlusten. *Klin. Monatsbl.*, XV, p. 93, 1877.
— Neuroretinitis descendens beiderseits in Folge hochgradigen Blutverlustes. *Ibidem*, XVII, p. 253, 1879.
Leber. Die Amaurose nach Blutverlusten. *Graefe-Saemisch*, V, p. 904, 1877.
Panas. L'amaurose et l'amblyopie après hématémèse. *Ann. d'Ocul.*, janvier, 1896.
Samelsohn. Ueber Amaurosis nach Haematemesis und Blutverlusten anderer Art. *Graefe's Archiv*, XVIII 2, p. 225, 1872.
— Zur Pathogenese der fulminanten Erblindungen nach Blutverlusten. *Ibidem*, XXI, 1, p. 170, 1875.
Schmidt-Rimpler. Doppelseitige Amaurose nach Blutverlust in Folge einer Nasenoperation. *Klin. Monatsbl. für Aug.*, XXV, p. 375, 1887.
Sinear. Ueber Sehstörungen nach Blutverlust. *Thèse de Breslau*, 1902.
Somya. Ueber partielle Atrophia nervi optici nach Haematemesis. *Centralbl. für Aug.*, XVI, p. 225, 1892.
Schiller. Ueber Amaurose nach Blutungen. *Thèse de Kiel*, 1901.
Elsch. Ein neuer ophthalmosc. Befund nach Blutverlust. *Klin. Monatsbl.*, XXI, p. 183, 1883.
Ziegler. Zur Kenntnis der Entstehung der Amaurose nach Blutverlust. *Beitr. zur path. Anat. und Phys.*, II, p. 59, 1888.

III, IV et V. — TROUBLES MENSTRUELS, GRAVIDITÉ, LACTATION

Axenfeld. Augenerkr. während der Schwangerschaft, etc. *Monatschr. für Geburtsh. und Gyn.*, p. 815, 1895.
Berger, 1892. *Mal. des yeux dans leurs rapports avec la path. générale*, p. 258.
Coux (Saub). Uterus und Auge, Wiesbaden, 1899.
Danke. Zur Casuistik der Neuritis optica bei dem weiblichen Geschlecht. *Thèse de Giessen*, 1903.
Fromm, 1901. Zur Kenntniss der Sehnervenentzündung während der Laktation. *Thèse de Greifswald.*
Goesnorw, 1901. *Graefe-Saemisch*, XXII, p. 180.
Haab. *Atlas d'Ophtalmoscopie*, 1900.
Haxkel. Ueber vorübergeh. Erblind. während der Laktationsperiode. — Einige weitere Fälle von Amblyopie in der Laktationsperiode. *Deutschmann's Beiträge*, XIII et XXI, 1894 et 1895.
Jackson. Beziehungen... des Sehorgans zu Allgemeinleiden, etc. *Leipzig*, 1885.
Leber. Krankheiten des Sehnerven. *Graefe-Saemisch*, V, p. 817, 1877.
Mooren. Gesichtsstörungen und Uterinleiden. *Archiv für Aug.*, X, p. 549, 1881.
Heron. Verlust des Sehvermögens wegen Papillitis bei einer Schwangeren, etc. *Klin. Monatsbl.*, XX, p. 349, 1882.
Rocuix, 1894. Contrib. à l'étude des aff. ocul. survenant chez la femme dans le cours de l'allaitement. *Ann. d'ocul.*, CXII, p. 161.
Wilbrand und Saenger. *Neurologie des Auges*, III, 2, p. 645-659, 1908.
Yamaguou. Ein Beitrag zur Path. des Sehnerven bei Hirnerkr. *Klin. Monatsbl. für Aug.*, Beilageheft, p. 192, 1903.

CHAPITRE VII

AFFECTIONS DU NERF OPTIQUE CONNEXES A DES MALADIES DU SYSTÈME NERVEUX CÉRÉBROSPINAL

Bien des traités, entre autres ceux de WECKER (1889, p. 523 et 553) et de PANAS (p. 704) distinguent entre l'atrophie optique *blanche ou cérébrale* et l'atrophie *grise ou spinale*; cette distinction n'est pas conforme à la généralité des faits, et ne peut qu'entretenir de la confusion dans l'esprit des observateurs peu expérimentés. Ce n'est pas sur une minime différence de teinte que l'on peut se baser pour établir le point de départ du processus atrophique ou ses relations avec les maladies si complexes de la moelle et de l'encéphale. Nous croyons beaucoup plus utile de borner notre classification aux différents types d'affections optiques qui, par les symptômes généraux dont ils sont précédés, accompagnés, ou suivis, révèlent un caractère clinique bien défini au point de vue de leur évolution, de leur pronostic et de leur traitement. Cet exposé montrera que même des différences ophtalmoscopiques très accusées, telles que celles qui séparent les cas d'atrophie simple des névrites avec œdème et congestion de la papille, sont insuffisantes en bien des cas pour permettre de différencier le siège ou la nature de l'affection nerveuse concomitante. Ici, plus encore que dans les autres domaines de la pathologie du nerf optique, il faut se rappeler que l'examen ophtalmoscopique, portant sur une très petite partie du nerf, ne saurait donner une idée complète du processus en jeu. Un ophtalmologiste qui, partageant l'illusion de BORDIER, s'imaginerait « voir dans l'œil ce qui se passe dans le cerveau », s'exposerait à bien des mécomptes et ses conclusions manqueraient de rigueur scientifique.

C'est le plus souvent dans le *tabes dorsal* que l'affection optique se présente sous l'aspect d'une atrophie simple; dans la *sclérose en plaques* la névrite paraît plus fréquente; elle est de règle dans la *myélite aiguë*.

Les autres maladies médullaires telles que les différentes formes de *paralysies spastiques*, la *sclérose latérale amyotrophique* et l'*atrophie musculaire progressive*, enfin la *syringomyélie* et les altérations secondaires aux affections de la colonne vertébrale, s'accompagnent beaucoup plus rarement de symptômes du côté du nerf optique; les papillites ou atrophies qu'on y constate quelquefois ne sont pas un des éléments du diagnostic et sont dues selon l'ARMOSE (1906) à des coïncidences ou des complications accidentelles (méningites, syphilis cérébrale).

I. — TABES DORSAL

Signalée par Duchenne de Boulogne dans ses premières descriptions de l'ataxie locomotrice, l'atrophie du nerf optique a été plus tard étudiée dans ses symptômes par Charcot et par Galezowski; Leber, Uhthoff et de nombreux neurologistes en ont recherché les causes anatomiques, mais sa pathogénie est encore bien obscure. Uhthoff l'a décrite dans la nouvelle édition du manuel de *Graefe-Saemisch* avec une richesse de détails dépassant de beaucoup les limites qui nous sont assignées ; aussi renvoyons-nous à cet excellent mémoire pour les développements bibliographiques dont nous nous sommes dispensés pour plus de concision.

L'atrophie optique constitue avec les paralysies oculomotrices et les anomalies de la contraction pupillaire (signe de Robertson) la triade des manifestations oculaires du tabes. Avec l'abolition du réflexe rotulien (signe de Westphal), elle est quelquefois l'un des premiers symptômes de la maladie, toutefois sa fréquence est moindre, car, dans les services de neurologie, on ne la constate en moyenne que chez 10 ou 15 p. 100 des tabétiques (Uhthoff, p. 184). Les statistiques dressées par les ophtalmologistes montrent, pour des raisons faciles à comprendre, une fréquence beaucoup plus élevée, par exemple 36 p. 100 (Marré) ou 40 p. 100 (Schmeichler) ; à l'hospice de Bicêtre, où l'on ne recueille que des malades atteints de graves infirmités, Laur a compté 33 aveugles parmi 124 cas de tabes, ce qui donne également la proportion assez forte de 26 1/2 p. 100. D'autre part, en tenant compte des symptômes même légers, von Gaosz (p. 92) évalue à 13 p. 100 seulement le nombre des tabétiques dont les deux yeux avaient une acuité visuelle tout à fait normale.

Symptômes. — Le principal changement ophtalmoscopique consiste en une décoloration de la papille; la différence de teinte qui existe souvent à l'état normal entre la moitié temporale et la moitié nasale n'est pas d'emblée supprimée, mais il devient peu à peu évident que le côté nasal est lui-même trop pâle et surtout qu'il tranche trop nettement sur la partie adjacente de la rétine et de la choroïde. Cette décoloration graduelle avec netteté des bords papillaires, sans être à elle seule pathognomonique pour le tabes, est cependant un indice important surtout quand elle s'accompagne d'un rétrécissement des artères.

Nous n'avons jamais noté une vraie hypérémie, ni le trouble léger que Berger (1892, p. 109 et 1905, p. 48) dit exister au début: il est vrai qu'en certains cas, le disque optique nous a paru plus rouge qu'à l'état normal : un examen attentif à l'image droite nous a fait alors reconnaître qu'il y avait réellement ni congestion ni augmentation du nombre des vaisseaux ; les grosses artères étaient même plus étroites et la substance nerveuse plus blanche que normalement. Quelle peut donc être la cause de cette hyperhémie apparente de la papille? C'est, nous a-t-il semblé, que les vaisseaux, surtout les ramifications secondaires, gagnent une coloration plus intense par suite de l'atrophie des fibres nerveuses qui, à l'état sain, les voilaient partiellement. Quand ces vaisseaux à leur tour diminuent de calibre et peut-être de nombre, la décoloration atrophique de la papille est d'autant plus rapide qu'elle a semblé plus retardée.

La teinte grisâtre ou même bleuâtre que prend le disque optique au fort de l'atrophie a passé quelque temps pour caractéristique ; en réalité elle fait souvent défaut : Jean GALEZOWSKI l'a notée seulement 2 fois sur 65 cas d'atrophie tabétique. BENSON et von GROSS tiennent la teinte grise pour le stade initial, tandis que la blancheur crayeuse ou nacrée de la papille serait l'indice d'une atrophie déjà avancée. Tout en admettant cette manière de voir, nous pensons que la rapidité plus ou moins grande dont se fait la dégénérescence peut influer sur l'aspect de la papille, car il y a bien certainement des cas où la teinte grisâtre manque dès le début. Selon GOWERS (p. 183), l'examen ophtalmoscopique pratiqué à l'aide de la lumière du jour peut faire apparaître la teinte verdâtre quand elle n'est pas apparente à l'aide de l'éclairage artificiel. A notre expérience, ce même phénomène se produit dans tous les cas d'atrophie ou de pâleur physiologique de la papille et ne saurait avoir par conséquent de valeur différentielle. L'éclairage du jour, utilisé, ainsi que certains auteurs le conseillent, pour déceler la première apparition de l'atrophie, pourrait, à notre avis, faire croire à une décoloration pathologique lors même qu'il s'agit d'un cas tout à fait normal, car il exagère fortement le contraste de la teinte claire du disque optique et des parties beaucoup plus sombres qui l'avoisinent.

S'il existe près de la papille un mouchet de fibres à myéline, les progrès de l'atrophie s'affirment par l'effacement de ces fibres opaques; WAGENMANN (p. 258) les a vues disparaître en dix mois, von GROSS (p. 113) en un an et demi; Jean GALEZOWSKI au contraire a constaté leur persistance dans un cas où l'atrophie datait de plusieurs mois : il est probable qu'une observation plus prolongée aurait démontré leur dégénérescence graduelle.

UHTHOFF (p. 190) estime que, dans la première période de l'atrophie, les vaisseaux rétiniens ne montrent pas de changement notable et ne se rétrécissent, principalement les artères, que plus tard. Sur ce point, nous ne sommes pas tout à fait d'accord avec lui, car l'étroitesse artérielle en présence d'un aspect normal des veines est précisément ce qui a forcé notre attention en certains cas d'atrophie commençante où, à défaut de ce second signe, il nous eût été difficile de décider si la pâleur de la papille était réellement pathologique ou non. Au reste cet amincissement relatif des artères est moindre qu'il semble à première vue à l'image renversée ; nous avons pu nous convaincre à l'image droite que le calibre des grosses branches n'est pas inférieur à la moitié du calibre des veines correspondantes. Dans les stades ultérieurs de la maladie ce rapport ne varie guère, et l'on peut poser en fait que la diminution du lumen des vaisseaux est loin d'égaler dans l'atrophie tabétique ce qu'elle est après une névrite ou une obstruction de l'artère centrale (voy. t. VI, pl. XI,

fig. 20); dans la règle, on peut encore suivre les artères rétiniennes jusqu'aux
régions équatoriales de l'œil : ce détail vient contredire l'hypothèse de Berger
(1890, p. 261) qui veut expliquer par le resserrement des vaisseaux les rétrécissements périphériques du champ visuel.

Une excavation atrophique de la papille se voit quelquefois dans les stades
avancés, mais elle varie beaucoup selon que la cavité physiologique préexistante était elle-même plus ou moins prononcée. Les dimensions du disque
optique, qui, d'après certains auteurs, diminuerait par l'atrophie, ne nous ont
réellement pas semblé s'écarter de la normale, mais l'estimation en est difficile à faire d'un cas à l'autre, étant données les différences du grossissement
ophtalmoscopique selon l'état de la réfraction.

En règle générale, les changements de la papille sont déjà évidents au
moment où commence à se manifester la première baisse visuelle ; ils peuvent
même la précéder de plusieurs mois ou de plusieurs années ; ce fait important
paraît à Uhthoff (p. 189) hors de doute ; Peltesohn (p. 79) et von Gnosz
(p. 104) le confirment de leur côté. Nous croyons aussi qu'un aspect ophtalmoscopique absolument normal en dépit de troubles visuels déjà bien accusés est très exceptionnel dans le tabes, malgré que Berger (1890, p. 263) l'ait
rapporté dans 7 cas sur 109 et que, d'accord en cela avec Léri (p. 52) et
J. Galezowski (p. 23), il le dise assez fréquent au début de l'affection (1892,
p. 109). Cette constance des altérations visibles n'implique pas que la
pâleur de la papille soit toujours proportionnelle à la baisse de la vision ; on
peut constater sur ce point de très grandes différences ; il arrive même que,
des deux yeux d'un même malade, le plus atrophique en apparence soit celui
dont la fonction est encore la meilleure. Un tableau détaillé de 53 cas, dressé
par Peltesohn (p. 79) pour illustrer les relations du trouble fonctionnel avec
l'aspect ophtalmoscopique, montre que, s'il y a disproportion, c'est constamment que l'atrophie paraît à l'ophtalmoscope plus avancée qu'elle ne l'est
à en juger par l'état de la vision.

Avec Gowers (p. 180) et Uhthoff (p. 191), on doit attribuer à des complications, principalement à la syphilis cérébrale, la papillite qui a été quelquefois
signalée chez les tabétiques. L'opacification des parois des vaisseaux est aussi
un fait accidentel qui ne paraît pas avoir de relation avec la nature spéciale
de l'atrophie.

La baisse visuelle dans l'atrophie tabétique est précédée ou accompagnée
quelquefois de phénomènes subjectifs variés tels que photopsies, éblouissements, sensation de brouillard ou d'objets colorés, dont J. Galezowski (1904,
p. 30), rapporte plusieurs exemples assez curieux ; mais, dans la majorité des
cas, elle a lieu d'une manière insidieuse : aussi peut-elle rester inaperçue pendant fort longtemps quand un seul œil est atteint. Il peut arriver que des
personnes même intelligentes et attentives ne s'avisent de la perte totale de
leur œil que par l'effet d'un hasard ou lorsque la vision de l'autre œil vient à
baisser à son tour. En effet, bien que l'atrophie finisse toujours par être bilatérale, il peut s'écouler plusieurs mois avant qu'elle attaque le second œil ; au
sein d'un matériel de 300 cas, Uhthoff (p. 192) en a même recueilli deux où

l'intervalle avait été de plusieurs années, ce qui aurait pu faire croire au caractère unilatéral de l'atrophie.

Les relations de l'acuité centrale avec le champ visuel permettent de

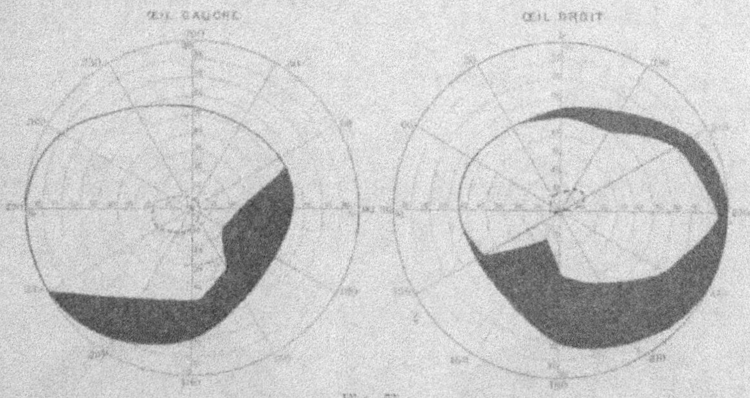

Fig. 75.
Champs visuels dans un cas de tabes au début. Le bleu est encore perçu dans un espace très restreint (......). Aucune perception du rouge ni du vert.

distinguer, d'après Uhthoff, deux types principaux entre lesquels on trouve du reste bien des formes de transition.

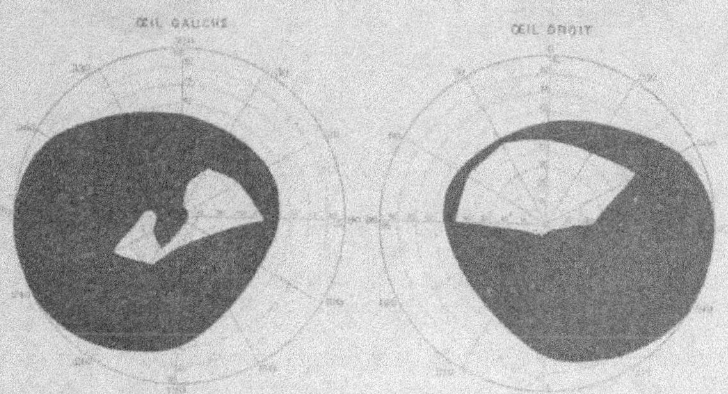

Fig. 76.
Champs visuels empruntés au même malade que ceux de la figure 75 et mesurés onze semaines plus tard. Il n'y a plus aucune perception colorée. C'est là une forme rapide de rétrécissement visuel (obs. pers.).

a) La fonction est altérée de façon diffuse dans toutes les parties du champ visuel et la baisse de la vision centrale va de pair avec le rétrécissement périphérique; là où la perception du blanc n'est pas encore abolie, on constate déjà une diminution dans la sensibilité pour les couleurs, surtout prononcée pour le rouge et le vert, mais très fréquente aussi pour le bleu (Peltesohn, p. 82).

b) Les troubles fonctionnels ont un caractère plus concret indiquant que les parties malades du nerf sont nettement délimitées des parties saines; l'acuité visuelle peut être alors relativement intacte; la limitation du champ visuel intéresse isolément un ou plusieurs secteurs, ou bien se fait d'une façon régulièrement concentrique.

Dans le premier type, les limites de la perception des couleurs sont très restreintes par rapport à l'étendue de la perception du blanc et il peut y avoir cécité complète pour le rouge et le vert en dépit d'un champ visuel à peu

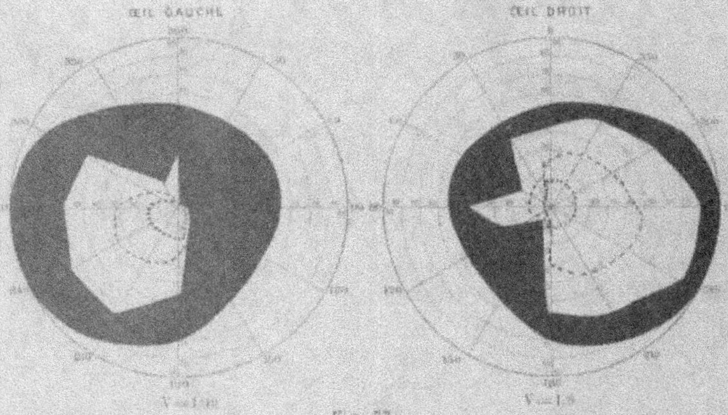

Fig. 77.

Champs visuels dans un cas de tabes avec maintien de la perception des couleurs (obs. pers.).

----- limite de la perception du bleu. — ...... limite de la perception du rouge et du vert.

près normal (fig. 75). Dans le second type, les limites sont pour les couleurs proportionnelles à ce qu'elles sont pour le blanc. Dans le premier groupe, c'est quelquefois la dyschromatopsie qui attire l'attention des malades sur l'affection de leurs yeux; dans le second, c'est surtout la diminution de la vision périphérique.

D'après J. Gałęzowski (p. 35), il n'y a guère de dyschromatopsie tant que l'acuité visuelle est égale ou supérieure à 1/2; en revanche, sitôt que l'acuité s'abaisse en dessous de 1/10, les troubles de la vision des couleurs font rarement défaut.

Quand il existe dans le champ visuel une profonde encoche en forme de secteur (voy. fig. 77), on remarque assez souvent que sur les bords de cette encoche la perception des couleurs ne cesse qu'avec celle du blanc, c'est-à-dire que sur ce point l'abolition de la fonction nerveuse a lieu sans la transition que ménage habituellement la suppression successive du vert, du rouge, puis du jaune et du bleu, avant la suppression du blanc. Cette circonstance parlerait en faveur de la théorie de Berger (1890, p. 261) tendant à expliquer les troubles fonctionnels de l'œil tabétique par le resserrement des vaisseaux rétiniens à la périphérie : le scotome absolu sans transition est en effet de règle à la suite des obstructions vasculaires de la rétine (voy. tome VI, p. 747), tandis qu'il est exceptionnel dans les dégénérescences du nerf optique.

Uhthoff et J. Galezowski ont trouvé que les scotomes en secteur ne convergent pas toujours par leur sommet vers la tache de Mariotte comme le disait Förster, mais quelquefois vers le point de fixation. Au reste, *il n'existe pas de loi* qui régisse la forme ou la situation du rétrécissement visuel chez les tabétiques : tout au plus peut-on dire qu'il débute plus fréquemment

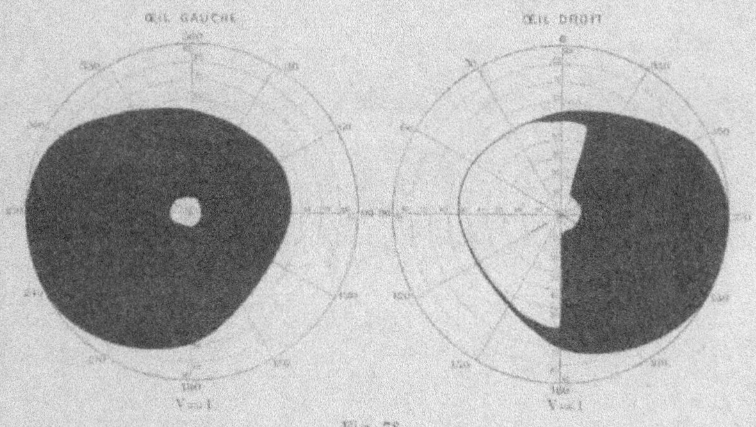

Fig. 78.

Champs visuels rétrécis avec conservation d'une bonne acuité visuelle chez un tabétique. A l'œil gauche le rétrécissement est concentrique; à l'œil droit il simule une hémianopsie (obs. pers.).

dans la région temporale que du côté nasal ou inférieur; entre le rétrécissement concentrique et la limitation par encoches, toutes les combinaisons sont possibles. Plusieurs encoches naissant simultanément sur des points opposés donnent au champ visuel une forme irrégulièrement étoilée, ou bien, en fusionnant par leurs bords, elles lui prêtent l'apparence d'une hémianopsie qui peut être aussi bien horizontale que verticale, aussi bien homonyme que symétrique. Très exceptionnelle, mais cependant possible, paraît être la production d'un *scotome central* que Berger (1890, p. 264) et Uhthoff ont observé 2 fois sur 100, Galezowski 3 fois sur 114 cas, et Peltesohn 4 fois sur 88; si ce scotome ne tient pas à une intoxication surajoutée, mais qu'il dépende directement du tabes, il se distingue de celui d'une amblyopie toxique par la coexistence d'un rétrécissement périphérique ou par un défaut de bilatéralité (fig. 76). De même l'hémianopsie du champ visuel tabétique diffère d'une hémianopsie vraie d'origine centrale par quelques irrégularités de ses limites ou par une symétrie imparfaite (Uhthoff ; voy. aussi la fig. 78).

Le sens lumineux n'est pas affecté, ou plutôt il l'est d'une façon tout autre que dans les maladies du genre de la rétinite pigmentaire. Avec le photomètre de Foerster, il n'y a pas de changement notable dans la limite inférieure de la perception lumineuse, mais le photomètre de Charpentier montre que le pouvoir de différenciation lumineuse est fort amoindri, c'est-à-dire que le malade est moins sensible à de petites différences d'éclairage. Comme dans la plupart des autres atrophies optiques, le malade a l'impression d'y voir mieux entre jour et nuit qu'à la faveur d'un éclairage plus intense ; sans qu'il souffre de photophobie proprement dite, il évite la pleine lumière du jour parce qu'elle lui brouille les objets.

Marche et pronostic. — La marche progressive des troubles visuels est aussi capricieuse dans les derniers stades de l'atrophie qu'elle l'est au début : tantôt la vision centrale est la dernière à disparaître, tantôt le rétrécissement du champ visuel supprime la fixation tout en respectant tel ou tel secteur périphérique, si bien qu'il ne subsiste à la fin qu'un reste de vision excentrique ; tantôt la cécité devient complète en un temps très court, tantôt elle se fait attendre pendant plusieurs mois ou plusieurs années et l'affection paraît avoir subi une longue période d'arrêt. On remarque souvent qu'après avoir perdu la faculté de reconnaître la forme des objets, le malade conserve encore longtemps celle de discerner le jour de la nuit, mais l'amaurose devient complète tôt ou tard. Deux fois seulement sur 300 cas, Uhthoff a vu le processus rester stationnaire sans aboutir à la cécité ; à son avis, une amélioration réelle des symptômes serait la preuve qu'il y a eu erreur de diagnostic.

On estime à deux ou trois ans la durée moyenne de la maladie dès l'apparition des troubles visuels jusqu'à l'établissement de la cécité ; le minimum est deux ou trois mois, le maximum peut comporter dix, douze ou même vingt-quatre ans (Benoit, 1890, p. 208). Ce long délai tient au fait que les deux yeux n'étant pas atteints simultanément, ni au même degré, la vision peut être tout à fait éteinte d'un côté sans qu'il en résulte une vraie cécité. J. Galezowski (1905) s'est donc efforcé d'établir la durée de la maladie pour chaque œil séparément : il a trouvé que de 38 yeux totalement aveugles, 30 l'étaient devenus en moins de dix-huit mois, et que de ce nombre 15 avaient même perdu toute perception lumineuse en moins de six mois. La période la plus longue avait été de neuf ans pour un œil et de six ans pour un autre, la plus courte de huit jours (?) chez deux malades.

Peut-on, en un cas donné, prévoir approximativement le temps qui va s'écouler jusqu'à l'établissement de la cécité ? Le plus souvent ce pronostic serait bien hasardé ; toutefois, il y a certaines indications qui ne doivent pas être négligées, ainsi la façon plus ou moins rapide dont la vision centrale et le champ visuel ont baissé depuis que sont apparus les premiers symptômes de la maladie ; bien que l'atrophie ne progresse pas avec une rapidité constante, un cas dont la marche a été jusque-là très lente a plus de chances qu'un autre de n'aboutir aussi qu'assez tard à la cécité. L'étude méthodique du champ visuel pour le rouge ou le vert permettra de préciser ce pronostic, car un rétrécissement déjà prononcé pour les couleurs sera l'indice très probable d'une diminution prochaine de la perception du blanc. Berger (1905, p. 48) signale aussi une zone d'amblyopie qu'il dit avoir fréquemment constatée autour de la tache de Mariotte et dont l'extension progressive est, croit-il, un signe particulièrement fâcheux au point de vue d'une cécité rapide. Selon le même auteur (1890, p. 208), la vision met d'autant moins de temps à s'éteindre que l'atrophie a commencé à une période plus avancée du tabes. Quant à l'infection syphilitique, qui si souvent a précédé la maladie nerveuse, Uhthoff estime qu'elle est sans influence sur le pronostic visuel[1].

Etiologie. — L'atrophie optique peut compliquer le tabes dorsal à quel âge qu'il apparaisse, mais elle présente comme le tabes lui-même un maximum de fréquence entre trente et cinquante ans; de même que l'affection générale dont elle dépend, elle se manifeste beaucoup plus souvent chez des hommes que chez des femmes. Uhthoff (p. 186) indique la proportion de 2 hommes pour 1 femme, Peltesonx (p. 46) de 7 hommes pour une femme. L'atrophie s'est aussi présentée quelquefois dans la forme héréditaire de l'ataxie connue sous le nom de *maladie de Friedreich* (Escudier, Rouffinet). Parmi les malades qu'elle atteint, les anciens syphilitiques ne représentent pas une proportion plus forte que pour le tabes en général : cette proportion est de 56 p. 100 d'après Peltesonx, de 60 p. 100 au moins d'après Uhthoff, de 73 p. 100 d'après J. Galezowski. Le temps écoulé entre l'infection et le début de l'atrophie est au minimum de deux ou trois ans, en moyenne d'une dizaine d'années. Cet intervalle peut être beaucoup plus long, jusqu'à trente et cinquante ans (Peltesonx, p. 85, Uhthoff, p. 212). Dans les cas d'hérédo-syphilis, l'atrophie tabétique a été constatée dès l'âge de douze à quatorze ans (Remak, cité par Peltesonx, p. 85).

Si l'on recherche quel est le stade du tabes où l'atrophie optique se présente le plus souvent, on trouve que cette complication oculaire n'est point une manifestation tardive de l'affection générale, car Berger (1890, p. 207) l'a notée 29 fois dans la période préataxique, 12 fois dans la période de l'ataxie, et seulement 3 fois dans la période paralytique; J. Galezowski a constaté de même 55 cas d'atrophie papillaire dans la période préataxique, et 8 dans la période ataxique. Nous devons remarquer à ce propos que si l'atrophie optique ne vient pas compliquer tous les cas d'ataxie, la réciproque est vraie dans une certaine mesure car les désordres locomoteurs ne

1. Berger annonce au contraire que chez les tabétiques syphilitiques l'atrophie se développe moins vite que chez ceux qui n'ont pas eu la syphilis; il conclut aussi de ses observations que la marche de l'atrophie est la même, qu'il y ait ou non complication par des paralysies oculo-motrices. Sur ces deux points les chiffres cités par Berger lui-même (1890, p. 208) nous semblent contredire ses propres affirmations.

surviennent pas non plus nécessairement chez tous les tabétiques atteints de troubles oculaires. Ces diverses manifestations de la maladie nerveuse ne sont pas solidaires; elles sont même quelquefois antagonistes, en ce sens que les cas de tabes qui se trahissent en premier lieu par des symptômes du côté de l'œil (tabes dit supérieur) montrent une moindre tendance à s'accompagner d'incoordination motrice ou de troubles de sensibilité dans les membres inférieurs; c'est là le fait qui a poussé Benedikt et d'autres neurologistes comme Déjerine (cité par J. Galezowski, p. 17) à prétendre que l'apparition de la cécité est une sorte de garantie contre l'aggravation ultérieure de l'ataxie, voire même une cause d'amélioration relative pour les symptômes déjà déclarés. Leber, qui a soumis cette question spéciale à une étude approfondie, arrive à la conclusion que « l'amaurose n'a aucune influence ni empêchante, ni atténuante sur les troubles spinaux du tabes » (p. 243). Gowers (p. 181) ne croit pas non plus que la proportion des cas de tabes bénins soit plus grande en présence d'une atrophie optique qu'en dehors de cette complication. La dégénérescence du nerf optique et celle des cordons postérieurs de la moelle peuvent donc être considérées comme deux localisations distinctes d'un même processus : elles sont parfois associées, mais restent cependant indépendantes l'une de l'autre et n'ont entre elles que le lien de leur commune étiologie. C'est là, croyons-nous, l'opinion qui prévaut aujourd'hui sur la base des faits anatomiques dont il nous reste à parler.

Anatomie pathologique et pathogénie. — L'atrophie tabétique des nerfs optiques a été étudiée au cours de nombreuses autopsies, plus souvent il est vrai par des neurologistes que par des oculistes; cette dernière circonstance nous explique que l'attention se soit portée principalement sur les relations du nerf et de la moelle, et qu'on ait un peu négligé d'établir une comparaison exacte entre l'étendue des troubles visuels et le siège des altérations anatomiques dans le nerf. En bien des cas, où cette comparaison eût été possible, il s'est trouvé que l'examen fonctionnel n'avait pas été fait du vivant du malade; en d'autres, la cécité complète datait déjà de si loin, qu'une atrophie diffuse était la seule constatation à faire.

Le processus qui, dans le tabes, entraîne la destruction des fibres optiques est analogue à celui dont sont affectés les cordons de Goll et de Burdach, mais il n'y a de l'un à l'autre aucune relation de continuité; voilà le premier fait d'ordre général qui mérite d'être relevé. En second lieu, la presque unanimité des neurologistes reconnaissent aujourd'hui que la sclérose des cordons postérieurs est en réalité un phénomène secondaire à la dégénérescence des fibres nerveuses; la même constatation avait été déjà faite par Leber en 1868 pour l'atrophie progressive des nerfs optiques. C'est la gaine de myéline qui se désagrège et disparaît, puis le cylindre-axe à son tour devient variqueux, s'amincit et finit par se détruire. Au cours de cette dégénérescence, Leber a mentionné la présence, surtout au voisinage du chiasma, de nombreux corps granuleux que d'autres examens n'ont pas fait retrouver. La sclérose interstitielle ne survient que secondairement; elle a le caractère d'une prolifération compensatrice ainsi que cela devient évident si l'on compare telle région du nerf où le processus atrophique est récent, avec telle autre où il est depuis longtemps achevé. Dans les stades du début, il n'y a pas d'épaississement des septa du nerf; au contraire, leurs fines ramifications s'atrophient, ce qui tend à agrandir encore et à relâcher les mailles (Uhthoff). Entre la cloison et la substance nerveuse, il se forme souvent un étroit espace. Noyaux et fibres de la névroglie ne montrent à ce moment-là qu'une augmentation apparente de leur densité en suite de la diminution des fibres nerveuses. C'est là le type de la névrite ou mieux de la dégénérescence « parenchymateuse ». Même dans les stades les plus tardifs, quand l'atrophie est complète chez des sujets dont la cécité datait de plusieurs années, la structure du nerf reste reconnaissable, preuve que la disposition de ses mailles et de ses cloisons subit des changements moins profonds que dans les atrophies dites postnévritiques. Uhthoff a notamment insisté plusieurs fois sur la différence qui sépare à première vue l'atrophie optique du tabes de celle de la névrite alcoolique, par exemple, et nous avons vu qu'il envisage cette dernière comme de nature interstitielle. Dans le tabes, les mailles, tout en diminuant de volume par la réduction des faisceaux nerveux, conservent la forme arrondie et jamais ne s'oblitèrent entièrement par la formation d'une sorte de tissu cicatriciel comme dans l'atrophie névritique; la rétraction consécutive est moindre, ce qui a pour conséquence que la déformation latérale ou l'amincissement total du nerf sont aussi moins prononcés (Uhthoff, p. 207).

Les modifications secondaires du tissu interstitiel n'ont pas le caractère d'une prolifération active; nulle part il n'y a d'infiltration parvicellulaire qui soit l'indice d'un processus inflammatoire dans les septa ou à l'entour des vaisseaux. C'est de la névroglie, bien plus que du tissu conjonctif, que dérivent les très nombreuses fibrilles, surtout longitudinales, mais aussi transversales, qui viennent occuper les lacunes de la substance nerveuse (Schmeyer) et dont Leber (p. 185-187) avait déjà reconnu la présence au moyen de dissociations; quant aux cloisons, si elles paraissent s'être épaissies cela tient essentiellement à l'affaissement qu'elles ont subi et à la disparition de leurs ramifications les plus fines.

Cet ensemble d'altérations anatomiques ne se produisent pas d'une façon diffuse sur toute la section du nerf; à moins que l'atrophie ne soit déjà très avancée, à côté des parties altérées on en retrouve qui sont normales ou à peu près et ces différences sont assez marquées pour être perceptibles à l'œil nu sur la coupe du nerf; les foyers pathologiques se reconnaissent à leur coloration plus grise à l'état frais, plus claire après fixation dans la liqueur de Müller; le chlorure d'or et les procédés de Weigert ou de Pal accentuent le contraste en ne colorant que les faisceaux nerveux restés sains, le carmin ou le procédé de Marchi en faisant ressortir au contraire la substance malade.

De la généralité des constatations faites, il semble résulter que les parties marginales du nerf sont les premières atteintes, et que la dégénérescence gagne de proche en proche les faisceaux plus voisins de la région axile

(Leber, p. 182 et 197; von Graef, p. 114). Mais cette progression n'a pas lieu de manière uniforme : certains secteurs sont envahis beaucoup plus que d'autres sans qu'il soit possible d'établir aucune règle à ce sujet. Tantôt c'est près du bord supérieur du nerf que se voit le foyer principal, tantôt au bord inférieur, tantôt enfin dans les régions latérales. Cette inconstance dans le

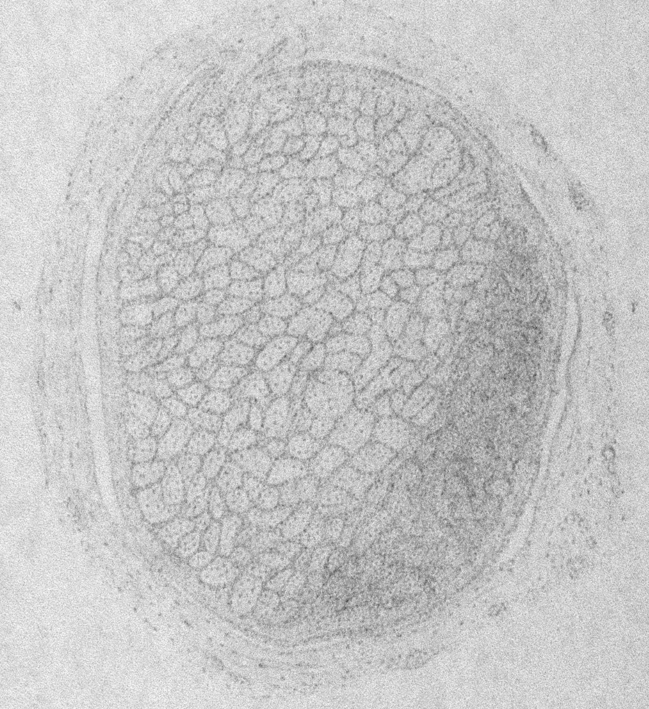

Fig. 72.

Coupe transversale du nerf optique montrant une atrophie tabétique partielle en forme de secteur sur le bord temporal du nerf (Uhthoff).

C'est à tort que le traité de Panas (t. I, p. 720) donne cette figure d'Uhthoff comme un exemple de névrite toxique. L'erreur est d'autant plus malheureuse qu'Uhthoff avait publié la dite figure (Graefe's Archiv, XXXII, 1) pour montrer précisément la différence qui existe entre l'atrophie tabétique et les atrophies post-névritiques.

siège des altérations ne saurait nous surprendre puisque nous connaissons l'extraordinaire diversité des désordres fonctionnels dans l'amblyopie tabétique. La situation variable des secteurs de dégénérescence cadre fort bien avec le caractère capricieux des encoches dans le champ visuel. La rareté relative du scotome central dans l'atrophie tabétique peut s'expliquer aussi par le trajet particulier du faisceau papillo-maculaire : pour autant que la

dégénérescence se limite aux parties marginales, les fibres maculaires resteront épargnées sur toute la longueur de leur parcours dans l'axe du nerf ; elles
ne seraient intéressées que dans la région située immédiatement derrière le
globe, là où elles quittent leur situation médiane pour se diriger vers le côté
temporal de la papille optique. Quoi qu'il en soit de cette hypothèse, le rétrécissement périphérique est difficile à interpréter : von Grosz (p. 110) n'hésite
pas à le mettre en relation avec l'atrophie marginale du nerf; la question
est loin d'être aussi simple, étant donné que, selon la manière de voir de
Leber très généralement acceptée et tout récemment confirmée par un examen anatomique de Villages (*Kl. M. Bl.* nov. 1905, p. 447), *les fibres marginales de la papille ne sont précisément pas celles qui desservent la périphérie rétinienne* ; or, rien ne nous permet de supposer que les faisceaux
nerveux dont la situation est marginale dans le tronc du nerf gagnent
une situation centrale au niveau de la papille. Bergen (1905, p. 48) a
donc de son côté la logique, sinon la vraisemblance, en avançant, à l'opposé
de von Grosz, que les progrès de l'atrophie dans les faisceaux périphériques
du nerf ont pour effet d'agrandir la tache de Mariotte et non de rétrécir les
limites extérieures du champ visuel.

Il nous reste à savoir dans quel sens se propage la dégénérescence : a-t-
elle son point de départ dans les centres nerveux, ou bien dans la rétine ?
L'hypothèse d'une origine centrale peut être entièrement écartée sur la base
des examens anatomiques démontrant : 1° que l'atrophie optique du tabes se
limite au neurone dont les cellules rétiniennes représentent les ganglions, et les
fibres optiques le cylindre-axe; 2° qu'elle débute toujours en avant du chiasma et peut se propager dans la direction centripète jusqu'aux corps genouillés externes, mais qu'elle ne s'étend pas plus loin.

S'agit-il donc d'une altération primaire des fibres ou bien des cellules
ganglionnaires? Les partisans de l'origine rétinienne font valoir la précocité
des changements atrophiques de la papille ; ils citent aussi des examens anatomiques qui ont montré une disparition presque complète des cellules ganglionnaires de la rétine, tandis que la dégénérescence allait en diminuant de
l'œil vers le cerveau (Holden, p. 383; von Grosz, p. 113). Cependant d'autres
descriptions, par exemple celles de Leber, tout en mentionnant une atrophie
de la couche interne de la rétine, montrent que les altérations étaient encore
plus prononcées dans le tronc du nerf; aussi doit-on admettre, jusqu'à
preuve du contraire, que la dégénérescence peut se déclarer soit au sein des
fibres optiques au voisinage de l'œil, soit dans les cellules ganglionnaires de
la rétine.

Le problème le plus malaisé à résoudre concerne la cause première de la
dégénérescence. Gowers (p. 182) croit à l'action d'une toxine sur les substances nerveuses; comment expliquer qu'elle n'affecte pas au même degré
toutes les fibres du nerf, mais se localise tantôt dans un secteur, tantôt dans
un autre? La « dignité physiologique » de certaines fibres, évoquée en
d'autres cas (voy. p. 445) pour expliquer l'action élective d'un poison sur le
faisceau papillo-maculaire, n'est plus de mise ici ; si l'on voulait prétendre au

contraire que, dans le tabes, c'est précisément la « dignité physiologique » du faisceau maculaire qui le met à l'abri de la dégénérescence, ce serait abuser un peu trop de la complaisance des hypothèses. Le fait que l'atrophie débute généralement dans la partie marginale est-il en relation avec quelque modification de la pie-mère ou de l'espace intervaginal ? Rien dans les autopsies faites jusqu'ici ne paraît l'indiquer. Faut-il attribuer comme Brecka un rôle important à des troubles circulatoires ? Cela serait difficile, car presque tous les anatomo-pathologistes ont reconnu que les altérations vasculaires sont peu marquées ou ne se prononcent que dans les stades tardifs de la maladie, de telle sorte qu'elles ne sauraient être la cause de l'atrophie.

Les autres théories pathogéniques, qui mettent en cause une influence réflexe du sympathique ou de la moelle sur les vaisseaux du nerf optique, ou bien qui supposent l'intermédiaire d'une méningite ou d'une affection des noyaux optiques, ne sont pas suffisamment étayées par des faits pour que nous nous y arrêtions.

La fréquence d'une syphilis antérieure (60 à 70 p. 100 des cas au minimum) doit être enregistrée, mais elle ne constitue pas en elle-même une explication.

Diagnostic — La nature tabétique d'une atrophie ne pourra faire l'objet d'aucun doute quand à la décoloration de la papille et au rétrécissement du champ visuel s'ajouteront un ou plusieurs des signes précurseurs de l'ataxie locomotrice ; ce qu'il importe de se rappeler, c'est que ces signes ne sont pas toujours tous présents, mais qu'un seul d'entre eux suffit dans bien des cas pour assurer le diagnostic. Or, leur fréquence relative est telle qu'ils font rarement tous défaut : c'est ce que montre la statistique de Marsk qui a noté le signe pupillaire d'Argyll Robertson dans environ 70 p. 100 et l'abolition du réflexe rotulien dans environ 45 p. 100 des cas d'atrophie tabétique.

Depuis que les oculistes ont appris à apprécier ces symptômes accessoires à leur juste valeur, la proportion des atrophies optiques classées comme tabétiques s'est élevée de façon fort significative. Gnarrr en 1865 (Kl. Mbl, III, p. 201) estimait que 30 p. 100 des atrophies progressives du nerf optique étaient d'origine « spinale » ; bien des auteurs sont aujourd'hui près d'admettre que la presque totalité des atrophies bilatérales qui surviennent sans cause apparente et conduisent graduellement à la cécité finissent tôt ou tard par trahir leurs relations avec une affection générale du système nerveux (Charcot, Uhthoff) ; dans le nombre, les atrophies tabétiques occupent une place prédominante, car Petresoux (p. 45) les a trouvées 78 fois sur 98 cas d'atrophies « spinales »; comparées au nombre total des atrophies du nerf optique de causes variées, elles représentent une proportion de 37 à 42 p. 100 selon Uhthoff, de 65 p. 100 selon Galezowski.

En regard du nombre toujours augmentant des atrophies reconnues comme tabétiques, la proportion des atrophies inclassables que l'on nommait autrefois « essentielles » a diminué jusqu'à devenir à peu près nulle. Néanmoins, comme l'atrophie optique est quelquefois la première manifestation du tabes et qu'un temps très long, jusqu'à seize ou vingt ans (GOWERS, p. 181) peut s'écouler avant le développement des symptômes de l'ataxie, il y a des cas où le diagnostic n'est pas possible d'emblée et où l'oculiste doit suspendre son jugement jusqu'à plus longue observation de son malade. Un nouvel examen, pratiqué deux ou trois mois plus tard, lui montrera s'il y a décoloration progressive de la papille, et l'examen méthodique du champ visuel, qu'il ne doit pas négliger, pourra lui révéler une diminution pour le blanc ou pour les couleurs avant que l'acuité centrale soit elle-même atteinte d'une façon notable (PÉTRESCOU, p. 83). La valeur diagnostique de ces anomalies du champ visuel est confirmée par le fait que de GNOSZ a trouvé un rétrécissement pour le blanc 57 fois sur 100 et pour les couleurs 56 fois sur 100 chez les tabétiques dont il a examiné les yeux, tandis que 22 p. 100 seulement montraient une altération de la perception chromatique centrale. Il est vrai que l'acuité visuelle n'était elle-même tout à fait normale que chez 13 p. 100 des malades, mais ce genre de diminution fonctionnelle résulte si souvent d'un trouble de la transparence ou d'une anomalie de la réfraction qu'on ne peut lui reconnaître la même signification pour le diagnostic.

Dans notre description des symptômes cliniques, nous avons dit quelles sont les formes du champ visuel qui se rencontrent dans l'atrophie tabétique. Nous rappelons qu'un scotome central bilatéral et symétrique, sans rétrécissement à la périphérie, devra faire songer, même s'il se produit chez un tabétique, à une complication par amblyopie toxique; de même un état congestif de la papille ou bien une amélioration durable des symptômes fonctionnels parleront contre la vraisemblance d'une atrophie tabétique.

Traitement. — Si le diagnostic de tabes est certain, il n'y a guère à compter sur le traitement quel qu'il soit pour améliorer la vision d'une façon durable. Sur la possibilité d'enrayer la marche progressive de la maladie et de retarder ainsi le moment où viendra la cécité, les avis sont partagés; ils le sont surtout en ce qui concerne l'emploi dans ce but des mercuriaux et de l'iodure de potassium, que déjà de GRAEFE (p. 208) tenait pour souvent contre-indiqués et dont WECKER (p. 544-540) lui aussi a très vivement affirmé l'action nuisible pour les tabétiques, même lorsqu'ils sont des syphilitiques avérés. NANTERMOZ, ayant fait sur ce point une enquête auprès des principaux ophtalmologistes français ou de la langue française, a pu constater que douze d'entre eux croyaient le *mercure* utile, tandis que onze le tenaient pour inutile et trois pour nuisible. L'*iodure* avait encore moins de partisans, soit trois seulement sur les vingt-six praticiens consultés; dix-neuf l'avaient toujours trouvé sans effet et quatre l'accusaient même de hâter la perte de la vision (L. c.). Les défenseurs du traitement mercuriel le considèrent surtout comme un moyen préventif à mettre en œuvre de préférence chez des malades jeunes quand l'infection syphilitique est récente (datant de moins de dix ans); pour qu'il soit efficace, il faut l'appliquer tout au début des symptômes oculaires, avant que l'atrophie optique soit nettement déclarée (GRANDCLÉMENT, DELAPERSONNE, LAGRANGE, GALEZOWSKI, cités par NANTERMOZ); plus tard, son utilité devient fort problématique. Cette enquête de Nantermoz auprès de cliniciens dont plusieurs sont connus pour avoir une très grande expérience est certainement fort intéressante, mais elle ne saurait avoir une vraie valeur documentaire car, à l'exception de quelques faits concrets cités par L. Dor, elle ne nous apporte que des impressions générales sans le concours de chiffres précis permettant de comparer les résultats acquis à la faveur du traitement anti-syphilitique et en dehors de ce traitement.

Alexander conclut de ses expériences dans le traitement de 126 tabétiques chez qui la syphilis était avérée que la médication spécifique n'a plus d'action utile une fois l'atrophie des éléments nerveux en voie de se développer ; les améliorations obtenues par ce traitement lui semblent prouver simplement qu'il y avait eu erreur dans le diagnostic de tabes.

Quel que soit l'effet du mercure dans les cas d'atrophie tabétique certaine, Uhthoff (p. 213) nous semble insister avec raison sur l'erreur que l'on commettrait en négligeant d'essayer du traitement spécifique dans la période du début si le diagnostic différentiel entre le tabes et une autre affection comme la syphilis cérébrale n'est pas encore éclairci.

Quand on a des raisons particulières pour redouter l'emploi des mercuriaux, ou que cette médication s'est montrée impuissante, par quoi pourra-t-on la remplacer ? A vrai dire par fort peu de chose. Le *nitrate d'argent* qui, selon le joli mot de Wecker, n'avait d'autre inconvénient que d'exposer les malades « au transfert de leur argent sous la peau », semble être actuellement abandonné. La *strychnine*, que Gowers envisage comme le seul remède utile, est aussi celui qui nous a rendu les meilleurs services, surtout quand on le combine avec le séjour du malade dans l'obscurité ; on obtient souvent par des injections de 1 à 2 milligrammes tous les jours ou tous les deux jours une légère hausse de la vision. Ce progrès est-il définitif ? Nous n'oserions le prétendre, mais la cure peut être répétée et se trouver suivie à nouveau par la même amélioration partielle. En provoquant ainsi des temps d'arrêt dans la maladie, il nous semble bien probable que l'on retarde le moment de la cécité.

Rappelons pour mémoire des procédés qui eurent une certaine vogue pour le traitement des maladies nerveuses, mais n'ont pas donné le résultat que quelques enthousiastes en attendaient : la *suspension*, tout en paraissant exercer une influence favorable sur les symptômes médullaires, fut reconnue de bonne heure comme de nul effet sur l'atrophie des nerfs optiques (Gałęzowski). L'*élongation*, que Wecker et Landesberg ont tenté d'appliquer au nerf optique et pour laquelle le premier avait même combiné des instruments spéciaux (p. 546-550), ne compte plus, croyons-nous, de partisans vraiment convaincus ; ce qu'on peut dire de mieux en faveur de cette opération, c'est qu'elle ne s'exécutait que sur un œil privé de vision et n'exposait ainsi à aucun danger, même en cas d'insuccès ; quant à l'amélioration du champ visuel que Wecker dit avoir presque constamment obtenue à l'autre œil après la distension du nerf le plus fortement atteint, elle nous paraît bien invraisemblable, et le silence qui s'est fait peu à peu sur ce genre d'intervention nous semble être la meilleure preuve de son inefficacité.

II — PARALYSIE GÉNÉRALE

Quand on examine systématiquement le fond de l'œil des aliénés atteints de paralysie générale, on y constate des altérations diverses (hyperhémie, atrophies papillaires, etc.) qui selon une enquête d'Uhthoff sont, chez ces malades, en moyenne dix fois plus fréquentes que chez des individus sains ; ces données varient cependant avec les observateurs, ce qui n'a rien d'étonnant si l'on songe aux difficultés d'un examen minutieux et à la probabilité de résultats différents suivant l'état plus ou moins avancé de la maladie.

En opposition avec certaines statistiques (Tebaldi, etc.) indiquant la présence presque constante d'altérations dans le fond de l'œil des paralytiques, Schmidt-Rimpler affirme ne les avoir trouvées que 19 fois sur 201 cas et Manz, Horner, Gowers, s'accordent à les déclarer aussi beaucoup moins fréquentes qu'on ne pourrait le supposer.

Sous le nom de « rétinite paralytique », Klein avait décrit en 1877 un trouble papillo-maculaire, attribuable, selon lui, à une diminution de la transparence rétinienne et reconnaissable, disait-il, chez une forte proportion des paralytiques généraux. Ce trouble n'a été retrouvé qu'une fois sur quatre par Uhthoff et une fois sur six malades par Kuhnt. On n'en connaît pas encore la véritable signification.

Une papillite a été observée en quelques occasions (J. Galezowski, p. 78, Petresco, p. 87) ; à l'avis de Gowers, elle doit être mise sur le compte de quelque complication, notamment de la syphilis, dont on connaît le rôle important dans l'étiologie de la paralysie générale.

L'atrophie optique est la plus importante des altérations du fond de l'œil chez les paralytiques généraux ; sa fréquence a fait l'objet d'estimations fort divergentes : en prenant la moyenne de plusieurs statistiques nous avons trouvé 12 p. 100.

Schmidt-Rimpler donne cette atrophie comme ayant le plus souvent une origine névritique ; la plupart des auteurs la tiennent au contraire pour très analogue, sinon identique, à l'atrophie tabétique. Les caractères généraux en sont si semblables, que nous estimons avec Gowers (p. 195) qu'il serait superflu de la décrire séparément. Les signes différentiels indiqués par J. Galezowski ne sont pas déterminants : si l'atrophie optique amène plus rarement la cécité dans la paralysie que dans le tabes simple, c'est fort probablement que la mort arrive plus tôt dans le premier cas. L'amaurose devient totale chez le paralytique pour peu que la survie du malade lui laisse le temps de se développer. Une observation de Nieden, où les troubles visuels avaient précédé de trois ans les troubles cérébraux, est bien significative à ce point de vue. Deux examens de Leber nous montrent au surplus que le processus atrophique du nerf ne diffère pas dans la paralysie générale de ce qu'il est dans le tabes simple. Il nous paraît donc fort probable que l'atrophie progressive du nerf optique n'est en réalité pas autre chose qu'une manifestation tabétique de la paralysie générale.

III. — SCLÉROSE EN PLAQUES

Les altérations du nerf optique sont relativement plus fréquentes dans la sclérose en plaques que dans le tabes, car on les constate chez environ la moitié des malades; en revanche, leur gravité est moindre, et comme la sclérose en plaques est elle-même moins commune que le tabes, l'atrophie optique qu'elle provoque ne figure que pour une part minime dans les statistiques ophtalmologiques : PELTESOHN (p. 108) ne l'a notée que trois fois sur 596 cas d'atrophie optique de causes diverses. Cependant il est bon d'ajouter que les symptômes oculaires de la sclérose en plaques ont été étudiés surtout par des neurologistes, notamment par CHARCOT et ses élèves, et que, s'ils avaient été mieux connus des oculistes, leur fréquence absolue se serait probablement montrée plus grande. A ce point de vue, les données de FŒRSTER sont assez significatives : de 24 cas de névrite rétro-bulbaire restés provisoirement sans diagnostic étiologique, il y en eut 6 où l'existence d'une sclérose en plaques devint certaine dans la suite et 10 où cette même maladie put être admise avec beaucoup de vraisemblance; de 14 cas de papillite, 3 étaient dus sûrement et 2 probablement à la sclérose en plaques.

UHTHOFF, qui s'est tout particulièrement appliqué à cette recherche, a réuni sur la sclérose en plaques un gros matériel dont soit lui (1889), soit ses élèves (LŒWEN, KAMPHERSTEIN) ont publié les détails; le chapitre qu'il a consacré à ce sujet dans le nouveau manuel de *Graefe-Sæmisch* est l'exposé le plus complet qui ait été fait de la question, aussi lui ferons-nous de nombreux emprunts.

Symptômes. — L'affection optique se présente dans la sclérose en plaques sous des formes beaucoup plus variées que dans le tabes dorsal : l'aspect en est à l'ophtalmoscope tantôt celui d'une atrophie simple, tantôt celui d'une névrite papillaire ou d'une atrophie post-papillitique; dans le premier cas, la possibilité d'une névrite rétro-bulbaire ne peut être exclue, aussi est-il difficile de savoir si l'on a affaire à une atrophie secondaire ou à une atrophie primitive des fibres optiques.

La décoloration atrophique peut intéresser la papille tout entière ou rester limitée à la moitié temporale comme dans l'intoxication alcoolico-tabagique. Sur 100 malades, UHTHOFF a constaté 3 fois l'aspect totalement atrophique de la papille, 19 fois une atrophie étendue à toute la surface papillaire, mais plus accusée dans la partie temporale que dans la partie nasale, 18 fois une pâleur limitée au côté temporal; en outre il a vu 5 fois une papillite plus ou moins prononcée et 48 fois un aspect ophtalmoscopique normal. Chez les 9 derniers malades, il y avait des complications indépendantes de la maladie nerveuse. D'autres auteurs (BACH et SCHELLIER, p. 7 et 129; ROSENFELD ont décrit un œdème (étranglement) papillaire tout semblable à celui que provoquent les tumeurs cérébrales.

Ces papillites, même compliquées d'œdème, se dissipent assez rapidement en laissant fort peu de traces ophtalmoscopiques, mais un peu plus tard survient l'atrophie secondaire du nerf optique.

Le développement des troubles visuels est aussi souvent rapide, voire même soudain, que lent et graduel; il peut être unilatéral ou bilatéral. C'est un brouillard qui apparaît devant l'œil; ou bien les objets que le malade regarde lui paraissent simplement indistincts. Les troubles chromatiques sont assez souvent légers; les couleurs paraissent un peu plus éteintes; si elles sont peu saturées, elles peuvent être entièrement méconnues. La baisse de la vision aboutit parfois en peu de jours à la cécité, mais celle-ci n'est généralement pas durable. Dans la majorité des cas on assiste au retour d'une acuité relativement bonne ou même à une guérison complète, mais rien ne garantit qu'il ne se produira pas ultérieurement une ou plusieurs rechutes. Uhthoff (p. 353) a observé une récidive après un intervalle de quinze ans.

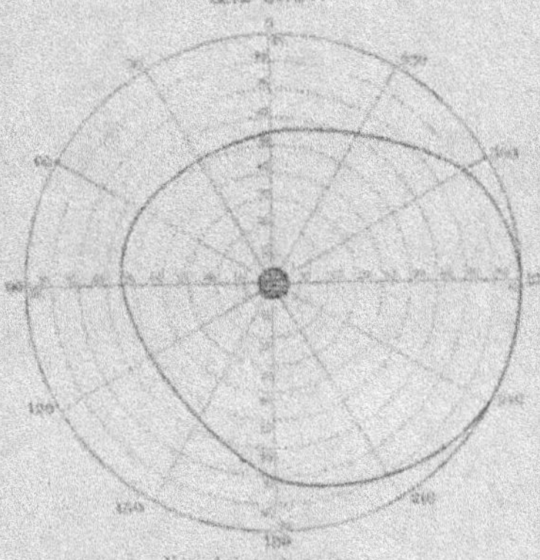

L'amaurose totale et définitive est un fait extrêmement rare qu'Uhthoff n'a vu qu'une seule fois et qui, dans la généralité des cas, parlerait

ŒIL DROIT

V = doigts à 2 mètres.

Fig. 80.

Scotome central relatif ayant précédé de plusieurs mois les autres symptômes d'une sclérose en plaques (obs. pers.).

contre le diagnostic de sclérose en plaques; cependant chaque rechute a chances d'aggraver de quelques degrés l'état de la vision.

La forme du *champ visuel* est inconstante, non seulement d'un cas à l'autre, mais encore chez le même malade et pour le même œil selon l'époque où l'on fait l'examen; tel rétrécissement peut en effet se réparer pour faire place à un autre scotome de type tout différent. Le scotome central avec ou sans rétrécissement périphérique paraît être la forme la plus fréquente; selon Uhthoff (p. 351) il est plus souvent bilatéral qu'unilatéral, plus souvent relatif qu'absolu, mais nous connaissons là bien des exceptions. Il est quelquefois de très petites dimensions et mal délimité; notre figure 80 en est un exemple; en pareil cas il peut facilement échapper à l'observation et demande une recherche attentive, au besoin avec l'aide de test-objets très petits et faiblement colorés, chaque fois que l'acuité centrale se trouve fortement abaissée dans un champ visuel dont les limites extérieures sont normales.

Un rétrécissement périphérique plus ou moins régulier n'est pas chose rare; plus exceptionnels sont la production d'un scotome annulaire ou la suppression de tout le champ visuel à l'exception d'un ou plusieurs secteurs excentriques. Les anomalies de la perception chromatique n'obéissant ici à aucune règle, leur recherche offre moins d'intérêt pour le pronostic que dans les cas de tabes, mais elle sera toujours utile, spécialement pour contribuer au diagnostic différentiel d'avec une amblyopie toxique.

Dans la sclérose en plaques, l'état des fonctions de l'œil n'est souvent pas en harmonie avec l'aspect ophtalmoscopique ; certains malades, dont le nerf optique est visiblement décoloré, ne sont affectés d'aucun trouble visuel ; d'autres offrent au contraire une forte amblyopie en dépit d'une absence complète de changements ophtalmoscopiques ; cette dernière particularité a été notée 5 fois sur 100 par Uhthoff ; nous l'avons observée aussi chez une jeune fille dont le champ visuel est représenté par la figure 80, mais, deux ans plus tard, alors que la vision était remontée à 1/2, nous avons constaté une pâleur atrophique très nette de la moitié temporale du disque optique.

Les troubles visuels coïncident parfois avec les autres manifestations de la maladie nerveuse ; assez souvent ils les précèdent d'un temps qui varie de quelques jours à plusieurs années : Bruns-Stoelting et Frank rapportent plusieurs exemples de ces longs intervalles (six à douze ans) entre l'apparition des symptômes oculaires et celle des symptômes spinaux de la sclérose disséminée.

Anatomie pathologique — Tout comme dans la moelle et le cerveau, la sclérose en plaques se manifeste sur le trajet des voies optiques par la formation de foyers multiples, assez bien circonscrits et sans relation les uns avec les autres ; ils ont des dimensions très variables et sont disséminés de la façon la plus capricieuse dans le tronc des nerfs optiques (fig. 81), dans le chiasma ou dans les bandelettes. Une dégénérescence ascendante et descendante partant des foyers s'observe quelquefois, mais elle fait souvent défaut (Uhthoff, p. 360), ce qui indique que la destruction des fibres nerveuses n'est pas complète.

Uhthoff a été conduit par ses recherches à considérer que les altérations de la sclérose en plaques tiennent le milieu entre l'atrophie simple et l'atrophie névritique. Certains foyers ne montrent que la dégénérescence des fibres nerveuses ; d'autres offrent en outre des signes évidents d'inflammation interstitielle intéressant les cloisons et l'enveloppe piale du nerf.

La myéline des fibres optiques est la première à se désagréger ; même après que leur gaine a été complètement détruite, les cylindres-axes peuvent demeurer longtemps intacts, ce qui nous fait comprendre la possibilité d'une régression des troubles visuels. Cette persistance du cylindre-axe est le fait le plus important et le plus constant en présence de la variabilité des autres détails histologiques.

Des *troubles circulatoires* s'affirment quelquefois par une multiplication et une dilatation des plus fins vaisseaux du nerf ou par des changements visibles dans les parois vasculaires ; leur rôle ne peut être précisé, car on ne les constate ni exclusivement ni constamment dans les régions dégénérées (Uhthoff).

Devant la diversité d'aspect des différents foyers pathologiques, il est difficile de savoir quel est le phénomène primaire, des altérations vasculaires, de la prolifération du tissu interstitiel, ou de la dégénérescence des éléments nerveux. Uthoff en est arrivé à conclure que le processus n'est peut-être pas toujours le même.

On sait que l'*étiologie* de la sclérose en plaques est encore inconnue ; son éclosion a fait suite quelquefois à un refroidissement ou à un traumatisme.

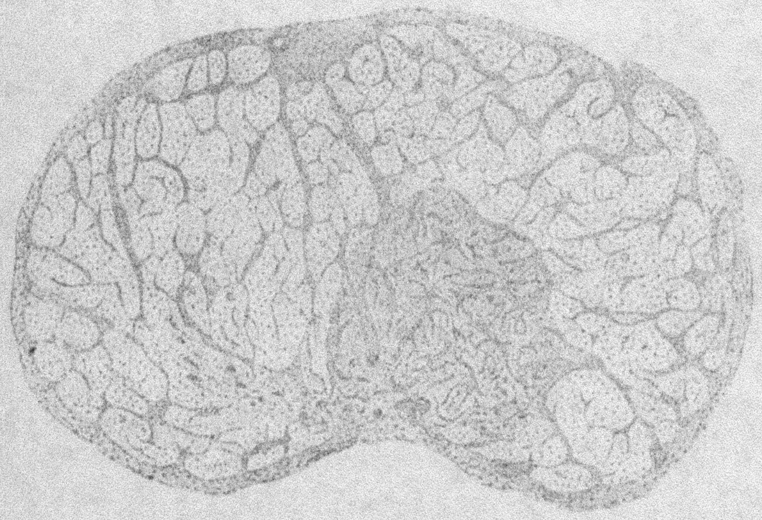

Fig. 81.

Coupe de la partie intracranienne du nerf optique avec foyer de sclérose (Uthoff). On remarque dans le foyer pathologique une intense néoformation de vaisseaux.

Bruns et Stölting (p. 139) croient admissible l'influence prédisposante de la malaria. Dans leur matériel les femmes représentent le 70 p. 100 des malades ; Kampherstein a trouvé au contraire une prédominance tout aussi forte du sexe masculin (70 p. 100) au sein du matériel d'Uthoff. C'est entre vingt et trente ans que la maladie se constate le plus souvent. Bruns et Stölting ne l'ont pas vue débuter avant dix-neuf ans ni plus tard que trente-cinq ans.

Diagnostic, pronostic et traitement — C'est surtout en vue du pronostic qu'il est important d'établir la nature de la maladie, car le traitement des manifestations optiques de la sclérose en plaques est purement symptomatique. Si l'ophtalmoscope montre une congestion de la papille ou que des symptômes aigus annoncent une névrite rétrobulbaire, on met en œuvre les révulsifs et l'iodure ; si l'aspect du nerf est celui d'une atrophie lente, ce sera de nouveau l'iodure combiné à la strychnine ou à l'électricité.

La connaissance que nous avons des névrites ou atrophies optiques prémonitoires de la sclérose en plaques et l'intervalle très long qui peut s'écouler entre ces localisations oculaires et le développement des autres symptômes nerveux, doivent nous rendre très circonspects dans le pronostic des troubles visuels dont la cause nous échappe. Lors même que les désordres fonctionnels d'une névrite se sont amendés ou complètement guéris, nous ne pouvons être certains que le malade soit hors d'affaire. BÆRS et STÖLTING (p. 132) estiment précisément que la répression rapide et spontanée d'une affection optique survenue sans cause connue chez un jeune sujet doit faire songer à la possibilité d'une sclérose multiple ; bien souvent l'oculiste devra se contenter de cette réserve faite *in petto*, car un diagnostic certain ne sera pas toujours possible avant le moment où apparaîtront d'autres symptômes de la maladie.

La coexistence d'une amblyopie, surtout sous la forme d'un scotome central ou paracentral, avec une parésie des extrémités inférieures est déjà fort suspecte. Il nous est arrivé de prendre en traitement un malade atteint d'une diminution visuelle dont l'étiologie nous était mystérieuse et de remarquer au bout de quelques jours seulement qu'il traînait un peu la jambe ; notre diagnostic probable de sclérose disséminée a été confirmé plus tard par d'autres manifestations caractéristiques.

La différenciation d'avec une amblyopie toxique n'est pas toujours aisée ; elle se base principalement sur la bilatéralité moins constante du scotome central dans la sclérose en plaques (55 p. 100 des cas), sur la coexistence éventuelle d'une autre anomalie du champ visuel, sur le début parfois soudain et le développement plus rapide des symptômes visuels, enfin sur l'amélioration spontanée survenant au bout de peu de temps. A l'avis de BÆRS et STÖLTING, c'est avec l'intoxication saturnine que la confusion pourrait se faire le plus aisément. S'il existe des symptômes cérébraux, il faut aussi songer à la syphilis et même à une tumeur du cerveau, surtout si l'ophtalmoscope fait voir une saillie plus ou moins marquée de la papille optique (BÆRS et STÖLTING, ROSENFELD) ; dans ces dernières conditions, exceptionnelles il est vrai, le diagnostic peut être hésitant pendant fort longtemps.

Quand la sclérose en plaques a des symptômes tabétiformes, il faut prendre en considération son début plus soudain et sa marche plus rapide que celle du tabes véritable ; les troubles visuels dont elle s'accompagne sont plus souvent limités à un seul œil et revêtent aussi plus souvent la forme du scotome central ; ils présentent des périodes d'amélioration qu'on ne connaît pas dans le tabes, et n'aboutissent que fort rarement à la cécité complète. En outre l'examen des réflexes donne des résultats différents : le réflexe rotulien n'est pas aboli, il est bien plutôt exagéré. Le signe d'Argyll Robertson fait défaut (CHARCOT) ; il peut être remplacé par d'autres phénomènes pupillaires qui, se retrouvant dans le tabes, n'ont par conséquent pas de valeur différentielle : c'est surtout une inégalité des pupilles ou bien un myosis très prononcé avec maintien d'une légère réaction à la lumière. Dans la grande majorité des cas l'état des pupilles est normal.

Les paralysies oculaires pourraient provoquer une confusion avec le tabes ; en revanche le nystagmus ou les mouvements saccadés de l'œil dans ses positions extrêmes, qui sont très fréquents (on les constate en 12 et 16 cas sur 100 selon Uhthoff), appartiennent en propre au tableau clinique de la sclérose en plaques.

IV. — MYÉLITE AIGUE

Ce genre de névrite, dont on connaît actuellement une cinquantaine d'observations, est assez bien caractérisé par son évolution et par les altérations que peut révéler l'autopsie ; en revanche l'aspect ophtalmoscopique en est indifféremment celui d'une papillite avec ou sans gonflement de la papille, d'une papillo-rétinite, ou d'une névrite rétrobulbaire sans manifestations objectives ; ce dernier cas est du reste exceptionnel, car, dans presque toutes les observations consignées jusqu'ici, on a vu tôt ou tard apparaître un certain degré d'hyperhémie avec trouble léger de la surface de la papille. Ce qu'il importe de retenir, c'est que, surtout au début, des troubles visuels fort prononcés, allant jusqu'à la cécité complète, ne s'accompagnent parfois que de modifications insignifiantes dans l'aspect normal du fond de l'œil. En fait, le siège initial des altérations anatomiques est *rétrobulbaire*; l'apparition de la papillite indique uniquement que le processus s'est propagé en avant de la lame criblée, ce qui n'implique aucune différence dans la nature de l'affection, mais une différence dans l'intensité et par conséquent aussi dans le pronostic. Les observations montrent en effet que plus l'état de névrite est accentué et plus il est précoce, moins il y a de chances d'un rétablissement complet de la vision, tandis que les formes subaiguës, dont le pronostic est meilleur, conservent le plus souvent leur caractère rétrobulbaire, c'est-à-dire demeurent sans altérations ophtalmoscopiques appréciables (Elschnig, p. 75).

La forme aiguë est la plus fréquente ; elle s'annonce en pleine santé apparente par une baisse visuelle si rapide qu'elle aboutit généralement en quelques jours, ou même en vingt-quatre heures, à la suppression complète de la perception lumineuse ; en même temps, dans une forte proportion des cas (13 fois sur 21 dans la statistique de Katz, p. 27), le malade ressent dans l'orbite de violentes douleurs qui s'exacerbent à la pression sur le globe ou lors des mouvements de l'œil. Dans la règle, il n'y a aucune enflure ni rougeur visible à l'extérieur, mais l'examen ophtalmoscopique fait reconnaître une névrite optique plus ou moins intense, compliquée parfois de petites hémorragies sur les bords de la papille ou d'un trouble léger dans la région maculaire (Dalén, p. 670). Le gonflement de la papille a été aussi noté plusieurs fois (Knapp, Dreschfeld, 3e cas ; Kalt, p. 288 ; Rumpf et Chisolm, cités par Katz ; Mahokian, p. 14 ; Katz, p. 6), mais il est modéré et nous ne connaissons pas d'observation où il en ait imposé pour un œdème papillaire symptomatique d'une tumeur cérébrale.

Les deux yeux sont atteints simultanément, ou l'un après l'autre après un intervalle de quelques jours à plusieurs semaines (un et deux mois dans les cas d'Eue-Steffan et de Dreschfeld, 3ᵉ obs.).

Il est exceptionnel que la diminution de la vision se fasse de façon lente et graduelle ou qu'elle s'amende avant d'avoir abouti à l'amaurose.

La cécité demeure complète, avec abolition du réflexe lumineux de la pupille, pendant un temps dont la durée varie aussi : quatre jours, dix jours, trois semaines (Katz), un mois (Mahokian), cinq à six semaines (Kalt) ; puis, l'œil amaurotique commence à percevoir à nouveau la lumière et graduellement la vision s'améliore jusqu'à redevenir normale, ou presque normale, à moins que d'ici-là le malade n'ait succombé au progrès de la myélite.

Cette issue fatale s'observe dans près de la moitié des cas : en effet la névrite optique ne tarde pas à être suivie des symptômes médullaires sous la forme d'un affaiblissement, puis d'une paralysie complète des membres inférieurs, de la vessie et du rectum. L'anesthésie cutanée, en s'élevant jusqu'à hauteur de la ceinture, puis des mamelons, se complique souvent d'escharres avec danger d'infection septique, et si la myélite progresse jusqu'à intéresser les centres respiratoires, c'est l'asphyxie qui met une fin rapide à l'existence du malade.

Chose importante à noter : l'évolution de la myélite et les fluctuations qu'elle peut offrir sont indépendantes des progrès de l'affection oculaire ; la névrite optique peut se trouver déjà en pleine amélioration à un moment où les symptômes médullaires sont encore en voie de s'aggraver (Chauvel, cité par Gaelt, p. 13 ; Kalt, p. 289, Faure, p. 23) ; dans les observations de Chauvel (l. c.) et de Dreschfeld (cité par Katz, p. 26), la myélite touchait elle-même à la guérison quand le second œil se prit à son tour.

Dans environ les trois quarts des observations, c'est la névrite qui a précédé l'affection médullaire ; cet intervalle s'est trouvé varier de trois jours à cinq mois. Dans les autres cas, troubles visuels et paralysies motrices se produisirent simultanément. Il est exceptionnel que la myélite se prononce en premier lieu (Seguin, cité par Mahokian, p. 8, et par Katz, p. 13 ; Noyes, Weill et Gallavardin cités par Faure, p. 15).

L'observation de Steffan-Eue se fit remarquer par deux rechutes successives, et celle de Dreschfeld (cité par Katz, p. 26) par une rechute unilatérale dont la gravité fut supérieure à celle de la première atteinte ; dans ces deux cas la myélite n'avait point encore évolué au moment où la rechute oculaire se produisit.

Le retour des fonctions visuelles est généralement moins rapide que n'avait été le développement de la cécité. Quand on examine à ce moment-là le champ visuel, on constate qu'il n'est pas également affecté dans ses différentes parties et qu'il n'obéit à aucun type constant ; sa forme est souvent très irrégulière (Dalén, voy. fig. 82) et rappelle parfois une hémianopsie temporale (Schanz) ou bien un scotome central (Katz, p. 8-9) combinés avec un rétrécissement concentrique. Le scotome central unique, absolu (Schlüter, cité par Katz, p. 17) ou relatif (Elschnig), a été aussi noté plusieurs fois. La perception des couleurs est souvent défectueuse, surtout pour le rouge et le vert. Dans l'observation de STEFFAN, la première atteinte du mal se manifesta par un scotome central et la seconde par une hémianopsie temporale ; dans celle de NOYES, inversement, c'est un rétrécissement périphérique qui fit place au scotome central.

A peu près en même temps que les troubles visuels, les signes ophtalmoscopiques de la névrite optique déclinent et font place à une pâleur atrophique plus ou moins prononcée que nous trouvons mentionnée dans près de la moitié des observations (STEFFAN, SCHLÖTER, cité par KATZ, p. 17, KATZ, ELSCHNIG, 1re, 2e et 3e observations ; DALÉN, etc.). Les autres complications oculaires de la névrite optique se bornent à des paralysies partielles et pas-

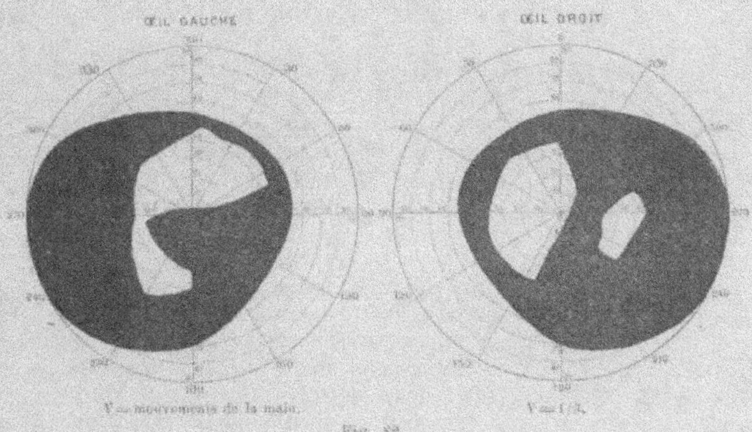

Fig. 82.

Champs visuels dans un cas de myélite aiguë (d'après DALÉN).

sagères des nerfs oculo-moteurs, principalement de la 6e paire (MAHOKIAN, p. 21).

Anatomie pathologique. — A cause de la gravité de l'affection médullaire l'occasion de procéder à l'autopsie du malade s'est présentée plus d'une quinzaine de fois. Les résultats de ces divers examens concordent d'une façon remarquable ; ils démontrent en premier lieu la similitude des altérations médullaires et optiques ; en second lieu, ils établissent l'absence de continuité directe entre les deux foyers pathologiques, le cerveau s'étant trouvé, dans la grande majorité des cas, exempt de modifications appréciables. L'observation de WEILL et GALLAVARDIN (rapportée par FARUE, p. 24) est seule à faire mention d'une « encéphalite diffuse » qui aurait constitué comme un trait d'union entre l'affection de la moelle et celle des nerfs optiques. Quelques auteurs ont noté d'autre part un léger degré d'hyperhémie des méninges.

Bornons notre description aux altérations des voies optiques qui nous concernent plus particulièrement : ces altérations intéressent le chiasma en même temps que les bandelettes et les deux nerfs optiques jusque dans leur partie orbitaire, ou bien seulement ces derniers au niveau de leur tronçon rétrobulbaire ; il n'y a pas jusqu'ici d'exemple que les bandelettes aient été atteintes isolément, ce qui concorde avec les faits cliniques, car le champ visuel n'a jamais présenté le type d'une hémianopsie homonyme.

Les parties malades sont de consistance molle et se trahissent à la coupe par une coloration jaunâtre ou même rougeâtre grâce à la congestion des petits vaisseaux ; plus tard elles subissent une rétraction considérable à tel point que sur une partie de sa longueur le nerf optique peut être réduit à l'état d'un mince cordon de un millimètre d'épaisseur (KATZ, p. 40). Les gaines optiques ne sont à l'ordinaire pas dilatées, mais elles renferment quelquefois une petite quantité d'exsudat (DRESEFELD, 1re observation ; DALÉN, p. 679).

Le microscope fait reconnaître une infiltration leucocytaire modérée de la gaine piale et des cloisons conjonctives, ainsi que de la paroi des vaisseaux dans le tronc nerveux. A l'intérieur des faisceaux optiques, les fibres sont en dégénérescence : elles sont doublées ou pénétrées par des chapelets de corps granulo-graisseux, qui tirent vraisemblablement leur origine de la désagrégation des tubes de myéline. Les fibres optiques qui disparaissent sont remplacées par une prolifération des éléments de la névroglie.

Ces changements de structure intéressent, dans les cas les plus accentués, la section tout entière du nerf optique (KATZ, p. 41), si bien qu'il peut être impossible de déceler à l'aide du réactif de Weigert une seule fibre intacte avec sa gaine de myéline (LASCHKO, p. 65, FACHE, p. 24). En d'autres cas, la partie centrale du nerf semble être seule détruite (ACHARD-GUISON-KATZ), ou bien tel foyer morbide se voit isolé sur une partie de la surface de section du nerf (DALÉN). Cette répartition si variable des altérations dans le nerf nous rend compte des formes également très variées du champ visuel.

La plupart des auteurs estiment que l'infiltration inflammatoire des cloisons interfasciculaires est le phénomène primaire ayant pour résultat la dégénérescence des fibres nerveuses. L'opinion opposée de BIELSCHOWSKY, qui pense que l'on a affaire à une névrite parenchymateuse avec prolifération secondaire des éléments conjonctifs, semble peu conciliable avec les faits observés (UHTHOFF, p. 330). Nous devons donc considérer le processus en question comme une inflammation interstitielle au niveau des parties primitivement atteintes, ce qui n'empêche pas que la disparition des fibres nerveuses puisse avoir à son tour pour effet de favoriser une prolifération compensatrice des éléments de la névroglie au sein des foyers atrophiques. En outre on comprend sans peine que, les fibres optiques étant détruites sur une partie de leur parcours, il se produise une dégénérescence centripète et centrifuge dans la continuité de ces mêmes fibres. La dégénérescence centrifuge se manifeste à l'examen microscopique de la papille et de la rétine par un amincissement extrême de la couche des fibres optiques et une diminution du nombre des cellules ganglionnaires (DALÉN, p. 683, LASCHKO, p. 68).

La pathogénie des névrites associées à la myélite transverse aiguë est fort obscure; les recherches bactériologiques n'ayant donné que des résultats négatifs (DALÉN, p. 677), c'est à l'hypothèse d'une auto-intoxication que l'on s'est vu forcé de recourir, mais la nature de la toxine et son origine nous demeurent inconnus. Ce qu'il faudrait en outre expliquer, c'est la raison pour laquelle la moelle épinière et les voies optiques sont atteintes tandis que dans la règle le cerveau reste épargné ainsi que les autres nerfs crâniens. On ne saurait en effet s'arrêter à l'idée que la superposition de la névrite optique aux symptômes de la myélite aiguë soit l'effet d'un pur hasard; ces deux affections sont l'une et l'autre trop rares pour que leur coexistence, cinquante fois constatée, n'ait pas sa cause dans une influence commune.

Au reste, aucune des explications proposées jusqu'ici n'est satisfaisante. Les hypothèses d'une action vasomotrice exercée par l'affection médullaire sur les nerfs optiques, ou d'une destruction des centres trophiques de ces nerfs par les progrès de la myélite, se heurtent avant toute autre objection théorique au fait bien établi que dans la majorité des cas la névrite précède l'explosion de la myélite. Quant à une transmission de l'inflammation du foyer optique au foyer médullaire par la voie des méninges, elle semble peu probable de par les résultats des autopsies qui presque toutes ont montré que la participation des méninges au processus est nulle ou insignifiante.

L'*étiologie* n'est pas mieux élucidée. La syphilis est mentionnée par ALEXANDER, mais, pour les observations réunies par KATZ (p. 38), elle pouvait être exclue dans les deux tiers des cas sans qu'un autre facteur pût être invoqué avec quelque vraisemblance. La plupart des sujets sont atteints par la névrite sans que leur santé ait paru atteinte jusqu'à ce moment. En plusieurs cas un refroidissement ou bien un surmenage momentané ont été la seule cause apparente de la maladie. Dans une observation de GESSNER, les symptômes de la myélite se sont superposés à ceux d'une amaurose consécutive à une perte de sang.

Tant que la cause est incertaine, le *traitement* ne saurait être qu'empirique; aussi les frictions mercurielles, l'iodure de potasse, le salicylate de soude, les révulsifs et l'électrisation, ont-ils été tour à tour essayés sans que leur effet utile ait paru bien évident. Pendant la période de réparation, la protection des yeux contre la forte lumière et l'emploi de la strychnine se justifient au même titre que dans les autres formes d'atrophie partielle du nerf optique.

BIBLIOGRAPHIE

I. TABES DORSAL

ALEXANDER. *Neue Erfahrungen über luetische Augenkrankheiten*, p. 41-42, 1895.

BACH, Die Augenerscheinungen des Tabes dorsalis und der multiplen Sclerose. *Sammlung zwangloser Abhandlungen aus dem Gebiete der Augenheilk.*, Bd II, 1901.

BERGER, 1889. *Archiv für Aug.*, XIX, p. 303 et 351.

— Les troubles oculaires dans le tabes dorsal. *Rev. d'Ophtalm.*, p. 193, 1896.

BERGER. *Les maladies des yeux dans leurs rapports avec la pathologie générale*, p. 493, 1892.
— Rapports de la pathologie oculaire avec la pathologie générale. *Encycl. franç. d'Ophtalm.*, IV, p. 46, 1903.
CHARCOT. Parallèle des troubles oculaires dans le tabes, l'alcoolisme et l'hystérie. *Rec. d'Opht.*, p. 705, 1892.
DOR. Traitement de l'atrophie tabétique des nerfs optiques. *Lyon médical*, 1903, 1er mars. (Cité par NANTERMOZ)
FABRE. De l'atrophie tabétique du nerf optique. *Rec. d'Ophtalm.*, p. 567, 1903.
FORSTER. Krankheiten des Nervensystems. *Graefe-Saemisch*, II, p. 131, 1877.
GALEZOWSKI. De la suspension dans le traitement de l'ataxie locomotrice et de l'atrophie du nerf optique. *Rec. d'Ophtalm.*, p. 282, 1881.
GALEZOWSKI (Jean). Le fond de l'œil dans les affections du système nerveux. *Thèse de Paris*, 1904.
— L'évolution de l'amaurose dans le tabes. *Rec. d'Ophtalm.*, p. 272, 1905.
GALEZOWSKI (Jean) et LOBEL. Atrophie optique tabétique et scotome central. *Rec. d'Ophtalm.*, p. 129, 1906.
GERVAIS. *Troubles oculaires dans l'ataxie locomotrice*. Reims, 1890.
GOWERS. Atrophy of the optic nerve. *Medical Ophtalmoscopy*, IVe édit. p. 181, 1904.
GRAEFE (von). Progressive Amaurose durch Atrophie des Sehnerven. *Klin. Monatsbl. für Aug.*, III, p. 201, 1865.
GROSZ (von). Die Augensymptome des Tabes dorsalis. *Ungarische Beitr. zur Augenheilk.*, II, p. 92, 1900.
HOLDEN. — Pathogenese der Sehnervenatrophie, etc. *Archiv für Aug.*, XL, p. 351, 1899.
LANDESBERG. Zur Streckung des Sehnerven. *Graefe's Archiv*, XXIX, 4, p. 101, 1883.
LEBER. Beitr. z. K. der atroph. Veränd. des Sehnerven, etc. *Archiv für Ophth.*, XIV, 2, p. 164, 1868.
— Die Krankheiten des Sehnerven. *Graefe-Saemisch*, X, p. 351, 1877.
LERI. Cécité et tabes. *Thèse de Paris*, 1904.
MAHR. Beitr. zur den Erkr. des Auges bei der Tabes dorsalis und zu juven. Tabes. *Thèse de Breslau*, 1900.
NANTERMOZ. Contrib. à l'étude du traitement de l'atrophie tabétique des nerfs optiques. *Thèse de Lyon*, 1903.
PELTESOHN. Ursachen und Verlauf der Sehnervenatrophie. *Centralbl. für Aug.*, X, p. 45, 51 et 108, 1886.
STARGARDT. Die Augenstörungen bei Tabes dorsalis. *Archiv für Aug.*, XII, 1, p. 450, 1883.
SCHMIDT-RIMPLER. *Nothnagel's spez. Path. u. Ther.*, XXI, p. 242-249, 1898.
SPIELMEYER. Ueber das Verhalten der Neuroglia bei tabischer Optikusatrophie. *Klin. Monatsbl. für Aug.*, XLIV, p. 97, 1900.
UHTHOFF. Die Augenveränd. bei den Erkr. des Nervensystems. *Graefe-Saemisch*, XXII, 2, p. 181, 1904.
WAGENMANN. Schwund markhaltiger Nervenfasern in der Retina in Folge von genuiner Sehnervenatrophie bei Tabes dorsalis. *Graefe's Archiv*, XL, 4, p. 256, 1894.
WECKER. *Traité complet*, IV, p. 523, 1889.

II. PARALYSIE GÉNÉRALE

CAUPROX. Le fond de l'œil chez les paralytiques généraux, etc. *Thèse de Lille*, 1903.
GALEZOWSKI (Jean). Le fond de l'œil dans les affections du système nerveux. *Thèse de Paris*, 1904.
GOWERS. Insanity. *Medical Ophthalmoscopy*, 4e édit. p. 195, 1904.
GRAEFE (von). Progressive Amaurose durch Atrophie der Sehnerven. *Klin. Monatsbl.*, III, p. 201, 1865.

HOMMER. Discussion du travail de Manz. *Klin. Monatsbl.*, p. 458, 1874.

KÉRAVAL et DANJAN. L'état du fond de l'œil chez les paralytiques généraux. *Archives de Neurologie*, 1904.

KLEIN. Augenspiegelstudien bei Geisteskranken. *Wien. med. Presse*, n° 3 (cité par Kuhnt et Wokenius, p. 92), 1877.

KUHNT et WOKENIUS. Ueber Veränderungen der Netzhautmitte bei Geisteskranken. *Zeitschr. für Aug.*, IX. p. 91, 1903.

LEBER. Beitr. zur K. der atroph. Verand. des Sehnerven, etc. *Archiv für Ophth.*, XIV. 2. p. 177 et 189, 1868.

— Die Krankheiten der Netzhaut und des Sehnerven. *Graefe's Archiv*, V. p. 869, 1877.

MANZ. Ueber Veränderungen am Sehnerven bei acuter Entzündung des Gehirns. *Klin. Monatsbl.*, p. 447, 1874.

NIEDEN. Progressive Paralyse. Atrophia grisea nerv. optic. utr. drei Jahre vor Eintritt der Psychose, etc. *Archiv für Augenheilk.*, X, suplém., p. 622, 1881.

PELTESOHN. Ursachen und Verlauf der Sehnerven-Atrophie. *Centralbl. für Aug.*, X. p. 88, 1886.

SCHMIDT-RIMPLER. Discussion du travail de Manz, p. 455, 1874.

— Die Erkrank. des Auges in Zusammenhang mit andern Krankheiten. *Nothnagel's spez. Pathol. und Therapie*, XXI. p. 218, 1898.

TEBALDI. L'oftalmoscopia nella alienazione mentale, etc. (*Jahresbericht*, p. 364), 1870.

III. SCLÉROSE EN PLAQUES

BAAS et STÖLTING. Ueber Erkrank. des Sehnerven im Frühstadium der multiplen Sklerose. *Zeitschr. für Augenheilk.*, III. p. 1 et 128, 1900.

CHARCOT. Phénomènes oculaires dans la sclérose en plaques et dans l'ataxie. *Rev. d'Opht.*, p. 644, 1887.

DE BONO. Nevropapillite ottica quale fenomeno iniziale della sclerosi disseminata, etc. *Archiv. di Ottalm.*, VI. p. 420, (*Jahresbericht*, p. 482), 1899.

ELSCHNIG. Zur Anatomie des Sehnervenatrophie bei Erkr. des Zentralnervensystems. *Wien. kl. Woch.*, n. 11. (*Jahresbericht*, p. 250), 1899.

FLEISCHER. 1906. Ueber Sehnervenleiden und multiple Sklerose. *Zeitschrift für Aug.*, XVI. p. 376.

FRANK. Ueber eine typische Verlaufsform der multiplen Sclerose. *Deutsche Zeitschr. für Nervenheilk.*, XIV. (*Jahresbericht*, p. 455), 1899.

GALEZOWSKI (Jean). Le fond de l'œil dans les affections du système nerveux. *Thèse de Paris*, 1904.

GNAUCK. Ueber Augenstörungen bei multipler Sclerose. *Berl. klin. Woch.*, p. 421. (*Jahresbericht*, p. 376), 1884.

HOFFMANN. Ueber das Zusammenkommen von Sehnerven und Rückenmarksentzündung. *Archiv für Psych. und Nervenkr.*, XXXVIII. (*Jahresbericht*, p. 313), 1891.

KAMPHERSTEIN. Ueber die Augensymptome der multiplen Sklerose. *Archiv für Aug.*, XLIX. p. 41, 1903.

LÖSSNER. Beitrag zur Kenntniss der bei der dissem. Herdsklerose auftret. Augenveränderungen. *Thèse de Marburg*, 1897.

PARINAUD. Troubles oculaires de la sclérose en plaques. *Progrès Médical*, n° 22, 1881.

PELTESOHN. Ursachen und Verlauf der Sehnervenatrophie. *Centralbl. für Aug.*, X. p. 87, 1886.

ROSENFELD. Ueber Stauungspapille bei multipler Sklerose. *Neurolog. Centralbl.*, p. 702. (*Jahresbericht*, p. 471), 1903.

UTHOFF. Beziehungen der Allgemeinleiden, etc. *Graefe-Saemisch*, XXII. 2. p. 837, 1904.

VANESE. Sulla papillite nella sclerosi a placche. *Arch. di Ottalm.* (*Jahresbericht*, p. 541), 1898.

IV. Myélite aiguë

ALEXANDER. *Neue Erfahrungen über luetische Augenerkrankungen*, p. 33-35, 1895.

ACHARD et GUINON. Sur un cas de myélite aiguë diffuse avec double neurite optique. *Arch. de méd. expér. et d'anat. pathol.*. (Obs. rapportée par GALEZ, p. 47.) 1889.

BIELSCHOWSKY. *Myelitis und Schnervenentzündung*, Berlin, 1901.

OXLEY. Neuritis optica und myelitis acuta. *Graefe's Archiv*, XLVIII, 3, p. 672, 1899.

DRESCHFELD. *Lancet*, p. 8 et 32, 1882, et *Brit. Med. J.*, p. 1174, 1891. (Rés. par KATZ, p. 17 et 26.)

ELSCHNIG. Klin. und anat. Beitr. zur Kennt. der acuten retrob. Neuritis. *Archiv für Augenheilk.*, XXXI, p. 56, 1892.

FAURE. De la neuromyélite optique aiguë. *Thèse de Lyon*, 1905.

GALEZ. De la neuromyélite optique aiguë. *Thèse de Lyon*, 1894.

GASSNER. Ein Fall von Amaurose und Myelitis ascendens acuta nach Blutverlust. *Archiv für Augenheilk.*, XIX, p. 88, 1888.

KATZ. Etude sur un cas de neurite optique double accompagnant une myélite diffuse aiguë. *Soc. fr. d'Opht.*, VII, p. 288, 1889. (même observation que celle d'Achard et Guinon).

KATZ. Ueber das Zusvork. von Neuritis optica und Myelitis acuta. *Thèse de Heidelberg* et *Graefe's Archiv*, XLII, 1, p. 292, 1896.

MAURIAN. Neuritis optica bei Myelitis acuta. *Thèse de Berlin*, 1893.

NOYES. *Archiv für Aug.*, X, p. 331.

STEFFAN. Beitrag zur Lehre des Zus. der Erkr. des Sehnerven mit denen des Rückenmarkes. *Bericht über XII. Vers. der Ophth. Ges. Heidelberg*, p. 30, 1879.

UHTHOFF. Bez. der Allg. leiden zu Verand. des Sehorgans. *Graefe-Saemisch*, 2e édit. ch. XXII, 2, p. 324, 1904.

CHAPITRE VIII

AFFECTIONS OPTIQUES HÉRÉDITAIRES OU ASSOCIÉES
A DES ANOMALIES DE DÉVELOPPEMENT

I. — AMAUROSE DE L'IDIOTIE DE FAMILLE

(Maladie de WAREN TAY-SACHS)

SACHS a esquissé il y a peu d'années les caractères généraux d'une affection à la fois oculaire et cérébrale dont l'aspect ophtalmoscopique avait été déjà décrit par WAREN TAY en 1881, puis, indépendamment de cet auteur, par GOLDZIEHER, KNAPP et MAGNUS. MONK en a réuni 42 observations en 1900 ; il en a été publié jusqu'à aujourd'hui une cinquantaine, mais nous n'en connaissons aucune qui soit issue d'un pays de langue latine ; y a-t-il là une raison ethnologique ? Nous ne saurions l'affirmer, cependant l'influence de la race paraît jouer un certain rôle car la plupart des malades examinés jusqu'ici étaient israélites. On a remarqué aussi une notable prédominance des filles sur les garçons.

La maladie se déclare souvent chez plusieurs enfants de la même famille ; elle avait atteint quatre frères et sœurs dans une des observations de SACHS, trois frères dans celle de WAREN TAY. Elle se manifeste dans les premiers mois de la vie par les symptômes que voici : 1° une *diminution visuelle* tendant assez rapidement à la cécité ; 2° un *arrêt dans le développement intellectuel* se terminant par l'idiotie complète ; 3° une *faiblesse des extrémités*, progressive jusqu'à la paralysie ; 4° un état de *marasme*, qui conduit à la mort avant l'âge de deux ans ; SACHS ne connaît ici que la seule exception d'un enfant qui n'avait point encore succombé à six ans.

SACHS pense qu'il s'agit d'une anomalie congénitale ; cependant plusieurs observateurs indiquent expressément que l'enfant paraît tout à fait normal à sa naissance, et qu'à l'âge de deux, quatre, huit mois seulement, apparaissent chez lui des symptômes suspects : impossibilité de redresser la tête ou de se tenir assis, incertitude du regard ou nystagmus, manque absolu d'intérêt pour les faits et gestes de l'entourage. Les parents, s'inquiétant alors, amènent le petit malade au médecin, de préférence à l'oculiste. Celui-ci constate dans les deux yeux des altérations ophtalmoscopiques absolument symétriques et constantes, qui sont pathognomoniques. La région maculaire est occupée par un *disque blanchâtre ou grisâtre*, dont le diamètre est généralement un peu supérieur à celui de la papille optique et qui ménage en son

centre la fovéa sous la forme d'une *petite tache arrondie et d'un rouge sombre*. Cet aspect, rappelant d'assez près le trouble ischémique et la tache rouge
cerise qui font suite à une obstruction de l'artère centrale, est dû au même
effet de contraste entre l'épaisseur de la rétine dégénérée au niveau du bour-
relet maculaire et l'extrême minceur du centre de la fovéa qui laisse transpa-
raître la couleur de la choroïde. D'ailleurs la nature anatomique du trouble
est ici différente, car dans l'idiotie de famille il ne s'agit pas d'une ischémie
et les cellules ganglionnaires sont seules opacifiées, les fibres optiques gar-

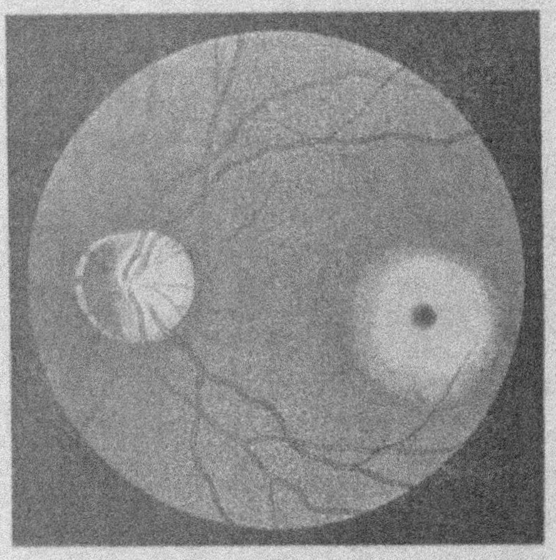

Fig. 83.
Trouble maculaire et atrophie partielle de la papille dans l'idiotie de famille avec amaurose (d'après une planche en couleurs de Vesssa publiée par Mons).

dant leur transparence; il en résulte que la zone blanchâtre est plus exactement localisée à la macula que dans les traits d'« embolie » (voy. fig. 83);
en aucun cas on ne l'a vue s'étendre jusqu'à la papille optique ; sa forme est
aussi plus circulaire et ses limites plus nettement dessinées, surtout sur le
bord de la tache rouge ; en outre, et c'est là un point différentiel important,
elle est beaucoup plus stable que le trouble ischémique. Même après plusieurs
mois on la retrouve sans changement. Le nerf optique, qui, lors du premier
examen, peut avoir présenté un aspect normal, sans rétrécissement visible
de ses vaisseaux, montre dans la suite les signes évidents d'une atrophie commençante, mais la mort du malade ne tarde pas à mettre fin à l'observation
clinique.

Nous possédons la relation de sept autopsies, dont quatre ont été com-
plétées par l'examen *microscopique* de l'œil ; elles concordent par leurs résul-

tats principaux : dans la rétine, épaississement de la couche ganglionnaire avec dégénérescence des cellules, dont la chromatine ne se colore plus que de façon diffuse ; atrophie secondaire des fibres optiques. Mott attribue à de l'œdème rétinien des lacunes qu'il a constatées dans la couche de Henle ; il émet l'hypothèse d'une influence vasomotrice partie des centres nerveux de la moelle allongée qui sont atteints en même temps que l'œil.

Holden croit à une dégénérescence primaire des cellules ganglionnaires de la rétine comme dans le tabes. Cette dégénérescence rétinienne s'accompagne d'un phénomène semblable dans les cellules pyramidales de l'écorce cérébrale ; il y a de plus une très forte diminution des fibres de la substance blanche du cerveau, de la moelle allongée et de la moelle épinière surtout dans les faisceaux pyramidaux.

Selon Sachs, l'affection dans son ensemble a une certaine analogie avec d'autres maladies nerveuses héréditaires, telles que la paralysie spastiques, l'ataxie cérébelleuse et la maladie de Friedreich. Nous avons vu toutefois que ces affections ne se compliquent dans la règle pas d'affections optiques.

L'*étiologie* de l'idiotie de famille est tout à fait obscure ; en quelques cas on a noté du rachitisme. Sachs croit que ni la syphilis ni l'alcoolisme des parents ne sont en cause.

Le *pronostic* est tout à fait mauvais ; Knapp est seul à faire mention d'une amélioration visuelle. Nous avons dit qu'à une exception près l'issue a toujours été fatale au bout de peu de mois.

Un exemple d'idiotie familiale avec cécité a été observé par Stock chez trois enfants de la même famille, mais l'ophtalmoscope faisait voir une pigmentation rétinienne semblable à celle de la dégénérescence pigmentaire congénitale et tout fait croire qu'il s'agissait là d'une maladie essentiellement différente du type créé par Warren Tay et Sachs.

II. — NÉVRITE RÉTROBULBAIRE FAMILIALE

On doit à Leber (1881) la première description complète d'une affection du nerf optique se manifestant dans la grande majorité des cas sous la forme d'une *névrite rétrobulbaire* et paraissant n'avoir d'autre cause qu'une disposition familiale héréditaire. Ce qui caractérise cette névrite, ce ne sont ni ses symptômes fonctionnels, ni son aspect ophtalmoscopique, car ils sont pareils à ceux des amblyopies toxiques : c'est bien plutôt les particularités de son *évolution*. Elle affecte surtout à l'âge moyen d'une vingtaine d'années les représentants masculins d'une famille, en épargnant les femmes, mais lorsqu'elle se transmet à une autre génération, on constate presque toujours que cette transmission a eu lieu par la ligne féminine. Son début est assez soudain ; le trouble visuel augmente encore pendant plusieurs semaines, puis il reste stationnaire ou ne progresse plus que lentement ; l'acuité visuelle baisse jusqu'à la vision des doigts à quelques mètres, mais la périphérie du champ visuel reste intacte dans la majorité des cas. Quelquefois la marche de l'affection est plus lente, exigeant de six à douze mois; plus rarement encore elle est aiguë, entraînant pendant les premiers jours une cécité presque complète. La terminaison par cécité permanente ne s'observe pas dans les cas typiques; d'autre part une réparation de la vision jusqu'à la normale ou un degré voisin de la normale est chose exceptionnelle, bien qu'elle soit possible (obs. de Leber).

Dans la règle le malade demeure incapable de lire et de se livrer à des travaux exacts, mais la faculté d'orientation lui est conservée.

L'affection est toujours *bilatérale*, bien que les deux yeux ne soient pas toujours atteints au même degré ni au même moment; il n'y a pas non plus symétrie constante pour l'étendue et la forme du scotome central ou du rétrécissement périphérique. Au reste, les différences du début tendent à s'égaliser graduellement.

Leber (1871 et 1877) avait réuni 55 cas de névrite optique héréditaire observés dans 16 familles. Hœmmyth (1900) a porté ce nombre à 74 familles comprenant environ 300 malades dont 131 ont fait l'objet d'un examen médical. D'autres observations ont été encore apportées par les thèses de Klopfer, Buisson, Mathieu, Heinsheimer, etc.

Nous empruntons à Hœmmyth les données statistiques qui nous paraissent intéressantes : dans 70 familles sur les 74 dont il a catalogué les membres, l'affection optique offrait la forme rétrobulbaire; les deux tiers des cas comportaient un scotome central, tandis que dans les autres il y avait amblyopie centrale et perception imparfaite des couleurs sans scotome bien défini. Dans environ un tiers des cas l'abaissement de la vision s'accompagnait d'une limitation du champ visuel périphérique. Sur 145 observations, il n'y en avait pas une où le trouble visuel fût unilatéral, bien qu'une fois l'intervalle eût été d'un an et demi, et six fois d'au moins six mois entre le début de l'affection à l'un des yeux et son éclosion à l'autre œil. La décoloration atrophique de la papille s'est fait attendre parfois six à neuf mois, mais elle n'a jamais complètement manqué dans les cas longuement observés.

Leber n'avait pu observer la névrite optique dans plus de deux générations successives : dès lors, on l'a suivie dans trois, quatre, cinq et même six générations; on a deux exemples où l'hérédité fâcheuse est restée latente au travers de trois générations de femmes. 53 des 74 familles étudiées ne montraient la maladie que chez des hommes, aucune chez des femmes seulement; dans les familles où les individus des deux sexes étaient atteints de névrite, le sexe masculin prédominait encore; au total on a compté 262 hommes pour 36 femmes, ce qui donne pour ces dernières la proportion de 13 p. 100 du nombre des malades.

L'hérédité *directe*, c'est-à-dire l'existence de la même maladie chez l'un des parents et chez les enfants, n'a été constatée que dans 10 familles sur 71; dans 32 autres familles l'influence héréditaire s'affirmait uniquement par l'éclosion de la névrite chez plusieurs frères ou cousins (hérédité *collatérale*). Assez souvent on a trouvé la maladie chez les fils d'une femme saine dont les frères avaient souffert du trouble visuel : si donc un malade n'a aucun de ses frères ou de ses sœurs qui soit atteint, il faudra le questionner sur ses oncles maternels.

Dans une famille étudiée par A. KNAPP, les malades de la première génération étaient atteints du scotome central ; ceux de la deuxième et de la troisième génération ne montraient qu'un rétrécissement périphérique du champ visuel. La tare héréditaire s'est quelquefois manifestée chez d'autres membres de la même famille par de la cécité pour les couleurs ou par des troubles nerveux tels que des maux de tête, des vertiges, de la nervosité, une dépression morale ou de l'épilepsie (hérédité variée). COPPEZ mentionne une rétinite pigmentaire chez les enfants d'une femme saine dont les frères étaient atteints de la névrite.

La consanguinité, si importante dans l'étiologie de la rétinite pigmentaire, ne joue qu'un rôle effacé dans celle de la névrite familiale, car on ne l'a retrouvée que dans 6 p. 100 des cas. En revanche, il y a d'autres facteurs qui, s'ajoutant à l'hérédité, semblent agir comme cause déterminante : ce sont les influences toxiques connues comme susceptibles de provoquer à elles seules les symptômes d'une névrite papillo-maculaire. Sur 113 cas de la statistique d'HOSMITTA, 25 avaient trait à des fumeurs invétérés et 7 autres à des alcooliques ; les 3 malades de BATTEN étaient occupés dans une fabrique de céruse. Il faut donc admettre qu'un individu dont l'hérédité est chargée sera plus facilement et plus gravement atteint qu'un autre par des influences toxiques de ce genre. Quant aux autres facteurs d'affaiblissement physique ou psychique (surmenage, excès sexuels), leur influence prédisposante est peu certaine.

Les affections optiques qui se développent sous l'influence d'une intoxication chez des sujets soumis à la tare héréditaire se distinguent des autres névrites toxiques, non seulement par le fait qu'elles se présentent chez plusieurs membres de la même famille à un âge particulièrement précoce (puberté), mais encore par leur persistance en dépit de la suppression totale et immédiate de l'agent nuisible.

Tout en confirmant que le début de l'affection a lieu le plus souvent entre seize et vingt-trois ans, la statistique d'HOSMITTA a mis en relief un second maximum de fréquence entre quarante et un et quarante-neuf ans, surtout manifeste pour le sexe féminin ; dans certaines familles, les hommes sont atteints à la puberté et les femmes à la ménopause : c'est là d'ailleurs la seule différence que présente le caractère de la maladie selon qu'elle se produit dans un sexe ou dans l'autre. Le plus jeune de tous les malades se trouvait dans sa sixième année, les plus âgés dans leur cinquante-deuxième et leur soixante-septième année. L'âge du début montre une certaine constance dans la même famille, à cette différence près que, de plusieurs frères, les cadets sont atteints relativement plus tôt que leurs aînés. La précocité de la maladie semble augmenter aussi d'une génération à la génération suivante.

Les formes atypiques sont particulières à certaines hérédités, et comme le degré de malignité varie selon les familles, il est possible en certains cas d'établir un pronostic sur la base de l'issue plus ou moins favorable qu'a eue la maladie chez d'autres membres de la même famille.

Le *traitement* paraît impuissant contre ces influences familiales. Une cure modérée de frictions mercurielles avait semblé à Leber de quelque utilité ; d'autres praticiens n'en ont obtenu aucun effet, pas plus que de l'électrisation du sympathique dont Leber avait eu une fois un brillant résultat. Les émissions sanguines, les sudations, l'iodure de potasse et la strychnine n'ont modifié en rien la marche de l'affection. Le médecin devra cependant essayer de tous ces moyens favorables dans les autres formes de névrites maculaires. Si une influence toxique est en jeu (alcoolisme, tabagisme, saturnisme), il faudra l'écarter, bien qu'on ne puisse promettre par cela même une guérison. La seule mesure vraiment efficace pour enrayer la maladie, non pas chez l'individu qui en est déjà atteint, mais dans la famille où elle règne héréditairement, consisterait à empêcher le mariage des femmes qui, *par leur mère*, appartiennent à la famille tarée. En effet, nous avons vu que la transmission de l'hérédité a lieu presque essentiellement par les femmes : un homme, qu'il soit sain ou malade, a fort peu de chances de transmettre la prédisposition fâcheuse à ses enfants, filles ou garçons, et l'on peut dire en conséquence que, sauf exception (Mooren), l'hérédité maladive s'éteint avec chaque homme qui reste épargné. En mettant un terme à toute procréation d'enfants par la ligne féminine, on serait à peu près certain de couper court à une nouvelle transmission de la névrite familiale.

En l'absence d'autopsie, nous en sommes réduits à supposer que les éléments papillo-maculaires du nerf optique et de la rétine sont le siège d'une dégénérescence analogue à celle des amblyopies toxiques. Quant à la cause première de cette dégénérescence héréditaire, elle nous est absolument inconnue, et si, dans ce domaine, comme le disait Deschamps, « toutes les hypothèses peuvent être admises », nous devons reconnaître que parmi celles qui ont été proposées jusqu'ici aucune ne mérite qu'on s'y arrête sérieusement. Admettre avec Hoassern (p. 147) une « faiblesse congénitale des fibres du faisceau papillo-maculaire » ne nous avance pas à grand'chose. Berger pense qu'un certain nombre de cas, « abstraction faite de ceux débutant par un scotome central », sont la conséquence d'une croissance irrégulière du corps du sphénoïde ; le scotome central étant la règle, cette explication ne serait donc valable que pour des cas atypiques.

III. — NÉVRITE OPTIQUE EN RELATION AVEC DES MALFORMATIONS CRANIENNES

Chez les sujets atteints dès leur enfance d'atrophie du nerf optique, il n'est pas rare de constater certaines malformations crâniennes dont la plus fréquente est l'oxycéphalie ou crâne en pain-de-sucre (Turmschaedel des Allemands). Michel (1873) en a publié la première observation suivie d'autopsie; après lui, plusieurs auteurs, entre autres Hirschberg et Manz, ont enrichi la casuistique de nouvelles observations et le nombre en a rapidement augmenté dans ces dernières années, si bien qu'en 1904 Enslin put en recueillir 42, même après élimination de quelques cas peu typiques, et qu'en 1905 Patry en avait trouvé déjà une soixantaine. Nous en avons vu aussi plusieurs exemples parmi les élèves ou protégés de l'asile des aveugles de Lausanne.

Le type clinique est suffisamment défini par l'affection optique et la malformation crânienne car, avec les caractères que nous leur décrirons tout à l'heure, ces deux anomalies sont trop peu fréquentes pour que leur coexistence chez toute une série d'individus soit l'effet d'un pur hasard : elles constituent ce que Patry appelle les symptômes *capitaux* de la maladie. Les symptômes *accessoires* sont une exophtalmie accompagnée souvent d'hypermétropie ; du strabisme, généralement divergent, ou bien du nystagmus ; quelquefois aussi une limitation des mouvements de l'œil.

La grande majorité des malades (53 sur 60) montraient à l'ophtalmoscope les signes évidents d'une *atrophie optique post-névritique* quand ils se sont présentés au médecin. La papille, d'un blanc plus ou moins grisâtre ou verdâtre, souvent avec des bords irréguliers ou légèrement saillants, les veines dilatées et sinueuses, les artères rétrécies, quelquefois bordées par un liseré de périvascullite, indiquent de façon certaine que l'atrophie est secondaire à une papillite, voire même à une stase papillaire plus ou moins intense. Trois fois seulement l'aspect ophtalmoscopique est rapporté comme ayant été celui d'une atrophie simple, ce qui ne permet au reste pas d'exclure absolument l'origine névritique car on sait que le trouble des bords papillaires se dissipe quelquefois sans laisser de traces.

Les observateurs n'ont réussi que rarement à constater la névrite dans sa période d'état ou de régression commençante : cela tient vraisemblablement à ce que le début de l'affection optique passe souvent inaperçu, parce que les troubles visuels ne sont pas d'emblée très marqués et que le malade est trop jeune pour s'en plaindre. C'est après que la névrite a évolué, quand l'atrophie secondaire est déjà en plein développement, que les parents se doutent de quelque chose d'anormal et amènent leur enfant au médecin.

Si l'on excepte un cas d'Oliver et un malade de Manz dont le nerf optique droit était atrophique dès l'enfance et chez lequel la stase papillaire gauche semble attribuable au développement d'un sarcome crânien, toutes les névrites en voie d'évolution ont été vues chez des enfants. Le petit patient de Graefe avait dix ans, mais la névrorétinite double dont il était atteint ayant suivi une marche très rapide et s'étant terminée par une guérison complète, il ne nous paraît pas probable que ce cas rentre dans le type clinique que nous étudions ; quant au jeune garçon examiné par Michel, il était aveugle depuis sa tendre enfance, et, de la description qui en est donnée, il ressort que la stase papillaire était déjà en état de régression avancée. Les autres névrites ont été vues chez des enfants de six, cinq et un an et demi. Dans tous les cas d'atrophie, le début des troubles visuels remontait aux premières années de la vie si même il ne datait pas de la naissance. Ces faits sont importants aussi bien au point de vue du diagnostic que de l'étiologie.

La forme du crâne est désignée dans les travaux allemands par le terme de « Turmschædel » (crâne en tour) qui, selon ESSLIN, ne correspond pas tout à fait à celui d'*oxycéphalie*, tandis que PATAY considère que ces deux expressions sont équivalentes. Il est plus facile d'en donner une représentation photographique (fig. 84 et 85) qu'une description anatomique : dans les cas les plus typiques le crâne semble avoir été aplati à la fois latéralement et d'avant en arrière, sa voûte est surélevée; la région occipitale est peu développée; le front est fuyant dans sa partie inférieure, mais vertical dans sa

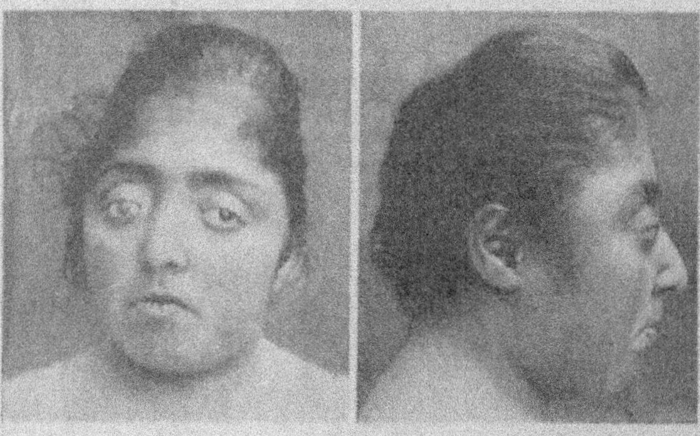

Crâne en tour avec atrophie optique. (Cliché obligeamment prêté par le Dr PATAY).

moitié supérieure : son profil dessine un angle rentrant en lieu et place de la bosse frontale. Les arcades sourcillières sont peu développées ce qui, ajouté au peu de profondeur de l'orbite, est la cause de l'exophtalmie.

L'hypermétropie, qu'ESSLIN a déterminée en 12 cas pour 5 cas d'emmétropie et 4 de myopie, montre que le globe de l'œil a subi comme le crâne une diminution de son diamètre antéro-postérieur. Le strabisme et le nystagmus sont secondaires à la baisse visuelle. PATAY a noté avec une égale fréquence l'exophtalmie et le strabisme divergent, soit 27 fois sur 54.

L'état de la vision varie entre de larges limites : assez souvent un œil est plus gravement atteint que l'autre. Parmi 46 cas d'atrophie, PATAY en a compté 4 où la cécité était bilatérale et 9 où elle était complète à un œil seulement; 16 fois il ne restait que la faculté de percevoir la lumière ou de reconnaître les mouvements de la main. Une vingtaine de malades avaient encore une vision utile d'un œil ou des deux yeux : l'un d'eux avait même une acuité normale en dépit d'un aspect très atrophique de ses deux nerfs optiques (ESSLIN obs. XVI). SCHÜLLER et VONTIZEN ont trouvé à l'un des yeux une bonne vision et à l'autre ont une cécité chez deux malades dont l'atrophie paraissait également plus prononcée d'un côté que de l'autre.

De 49 champs visuels qui ont été mesurés, 13 montraient une étendue normale, 27 un rétrécissement concentrique et 9 un rétrécissement irrégulier; Groenouw est seul à rapporter un scotome central, d'ailleurs unilatéral et combiné avec l'effacement d'un large secteur périphérique.

Sous le rapport de l'étiologie, la plupart des recherches faites ont eu un résultat négatif. Parmi les antécédents héréditaires il n'y en a pas qui soient assez constants pour permettre une conclusion; exceptionnellement l'héré-

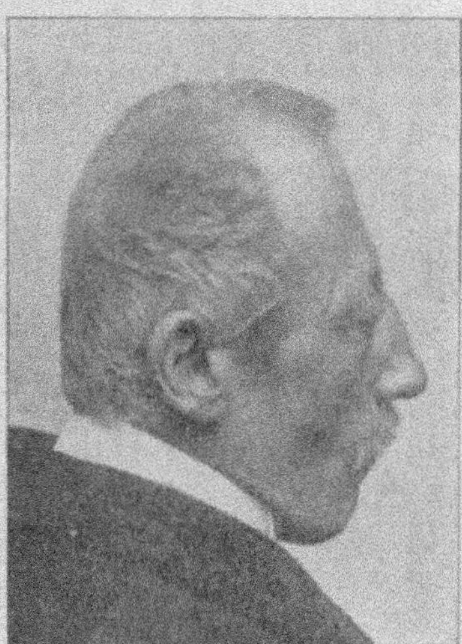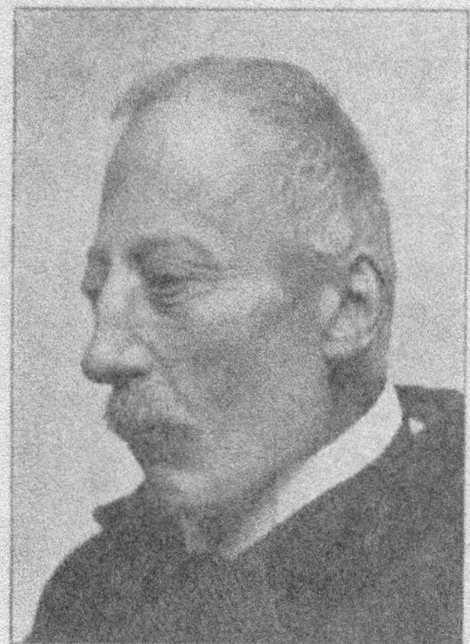

Fig. 85.
Crâne en pain-de-sucre avec atrophie post-papillitique des nerfs optiques (Obs. pers.)

dité s'est affirmée par la présence d'une même malformation crânienne chez le père et le fils ou chez deux frères. Les antécédents personnels se bornent à la fréquence relative d'une céphalée souvent très tenace ou de convulsions que Patry a notées chez 10 malades. Quelques faits semblent se rapporter à des accidents méningitiques que Virchow (cité par Hirschberg) et Manz ont considérés comme la cause de la malformation crânienne et de l'affection optique. Selon Knapss le facteur étiologique le plus important serait le rachitisme. Manz et Ponfick disent avoir trouvé à l'autopsie les nerfs très amincis et comme enserrés dans un canal optique trop étroit; toutefois les mensurations faites par Weiss et Baraban, Vossius, Esslin et Patry ne leur ont fait voir aucun rétrécissement du trou orbitaire dans les crânes oxycéphales des collections anatomiques.

Hirschberg voit dans la stase papillaire l'effet d'une augmentation de la pression intracrânienne par suite de la synostose prématurée des sutures crâniennes ; cette explication cadre bien avec le développement très précoce de l'affection optique et l'augmentation passagère de la pression intracrânienne qu'elle suppose, paraît confirmée par la céphalée et les convulsions assez fréquentes comme nous venons de le dire.

Une particularité fort curieuse, c'est la forte prédominance du sexe masculin : PERAY a compté 57 garçons en regard de 7 filles seulement. L'intelligence de ces malades est généralement normale ou à peu près; un petit nombre seulement étaient faibles d'esprit.

Notre figure 85 retrace la photographie d'un pianiste et compositeur de musique fort intelligent, âgé de soixante ans et qui ne possède plus qu'une vision quantitative aux deux yeux ; chez lui le début par méningite paraît assez probable. Il affirme avoir été normal jusqu'à l'âge de deux ans et demi ; à cette époque, il fut pris brusquement de violentes douleurs de tête et d'une baisse visuelle très rapide. Il fut soigné pendant bien des semaines à l'hôpital des enfants avec le diagnostic de méningite et, à son dire, il subit même une trépanation. Aujourd'hui encore, l'ophtalmoscope fait conclure à la probabilité d'une ancienne stase papillaire : les papilles atrophiques ont des bords irréguliers, les veines sont larges et tortueuses.

PERAY rappelle que plusieurs hommes célèbres avaient une oxycéphalie très marquée, entre autres Paracelse, Walter Scott, Humboldt et Meckel.

BIBLIOGRAPHIE

I. IDIOTIE DE FAMILLE

ELIASBERG. Ein Fall von Tay-Sachs'scher amaurotischer familiären Idiotie. (Avec bibliographie). *Zeitschr. für Aug.*, XIII, p. 553, 1905.

GOLDZIEHER. Ein eigenthümlich. Spiegelbefund. *Centralbl. f. Aug.*, IX, p. 219, 1885.

GROENOUW. Die amaurotische familiäre Idiotie. *Graefe-Saemisch*, XXII, 1, p. 466, 1902.

HIRSCHBERG. Der graue Hof um den gelben Fleck. *Centralbl. für Aug.*, XII, p. 14, 1888.

HOLMES (WARD A.). *Arch. für Aug.*, XL, p. 354, 1899.

KNAPP. Ueber angeborene hofartige, weiss-graue Trübung um die Netzhautgrube. *Soc. Opht. d'Heidelberg*, Bericht, p. 217, 1885.

MAUTHNER. Eigenthümliche congenitale Bildung der Macula lutea auf beiden Augen. *Klin. Monatsbl. für Aug.*, p. 42, 1885.

MOHR. Die Sachs'sche amaurotische familiäre Idiotie (avec bibliographie). *Archiv für Augenheilk.*, XLI, p. 285, 1900.

SWANZY. Amaurotic family idioty. *System of diseases of the eye.* (Norris and Oliver), IV, p. 684 et pl. 1, 1900.

WAREN TAY. Transactions of the opht. Soc. *of the U. K.* I, p. 55 et IV, p. 158, 1881 et 1884.

SACHS. Ueber eine besondere Form der familiären amaurotischen Idiotie. *Soc. Opht. de Heidelberg*, XXXIIIe session, p. 48, 1903.

II. NÉVRITE RÉTROBULBAIRE FAMILIALE

ALEXANDER. Drei Fälle von hereditären Sehnervenleiden. *Klin. Monatsbl.*, XII, p. 62, 1874.

BATTEN. Atrophie optique héréditaire chez trois frères exposés au saturnisme (Réf. in *Rec. d'Opht.*, p. 441), 1900.

Berger. Les maladies des yeux dans leurs rapports avec la pathologie générale, p. 162,
    1892.

Brisson. Névrite optique rétrobulbaire familiale et héréditaire. *Thèse de Paris*, 1894.

Coppez. *Discussion de la communication de Despagnet*, p. 401, 1892.

Despagnet. De la névrite optique héréditaire. *Soc. franç. d'Opht.*, X, p. 390, 1892.

Fuchs. Neuritis in Folge hereditärer Anlage. *Klin. Monatsbl.*, XVII, p. 332, 1879.

Graefe (von). Ein ungewöhnlicher Fall von hereditärer Amaurose. *Archiv für Opht.*, IV,
    2, p. 266, 1858.

Grossoew. Erbliche Sehnervenleiden. *Graefe-Saemisch*, XXII, 1, p. 152, 1902.

Heinsdorth. Zur Casuistik der retrob. Neuritis opt. auf hered. Grundlage. *Thèse de Gies-
    sen*, 1902.

Heubner. Beiträge zur Lehre von den hered. Sehnervenleiden. *Thèse de Heidelberg et Bei-
    traege zur Augenheilkunde*, H. 42, 1900.

Keerenmarckes. De l'atrophie axiale du nerf optique observée chez plusieurs membres d'une
    même famille. *Rec. d'Opht.*, p. 193, 1883.

Kidorea. Neuritis optica in Folge von Heredität und congenitaler Anlage. *Thèse de Tou-
    louse*, 1898.

Knapp (A.). Hereditary optic Atrophy. *Arch. of ophth.*, VII, 1904.

Koenen. Atrophie héréditaire des nerfs optiques. *Soc. franç. d'Opht.*, XII, p. 375, 1894.

Leber. Ueber hereditäre und congenital-angelegte Sehnervenleiden. *Graefe's Archiv*,
    XVII, 2, p. 249, 1871.

 — Die Neuritis optica in Folge von Heredität und congenitaler Anlage. *Graefe-Sae-
    misch*, V, p. 821, 1897.

Lettres. Ueber hereditäre Opticusatrophie. *Ungarische Beitraege zur Augenheilk.*, II,
    p. 215, 1900.

Mathieu. Névrite optique rétrobulbaire héréditaire. *Thèse de Paris*, 1901.

Mooren. *Fünf Lustren ophthalmologischer Wirksamkeit*, p. 219, 1882.

Soaya. Ein Beitrag zur Kenntniss der hered. rétrob. Neuritis. *Klin. Monatsbl.*, XXX, p. 256,
    1892.

Szaszinsski. Trois cas de névrite optique rétrobulb. héréditaire dans une même famille.
    Annales d'Ocul., CXXI, p. 99, 1899.

Vossius. Ueber die Vererbung von Augenleiden, etc. *Sammlung zwangloser Abhandl.*, III,
    6, 1900.

Wecker (de). *Traité complet*, IV, p. 182, 1869.

Westhoff. Hereditäre retrobulbäre Neuritis optica. *Centralbl. für Aug.*, XIX, p. 168, 1895.

III. NÉVRITE OPTIQUE EN RELATION AVEC DES MALFORMATIONS CRANIENNES

Essen. Die Augenveränderungen beim Turmschädel, besonders die Sehnerven-Erkran-
    kung (avec bibliographie). *Graefes Archiv*, XLVIII, p. 461, 1894.

Friedenwald. On optic nerve atrophy associated with cranial deformity. *Arch. of Opht.*,
    XXX 4, et *Archiv für Aug.*, XLVI, p. 294, 1901.

Graefe (von). *Archiv für Opht.*, XII, 2, p. 133, 1866.

Grossoew. Beziehungen der Allgemeinleiden, etc. *Graefe-Saemisch*, XXII, 1, p. 257, 1901.

Hirschberg. Sehnervenveränderung durch intrauterine Schädeldeformation. *Beitr. zur
    prakt. Augenheilk.*, p. 47, 1876.

 — Sehnervenleiden bei Schädelmissbildungen. *Centralbl. für Aug.*, VII, p. 1 et IX,
    p. 23, 1883 et 1885.

Kampherstein. Beitr. zur Path. der Stauungspapille. *Klin. Monatsbl. für Aug.*, XLIII, 1,
    p. 728, 1905.

Kraus. Zur Kasuistik der Sehnervenleiden bei Schädelmissbildung. *Thèse de Giessen*, 1902.

Krauss, 1887. Ueber Veränderungen am Sehorgan bei Schädelmissbildungen, etc. *Zeitschrift für Aug.* XVII, p. 432 et 536.

Manz. Ueber Schädeldeformität mit Sehnervenatrophie. *Soc. Opht. de Heidelberg*, XIX, p. 18, 1887.

Michel. Beitrag zur Kenntniss der Entstehung der sog. Stauungspapille. *Arch. der Heilkunde*, 1873.

Patay. Contrib. à l'étude des lésions oculaires dans les malformations crâniennes (avec bibliographie). *Thèse de Paris*, 1905.

Poster. Ueber den Zusammenhang von Schädelverbildung mit Hirnentzündung u. angeb. Blindheit. *Breslauer ärztl. Zeitschr. (Jahresbericht)*, 1886.

Schmidt. Sehnervenatrophie durch Schädeldeformation. *Centralbl. für Aug.*, V, p. 236, 1881.

Snell. Zwei Fälle von Amaurose bei Schädelmissbildung. *Klin. Monatsbl. für Aug.*, XXII, p. 245, 1884.

Voorst. Ueber Sehnervenerkrankungen bei Turmschädel. *Thèse de Tübingen*, 1901.

Vossius. Ein Fall von neuritischer Sehnervenatrophie... bei angeb. Schädeldeformität. *Klin. Monatsbl. für Aug.*, XXII, p. 252, 1884.

Weiss-Baraque. Zur Kasuistik der Sehnervenleiden beim Turmschädel. *Archiv für Aug.*, XXVIII, p. 55, 1894.

CHAPITRE IX

TRAUMATISMES DU NERF OPTIQUE

On classe souvent les blessures du nerf optique en blessures *directes* ou *indirectes* selon qu'elles ont été produites par l'agent vulnérant lui-même (corps étranger, objet piquant ou tranchant), ou bien par l'intermédiaire d'une autre lésion telle qu'une luxation du globe de l'œil, une hémorrhagie ou une fracture osseuse. Cette distinction, si simple qu'elle paraisse au premier abord, n'est pas toujours possible; elle n'a du reste pas une grande importance. Il nous semble plus utile d'ordonner les blessures du nerf optique d'après la nature du traumatisme et la région où il a passé.

Le nerf optique est nécessairement intéressé dans les vastes délabrements qui accompagnent la *luxation* ou *l'avulsion totale* du globe de l'œil. Ces traumatismes ayant été décrits avec des détails suffisants dans le tome IV de cette encyclopédie, nous limiterons notre propre sujet aux lésions du nerf optique qui ne sont pas apparentes à première vue et dont le diagnostic ne peut être assuré que par l'examen ophtalmoscopique.

La pénétration d'un objet pointu ou d'un projectile dans l'orbite se fait beaucoup plus fréquemment par l'angle interne que du côté externe; cela tient en grande partie au fait que l'inclinaison de la paroi nasale dirige l'agent vulnérant vers la cavité orbitaire tandis que celle de l'apophyse zygomatique le fait au contraire dévier vers la tempe.

Les symptômes diffèrent selon que le nerf a été lésé dans sa partie *intra-oculaire*, dans sa partie *rétrobulbaire* où il est parcouru par l'artère et la veine centrales, dans sa partie *non vasculaire* en arrière du point d'entrée des vaisseaux jusqu'au voisinage du chiasma, ou enfin au niveau même du *chiasma*. Nous étudierons successivement ces quatre localisations principales.

I. — LÉSIONS DU NERF AU NIVEAU DE LA PAPILLE

A. Blessures directes. — La papille optique peut être atteinte à sa surface antérieure par un instrument piquant ou un corps étranger qui a pénétré au travers de la cornée ou de la sclérotique. Ce genre de traumatisme n'offre pas un intérêt spécial: le pronostic et le traitement ne diffèrent généralement pas de ce qu'ils sont pour les autres plaies perforantes de l'œil.

Nous citerons seulement le cas d'un paysan qui, ayant été atteint d'un éclat pendant qu'il travaillait aux champs, vint se présenter avec une petite plaie du bord de la cornée et une hernie de l'iris que nous pûmes exciser de la façon la plus correcte. Le fond de l'œil était indistinct à cause d'une cataracte commençante, mais après avoir constaté que le champ visuel était parfaitement libre et nous être convaincus qu'il n'y avait pas de fer dans l'œil, nous jugeons qu'il y a eu simple plaie sans pénétration de corps étranger et le blessé retourne chez lui après une quinzaine de jours. Un mois plus tard il revient en pleine ophtalmie sympathique. Après énucléation de l'œil, on trouve un petit fragment de pierre appliqué sur la papille optique.

Nous ignorons si cette localisation d'un corps étranger sur la papille a eu quelque influence sur l'éclosion de l'ophtalmie sympathique, mais c'est la seule fois que nous avons vu survenir cette grave complication après pénétration d'un simple éclat de pierre sans infection et sans plaie du corps ciliaire ni enclavement de l'iris dans la cicatrice.

B. Blessures indirectes. — Les lésions indirectes de la papille sont celles qui résultent d'une déchirure partielle ou complète du nerf optique au niveau de l'anneau scléral. On les constate en suite de la pénétration dans l'orbite d'un objet trop mousse pour couper net le nerf optique et qui s'est borné à le repousser violemment devant lui : c'est une pointe de canne, une perche, quelquefois une corne de vache, assez fréquemment une balle de revolver qui produit cette lésion. Si la déchirure du nerf est complète, la cécité est immédiate et s'accompagne d'une exophtalmie avec enflure plus ou moins forte des paupières.

Les détails ophtalmoscopiques sont souvent voilés par une vaste hémorrhagie qui recouvre la région du pôle postérieur et se transforme plus tard en une plaque blanchâtre, de forme irrégulière, entourée d'amas pigmentaires, et dont on voit émerger les vaisseaux rétiniens. Si l'extravasation est peu abondante ou qu'elle se résorbe après quelques jours, on peut reconnaître la place de la papille, marquée par des tronçons de vaisseaux interrompus et entourée d'une zone jaunâtre ou nacrée qui est probablement la choroïde ou la scléra mises à nu (fig. 86). Quelques cas particulièrement favorables pour cet examen ophtalmoscopique (Nicolai, Birch-Hirschfeld, Salzmann, etc.) et quelques constatations anatomiques (His cité par Salzmann; Aschmann, Pagenstecher, Hesse) ont permis de saisir le mécanisme de cette curieuse lésion. Le nerf est quelquefois arraché *in toto* de l'anneau scléral ; dans l'observation de Pagenstecher il avait même entraîné la rétine au travers de cette ouverture ; le plus souvent la couche des fibres optiques et les vaisseaux rétiniens se déchirent sur le rebord de la boutonnière choroïdienne, et l'ophtalmoscope fait voir en lieu et place de la papille une profonde excavation, à bords abrupts, au centre de laquelle les jeux d'ombre et de lumière permettent de distinguer parfois une réelle perforation (fig. 87). Cet aspect pourrait être confondu avec une déchirure péripapillaire de la rétine par contrecoup, pareille à celle que nous avons représentée, d'après Parl, à la figure 107 du tome VI de cette encyclopédie (p. 1015). Mais bien que ces deux types de traumatisme aient une certaine ressemblance à l'ophtalmoscope, leur mécanisme et leur nature anatomique sont différents. Là, c'était la rétine qui, séparée de ses attaches au nerf optique, montrait une ouverture circulaire *en avant* du plan de la choroïde ; ici, c'est le nerf qui, arraché de son insertion au globe de l'œil, a donné naissance à une ouverture *en arrière* de la boutonnière choroïdienne.

L'excavation traumatique de la papille est beaucoup plus prononcée qu'une excavation glaucomateuse ; comparée avec le plan de la rétine, elle peut donner une différence de réfraction atteignant 12 dioptries (Salzmann) ce qui équivaut à une dénivellation d'environ 4 millimètres. Chez le malade de Birch-Hirschfeld (fig. 87), la différence de niveau était de 2 millimètres, et malgré cela les vaisseaux rétiniens n'avaient pas été rompus ; c'est tout au

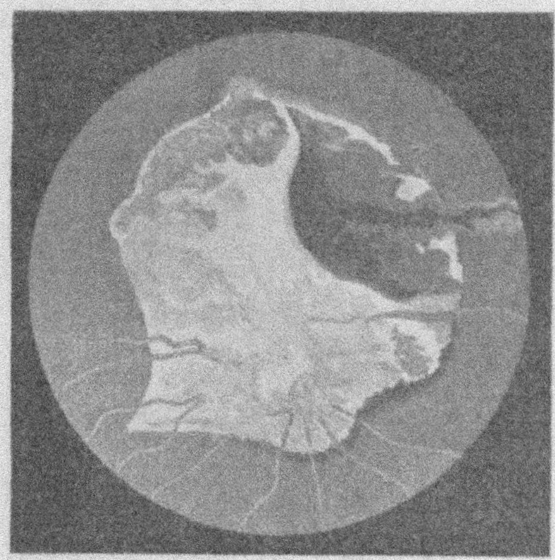

Fig. 86.
Plaque cicatricielle avec résidus hémorragiques dans la région de la papille à la suite de l'arrachement du nerf optique, d'après une planche en couleurs de Gescru.

plus s'ils avaient présenté une ischémie partielle et passagère ; au reste, dans ce cas, comme dans celui de Salzmann, la dépression papillaire se combla et se recouvrit peu à peu de tissu conjonctif ; l'aspect du fond de l'œil finit par rappeler de très près une « rétinite proliférante » d'origine spontanée.

Si la circulation rétinienne a été interrompue au moment de l'accident, elle se rétablit généralement en deux ou trois semaines grâce à des anastomoses avec les vaisseaux du cercle ciliaire et de la choroïde ; nous avons pu nous en convaincre, au moins en ce qui concerne les veines, en examinant un œil dont le nerf avait été arraché quelques mois auparavant par une balle : des veines rétiniennes se bifurquaient sur le bord de la cicatrice papillaire ; un filet très mince marquait l'ancien trajet du vaisseau, tandis que la seconde branche, bien pleine et de largeur normale, s'enfonçait dans la choroïde.

Les coups de feu à la tempe, notamment dans les tentatives de suicide, sont la cause la plus fréquente de l'évulsion du nerf optique. Hirschberg (1891, p. 319) a calculé que la moitié des personnes qui cherchent à s'ôter la vie avec un revolver échouent dans cette entreprise et que le tiers des survivants n'arrivent qu'à se priver de la vue d'un œil ou des deux yeux à la fois ; il tient ce dernier accident pour exceptionnel ; nous n'en pouvons pas dire autant, car nous avons vu plusieurs exemples d'une balle qui, ayant

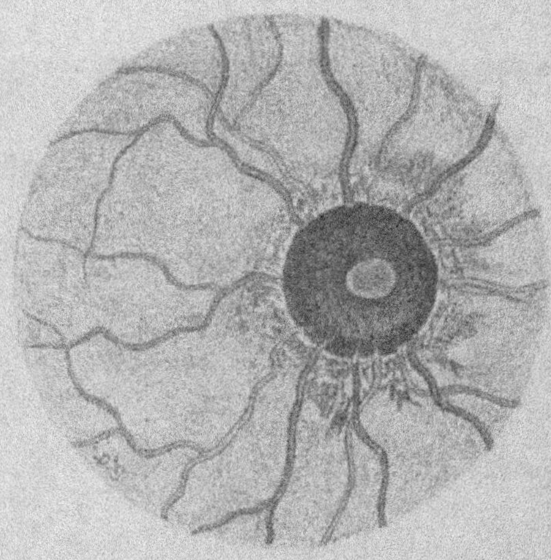

Fig. 87.
Excavation traumatique avec perforation de la papille par suite de l'arrachement du nerf optique. (Copie un peu schématisée d'une planche en couleurs de Bach-Hirschberg).

passé par une tempe pour ressortir par l'orbite ou la tempe du côté opposé, avait arraché ou coupé à son passage les deux nerfs optiques. Heister avait déjà signalé le fait en 1753 ; Gottsche et Nicolaï en ont réuni de nombreux exemples.

Une déchirure *partielle* de la papille peut se produire aussi de façon indirecte par un coup porté sur le globe de l'œil ; c'est par une brusque rotation du globe et par l'hyperflexion qui en résulte pour le nerf à son entrée dans l'anneau scléral, que nous nous expliquons la rupture d'une partie des fibres optiques, avec abolition de la moitié correspondante du champ visuel, que Lang et Casper ont décrite et que nous avons nous-mêmes observée en deux cas. Nous comptons publier prochainement le détail de nos observations.

II. — LÉSIONS DU NERF DANS SA PARTIE VASCULAIRE

La piqûre ou la section du nerf optique entre l'œil et le point d'entrée des vaisseaux dans le nerf se trahit à l'ophtalmoscope par un état d'ischémie rétinienne très semblable à celui qui fait suite à une obstruction de l'artère centrale. DE GRAEFE en a fait la première observation ; dès lors, elles se sont multipliées au point qu'elles ne méritent plus d'être citées isolément, si ce n'est pour les particularités intéressantes dont elles peuvent être accompagnées.

La circulation interrompue dans les vaisseaux rétiniens se rétablit dans la règle en quelques semaines, ce qui prouve, mieux encore que dans le cas d'une « embolie » (voyez tome VI, p. 757), la possibilité d'une circulation collatérale se développant *à la longue* entre les artères de la rétine et celles du cercle ciliaire. Après que le trouble ischémique s'est dissipé, la papille demeure atrophique. Comme le simple arrêt de la circulation suffit pour amener ce résultat, il se pourrait que telle des observations décrites comme résultant de la section du nerf avec les vaisseaux ait été simplement due à une déchirure de l'artère centrale avant son entrée dans le nerf. C'est à cet accident, ou bien à une blessure isolée de l'artère ophtalmique, que nous croyons devoir attribuer l'ischémie rétinienne avec cécité totale pendant douze jours que HIRSCHBERG (1899) a présentée comme résultant d'une section transversale (« Durchtrennung ») du nerf optique, mais qui n'en permit pas moins, dans l'espace de deux mois, le rétablissement complet du champ visuel périphérique et le retour d'une acuité centrale de 1/20 ; une rupture vasculaire est ici d'autant plus probable qu'il y avait eu des signes d'hémorrhagie dans l'orbite.

Une observation de ZIEM est intéressante par le fait qu'on a dû conclure à une déchirure *indirecte* du nerf optique par un mécanisme semblable à celui que nous avons exposé à la page précédente (rotation brusque du globe avec hyperflexion du nerf à son insertion).

Fort curieuses aussi par la façon dont elles se sont produites, les blessures que décrivent RAPP (4ᵉ obs.) et REICHMANN (1ʳᵉ obs.), car elles ont été causées dans les deux cas par la dent d'une fourche qui avait pénétré dans l'*autre* orbite, l'instrument ayant donc traversé les deux parois orbitaires et les fosses nasales pour aller piquer le nerf du côté *opposé*. La possibilité d'un pareil accident est utile à connaître, car elle pourrait avoir une importance médico-légale ; elle avait été déjà signalée dans les *Annales d'oculistique* de 1845 (TEIRLINCK), mais la rédaction de cette revue ne l'avait acceptée qu'avec une certaine réserve (tome XIV, p. 133). C'est surtout au point de vue de la responsabilité des fauteurs de l'accident ou du droit de la victime à être indemnisée par une assurance que le diagnostic exact de ces blessures du nerf optique a de l'importance ; le traitement est purement symptomatique et les chances de guérison à peu près nulles ; l'essentiel pour le malheureux lésé est bien souvent que la cause traumatique de sa cécité soit reconnue et que le médecin consulté ne prenne pas, comme dans un cas rapporté par MENDEL, l'ischémie rétinienne pour une embolie et le blessé pour un imposteur.

III. — LÉSIONS DU NERF EN ARRIÈRE DU POINT D'ENTRÉE DES VAISSEAUX

Ces blessures se produisent le plus souvent à proximité immédiate ou à l'intérieur même du *canal optique* ; c'est là en effet que le nerf affecte les rapports les plus étroits avec la boîte crânienne et a par conséquent le plus de chances d'être lésé par une fracture osseuse ; c'est là aussi que, ne pouvant se déplacer, il est le plus facilement atteint par une esquille ou par un corps étranger ; c'est par surcroît vers le trou optique que les parois osseuses dirigent presque fatalement les objets pointus ou les projectiles (plomb de chasse) qui ont pénétré dans l'orbite.

A ne considérer que les blessures *directes* du nerf optique, on trouve qu'elles sont trois fois plus fréquentes dans la partie non vasculaire que dans celle qui contient les vaisseaux (Birch-Hirschfeld, p. 391).

Voici une observation qui nous offre le type le plus parfait de ce genre de lésion [1] :

Une femme, occupée à tricoter, s'interrompt un instant pour se gratter la partie gauche du front avec son aiguille ; à ce moment précis, son mari passe à côté d'elle, trébuche sur le tapis, et, en voulant se retenir, il frappe de son poignet l'aiguille qui dévie et se plante dans la paupière supérieure de la jeune femme, immédiatement au-dessous de l'arcade sourcilière. Sensation de lumière, vive et rapide comme un éclair... on arrache non sans peine l'aiguille enfoncée de plusieurs centimètres ; la blessée remarque aussitôt que son œil gauche est frappé de cécité. Nous l'examinons quelques heures plus tard : la plaie de la paupière est si petite que nous ne l'aurions peut-être pas remarquée si on ne nous en avait pas exactement indiqué la place ; au surplus, le seul fait objectif est l'immobilité de la pupille à la lumière, la réaction consensuelle étant conservée. Le fond de l'œil est absolument normal ; il n'y a aucun changement dans le calibre des vaisseaux. Après environ trois semaines, la pupille se décolore et ne tarde pas à devenir tout à fait atrophique. Cinq ans plus tard les vaisseaux rétiniens n'ont guère changé dans leur calibre ; peut-être sont-ils seulement un peu plus étroits qu'à l'état normal. La cécité de l'œil blessé est demeurée absolue.

Le diagnostic n'était ici pas douteux : le nerf optique avait dû être lésé au niveau du trou optique ; ce n'est qu'en cet endroit que l'aiguille avait pu le sectionner ou l'écraser assez complètement pour abolir à l'instant même toute conductibilité lumineuse.

Nous avons plusieurs fois répété la démonstration devant les étudiants ; quand on introduit un peu vivement une aiguille à tricoter ou une baguette dans la cavité orbitaire d'un crâne, l'objet va s'engager dans le canal optique neuf fois sur dix s'il a pénétré de dehors en dedans ou de bas en haut, un peu moins souvent s'il est entré par le côté nasal, mais alors il croise le trajet du nerf optique, ce qui montre qu'il aurait eu beaucoup de chances de le blesser entre le globe et le foramen.

1. Nous avons déjà fait mention de ce cas dans les *Annales d'Oculistique*, janvier 1902.

Il est exceptionnel toutefois que le nerf optique soit atteint aussi isolément que dans l'observation ci-dessus ; le plus souvent il y a déchirure concomitante d'un vaisseau, ce qui se trahit par une hémorragie orbitaire et de l'exophtalmie comme dans les cas décrits par Vossius et par Joos ; ou bien lésion d'un autre nerf, comme dans l'observation de Boumazot où un grain de plomb avait blessé à la fois le nerf optique et l'oculomoteur commun, dans celle de Schweigger où le droit externe était parésié, ou encore celle de Sachsalber dans laquelle le projectile avait blessé du même coup les deux nerfs optiques et les deux trijumeaux. Dans ce domaine toutes les combinaisons sont possibles.

L'agent vulnérant peut avoir frôlé le globe oculaire provoquant ainsi des hémorrhagies ou le trouble moiré caractéristique de la contusion rétinienne ; l'examen ophtalmoscopique n'est alors pas négatif, mais les lésions constatées sont néanmoins insuffisantes pour expliquer la cécité totale.

D'autres complications encore viennent embarrasser le diagnostic en modifiant le tableau d'une lésion pure et simple du nerf optique. Les observations de Just et de Birch-Hirschfeld (2ᵉ cas), où le fond de l'œil montrait la teinte laiteuse de l'ischémie bien que la circulation rétinienne ne fût pas interrompue, et celles de Schweigger et de Hoffmann (12ᵉ cas), où le fond de l'œil présentait le premier jour un aspect normal et ne fit voir que plus tard une ischémie rétinienne, peuvent s'expliquer soit par la déchirure des artères ciliaires, soit par une lésion de l'artère ophtalmique. Un malade de Steindorff (obs. 51) fut atteint au bout de quelques jours d'une papillite assez intense résultant probablement de l'infection de la blessure optique ; le même auteur décrit en effet des foyers de névrite et de périnévrite que l'autopsie fit découvrir chez un blessé dont les deux nerfs avaient été atteints par des grains de grenaille (obs. 56).

Dans la majorité des cas, la cécité est complète et définitive. A titre d'exception nous pouvons citer l'observation de Schuller, dans laquelle un coup de rapière ne supprima que la partie supérieure du champ visuel, et une autre toute semblable de Schmidt-Rimpler ; celle de Cramer, où la pénétration d'un plomb de chasse tout au fond de l'orbite ne produisit qu'un large scotome central qui diminua fortement en une dizaine de jours ; celle de Sachsalber, remarquable par la réapparition d'un très petit champ visuel périphérique après une cécité complète de trois mois. Notre figure 88 montre aussi la suppression partielle d'un champ visuel optique à la suite de la blessure du nerf par un grain de plomb cinq semaines auparavant. L'acuité centrale était de 1/10 environ.

Que la blessure du nerf soit simple ou compliquée, l'issue habituelle en est l'*atrophie de la papille* que l'on voit survenir au bout de dix à quinze jours, tantôt un peu plus tôt, tantôt plus tard, selon le soin que l'on met à la rechercher et peut-être aussi selon le caractère de la lésion ou son siège plus ou moins distant du globe de l'œil. Rapp (3ᵉ cas) mentionne une atrophie optique déjà perceptible quatre jours après l'accident, bien évidente au septième jour, et complète au bout de deux à trois semaines. Les *marbrures pigmentaires* qui surviennent tardivement dans la région du pôle postérieur de l'œil ou dans une région périphérique sont imputables à la lésion des artères ciliaires, selon la démonstration expérimentale qui en a été faite par Wagenmann (*Graefes Archiv*, XXXVI, 4, 1890).

Les agents les plus fréquents des blessures directes du nerf optique au fond de l'orbite sont les plombs de chasse, les pointes de parapluie, les fourches en fer, les fleurets, etc. Des balles de révolver passant d'une tempe à l'autre ont quelquefois provoqué la section des deux nerfs optiques au niveau du trou orbitaire; Samelsohn en rapporte un exemple; nous avons eu l'occasion d'en observer un dans lequel un extravasat hémorrhagique, propagé le long des faisceaux du nerf, était apparu sur la papille et y avait laissé deux taches pigmentées (fig. 54, à la page 375).

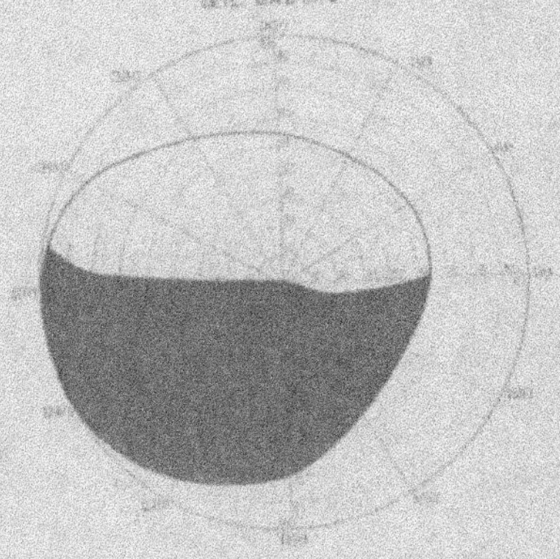

Schiess et Stephan rapportent l'un et l'autre le cas d'un instrument piquant qui, pénétrant par l'un des orbites, était allé sectionner le nerf opposé dans l'intérieur du crâne.

Fig. 88.
Suppression de la moitié du champ visuel à la suite de la lésion du nerf optique par un plomb de chasse.

B. Blessures indirectes. — Les lésions indirectes du nerf optique dans sa partie non vasculaire offrent une importance très spéciale et quelquefois de grandes difficultés d'interprétation au point de vue médico-légal.

Il arrive assez souvent qu'un sujet atteint d'une atrophie optique affirme avoir fait une chute à laquelle il attribue la baisse de sa vision; si ledit accident n'a pas eu de témoins ou qu'il ait paru tout d'abord sans conséquences, il est fort malaisé de savoir jusqu'à quel point l'état maladif du nerf optique lui est imputable.

D'autres fois, le traumatisme est certain : il y a eu fracture du crâne ou des extrémités, mais le blessé a été soigné pendant plusieurs semaines dans un service de chirurgie, et c'est à l'expiration de ce traitement qu'il a déclaré ne plus y voir d'un œil. Le chirurgien, qui allait le déclarer guéri, le présente alors à un oculiste; celui-ci constate d'une façon certaine qu'un nerf optique est atrophié; cette atrophie étant parachevée, il n'est pas facile de décider si elle résulte de l'accident récent ou si elle n'existait pas antérieurement.

Les formules vagues, auxquelles s'arrêtent trop souvent les experts chargés de trancher pareil débat, sont en bonne partie un héritage des anciens ophtalmologistes qui avaient créé la théorie de « l'amaurose réflexe par lésion du trijumeau » et celle de « l'ébranlement du nerf optique ». Berlin a eu le mé-

rite d'introduire dans ce domaine des notions précises, reposant sur des données anatomiques bien constatées, confirmées peu après par les observations
cliniques de Leber et Deutschmann, et auxquelles on a eu depuis lors bien peu
de choses à ajouter. Berlin posa premièrement en fait que la cécité, généralement unilatérale, immédiate, totale et définitive, qui succède à des chutes
ou à des coups portés sur le crâne, ne résulte pas de chocs légers, mais
presque toujours de violences assez graves pour avoir entraîné une perte de
connaissance avec hémorragies du nez, de la bouche et des oreilles; tirant
parti du riche matériel anatomo-pathologique qui lui avait été fourni par von
Hölder, il montra qu'en pareil cas le trouble visuel a très probablement
pour cause une fracture du toit de l'orbite avec déchirure ou écrasement du
nerf optique dans son canal osseux.

Sur 125 cas de fractures du crâne, von Hölder en avait trouvé 80 qui intéressaient le toit de l'orbite et de ce total 54 passaient par le *canal optique*; 34
de ces dernières résultaient d'un traumatisme ayant porté directement sur le
devant de la tête, choc ou coup de feu; 20 autres s'étaient propagées des parties latérales du crâne. Le plus souvent un seul des canaux optiques était
lésé. Ces différents types de fractures ont pu être reproduits expérimentalement (Damond).

Bien qu'il n'eût pas prêté une attention particulière aux lésions du nerf
optique, von Hölder l'avait souvent trouvé déchiré ou entièrement rompu
surtout dans les cas de fractures directes; de plus, il avait noté 42 fois sur 54
que la fissure du canal optique s'accompagnait d'un épanchement dans la
gaine du nerf. Berlin crut donc pouvoir attribuer à des hémorrhagies inter-
vaginales les troubles visuels qui, succédant à une fracture du crâne, se
montrent susceptibles d'amélioration; ce point spécial est encore discutable
(voy. page 374), mais l'importance très grande des fractures osseuses pour la
production des atrophies optiques est aujourd'hui reconnue et confirmée.
Leber et Deutschmann, Eichert et Hoffmann en ont publié 41 exemples dont
4 seulement concernaient les deux yeux d'un même malade.

Parmi les nombreuses observations réunies par Wilbrand et Sänger dans
leur récent ouvrage, nous avons compté sur 100 cas de lésions optiques *unilatérales* par traumatisme crânien : a) 50 cas de cécité complète et définitive;
b) 4 cas de cécité totale au début qui se terminèrent par une guérison complète et 17 par une guérison partielle avec limitation plus ou moins considérable du champ visuel; c) 24 cas où la lésion du nerf avait été partielle d'emblée. En quelque cas la lésion du nerf était résultée d'un choc qui avait porté
sur la région orbitaire du côté *opposé*.

Quand il persiste un certain degré de vision, c'est assez souvent dans un
champ très étroit. Il se trouve quelquefois que le champ visuel est supprimé
dans sa moitié supérieure ou inférieure ou dans l'une de ses moitiés latérales,
ce qui cadre mieux avec l'hypothèse d'une déchirure partielle du nerf qu'avec
celle d'une simple compression. Wilbrand et Sänger ont constaté non seulement des déchirures transversales ou obliques du tronc nerveux, mais encore
des déchirures longitudinales.

Le traumatisme a parfois pour effet la production d'un scotome central plus ou moins irrégulier; en pareil cas, il s'agit probablement d'une compression du nerf ou d'une hémorragie plutôt que d'une déchirure.

L'examen ophtalmoscopique est le plus souvent négatif comme dans les cas de blessures directes; l'atrophie papillaire se fait reconnaître en moyenne au bout de deux ou trois semaines; il est exceptionnel qu'elle se dissimule sous d'autres changements pathologiques : toutefois NETTLESHIP et HOFFMANN (15ᵉ cas) l'ont vue se combiner avec une ischémie rétinienne qu'ils attribuaient à une hémorragie dans la gaine du nerf, mais que nous rapportons plutôt à une déchirure de l'artère ophtalmique. LENER, DEUTSCHMANN, PFLÜGER et HOFFMANN décrivent aussi une papillite ayant fait suite à un traumatisme crânien : il est difficile de savoir si la cause déterminante en était une hémorragie cérébrale ou peut-être une méningite. Nous avons vu (voy. p. 374) qu'un hématome dans les gaines a quelquefois pour expression ophtalmoscopique une hyperémie avec saillie plus ou moins marquée de la papille, mais que les signes objectifs peuvent aussi faire entièrement défaut.

Si l'on veut s'en tenir aux faits bien et dûment constatés, les seules lésions optiques imputables à l'action immédiate d'un traumatisme crânien consistent en une déchirure ou une contusion du nerf par l'effet d'un déplacement osseux ou encore en une hémorrhagie dans le tronc du nerf ou dans les gaines. Pour que l'une ou l'autre de ces lésions soit à peu près certaine, il faut : 1° que le trouble visuel ait été immédiat (déchirure ou contusion du nerf) ou bien qu'il se soit produit peu d'heures après l'accident comme dans l'une des observations de NETTLESHIP (hémorragie); 2° que l'examen ophtalmoscopique ait fait constater dès le début soit une légère papillite, soit une ischémie partielle des vaisseaux rétiniens, ou bien, qu'après avoir été négatif pendant les premiers jours, il ait permis de suivre, après deux ou trois semaines, les progrès d'une décoloration rapide de la papille. A défaut de ces constatations de la première heure, l'origine traumatique d'une atrophie papillaire *unilatérale* peut encore être donnée pour très vraisemblable quand on a des bonnes raisons de croire qu'il y a eu réellement fracture du crâne ; si l'atrophie est *bilatérale*, il faudra de plus être en mesure d'éliminer d'autres causes possibles, telles qu'un tabes au début ou une intoxication : ce diagnostic exige quelquefois une observation prolongée et surtout une étude attentive du champ visuel, car un rétrécissement beaucoup plus marqué pour les couleurs que pour la perception du blanc n'est pas habituel dans les atrophies de cause mécanique. L'éventualité d'un glaucome chronique ne doit pas non plus être oubliée, car nous avons eu la preuve que cette affection peut induire en erreur même des oculistes exercés.

Les causes les plus fréquentes des fractures qui intéressent le canal optique sont les chocs violents portant sur le front ou sur l'arcade sourcilière, les coups de pied de cheval en plein visage, les coups de feu, surtout ceux qui ont été tirés à bout portant dans la bouche (von HOELDER); plus souvent encore, il s'agit d'une chute sur la tête, parfois d'un lieu élevé comme un arbre ou un échafaudage, mais une personne qui est tombée de sa propre hauteur peut être en bien des circonstances considérée comme ayant subi un grave traumatisme, surtout si elle a frappé de la tête un objet dur comme une dalle ou le sol glacé. Vossius cite une atrophie optique unilatérale survenue chez un gymnaste à la suite d'une chute sur les ischions. On acquiert quelquefois la preuve d'une fracture du toit de l'orbite par la palpation de l'arcade sourcillère qui permet de sentir le déplacement des fragments; à ce défaut, on note au moins les symptômes d'une hémorragie dans l'orbite, exophtalmie et sugillations des paupières : une ecchymose de la conjonctive bulbaire est un signe important sans lequel, selon Baer, (p. 44) il n'y a pas de fracture du canal optique. Les saignements du nez, de la bouche et surtout des oreilles ont une véritable valeur pour le diagnostic des fractures de la base. La coexistence d'une paralysie d'un nerf oculo-moteur ou du facial augmente aussi la vraisemblance d'une lésion directe du nerf optique. Enfin, en l'absence de toutes ces preuves objectives, il faut au moins que l'anamnèse comporte une perte de connaissance plus ou moins prolongée pour faire admettre que le traumatisme allégué a bien été la cause de l'atrophie optique.

Jusqu'ici, nous n'avons eu en vue que les conséquences immédiates des fractures du crâne : or il n'est pas rare qu'un trouble visuel soit déclaré par le blessé, non point déjà quatre ou cinq semaines après l'accident, mais six mois, un an, deux ans plus tard, et que l'oculiste soit sollicité à ce moment là de donner son avis sur l'influence que peut avoir eue le traumatisme sur la baisse visuelle qu'il constate. Est-il admissible qu'un traumatisme agisse autrement que par une déchirure du nerf ou une compression immédiate ? Ne pourrait-il pas se produire une atrophie optique lente par la pression d'un cal osseux ou d'un anévrysme consécutif à la blessure d'un vaisseau? Ces deux hypothèses ou toute autre du même genre, ne peuvent évidemment pas être repoussées *a priori* et nous donnons un peu plus loin l'observation d'une atrophie de cause intra-crânienne dont l'origine traumatique nous paraît fort probable et qui cependant a mis plusieurs années à évoluer. Néanmoins, dans ce domaine, la plus grande prudence est nécessaire au médecin s'il veut que ses jugements demeurent l'expression de la stricte vérité scientifique. En tout état de cause, il fera bien de se rappeler les points suivants : 1° le tabes est l'une des causes les plus fréquentes de l'atrophie optique, et dans cette maladie les troubles visuels précèdent quelquefois de bien des années les autres symptômes nerveux; 2° Il est bien peu de personnes qui ne puissent prétendre avoir fait une chute ou avoir subi un choc sur la tête; 3° Sur dix personnes qui se souviennent d'un traumatisme ancien pour expliquer une baisse graduelle de leur vision, il en est peut-être neuf qui ont un intérêt direct à ce que la nature traumatique de l'affection soit déclarée.

Nous ne croyons pas faire erreur en disant que le nombre des atrophies réellement traumatiques que nous avons eu l'occasion d'observer est inférieur à celui des atrophies tabétiques ou toxiques que l'on a voulu nous faire admettre comme le résultat d'un traumatisme.

IV. — LÉSIONS DES NERFS OPTIQUES AU NIVEAU DU CHIASMA

Les blessures *directes* qui peuvent atteindre les nerfs optiques au niveau du chiasma (projectiles, pointes de sabres, etc.) font partie d'un ensemble de symptômes cérébraux trop grave et trop complexe pour avoir un réel intérêt au point de vue spécial de l'ophtalmologie. Il en est autrement des lésions *indirectes* qui ne sont pas incompatibles avec le maintien de l'existence. Une cécité bilatérale, si elle n'a pas eu pour cause une fracture simultanée des deux canaux optiques (Bnom, cité par Zandir et Genster, p. 410) résulte peut-être d'une dislocation de la selle turcique avec déchirure transversale du chiasma (Benan). Ce diagnostic ne sera souvent pas possible à moins d'une autopsie. Plus caractéristiques et bien plus intéressantes au point de vue de leurs symptômes, sont les *déchirures antéro-postérieures du chiasma*, se manifestant tout d'abord par une hémianopsie temporale sans changements ophtalmoscopiques et, quelques semaines plus tard, par une décoloration progressive de la moitié nasale des deux papilles. Lanczet Renslon en ont publié deux exemples typiques dont le premier est résumé au tome IV de cette encyclopédie (p. 545) : le second a trait à une fillette de quatorze ans qui, ayant reçu un sac de deux quintaux sur la tête, conserva de cet accident une abolition symétrique de la moitié temporale des deux champs visuels, exactement délimitée par la ligne verticale médiane, l'examen ophtalmoscopique, fait quatre-vingt jours après le traumatisme, montra déjà une décoloration partielle des papilles. D'autres observations sont moins typiques et comportent comme celles que rapportent Nieden et Hoffmann une cécité complète à un œil et une hémianopsie à l'autre œil seulement ; en ce dernier cas il doit y avoir eu déchirure à la fois de l'un des deux nerfs et du chiasma.

Nous avons observé une hémianopsie apparemment traumatique qui a cependant ceci de particulier qu'elle n'a pas été parfaite d'emblée, mais qu'elle s'est prononcée successivement dans les deux champs visuels en gardant son caractère progressif jusqu'à cécité complète.

B. âgé de 11 ans avait fait une chute dans les premiers jours de novembre 1895 et s'était heurté la partie gauche du front contre une pierre. Il n'y eut pas perte de connaissance, mais, dès le jour de l'accident, de fréquentes céphalées et, au dire des parents, un affaiblissement de l'intelligence. A partir du nouvel an, on remarqua une baisse notable de la vision et le 27 février 1896 B. est amené à notre hôpital. On constate que les pupilles sont dilatées mais qu'elles réagissent bien à la lumière directe (réaction hémiopique ?) ; aux deux yeux B. ne compte les doigts qu'à 1 mètre ; les deux papilles sont pâles mais les vaisseaux normaux ; les champs visuels sont représentés à la figure 89, A. Le 23 mars, les doigts sont comptés à 50 centimètres à gauche et l'œil droit ne perçoit plus que les mouvements de la main ; les nerfs optiques deviennent plus atrophiques.

Le 20 juillet 1897, on note à droite une cécité complète et à gauche un reste de champ visuel hémianopsique (fig. 89, B). L'atrophie des nerfs optiques paraît totale ; les artères sont amincies. Le 23 mars 1898, l'œil gauche n'a plus que la sensation de lumière dans un champ visuel nasal très étroit.

Il est difficile de supposer à cette atrophie optique bilatérale une autre cause que le traumatisme, lors même qu'elle n'est pas résultée d'une lésion unique et immédiate. L'hypothèse d'une tumeur nous semble pouvoir être écartée par le fait qu'aujourd'hui même, c'est-à-dire onze ans après la cons-

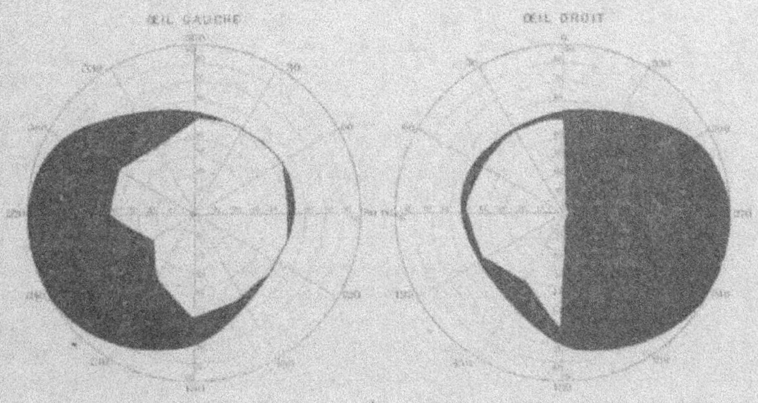

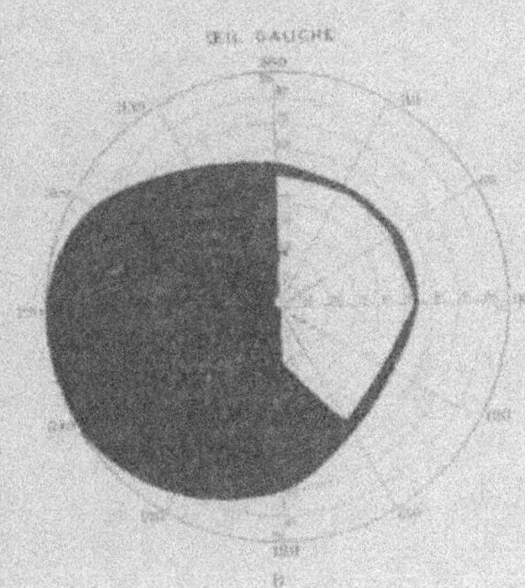

Fig. 82.

Hémianopsie temporale d'origine traumatique.

A, Champs visuels 4 mois après une chute sur la tête. — B, Champ visuel gauche mesuré 5 mois plus tard; à cette date l'œil droit n'avait plus aucune vision.

tatation de l'hémianopsie, le jeune homme n'en présente aucun symptôme.

Une complication assez singulière des traumatismes de la base du crâne consiste en l'apparition d'un *diabète insipide* ou de *polyurie intermittente* dont la raison n'est pas élucidée, mais qu'il faudrait se garder de prendre pour la cause du trouble visuel. La coexistence du diabète insipide avec l'hémianopsie bi-temporale est relativement fréquente. Weiss et Goeurtz ont vu aussi un diabète sucré avec une atrophie optique unilatérale faire suite à un grave traumatisme.

Le diagnostic des blessures du nerf optique consécutives aux fractures du crâne a plus d'importance au point de vue médico-légal qu'au point de vue thérapeutique, car le traitement se réduit à peu de chose et ne diffère d'ailleurs pas de ce qu'il est pour la plupart des autres atrophies. Les fibres nerveuses déchirées ne peuvent retrouver leurs fonctions; on devra donc se borner à favoriser la résorption des épanchements hémorragiques et empêcher dans la mesure du possible par l'iodure à fortes doses le développement d'un cal exubérant. Quant au pronostic, il est moins mauvais que pour les autres formes d'atrophie, puisque l'état des fonctions constaté aussitôt après l'accident tend plus souvent à s'améliorer qu'à s'aggraver dans la suite.

LÉSIONS DU NERF OPTIQUE PAR FULGURATION
OU ÉLECTROCUTION

Le nerf optique se voit moins fréquemment lésé que le cristallin chez les personnes qui ont été frappées de la foudre; cependant une atrophie du nerf optique vient compliquer quelquefois la cataracte de cause électrique et compromettre l'utilité d'une extraction (Leber, Pagenstecher). Plus souvent encore qu'une véritable atrophie, on constate une simple décoloration de la papille avec étroitesse des vaisseaux sans tendance notable au rétrécissement du champ visuel. Nous avons donné le détail de ces observations dans un mémoire publié par les *Annales d'oculistique* en février 1904 : nous y avons ajouté un cas personnel marqué par une opacité des deux cristallins et par une pâleur anormale des papilles; en automne 1906, c'est-à-dire trois ans après l'accident, l'état de la vision chez ce blessé ne s'était point aggravé.

Nous ne connaissons que deux exemples de fulguration ayant produit une lésion des nerfs optiques sans que le cristallin fût aussi atteint. L'un d'eux est rapporté par Calb; l'autre (Kohmer) a présenté une gravité particulière : un jeune homme de douze ans, qui avait été renversé par un coup de foudre avec perte de connaissance, s'aperçut un an plus tard que sa vision diminuait fortement. Deux ans après ce traumatisme, la cécité était presque complète aux deux yeux. Ce fait montre que l'atrophie optique peut être une complication tardive à laquelle il faut songer, lors même que dans les premiers jours on n'aurait rien constaté d'anormal dans le fond de l'œil. Un détail utile à connaître, c'est que presque tous les fulgurés qui ont été atteints dans la suite de troubles oculaires avaient subi, au moment de l'accident, une *perte de connaissance* plus ou moins prolongée.

Les courants d'électricité industrielle sont fort rarement la cause de lésions optiques, cela sans doute parce qu'ils n'atteignent généralement pas la tête. Nous ne pouvons mentionner qu'un exemple d'atrophie optique attribuable à ce genre d'électrocution (Lissnor) : la cécité devint complète à l'un des yeux, trois jours après l'accident; l'autre œil conserva une acuité de 1/10 dans un champ visuel concentriquement rétréci. Les deux papilles étaient absolument blanches avec des bords nets et sans diminution du calibre des vaisseaux.

BIBLIOGRAPHIE

ASCHMAN, Beitrag zur Lehre von den Wunden des Sehnerven. *Thèse de Zurich*, 1884.

BIER, Ueber Sehnervenläsionen nach Schädelcontusionen in forensischer Beziehung. *Archiv für Aug.*, XXXI, p. 31, 1895.

BEAUS, Ueber Sehstörungen nach Verletzung des Schädels durch stumpfe Gewalt. *Soc. Opht. d'Heidelberg*, XII session, p. 9, 1879.

— Ein Fall von Verletzung des Sehnerven bei Fractur des Canalis opticus. *Soc. Opht. d'Heidelberg*, XIII, p. 81, 1881.

BOEN-HIRSCHFELD, Beitrag z. K. des direkten Verletzungen des Sehnerven. *Klin. Monatsbl. für Aug.*, XL, 1, p. 377, 1902 (avec bibliographie).

BORNGEIS, Blessure extra-oculaire par un seul grain de plomb. *Rec. d'Opht.*, p. 23, 189?.

BULLER, Ein Fall von Verletzung des Auges durch Blitzschlag. *Archiv für Aug.*, XXI, p. 380, 1890.

CASPAR, Zwei Fälle von Verletzung des Sehnerven. *Archiv für Aug.*, XLI, p. 188, 1900.

COLLINS (TREACHER), Atrophy of the optic nerve caused by lightning. *Jahresbericht*, p. 717, 1903.

CRAMER, Eindringen eines Schrotkorns in den Sehnerven ohne Verletzung des Bulbus, etc. *Zeitschr. für Aug.*, III, p. 152, 1900.

DAMOXU, Contrib. à l'étude des amauroses traumatiques. *Thèse de Lyon*, 1892.

GABARIN, Ein Fall von Evulsio nervi optici utriusque. *Klin. Monatsbl.*, XLII, 2, p. 258, 1904.

GASTR (Adolph), Ein weiterer Fall von Ausreissung des Sehnerven mit mehrjähriger Beobachtung. *Archiv für Aug.*, XLIX, p. 97, 1904.

GOLDZIEHER, Beitr. zur Pathologie der orbit. Schussverletz. *Zeitschr. für Aug.*, VI, p. 277, 1901.

GONIN, Lésions oculaires causées par la foudre (avec bibliographie). *Annales d'Ocul.*, CXXXI, févr. 1903.

GOTTRAUD, Blindgeschossen beim Selbstmordversuch (avec bibliographie). *Archiv für Aug.*, XXX, p. 193, 1895.

GRAEFE (von), *Archiv für Ophth.*, V, 1859.

HEISTER, *Medicinische, chirurg. und anat. Wahrnehmungen*, Rostock, 1753.

HESSE, Ein Fall von teilweiser Ausreissung des Sehnerven. *Zeitschr. für Aug.*, XVII, p. 43, 1907.

HIRSCHBERG, Das Auge und der Revolver. *Centralbl. für Aug.*, XV, p. 349, 1891.

— Sehnervendurchtrennung. *Centralbl. für Aug.*, XXIII, p. 185, 1899.

HOFFMANN, Zur Kasuistik der indir. Verletzungen des Sehnerven. *Thèse de Tubingue*, 1904.

JOOS, Section du nerf, piquée par un plomb de chasse. *Rec. d'Ophtalm.*, p. 87, 1890.

JUST, Zerreissung des Musculus rectus internus und des Sehnerven. *Klin. Monatsbl.*, XI, p. 8, 1873.

LANG, (Rupture de la lame criblée et des fibres optiques de la papille) *Brit. Med. J.* (rés. in *Zeitschr. für Aug.*, VIII, p. 59), 1902.

LASSR, Ueber einen Fall von traumatischer bitemp. Hemianopsie, etc. *Klin. Monatsbl.*, XLII, p. 419, 1904.

LEBER, *Graefe-Saemisch*, V, p. 915, 1877.

— Ueber Katarakt und sonstige Augenaffectionen durch Blitzschlag. *Graefe's Archiv*, XXVIII, 3, p. 255, 1882.

LEBER et DEUTSCHMANN, Beobacht. in ber Sehnervenaffectionen... bei Schaedelverletz. *Graefe's Archiv*, XXVII, 1, p. 272, 1881.

LECOMTE, Klin. und path. anat. Befunde in 12 Fällen von Schussverletzung des Sehnerven. *Zeitschr. für Aug.*, XII, p. 663 et *Jahresbericht*, p. 735, 1904.

MASBELLIS. Étude anat., pathol. et clin. des lésions du nerf optique dans les fractures de la base du crâne. *Thèse de Lyon*, 1908.

MENDEL. Ueber Durchtrennung des Sehnerven. *Berl. kl. Woch.*, p. 991, 1899.

MOLLSALLE. Zur Kasuistik der Sehnervenverletzungen. *Thèse de Giessen*, 1901.

MUSCHOW. Cas. Beitr. z. K. der Contusionsamaurose. *Thèse de Halle*, 1892.

NETTLESHIP. Cases of Amaurosis after Injury to the head. *Opht. Review*, XII, p. 97; *Arch. für Aug.*, XXXII, p. 111, 1895.

NICOLAI. Ueber Schläfenschüsse mit Beteiligung des Sehorgans. *Archiv für Aug.*, XLIV, 4, 1902.

NIEDEN. Commotio medul. spinalis et cerebri, etc. *Archiv für Aug.*, XII, p. 49, 1882.

PAGENSTECHER. Ein Fall von Verletzung des nervus opticus mit Zerreissung der centr. Gefässe, etc. *Archiv für Ophth.*, XV, 1, p. 223, 1869.
  — Zur Kasuistik der Augenverletzungen. *Archiv für Aug.*, VIII, p. 65, 1879.
  — Augenaffection nach Blitzschlag. *Archiv für Aug.*, XIII, p. 146, 1884.

PEAUX. Atrophie optique traumatique. *XIIIe Congr. Internat. de méd. à Paris*, Opht. p. 8, 1900.

PESSUBERT. Contrib. à l'étude des blessures du nerf optique. *Thèse de Genève*, 1895.

PICHLER. Neuritis optica, p. 171. *Graefe's Archiv*, XXIV, 2, 1878.

PRAUX. *Die Verletzungen des Auges*. Wiesbaden, 1899.

RAFF. Zur Kas. des dir. Verletz. des Sehnerven. *Thèse de Tübingue*, 1903.

RESSLER. Bitemporale Hemianopsie und Diabetes insipitus. *Klin. Monatsbl.*, XLIII, 1, p. 226, 1905.

REIMANN. Beitr. z. K. der indir. Sehnervenverletzungen. *Thèse d'Iéna*, 1905.

ROSSER. Des troubles produits par la fulguration sur l'appareil oculaire. *Archives d'Opht.*, XV, p. 209, 1895.

STEINSAILE. Schussverletzung beider Sehnerven mit langdauernder Amaurose und schliesslich periph. Sehen. *Zeitschr. für Aug.*, XIII, Erg. p. 727, 1905.

SALZMANN. Die Auerreissung des Sehnerven. *Zeitschr. für Aug.*, IX, p. 467, 1903.

SCHIEDEMANN. Augenverletzungen durch Schläfenschüsse. *Centralbl. für Aug.*, XVII, p. 353, 1893.

SCHIESS-GEMUSEUS. *Klin. Monatsbl.*, VIII, p. 218, 1870.

SCHANN. Ueber direkte Verletzung des Opticus durch Querschuss der Orbita. *Thèse de Tübingue*, 1898.

SCHOLTZ. Ueber die Ursachen der Bindegewebsprol. der Netzhaut und des Glaskörpers. *Engar. Beitr.*, II, p. 130, 1900.

SCHÖNEMANN. Ueber Optikusatrophie nach Basisfraktur. *Thèse de Berlin*, 1898.

SCHÜLLER. Traumatische Sehnervenatrophie. *Centralbl. für Aug.*, V, p. 241, 1881.

SCHWEIGGER. Verletzung des Sehnerven. *Klin. Monatsbl.*, XII, p. 25, 1874.

SEGGEL. Cas. Beitr. zur Diagnose der indirecten Fracturen des Canalis opticus. *Archiv für Aug.*, XXIV, p. 293, 1892.

STEFFAN. Plötzlich eintretene Amaurose des rechten Auges, etc. *Klin. Monatsbl. für Aug.*, III, p. 467, 1865.

SVENSONER. Die isolierten, direkten Verletz. des Sehnerven, etc. *Thèse de Halle*, 1898.

TERRILINGA. Observation remarquable d'une plaie pénétrante de l'orbite. *Ann. d'Ocul.*, XIV, p. 132, 1845.

UHLE. Atrophie des Nervus opticus und der Retina durch Blitzschlag. *Klin. Monatsbl.*, XXV, p. 381, 1886.

USANA. Opticus-Atrophia nach Einwirkung eines electr. Stromes. *Centralbl. für Aug.*, XXIV, p. 264, 1900.

VOSSIUS. Schussverletzung des rechten Auges. Atrophia optici, etc. Fall beim Turnen auf die Tubera ischii. *Klin. Monatsbl.*, XXI, p. 282 et 283, 1883.
  — Ueber die durch Blitzschlag bedingten Augenaffectionen. *Berl. kl. Woch.*, p. 306, 1890.

Weiss et Gornitz. *Ein Fall von einseit. Erblindung und Diabetes mellitus nach schwerer Trauma. Archiv für Aug.*, XXX, 4, p. 407, 1895.

Wilbrand et Saenger. *Die Neurologie des Auges*, B III, 2, Wiesbaden, 1906.

Yvert. *Traité des blessures de l'œil*, p. 609, 1880.

Zander et Geissler. *Die Verletzungen des Auges*, 1864.

Zust. Ein Fall von Contusio bulbi mit Zerreissung des Sehnerven. *Centralbl. für Aug.* XXI, p. 208, 1897.

EXPLICATION

DE LA PLANCHE HORS TEXTE

(PL. XII.)

Fig. 1.

Œdème papillaire dans un cas de tumeur cérébrale. Veines turgescentes, artères rétrécies, quelques petites extravasations hémorragiques ou dilatations variqueuses des veines au voisinage de la papille. Le trouble diffus de la rétine fait apparaître par contraste la fovea centralis sous l'aspect d'une tache rougeâtre. Le sommet de la papille accusant une différence de réfraction de 3 à 4 dioptries. L'acuité visuelle était de 1/2; le champ visuel est représenté à la figure 45.

Fig. 2.

Atrophie post-œdémateuse de la papille. Même cas que la figure 1, dessinée trois mois plus tard, à une époque où la cécité était complète depuis un mois. La papille est blanchâtre et ses bords demeurent flous, mais son diamètre est presque revenu à la normale. Veines encore dilatées et sinueuses, artères aussi rétrécies que précédemment. L'œdème rétinien a laissé un léger trouble diffus dans la région maculaire. V = 0; le réflexe lumineux de la papille était néanmoins conservé. La figure 50 représente une coupe de ce même nerf optique.

Fig. 3.

Papillite légère sans saillie notable du disque optique. Les bords de la papille sont un peu diffus, les artères plutôt étroites, les veines un peu dilatées et surtout plus sinueuses que normalement. Cette papillite était unilatérale et s'est terminée par une guérison complète, dans l'espace de trois semaines.

Fig. 4.

Atrophie partielle du disque optique limitée au faisceau papillo-maculaire. Cas d'amblyopie alcoolico-tabagique assez avancée. Les bords de la papille sont nets, sa moitié temporale visiblement décolorée et très légèrement déprimée. Le calibre des vaisseaux ne diffère pas de l'état normal.

Une atrophie tabétique différerait de la présente atrophie par la décoloration plus diffuse de la papille et par une étroitesse plus grande des branches artérielles.

Fig. 5.

Atrophie totale post-papillitique du nerf optique avec cercle pigmentaire autour de la papille. Altération unilatérale chez une jeune fille, sans étiologie connue. Vision nulle. La substance de la papille est d'un blanc d'ivoire. Artères et veines sont très rétrécies.

Fig. 6.

Nerf optique en voie d'atrophie à la suite d'abondantes pertes de sang (hématémèses). La papille presque entièrement décolorée présente encore un léger trouble de sa substance et de ses bords. Les veines sont plus étroites que normalement, les artères très rétrécies et leur paroi partiellement opacifiée (liseré blanc le long de la colonne sanguine). V = 1/4 dans un champ visuel très rétréci.

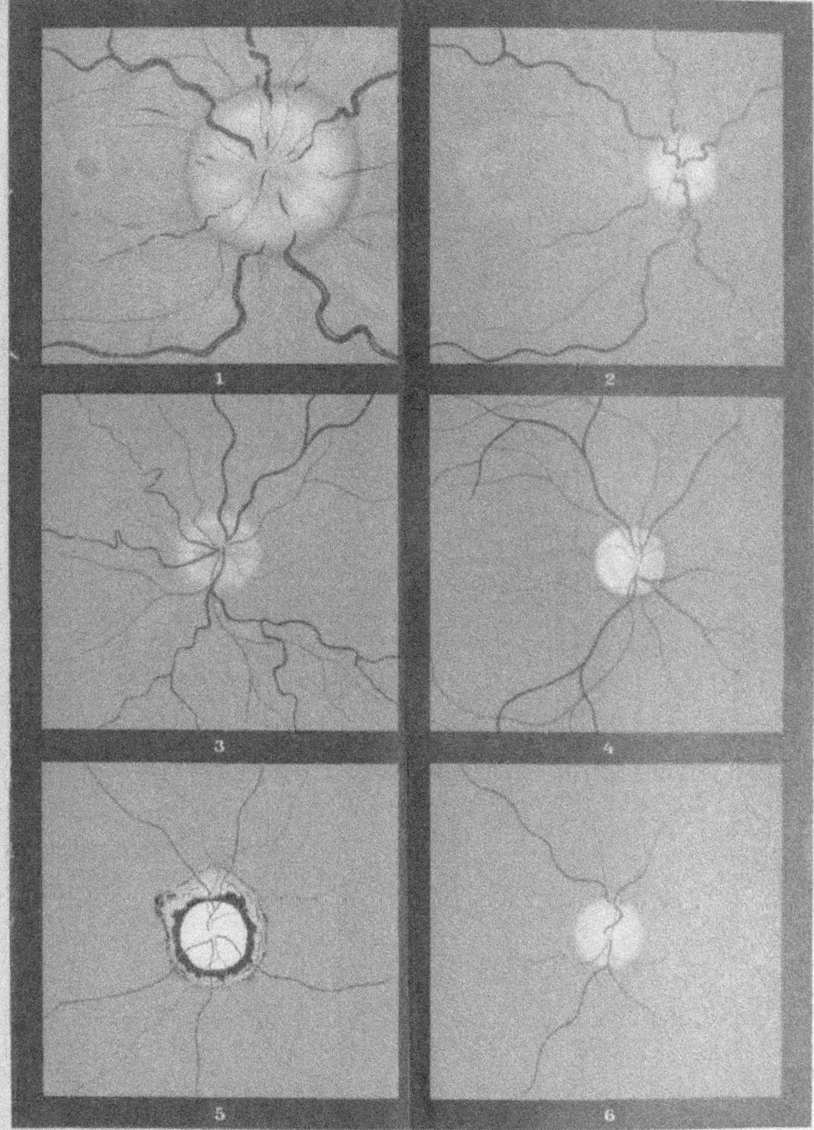

1
2
3
4
5
6

TUMEURS DU NERF OPTIQUE

Par M. F. LAGRANGE (de Bordeaux).

§ 1. — HISTORIQUE

On ne trouve de détails précis sur les tumeurs du nerf optique que dans les travaux récents publiés par Leber, Straub, Vossius, Jacqs, Horné, Th. Gloor, Braunschweig, Salzmann et Finlay, Byers, Grandclément, etc. Avant ces dernières années les auteurs français n'ont traité la question que très succinctement, à propos d'observations isolées.

Demarquay[1] consacre aux tumeurs du nerf optique un court chapitre et les observations qu'il rapporte sont presque sans valeur, parce qu'elles sont sommaires et que la description anatomique y est à peu près nulle.

Parmi les auteurs qui ont le plus contribué à élucider ce sujet il convient de citer Virchow qui, le premier, a bien fixé le concept du myxome et du myxo-sarcome, variété de néoplasme absolument prépondérante dans la question qui nous occupe.

Leber en 1874 et en 1879 introduisit, avec son élève Willemer, une distinction nécessaire entre les tumeurs qui se développent à l'intérieur de la gaine interne du nerf et celles qui sont séparées du tronc nerveux proprement dit par son enveloppe pie-mérienne.

Après Virchow et Leber, il convient de citer Vossius qui, se basant sur de très précises recherches histologiques, fit justice des névromes du nerf optique et démontra, à propos d'un cas étudié par Perls, que les tumeurs, désignées sous le nom de *névrome*, n'avaient reçu ce nom qu'à cause de la défectuosité des moyens d'examen et qu'il n'existait pas de tumeur du nerf optique méritant ce nom.

Citons encore Straub et la division qu'il a proposée. En se basant sur la participation variable, dans la formation de la tumeur, du parenchyme nerveux de la gaine interne et des cloisons conjonctives entourant les faisceaux nerveux, il distingue dans les tumeurs du nerf optique les tumeurs *parenchymateuses*, les tumeurs *interstitielles* et les tumeurs *mixtes*.

Il n'est pas nécessaire d'introduire cette division assez artificielle dans l'histoire des tumeurs du nerf optique ; il doit suffire de distinguer les *tumeurs primitives* et les *tumeurs secondaires* de ce nerf. Ces dernières viennent de l'orbite ou plus souvent (glio-sarcome) de la cavité oculaire.

Elles présentent des caractères très spéciaux qui établissent entre elles et les
tumeurs primitives une barrière bien nette, insuffisamment indiquée par
beaucoup d'auteurs, notamment par Jocqs dont la thèse marque d'ailleurs
une étape dans la question. Cette thèse a été, depuis, complétée par les travaux de Th. Gudde, de Braunschweig, de Salzman, de Finlay de Byers,
de Golovine, etc.

Le Dr Rocher, dans un travail soigné, s'est appliqué à étudier particulièrement le sarcome du nerf optique et a résumé les faits, au nombre de 35,
pouvant être rangés sous cette rubrique. Nous-mêmes avons fait connaître
un cas typique de sarcome muqueux, avec une nouvelle méthode pour
extirper les tumeurs du nerf optique en conservant le globe de l'œil.

§ 2. — ÉTIOLOGIE

Les tumeurs du nerf optique sont assez rares. De Wecker considère que
beaucoup d'ophtalmologistes, même dans une pratique étendue, peuvent
n'en pas rencontrer. Cette opinion est un peu excessive ; il est possible que
beaucoup de cas terminés par la mort, sans autopsie, passent inaperçus,
mais il est certain que tous les ophtalmologistes en ont rencontré ou en ren-
contreront plusieurs dans leur pratique et il y a pour eux nécessité à bien
connaître cette affection. Dans ces dernières années nous en avons observé
deux faits.

Age. — Les tumeurs du nerf optique se rencontrent le plus souvent chez
des sujets jeunes ; d'après Jocqs le tiers des cas concerne des sujets au-dessous de dix ans, l'autre tiers (exactement 31 p. 100) des sujets de dix à
vingt ans. Dans l'âge adulte et la vieillesse ces tumeurs sont très rares. C'est
là un point vraiment remarquable si l'on songe à ce fait que les néoplasmes
en général sont, au contraire, fréquents chez les personnes âgées. Les
tumeurs du nerf optique se comportent en ceci comme les néoplasmes oculaires qui, d'après Lagrange, dans un tiers des cas frappent des sujets âgés de
moins de dix ans.

Traumatisme. — Les traumatismes jouent certainement un rôle dans la
production des néoplasmes. C'est là un point de pathologie générale maintenant bien établi, et les statistiques publiées au sujet des tumeurs du nerf
optique le consacrent une fois de plus. Sur 46 faits, treize fois les auteurs
signalent un traumatisme. Dans un cas, c'est la région temporale qui a été
contusionnée par les branches du forceps pendant l'accouchement (Hutchinson), ou bien c'est une branche d'arbre ayant pénétré profondément entre
l'œil et la paroi orbitaire.

Dans un cas personnel nous avons également constaté un traumatisme
violent dont le sujet aurait été victime deux ou trois ans avant. Le coup avait
porté sur la région temporale gauche et il en était résulté une abondante
ecchymose ; signalons encore que Knapp, dans l'une de ses observations, croit

qu'une fracture du trou optique, en lésant le nerf, a été la cause de la tumeur.

Il ne faut pas, bien évidemment, attribuer au traumatisme un rôle *prépondérant* ; les malades font très volontiers remonter la cause des accidents dont ils souffrent à un traumatisme antérieur, peu remarqué au moment où il s'est produit ; il y a souvent de leur part une erreur d'interprétation, mais il faut cependant retenir le traumatisme comme une cause occasionnelle assez fréquente des tumeurs du nerf optique.

État congénital Hérédité. — On connaît la théorie de Cohnheim sur l'origine congénitale des tumeurs en général. Les néoplasmes du nerf optique étant particulièrement fréquents chez les enfants, il est permis de supposer qu'un certain nombre d'entre eux passent inaperçus à leur période de début et ont *une origine congénitale*. Laker et Wintersteiner pensent que, chez les très jeunes malades, la tumeur a débuté pendant l'état fœtal. Il est difficile d'avoir sur ce sujet une opinion précise, et il ne peut y avoir rien de spécial aux tumeurs du nerf optique à ce point de vue. La seule donnée à retenir, c'est celle que nous avons déjà signalée, savoir que les sujets jeunes y sont particulièrement exposés.

Il n'y a rien non plus de particulier à dire au point de vue de l'hérédité, qui joue ici le même rôle que dans l'étiologie des néoplasmes en général.

§ 3. — ANATOMIE PATHOLOGIQUE

Avant de décrire les lésions particulières aux tumeurs du nerf optique, il est indispensable de rappeler quelques notions anatomiques au sujet de ce nerf, remarquable par son volume, sa structure intime, l'épaisseur et l'indépendance de ses enveloppes protectrices.

On sait que la cavité orbitaire est divisée en deux parties, l'une antérieure, l'autre postérieure, par la capsule de Ténon, qui constitue une sorte de diaphragme entre ces deux loges. Le nerf optique se trouve tout entier dans la loge postérieure, avec le tissu cellulo-graisseux, les vaisseaux, les nerfs et les muscles de l'œil.

Dans cette loge, le nerf optique a un trajet oblique en avant et en bas qu'il faut bien connaître.

Dans ce trajet, long de 3 centimètres environ, le nerf optique, plongé dans le tissu graisseux de l'orbite est à une distance variable des parois, selon qu'on le considère à son origine ou à sa terminaison. Le nerf n'est vraiment placé au centre de l'orbite que lorsqu'il est éloigné de 5 à 7 millimètres du *foramen opticum* ; dans la première partie de son trajet il est, au contraire, assez voisin de la paroi interne.

On comprend qu'une tumeur du nerf optique occupera dans l'orbite une place variable selon qu'elle se développera immédiatement derrière le globe

oculaire ou à côté du *foramen opticum* : il en résultera une assez grande différence dans la direction de l'exophtalmie consécutive à la tumeur.

Le nerf optique est séparé du tissu graisseux par une triple gaine qui
n'est que la continuation des enveloppes de l'encéphale. Au niveau du trou
optique, la dure-mère, l'arachnoïde et la pie-mère sont confondues avec le
périoste, excepté en bas, où l'espace intervaginal communique plus facilement avec l'espace sub-arachnoïdien du cerveau.

Autour du nerf, ces trois enveloppes sont séparées ; on trouve, en dehors,
la dure-mère ou gaine durale ; immédiatement appliquée contre le nerf,
la pie-mère ou gaine piale ; entre les deux, l'arachnoïde ou gaine arachnoïdienne.

La gaine externe durale et la gaine interne piale sont donc séparées par
un espace intervaginal, largement ouvert en arrière du côté du cerveau. Cet
espace est lui-même divisé en deux par la gaine arachnoïdienne : 1° l'espace
compris entre la dure-mère et l'arachnoïde (espace sus-arachnoïdien), et
2° l'espace compris entre la pie-mère et l'arachnoïde (espace sous-arachnoïdien).

Ces espaces sont d'ailleurs traversés par une foule de trabécules élastiques
étudiées par Donders et Ivanoff, enveloppées dans un revêtement endothélial
très abondant et très riche en gros noyaux.

Les espaces vaginaux des deux nerfs optiques communiquent entre eux ;
Knies et Kuhnt, en faisant des injections dans ces espaces, ont montré la
réalité de cette communication qui explique la propagation de certaines
tumeurs d'un nerf à l'autre.

Les tubes nerveux du nerf optique sont particulièrement minces et nombreux ; ils sont réunis en faisceaux séparés par des prolongements venus de
la gaine piale. Les fibres nerveuses, dépourvues de gaine de Schwann, présentent à leur surface des cellules plates imbriquées à la façon des tuiles. Ces
cellules, avec les tubes à myéline qu'elles recouvrent, sont enfouies au milieu
d'une substance fibrillaire, la névroglie. La lymphe circule au milieu de ces
mailles en communication avec les espaces vaginaux.

Les tumeurs du nerf optique se développent rarement aux dépens du
nerf lui-même, beaucoup plus souvent aux dépens de *ses enveloppes* ; le sarcome muqueux est si fréquent qu'on peut considérer cette variété de néoplasme comme la tumeur type du nerf optique. Les autres tumeurs : gliomes,
endothéliomes, etc., sont rarement observées ; nous mettrons les unes et les
autres à leur vraie place en étudiant d'abord et surtout le sarcome du nerf
optique et la dégénérescence muqueuse qu'il présente très souvent. Une
courte analyse des autres espèces pourra suffire.

Description macroscopique — Les tumeurs du nerf optique sont généralement arrondies et plus ou moins ovoïdes ; souvent elles présentent une
grosse extrémité renflée et une autre extrémité fusiforme ; elles ont alors la
forme d'un navet ou d'un radis ; quand la grosse extrémité est tournée en
avant, ce qui n'est pas rare, et ce que nous avons constaté dans nos deux

observations personnelles, la tumeur forme une sorte de capsule dans laquelle le pôle postérieur de l'œil est enchâssé.

Ces tumeurs ne sont jamais *pédiculées*; quand elles se développent aux dépens de la gaine externe du nerf optique, elles entourent le nerf plus ou moins complètement, mais l'embrassent toujours sur une grande étendue. Habituellement même la tumeur forme autour du nerf un anneau compact; par une section transversale, perpendiculaire à l'axe, on peut constater la présence du nerf optique au centre même du néoplasme. Le nerf parcourt alors la tumeur selon son grand axe. Il en était ainsi dans un cas personnel, et dans une observation de Szokalski.

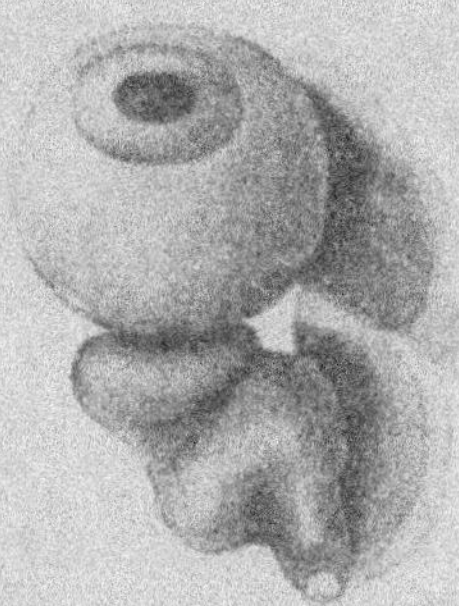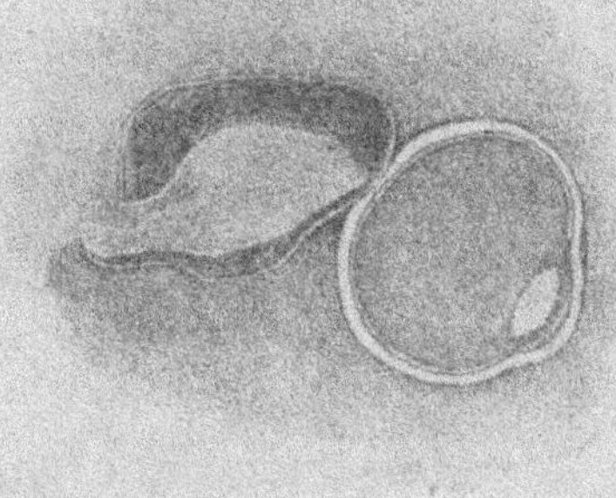

Fig. 90 et 91.
Tumeur du nerf optique (Lawson).

Ces tumeurs ne sont presque jamais *lobulées*; elles sont lisses, bien encapsulées et ne contractent aucune adhérence avec les tissus environnants.

Souvent la tumeur est plus longue que le nerf optique normal qui peut acquérir ainsi, en devenant le siège de la néoplasie, 4 et 5 centimètres de longueur. L'exagération de cette longueur occasionne souvent un mouvement de torsion qui siège tantôt sur le nerf optique sain, tantôt sur le néoplasme lui-même.

Le *volume* de ces tumeurs varie de la grosseur d'un petit pois aux dimensions d'un gros œuf d'oie (Knapp). Une autre tumeur (Vrolik) pesait 22 grammes. La grosseur moyenne est celle d'un œuf de pigeon.

La *consistance* est molle; Sichel compare les tumeurs qu'il a observées à des vessies fortement distendues par un liquide. Il n'est pas rare, en effet, de rencontrer dans la tumeur des poches remplies d'un liquide visqueux, caractéristique du myxome. L'issue du liquide diminue notablement le volume du néoplasme.

Rapports des tumeurs du nerf optique. — Nous étudierons successivement les rapports de la tumeur avec la papille, avec la gaine externe du nerf, avec la cavité cérébrale et avec le contenu de l'orbite.

1° RAPPORTS DE LA PAPILLE ET DE LA TUMEUR. — Quelquefois, dans les observations, on signale un gonflement, une tuméfaction de la papille, mais il n'arrive jamais de constater une propagation du néoplasme jusqu'à l'émergence du nerf. Dans une observation de JACOBSON la papille avait une configuration très irrégulière ; il y paraissait comme une tumeur d'un bleu clair, absolument dépourvue de vaisseaux ; à l'examen de la pièce enlevée, examen fait par RECKLINGHAUSEN, on ne trouva rien dans le nerf optique qu'une simple atrophie. Dans l'orbite existaient six tumeurs myxomateuses, mais il est impossible de voir là une tumeur véritable du nerf optique. La lésion papillaire était tout à fait indépendante de la néoplasie orbitaire.

Du reste cette notion est classique ; DE WECKER, Jocqs l'énoncent expressément, les tumeurs du nerf optique ne débutent jamais par l'extrémité oculaire et ne dépassent que tout à fait exceptionnellement la lame criblée. Les tuméfactions de la papille, signalées par différents observateurs, sont des dépôts de masse vitreuse « qui ont émigré dans la papille, se détachant de la lame vitreuse choroïdienne ».

Il convient donc de poser en principe absolu que la lame criblée oppose à l'envahissement de la papille une barrière toujours efficace.

FINLAY a cependant décrit une tumeur du nerf optique *propagée à la rétine* ; nous croyons que dans ce cas rien ne démontre que la tumeur se soit primitivement développée dans le nerf optique. L'auteur fait avec raison remarquer qu'une pareille propagation à l'intérieur de l'œil est très rare et qu'elle a été seulement constatée dans 4 cas : 1° dans un cas de GOLDZIEHER où il existait un gliome dans lequel, dit-il, le nerf avait été pris secondairement à la rétine ; 2° dans un cas de KNAPP où un sarcome de l'orbite étendu au nerf optique avait pénétré dans l'œil ; 3° dans un cas d'ARMAIGNAC, qui évidemment n'est qu'un gliome rétinien propagé au nerf ; 4° dans un cas de SATTLER, concernant une tuberculose du nerf optique.

Ces quatre faits sont confirmatifs de la thèse que nous venons de défendre, à savoir que *jamais les tumeurs du nerf optique ne rentrent dans l'œil* ; la raison majeure que nous en donnons est qu'aucun de ces quatre faits n'est à proprement parler une tumeur primitive du nerf optique ; ceux de GOLDZIEHER et d'ARMAIGNAC sont des gliomes rétiniens, de la façon la plus évidente ; le fait de KNAPP concerne une tumeur de l'orbite, celui de SATTLER est un cas de néoplasie tuberculeuse et ne peut, en aucune façon, être considéré comme un néoplasme.

Le cas de FINLAY mérite à notre avis la même critique ; il s'agit d'un *gliosarcome rétinien* propagé, derrière l'œil, dans le nerf de la deuxième paire ; rien dans l'observation clinique, ni dans l'examen histologique ne s'oppose à cette manière de voir.

BARRAQUER (de Barcelone) a observé un cas de néoplasme du nerf optique avait envahi la papille et faisait saillie à l'intérieur de l'œil. En admettant comme bien établie que la tumeur intra-oculaire soit consécutive au néoplasme du nerf optique, ce fait constitue la seule exception certaine par rapport à la loi posée plus haut.

2° RAPPORTS DE LA TUMEUR ET DE LA GAINE EXTERNE DU NERF. — La tumeur du nerf optique est *toujours contenue et entourée par la gaine externe dure-mérienne* ; GODOVINE divise les néoplasmes en tumeurs extra-durales et tumeurs sous-durales, les premières sont des tumeurs de l'orbite développées autour du nerf, les secondes sont seules de vraies tumeurs du nerf optique.

Quand le néoplasme est arrivé à une période avancée, il n'est plus possible de distinguer le point de départ de la tumeur ; les fibres nerveuses, la gaine interne et les travées qui en dépendent, les espaces intervaginaux sont méconnaissables.

L'espace intervaginal est toujours rempli par le tissu embryonnaire, ou muqueux, ou fasciculé, qui constitue le néoplasme. La tumeur peut même occuper presque exclusivement la gaine vaginale ; les fibres nerveux, plus ou moins bien protégés par la gaine interne, sont à l'intérieur ; dans quelques cas, sur des coupes transversales, on a vu un liséré bien net, correspondant à la gaine pie-mérienne, épaissie, séparant le faisceau nerveux de l'espace intervaginal. On a remarqué que la tumeur proéminait surtout sur la face interne du nerf optique, mais toujours elle est contenue dans la gaine dure-mérienne. Il y a donc un isolement complet de la tumeur au milieu du contenu de l'orbite. Comme au sujet des rapports avec la papille, nous avons là un fait anatomique *constant*.

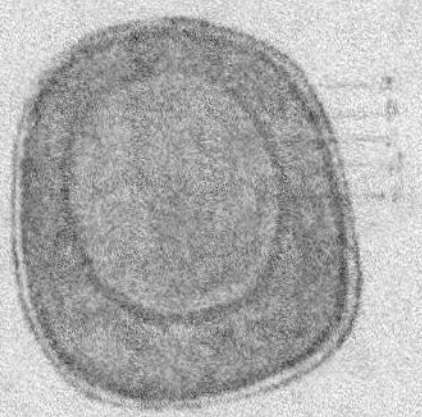

La tumeur peut cependant, très exceptionnellement, s'être développée aux dépens de la gaine externe ; le nerf optique, au milieu de la masse néoplasique, peut alors conserver son absolue intégrité ; nous avons recueilli une observation que le lecteur trouvera dans notre *Traité des tumeurs de l'œil et de l'orbite*, t. II, p. 11.

Un bel exemple de sarcome des gaines du nerf optique, est celui qui a été publié par VALUDE. Ce cas concerne un enfant de quatre mois dont la tumeur ne fut nettement reconnue que pendant l'opération ; l'examen histologique démontra que la gaine du nerf, très épaissie, était tout entière transformée en sarcome fuso-cellulaire ; le tissu nerveux était de plus en plus dégénéré suivant qu'on s'éloignait du globe oculaire. Au point où la tumeur semblait se terminer et où le nerf reprenait son volume normal, les faisceaux nerveux du nerf étaient très nettement reconnaissables et infiltrés assez faiblement de tissu sarcomateux.

Le cas de VALUDE diffère du nôtre en ce que le sarcome, né dans les gaines, s'était propagé au nerf, mais il s'en rapproche en ce que le point de départ était bien dans les membranes.

L'étude histologique qui sera faite plus loin va d'ailleurs nous indiquer les diverses variétés de ce genre de néoplasme.

3° RAPPORTS DE LA TUMEUR AVEC LA CAVITÉ CÉRÉBRALE. — Dans dix observations, JOCQS signale l'extension du néoplasme à la cavité crânienne. Rappe-

Fig. 92.

Coupe d'une tumeur du nerf optique (BIRSCH).

a, gaine externe. — *b*, espace sous dure-mérien. — *c*, néoplasme développé dans l'espace vaginal. — *d*, gaine pale. — *e*, nerf optique.

lons notamment un cas de RITTMICH où la tumeur entourait le nerf optique
et s'étendait jusqu'au chiasma ; le sujet succomba à des accidents cérébraux ;
dans un autre fait, appartenant à RECKLINGHAUSEN, le nerf était malade après
le trou optique, la dure-mère crânienne était le siège de nombreux sarcomes
de différents volumes.

Quelquefois l'autopsie montre dans le crâne de grosses néoplasies ; dans
un fait de SCHOTT, où il existait une volumineuse tumeur intra-orbitaire,
celle-ci avait envahi le chiasma et tout le nerf optique droit. Dans l'orbite,
comme dans le crâne, le néoplasme s'était surtout développé dans la gaine
du nerf.

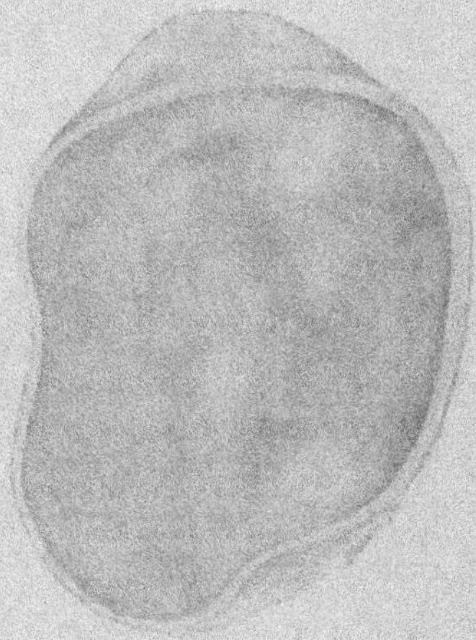

Fig. 93.
Sarcome du nerf optique entouré et
limité par la gaine externe du nerf.

Citons encore l'observation de GALE-
ZOWSKI où le nerf optique intra-orbitaire
présentait un renflement peu volumineux,
relativement à la tumeur que LANCEREAUX,
à l'autopsie du malade, trouva dans la
couche optique

Il existe enfin quelques autres cas où
le chirurgien a dû faire porter sa section
au niveau du trou optique, en pleine
tumeur ; le chiasma était alors envahi et
la propagation à l'encéphale déjà ancienne.

Donc, si, du côté de l'œil, les tumeurs
du nerf optique sont peu redoutables,
elles envahissent au contraire le cerveau
avec une assez grande facilité ; c'est par
là, exclusivement, que les tumeurs malignes se généralisent.

4° RAPPORTS AVEC LE CONTENU DE L'ORBITE.
— Les tumeurs du nerf optique, même
les tumeurs malignes, *n'envahissent pas l'orbite* ; les muscles, le tissu cellulaire, les nerfs moteurs et sensitifs n'ont, avec le néoplasme, que des
rapports de contact. Les muscles subissent tout au plus la dégénérescence
graisseuse, ils ne sont jamais annexés au néoplasme ; il ne se passe chez eux
que des troubles de nutrition, de même le tissu cellulaire n'est jamais envahi,
les plus grosses tumeurs étant parfaitement encapsulées.

Les faits qui paraissent contraires à cette règle générale, ont été mal inter-
prétés ; tel celui de LAWSON dans lequel il s'agissait d'une tumeur secondaire
du nerf optique ; la tumeur avait débuté par les fosses nasales. Il en est de
même dans l'observation de CHENANTAIS ; l'auteur dit expressément qu'au
milieu de la tumeur on trouvait le nerf jaunâtre, un peu gonflé, muni de sa
gaine et paraissant tout à fait isolé du néoplasme. Il s'agit évidemment dans
ce cas d'une *tumeur de l'orbite* ayant envahi secondairement la gaine du
nerf.

Ces deux observations, et quelques autres du même genre, ne doivent pas

ANATOMIE PATHOLOGIQUE 567

être rangées dans le groupe des tumeurs primitives du nerf optique. Ce sont des tumeurs secondaires, que nous avons avec soin écartées de notre travail.

En résumé, presque toutes les tumeurs du nerf optique, bénignes ou malignes, restent dans la gaine externe du nerf, plus ou moins distendue ; les tumeurs malignes seules tendent à envahir la cavité crânienne le long de la gaine et à se généraliser par là. Le globe de l'œil est toujours intact, à moins que le volume exagéré de la tumeur ne l'ait complètement chassé de l'orbite, auquel cas, mal recouvert par les paupières, gêné dans sa vascularisation, comprimé par le néoplasme, il subit des phénomènes nécrobiotiques purement mécaniques ou inflammatoires.

C'est sur ces données anatomiques classiques, mais éparses et méritant d'être précisées, qu'il conviendra plus loin d'asseoir la thérapeutique chirurgicale de l'affection qui nous occupe.

Structure histologique. — Les tumeurs du nerf optique sont toutes des tumeurs d'origine conjonctive.

Elles ont été *décrites* sous des rubriques très différentes dont le dépouillement, fait par FINLAY, sur 117 cas, a donné le groupement suivant :

Concrétions calcaires	3
Anévrysmes de l'artère centrale de la rétine	2
Kystes	2
Fibromes	9
Myxomes	13
Myxo-fibromes	3
Sarcomes	12
Fibro-sarcomes	4
Myxo-sarcomes	11
Sarcomes alvéolaires	2
Sarcome endothélial	1
Endothéliomes	5
Gliomes	5
Myxo-gliome	1
Glio-sarcomes	2
Carcinomes métastatiques	3
Gomme	1
Tubercules	4
Tumeurs sans dénomination précise	35

Nous ajouterons à ce tableau un *sarcome alvéolaire* appartenant à RIVA, un cas de *myxo-sarcome* appartenant à AHLSTRÖM, un *sarcome endothélial* publié par KATZ, et un certain nombre d'observations récentes dont on trouvera l'indication dans l'index bibliographique annexé à ce chapitre. Nous croyons devoir retrancher du tableau de FINLAY, les 5 cas de gomme et de tuberculoses, qui sont des maladies purement infectieuses, et non pas des tumeurs. Les anévrysmes doivent aussi en être séparés. Nous arrivons ainsi, d'après le dénombrement qui résulte de notre statistique à la classification suivante :

Si nous analysons ces diverses variétés, nous voyons qu'elles ne diffèrent que par des caractères secondaires : ce sont toutes des tumeurs de tissu conjonctif, des variétés de sarcome plus ou moins muqueux, plus ou moins fasciculé, plus ou moins élevé dans l'échelle des tumeurs malignes.

Après avoir décrit le sarcome du nerf optique avec ses caractères un peu différents selon les cas, il suffira de consacrer des paragraphes distincts aux endothéliomes et aux gliomes, qui mériteront quelques considérations spéciales destinées à montrer, surtout pour la première variété, le siège précis du mal et, pour la seconde, le côté vicieux de la dénomination gliome, qui ne mérite pas d'être conservée.

SARCOME ET MYXO-SARCOME. — Les tumeurs du nerf optique sont donc le plus souvent des sarcomes ayant plus ou moins subi la dégénérescence muqueuse. Les sarcomes purs embryonnaires ou fibro-plastiques sont très rares ; les myxomes purs, très rares aussi. Il serait déplacé ici d'insister pour dire en quoi consistent les éléments du myxome et ceux du sarcome.

Quelques observations données comme des exemples de myxomes purs sont en réalité des *myxo-sarcomes*. De ce nombre est l'observation de de GRÆFE, publiée comme un fait de myxome pur et dans laquelle RECKLINGHAUSEN montra qu'il s'agissait d'un sarcome avec transformation myxoïde partielle.

PONCET a rapporté une observation qui est un bel *exemple de myxome fasciculé*. La tumeur était composée de fibres cellules, de trousseaux ou longues travées, formant des mailles à contenu gélatineux. L'origine de la tumeur était dans les cellules décrites par tous les auteurs dans les faisceaux mêmes du nerf optique, cellules à prolongement, cellules endothéliales formant un revêtement régulier aux petits trousseaux secondaires des fibres optiques.

Ce cas de PONCET est un des rares faits auxquels convienne l'épithète de *myxome pur*. Parmi les faits de myxo-sarcome les mieux étudiés, nous citerons les observations de WILLEMER, de LEBER, de VOSSIUS et ceux de SALZMANN, qui a consacré à cette question un travail important.

Ajoutons que le sarcome peut affecter la forme fibro-plastique. JACOB rapporte trois observations de cette variété. Parfois enfin, mais très rarement, il s'agit de véritables fibromes (BAXTER, QUEYS, PARROTTE et BESAGNE).

Cette dernière observation est peut-être la seule dans laquelle il s'agisse évidemment de fibrome pur. L'examen microscopique a révélé uniquement à ces observateurs une énorme production de tissu fibreux, commençant à la gaine externe du nerf, envahissant et remplissant en partie l'espace intervaginal et de là se continuant dans la gaine interne et dans le nerf optique. Ce tissu était compact et complètement dépourvu de vaisseaux ; il n'existait au niveau du nerf lui-même que des vaisseaux normaux en voie d'oblitération.

Après le sarcome et ses diverses variétés (sarcome muqueux, sarcome fibro-plastique, fibrome), nous devons établir, en des paragraphes spéciaux, les caractères des endothéliomes et des gliomes.

Endothéliome. — L'endothéliome a son point de départ dans les endothéliums des vaisseaux lymphatiques. Quelques auteurs pensent que les endothéliums des vaisseaux sanguins peuvent aussi collaborer à la formation de la tumeur ; cette opinion, défendue avec éclat par Kolaczek, est incontestable en ce qui concerne les sarcomes en général ; mais, au sujet des tumeurs du nerf optique, elle n'est pas encore suffisamment démontrée, bien qu'elle soit très vraisemblable.

Ce qui frappe surtout dans la structure de l'endothéliome, c'est son aspect alvéolaire. Les coupes font voir un grand nombre d'ouvertures cylindriques, tubulaires, remplies de cellules morbides, se distinguant et se séparant nettement du revêtement endothélial des parois. Ces cylindres, ces tubes formés par les cellules tumorales sont des prolongements, des digitations de la tumeur, s'installant dans les fentes lymphatiques et y proliférant à l'aise.

Au centre de ces cylindres apparaît la dégénérescence hyaline des parties cellulaires les plus anciennes ; il peut se former également les grains qui caractérisent le *psammome* ; ces grains sont constitués par de véritables incrustations calcaires occupant le centre d'un globe cellulaire formé, comme « un oignon », de couches superposées. Ainsi se développe la variété de néoplasmes désignés sous le nom de *psammo-sarcome*, *sarcome angiolithique* du nerf optique, dont Dessaussay, Recklinghausen et Neumann ont rapporté des exemples. Ces auteurs ont trouvé à l'examen histologique de leurs cas des amas cellulaires ayant l'aspect des globes épidermiques et composés d'un noyau homogène de nature calcaire entouré d'une ou de plusieurs couches de cellules plates semblables à celles du sarcome proprement dit. Quelquefois on a trouvé de gros amas calcaires libres, analogues au sable cérébral des plexus choroïdes.

Gliome. — Le gliome du nerf optique a été rencontré dans quelques cas, mais il faut éliminer de ce groupe les faits de *gliome secondaire* de ce nerf. L'observation d'Armaignac et quelques autres rentrent notamment dans cette catégorie : l'affection, nous l'avons dit, avait évidemment dans ce cas, commencé par la rétine.

On peut réserver le nom de gliome de la rétine aux néoplasmes composés de tumeurs à petites cellules rondes, égales, à gros noyau, avec une très petite quantité de protoplasma, présentant en un mot les caractères histologiques qu'on attribue au gliome de la rétine ; mais il faut bien savoir que ce n'est encore là, au moins jusqu'à preuve du contraire, qu'une variété de sarcome à petites cellules.

Si l'on veut faire du mot gliome un synonyme de tumeur nerveuse, de *tumeur de tissu nerveux*, on peut affirmer qu'un pareil néoplasme du nerf optique n'existe pas. Il existe dans la rétine, ainsi que quelques travaux récents, notamment ceux de R. GREEFF, l'ont démontré ; mais cela ne prouve en aucune façon que sa présence doive être admise dans le nerf optique, dont la structure n'a rien de comparable à celle de la rétine. A plus forte raison, les tumeurs décrites sous le nom de *glio-sarcome*, de *glio-myxome* (STORR, PONCET) ne sont-elles que des variétés de sarcome.

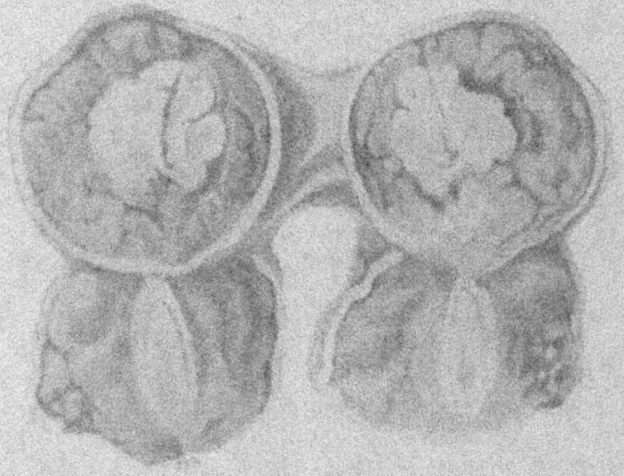

Fig. 91.
Angio-sarcome de la rétine propagé le long de la gaine vaginale du nerf optique.

Un grand nombre des observations publiées sous la rubrique *névromes du nerf optique* ne portent d'ailleurs ce qualificatif que parce que les auteurs entendent désigner par là une tumeur d'un nerf.

PERLS est le seul qui ait réellement cru avoir affaire à un névrome vrai. Il s'agissait, selon lui, d'une tumeur composée presque exclusivement d'éléments nerveux : cellules ganglionnaires et fibres nerveuses, avec ou sans myéline. Parmi ces fibres nerveuses, quelques-unes présentaient des renflements variqueux contenant une matière brillante, qui, pour PERLS, était de la myéline, mais il n'a pas prouvé la vérité de son hypothèse. LISSA et VASSIS, qui ont eu entre les mains un morceau de la tumeur de PERLS, ont montré que cette matière brillante ne se teignait pas en noir par l'acide osmique.

Nous devons cependant faire ici mention des faits de tumeurs névrogliques adultes du nerf optique qui ont été décrits par SOCHOILIX ; cet auteur pense que beaucoup des myxo-sarcomes sont des gliomes méconnus et nous ne serions pas surpris que l'avenir confirme les idées qu'il a développées dans son remarquable travail.

A la suite des tumeurs primitives du nerf optique, il convient de signaler les néoplasmes qui se développent secondairement dans ce nerf. Ce sont des tumeurs malignes intra-oculaires, notamment les gliomes de la rétine. Tantôt ces tumeurs se propagent en dehors de l'œil le long de l'espace vaginal du nerf optique, ce sont alors des sarcomes rétiniens ; tantôt elles se propagent directement le long du tronc du nerf et ce sont alors des gliomes au sens exact du mot.

Nous reproduisons ici un bel exemple d'angio-sarcome de la rétine développé chez un enfant de cinq ans et propagé hors de l'orbite par la gaine vaginale. On voit, au milieu d'une volumineuse masse rétro-bulbaire, le nerf optique bien conservé (fig. 94).

L'étude des tumeurs rétiniennes faite dans le t. I renferme tous les détails qu'il importe de bien connaître sur ce sujet.

Après avoir ainsi étudié les sarcomes et leurs variétés ; les endothéliomes, les gliomes ou glio-sarcomes, il convient encore de signaler certaines tumeurs rares telles que le carcinome métastatique dont Holmex a publié un récent exemple.

Nous mentionnerons encore ici les cas qu'Hirschberg a fait connaître sous le nom de *Drusen in Sehnerven Kopf*, c'est-à-dire *concrétions cristallines dans l'extrémité antérieure du nerf optique*. Cette affection serait assez commune dans la rétinite tigrée, dégénérescence pigmentaire typique de la rétine ; mais, à part les cas de rétinite, on observe souvent dans la papille des adultes de pareilles concrétions.

L'examen histologique a démontré à Hirschberg qu'il s'agissait là de corps amorphes organiques, de nature non cellulaire, ne donnant la réaction ni des matières albuminoïdes, ni de la graisse, ni des matières colloïdes.

Il semble que le processus primitif consiste en une production de gouttelettes hyalines qui s'accroissent par des dépôts concentriques et s'incrustent secondairement de sels. En traitant les préparations par l'HCl à 1 p. 100 il se produirait une décalcification.

Autour de ces *Drusen*, on ne voit pas de modification des petits vaisseaux, ni d'infiltration de petites cellules, ni de travées conjonctives nouvelles, rien en un mot qui puisse faire admettre un processus inflammatoire. La disparition partielle des fibres du nerf optique doit, par conséquent, être attribuée à un processus dégénératif. La croissance de ces concrétions est très lente, si bien qu'à mesure que les fibres nerveuses voisines sont comprimées, en petit nombre d'ailleurs, la suppléance peut s'établir à l'aide des autres fibres, et l'acuité visuelle rester relativement bonne.

Cette affection n'est pas due à la *sénilité* ; presque tous les malades atteints sont des adultes vigoureux. Les désordres intra-papillaires que nous rapportons ici, d'après Hirschberg, ont d'ailleurs été étudiés avant lui par Müller, Ivanoff, Weld et Bock, qui ont donné des dessins semblables à celui de ce premier auteur ; mais ils ont eu le tort de considérer les concrétions de la papille comme un produit analogue aux excroissances qui se développent à la surface de la lame vitrée choroïdienne. Il n'y a, en réalité, aucune ressemblance entre la structure et le développement des excroissances choroï-

diennes et des concrétions décrites par Hirschberg, mais nous ne croyons pas
que ce soit ici le lieu d'insister sur ce sujet.

§ 4. — SYMPTOMATOLOGIE

Nous étudierons successivement dans cet important paragraphe : 1° l'exophtalmie ; 2° les troubles de la motilité oculaire ; 3° les symptômes fournis
par la palpation ; 4° les douleurs ; 5° les troubles de la vision ; 6° les signes
ophtalmoscopiques ; 7° les conséquences de la compression produite par la
tumeur ; 8° les phénomènes cérébraux ; 9° l'état général.

1° **Exophtalmie** — L'exophtalmie est un symptôme constant et capital dans
les tumeurs du nerf optique ; c'est surtout *le premier signe perçu* par le
malade et son entourage, car la diminution de l'acuité visuelle, très précoce
aussi, peut rester longtemps inaperçue quand elle est unilatérale. Légère au
début, l'exophtalmie s'accroît progressivement, avec lenteur ; rarement elle
apparaît avec rapidité, et plus rarement encore elle rétrocède ; il faut considérer comme exceptionnelles les observations de Tillaux et de Steffan dans
lesquelles l'exophtalmie s'atténua.

La protrusion de l'œil est évidemment occasionnée par la présence, derrière le globe, de la tumeur elle-même, mais aussi dans une large mesure par
l'hyperhémie, la congestion, la gêne de la circulation veineuse qui résultent
secondairement de la présence du néoplasme. Ces troubles circulatoires peuvent entraîner un épanchement aigu dans la capsule de Tenon et expliquer
ainsi la progression rapide de l'exophtalmie, qui diminue à mesure que
l'épanchement se résorbe, les conditions de la circulation étant devenues
meilleures.

Les phénomènes congestifs, occasionnés par le néoplasme, expliquent
encore pourquoi il n'y a pas de rapport étroit entre le volume de la tumeur et
l'importance de l'exophtalmie. Avec tous les auteurs Jocos a été frappé de
voir quel exorbitisme considérable pouvait amener *une petite tumeur*. En
effet, dans un certain nombre d'observations, où l'on signale que l'œil sortait
presque complètement de l'orbite, on est étonné de ne rencontrer à l'autopsie
qu'une tumeur grosse comme un haricot, quelquefois une simple augmentation de volume du nerf.

Outre les états congestifs péri-néoplasiques, il faut encore signaler, pour
expliquer l'exophtalmie, *l'allongement du nerf optique*, qui peut prendre des
dimensions considérables. Villemer a bien étudié les courbures du nerf ; il en
représente un spécimen dans la figure ci-dessus et compare le nerf optique
ainsi déformé à un cornet de postillon.

Dans les cas d'allongement considérable, il y a toujours une forte courbure du nerf optique, et cette courbure ne nous paraît pas faite pour diminuer l'exophtalmie, quoi qu'en dise Braunschweig ; le nerf optique, ainsi
augmenté de longueur et infléchi, occupe dans l'orbite une place anormale et

doit, par conséquent, chasser l'œil, qui cède si aisément à la pression qu'exercent en arrière de lui les organes de l'orbite, lorsque, pour une raison quelconque, ces organes sont trop à l'étroit.

La courbure « en forme de cor de chasse », en « cornet de postillon », qui a été si souvent décrite par les observateurs, tourne sa concavité, la plupart du temps, vers le dehors. La plus grande masse de la tumeur est, par conséquent, située en dedans et favorise un déplacement du bulbe vers la tempe.

Il se produit des variations dans cette direction, quand le nerf affecte une

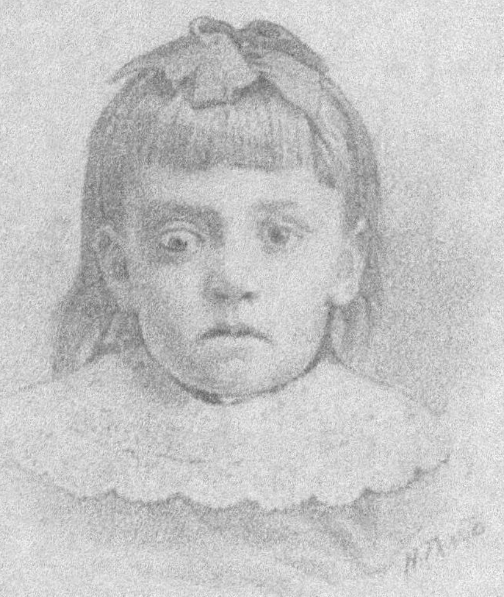

Fig. 93.
Exophtalmie consécutive à une tumeur du nerf optique.

courbure ou quand la tumeur atteint un accroissement plus considérable en certains endroits ; de là, dans la direction de l'exophtalmie, certaines variations, sur lesquelles il convient de s'arrêter.

Direction de l'exophtalmie. — De Graefe avait posé comme une loi générale que les tumeurs du nerf optique donnaient lieu à une exophtalmie *directe*, tandis que les autres tumeurs de l'orbite poussaient l'œil en dedans, en dehors, en haut ou en bas selon les cas.

Cette loi est loin d'être absolue ; il ne faut la tenir pour vraie que d'une manière très générale. Sur 56 cas, où l'exophtalmie est signalée dans la statistique de Jocqs, on constate 10 fois de l'exophtalmie directe, 19 fois de l'exophtalmie déviée ; 27 fois la direction n'est pas indiquée.

A la vérité, on n'a jamais observé, au moins dans les stades avancés, un déplacement de l'œil vers le côté interne ; mais Born, Heymann, Schott, Willemer, Vossius, Leber, Hrs, Hugens ont constaté l'exophtalmie *en haut*

Jonxon a vu de l'exophtalmie *en haut* et *en dedans*. Ritterich et Teillais *en bas*.

La loi de de Græfe s'applique mieux aux néoplasmes à leur début qu'à ceux qui sont à leur dernière période ; au début l'augmentation de volume du nerf optique doit nécessairement chasser l'œil dans la direction de l'axe du nerf qui est le même que l'axe de l'orbite ; mais plus tard d'autres facteurs interviennent, le nerf s'allonge, s'incurve, la tumeur en grossissant ne reste pas cantonnée derrière le globe : elle le déborde d'un côté ou de l'autre, surtout du côté nasal, ainsi que le fait remarquer Knapp, d'accord avec Willemer, qui place la convexité de la courbure du côté de la face interne de l'orbite. La

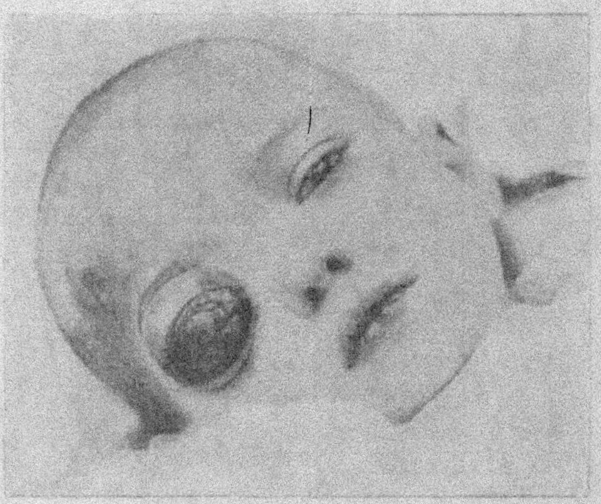

Fig. 96.
Exophtalmie consécutive à une tumeur secondaire du nerf optique.

situation de cette convexité et l'augmentation de la tumeur du côté du nez font bien comprendre pourquoi l'exophtalmie est souvent dirigée en dehors.

2° Troubles de la motilité oculaire. — Si l'on se rappelle ce que nous avons dit plus haut au sujet de l'encapsulement des tumeurs du nerf optique, presque toujours bien circonscrites par la gaine durale, la situation du néoplasme, à quelques millimètres du bulbe, dans la partie moyenne du nerf, l'intégrité des muscles, on comprendra que la motilité du globe doit être *souvent conservée* dans les néoplasmes que nous étudions. C'est là un point qui n'a pas échappé à la sagacité de de Græfe ; mais, comme pour l'exophtalmie, il a voulu poser une loi trop générale et trop absolue.

Sans doute, il est rare que les mouvements soient complètement abolis, mais ils sont toujours plus ou moins diminués. « Dans 12 cas, dit Jacos, ils étaient possibles, quoique limités dans toutes les directions ; dans 29 cas ils étaient impossibles dans telle ou telle direction. « On comprend qu'il doive en être ainsi, les muscles sont distendus et fatigués par l'œil exophtalmié ; le tissu péri-oculaire infiltré manque de souplesse et gêne le jeu des muscles. »

D'ailleurs les particularités anatomiques du néoplasme jouent un rôle essentiel ; il importe beaucoup, pour que la motilité soit conservée, que la tumeur reste distante du bulbe, qu'entre elle et le pôle postérieur de l'œil se trouve une portion de nerf intacte, ce qui arrive fréquemment, mais non toujours. De même la direction de l'exophtalmie n'est pas indifférente ; lorsqu'elle est latérale, les mouvements sont toujours très limités du côté de la déviation ; lorsqu'elle est directe, le globe se meut plus facilement dans tous les sens.

3° **Signes fournis par la palpation** — La palpation digitale permet d'explorer le tissu qui sépare l'œil de la base de l'orbite.

Dans un grand nombre de cas le doigt perçoit une sensation de dureté en des points divers de l'angle péri-orbitaire. Le plus souvent la tumeur apparaît d'abord à l'angle supéro-interne, ce qui s'accorde bien avec ce que nous savons de la direction de l'exophtalmie et de la forme en « cornet de postillon » à convexité interne, que prend le nerf optique malade.

Le doigt ne peut sentir la tumeur que plus ou moins médiatement, à travers le paquet cellulo-graisseux qui la recouvre ; de telle sorte qu'il est impossible d'apprécier le *volume exact* du néoplasme, mais on n'en a pas moins des renseignements précieux sur son existence.

Pendant qu'on pratique cet examen, il faut inviter le malade à laisser les paupières bien souples, à ne pas contracter l'orbiculaire, car les difficultés de l'examen seraient augmentées. Quelquefois la tumeur n'a été sentie que pendant le sommeil chloroformique.

Quand on a constaté l'existence de la tumeur, il faut, pour la différencier des autres tumeurs de l'orbite, s'appliquer à préciser ses rapports avec le globe oculaire et avec les parois de l'orbite.

La tumeur du nerf optique est *toujours mobile* dans l'intérieur de la loge orbitaire et ne peut avoir, avec la paroi de l'orbite, que des rapports très éloignés. L'anatomie pathologique même nous a appris que les néoplasmes que nous étudions sont libres dans l'entonnoir musculaire qui les circonscrit.

Pour bien apprécier la mobilité de la tumeur il faut imprimer au globe oculaire des mouvements de latéralité, et de haut en bas ; on constate ainsi que le néoplasme suit l'œil dans ses mouvements ; de même, en repoussant l'œil en arrière, on peut augmenter la convexité du « cornet de postillon », quand il existe, et faire saillir davantage la tumeur à la partie supéro-interne, point d'élection qui doit être l'objet d'une investigation attentive.

La palpation du globe oculaire lui-même ne donne pas grand résultat ; elle a cependant permis, dans quelques cas, de reconnaître l'existence de phénomènes glaucomateux accidentels (FOSTER).

4° **Douleurs** — Le nerf optique est un nerf *sensoriel*, et les lésions qu'il présente n'entraînent pas de douleurs ; mais n'oublions pas que ce nerf est entouré par des gaines dont la distension est douloureuse, et surtout qu'il est placé, par sa partie antérieure, au milieu des nerfs ciliaires, qui sont si souvent le siège des plus vives névralgies.

Jocqs a constaté l'absence de douleurs dans 63 p. 100 des cas, et Willemer dans 66 p. 100 ; c'est-à-dire que beaucoup de néoplasmes évoluent jusqu'à leur dernière période sans faire souffrir les malades ; on peut voir des tumeurs très volumineuses, avec une exophtalmie prononcée, qui n'entraînent pas la plus petite incommodité, en dehors des troubles de la vision.

5° **Troubles de la vision.** — Parmi les troubles de la vision il faut d'abord noter la *diplopie* ; ce symptôme peut apparaître au début, lorsque l'acuité visuelle est encore conservée et que l'œil est légèrement dévié par le néoplasme. On a ainsi cité un certain nombre de cas dans lesquels la diplopie d'abord, l'exophtalmie ensuite, apparurent (V. GRAEFE, QUAGLINO, V. BAUMANN); à mesure que l'acuité visuelle faiblit la diplopie disparaît, chez une malade de BŒRS elle persista cependant jusqu'à peu de temps avant la mort.

La signification du symptôme n'a pas, d'ailleurs, une grande importance, puisqu'il indique tout simplement une déviation du globe que peut occasionner n'importe quelle tumeur de l'orbite ; c'est seulement au début, quand l'exophtalmie n'est pas appréciable et que la déviation est légère, qu'une diplopie coïncidant avec des désordres papillaires pourra mettre sur la voie du diagnostic.

Un petit nombre d'auteurs seulement mentionnent ce symptôme ; deux raisons peuvent servir à nous faire comprendre pourquoi il est aussi rarement observé : la première, c'est que les sujets atteints de tumeurs du nerf optique sont souvent trop jeunes pour analyser leurs sensations ; la seconde, c'est que l'acuité visuelle étant très vite altérée, l'image fausse n'est pas longtemps perceptible.

Arrivons maintenant aux *troubles de l'acuité visuelle*; DE GRAEFE a posé en principe que l'acuité visuelle est altérée de bonne heure dans les tumeurs du nerf optique. Ce principe, très exact, est démontré par le dépouillement de toutes les statistiques (Jocqs, BRAUNSCHWEIG, FINLAY), mais il n'est pas absolu, et à ce sujet il convient avec BRAUNSCHWEIG de distinguer plusieurs types :

1° La cécité se produit *avant l'exophtalmie* (STEVAN, DESSAISSAY, TREILAT, STRAWBRIDGE); à ce type appartiennent probablement un certain nombre de malades trop jeunes pour avoir pu fournir des renseignements précis et d'autres plus âgés qui remarquèrent, par hasard, qu'un œil était absolument dépourvu de vision.

2° Dans la deuxième catégorie nous rangerons les cas dans lesquels, *immédiatement après la protrusion de l'œil*, l'acuité commence à devenir mauvaise, et à mesure qu'apparaît l'exophtalmie, s'altère lentement, constamment, jusqu'à la cécité complète.

3° Dans le troisième groupe prennent place les faits dans lesquels, *long-*

temps après l'exophtalmie, l'acuité visuelle devient mauvaise; la protrusion de l'œil est, en pareil cas, le signe le plus important, les troubles visuels sont secondaires. Ce groupe ne comprend qu'un petit nombre d'observations (HULKE, BOND, HEYMANN).

4° Le quatrième groupe de faits renferme ceux dans lesquels l'acuité visuelle n'est pas *altérée*. Ces faits sont purement exceptionnels (KNAPP, NEUMANN).

La cause de l'amaurose, dans les tumeurs du nerf optique, est facile à comprendre; elle résulte évidemment de l'atrophie des fibres nerveuses ou de leur remplacement par la masse tumorale; les milieux réfringents restent indemnes et ne sont pour rien dans les troubles de l'acuité.

Par conséquent la diminution de l'acuité dépend surtout de la façon dont la tumeur se comporte par rapport au nerf; si, parti des gaines, le nerf envahit rapidement les cloisons, il comprime et supprime les fibres nerveuses, à plus forte raison quand il se développe au milieu du nerf lui-même.

D'habitude l'acuité visuelle décroît *lentement* à mesure que la tumeur se développe. Exceptionnels sont les cas de *cécité subite* rapportés par LEBER, GALEZOWSKI, HENDORFER; ils sont explicables par une hémorrhagie spontanée survenue dans le néoplasme ou dans les gaines du nerf optique.

Exceptionnels aussi, nous l'avons déjà dit, sont les faits du quatrième groupe signalés plus haut, faits dans lesquels l'acuité visuelle *reste intacte* pendant toute l'évolution du néoplasme; ces faits rares sont d'ailleurs parfaitement explicables; ils concernent des tumeurs développées seulement dans les gaines du nerf optique, sans envahissement du tissu nerveux.

Les *sensations lumineuses subjectives* manquent; une seule fois (HENDORFER), on a noté l'apparition de perceptions colorées, attribuables à des phénomènes d'irradiation produits par la rapide croissance de la tumeur.

En terminant cet exposé des troubles visuels, disons un mot sur la façon dont se comportent *les réflexes pupillaires*; quand il y a amaurose complète, il n'y a pas réaction directe pour la lumière incidente, mais il y a souvent une réaction consensuelle qui s'explique par ce fait que le ganglion et les nerfs ciliaires, relativement protégés, peuvent longtemps rester intacts. La tumeur se développe dans l'intérieur des gaines et ne comprime les nerfs voisins que lorsqu'elle atteint un volume considérable.

6° **Signes ophtalmoscopiques.** — Les tumeurs du nerf optique sont bien placées pour retentir de bonne heure au niveau de la papille et entraîner dans l'œil des signes ophtalmoscopiques très évidents.

Parmi les désordres imputables à ces tumeurs, nous signalerons d'abord *l'hypermétropie*.

Il est évident que si l'œil, poussé par le néoplasme, laisse refouler la partie postérieure de sa coque, la skiascopie et l'examen à l'image droite permettront d'apprécier le raccourcissement de l'axe antéro-postérieur. Si l'œil était emmétrope, avant le développement de la tumeur, il devient hypermétrope.

Ce résultat a été, à la vérité, rarement signalé, mais peut-être aussi l'examen n'a-t-il pas été fait à ce point de vue avec toute l'attention nécessaire; le malade dont l'acuité visuelle est en souffrance ne se plaint pas de ce vice de réfraction accidentel et il faut, pour le reconnaître, d'abord y songer, ensuite être en mesure de pratiquer exactement l'examen objectif.

Goldzieher a noté l'hypermétropie, sans en donner le degré, chez un sujet dont l'autre œil était emmétrope; de même, Sichel, chez un malade porteur d'une grosse tumeur bien saillante derrière l'œil gauche, constata dans cet œil, dont la papille était atrophiée, une hypermétropie forte. Vénus, chez un malade atteint d'une exophtalmie très marquée, et dont la tumeur était très sensible à la palpation trouva également un très notable raccourcissement de l'axe antéro-postérieur.

Dans tous ces faits, le vice de réfraction n'a pas été mesuré; il l'a été dans le cas de Parisotti et Despagnet où, alors que l'œil sain était emmétrope, l'œil exophtalme présentait une hypermétropie de 5 dioptries avec une atrophie complète de la papille.

De Graefe, Wolfheim, Hessdörffer ont publié des observations analogues.

Ajoutons enfin que Mauthner, dans un cas, calcula que l'axe antéro-postérieur était réduit de 2 millimètres et que Braunschweig a trouvé chez l'un de ses malades une hypermétropie de 7 dioptries, chez un autre de 9, chez un troisième de 6.

On ne sera pas surpris d'ailleurs de la rareté relative de ce symptôme, car on sait que les néoplasmes se développent le plus souvent dans la partie moyenne du nerf optique, par conséquent assez loin de la sclérotique; or il faut que la sclérotique soit directement comprimé par la tumeur pour que l'axe optique soit raccourci; quand le néoplasme siège au fond de l'orbite, il peut bien, par l'intermédiaire du coussinet graisseux qui chasse l'œil sans le comprimer, entraîner de l'exophtalmie, mais non un raccourcissement de son axe.

L'examen ophtalmoscopique permet d'observer, beaucoup plus souvent que l'hypermétropie, *de la névrite, des hémorragies, de l'atrophie papillaire.*

On rencontre toutes les formes et toutes les périodes de stase et de gonflement de la papille, depuis la simple dilatation des veines rétiniennes jusqu'à l'atrophie complète.

7° **Troubles orbitaires consécutifs à la compression produite par la tumeur.** — On comprend très bien le rôle mécanique que doit jouer dans l'orbite la tumeur du nerf optique. Selon le point où elle s'est développée, elle repousse en avant ou en arrière le tissu adipeux qui, pour la plus grande part, remplit la loge orbitaire. Habituellement ce tissu est refoulé en arrière, mais non toujours, ainsi qu'en témoigne l'observation de Parisotti et Despagnet.

Dans les premiers stades du développement néoplasique, le *paquet graisseux* seul est refoulé, et c'est par son intermédiaire que se produit l'exophtalmie; les muscles et les nerfs échappent à la pression, les parties les plus exposées sont celles qui se trouvent entre la tumeur et la pyramide orbitaire. Plus le lieu d'origine de la tumeur est loin de l'œil, plus sont menacées les origines immédiates des muscles, ainsi que les nerfs, notamment les filets qui représentent les branches afférentes du ganglion ophtalmique.

Les *muscles* restent longtemps intacts, parce que la tumeur se développe loin de l'anneau de Zinn où ils s'insèrent, et surtout parce que le néoplasme reste d'habitude bien encapsulé. Nous ne connaissons que l'observation de TILLAUX dans laquelle les muscles se confondaient avec le néoplasme. Cependant, sans être envahis par la tumeur, les muscles peuvent avoir subi des modifications intéressantes. Ainsi ROTHMUND signale l'élargissement des tendons au niveau de leurs insertions et celui du corps du muscle au niveau du néoplasme. LIEBRA et VOSS constatèrent également que les muscles et les rameaux nerveux, très amincis, s'étalaient sur la capsule de la tumeur extirpée; malgré tout, l'œil avait conservé sa mobilité, ce qui prouve la grande force de résistance de l'appareil moteur.

Dans un des faits de LEBER, publié par WINTERSL, *la glande lacrymale*, repoussée en avant, apparaissait sous la forme d'une petite amande mobile, sous la paupière en haut et en dehors.

Nous n'insisterons pas sur l'aplatissement du globe oculaire, d'où résulte l'hypermétropie dont nous avons parlé, et nous signalerons ici que la compression qui s'exerce sur les vaisseaux explique les phénomènes glaucomateux, le pouls artériel observé par SICHEL, DE GRAEFE ainsi que par STEFFAN dont, nous l'avons vu, l'observation ne va pas sans quelques contestations.

Lorsque la compression du globe dure depuis longtemps, sa nutrition peut être compromise, la cornée se sphacèle, l'œil s'infecte, une panophtalmie se développe; c'est là ce qui s'est produit dans l'une de nos observations. ROTHMUND et PANAS ont cité des cas dans lesquels, sans sphacèle, sans inflammation aiguë, le globe de l'œil est d'abord devenu phtisique puis a presque disparu. Dans le cas de STEVENS « the globe was entirely absent », mais cette résorption à froid du globe oculaire est exceptionnelle; c'est par les *lésions cornéennes* que commencent d'habitude les désordres du globe.

Ces lésions tiennent à la saillie du globe que les paupières ne protègent plus, le laissant ainsi, avec une nutrition qu'appauvrit la compression des vaisseaux, dans la situation où il se trouve dans le lagophtalmos. Ces lésions cornéennes varient de l'exfoliation de l'épithélium jusqu'à la perforation et au sphacèle total de la membrane. Le cristallin et le corps vitré passent par l'ouverture, comme dans le cas de LEBER; le globe devient le débris informe qu'on constate dans les ophtalmies purulentes qui ont entraîné la fonte de la cornée; il ne reste plus qu'un très petit moignon. Tout ceci dérivant de l'exophtalmie est bien évidemment la conséquence de la compression exercée par le néoplasme sur tout ce qui est au-devant de lui.

Sous l'influence de la pression *les paupières* subissent des modifications de nature mécanique.

La paupière inférieure se dégage rapidement de l'étreinte que lui impose l'exophtalmie, elle passe en dessous et en arrière du globe qu'elle sert dans la suite à brider et à étrangler; la paupière supérieure, au contraire, commence par céder à la pression, continue à recouvrir l'œil; elle s'aplatit, s'amincit au point qu'on peut voir la cornée par transparence (VOSSIUS), prend une coloration brunâtre, ou livide, sur laquelle se détachent les veines de la région augmentées de nombre et de calibre par la stase du sang. Pendant longtemps, même alors qu'elle est distendue, la paupière supérieure conserve les mouvements que lui imprime son muscle élévateur. En même temps que les paupières la conjonctive souffre; il se produit, surtout en bas, de l'œdème, du chémosis; plus tard il se fait dans la conjonctive des érosions avec sécrétion purulente, parfois de véritables sphacèles de la membrane.

Enfin, après les parties molles, *le squelette de l'orbite* peut subir l'influence de la compression. La cavité orbitaire se dilate au point d'augmenter beaucoup sa capacité. KNAPP, LOEB et HERMAN ont rencontré en pareil cas des cavités orbitaires deux fois plus grandes que la normale.

Cette dilatation résulte d'une usure par pression qui amincit régulièrement et progressivement la paroi osseuse. Cette paroi osseuse n'est pas envahie par la tumeur; aussi ne trouve-t-on que très rarement des perforations spontanées, mais une paroi extrêmement mince, que l'opérateur est exposé à perforer pendant l'extirpation du néoplasme (JOHNSON). A titre d'exception nous pouvons cependant mentionner l'observation de HESSBOURG, qui trouva une petite perforation dans le plancher de l'orbite, et peut-être les cas de CAESANTAS et de BILLROTH, qui sont loin d'être des exemples bien définis de tumeurs du nerf optique.

Quand la tumeur se propage du côté du bout central du nerf optique on trouve un élargissement du trou optique. JOHNSON put introduire dans un trou optique ainsi dilaté l'extrémité de son index.

En pareil cas apparaissent des phénomènes cérébraux, par lesquels nous allons terminer cet exposé symptomatique.

8° **Phénomènes cérébraux.** — Les phénomènes cérébraux sont rares pour deux raisons : d'abord, parce que, ainsi que nous l'avons vu plus haut, les tumeurs du nerf optique se propagent assez rarement dans le crâne et ensuite parce que, même lorsque le chiasma et la base du crâne sont envahis, il n'y a pas toujours de troubles cérébraux correspondants. Il convient d'ailleurs de remarquer que les troubles encéphaliques se développent quelquefois dans le cas où la tumeur est encore confinée à l'orbite, si bien que la valeur symptomatique des phénomènes de ce genre n'est pas précise.

Un certain nombre d'observations, cependant, dans lesquelles on a constaté des troubles cérébraux méritent d'être retenues. Dans le cas de HOLMES nous voyons que le malade avait, outre de la céphalalgie, des étourdissements, qu'HOLMES expliqua par la présence d'une tumeur intra-crânienne. De même, dans l'observation de GRAEFE, le malade avait des bourdonnements d'oreille ; six mois après l'opération il succomba avec de violentes douleurs de tête, du délire, des vomissements et des convulsions. Il y avait dans ce cas, très vraisemblablement, un prolongement intra-cranien ; un malade de LIBELL, moins gravement atteint que ceux de HOLMES et de QUAGLINO, avait du côté malade une surdité qui venait par accès.

Les phénomènes cérébraux peuvent d'ailleurs être modérés ou peu douloureux ; un malade de HUGENS était idiot, un autre de GOLDZIEHER avait des paralysies diverses. Huc a constaté de la parésie dans les membres inférieurs et de l'hébétude chez un malade qui, à l'autopsie, présentait une tumeur dans la portion intra-cranienne du nerf optique.

Un sujet de KNAPP avait de l'apathie, de l'hydrocéphalie, de la parésie musculaire, que l'éminent professeur de New-York put rattacher à une propagation intra-cranienne. STRAWBRIDGE mentionne aussi, sans les décrire amplement, des symptômes cérébraux dans les tumeurs du nerf optique.

Quelquefois les accidents cérébraux sont plus dramatiques ; on a constaté de véritables *crises épileptiformes* chez un malade de ALT ; ces crises avaient apparu, pour la première fois, trois ans après le début de l'exophtalmie et revenaient jusqu'à quatre fois par jour. Après l'opération, elles n'apparurent plus que trois fois en trois mois ; il y avait probablement une propagation cranienne.

Ajoutons enfin que PEABODY a observé une *méningite* causée par une tumeur du nerf optique ; il y avait de l'abattement général, de l'apathie, des nausées que l'auteur explique par la présence d'une petite tumeur de la grosseur d'un pois, siégeant sur la partie intra-cranienne du nerf optique et ayant elle même entraîné une très légère méningite locale.

Après avoir ainsi fait ressortir, autant qu'il est nécessaire, l'importance de ces faits isolés, nous devons ajouter qu'en réalité ils doivent tous être considérés comme exceptionnels ; même, lorsque la tumeur s'est propagée jusque dans le crâne, la *réaction cérébrale est modérée* ; et cette absence de réaction de la part du cerveau n'est pas propre aux tumeurs du nerf optique.

9° **Troubles de l'état général.** — L'état général des malades est d'habitude très satisfaisant dans les tumeurs du nerf optique qui, ainsi que nous l'avons vu, restent souvent encapsulées, sans grande tendance à la propagation locale et avec une aptitude très modérée à la généralisation.

Les *ganglions lymphatiques* ne sont pas malades dans l'affection qui nous occupe ; les tumeurs du nerf optique se comportent, à ce point de vue, comme des tumeurs cérébrales.

Dans une observation, appartenant à FOSTER [1], l'engorgement des ganglions cervicaux est signalé, mais ce cas lui-même n'est nullement démonstratif, car les ganglions intéressés siégeaient du côté opposé à celui du néoplasme.

Le seul fait dans lequel l'état des ganglions eut quelques rapports avec le néoplasme est celui de LAWSON, dans lequel il s'agissait d'un sarcome à cellules rondes, petites, provenant de la gaine du nerf optique, à type malin; après opération largement faite, la récidive survint et l'orbite ne tarda pas à se remplir d'une tumeur solide, fongueuse, saillant entre les deux paupières. Les ganglions parotidiens, sous maxillaires et carotidiens étaient engorgés, mais ce n'étaient pas les seuls organes éloignés de l'orbite qui fussent intéressés; l'autopsie montra que les ganglions péri-bronchiques et mésentériques étaient également dégénérés; il existait en outre une tumeur secondaire autour de la tête du pancréas et du duodénum, une dégénérescence secondaire du rein droit, quelques nodules dans la rate, plusieurs tumeurs secondaires dans le foie.

Ce cas avait donc gravement retenti sur l'état général, mais il convient de remarquer qu'il s'agissait d'un sarcome de la *gaine* du nerf optique et non du nerf lui-même. Ce sont en effet ces dernières tumeurs qui ont des caractères spéciaux, presque toujours ceux du myxo-sarcome; les tumeurs des gaines au contraire, peuvent plus facilement revêtir tous les caractères des sarcomes malins (angio-sarcomes), et s'éloigner beaucoup du type bien défini du sarcome du nerf optique qui est un myxo-sarcome relativement bénin.

Tant qu'elles sont *petites* les tumeurs du nerf optique n'occasionnent pas une gêne bien considérable; elles sont peu ou point douloureuses, ne fatiguant pas le sujet qui même, dans le cas d'une exophtalmie considérable, conserve une assez bonne santé.

§ 5. — MARCHE, DURÉE, TERMINAISONS

Au début, l'affection se manifeste en général chez l'adulte par l'apparition du *strabisme* et de la *diplopie*, chez l'enfant par le strabisme seulement, parce que son âge ne lui permet pas de se rendre exactement compte de la vision double; ce sont les parents qui d'habitude sont impressionnés par le strabisme.

Plus rarement, avant le strabisme et la diplopie, apparaît l'exophtalmie directe, en même temps que la perte progressive de l'acuité visuelle, qui est aussi un signe de début.

A la même période, l'examen ophtalmoscopique donne d'excellentes indications en montrant une stase papillaire, précédant la névrite qui prépare l'atrophie. Il n'est pas impossible cependant qu'on trouve l'atrophie d'emblée.

A partir de cette période de début, qui dure quelques mois, deux facteurs symptomatiques dominent la scène morbide : ce sont *l'exophtalmie* et les *troubles de la vision*.

L'exophtalmie marche lentement, mais fait des progrès continus; nous avons vu qu'elle arrive ainsi jusqu'à distendre les paupières au maximum, à produire du chémosis; plus tard, quand les paupières ne peuvent plus recouvrir le globe, elle entraîne tous les accidents de lagophtalmos, ulcération, perforation, fonte purulente de la cornée.

Pendant que l'exophtalmie, se développant lentement, atteint d'énormes proportions, l'observateur est frappé par le degré relativement très grand de mobilité que conserve l'œil dans la situation critique où il se trouve.

Cette mobilité tient à ce que l'œil n'est pas enclavé dans l'orbite et qu'il peut, dévié ou non, faire toujours des mouvements plus ou moins étendus. Ces mouvements ne disparaissent qu'après la suppuration et l'atrophie de l'œil.

Les douleurs surviennent à cette période ; elles sont d'habitude le résultat des complications oculaires, sphacèle de la cornée, panophtalmie ; quelquefois aussi elles résultent du volume excessif de la tumeur elle-même qui comprime la branche ophtalmique de Willis.

En somme, diminution de l'acuité visuelle, exophtalmie directe ou peu déviée, diplopie, perte complète de la vision, augmentation de l'exophtalmie, conservation relative de la mobilité du globe, complications intra-oculaires, douleurs, accidents cérébraux, tel est l'ordre habituel dans lequel se déroule le cortège des symptômes des tumeurs du nerf optique.

La *terminaison* est favorable souvent, parce que les cas publiés sont ceux qui ont été soumis à une opération, mais il est évident qu'elle serait presque toujours désastreuse si on n'intervenait pas. Il est probable, sinon certain, qu'abandonnée à elle-même la tumeur se propagerait très souvent par le chiasma à la base du crâne. En admettant que le néoplasme restât limité au nerf optique, par l'accroissement indéfini de son volume, il userait, envahirait les parois de l'orbite et, après avoir détruit l'œil, constituerait un fongus qui finirait par emporter le patient.

La *durée* de l'affection, comme sa gravité d'ailleurs, dépend essentiellement de sa nature ; il faut s'attendre à voir le fibrome marcher beaucoup plus lentement que le sarcome névroglique. L'observation de Panas et Despagnet concerne une malade dont la tumeur, un fibrome du nerf optique a mis vingt ans à évoluer, et à côté de ce cas, exceptionnel par sa lenteur, nous pouvons citer celui de Lawson, exceptionnel par sa rapidité ; il s'agissait d'un sarcome à petites cellules développé dans les gaines et ayant envahi, ainsi que le révéla l'autopsie, presque tous les viscères.

Chez les enfants l'évolution est plus rapide en général que chez les adultes.

Chez l'adulte il n'est pas rare de constater qu'il a fallu des années pour que le néoplasme entraîne des phénomènes appréciables.

Il est impossible d'être actuellement plus précis dans ces considérations sur la marche et la terminaison des néoplasmes du nerf optique ; il est certain que tout dépend de la structure intime du néoplasme, mais malheureusement il s'en faut de beaucoup que tous les observateurs aient fait suivre leur étude clinique d'un examen histologique complet. Beaucoup de tumeurs ont été examinées très sommairement et restent, par conséquent, inconnues au point de vue de leur structure intime. Ceci explique pourquoi il n'est pas possible de démontrer, statistique en mains, que la différence dans l'évolution des cas dépend des diverses variétés cliniques auxquelles ces cas appartiennent.

§ 6. — DIAGNOSTIC

Le diagnostic différentiel repose essentiellement sur les symptômes fondamentaux qu'on peut ainsi grouper :

1° Marche lente, sans douleurs, sans phénomènes inflammatoires ;

2° Perte prématurée ou diminution rapide de l'acuité visuelle, signes ophtalmoscopiques ne paraissant pas en rapport avec la diminution de l'acuité ;

3° Mobilité du globe relativement bonne ;

4° Tumeur palpable à l'intérieur de l'entonnoir musculaire, saillante surtout en dedans et en haut, et se dirigeant vers le trou optique ;

Ce sont là les symptômes qu'il faudra toujours avoir présents à l'esprit quand viendra l'heure du diagnostic différentiel.

Ce diagnostic peut être fait à trois périodes :

1° A la période de début ;

2° A la période d'état ou d'exophtalmie très marquée ;

3° A la dernière période ou période des complications oculaires.

1° **Période de début.** — On peut confondre une tumeur du nerf optique avec une paralysie musculaire, le goitre exophtalmique, une tumeur orbitaire et même une tumeur cérébrale au début.

Une *paralysie musculaire légère* entraîne un strabisme modéré et de la diplopie, comme le néoplasme du nerf optique, mais ne diminue pas comme lui l'acuité de la vision et n'entraîne pas de signes ophtalmoscopiques papillaires.

Le *goitre exophtalmique* au début se caractérise quelquefois uniquement par un peu d'exophtalmie, et même cette exophtalmie peut être unilatérale ; de plus, elle est directe et tous ces caractères permettent de songer à une tumeur du nerf optique à la première période. Il faudra encore ici interroger attentivement le fond de l'œil, indemne dans le goitre, souvent intéressé dans le néoplasme du nerf optique, et surtout l'acuité visuelle qui, dans ce dernier cas, est altérée de très bonne heure.

Une *tumeur orbitaire au début* entraîne toujours une exophtalmie latérale ; l'œil est poussé du côté opposé à la tumeur ; elle n'intéresse pas l'acuité visuelle et ne détermine aucun phénomène de compression dans le nerf optique avant d'avoir atteint un volume considérable.

Les *tumeurs cérébrales* ont souvent comme symptôme initial des désordres papillaires typiques ; ce sont des papillites, des névrites par stase, extrêmement nettes, quoique permettant encore une acuité relativement bonne ; ce dernier signe suffira à établir le diagnostic différentiel, car, au contraire, dans les tumeurs du nerf optique l'acuité visuelle est plus abaissée que ne l'indiquent les lésions, d'habitude modérées, de la papille.

Quelquefois la papillite consécutive aux tumeurs a un aspect spécial ; ses bords sont taillés à pic avec prédominance du gonflement dans une région limitée ; il en était ainsi dans un cas de DE GRAEFE, et l'éminent ophtalmologiste pensa à l'envahissement de la papille par la tumeur ; mais c'est là un signe dont nous connaissons d'avance l'extrême rareté, puisque les tumeurs du nerf optique n'envahissent jamais l'œil.

En somme, au début, le diagnostic différentiel est difficile, et souvent il faudra agiter diverses hypothèses en attendant les événements qui viendront plus tard éclairer le chirurgien.

2° **Période d'état**. — Nous appelons période d'état celle dans laquelle l'exophtalmie est très évidente. Le diagnostic différentiel est à faire ici avec les tumeurs primitives de l'orbite ou celles qui, nées dans les cavités voisines, l'ont envahie secondairement.

La *palpation* sera pour le diagnostic un moyen très précieux, elle donne les renseignements suivants (Jacqs) :

1° La tumeur est séparée des parois orbitaires ;

2° Elle est plus ou moins mobile sous le doigt et avec le globe de l'œil ;

3° Elle semble se trouver derrière l'œil sur le prolongement du nerf optique.

Quand la palpation révèle ces trois caractères, il n'y a guère de doute qu'il ne s'agisse d'une tumeur du nerf optique, et le diagnostic est absolument certain si, en même temps que ces trois constatations fournies par la palpation, nous nous trouvons en présence de la perte complète de l'acuité visuelle et d'un globe oculaire encore très mobile.

Lorsqu'il y aura doute on songera à une tumeur orbitaire développée dans les parois ou dans les parties molles.

Dans les parties molles on peut avoir affaire à un lipome, un kyste, une tumeur vasculaire, un sarcome.

Le *sarcome* est une tumeur maligne, qui se développe beaucoup plus vite que les néoplasmes du nerf optique et qui atteint de grandes proportions sans altérer notablement la vision ; les tumeurs vasculaires sont reconnaissables à leur réductibilité, à leur bruit de souffle, à la couleur qu'elles donnent à la peau, à la lenteur habituelle de leur évolution, et, comme les autres tumeurs orbitaires, elles exercent sur la vision une action nulle ou médiocre au contraire des néoplasmes optiques.

Les *kystes*, les *lipomes* acquièrent un volume très important sans comprimer le nerf qui peut longtemps se défendre contre eux ; ils entraînent une exophtalmie latérale en général très accusée.

Les tumeurs *développées dans les parois de l'orbite* n'ont aucun des caractères signalés plus haut, elles ne s'enfoncent pas derrière l'œil sur le prolongement du nerf optique, elles ne sont pas mobiles sous le doigt ; enfin elles ne sont pas séparées des tumeurs orbitaires. Ce sont des exostoses ou des sarcomes périostiques ou des tumeurs émanées des cavités voisines, sinus frontal, fosses nasales, sinus maxillaire.

3° **Période des accidents oculaires**. — Lorsque l'œil, sous l'influence de la compression et à cause de l'exophtalmie, n'est plus recouvert par les paupières, il s'ulcère, s'enflamme et s'atrophie ; à cette période le diagnostic est établi très nettement par plusieurs ordres de symptômes : 1° ceux qui viennent de se dérouler et que le malade ou l'entourage racontent, perte précoce de l'acuité, absence presque complète de douleurs, marche lente de l'affection ; 2° ceux que révèle la palpation qui, derrière l'œil fortement poussé en avant, permet d'explorer l'orbite et de toucher le néoplasme lui-même ; 3° la direction de l'exophtalmie qui, à peu de chose près, se produit selon l'axe du nerf optique ; 4° la mobilité du globe dont la musculature n'a presque pas souffert.

Nous n'insisterons pas plus longtemps ici sur ce diagnostic différentiel. Au début, il est très difficile, et tout ce que nous dirions n'empêcherait pas de tomber dans l'erreur ; à la fin, il est facile et il serait superflu de faire ressortir encore les symptômes prédominants que notre étude clinique a eu pour but de bien mettre en relief.

§ 7. — PRONOSTIC

Nous pourrons donc être très bref sur ce sujet après tout ce qui vient d'être dit ; les tumeurs du nerf optique sont assez bénignes, en général, pour bénéficier largement de l'intervention chirurgicale, mais elles sont graves en ce sens qu'elles nécessitent une intervention capable d'entraîner des accidents sérieux.

Les statistiques démontrent qu'un assez petit nombre des cas de tumeurs du nerf optique ont une issue fatale ; et, dans notre époque d'antisepsie, l'intervention étant bénigne, il ne faut plus redouter que les complications cérébrales dues à la propagation du mal vers le chiasma. C'est là une raison pour faire un diagnostic hâtif et opérer le plus tôt possible. L'acte chirurgical sauvera la vie à la majorité des patients.

Il ne nous reste plus maintenant qu'à faire connaître dans quelles conditions il doit avoir lieu.

§ 8. — TRAITEMENT

Lorsque le diagnostic de tumeur du nerf optique est bien établi, qu'il s'agisse d'une tumeur bénigne ou maligne, il n'y a rien de mieux à faire que de l'*extirper*. S'il s'agit d'une affection tuberculeuse du nerf, l'intervention chirurgicale n'est pas moins indiquée, car la lésion tuberculeuse mérite toujours évidemment le traitement de la tuberculose locale ; la lésion syphilitique, reconnue seulement lorsqu'elle est très ancienne, arrivée à la période quaternaire, n'est plus curable par les moyens médicaux. Cependant, dans le doute, il est permis d'essayer pendant quelques jours une très énergique médication iodurée.

Lorsque l'opération est décidée, que faut-il faire ? On peut : 1° enlever le globe oculaire, la tumeur et les parties molles de l'orbite, c'est-à-dire faire une *exentération complète* ; 2° enlever le *globe oculaire* et la *tumeur* ; 3° enlever la *tumeur seule*.

Il est généralement inutile d'exentérer l'orbite, et ce que nous avons dit de l'encapsulement habituel du néoplasme fait comprendre pourquoi ; mais souvent on sera conduit, par l'état du globe, à faire l'énucléation avec l'ablation de la tumeur.

Lorsqu'il y aura des complications oculaires, un ulcère de la cornée, de l'hypopyon, à plus forte raison de la panophtalmie, nul doute qu'il ne faille pratiquer l'ablation du globe au préalable ; ensuite, facilement, on débarrassera l'orbite du néoplasme.

Il n'est pas nécessaire d'insister ici sur la facilité de cette opération, non plus que sur son inocuité. Deux choses seulement sont à craindre : *l'hémorragie* et *l'infection*. Quand l'hémorragie est abondante, ce qui est assez fréquent, on s'en rendra maître par le thermocautère ; mais ce moyen, quoique recommandable, n'est pas le meilleur à cause du retour de l'hémorragie qui peut amener la chute de l'escharre au moment où le chirurgien est loin du malade. Il vaut mieux, imitant la pratique recommandée par Panas, utiliser les hémostatiques, particulièrement le perchlorure de fer en solution faible, 1/50 ou 1/100 ; on en imbibe des morceaux d'amadou bien exprimés, dont on tamponne le fond de l'orbite.

Le chlorure de zinc à la même dose est aussi un hémostatique et un antiseptique puissant ; il suffira, la plupart du temps, d'un léger attouchement suivi d'un bourrage à la gaze iodoformée ou salolée pour se rendre maître d'une hémorragie en apparence assez grave.

Dans le cas, d'ailleurs, où l'on aurait quelque inquiétude sur le retour de l'hémorragie et où l'entourage et la surveillance du malade laisseraient à désirer, nous conseillons d'imiter la pratique de Verneuil et de placer à demeure, sur les vaisseaux ouverts, une pince à forcipressure autour de laquelle on pratiquera le bourrage de la cavité.

Mais lorsque l'œil est intact, il faut le conserver ; puisque la tumeur n'a que des rapports de contact avec l'œil et le contenu de la cavité orbitaire, il faut enlever la tumeur seule. C'est ce qui a été fait par un assez grand nombre d'auteurs, parmi lesquels il faut citer Scarpa, Critchett, Knapp, Gruening, Alt, Mauthner, Schott, Strawbridge, Schiess-Gemuseus, Lagrange, Rohmer, Norton, Sattler, Graefe (2 cas), Fuchs (2 cas), Adamück, de Vincentiis, Kalt, Scalinci et Buller et Rollet.

Dans tous les cas, le succès ne couronna pas les tentatives des opérateurs.

L'énucléation secondaire a dû être faite par Mauthner, Alt et Braunschweig. Dans le cas de Mauthner, une hémorragie orbitaire très abondante se produisit qui chassa très fortement le globe de l'œil en avant en même temps qu'il apparaissait des phénomènes cérébraux.

Devant l'impossibilité de remettre l'œil en place, on dut, trente-six heures après, énucléer l'organe.

Pour le même motif, ALT dut pratiquer la même opération secondaire; le bulbe, dur comme une pierre, avait été repoussé par un gros hématome formé derrière lui. Enfin BRAUNSCHWEIG fut également obligé d'enlever l'œil quelques jours après avoir tenté la conservation. L'œil allait succomber aux progrès de la kératite neuro-paralytique.

Dans beaucoup de faits, cependant, le bulbe a été conservé d'une façon définitive et la méthode opératoire suivie a été, à peu de chose près, celle que KNAPP a décrite ainsi : « Les paupières écartées par un spéculum ordinaire, je fis, au moyen de ciseaux à strabisme, une ouverture entre le droit supérieur et interne et l'oblique supérieur, à travers la conjonctive et la capsule de Ténon, jusqu'à ce que, au moyen du doigt, je pusse sentir la tumeur. Je circonscrivis ensuite, toujours guidé par l'indicateur gauche, toute la tumeur; je l'isolai de la sclérotique et je coupai le nerf optique, d'abord à son extrémité oculaire, ensuite à son extrémité orbitaire. Au moyen du plat des ciseaux, j'extrayai la tumeur du volume d'une noix que je vous présente. L'hémorragie fut insignifiante. Le bulbe, replacé en partie, fut contenu par un pansement de charpie. La plaie guérit sans suppuration. Dès le second jour, la patiente n'avait plus de douleurs. Un ulcère, dans le segment inférieur de la cornée, guérit par l'occlusion palpébrale au moyen de deux sutures latérales. »

Malgré la grande difficulté du procédé, les résultats heureux ont été, ainsi que nous l'avons dit, assez nombreux. Cependant, à cause même de ses difficultés, l'opération de KNAPP n'a pas été généralement acceptée, et nous croyons, en effet, qu'elle n'est pas recommandable. Les deux meilleurs moyens pour extirper la tumeur en conservant l'œil sont :

1° *L'extirpation, précédée de l'opération de Krœnlein;*

2° *Une méthode d'extirpation simple, sans résection ostéoplastique,* que nous croyons pouvoir recommander d'après notre expérience, méthode qui nous est personnelle, dont la description, pourtant fort claire, a échappé à la plupart des auteurs qui se sont occupés de ce sujet.

Nous allons décrire successivement ces deux méthodes opératoires.

1° Extirpation précédée de l'opération de Krœnlein. — Nous décrirons d'abord cette opération préliminaire; elle consiste dans la section des parties molles et la section des os.

a) SECTION DES PARTIES MOLLES. — L'incision cutanée commence au point où la crête latérale du frontal devient l'apophyse orbitaire externe, à plus d'un centimètre au-dessus du sourcil; elle descend, par une courbe légère, vers le bord externe de l'orbite et se termine, en un croissant régulier, au niveau de l'angle formé par la réunion des apophyses zygomatiques et frontale de l'os malaire; elle a de 6 à 8 centimètres.

Le périoste mis à nu est incisé sur tout le rebord orbitaire externe.

b) SECTIONS OSSEUSES. — La résection ostéoplastique doit comprendre tout le rebord orbitaire externe, l'apophyse zygomatique de l'os frontal, l'apophyse frontale de l'os zygomatique, et la partie antérieure de l'aile temporale du sphénoïde. Le morceau qui doit être temporairement réséqué a donc la forme d'un coin.

Les sections peuvent être faites avec le ciseau tranchant ou avec une scie articulée du genre de celle dont se sert Doyen dans son procédé de trépanation du crâne.

Sans insister davantage, on comprend qu'il est facile de mobiliser ainsi un fragment osseux triangulaire qui est ensuite rabattu en dehors avec le lambeau cutané et musculaire.

Si le coin rabattu a une base de 4 centimètres, et une hauteur de 3 ou 4 centimètres, on peut facilement pénétrer dans l'intérieur de l'orbite, explorer son sommet et le débarrasser sans encombre de tout ce qu'il contient.

Jonnesco, pour les tumeurs du nerf optique, a utilisé l'opération de Krönlein, en lui faisant subir des modifications importantes que le lecteur trouvera plus loin (*Traitement des tumeurs de l'orbite*) dans l'étude d'ensemble que nous consacrons à la méthode de Krönlein.

Krönlein a imaginé son opération, non pas pour extirper les tumeurs du nerf optique, mais pour l'ablation des néoplasmes orbitaires, et il est certain que cette ablation peut être faite ainsi commodément sous le contrôle constant de l'œil et du doigt et dans des conditions telles que le chirurgien peut aisément se rendre maître des hémorragies et respecter les parties de l'orbite qui lui paraîtront devoir être conservées.

Lorsqu'il s'agit d'une tumeur du nerf optique, il faut s'appliquer à respecter les muscles et les nerfs ; le droit externe devra être récliné en bas à l'aide d'un crochet mousse ; si on était trop gêné par sa présence, il faudrait, non pas le couper en son milieu, comme le conseille Braunschweig, mais le détacher au niveau de son insertion, passer un fil dans son tendon pour le retrouver facilement et après l'opération le remettre à sa place ; les nerfs sont moins faciles à respecter que le muscle, mais on y arrivera en isolant soigneusement la tumeur (presque toujours encapsulée) des parties qui l'avoisinent ; pour cela, on utilisera la sonde cannelée en lui imprimant des mouvements parallèles à l'axe du nerf optique.

Quand on aura affaire à une tumeur de la gaine, il ne sera pas absolument impossible de l'enlever en respectant la continuité du nerf, mais je ne crois pas qu'en clinique l'indication d'un pareil ménagement soit fréquente.

Pendant l'opération il faut se préoccuper de la glande lacrymale qu'on pourrait blesser en détachant le périoste de la partie externe *de l'orbite* au moment du premier temps de l'opération. Il faut avec soin maintenir le détache-tendon à la surface de l'os sans lui permettre de s'écarter vers les parties molles. La glande lacrymale peut rester ainsi renfermée dans le dédoublement aponévrotique qu'elle contient.

Il est difficile de mener à bonne fin l'opération sans intéresser quelques nerfs et quelques vaisseaux relativement importants. La section du nerf zygomatique temporal notamment n'a aucune importance, et quand on déchirerait le tronc même du nerf lacrymal il n'y aurait là rien de bien alarmant.

Il n'en serait pas de même du ganglion ophtalmique, il faut avec grand soin s'appliquer à le respecter, et certainement c'est là la plus grosse difficulté de l'opération. Au milieu du sang et de la graisse orbitaire ce petit ganglion est difficile à voir. En pareille circonstance il y a lieu, pour tâcher de le conserver, de faire la dissection, à la partie externe et postérieure du nerf, seulement avec la sonde cannelée et de serrer de très près la capsule qui entoure le néoplasme. Le résultat définitif de l'opération dépendra beaucoup de l'intégrité ou de la suppression du ganglion ophtalmique, qui préside en somme à la nutrition de l'œil.

Nous n'insisterons pas sur la lésion des vaisseaux, artères ou veines, qui dans aucun cas ne sera pour l'opérateur un obstacle sérieux ; mais nous signalerons d'une façon toute particulière les désordres que subissent les muscles au cours de l'opération, notamment le muscle droit externe plus ou moins atteint et très souvent complètement paralysé dans ses mouvements par les brides cicatricielles qui l'entourent.

Telle est l'opération de Krönlein appliquée à l'extirpation des tumeurs du nerf optique. Nous pensons que la résection ostéo-plastique est un moyen très précieux pour enlever les néoplasmes de l'orbite, notamment les kystes de l'orbite rétro-oculaires sans enlever l'œil. N'oublions pas que c'est précisément pour enlever les kystes dermoïdes, tumeurs bénignes, qu'elle a été imaginée par son auteur. Dans les néoplasmes malins, en effet, il ne faut pas songer à conserver l'œil, la vie du malade est en jeu et le mieux c'est en général d'exentérer l'orbite complètement. Nous reviendrons d'ailleurs en temps et lieu sur ce sujet.

Les néoplasmes du nerf optique sont assez bénins, nous l'avons vu, pour qu'on puisse éviter la récidive et conserver l'organe ; c'est une raison pour leur appliquer la méthode de Krönlein. Mais cette opération préliminaire est-elle indispensable ? *Nous ne le pensons pas*. Sans aucune résection préliminaire, il est facile d'extirper les néoplasmes du nerf optique. L'opérateur peut éviter une complication inutile et mener à bonne fin l'extirpation totale avec conservation du globe oculaire, en mettant en usage les petits détails techniques que nous allons faire connaître.

Ces détails sont assez essentiels pour nous permettre d'indiquer notre procédé comme un procédé nouveau. Chaillous, Van Merris et Brims et beaucoup d'autres en ont parlé sans le connaître. (V. plus loin *Traitement des tumeurs de l'orbite.*)

2ᵉ Extirpation du seul néoplasme sans opération ostéo-plastique préalable — Avant de préciser les détails de l'opération que nous préconisons, nous devons remarquer que le but qu'elle se propose a été atteint par un certain nombre d'auteurs, dont plus haut nous avons cité les noms.

Parmi ces auteurs, il faut citer le professeur Rommer (de Nancy) qui le 17 juin 1891, a conduit à bonne fin une opération analogue à celle que j'ai publiée à cette époque et dont on a trouvé la relation dans le cours de ce travail ; à ce sujet Rommer remarque que son opération a été faite un mois avant la mienne ; c'est parfaitement juste, mais le professeur de Nancy a suivi exactement la même technique que les auteurs qui nous ont tous les deux devancés dans cette voie. Romex fait « une large incision conjonctivale au côté externe de la cornée, de haut en bas » ; le muscle droit externe chargé sur un fil est détaché de son insertion sclérotieale, puis le globe de l'œil luxé en dedans et le doigt introduit ensuite derrière le globe permet de sentir que le néoplasme fait corps avec le nerf optique. On sectionne enfin le nerf au niveau de son entrée dans l'œil, puis, avec des ciseaux courbés, introduits profondément derrière la limite postérieure de la tumeur, l'opérateur détache celle-ci de la partie restée saine du nerf optique.

Or, ce n'est pas du tout ainsi que nous conseillons de procéder, et nous avons le vif regret de n'avoir pas été compris par un grand nombre des auteurs qui se sont intéressés à notre travail. Il est essentiel, avant de détacher la tumeur au ras de l'œil, de bien s'assurer que le globe n'est pas envahi, et il nous paraît nécessaire de ne pratiquer la section de la partie antérieure du nerf optique que lorsque la face postérieure du globe est retournée du côté de l'opérateur. C'est pour cela que, dans la technique qui nous est personnelle, après avoir détaché le droit externe, nous passons sous la tumeur, et autour d'elle, un fil comme si nous voulions la lier, et lorsqu'elle est ainsi attachée, nous sectionnons le nerf optique au sommet de l'orbite. Il suffit ensuite de tirer sur le fil pour amener le nerf optique et son néoplasme hors de l'orbite. L'œil fait un mouvement de rotation qui place la cornée en dedans et en arrière, le pôle postérieur en avant et en dehors. C'est à ce moment que nous jugeons de la conservation définitive du globe ; si la tumeur n'a pas contracté d'adhérences avec la sclérotique nous sectionnons le nerf au ras de l'œil et remettons l'organe en place ; dans le cas contraire, qui sera très rare, nous enlevons la tumeur avec le globe.

Cette manœuvre facilite beaucoup l'opération et la rend plus sûre ; elle est, d'ailleurs, le point technique important que nous revendiquons.

Nous reviendrons sur ce sujet dans le chapitre d'ensemble que nous consacrons plus loin au *Traitement des tumeurs de l'orbite*, le lecteur y trouvera la description complète de notre procédé et les figures qui en font bien comprendre la technique. Nous résumerons ici les différents temps de cette opération dans les paragraphes suivants :

1° Section de l'angle externe des paupières. Passage d'un fil dans chaque paupière afin de pouvoir facilement les écarter ;

2° Dissection de la conjonctive bulbaire dans le tiers externe. Section du droit externe à son insertion. Un fil passé dans le tendon du muscle sert à ne pas le perdre de vue ;

3° Avec l'extrémité de l'index et une sonde cannelée, isolement de la tumeur qu'on sent immédiatement sous le doigt ; avec un écarteur approprié l'œil est récliné en dedans de façon à bien dégager la partie externe de l'orbite ;

4° Après avoir isolé la tumeur des muscles voisins, prendre une aiguille de Cooper armée d'un long et gros fil de soie et la passer sous la tumeur comme sous une carotide, pour la lier. On enserre ainsi le néoplasme avec une anse de fil qu'on peut nouer pour avoir une prise directe sur lui.

5° Avec de forts ciseaux courbes, guidés par l'index, on cherche l'entrée du nerf optique dans l'orbite et on le sectionne. Il nous a été possible de faire cette section sans intéresser l'artère ophtalmique. Par précaution, une pince à forcipressure devra être placée sur le paquet vasculaire.

6° Après cette section, il suffit de tirer sur l'anse de fil pour faire basculer l'œil, la tumeur et le nerf. La cornée se porte successivement en dedans et en arrière, et l'extrémité du nerf optique sectionné vient en avant ; on peut alors, d'un coup de ciseaux, détacher le nerf optique au ras de l'œil et bien apprécier l'état de la partie postérieure de l'organe.

7° Après avoir fait l'hémostase et bien lavé antiseptiquement la cavité orbitaire, l'œil est replacé dans sa position ordinaire et le muscle droit externe attaché à son point d'insertion. La conjonctive sera suturée ainsi que la peau de l'angle externe. Un petit drain suffira à évacuer l'afflux inévitable des liquides pendant les premiers jours.

Il est évident que l'œil, adhérant encore par toute sa partie supérieure interne et inférieure, est très bien placé pour vivre. Il est dans des conditions autrement avantageuses que l'œil d'un animal greffé dans la cavité orbitaire, rattaché seulement à l'organisme par des sutures.

L'œil conservé après notre opération doit vivre si les précautions antiseptiques ont été suffisantes, c'est-à-dire complètes.

Sans doute un pareil œil devient petit, hypotone, la pupille est immobile, et quelques-uns m'ont fait cette objection qu'un œil artificiel fait meilleur effet qu'un globe oculaire vivant, mais toujours un peu flétri ; à ceux-là je répondrai qu'ils font un raisonnement vicieux. Lorsque l'orbite est évidé, il n'est pas possible d'y placer l'œil artificiel qui, d'habitude, tient si bien sa place dans la capsule de Tenon.

Le malade doit forcément choisir entre ces deux situations : ou un œil sans aucune vision, un peu diminué de volume, hypotone, mais en somme un œil, ou une cavité béante dont les paupières abaissées atténuent mal l'aspect repoussant.

Le résultat obtenu sera à moins de frais, égal et même supérieur à celui que donne l'opération de KRÖNLEIN qui, outre la cicatrice dont elle laisse la trace sur la région temporale, s'accompagne toujours de la perte des mouvements du muscle droit externe et, par conséquent, d'un trouble grave dans la motilité de l'œil conservé.

Tel est notre procédé ; il diffère tellement de l'opération de KNAPP que nous ne pouvons comprendre pourquoi on s'obstine à le confondre avec elle ainsi que cela a été fait récemment encore dans la thèse de GRAND CLÉMENT (Lyon 1907). KNAPP passe entre les droits supérieur et interne sans les détacher ; je détache le droit externe ; KNAPP se contente d'inciser la conjonctive, tandis que je sectionne très largement la peau puisque j'incise la commissure et que je débride tout l'angle externe, de façon à ce que les paupières ne puissent apporter aucune gêne.

Le professeur BOUCHET (de Lyon) conseille l'orbitotomie. Mais ce n'est donc pas une orbitotomie que je fais en sectionnant ainsi toutes les parties molles, peau et muqueuse qui ferment l'orbite.

Par mon opération *transcutaneo-conjonctivale* on a autant de jour qu'on puisse en avoir sans toucher au squelette et après avoir attentivement étudié cette question de pratique chirurgicale sur le cadavre et sur le vivant j'affirme que le large débridement de la commissure externe et la désinsertion du droit externe conduisent plus directement et plus sûrement sur le nerf optique que n'importe quelle orbitotomie limitée aux parties molles.

BIBLIOGRAPHIE

AMBROSAC. *Journal de méd. de Bordeaux*, 1878.

BARRAQUER. *Arch. de oftalmol. Hispano-americanos*, 1901.

BRAUNSCHWEIG, Die primären Geschwulste des Sehnerven. *Arch. f. Ophtal.*, XXXIX, p. 1-93, 1893.

BRADLEY, Fibrous Tumour of the optic nerv. *R. O. H. Reports*, IX, II, p. 231, 1877

CHAILLOUS, Th. Paris, 1900.

CHEVRIERS, Tumeur du nerf optique et de l'orbite (névrome médullaire ou sarcome à cellule nerveuse). *Bulletin de la Société anatomique de Nantes*, 1879, p. 48.

BERARDGAY, *Traité des Tumeurs de l'orbite*, 1860.

DESSAUSSAY, Sarcome angiolithique du nerf optique gauche, ablation, méningite, mort. *Société anat. de Paris*, 1874.

FINLAY, *Arch. of Ophtalmology*, XXIV, p. 225, 1895.

FOUSTER, Zur Kenntniss der Orbitalgeschwulste, deren Ausgangspunkte und Fortpflanzungsbahnen. *Arch. f. Ophtal.*, XXIV, p. 193, 1878.

GALEZOWSKI, Th. Paris, 1865.

GIBSON, *Zur Lehre von den optious Tumoren*. Inaugural Dissertation, Basel, 1892.

GOLOZINIER, Die Geschwulste des Sehnerven. *Arch. f. Ophtalm.*, XIX, p. 119.

GOLOVINE, Les tumeurs du nerf optique et leur traitement opératoire. *Westnick ophtalmologie*, sept. 1905.

GORDON M. BYERS, The Primary Intradural Tumours of the optic Nerve, août 1901.

GRAND CLEMENT, De l'ablation des tumeurs du nerf optique avec conservation de l'œil. Th. Lyon 1907.

HIGGENS, Tumour of the optic nerv. *British med. Journal*, p. 616, 1879.

HIRSCHBERG et G. CIRINCIONE, Ueber Drusen im Schnervenkopf. *Centralblatt prack. Augenheilk.*, 1891.

HUBOFF, *Archiv f. Augenheilkunde*, août 1903.

HOLMES, Thirteen cases of ocular tumour with a case of tumour of the optic nerve. *Arch. of ophtal.*, VI, p. 291, 1877

JOCQS, Des tumeurs du nerf optique. Th. Paris 1887. Steinheil, éd.

JUVESCO, Thèse du docteur Raff, Bucharest, 1899, et communication au *Congrès international de médecine, Section d'ophtalmologie*, Paris, 1900.

KNAPP, *Arch. of Ophth. and Otol.*, V, 132, et in FINLAY (loc. cit.).

KNAPP, *Arch. f. Augen und Ohrenheilkunde*, 1873, t. IV, 2, p. 299.

KIRSACNOWITCH, Myxome du nerf optique. *Med. Obozrainie*, Moscou, XXIX, p. 293, 1885, traduit in Th. Jocqs.

KIRSACNOWITCH, Myxoma of optic nerve. *Medit. obozrainie*, XXIV, p. 293, 1885. Traduction française in Th. Jocqs.

LAGRANGE, Traité des tumeurs de l'œil et de l'orbite, t. II, 1904. Steinheil, éd. (à consulter pour la bibliographie complète).

Lawson, A case of myxo-fibroma of the optic nerve sheath. *Oph. Hospt. Rep.* Vol. X, London, 1882 p. 296.

Lawson, On a case of sarcoma springing from the sheath of the optic nerve. *R. O. H. Reports*, X, p. 296, 1882.

Lidell, A case of neuroma of the optic nerve. *N.-Y. Journal of med.*, VIII, p. 151, 1880.

Leber, Krankheiten der Netzhaut und Sehnerven, *Handbuch Graefe-Saemisch.*, 1873.

Neumann, Ueber Sarcom mit endothelialen Zellen, *Arch. der Heilk.*, 4-5, p. 310-313, 1872.

Panizotti et Desfagnet, Fibrome du nerf optique. *Recueil d'opht.*, VI, p. 720, et VII p. 218 (note additionnelle).

Perls, Ein Fall von Neuroma verum, *Arch. f. Ophtal.*, XIX, p. 287, et Inaugural dissertation Greifswald, 1874.

Poncet, Myxome fasciculé du nerf optique. *Arch. d'opht.*, I, p. 616, 1881.

Peabody, Sarcoma of right optic nerve. *Med. Rec. New-York*. XXIII, p. 216, 1883.

Parsons, Contributions to the structure and clin. history of the multiple neuroma, *Americ. Journal med. Sciences*. vol. LXXX, p. 134, 1880.

Quaglino, Mixoma del nervo ottico, esamene anatomico. *Annali di Ophtalmologia*, I, p. 33, 1871.

Recklinghausen, Psammo-sarcome du nerf optique. *Festschrift*, 1882.

Rittmann, *Weitere Beiträge zur vervollkommnung der Augenheilkund.* Leipzig u. Heid. C. F. Winter, 1861.

Robira in Thiry, *De l'extirpation des tumeurs du nerf optique sans énucléation du globe oculaire.* Th. Nancy, 1892.

Rolley, Archives d'ophtalmologie, mai 1907.

Remnino, Neurom (cystose degeneration) des Sehnerven. *Klin. Monat. Blatt. f. Augenheilk.*, I, p. 261, 1863.

Rocher, *Du sarcome du nerf optique*, Th. Bordeaux, 1892.

Salzmann, Studien über das Myxosarcom des Sehnerven. *Arch. f. Ophtal.*, p. 94-130, 1893.

Salzmann, *Graefe's Archiv.*, Bd XXXIX, IV, 1893.

Sattler, Ueber die eigentliche Sehnerven tumoren und ihre chirurgische Behandlung. *Beitrage für Billroth Geburtag*, 1892. p. 314.

Sichel, Notes sur les tumeurs de l'orbite et principalement sur le myxome du nerf optique. *Annales d'oculistique*, LXV, p. 279, 1871.

Soureaux, Tumeurs névrogliques adultes du nerf optique et de la rétine. *Arch. d'ophtalmologie*, 1904, p. 87.

Straub, Die Geschwulste des Nervus opticus. *Arch. von Graefe*, XXXII, p. 206, 1886.

Szokalsky, Tumeur squirro-cancéreuse du nerf optique. *Annales d'oculistique*, XLVI, p. 13, 1891.

Taillais, *Journal de médecine de l'Ouest*, XV, p. 71-73, 1881.

Theodor Deneka-Nieuwenhuis, sur la chirurgie rétrobulbaire de l'orbite. Opération de Krönlein. *Beitrage zur klin. chirurgische*, Bd XXVII, Heft 2 und 3.

Valcar, *Bulletin de la Société française d'ophtalmologie*, 1898.

Van Manen, *De la résection du trépied orbitaire externe*, Th. Lyon, 1901.

Venos, Myxo-fibrome du nerf optique. *Recueil d'opht.*, t. V.

Welcker, Ueber regentliche d. h. sich innerhalb der ausseren Scheide entwickelnde des Sehnerven. *Arch. von Graefe*, 1879.

Wecker, *Traité complet d'ophtalmologie*, t. IV.

PARALYSIES DES MUSCLES DE L'ŒIL

Par M. Ch. SAUVINEAU (de Paris).

CHAPITRE PREMIER

PRÉLIMINAIRES

Sans vouloir entrer ici dans l'étude complète de l'anatomie des muscles oculaires, ni de celle des nerfs crâniens qui les innervent, étude magistralement faite dans cette Encyclopédie (Voir t. I), il est cependant nécessaire, avant d'entamer l'étude des paralysies oculaires, de jeter un rapide coup d'œil sur la disposition des muscles moteurs et sur leur fonctionnement.

Et d'abord, négligeons pour le moment les muscles *intérieurs* de l'œil : sphincter de l'iris, muscle ciliaire (muscles à fibres lisses). Ne considérons que les muscles extérieurs ou extrinsèques, autrement dit les muscles moteurs du globe. Nous savons qu'ils sont au nombre de six, quatre droits et deux obliques.

Ces six muscles sont innervés par trois nerfs crâniens : IIIe, IVe, VIe paires.

Le moteur oculaire externe ou nerf de la VIe paire innerve le muscle droit externe.

Le pathétique, nerf de la IVe paire (trochléaire des Allemands), est destiné au muscle grand oblique.

Le moteur oculaire commun, ou nerf de la IIIe paire, tient sous sa dépendance tous les autres muscles moteurs du globe, c'est-à-dire les muscles droits interne, supérieur et inférieur, ainsi que le petit oblique. Il innerve en outre le releveur de la paupière supérieure et les muscles intérieurs de l'œil (sphincter de l'iris et muscle ciliaire).

Les mouvements, imprimés au globe par ces différents muscles, s'exécutent dans tous les sens et de telle façon que le globe, dans son ensemble, n'est nullement déplacé. Seules ses directions sont modifiées. Ses mouvements s'exécutent autour d'un centre de rotation qui coïncide à peu près avec le centre de l'œil.

Considérons maintenant les différents sens dans lesquels s'exécutent les mouvements oculaires. Nous pouvons diviser les muscles moteurs en *quatre groupes principaux* : adducteurs, abducteurs, élévateurs et abaisseurs.

Le droit interne porte l'œil directement en dedans, mais le droit supérieur, qui est élévateur, porte aussi l'œil légèrement en dedans. De même pour le droit inférieur, qui est abaisseur et accessoirement adducteur (fig. 97). Ces trois muscles (droit interne, droit supérieur, droit inférieur) sont donc, tous les trois, adducteurs. Les trois autres muscles, le droit externe et les deux obliques, constituent un groupe antagoniste, le droit externe étant purement abducteur, le petit oblique abducteur et élévateur, le grand oblique abducteur et abaisseur. De plus ces deux derniers muscles impriment à l'œil un léger mouvement de rotation.

D'autre part, si nous considérons les mouvements verticaux, nous voyons par ce qui précède, que deux muscles prennent part, pour un même œil, au mouvement d'élévation : le droit supérieur (qui est aussi adducteur) et le petit oblique (qui est aussi abducteur). De même, deux muscles déterminent ensemble le mouvement d'abaissement, ce sont le droit inférieur et le grand oblique.

On peut aussi, avec Fuchs, se représenter tous les mouvements du globe de l'œil par la combinaison de trois mouvements correspondant à trois *axes principaux*. Ces axes se croisent à angle droit en un point qui représente le centre de rotation. L'un d'eux est vertical. Les mouvements qui s'exécutent autour de cet axe sont les mouvements de latéralité de l'œil, c'est-à-dire de droite à gauche et de gauche à droite ou, si l'on veut, le mouvement en dehors (abduction) et le mouvement en dedans (adduction). Le second axe est transversal, c'est autour de lui que l'œil s'élève et s'abaisse. Le troisième, antéro-postérieur, coïncide avec la ligne visuelle. C'est l'axe des mouvements de rotation, par lesquels l'extrémité supérieure du méridien vertical se déplace en dehors ou en dedans.

Enfin, on peut grouper les muscles par *paires*, chaque paire correspondant à un des axes ci-dessus. Les deux muscles appartenant à la même paire sont appelés muscles antagonistes, parce qu'ils font mouvoir l'œil autour du même axe, mais dans le sens contraire. A ce point de vue, les muscles moteurs oculaires se répartissent de la façon suivante :

1° paire, droit externe et droit interne, qui font tourner l'œil autour de l'axe vertical ;

2° paire, droit supérieur et droit inférieur, qui font mouvoir l'œil autour de l'axe transversal ;

3° paire, grand oblique et petit oblique, qui correspondent à l'axe antéro-postérieur.

Mais si cette division théorique a le mérite de la simplicité, en clinique il en va autrement. En fait, il n'y a que la 1re paire qui ait une action simple, c'est-à-dire qui fasse tourner le globe autour d'un seul des trois axes principaux ; elle produit uniquement l'abduction ou l'adduction de l'œil. Mais l'action des quatre autres muscles est compliquée et quand on cherche les axes autour desquels ils font tourner le globe, on trouve qu'aucun d'eux ne coïncide avec un des axes principaux.

En effet, le *droit supérieur*, à cause de sa direction oblique d'arrière en avant et de dedans en dehors, et de son insertion au devant du point de rotation de l'œil, est non seulement élévateur du globe, mais encore le porte en dedans. De plus, il produit une rotation de l'œil telle que l'extrémité supérieure de son méridien vertical se déplace en dedans.

Le *droit inférieur*, ayant la même direction horizontale, est abaisseur et adducteur. De plus il produit une rotation en sens inverse, c'est-à-dire qu'il porte en dehors l'extrémité supérieure du méridien vertical.

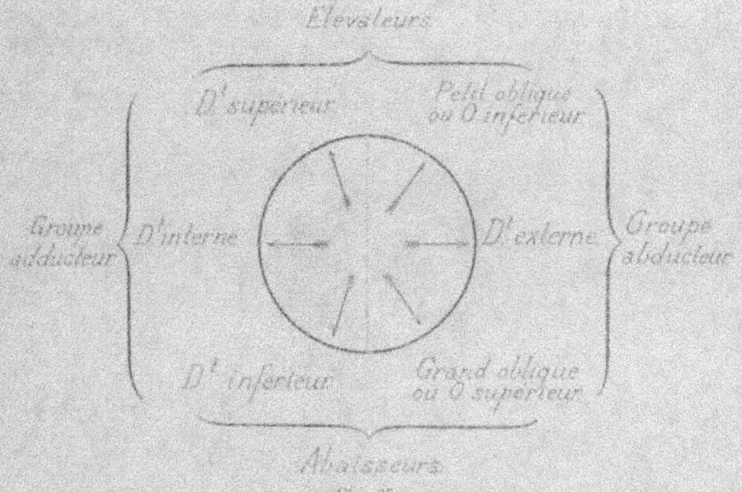

Fig. 97.

Schéma du sens d'action des muscles moteurs de l'œil (gauche). Ne pas confondre l'action des obliques avec leur situation anatomique, laquelle est l'inverse de ce qui est indiqué dans cette figure.

Le *grand oblique*, ou plus exactement sa portion réfléchie allant de la poulie au globe (la trochlée pouvant être considérée comme l'origine du muscle, au point de vue physiologique), a pour principale action de produire une rotation de l'œil telle que l'extrémité supérieure du méridien vertical se déplace en dedans. Mais comme il s'insère sur l'hémisphère postérieur du bulbe et que ce point est situé plus bas que la trochlée, il en résulte que, élevant la moitié postérieure du globe oculaire, il abaisse la cornée. En outre, par son insertion derrière le centre de rotation de l'œil, telle qu'en se contractant il attire en dedans la moitié postérieure du bulbe, il entraîne la cornée en dehors. Le grand oblique est donc rotateur, abaisseur, et abducteur du globe oculaire.

Le *petit oblique* a pour action principale de produire une rotation de l'œil telle que l'extrémité supérieure du méridien vertical est déplacée en dehors. C'est donc une rotation en sens inverse de celle produite par le grand oblique. D'autre part, comme son origine au bord orbitaire est située plus bas que son insertion à la moitié postérieure du globe, celle-ci est attirée en bas et la cornée se porte en haut. Enfin, comme il attire en dedans la moitié postérieure du globe, il porte la cornée dans l'abduction. L'oblique inférieur est donc rotateur, élévateur et abducteur. Il n'y a donc, on le voit par ce qui précède, que les deux droits interne et externe qui soient de véritables antagonistes. Les muscles de la 2ᵉ paire, droit supérieur et droit inférieur, sont bien antagonistes au point de vue du relèvement et de l'abaissement, et aussi de leur action secondaire : la rotation ; mais en revanche tous les deux sont adducteurs. Les muscles de la 3ᵉ paire, les deux obliques, sont antagonistes pour les déplacements en hauteur et la rotation, mais ils sont tous les deux abducteurs.

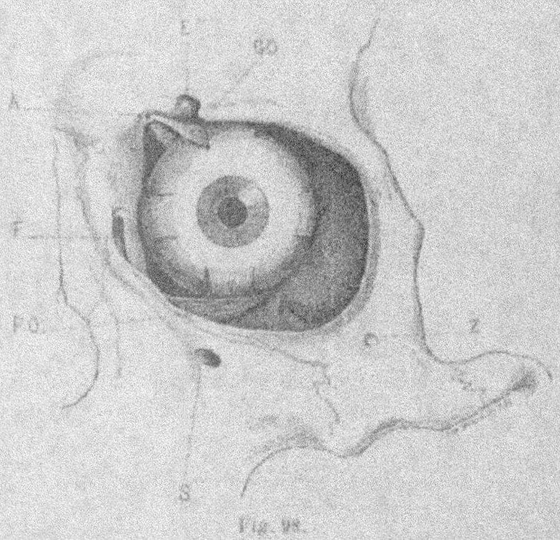

Fig. 98.

Vue antérieure des muscles moteurs du globe oculaire gauche.

G.O, grand oblique avec A, anneau de la poulie de renvoi. — P.O, petit oblique. — R, sourcière sus-orbitaire. — F, fossette lacrymale. — S, trou sous-orbitaire. — Z, canal zygomatico-facial.

La figure 97 exprime d'une façon tangible quelles sont les combinaisons de muscles qui concourent à mouvoir le globe autour de ses axes principaux. On voit que l'adduction s'opère par l'action des droits interne, supérieur, et inférieur, l'abduction par celle des muscles droit externe, grand oblique et petit oblique. L'élévation a pour agents le droit supérieur et le petit oblique, l'abaissement s'exécute par la mise en jeu du droit inférieur et du grand oblique.

La rotation en dedans (extrémité supérieure du méridien vertical portée en dedans) s'opère par l'action du grand oblique et du droit supérieur, la rotation en dehors par l'action du petit oblique et du droit inférieur.

On voit donc que tout mouvement de l'œil est le résultat de la combinaison de l'action de plusieurs muscles, d'où la difficulté souvent très grande du diagnostic du muscle paralysé. En outre, les deux yeux à l'état normal se meuvent simultanément dans le même sens, les muscles combinant leur action de façon à agir de concert. Ces mouvements associés des yeux sont régis par des centres plus haut placés que ne le sont les noyaux d'origine des nerfs, ce sont les centres d'association ou centres *supra-nucléaires* que j'ai décrits le premier, dès 1892. Ils innervent, suivant les cas, certains muscles d'un œil et les muscles de l'autre œil associés pour le mouvement voulu. C'est ainsi que par exemple, le droit interne droit et le droit externe gauche peuvent se contracter ensemble pour porter les deux yeux à gauche (mouvement de latéralité), tandis que le même muscle droit interne droit peut se contracter avec son congénère du côté opposé, le droit interne gauche, pour porter les deux yeux en dedans (mouvement de convergence).

CHAPITRE II

SYMPTOMES DES PARALYSIES OCULAIRES

Extrêmement variables dans leurs modalités cliniques, tantôt d'une complexité très grande, tantôt rentrant facilement dans des types cliniques bien déterminés et connus, les paralysies oculaires présentent dans tous les cas, à côté de leurs signes différentiels, des caractères communs fondamentaux, qu'il est de la plus haute importance de connaître exactement. Parmi ces symptômes généraux, les uns sont objectifs ou physiques, les autres subjectifs ou fonctionnels.

SIGNES GÉNÉRAUX DES PARALYSIES

A. SIGNES PHYSIQUES

Ils sont au nombre de trois :

1° La diminution de la motilité;

2° Le strabisme;

3° Les attitudes vicieuses de la tête et du cou.

1° *Diminution de la motilité.* — Lorsqu'un muscle moteur oculaire est paralysé, l'excursion du globe est abolie ou simplement diminuée dans le sens d'action de ce muscle. Ainsi, si nous supposons paralysé le droit externe de l'œil droit, nous constaterons que cet œil ne peut être amené en abduction. Il ne se dirigera dans ce sens que jusqu'à la ligne médiane, si la paralysie est complète. Dans le cas contraire, s'il s'agit d'une paralysie incomplète, l'œil se dirigera en dehors d'une distance correspondante au degré de la paralysie, mais le bord de la cornée restera toujours à une distance plus ou moins grande de la commissure externe. Lorsque la paralysie est très légère, ce qui arrive assez fréquemment (surtout dans les paralysies multiples, où certains muscles sont complètement paralysés, et d'autres plus ou moins légèrement), le bord cornéen peut se rapprocher tellement de la commissure que l'on se demandera s'il s'agit réellement d'une paralysie. Et, en effet, chez certains sujets porteurs d'une légère exophtalmie ou d'yeux très volumineux, la cornée peut rester normalement à une certaine distance de la commissure externe. Cependant, il sera le plus souvent facile de faire le diagnostic, et voici comment : Très fréquemment, dans ces paralysies incomplètes, lorsqu'on sollicite le regard dans le sens d'action du muscle paralysé, on voit le globe d'abord s'arrêter, puis sous l'influence de la volonté, il se produit une série de petites saccades, tentatives vaines, trahissant l'effort que fait le sujet pour porter son œil dans le sens demandé. C'est ce que l'on appelle les *secousses nystagmi-formes* liées aux paralysies, et qu'il ne faut pas confondre avec le nystagmus véritable, que nous étudierons plus loin. Elles sont tellement caractéristiques, qu'un observateur exercé ne s'y trompe guère.

En cas de doute, on pourra toujours recourir à la recherche de la diplopie, qui renseignera d'une façon précise sur l'existence de la paralysie.

Enfin il existe un moyen, pratique et sûr, de se renseigner sur l'état de la motilité oculaire : c'est l'examen du champ de regard ou champ de fixation.

Le champ de fixation monoculaire est composé par tous les points que l'œil peut fixer, c'est-à-dire voir en vision directe, la tête restant immobile. La fixation consécutive de tous ces points se faisant ainsi sans le concours des mouvements de la tête, par les seules rotations du globe, les limites de ce champ représentent l'amplitude des excursions que le globe est capable de faire dans les différentes directions (SULZER).

On comprend aisément que les paralysies musculaires donnent au champ de fixation monoculaire une forme telle que la simple inspection de ce champ permet de porter le diagnostic de la paralysie et de juger de son degré. L'enregistrement du champ de fixation monoculaire est un procédé excellent pour suivre l'évolution des muscles moteurs oculaires.

Nous n'insisterons pas ici sur ce point qui a déjà été traité longuement dans cette *Encyclopédie*. On trouvera tome III, p. 851 et suivantes, la technique de la mensuration du champ de fixation, et aussi ses différents types (empruntés à LANDOLT), dans les paralysies musculaires les plus simples et les plus fréquentes.

2° *Strabisme*. — Le strabisme, ou déviation de l'œil paralysé, constitue le signe physique le plus important de la plupart des paralysies oculaires ; il peut avoir tous les degrés. Dans certains cas, le pôle antérieur de l'œil, c'est-à-dire la cornée, est à peine déplacé par rapport au centre de l'ouverture palpébrale. Dans d'autres, il est porté fortement soit en dedans, soit en dehors, vers l'un des angles palpébraux. Dans ce dernier cas, le strabisme est dit *externe* ou *divergent* ; dans le premier, il est dit *interne* ou *convergent*. Bien entendu il peut, en cas de paralysies multiples, exister aux deux yeux à la fois.

Au lieu d'être horizontal, le strabisme peut être vertical (strabisme supérieur, inférieur), mais ces strabismes verticaux se présentent rarement à l'état de pureté absolue, parce que les muscles élévateurs et abaisseurs droits et obliques sont en même temps, nous l'avons vu, adducteurs ou abducteurs.

A quoi est dû le strabisme? A ce que l'équilibre dans lequel le globe oculaire est maintenu par les six muscles moteurs qui lui sont affectés vient à être rompu du fait de la paralysie de l'un (ou de plusieurs) de ces muscles, de sorte que l'action du muscle antagoniste n'étant plus contrebalancée, ce muscle antagoniste entraîne énergiquement l'œil de son côté.

C'est ainsi que dans le sens horizontal, l'œil est en équilibre entre le muscle adducteur, droit interne, et l'abducteur, droit externe. Qu'une paralysie frappe ce dernier, l'action du droit interne n'étant plus contrebalancée, l'œil est attiré fortement en dedans.

Recherche clinique du strabisme. — Il est donc facile, dans bien des cas, de constater l'existence d'une paralysie à la simple inspection des mouvements de l'œil. Placé bien en face de son malade, l'observateur le prie de regarder droit devant soi : s'il existe un strabisme prononcé, il sera décelé aussitôt. Prenons un exemple : l'œil droit, je suppose, est fortement porté en dedans, la cornée est dans l'angle interne ; l'œil droit est en somme en adduction forcée. Il s'agit vraisemblablement d'une paralysie du muscle antagoniste, l'abducteur, c'est-à-dire le muscle droit externe droit. Pour en être sûr, il suffit de prier le malade de regarder à droite. L'œil gauche, qui est sain, exécute facilement le mouvement indiqué. Mais quant à l'œil droit, il ne peut absolument pas se porter dans cette direction : la paralysie de la VIe paire est complète. Ou bien il exécute à grand'peine un léger mouvement dans le sens indiqué, par petites secousses saccadées ; la paralysie est moins complète. Dans des cas encore plus légers, le strabisme interne est moins prononcé, l'œil peut encore se porter assez facilement en abduction, mais la cornée reste à trois ou quatre millimètres de l'angle externe. Dans ce cas la paralysie est encore manifeste à l'examen direct. Mais elle peut être si légère qu'il n'existe pas de strabisme apparent, et que la cornée se porte si près de l'angle externe que l'on concevra des doutes sur l'existence même d'une paralysie. Dans ce cas, il conviendra de rechercher l'existence d'un autre symptôme, fonctionnel celui-là, la diplopie, dont l'existence lèvera tous les doutes.

Autre exemple : voilà un malade chez lequel il n'existe au repos en apparence, aucun strabisme. Mais faisons mouvoir les yeux. Prions le malade de regarder en haut. Nous constaterons que l'un des deux yeux reste en route. Les deux cornées ne sont plus à la même hauteur ; un strabisme vertical apparaît. Il s'agit d'une paralysie d'un muscle droit supérieur, du côté, bien entendu, où l'œil reste le plus bas. La paralysie ici est manifeste. Mais dans tel autre cas elle est si peu marquée que l'on pourra craindre d'être le jouet d'une illusion. Là encore, l'étude de la diplopie changera, s'il y a lieu, nos soupçons en certitude.

On voit par ce qui précède que le strabisme ne se manifeste souvent que lorsque les yeux doivent être dirigés du côté de la sphère d'action du muscle paralysé et il est facile de comprendre qu'il est d'un degré d'autant plus élevé qu'on cherchera à tourner plus fortement les yeux de ce côté. Dans toutes les autres directions du regard où le muscle paralysé n'intervient pas, on n'observe aucun défaut. Ce fait distingue le strabisme paralytique du strabisme fonctionnel ou concomitant, qui se manifeste dans toutes les positions du regard et toujours au même degré.

Le diagnostic de ces deux variétés de strabisme est parfois fort difficile, et présente dans tous les cas une grande importance. Il faudra donc bien avoir présents à l'esprit les signes différentiels suivants :

1° Dans le cas de strabisme paralytique, où l'œil est entraîné par l'antagoniste du muscle paralysé, ce muscle paralysé ne peut plus attirer de son côté le globe oculaire. *Il y a diminution* (ou abolition) *de l'arc d'excursion de l'œil dans le sens d'action du muscle paralysé.* C'est une véritable impotence fonctionnelle, qui n'existe pas dans le strabisme concomitant. Reprenons notre exemple de tout à l'heure. Supposons un strabisme *paralytique* convergent de l'œil droit, par paralysie du droit externe droit. Sollicitons le regard à droite. L'œil droit est incapable de s'y porter, tandis que s'il s'agissait d'un strabisme fonctionnel le mouvement s'exécuterait parfaitement. L'œil droit se porterait à droite. Seulement, dans ce cas, l'œil gauche viendrait à son tour loucher en dedans.

2° Comme on le voit, la position respective des deux cornées, l'écart qu'elles présentent entre elles, dans le cas de strabisme concomitant, resterait le même. C'est là un autre caractère différentiel important, que l'on exprime ainsi : *dans le strabisme fonctionnel, la déviation secondaire est égale à la déviation primitive.* Dans le strabisme paralytique, il en va tout autrement. Dans notre exemple de tout à l'heure : strabisme convergent de l'œil droit (de 15°, je suppose, dans la position moyenne du regard), sollicitons le regard à gauche, le strabisme disparaîtra absolument, l'œil droit pouvant parfaitement bien se porter à gauche puisque son droit interne est intact.

Mais si nous sollicitons le regard à droite, alors non seulement le strabisme reparaîtra, mais il sera beaucoup plus considérable que dans la position moyenne du regard, car, tandis que l'œil droit ne peut absolument pas dépasser le milieu de l'ouverture palpébrale, l'œil gauche se porte fortement en dedans. Nous pouvons dire qu'ici la déviation secondaire *est plus grande* que la déviation primitive, ou si l'on le préfère, que *le strabisme augmente à mesure que l'œil sain se porte dans le sens d'action du muscle paralysé.*

En se rappelant ces deux données : *a)* l'œil atteint ne peut plus se porter dans le sens d'action du muscle paralysé, *b)* le strabisme augmente et s'accentue à mesure que l'œil sain se porte dans le sens d'action du muscle paralysé, on ne risque pas de confondre une paralysie avec un strabisme fonctionnel ancien. D'ailleurs, dans les cas douteux, les autres symptômes, et notamment la recherche de la diplopie, ne permettront pas l'erreur.

3° *Attitudes vicieuses de la tête et du cou.* — La diminution de la motilité, le strabisme qui en résulte, déterminent une diplopie, que nous étudierons tout à l'heure, et qui est d'autant plus marquée, que le malade cherche davantage à porter le regard dans le sens du champ d'action du muscle paralysé. Aussi les malades cherchent-ils, par divers stratagèmes, à échapper à la diplopie, à la gêne et aux fatigues qu'elle occasionne. Certains ferment l'œil malade en contractant énergiquement le muscle orbiculaire, le patient se débarrasse ainsi de l'une des images qu'il perçoit ; d'ordinaire, c'est l'image perçue par l'œil strabique que le malade supprime par ce mécanisme. Cependant, en cas d'anisométropie, si cette image est notablement plus nette que celle fournie par l'autre œil, c'est ce dernier qui est sacrifié. D'autres cherchent dans la rotation ou l'inclinaison de la tête du côté du muscle paralysé le moyen de suppléer au défaut de contraction de ce muscle et du déplacement de l'œil dans ce sens.

Ainsi un sujet dont le droit externe droit est paralysé porte la tête tournée du côté droit. De cette façon, quand il regarde devant lui, les deux yeux sont dirigés un peu à gauche, le droit externe droit n'a pas à entrer en action, et la paralysie ne se manifeste pas. Il existe ainsi pour la paralysie de chacun des muscles de l'œil, une attitude déterminée de la tête, qui diminue la gêne de la diplopie et le vertige qui peut en résulter, et cette attitude est si caractéristique que du fait seul qu'elle existe, le clinicien exercé peut soupçonner à quelle espèce de paralysie il va avoir affaire. En général, le malade tourne la tête du côté du muscle adducteur ou abducteur paralysé, et, en l'inclinant sur l'épaule, il élève ou abaisse l'œil malade relativement à son congénère, suivant que les muscles élévateurs ou abaisseurs sont touchés. Ces attitudes vicieuses, en devenant permanentes, produisent en particulier, chez les enfants, des arrêts de développement de la moitié correspondante de la face, et permettent de reconnaître à première vue une paralysie oculaire déjà fort ancienne, et même de préciser immédiatement le groupe musculaire intéressé.

B. SYMPTÔMES FONCTIONNELS

Les symptômes fonctionnels qu'on peut observer dans toutes les paralysies sont également au nombre de trois :

1° La diplopie ;
2° La fausse orientation ou fausse projection ;
3° Le vertige.

1° *Diplopie.* — La diplopie, ou vision d'une double image pour un seul objet, se manifeste quand on regarde avec les deux yeux en même temps et que les lignes visuelles ne se rencontrent pas sur le point fixé. Ce phénomène se produit par conséquent dès que la paralysie d'un muscle moteur a amené une déviation strabique de l'un des globes oculaires. Si faible que soit cette déviation, la diplopie se manifeste, à condition que la vision de chaque œil isolément soit suffisamment bonne.

Elle est souvent le seul symptôme d'une paralysie musculaire légère. Elle gêne considérablement le malade, qui souvent la signalera de lui-même, alors que l'on ne pourra constater encore ni strabisme, ni gêne apparente des mouvements du globe. Mais, dans d'autres cas, au contraire, chez certains sujets peu intelligents, il faudra la rechercher avec un soin tout particulier. Tel qui en effet se plaint de voir *trouble*, et chez lequel on ne constatera aucun signe qui explique une diminution de vision, présente tout simplement une diplopie légère, de laquelle il n'a pas conscience. Il faudra donc, dans les cas douteux, rechercher attentivement la diplopie, d'autant plus qu'à elle seule, elle permet un diagnostic précis, suivant la position de l'image déviée ou fausse.

Il est bien entendu que nous ne nous occupons ici que de la diplopie *bino-*

culaire et non de la diplopie monoculaire, qui reconnaît des causes tout à fait différentes.

Mode de production de la diplopie. — Lorsque l'un des deux yeux n'a plus la liberté de tous ses mouvements, quand on sollicite le regard dans le sens du muscle paralysé, les lignes visuelles ne vont plus se rencontrer sur le point fixé. L'un des deux yeux reçoit encore l'image dans la macula, et la reporte exactement à l'endroit où elle est en réalité. Mais l'autre œil qui est en position vicieuse, projette, extériorise l'image reçue dans une fausse direction.

Cet œil dévié reçoit en effet l'image en un point différent de la rétine, plus en dehors ou plus en dedans de la macula, suivant que l'œil paralysé est dévié en dehors ou en dedans. Or, comme l'image est extériorisée par la rétine suivant la normale à la partie impressionnée, il en résulte que l'œil qui reçoit l'image en dehors de la macula, par exemple, la reporte en dedans et la voit bien plus interne qu'elle n'est en réalité, et inversement[1].

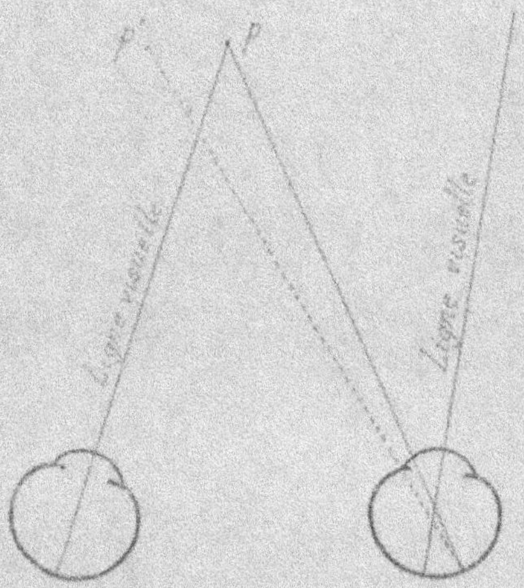

Variétés de la diplopie[2]. — Dans le premier cas, la diplopie est dite *croisée*, et en effet, l'image vue par l'œil droit se trouve

Fig. 99.

Strabisme externe de l'œil droit. Diplopie croisée.

à gauche. — Dans le second, elle *est* dite *homonyme*, parce que l'image vue par l'œil droit est à droite.

A cause de ce mode de production, la paralysie du droit externe, qui dévie l'œil en dedans, donne toujours lieu à une diplopie homonyme, tandis que la paralysie du droit interne entraîne toujours la diplopie croisée.

Et en généralisant, nous pouvons dire, on le conçoit, que la diplopie homonyme est toujours liée à la paralysie d'un abducteur, tandis que la diplopie croisée est constamment fonction de la paralysie d'un adducteur.

Mais il en est autrement pour les muscles à action verticale. Il est facile de comprendre que leur paralysie détermine de même l'apparition d'une diplopie; mais comme je l'ai rappelé plus haut, les muscles à action ver-

[1] Voir pour la théorie du mécanisme de la diplopie, cette *Encyclopédie*, t. III, p. 804 et suivantes.

[2] Tous ces chapitres sur la diplopie sont empruntés à SALVINSAU, *Examen de l'appareil visuel*, in Manuel de Diagnostic médical Debove-Achard, Paris, 1900, t. II, p. 326-330.

ticale n'ont pas une action purement verticale; ils sont en même temps, soit adducteurs (droits inférieur et supérieur), soit abducteurs (grand et petit obliques).

Par conséquent, ils suivent la loi de la diplopie que j'expliquais tout à l'heure, c'est-à-dire qu'ils donnent lieu, suivant le cas, quand ils sont paralysés, à une diplopie soit croisée, soit homonyme. Seulement, comme leur action dans le sens vertical est de beaucoup plus importante que leur rôle secondaire d'adducteur ou d'abducteur, il en résulte que leur diplopie, tout en étant soit croisée, soit homonyme, est surtout *verticale*. En d'autres termes, ici, l'écartement des deux images en hauteur est beaucoup plus considérable que l'écartement en largeur. Ainsi, pour le droit supérieur, nous aurons une diplopie croisée, mais surtout verticale. De même pour les obliques, avec cette différence que, pour eux, la diplopie, également surtout verticale, est de plus homonyme.

Il y a des cas où l'écartement vertical l'emporte tellement sur l'écartement en largeur, devenu insignifiant, que le malade négligera d'observer celui-ci. Il est indispensable néanmoins de nous assurer que cet écartement horizontal existe, si minime soit-il, car c'est lui seul qui nous permet de savoir si nous avons affaire à un muscle adducteur ou abducteur.

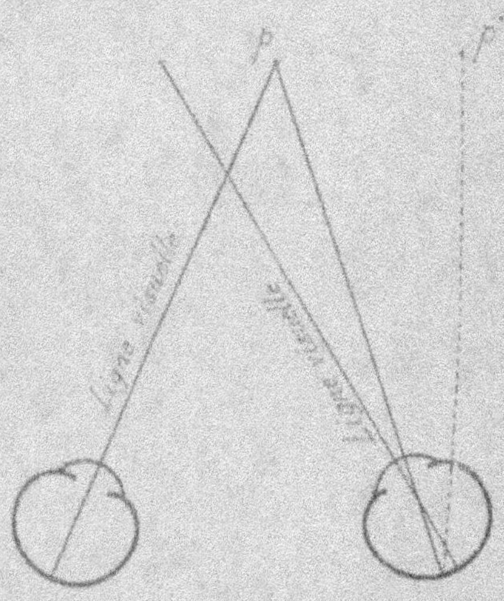

Fig. 166
Strabisme interne de l'œil droit. Diplopie
homonyme.

Enfin, si nous nous rappelons l'explication donnée plus haut de la déviation secondaire, et ce fait que, plus le regard (des deux yeux) se porte vers le champ d'action du muscle paralysé, plus le strabisme augmente, nous en déduirons aisément que la diplopie augmente dans les mêmes conditions. En d'autres termes, plus le regard se porte dans le champ d'action du muscle paralysé, plus l'écartement des images augmente. Pour cette raison, *la diplopie homonyme augmente du côté de l'œil paralysé, tandis que la diplopie croisée augmente du côté de l'œil sain*, puisque c'est de ce côté qu'est le champ d'action du muscle paralysé qui la produit.

Par conséquent, on voit les indications nombreuses que nous fournit la diplopie, dès que nous savons si elle est homonyme ou croisée.

Mais comment le savoir? Rien n'est plus simple. Il suffit de placer devant l'un des yeux un verre transparent mais coloré en rouge, par exemple; nous colorerons de cette façon l'image vue par cet œil. Par conséquent, si nous avons placé notre verre rouge devant l'œil droit, et que l'image rouge soit à droite de l'image blanche, nous avons affaire à une diplopie homonyme. Dans le cas contraire, il s'agit d'une diplopie croisée.

Nous voici armés de ces renseignements. Supposons-nous, maintenant,

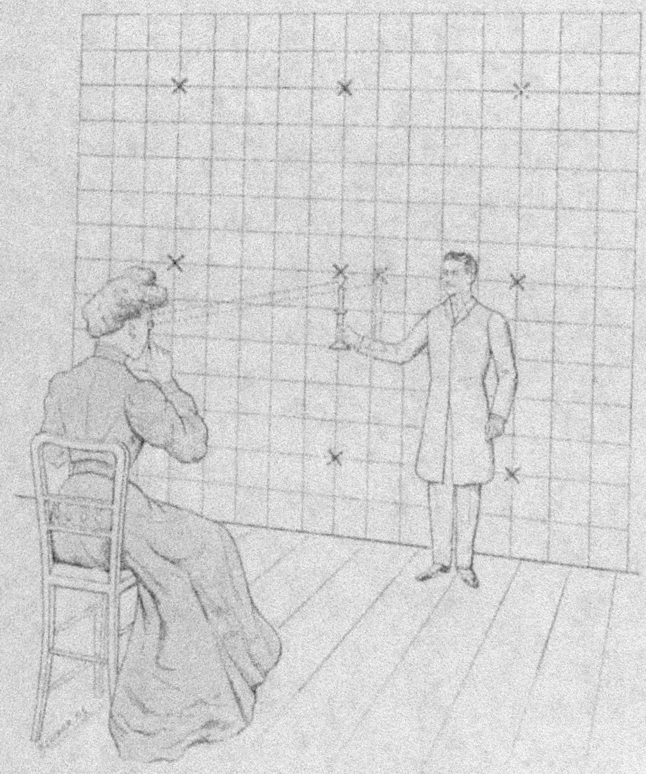

Fig. 191.
Recherche clinique de la diplopie.

placé devant un malade dont les yeux paraissent normaux, mais qui se plaint de voir double. Voici comment nous allons procéder.

Recherche clinique de la diplopie. — Nous plaçons notre sujet dans une chambre obscure. Le malade doit être assis, et pour peu qu'il soit médiocrement intelligent, nous lui ferons fixer la tête par un aide, de façon qu'il ne puisse faire avec la tête ni mouvements horizontaux ni mouvements verticaux.

Un autre aide muni d'une bougie allumée la tiendra devant le malade, à trois mètres environ, à la hauteur des yeux, à l'entrecroisement du plan vertical avec le plan horizontal.

Nous plaçons alors devant un des deux yeux du malade (devant le meilleur, s'ils sont inégaux) un verre rouge qu'il tiendra ou que nous tiendrons nous-mêmes, et nous ferons constater au malade (dans le cas où il ne l'accuse pas spontanément) l'existence de deux images, l'une rouge, l'autre blanche, suivant que nous couvrons alternativement, avec la main, l'œil garni du verre rouge ou bien l'autre œil. L'attention du malade étant ainsi éveillée, nous arriverons assez aisément à lui faire constater l'existence de sa diplopie.

Demandons-lui alors (supposons le verre rouge devant l'œil droit) de quel côté est l'image rouge. Est-elle à droite? Il s'agit d'une diplopie homonyme. Est-elle à gauche? d'une diplopie croisée.

Supposons qu'il s'agisse d'un cas de diplopie homonyme. — Nous avons donc affaire à un muscle abducteur, c'est-à-dire droit externe, petit oblique, ou grand oblique. Mais nous ne savons encore ni lequel, ni même à quel œil appartient le muscle paralysé.

Interrogeons encore notre malade. Demandons-lui si les deux images sont à la même hauteur, en d'autres termes, s'il n'existe qu'un écartement horizontal. Il nous répondra affirmativement, ou bien il nous dira que l'écartement est surtout vertical. Admettons le cas le plus simple. Notre malade nous dit : les deux images sont à la même hauteur, et elles sont écartées l'une de l'autre de 50 centimètres environ.

Ceci éloigne l'idée d'un muscle à action verticale, et nous cantonne dans les muscles horizontaux. Or, il y en a quatre : deux à chaque œil, le droit interne et le droit externe. Mais nous savons déjà qu'il s'agit d'un muscle abducteur, puisque les images sont homonymes. Il s'agit donc de la paralysie du muscle droit externe, ou, si on le préfère, d'une paralysie de la VI° paire.

Seulement, nous ne savons pas encore si c'est à l'œil droit ou à l'œil gauche — mais cela ne va pas nous embarrasser longtemps.

Rappelons-nous la règle dont je vous engageais tout à l'heure à vous souvenir : diplopie homonyme, l'écartement augmente du côté de l'œil paralysé. Diplopie croisée, l'écartement augmente du côté de l'œil sain. Recherchons donc si notre diplopie, qui présente un écartement des images de 50 centimètres, sur la ligne médiane, va augmenter à droite ou à gauche.

Pour ce faire, prions notre aide de porter la bougie un mètre plus à gauche, toujours à hauteur moyenne, et interrogeons notre malade. — « Non, nous dit-il, l'écartement n'augmente pas, au contraire, il diminue. » Ce n'est pas de ce côté-là qu'est la paralysie. Faisons porter la bougie de l'autre côté, à 1 mètre plus à droite du point primitivement occupé. « Oh ! il y a 1 mètre, 1 m. 20, maintenant », nous dit notre malade. L'écartement a doublé ou triplé à droite. Nous savions déjà qu'il s'agissait d'un droit externe. Nous savons maintenant que c'est le droit externe *droit* qui est paralysé.

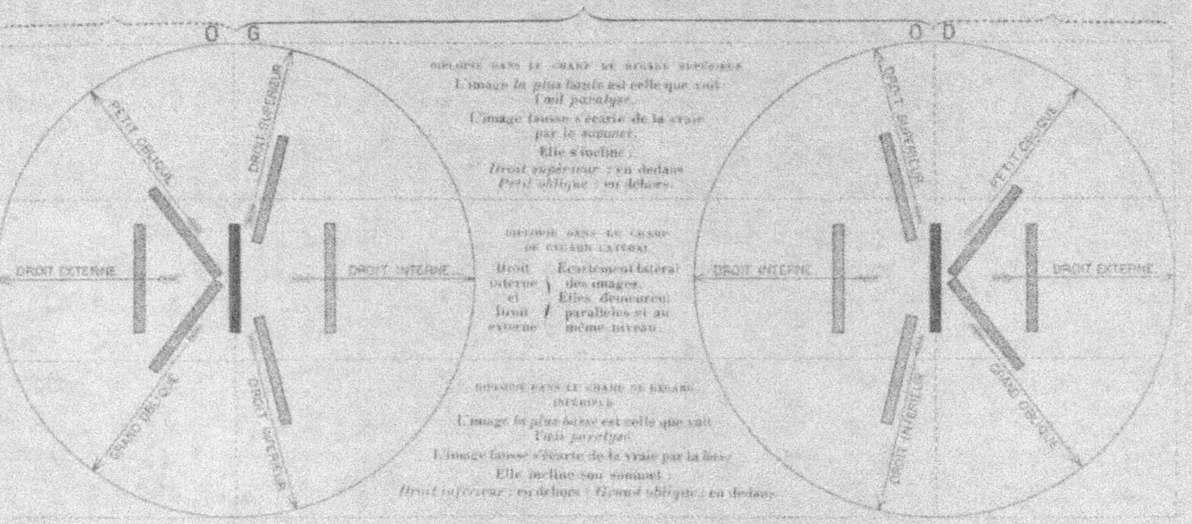

Fig. 162. — Tableau schématique pour l'étude de la diplopie, par le Dr Ch. Guende.

On voit qu'on peut ainsi arriver avec une grande précision au diagnostic de la paralysie isolée de tel ou tel muscle de l'un des yeux.

Sans doute, pour certains cas difficiles, comme la paralysie des obliques, il faut une grande habitude de ce procédé d'examen. Mais heureusement, dans la plupart des cas, ce sont les quatre muscles droits qui sont intéressés. Retenons donc surtout leur diplopie.

En résumé, s'il s'agit d'une diplopie homonyme, 19 fois sur 20, nous avons affaire à une paralysie du droit externe, c'est-à-dire à la VIe paire. S'il s'agit d'une diplopie croisée, nous avons *certainement* affaire à la IIIe paire, puisque les trois adducteurs, droit interne, droit supérieur, droit inférieur, sont innervés tous trois par le moteur oculaire commun. La prédominance de l'écartement en largeur plaide pour le droit interne, celle en hauteur, pour l'un des deux muscles à mouvements verticaux.

Pratiquement donc, et même sans bien savoir rechercher la diplopie, nous pouvons facilement retirer de sa recherche le bénéfice de savoir tout de suite s'il s'agit d'une paralysie de la IIIe ou de la VIe paire.

L'importance extrême qu'offre souvent la détermination précise de la diplopie a conduit un grand nombre d'auteurs à établir, pour faciliter sa recherche, des schémas, dont quelques-uns sont fort bien conçus. Au premier rang de ceux-ci, nous citerons le tableau schématique du Dr Guende (fig. 102) :

Dans ce schéma, chacun des six rayons du cadran, rappelle par sa direction le sens dans lequel chacun des divers muscles oculaires déplace le globe. C'est ainsi que les deux rayons horizontaux figurent l'un le droit interne, l'autre le droit externe. Le droit supérieur, qui est à la fois élévateur et faiblement adducteur, est représenté par un rayon dirigé en haut et légèrement en dedans; le petit oblique, qui est élévateur et abducteur, par un autre rayon dirigé en haut et en dehors. Enfin aux deux muscles, droit inférieur et grand oblique, le premier abaisseur du globe oculaire et faiblement adducteur, le second abaisseur et abducteur, correspondent les deux rayons inférieurs.

De plus au niveau de chacun de ces rayons, on trouve figurée en rouge, la fausse image, avec ses caractères d'écartement et d'inclinaison, relatifs à l'image vraie figurée en noir au centre du cadran.

Ce schéma est intéressant en ce sens qu'il donne nettement une idée d'ensemble des diverses positions de la fausse image.

Frens, dans son excellent traité, donne un tableau très clair, indiquant aussi la situation des doubles images et la façon dont elles se comportent dans les différentes directions du regard, chacunes de ses indications se rapportant à un muscle isolé. C'est en somme l'analyse du schéma de Guende. Nous le reproduisons ici (fig. 103-114) :

Dans le même ordre d'idées, mais bien plus détaillés et plus complets, sont établis les tableaux de Bouchois, imités de Woïnow. La diplopie y est étudiée, pour chacun des muscles, dans neuf positions différentes de l'objet fixé, lesquelles embrassent ainsi tout le champ de fixation. L'image fausse est indiquée en rouge, l'image vraie en jaune, et lorsqu'il n'y a pas de dédoublement, cela est noté par un trait noir.

RAPPORTS DES DOUBLES IMAGES DANS LES PARALYSIES DES MUSCLES DE L'ŒIL

(L'image fausse est dessinée en traits pointillés)

Paralysie
de l'œil gauche.

Paralysie
de l'œil droit.

Droit externe.

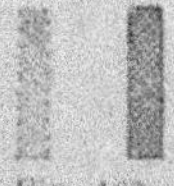

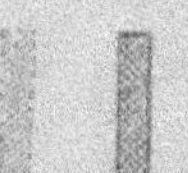

Les doubles images se manifestent dans le regard du côté paralysé.

L'écartement horizontal des deux images grandit avec l'abduction de l'œil paralysé.

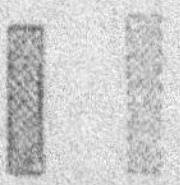

Fig. 103

Fig. 104

Droit interne.

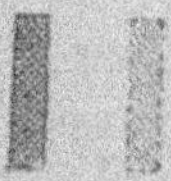

Doubles images en regardant du côté sain.

L'écartement horizontal augmente par l'adduction.

Fig. 105

Fig. 106

Droit supérieur.

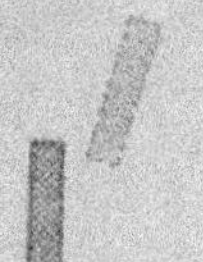
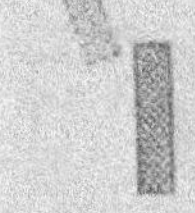

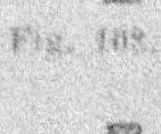

Doubles images dans le regard en haut.

L'écartement vertical augmente dans le regard en haut et dans l'abduction.

L'obliquité augmente avec l'adduction.

La distance horizontale diminue lorsque les deux mouvements latéraux augmentent.

Fig. 107

Fig. 108

Droit inférieur.

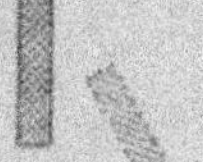

Doubles images dans le regard en bas.

L'écartement vertical augmente quand l'œil s'abaisse et dans l'abduction.

L'obliquité augmente dans l'adduction.

La distance horizontale diminue lorsque les deux mouvements latéraux augmentent.

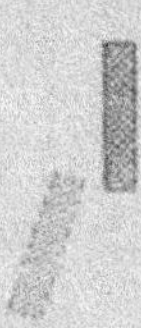

Fig. 109

Fig. 110

Grand oblique.

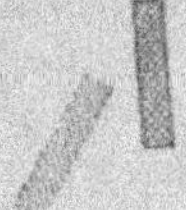
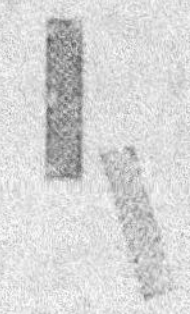

Doubles images dans le regard en bas.

L'écartement vertical augmente par le regard en bas et dans l'adduction.

L'obliquité augmente avec l'abduction.

La distance horizontale diminue lorsque les deux mouvements latéraux augmentent.

Fig. 111

Fig. 112

Petit oblique.

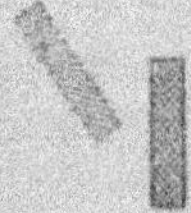
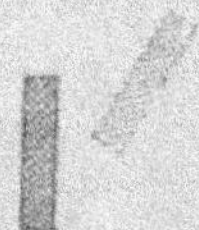

Doubles images dans le regard en haut.

L'écartement vertical augmente par le regard en haut et par l'adduction.

L'obliquité augmente avec l'abduction.

La distance latérale augmente dans le regard en haut et dans l'abduction.

Fig. 113

Fig. 114

Le procédé graphique suivant lequel sont construites les représentations schématiques de Bourgeois est intéressant. Il consiste à employer une ardoise ou un carton, sur lesquels sont tracées d'avance des lignes disposées en petits carrés de un centimètre. Un centimètre représente, par exemple, une distance de vingt centimètres entre les images, par conséquent un demi-centimètre du quadrillage représente 10 centimètres entre les images. Voici la disposition du schéma :

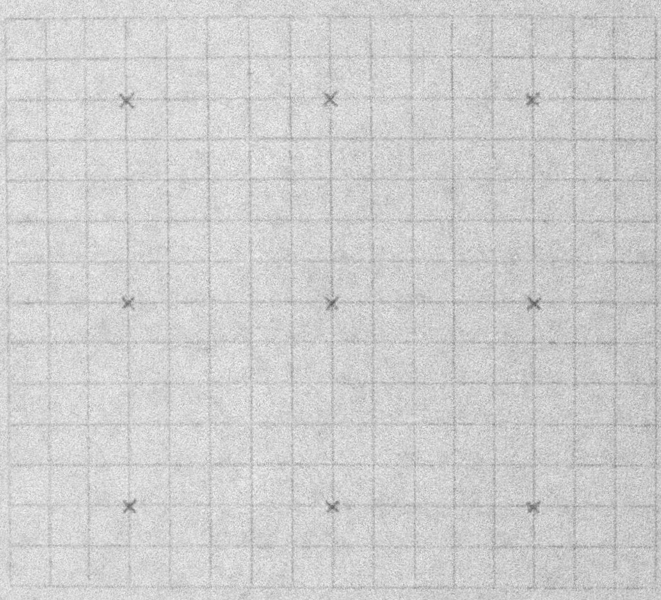

Fig. 115.

Chaque carré représente une distance de 20 centimètres entre les images.

Le sujet est supposé placé en regard de ce tableau dans la position analogue à celle du lecteur, et chacune des croix représente les diverses positions qu'occupe la flamme vue par l'œil sain. Il s'agit d'indiquer les positions occupées par la fausse image. Nous reproduisons ici, à titre d'exemple, la planche représentant les diverses variations, dans les différentes parties du champ de regard, de la diplopie du droit externe gauche (fig. 116).

Comme on le voit, on inscrit sur ce tableau *l'écart en largeur*, *l'écart en hauteur* des deux images, et de plus, s'il y a lieu, *l'inclinaison* de l'image fausse. Avec de tels renseignements, un observateur exercé est de suite renseigné sur le diagnostic de la paralysie. Il est très utile, comme le fait remarquer très justement Bourgeois, de consigner ainsi le résultat de l'examen, non seulement parce que le graphique ainsi obtenu donne de la certitude au diagnostic, mais aussi parce qu'il permet dans la suite de s'assurer des

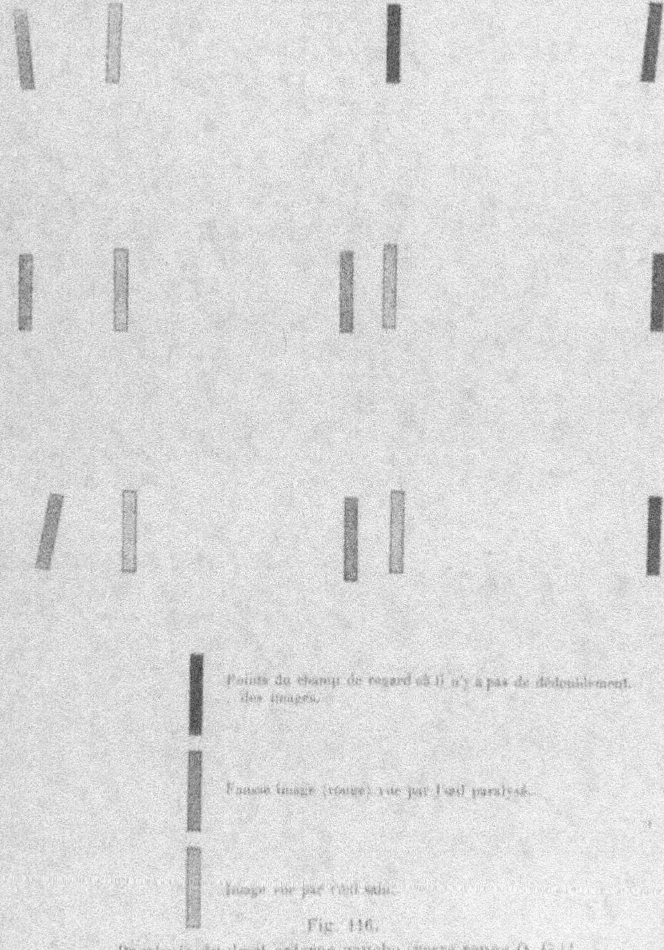

Fig. 116.

Paralysie du droit externe gauche (verre rouge O. G.)[1].

progrès du traitement par l'appréciation du rapprochement des images, ou de leur fusion définitive au moment de la guérison.

Avec le même auteur, nous résumerons de la façon suivante les carac-

[1] Si l'on compare cette figure avec la planche originale de Borosson, on remarquera qu'elle est exactement en sens inverse de celle de cet auteur. Nous avons, en effet, figuré ici les variations de la diplopie, telles que les voit l'observateur, placé à côté du malade, et non pas en face de lui, comme le veulent Watson et Borosson.

tères de la diplopie propre à chacun des muscles moteurs de l'œil, paralysés isolément.

Droit externe. — La diplopie est homonyme. Les images sont situées au même niveau et sont parallèles. Elles peuvent subir un léger degré d'inclinaison. Leur maximum d'écartement existe du côté du muscle paralysé.

Ainsi, le verre rouge étant tenu devant l'œil droit, le malade signale une seule image dans le champ du regard gauche; le dédoublement commence dans le champ médian, et se produit avec netteté dans tout le champ du regard droit, l'image rouge restant à droite de l'observé. Dans ce cas, on dira : paralysie du droit externe droit.

Si le verre rouge a été placé devant l'œil gauche, les images restant homonymes, avec écartement maximum sur la droite, il y aura également paralysie du droit externe droit.

Dans la paralysie du droit externe gauche, on notera des dispositions analogues aux précédentes, avec cette différence que les images doubles auront leur plus grand écart dans le champ gauche du regard.

Cette paralysie est la plus facile à diagnostiquer. Elle est une des plus fréquentes. Souvent aussi elle est binoculaire. Dans ce cas, la diplopie existe dans toutes les portions du champ du regard, mais plus accusée à droite et à gauche.

Oblique supérieur. — La diplopie est homonyme. Elle se produit surtout dans le regard en bas. Les images sont superposées ; celle des deux qui est la plus basse est celle de l'œil malade; elle est inclinée en dedans.

Ainsi, le verre rouge étant placé devant l'œil droit, dans le regard en haut, il n'y a pas de diplopie, mais le dédoublement se manifeste dans le regard en bas; l'image rouge se dessine nettement au-dessous et à droite de l'image jaune; de plus elle est inclinée en dedans. Donc : paralysie de l'oblique supérieur droit.

Si le verre rouge a été tenu devant l'œil gauche, dans la paralysie de l'oblique supérieur droit, l'image rouge reste fixe et l'image jaune se remarque plus bas et inclinée en dedans.

Lorsqu'il s'agit de la paralysie de l'oblique supérieur gauche, les images sont disposées d'une façon symétrique à celles du groupe précédent, et selon les mêmes règles.

Une particularité signalée souvent par le malade, c'est que l'une des deux images (l'image vraie) lui semble plus éloignée que la fausse image. Ce fait a été expliqué par Fœrster. Je le mentionne, sans qu'il soit nécessaire d'y insister davantage ici.

Oblique inférieur. — La diplopie est homonyme. Elle se manifeste dans le regard en haut. Les images sont superposées ; celle des deux qui est la plus élevée est celle de l'œil malade ; elle est inclinée en dehors.

Ainsi le verre rouge se trouvant devant l'œil droit, dans le regard en bas on ne constate pas de diplopie. Mais le dédoublement se produit dans le regard en haut ; l'image rouge est vue au-dessus et à droite de l'image jaune ; de plus elle est inclinée en dehors. Donc : paralysie de l'oblique inférieur droit.

Si le verre rouge a été placé devant l'œil gauche, c'est l'image rouge qui reste fixe, dans la paralysie de l'oblique inférieur droit, et l'image jaune est aperçue plus haut et inclinée en dehors.

Pour l'oblique inférieur gauche paralysé, les images se présentent placées d'une façon symétrique à celles du groupe précédent, et selon les règles analogues.

Droit inférieur. — La diplopie est croisée. Elle se produit dans le regard en bas. Les images sont superposées; celle des deux qui est la plus basse est celle de l'œil paralysé; elle est inclinée en dedans.

Ainsi, le verre rouge ayant été placé devant l'œil droit, on ne trouve pas de diplopie dans le regard en haut. Mais le dédoublement se manifeste dans le regard en bas; l'image rouge est vue au-dessous et à gauche de l'image jaune; de plus elle est inclinée en dedans. Donc : paralysie du droit inférieur droit.

Si le verre rouge a été mis devant l'œil gauche, c'est l'image rouge qui se place à droite; et l'image jaune qui est vue par l'œil droit dont le droit inférieur est paralysé, se trouve vers la gauche plus basse et inclinée en dedans.

Dans la paralysie du droit inférieur gauche, les images doubles sont disposées selon des règles analogues, l'image jaune étant la plus basse et inclinée en dedans, si le verre rouge a été placé devant l'œil droit; l'image rouge étant au contraire inférieure et inclinée en dedans, si le verre rouge a été tenu devant l'œil gauche.

Droit supérieur. — La diplopie est croisée. Elle se produit dans le regard en haut. Les images sont superposées; celle des deux qui est la plus élevée est celle de l'œil paralysé; elle est inclinée en dehors.

Ainsi, le verre rouge se trouvant devant l'œil droit, dans le regard en bas il n'existe pas de diplopie. Mais le dédoublement se produit dans le regard en haut; l'image rouge est vue au-dessus et à gauche de l'image jaune; de plus elle est inclinée en dehors. Donc : paralysie du droit supérieur droit.

Si le verre rouge a été mis devant l'œil gauche, c'est l'image rouge qui se place à droite, et l'image jaune, qui est vue par l'œil droit dont le droit supérieur est paralysé, se trouve vers la gauche plus haute et inclinée en dehors.

Dans la paralysie du droit supérieur gauche, les images doubles sont disposées selon des règles analogues, l'image jaune étant la plus haute et inclinée en dehors, si le verre rouge a été placé devant l'œil droit; l'image rouge étant au contraire supérieure et inclinée en dehors, si le verre rouge a été tenu devant l'œil gauche.

Droit interne. — La diplopie est croisée. Les images sont situées au même niveau et sont parallèles. Elles peuvent subir une légère inclinaison. Leur maximum d'écartement existe du côté de l'œil sain, par conséquent du côté opposé à l'œil dont le droit interne est paralysé.

Ainsi, le verre rouge étant tenu devant l'œil droit, le malade signale une seule image dans le champ du regard droit; le dédoublement commence dans le champ médian et se produit avec netteté dans tout le champ du regard gauche; l'image rouge est à gauche de l'observé, tandis que l'image jaune reste vers sa droite (images croisées). Dans ce cas, on dira: paralysie du droit interne droit.

Le verre rouge ayant été placé devant l'œil gauche, si les images sont toujours croisées, la rouge correspondant alors au côté droit, et la gauche au côté gauche, avec écartement maximum sur la gauche, il y a également paralysie du droit interne droit.

Dans la paralysie du droit interne gauche, on notera des dispositions analogues aux précédentes, avec cette différence que les images doubles auront leur plus grand écart dans le champ droit du regard.

Bourgeois résume ces divers caractères dans le tableau suivant :

Tableau récapitulatif de la recherche de la Diplopie.

Verre rouge : O. D. (Œil droit)

				Muscle paralysé
Images homonymes.	Au même niveau, parallèles.		Écartement maximum du côté droit.	Droit externe droit.
			Écartement maximum du côté gauche.	Droit externe gauche.
	Superposées.	Dans le regard en bas.	Image rouge plus basse et inclinée en dedans.	Oblique supérieur droit.
			Image jaune plus basse et inclinée en dedans.	Oblique supérieur gauche.
		Dans le regard en haut.	Image rouge plus élevée et inclinée en dehors.	Oblique inférieur droit.
			Image jaune plus élevée et inclinée en dehors.	Oblique inférieur gauche.
Images croisées.	Au même niveau, parallèles.		Écartement maximum du côté gauche.	Droit interne droit.
			Écartement maximum du côté droit.	Droit interne gauche.
	Superposées.	Dans le regard en bas.	Image rouge plus basse et inclinée en dedans.	Droit inférieur droit.
			Image jaune plus basse et inclinée en dedans.	Droit inférieur gauche.
		Dans le regard en haut.	Image rouge plus élevée et inclinée en dehors.	Droit supérieur droit.
			Image jaune plus élevée et inclinée en dehors.	Droit supérieur gauche.

Verre rouge : (Œil gauche)

Images homonymes.	Au même niveau, parallèles.		Écartement maximum du côté droit.	Droit externe droit.
			Écartement maximum du côté gauche.	Droit externe gauche.
	Superposées.	Dans le regard en bas.	Image jaune plus basse et inclinée en dedans.	Oblique supérieur droit.
			Image rouge plus basse et inclinée en dedans.	Oblique supérieur gauche.
		Dans le regard en haut.	Image jaune plus élevée et inclinée en dehors.	Oblique inférieur droit.
			Image rouge plus élevée et inclinée en dehors.	Oblique inférieur gauche.
Images croisées.	Au même niveau, parallèles.		Écartement maximum du côté gauche.	Droit interne droit.
			Écartement maximum du côté droit.	Droit interne gauche.
	Superposées.	Dans le regard en bas.	Image jaune plus basse et inclinée en dedans.	Droit inférieur droit.
			Image rouge plus basse et inclinée en dedans.	Droit inférieur gauche.
		Dans le regard en haut.	Image jaune plus élevée et inclinée en dehors.	Droit supérieur droit.
			Image rouge plus élevée et inclinée en dehors.	Droit supérieur gauche.

Toutefois il convient de remarquer que si la diplopie est très utile et intéressante à connaître dans le cas de paralysie d'un muscle isolé, surtout alors qu'il s'agit d'un cas très léger (qui peut cependant être fort gênant pour le malade), et très peu appréciable objectivement, en revanche la diplopie perd beaucoup de son importance, lorsqu'on se trouve en face de plusieurs paralysies combinées, surtout si elles occupent les deux yeux, et qu'elles sont en partie complète et en parties incomplètes. C'est notamment, nous le verrons plus loin, le cas des paralysies associées et des ophtalmoplégies.

Quand les deux yeux sont doués d'une acuité visuelle inégale et que la paralysie frappe le meilleur œil, il peut arriver que ce soit celui-ci qui fixe, l'œil non paralysé se trouvant alors en déviation secondaire. Dans un cas de ce genre, on peut prendre facilement l'œil sain pour l'œil paralysé.

Il faut aussi prendre garde que, dans les paralysies invétérées, il peut s'être développé une contracture de l'antagoniste.

Souvent encore les difficultés du diagnostic sont augmentées par suite du défaut d'intelligence ou d'attention du patient, tellement qu'il devient impossible de déterminer exactement la position des doubles images. La même difficulté existe, quand — dans les paralysies plus vieilles — le malade est enclin à neutraliser l'une des deux images. Dans ce cas, il faut s'attacher à empêcher la neutralisation de la fausse image, en la rendant aussi frappante que possible, choisissant pour l'expérience une flamme de bougie, dans la chambre noire, et en obscurcissant plus ou moins l'image de l'autre œil en plaçant devant celui-ci un verre coloré suffisamment sombre.

Enfin, dans quelques cas, il pourra être nécessaire de déterminer préalablement la réfraction du patient, et de placer devant ses yeux les verres correcteurs.

2° *Fausse orientation, ou appréciation fautive de la situation des objets.* — L'individu atteint de paralysie oculaire éprouve de singulières illusions sur les rapports qu'affectent entre eux et par rapport à lui-même les objets dans le monde extérieur. Il a perdu en partie la notion de leur position exacte. Ces phénomènes forts gênants tiennent à ce que, de l'œil paralysé, le malade ne voit pas les objets dans leur situation réelle. Il est facile de s'en rendre compte.

Supposons le droit externe du côté droit paralysé. Faisons fermer l'œil gauche, de manière que l'œil droit seul fixe un objet placé un peu à droite dans le champ d'action du muscle paralysé. Si alors on engage le malade à toucher tout à coup l'objet avec l'index (préalablement mis hors de sa vue), on verra toujours le doigt se porter trop à droite de l'objet. Celui-ci est donc vu trop à droite. (Expérience de DE GRAEFE). C'est là ce que l'on appelle le phénomène de la *fausse projection*.

Ce même phénomène apparaît en évidence si le malade, fermant son œil sain, cherche en se servant exclusivement de l'œil paralysé, à se diriger vers un but quelconque. Il marche en zigzaguant, parce qu'il va d'abord trop à droite, puis s'aperçoit de son erreur, se corrige, mais de nouveau l'erreur se reproduit, et ainsi de suite.

Pour les malades dont les deux yeux sont également bons, ou chez lesquels c'est l'œil le plus faible qui est paralysé, il est relativement facile de se débarrasser de la gêne produite par la fausse projection, en fermant l'œil paralysé. Mais on conçoit quelle est la gêne qui se produit pour ceux chez lesquels c'est le bon œil qui est paralysé, l'autre étant très amétrope ou amblyope, et qui par conséquent ne peuvent recourir à l'occlusion de leur bon œil.

L'explication de ces phénomènes est semblable à celle de la diplopie binoculaire. L'objet est faussement localisé parce que le patient se trompe sur la position de son œil. Lorsque de son œil droit paralysé, le patient fixe un objet o situé un peu à droite, de façon que l'image s'en projette sur la fovea centralis *f* (fig. 117), il n'arrive à ce résultat qu'en innervant énergiquement le droit externe paralysé. L'idée que nous nous faisons de la position de nos yeux repose sur le sentiment que nous avons de l'innervation de chaque muscle. C'est pour ce motif que le patient doit se figurer que l'œil droit est placé dans la position d'extrême rotation vers la droite (comme l'œil dessiné par la ligne pointillée dans la figure 117), vu qu'il a envoyé au droit externe une impulsion suffisante pour que l'œil occupe cette position. Mais ce dernier muscle n'a répondu qu'en partie à cette impulsion, la voie de transmission étant devenue défectueuse. Or le patient l'ignore ; il part donc de l'idée que l'œil droit est fortement tourné à droite et que par conséquent la fovéa se trouve en f. Il doit donc croire que l'objet dont l'image correspond à la fovéa se trouve vis-à-vis de f', c'est-à-dire en o' et il voit l'objet trop à droite. C'est en somme une erreur du sens musculaire.

Il résulte de ceci que les objets fixés par l'œil paralysé sont toujours vus trop loin dans la direction vers laquelle le muscle paralysé tourne l'œil.

3° *Vertige.* — Il nous reste à dire quelques mots du vertige qu'on rencontre dans les paralysies des muscles des yeux, et qui n'est en fait que la conséquence de la diplopie ou de la fausse projection, ou des deux à la fois. Déjà manifeste dans la marche en palier, sur un terrain plat et uni, il s'aggrave

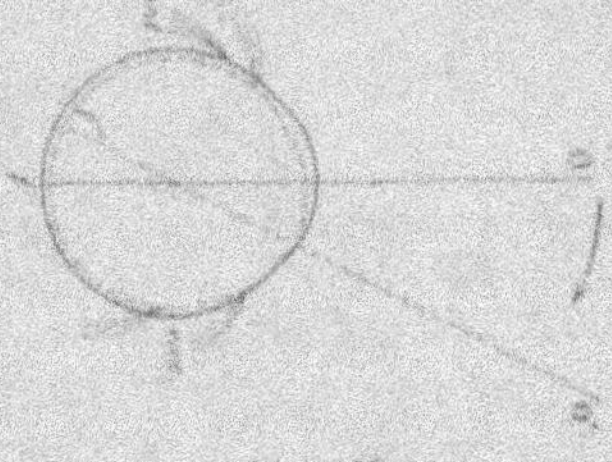

Fig. 117.
Théorie de la fausse projection
d'après Landolt.

quand le sujet doit monter ou descendre un escalier, ou bien se livrer à quelque travail de précision. Il rend le patient hésitant et inquiet, et peut même provoquer des nausées. Cette espèce de vertige, connu sous le nom de *vertige oculaire*, disparaît par l'occlusion de l'œil malade, ce qui prouve bien qu'il est en effet d'origine oculaire et non de cause cérébrale, mais il persiste quand l'œil sain est fermé, ce qui s'explique par la fausse projection.

Mensuration de la paralysie. — La détermination exacte du degré d'une paralysie peut être utile, notamment pour pouvoir se rendre compte si, sous l'influence du traitement, la paralysie diminue ou non.

Cette détermination peut être faite, nous l'avons vu, par l'examen comparatif de la diplopie. Pour ce faire, on inscrira sur un mur, pris comme point de repère, le schéma (agrandi) que nous avons figuré plus haut (fig. 115). On y marquera les doubles images par les procédés que nous avons étudiés précédemment. En répétant la même expérience après un certain laps de temps, on constatera les changements de la diplopie. Bien entendu à chaque fois, le patient sera placé rigoureusement à la même distance du mur, deux mètres ou trois mètres, par exemple. Dans ces conditions, connaissant la distance qui sépare le patient du mur, ainsi que l'écartement linéaire des deux images projetées sur le mur, il est facile de calculer l'angle dont l'œil paralysé reste en retard sur la direction suivant laquelle fixe l'œil sain, et de connaître ainsi la déviation strabique primaire (Landolt).

À l'aide d'un périmètre, on peut projeter les doubles images, non plus sur un plan, mais sur une surface sphérique, et de cette façon on connaît immédiatement, sans calcul, l'angle de la déviation strabique. Le sujet est placé devant le périmètre comme pour la détermination du champ visuel. En faisant mouvoir l'objet visé le long de l'arc périmétrique, on constate l'endroit où cet objet commence à être vu double.

Également à l'aide du périmètre, on peut (et ce procédé nous paraît préférable au précédent) déterminer le champ de regard ou champ de fixation (voir Tome III, page 850). Son degré de rétrécissement renseignera sur celui de la paralysie.

Enfin on peut mesurer la déviation, en cherchant un prisme susceptible de corriger la déviation strabique et de produire ainsi la fusion des deux images. L'angle du strabisme est égal à la moitié de l'angle réfringent du prisme, conformément à la loi d'après laquelle les prismes faibles font dévier les rayons d'un angle égal à la moitié de celui qui est formé par l'arête réfrin- gente. Ainsi, lorsqu'un prisme de 20° est nécessaire pour fusionner les deux images, la déviation strabique est de 10°.

Il est bien entendu que pour l'exactitude de ces méthodes de mensuration il faut une condition indispensable et rigoureuse : l'immobilité absolue de la tête du patient, qui doit se borner à mouvoir les yeux seulement.

Marche des symptômes généraux des paralysies oculaires. — Les symp- tômes que nous venons d'étudier sont d'autant plus nets et plus purs qu'on les observe à une époque plus rapprochée du début de l'affection. Plus tard, leurs caractères se modifient plus ou moins. Ils disparaissent en totalité, si la guérison survient assez rapidement. Dans le cas contraire, ou si la guérison ne se produit pas du tout, il se produit des modifications diverses : La diplopie finit généralement par disparaître, parce que le malade neutralise cérébrale- ment les perceptions de l'œil paralysé. La fausse image n'est plus perçue. Ce résultat s'obtient habituellement d'autant mieux que, dans les cas de paraly- sies invétérées, il existe un fort strabisme, et que, dans ces conditions, les dou- bles images sont fort écartées l'une de l'autre, de sorte que le malade s'habitue assez facilement à n'en voir qu'une (vision monoculaire).

La fausse projection se corrige également peu à peu. Le malade se fait une rééducation spéciale qui lui apprend que les impulsions nerveuses pro- duisent sur l'œil paralysé des effets beaucoup moins prononcés que sur l'œil sain. Il s'apprend inconsciemment à en tenir compte, et finit par apprécier de nouveau la position des objets avec exactitude.

Quant au strabisme paralytique, dans les cas invétérés et incurables, il ne diminue pas. Il augmente au contraire, parce qu'il se produit peu à peu une contracture de l'antagoniste du muscle paralysé. Ainsi, dans la paralysie du droit externe droit, au début, l'œil droit peut encore se placer sur la ligne médiane, pour regarder directement devant lui, tandis que, plus tard, l'œil est attiré de plus en plus en dedans et ne peut plus être ramené sur la ligne médiane. Le strabisme augmente donc, et embrasse une étendue plus grande puisqu'il ne s'étend pas seulement du côté du muscle paralysé, mais encore sur tout le champ de fixation.

Cette circonstance, fâcheuse au point de vue esthétique, est utile, en revanche, au malade, en ce sens qu'elle facilite la neutralisation de l'image vue par l'œil dévié, et, par suite, tend à le débarrasser de la diplopie si gênante.

Dans quelques cas invétérés, où la contracture de l'antagoniste est très marquée, et l'image de l'œil dévié tout à fait neutralisée, on arrive à avoir devant soi presque le tableau clinique d'un strabisme concomitant, et le dia- gnostic peut être difficile à établir.

D'après Fucas, la contracture de l'antagoniste peut encore persister quand la paralysie elle-même est guérie et elle peut ainsi rendre impossible le rétablissement de la vision binoculaire normale.

SYMPTOMES PARTICULIERS DES PARALYSIES OCULAIRES

1º PARALYSIE DE LA IIIᵉ PAIRE

La paralysie du moteur oculaire commun est celle des paralysies oculaires que l'on rencontre le plus fréquemment. C'est aussi une de celles qui ont le plus d'importance, non seulement pour l'oculiste, mais pour le médecin et spécialement pour le neurologue, à cause des localisations diverses que peuvent occuper les lésions qui frappent ses différents et multiples rameaux : muscles moteurs du globe, releveur palpébral, iris, accommodation.

Son aspect est variable, on le comprend, suivant précisément que tous ses rameaux sont intéressés : paralysie *totale*, ou seulement quelques-uns d'entre eux, paralysie *partielle*. Totale ou partielle, la paralysie peut être *complète*, la motilité étant tout à fait abolie dans les muscles atteints ; ou bien, au contraire, les troubles fonctionnels sont moins marqués, les signes objectifs à peine perceptibles, et, dans ce cas, nous aurons affaire à la paralysie incomplète ou *parésie*, dont le diagnostic n'est pas toujours aisé. Nous allons décrire comme type la paralysie totale et complète.

1. PARALYSIE TOTALE DE LA IIIᵉ PAIRE. — Le premier symptôme objectif qui frappe, c'est la chute de la paupière supérieure, ou *ptosis*, qui peut être incomplète, et laisser pénétrer dans l'œil une certaine quantité de lumière, ou bien absolument complète, et masquer entièrement l'œil malade. Il va de soi que dans ce dernier cas le sujet n'accuse aucune diplopie. Celle-ci apparaîtra, au contraire, aussitôt que l'on aura relevé avec le doigt la paupière supérieure.

Diverses affections peuvent simuler le ptosis vrai et entraîner une erreur de diagnostic, surtout lorsqu'il est isolé. Nous étudierons plus loin ce point spécial. (Voir : Ptosis isolé, page 614.)

Relevant donc la paupière supérieure du malade, nous allons trouver l'œil paralysé dans une attitude caractéristique. Comme en effet le moteur oculaire commun innerve à lui seul les trois muscles adducteurs du globe, à savoir : le droit interne, le droit supérieur et le droit inférieur, non seulement l'œil ne pourra plus se porter en dedans, mais il sera énergiquement attiré en dehors et un peu en bas par l'action des abducteurs (droit externe et grand oblique), d'où un fort *strabisme externe* ou *divergent*. Le troisième abducteur (petit oblique) est aussi innervé, il est vrai, par la troisième paire, et par conséquent paralysé également. Mais son action est faible par rapport à celle du droit externe et du grand oblique, qui suffisent à produire un fort strabisme divergent. Toutefois, l'œil, qui louche en dehors (action du droit externe) et un peu en bas (action du grand oblique) ne pourra plus se porter en dehors et en *haut* à cause de la paralysie de ce muscle petit oblique. Ajoutons que l'œil paralysé ne pourra plus se porter en haut, ni en bas (et en dedans), parce que les deux muscles droit supérieur et droit inférieur ont un rôle d'élévation et d'abaissement supérieur encore à leur action abductrice.

Ainsi donc, globe oculaire ne pouvant plus se porter ni en dedans, ni en haut, ni en bas et en dedans, fortement attiré en strabisme externe, tel est l'aspect que nous offre l'œil lorsque le nerf de la troisième paire est paralysé, et après que nous avons relevé la paupière supérieure.

L'intensité de ce strabisme est variable ; quand il a duré longtemps, il peut survenir une rétraction des muscles droit externe et grand oblique, et il devient alors excessif et permanent.

Les mouvements actifs dus aux muscles paralysés ont disparu ; il n'y a plus qu'une simple oscillation de l'œil causée par les alternatives de relâchement et de contraction des muscles sains.

Le mouvement d'abaissement est possible en partie, grâce à l'intégrité du muscle grand oblique ; mais dans ce mouvement l'action de ce muscle, étant unique et non contrebalancée, imprime au méridien vertical une déviation telle qu'il devient oblique de haut en bas et de dedans en dehors.

Ce n'est pas tout : c'est aussi la troisième paire qui tient sous sa dépendance la musculature *intérieure* du globe de l'œil. Sa paralysie entraîne donc la paralysie de la pupille, et celle du muscle accommodateur, c'est-à-dire que la pupille est dilatée, en *mydriase*, et que la vision de près est devenue impossible (pour le sujet emmétrope). Nous étudierons plus loin la paralysie de la pupille et de l'accommodation. Disons seulement ici que cette mydriase est modérée, passive, et qu'elle est susceptible d'être augmentée par l'atropine.

Subjectivement, le malade est très gêné par la diplopie (lorsque le ptosis est incomplet, ce qui arrive le plus fréquemment). Celle-ci est *croisée*, avec écartement des images plus prononcé du côté du champ d'action des muscles paralysés (adducteurs), c'est-à-dire du côté de l'œil sain. Elle est sensiblement *horizontale*, et avant tout croisée, à cause de la prédominance de la paralysie du droit interne. Les deux droits supérieurs et inférieurs étant tous deux également adducteurs donnent aussi lieu à la diplopie croisée. Cependant si l'on recherche la diplopie dans la partie supérieure ou inférieure du champ de regard, la diplopie, toujours croisée, deviendra en même temps *verticale*, à cause du manque d'action des muscles élévateurs et abaisseurs (voir : recherche de la diplopie, page 595). L'image fautive est au-dessus de l'autre, si on lève le regard, au-dessous quand on le baisse. Outre la différence du niveau, les images présentent une certaine inclinaison réciproque, due à la légère déviation en dedans du méridien vertical, de par l'action sans contre-poids du grand oblique. Car, par l'inclinaison du méridien vertical en dedans, l'image fautive est extériorisée en faisant avec l'image de l'œil sain un angle ouvert en bas, et la limite de la diplopie est un peu oblique en haut et en dehors. Cette inclinaison n'existe pas dans le regard en bas et en dehors (A. Rosin).

Dans les cas de paralysie légère, le malade peut arriver à faire dispa-

raître sa diplopie, en inclinant la tête. Dans ce cas, la face est tournée vers
l'épaule correspondante à l'œil sain, autour d'un axe oblique en rapport avec
l'obliquité de la limite de la diplopie.

B. Paralysies partielles ou dissociées de la III° paire. — On reconnaîtra
ces diverses paralysies en recherchant les signes distinctifs de chaque paralysie isolée, le strabisme, et particulièrement la diplopie, caractéristiques de
chacune d'elles (voir plus haut les caractères de la diplopie de chacun des
muscles moteurs, page 604), suivant les procédés et en tenant compte des caractères que nous avons étudiés plus haut. Grâce à ces fils conducteurs on
arrivera aisément au but.

En effet, des quatre muscles droits innervés par la troisième paire, un
seul est abducteur, le petit oblique. Sa paralysie isolée donnera donc un strabisme interne, très léger ordinairement, et surtout une *diplopie homonyme*
marquée en dehors et en haut.

Les trois autres muscles sont tous les trois adducteurs; donc, pour chacun
d'eux, *diplopie croisée et strabisme externe*. De plus, pour l'un (droit interne), diplopie à écartement horizontal, pour les deux autres, diplopie verticale
existant soit en haut, soit en bas.

Il va de soi que, si le releveur palpébral est seul paralysé, tout se borne à
l'existence d'un ptosis et que quand on relève avec les doigts la paupière supérieure on trouve l'œil jouissant d'une mobilité parfaite dans toutes les
directions.

Dans quelques cas rares, on a pu observer la paralysie isolée du petit oblique. Cette paralysie est particulièrement intéressante, si l'on se rappelle que
c'est le rameau nerveux du petit oblique qui fournit sa racine motrice au ganglion ophtalmique. Comme c'est de ce ganglion que partent les nerfs ciliaires
qui vont innerver l'iris et le muscle accommodateur, la lésion de ce rameau
nerveux, en déterminant d'une part la paralysie du petit oblique (avec sa
diplopie caractéristique, homonyme, existant en haut et en dehors), peut
d'autre part amener une paralysie de la musculature intérieure de l'œil (ophtalmoplégie interne), du côté correspondant. C'est en effet ce que nous avons
pu observer personnellement dans deux cas. L'un deux sera publié plus loin
(voir Intoxication par l'alcool, page 705). Voici l'observation de notre second
cas :

Obs. I. — M. X..., clerc de notaire, âgé de trente-deux ans, se présente à ma
consultation, le 7 mars 1900. A eu, en 1898, un chancre syphilitique diagnostiqué par
M. le professeur Fournier. Malgré un traitement par les frictions mercurielles et l'iodure de potassium, il a été pris en avril 1899 de violentes céphalalgies surtout frontales, s'accompagnant de vomissements, et apparaissant surtout pendant la nuit. En
juin 1899, est survenue une crise d'aphasie (impossibilité absolue de parler, de lire,
d'écrire), qui n'a duré qu'un seul jour. Il souffrait d'ailleurs toujours des céphalées
et des vomissements, qui n'ont cessé qu'en août.

Vers le mois de mai 1899, ce malade a commencé à s'apercevoir qu'il voyait
double. Cette diplopie existe encore, mais est un peu atténuée.

État actuel : Il existe, au repos, un léger strabisme inférieur de l'œil gauche. Tous
les mouvements des yeux s'exécutent normalement à l'exception du *mouvement de*

l'œil gauche en dehors et en haut, où il se produit une légère insuffisance, un léger strabisme. Pas de nystagmus. L'examen au verre rouge décèle une diplopie homonyme, et surtout verticale, existant déjà dans le plan horizontal du champ de regard. L'écartement en largeur ne dépasse pas 4 à 5 centimètres, l'écartement en hauteur atteint 45 à 50 centimètres. L'écartement horizontal augmente vers la gauche, et atteint 8 à 10 centimètres. L'écartement vertical n'augmente pas en bas, mais augmente considérablement dans la partie supérieure gauche du champ de regard. C'est dans cette direction que la diplopie est le plus gênante.

Le malade se présente dans une attitude destinée à masquer la diplopie, la tête inclinée et tournée de façon à regarder toujours du côté droit.

A ce même œil gauche, la pupille est légèrement dilatée, le réflexe lumineux est aboli, le réflexe accommodateur est très affaibli. L'accommodation est parésiée. Un verre convexe + 2,50 est nécessaire pour la lecture à 25 centimètres, et la vision de loin est légèrement diminuée, mais redevient normale avec un faible verre convexe : V = 6/10; + 0,75. V = 1. Les milieux et le fond d'œil sont normaux.

L'œil droit est normal.

Il s'agissait donc bien chez ce malade d'une paralysie du petit oblique gauche, avec troubles parétiques de l'iris et de l'accommodation du même côté.

Mais il est vraisemblable que l'ébauche d'ophtalmoplégie interne gauche (qui dans un œil hypermétrope a amené un trouble fort gênant de la vision) est survenue plus tardivement que la paralysie du petit oblique elle-même, car, quand ce malade se présenta à ma consultation, il se plaignait *uniquement* de voir très mal de l'œil gauche. Il ne s'agissait pas d'une hémianopsie (champ visuel intact pour chaque œil), mais d'une amblyopie de l'œil gauche.

Remarquant la dilatation de la pupille gauche et son immobilité à la lumière, je pensai à une lésion du fond de l'œil et pratiquai l'examen ophtalmoscopique. A ma vive surprise, je ne constatai aucune lésion. C'est alors que je mesurai l'acuité visuelle, et reconnus qu'il était facile de la ramener à la normale, de loin et de près, avec des verres appropriés, indiquant l'existence d'une parésie accommodative.

Remarquant alors l'attitude du malade, qui prend soin de se tourner et d'incliner la tête, de façon à regarder toujours du côté droit, je lui demandai s'il ne voyait pas double. Il me répondit affirmativement. Et il se mit à se plaindre véhémentement (mais seulement alors) de sa diplopie, qui existait depuis près d'un an.

Les paralysies isolées du petit oblique ne s'observent que rarement. Macruser n'en avait vu qu'un seul cas, et de Graefe seulement trois. Sur 40.000 malades examinés, Bielschowsky ne les a constatées que dans quatre cas. D'après Schmidt, leur cause la plus fréquente serait le traumatisme, ce qui s'explique par la position même du muscle. Cependant, comme nous le verrons (v. Paralysies orbitaires, anatomie pathologique), le muscle petit oblique est un de ceux qui sont le moins fréquemment touchés par les traumatismes. Schmidt invoque ensuite la possibilité d'une lésion nucléaire circonscrite, surtout dans les cas de syphilis cérébrale ou cérébro-spinale. Une lésion basilaire peut également en être l'origine. (Voir page 823).

Les muscles intérieurs de l'œil (iriens et accommodateurs) peuvent être paralysés isolément. L'iris peut être paralysé seul (mydriase) avec ou sans trouble de l'accommodation. De son côté, le muscle accommodateur peut être aussi paralysé, le plus souvent avec accompagnement de mydriase, mais quelquefois pourtant isolément. Lorsque les deux muscles de l'iris et de l'accommodation sont paralysés ensemble, dans le même œil, on dit qu'il y a *ophtalmoplégie interne* ou *intérieure*. Tous ces troubles de la musculature intérieure de l'œil sont du plus haut intérêt pour le médecin, en raison des localisations qu'ils supposent, et pour l'ophtalmologiste, à cause des troubles qu'ils déterminent dans la fonction visuelle ; nous les étudierons plus loin. (Voir page 628).

C. PARALYSIES DOUBLES DE MOTEUR OCULAIRE COMMUN. — Dans sa thèse d'agrégation, M. A. ROBIN dit de ces paralysies doubles qu'« elles sont fort rares, et DE GRAEFE n'en cite qu'un exemple ». Depuis lors, de nombreux cas ont été publiés. Nous-même, chargé pendant près de dix années de la direction du laboratoire d'ophtalmologie de la clinique des maladies nerveuses, à la Salpêtrière, avons eu l'occasion d'en observer des cas nombreux, soit chez des tabétiques, soit chez des sujets atteints de lésions basilaires.

Ces paralysies doubles, complètes, des deux nerfs de la IIIe paire sont dues, en effet, soit à une double lésion des noyaux dans la protubérance, ou des filets radiculaires dans les pédoncules, soit à un foyer situé dans l'espace interpédonculaire, alors que ces deux nerfs à leur émergence sont très voisins l'un de l'autre. Les symptômes seront alors : ptosis double, mydriase double, double strabisme externe, et diplopie croisée.

D. DU PTOSIS ISOLÉ. — **Recherche clinique du ptosis.** — Lorsqu'on examine un malade, ses yeux étant au repos ouverts naturellement, sans effort, on trouve la paupière supérieure recouvrant très légèrement le bord supérieur de la cornée, descendant plus ou moins bas suivant les sujets, mais en aucun cas ne descendant jusqu'au niveau du bord pupillaire supérieur. Les paupières présentent leurs plis normaux, les deux sourcils sont à la même hauteur. Tel est l'état normal.

Mais, chez tel autre sujet, on constatera que l'une des deux paupières supérieures descend un peu plus bas que l'autre, ou même que l'un des deux yeux est à moitié, aux trois quarts ou tout à fait fermé ; en d'autres termes, il existe une chute plus ou moins complète de la paupière supérieure, un *ptosis*.

Bien que ce mot : ptosis, désigne, à proprement parler, la chute de la paupière supérieure, quelle qu'en soit la cause, aussi bien par exemple à la suite d'épaississement par une affection chirurgicale comme les granulations, que lorsqu'elle est due à la paralysie du muscle releveur, en fait c'est ordinairement dans ce dernier sens, dans le sens de ptose paralytique, qu'on emploie le mot ptosis. On fera le diagnostic en priant le malade de regarder en haut en ouvrant fortement les yeux. Malgré ses efforts il ne pourra relever la paupière tombante, ou ne la relèvera que très peu. Relevant instinctivement la tête en arrière, il s'efforcera d'obéir, mais ne réussira qu'à relever fortement le sourcil, qu'à plisser le front du côté correspondant, parce qu'il demandera à la contraction de son muscle frontal de suppléer à l'impotence du releveur.

Dans le cas où le ptosis, incomplet, laisse, à l'état de repos, encore à découvert la partie inférieure de la cornée, celle-ci disparaît tout à fait dans le regard en haut, lorsque le malade s'efforce vainement de relever sa paupière paralysée. Enfin, avec le doigt, il est facile de relever la paupière paralysée, et de mettre le globe à découvert.

Le ptosis peut être *congénital*. Il est dans ce cas ordinairement bilatéral, et en rapport, le plus souvent, avec un défaut de développement du releveur palpébral (voir Tome II, page 522 ; et plus loin : Anat. path.)

Quant au ptosis *acquis, paralytique*, tantôt il est unilatéral, tantôt il est bilatéral, égal aux deux yeux, ou plus ou moins marqué à l'un qu'à l'autre. Lorsqu'il est bilatéral, le diagnostic est facile. Point n'est besoin dans ce cas de provoquer le relèvement des paupières, car le malade se présente avec une *attitude caractéristique*. En effet, pour y voir, il renverse fortement la tête en arrière, pendant qu'il abaisse, autant que possible, le globe de l'œil, au moyen des muscles droit inférieur et grand oblique. Si le ptosis, bilatéral, est absolument complet, le malade est obligé pour se conduire de relever avec la main l'une de ses paupières supérieures.

Au contraire, dans certains cas légers, il n'est pas rare de voir le ptosis paralytique passer inaperçu d'un observateur inattentif ou non prévenu. En effet, si le ptosis est très faible, 2 à 3 millimètres par exemple, le malade pourra très bien se présenter, les deux yeux également ouverts, et sans ptosis apparent. La seule chose qui dans ce cas mettra l'observateur sur la voie du diagnostic, c'est l'inégalité de hauteur des sourcils. En effet, pour obvier à la faiblesse du releveur, le malade contracte énergiquement son muscle frontal ; il réussit ainsi à relever sa paupière supérieure au même niveau que celle de l'autre œil, mais forcément il relève plus ou moins son sourcil, et plisse transversalement la moitié correspondante du front. Dans ce cas, malgré l'apparence, et qu'il y ait ou non paralysie des autres branches de la III⁰ paire, on peut sûrement affirmer l'existence du ptosis.

Il est d'ailleurs facile de contrôler ce diagnostic. Il suffit de prier le malade de fermer les yeux. Les sourcils se remettent en place. Puis on demande au malade d'ouvrir les yeux, doucement, sans effort, et l'on constate alors aisément que l'une des deux paupières reste sensiblement plus basse que celle du côté opposé. Enfin, si on l'y invite, le malade relève cette paupière par un violent effort du frontal, et présente de nouveau l'aspect, normal en apparence, qu'il avait au début.

Ces cas de ptosis léger sont plus fréquents qu'on ne le pense, parce qu'ils passent inaperçus.

Il n'est pas rare d'observer dans le ptosis acquis un mouvement associé aux déplacements du globe oculaire. On le rencontre particulièrement dans les cas de paralysie centrale de l'oculo-moteur ; on observe que dans l'abduction de l'œil, le ptosis atteint son plus haut degré, tandis que dans l'adduction (ou quand le malade cherche en vain à la produire, parce que son droit interne est totalement paralysé) la paupière se relève, peut reprendre sa position normale ou même la dépasser, c'est-à-dire remonter à une hauteur inusitée (Fuchs).

Il est quelquefois nécessaire de déterminer exactement le degré d'un ptosis, par exemple lorsqu'on veut intervenir chirurgicalement, et qu'on désire apprécier avec précision les résultats de l'acte opératoire. On se sert pour cela du périmètre, comme l'a conseillé Diaxoux.

La tête étant placée sur le support, comme pour un examen du champ visuel, on promène sur l'arc périmétrique, placé verticalement, un index de la grandeur de l'index blanc ordinaire, mais formé d'un fragment d'échelle visuelle (caractères n° 3 de l'échelle de Parinaud), et on note jusqu'à quelle hauteur la lecture peut encore se faire. Au lieu des 55 ou 60° que représente l'état normal, on ne trouve plus que 35, 20, 10 ou 5°. Il va sans dire que ce procédé n'est pas applicable au cas où le muscle droit supérieur est lui-même paralysé. Il faut aussi, pour que la mesure soit exacte, éviter que le malade diminue son ptosis en recourant à l'action de suppléance de son muscle frontal.

Diagnostic. — Le muscle orbiculaire, disposé en sphincter autour de l'orifice palpébral dont il provoque l'occlusion en se contractant, un peu en relevant la paupière inférieure et surtout en abaissant la supérieure, agit comme l'antagoniste du releveur. Il est facile de comprendre que sa contracture (Blépharospasme) produira un effet analogue à la paralysie du releveur.

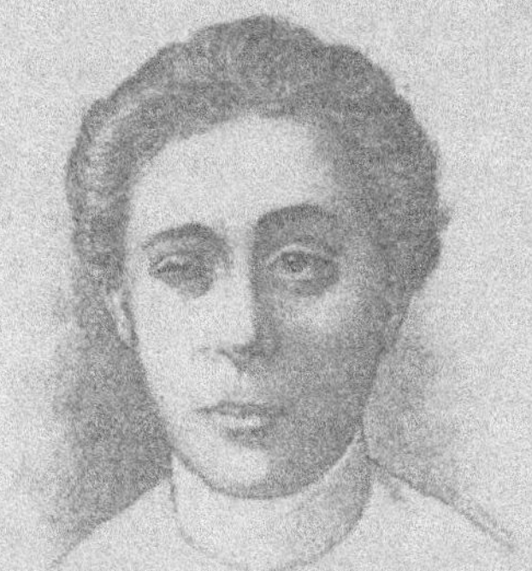

Fig. 118.
Blépharospasme hystérique.

Il est facile, avec un peu d'attention, de distinguer ces deux états : dans le ptosis vrai, la paupière est simplement abaissée, le doigt la relève sans effort, c'est une occlusion passive. Au contraire, dans le *blépharospasme*, l'occlusion des paupières est forcée, active. On éprouvera une certaine difficulté à relever avec les doigts la paupière supérieure. Souvent on ne parviendra pas à l'ouvrir complètement. De plus, comme l'a fait remarquer Chardor, tandis que dans la paralysie le sourcil est relevé, comme nous le disions tout à l'heure, dans le blépharospasme au contraire, le sourcil est fortement porté en bas, à cause de l'effort d'occlusion dont l'orbiculaire est le siège. Enfin, il existe, en dedans du sourcil, de petits plis verticaux, à l'inverse de ce qui se passe dans le ptosis vrai, où le front est plissé horizontalement au-dessus du sourcil fortement relevé. Ajoutons encore que fréquemment, dans le cas de blépharospasme, la peau des paupières paraît agitée de petits frémissements. Ces légères trépidations, visibles à l'œil nu, ou sensibles au toucher, sont dues à des contractions fibrillaires de l'orbiculaire.

Un caractère différentiel important, signalé par Sauvineau dans une récente communication à la Société de Neurologie de Paris, c'est la participation de la paupière inférieure à l'affection. Dans le cas de ptosis paralytique, la paupière inférieure offre son aspect normal, sans modification de forme ni de mouvements. Dans le cas de blépharospasme, l'orbiculaire entier est en contraction, et la paupière inférieure par conséquent est intéressée comme la supérieure. Comme à celle-ci, on y observe une déformation et des secousses fibrillaires.

En résumé, dans le ptosis : sourcil fortement relevé, front plissé, paupière lisse et immobile, tombante et recouvrant plus ou moins complètement le globe oculaire, facile à relever avec le doigt. Paupière inférieure intacte.

Dans le blépharospasme : sourcil fortement abaissé, paupières fermant complètement l'œil, plissées, frémissantes, animées de petites secousses fibrillaires, aussi bien à la paupière inférieure qu'à la supérieure.

Le diagnostic est plus difficile à faire avec la forme de ptosis, qu'on désigne sous le nom de ptosis pseudo-paralytique.

Sous ce nom, Parinaud et Charcot ont décrit, en 1881, une sorte de ptosis, bien différent du blépharospasme habituel avec lequel on a le tort de le confondre souvent. Dans ce ptosis pseudo-paralytique, la paupière est tombante, sans plissements de la peau, et si on commande au malade d'ouvrir l'œil, le frontal se contracte énergiquement comme dans la paralysie. Mais, fait important sur lequel Charcot insiste, dans ce ptosis pseudo-paralytique aussi bien que dans le blépharospasme, le sourcil du côté atteint est plus abaissé que celui du côté sain, contrairement à ce qui a lieu dans le ptosis paralytique véritable.

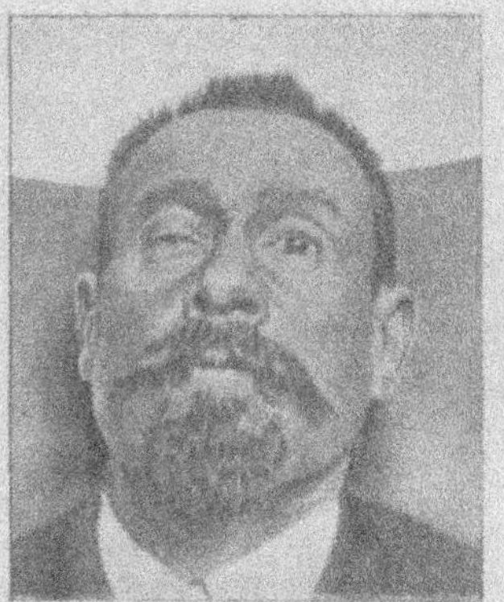

Fig. 119.
Ptosis paralytique droit.

Le blépharospasme, aussi bien que le ptosis pseudo-paralytique, est presque toujours unilatéral. On ne le rencontre guère que chez les hystériques ; aussi s'accompagne-t-il d'ordinaire de troubles de la sensibilité de la cornée, de la conjonctive, et des téguments palpébraux.

Certains sujets nerveux se plaignent de ne pouvoir ouvrir les yeux, notamment au réveil, et décrivent leur état de telle sorte qu'on pourrait croire à un ptosis, alors qu'il est facile de constater qu'ils ne présentent rien d'anormal. Il suffit de les examiner pour s'en convaincre, mais il est souvent plus difficile de les convaincre eux-mêmes.

Certaines affections palpébrales peuvent déterminer une ptose qu'on pourrait à la rigueur confondre avec le ptosis paralytique véritable.

J'ai déjà dit un mot du faux ptosis qu'on peut rencontrer chez les *granuleux*. Il suffira de renverser la paupière pour reconnaître la cause de l'erreur.

Les affections du squelette tarsien, notamment la *tarsite syphilitique*, ne peuvent guère être confondues avec le ptosis (hypertrophie du cartilage, évolution des lésions, etc.).

On a décrit sous le nom de *blépharo-chalazis* (Fuchs), ou *d'angiomegalie* des paupières (Barmer), un relâchement spécial des fibres élastiques de la peau de la paupière supérieure, ou plus exactement des fibres du fascia qui relient la peau au tendon du releveur et au bord supérieur du tarse, de sorte que les téguments de la paupière retombent au devant du bord palpébral à la façon d'un tablier. C'est cette affection que Sichel avait déjà décrite sous le nom de *ptosis adipeux*, parce qu'il pensait que ce développement dépendait d'une accumulation exagérée de graisse dans le repli de la paupière. Dans certains cas de *trichinose*, on aurait constaté un pseudo-ptosis par gonflement palpébral. Ces affections ne paraissent guère pouvoir amener une erreur de diagnostic.

Plus délicat est le diagnostic en cas *d'enophtalmie*, notamment dans ces cas de lésions du sympathique, qui donnent lieu à ce faux ptosis qu'on a nommé *ptosis sympathique*. Nous y reviendrons plus loin.

Signalons encore une espèce de ptosis qui, sans cause connue, se manifeste chez les femmes (très rarement chez les hommes), à l'âge moyen de la vie. Il est toujours double et se développe si lentement, que ce n'est qu'au bout d'un certain nombre d'années qu'il est susceptible de gêner la vue d'une manière notable. Dans ce cas il ne s'agit pas d'une paralysie du nerf, mais d'une atrophie primitive du muscle (*ptosis myopathique*).

Etiologie et valeur sémiologique. — *Ptosis congénital.* — Nous avons dit déjà que le ptosis peut être *congénital*, soit qu'il existe réellement à la naissance, soit qu'il soit le fait d'un traumatisme (forceps), au moment de l'accouchement, car dans un cas comme dans l'autre l'évolution ultérieure est sensiblement la même.

Seulement, quand il est d'origine traumatique, il est le plus souvent unilatéral, tandis que le vrai ptosis congénital est très souvent bilatéral, mais non toujours cependant. Il est fréquemment inégal aux deux yeux, incomplet, de telle sorte que le sujet peut voir en renversant la tête en arrière et en recourant à la suppléance du frontal. Dans les formes légères, beaucoup de sujets ne s'en plaignent même pas, et c'est par hasard qu'on le découvre alors qu'ils viennent consulter pour une autre affection.

Parfois le ptosis congénital est accompagné d'autres troubles dans la sphère oculaire : nystagmus, troubles de motilité, quelquefois véritables paralysies congénitales des muscles moteurs du globe, surtout du droit supérieur. L'épicanthus a été également signalé comme existant fréquemment. Dans certains cas, la cause de l'affection utérine a étendu son action à d'autres territoires nerveux : hémiplégie, arrêt du développement intellectuel, lésions atrophiques des nerfs optiques, etc.

Les causes véritables sont mal connues. C'est la *syphilis* qu'on a le plus souvent incriminée.

Dans les cas où l'on a eu l'occasion de pratiquer une autopsie, on a trouvé le releveur insuffisamment développé ou totalement absent, et en même temps une dégénérescence partielle du noyau de l'oculo-moteur, qui est probablement l'origine du défaut de développement du muscle.

Cette affection peut se transmettre par hérédité, à plusieurs générations. *Ce ptosis congénital héréditaire*, dont il n'existe qu'un petit nombre d'observations, est presque toujours accompagné d'autres troubles de motilité de la musculature extérieure de l'œil.

Il est des cas où, par suite d'un ptosis congénital, la paupière supérieure descend un peu trop bas, mais elle se relève si on ouvre la bouche, ou si on fait des mouvements de latéralité de la mâchoire inférieure. Cette corrélation entre les mouvements de la paupière supérieure et ceux de la mâchoire inférieure a été souvent observée, même en l'absence de ptosis.

Ptosis acquis ou paralytique. — Cette ptose paralytique résulte d'une lésion qui peut intéresser les fibres nerveuses, soit dans leur trajet orbitaire, soit dans le tronc de l'oculo-moteur, soit au niveau des fibres ou des noyaux d'origine, soit enfin dans la région corticale.

Appartenant à la IIIᵉ paire, le rameau du releveur peut être intéressé au même titre que les autres rameaux de cette paire nerveuse, et sa paralysie peut être accompagnée de paralysies des différentes autres branches du moteur oculaire commun. Pour cette forme de ptosis, nous renvoyons au chapitre Étiologie.

Nous nous occuperons uniquement ici du *ptosis isolé*, entendant par là le ptosis qui n'est pas accompagné d'autres paralysies du moteur oculaire commun ; car ce ptosis isolé peut, d'autre part, être associé à d'autres symptômes nerveux, et constituer ainsi des syndromes intéressants à étudier.

Le ptosis isolé était autrefois considéré, en raison de son caractère dissocié, comme le fait d'une lésion intra-orbitaire. De fait, il peut être consécutif à un *traumatisme* atteignant dans l'orbite le filet du releveur, soit qu'il s'agisse d'une pointe pénétrant à travers les téguments, d'un grain de plomb ou d'une balle de revolver, ou d'une fracture de la voûte orbitaire. Dans ces cas, le diagnostic s'impose, du fait des commémoratifs.

Les *tumeurs orbitaires* peuvent donner lieu à une paralysie du releveur, mais ce signe sera ordinairement précédé d'autres symptômes révélateurs. Les lésions inflammatoires, développées dans le sinus frontal, peuvent en se propageant au périoste orbitaire intéresser les filets nerveux du releveur, et causer un ptosis isolé (KUNXT, JOCQS). Avant de rechercher ailleurs la cause du trouble paralytique, il faudra donc s'assurer qu'il n'y a pas de *sinusite frontale*, ou même de *sinusite sphénoïdale*.

En dehors de ces causes chirurgicales, la cause la plus habituelle du ptosis isolé est le *tabes*, et en second lieu la *syphilis* proprement dite ; il faut aussi noter la *paralysie générale*.

Le ptosis tabétique, comme les paralysies motrices, peut survenir à toutes les périodes de la maladie, mais surtout au début, à la période préataxique, ou au contraire vers la période d'ataxie confirmée. Comme pour les paralysies motrices, ses caractères et sa marche varient dans les deux cas.

A la période *préataxique*, le ptosis survient souvent d'une manière brusque, et peut être complet d'emblée. Dans d'autres cas, le malade voit avec épouvante sa paupière se fermer peu à peu, en quelques heures ou quelques jours. Il peut être uni ou bilatéral. Parfois il est le premier symptôme de l'affection ; dans d'autres cas, il a été précédé de diplopie transitoire. Mais s'il est isolé par rapport aux paralysies des muscles moteurs du globe, il l'est très exceptionnellement par rapport aux troubles pupillaires. Ceux-ci ne manquent guère : inégalité pupillaire, forme anormale des pupilles, signe d'Argyll Robertson, myosis, etc.

Dans son évolution, le ptosis tabétique ressemble aux paralysies oculomotrices ; souvent il disparaît comme elles après quelques jours, plus souvent après quelques semaines. Il reparaît parfois, et dans quelques cas s'installe définitivement.

Dès cette période, il est rare qu'on ne trouve pas d'autres signes précurseurs du tabes (douleurs fulgurantes, abolition des réflexes rotuliens, troubles vésicaux, etc.). On devra toujours les rechercher. A la période d'ataxie confirmée, le ptosis peut aussi exister seul, du moins d'un côté. Mais, le plus souvent, il est accompagné d'autres paralysies, et rentre dans les paralysies classiques de l'oculo-moteur.

La *paralysie générale* peut donner lieu au ptosis. J'en ai observé en ville un cas où le ptosis transitoire a précédé de plusieurs années l'évolution de la maladie mortelle. Le ptosis droit s'accompagnait ici de parésie du droit interne du même côté. Les pupilles étaient inégales, mais les réflexes lumineux étaient conservés. Cependant, ces faits de ptosis, de même d'ailleurs que les paralysies oculo-motrices, sont rares dans la paralysie générale.

La *syphilis* est un des facteurs importants du ptosis. Le ptosis produit par une gomme ou une artérite syphilitique est généralement moins mobile et moins fugace que celui du tabes.

Cependant les symptômes seuls ne permettront guère de faire le diagnostic exact de la cause. On tiendra compte des phénomènes douloureux orbitaires ou crâniens, de leur prédominance pendant la nuit, de l'existence de troubles du côté du nerf optique (névrite optique), des autres manifestations syphilitiques, et surtout de l'influence du traitement spécifique. Bien que là encore il y ait des causes d'erreurs, et qu'on puisse attribuer à la syphilis en évolution, en se basant sur le bon résultat du traitement spécifique, un ptosis appartenant à la période prétaxique du tabes, et comme tel guéri spontanément.

Quant au diagnostic du siège de la lésion qui détermine un ptosis isolé, il n'est guère facile, aujourd'hui que l'on sait que des lésions gommeuses comprimant le tronc oculo-moteur à la base du crâne peuvent donner lieu à un trouble fonctionnel ne portant que sur une partie des fibres nerveuses. Le ptosis syphilitique peut donc être d'origine périphérique (gomme basilaire), ou centrale (artérite intéressant le noyau, etc.).

Le ptosis d'origine corticale, soit qu'il soit à l'état de pureté, soit surtout qu'il soit accompagné de phénomènes parétiques intéressant les membres ou la face, est plutôt du domaine du neurologiste que de celui de l'ophtalmologiste. Ce dernier, pourtant, pourra être appelé à en faire le diagnostic, et à ce titre son étude mérite de prendre place ici.

Le ptosis isolé, *d'origine corticale*, a été signalé pour la première fois par

Grasset, puis l'année suivante étudié par Landouzy, qui publia, dans les *Archives générales de médecine*, un important travail, paraissant mettre hors de doute l'existence dans l'écorce d'un centre spécial pour le releveur de la paupière. Ces deux auteurs plaçaient ce centre dans le pli courbe, ou tout au moins dans l'étage inférieur du lobe pariétal (lobule pariétal inférieur). Soutenue par Castelvard, Sergent, Lemoine, Hertel, l'existence de ce centre fut vivement discutée notamment par Cassirer et Pfinus. Son existence n'est pas encore irréfutablement démontrée, car il existe un nombre respectable d'observations de destruction du pli courbe chez des sujets qui n'avaient présenté pendant leur vie aucun trouble de la motilité des paupières. Les expériences de de Bosco, faites sur le chien, ont conduit cet auteur à attribuer à la paupière supérieure un centre cortical situé au dessus de celui de la face. Il ferait donc partie en somme du centre de la face. Mais ceci demande confirmation.

Le ptosis cortical serait, naturellement, croisé par rapport au siège de la lésion. Un ptosis du côté droit indique une lésion siégeant sur l'hémisphère gauche et intéressant le lobule pariétal inférieur. Mais, comme le font judicieusement remarquer Barx et Morax, si l'origine corticale possible du ptosis est des plus intéressantes au point de vue physiologique, elle est de peu d'intérêt diagnostique, parce que d'une part les cas où une telle localisation se produit sont exceptionnels (25 cas dans la littérature), par rapport à la fréquence du ptosis périphérique, et que d'autre part il existe presque toujours d'autres manifestations symptomatiques de la lésion cérébrale (hémiparésie ou hémiplégie, épilepsie jacksonnienne, apoplexie ou coma) qui mettent le symptôme ptosis au second rang.

En tous cas, avant de songer à l'origine corticale du ptosis, on devra soigneusement éliminer toutes les autres causes périphériques ou nucléaires.

Comme cause de la lésion corticale capable de donner lieu au ptosis, on a signalé des foyers méningitiques (Grasset), des tumeurs (Landouzy), des foyers de syphilis cérébrale (Forasini), des abcès cérébraux, des lésions vasculaires des méninges, un foyer de ramollissement cérébral chronique (le ptosis étant ici le phénomène précurseur) (Durand-Fardel). Dans quelques cas, on a voulu incriminer le traumatisme, mais, à ce point de vue, les faits signalés manquent de garanties suffisantes et n'ont pas été contrôlés à l'autopsie.

Le ptosis peut être accompagné d'une hémiplégie; c'est ainsi qu'il peut constituer une variété du *syndrome de Weber*. Ce syndrome, on le sait, type supérieur de l'hémiplégie alterne (hémiplégie croisée et paralysie oculomotrice directe) est dû à des lésions intéressant la région pédonculaire. (Voir plus loin). Les troubles du côté de l'oculo-moteur, souvent étendus à plusieurs de ses branches, peuvent être limités à la paralysie du releveur. Les causes les plus habituelles de ce syndrome sont les *lésions syphilitiques*, une *hémorragie* (branches de l'artère basilaire), les *tumeurs*, en particulier les tumeurs *tuberculeuses*. Cette dernière cause est la plus fréquente chez les enfants, soit qu'il s'agisse d'un tubercule du pédoncule, ou d'une plaque de méningite intéressant à la fois le faisceau pyramidal dans le pédoncule, et le nerf de la IIIe paire à son émergence. On tiendra compte de la marche des symptômes, notamment de leur apparition brusque ou au contraire de leur développement progressif.

Quelquefois, mais beaucoup plus rarement, on a pu observer (Mac Ewen) le *syndrome de Weber* réalisé par un *abcès cérébral* consécutif à une otite moyenne et localisé dans l'épaisseur du lobe temporo-sphénoïdal. Dans quelques cas, il existait en outre une mydriase de même côté que le ptosis; dans d'autres, il existait de plus des paralysies de la IIIe ou de la VIe paire. Lors donc qu'au cours d'une infection auriculaire, pharyngienne ou sinusienne, on verra se produire des symptômes d'abcès intra-crâniens, l'apparition d'un ptosis isolé ou accompagné, surtout s'il est associé avec une hémiparésie croisée, permettra de localiser le foyer infectieux dans le lobe temporo-sphénoïdal et sera par conséquent d'une grande utilité au point de vue thérapeutique.

On a signalé l'existence du ptosis dans certaines intoxications alimentaires (*botulisme*), dans l'*intoxication diphtérique*, dans l'*intoxication saturnine*, de même que dans *différentes maladies infectieuses* (scarlatine, rougeole, érysipèle, fièvre typhoïde). Mais, dans un cas comme dans l'autre, le ptosis n'est là que pour faire partie du tableau de la paralysie de la IIIe paire, et nous renvoyons, pour l'étude de ces causes, à l'Étiologie des paralysies oculo-motrices. Même observation s'applique au ptosis apparaissant

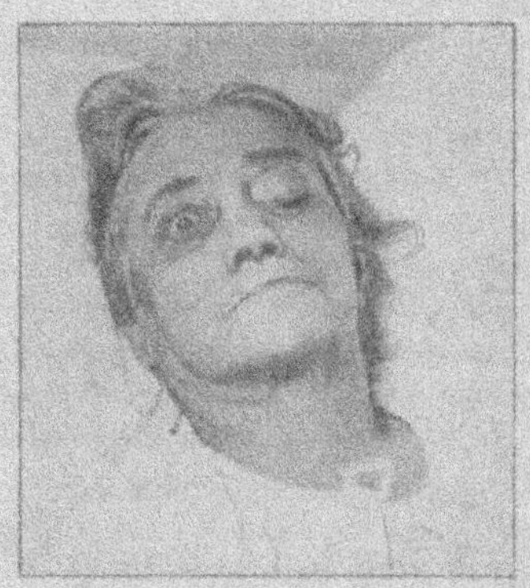

Fig. 120.
Syndrome de Weber d'après Brissaud.

dans l'*ophtalmoplégie externe chronique progressive*, dans la *poliencéphalite supérieure aiguë hémorrhagique*, dans la *migraine ophtalmoplégique*, etc.

Mais il est une cause de ptosis qui mérite d'être discutée ici. Je veux parler de l'*hystérie*. Certains auteurs (Gowers, Schmidt Rimpler, Wilbrand) ont rencontré des cas de *ptosis hystérique paralytique* ne différant par aucun signe du ptosis paralytique organique. Charcot, Borel, Gilles de la Tourette, Babinski, n'admettent pas l'existence de cette forme de paralysie hystérique. Brissaud admet qu'elle peut s'observer dans l'hystérie, tout en remarquant que l'existence des paralysies hystériques des muscles de l'œil est encore discutée.

L'affection serait habituellement bilatérale. Bacx et Moebx ne connaissent que deux cas où le trouble était unilatéral. J'ai observé personnellement, et présenté récemment à la Société de Neurologie deux cas de ptosis hystérique d'aspect paralytique ; dans l'un, le ptosis était bilatéral, et ressemblait extrêmement à un ptosis congénital. (Voir fig. 121). Dans l'autre, où il offrait l'aspect d'un ptosis paralytique vrai, il était unilatéral et accompagné, fait curieux, d'un blépharospasme typique du côté opposé ; mais malgré la ressemblance qu'offrait le ptosis hystérique, dans ces deux cas, avec la ptose paralytique, certains caractères, en dehors même de ceux tirés de l'évolution et de la guérison par suggestion, permettaient de ne pas les confondre avec le ptosis paralytique véritable (Voir Étiologie, chapitre hystérie).

On a décrit (Horner) un *ptosis sympathique*. En réalité, il ne s'agit pas là d'un véritable ptosis, mais d'un curieux complexus symptomatique (rétrécissement de la fente palpébrale, étroitesse de la pupille, énophtalmie) dont nous étudierons plus loin (voir Grand Sympathique) les signes et l'étiologie.

Disons, pour terminer, un mot d'une affection très particulière, dont la nature n'est pas encore connue : le *vertige paralysant* ou *maladie de Gerlier*. Il s'agit d'un trouble survenant par accès dans la période estivale, et toujours accompagné de ptosis. Cette affection n'a été observée que par Gerlier, et sous forme épidémique. Une affection observée au Japon et décrite sous le nom de *Kubisaguri* a été identifiée au vertige de Gerlier (Baux et Morax). Il s'agit en somme d'accès de vertiges, avec douleur cervicale, et ptosis double. Le ptosis est le signe qui cède le dernier dans la crise et se dissipe le plus lentement. A ces symptômes s'ajouteraient : l'existence d'une diplopie ne persistant jamais après l'accès, contrairement au ptosis, une légère apparence de névrite optique avec rétrécissement du

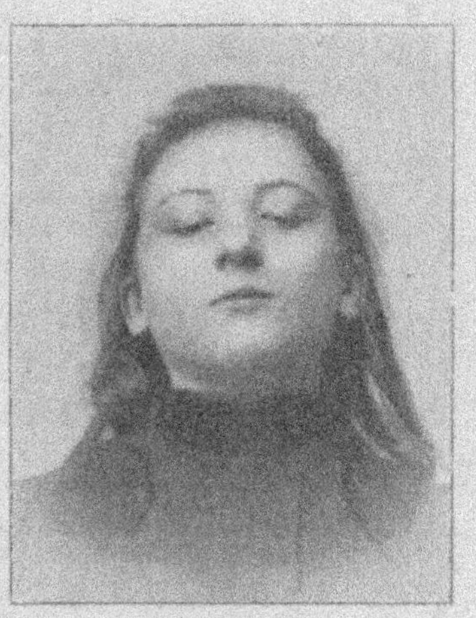

Fig. 121.
Ptosis hystérique bilatéral.

champ visuel (Egenox, Sulzer), une réduction de l'acuité visuelle centrale et de l'amplitude d'accommodation (Haltenhoff).

E. De la migraine ophtalmoplégique. — Aux paralysies de la IIIe paire se rattache un syndrome très spécial, qui n'est guère connu et étudié que depuis une dizaine d'années, et dont il n'existe encore qu'un nombre assez restreint d'observations. C'est la *migraine ophtalmoplégique* (Charcot). Cette affection, signalée pour la première fois en 1885, par Parinaud et Marie, a été désignée sous divers vocables. En Allemagne, on la désigne sous le nom de *paralysie périodique* ou *récidivante du moteur oculaire commun*. En Angleterre, c'est la *paralysie récidivante douloureuse des muscles oculaires*. Parinaud et Marie l'appelaient *névralgie et paralysie oculaire à retour périodique*. Mais la dénomination proposée par Charcot est de plus en plus généralement adoptée, et avec raison, car elle résume, mieux que les autres, les principaux éléments constitutifs du syndrome morbide, qui sont les suivants :

1° Une paralysie intéressant la IIIe paire ;

2° Des douleurs à forme migraineuse, siégeant dans les régions oculaire, sus-orbitaire, et pariétale du côté paralysé.

3° La survenance par accès de ces troubles, qui disparaissent généralement après l'accès.

Étudions en détail ces différents côtés cliniques :

1er ÉLÉMENT. — *Paralysie*. — La paralysie occupe la III° paire. Tantôt elle est absolument totale, intéressant le releveur, le droit interne, les deux droits supérieur et inférieur et le petit oblique, donnant lieu par conséquent au ptosis et au strabisme externe, et à la diplopie croisée. De plus, la musculation oculaire intérieure est également prise, et il existe une paralysie de la pupille et de l'accommodation. Dans ces cas, il arrive aussi qu'on constate un très léger degré d'exophtalmie de l'œil paralysé, particularité qu'explique suffisamment la paralysie des muscles droits.

Mais les différentes branches du moteur oculaire commun ne sont pas toujours également touchées. Le releveur palpébral et le droit interne présentent souvent une paralysie plus marquée que les droits élévateur et abaisseur. Dans un cas de STRÜMPELL, la paralysie oculaire était limitée à la pupille et à l'accommodation.

Les muscles qui ne sont pas innervés par le moteur oculaire commun, c'est-à-dire le droit externe et le grand oblique, sont intacts. Mais cette règle souffre des exceptions. CHARCOT avait constaté chez son malade une paralysie du *moteur oculaire externe*, coïncidant avec celle du moteur oculaire commun. BRISSAUD, J.-B. CHARCOT ont publié des cas semblables. La paralysie périodique du droit externe a même été observée isolément (ORMEROD, MARINA, BERNHEIMER). RUSSELL, LUZENBERGER parlent de paralysie du grand oblique.

2° ÉLÉMENT. — *Douleur*. — La douleur est toujours unilatérale, tantôt assez localisée, occupant les régions sus-orbitaire, pariétale ou oculaire, tantôt ayant les caractères d'une véritable hémicranie. Dans un seul cas (d'ASTROS), la douleur occupait le front et l'occiput, mais, comme nous le verrons plus loin, il ne s'agissait peut-être pas d'un accès de migraine ophtalmoplégique véritable. Il convient de remarquer que cette douleur ne se localise pas d'une façon précise sur le trajet d'un tronc nerveux ; elle a quelque chose de diffus, elle rappelle plutôt la douleur de la migraine que celle de la névralgie.

D'ailleurs, comme dans la migraine, il existe souvent des nausées, surtout dans les premiers jours, et quelquefois même des vomissements.

3° ÉLÉMENT. — *Évolution par accès*. — Enfin ce qui achève de donner à ce syndrome un aspect clinique tout à fait spécial, c'est la manière dont il se produit *par accès*.

Les phénomènes douloureux ouvrent la crise. La migraine est le prélude de la paralysie, qui n'en est en quelque sorte que l'aboutissant. La douleur dure de quelques jours à quelques semaines à l'état isolé, puis la paralysie apparaît. D'ordinaire son apparition marque la fin des phénomènes douloureux.

« Un caractère de cette période douloureuse, dit CHARCOT, c'est qu'elle se termine brusquement, comme par enchantement, au moment même où apparait la paralysie oculo-motrice. Celle-ci semble jouer là en somme le rôle de ce qu'on appelait autrefois le phénomène critique ».

Mais il n'en est pas toujours ainsi. Dans certains cas, la migraine ne cesse pas quand la paralysie apparaît, elle s'atténue simplement (G. BALLET); dans d'autres, elle persiste franchement pendant les premiers jours de la période paralytique (D'ASTROS).

Ajoutons que les phénomènes douloureux sont assez caractérisés pour que, d'ordinaire, le malade les différencie nettement. Ainsi, dans le cas de G. BALLET, son malade les distinguait très bien d'une autre variété de céphalalgie qu'il ressentait une ou deux fois par mois depuis son enfance, céphalalgie qui durait seulement quelques heures, était beaucoup moins intense et ne s'accompagnait pas d'envies de vomir.

La *durée* des accès est très variable. Ne dépassant pas un à deux jours dans certains cas, dans d'autres l'accès s'étend sur des semaines, et même des mois. On a signalé un accès d'une durée de six mois.

La longueur des *intervalles* qui séparent les crises est aussi variable que la durée de ces dernières. En général la succession des accès est d'autant plus rapide que ceux-ci sont plus courts (un mois, six mois, un an, plusieurs années).

Symptômes accessoires. — Pendant les accès de migraine ophtalmoplégique, on peut quelquefois constater l'existence d'autres symptômes que ceux décrits plus haut, mais ils sont accessoires et n'ont qu'une importance secondaire.

C'est ainsi que chez quelques malades on a signalé de la salivation (VISSEAUX, G. BALLET). Le malade de BALLET avait, de plus, dans la bouche un goût de métal, de vert-de-gris. Celui de VISSEAUX présentait en outre de l'œdème des paupières.

DANKSCHEWITSCH a relevé de l'hypoesthésie dans le territoire du trijumeau; un malade de KOLLARITZ présentait au contraire de l'hyperesthésie de la branche ophtalmique. THOMSEN a signalé le rétrécissement du champ visuel; DE LAPERSONNE a observé des phénomènes de scotome scintillant.

Le malade de BALLET avait eu au début de l'un de ses accès une poussée fébrile, constatée avec le thermomètre au Val-de-Grâce. Mais l'affection est ordinairement apyrétique.

Marche de l'affection. — L'affection débute généralement dans l'enfance ou dans l'adolescence, mais quelquefois dès le bas âge. SIMÉON SNELL a communiqué à la Société d'ophtalmologie du Royaume-Uni le cas d'une malade âgée de huit ans, qui souffrait depuis l'âge de dix-huit mois d'accès d'hémicranie compliquée de paralysie de la III⁰ paire. Dans le cas de MŒBIUS, le premier accès survint à l'âge de onze mois. Plus rarement, l'affection débute dans l'âge mûr; tel le cas de CHARCOT, où elle fit son apparition à trente ans. Dans le cas de D'ASTROS, l'accès (unique jusqu'alors) se présenta chez une personne de soixante-neuf ans, n'ayant jamais eu de sa vie ni maux de tête ni migraine d'aucune sorte.

Il importe, en effet, de remarquer que, chez quelques malades, les accès de migraine ophtalmoplégique sont précédés de migraines ne s'accompagnant pas de paralysies.

Dans l'intervalle des crises, les symptômes paralytiques disparaissent plus ou moins complètement. Généralement, la motricité de l'œil se rétablit complètement pendant les intervalles qui séparent les premiers accès. Mais plus tard, au fur et à mesure que l'on s'éloigne du début de l'affection, les symptômes paralytiques s'installent en permanence d'une façon plus ou moins marquée, persistant de préférence soit sur le droit interne (strabisme), soit sur la musculature intérieure (mydriase).

Il semble donc qu'à une certaine période de son évolution, la maladie cesse d'être une *paralysie périodique récidivante* pour devenir, suivant l'expression de SENATOR, *une maladie continue à exacerbations périodiques*. Certains auteurs ont soutenu qu'il existe des cas, tendant à la guérison, par augmentation de durée des intervalles séparant les accès, et par diminution de gravité des crises, qui peu à peu finiraient par s'éteindre. La lecture de tous les cas publiés dans ces dernières années incite au contraire à croire que la maladie tend de plus en plus à devenir permanente et grave.

Etiologie. — Elle est fort discutée. Le *sexe* ne paraît pas avoir d'importance, malgré l'opinion de CHARCOT, qui estimait l'affection plus fréquente chez la femme.

D'après GILBERT BALLET, la migraine ophtalmoplégique paraît, au point de vue de la *condition sociale* des malades, différer de la migraine ordinaire. Celle-ci frappe surtout les individus de la classe aisée; elle est, suivant l'expression de BERGERON, la « rançon de la suprématie intellectuelle et de la supériorité sociale ». Fréquente en ville, elle est rare à l'hôpital. Au contraire, la migraine ophtalmoplégique affecte surtout des gens de classes inférieures, des ouvriers (cochers, pilotes, manœuvres, etc.)

L'*hérédité* ne semble pas avoir une grande importance, bien qu'on ait noté quelquefois l'hérédité nerveuse. L'influence du *traumatisme* a été signalée. Tel le cas de LYSSA BOURNEF, où une contusion de l'arcade sourcilière à la suite d'une chute paraît avoir exercé une influence réelle sur l'apparition des accidents.

Plus récemment, PLATENGA a rapporté l'observation d'un malade qui fit, à sept ans, une chute grave dans une cave, resta sans connaissance pendant trois jours, et à la suite garda pendant quelque temps un ptosis. Mais ce ne fut qu'à l'âge de vingt et un ans, que la paralysie de la IIIᵉ paire se reproduisit chez ce malade, après une violente migraine.

KAPLAN a publié un nouveau cas où la paralysie périodique de l'oculomoteur survint chez un homme de vingt-neuf ans (issu de famille non migraineuse) à la suite d'un traumatisme de la tête.

Dans un cas de JACHMANN, l'infection typhique paraît avoir joué le rôle de cause prédisposante à l'égard de l'accès migraineux ophtalmoplégique. PATRON a relaté un cas de migraine ophtalmoplégique d'origine coli-bacillaire.

KARPLUS cite un cas de ZIEHEN, qui remonte à 1889 et où l'on trouve, paraît-il, pour la première fois, le nom de « migraine ophtalmoplégique » qu'on attribue habituellement à CHARCOT. Le malade de ZIEHEN étant mort dix ans après, on trouva à l'autopsie une pachyméningite hémorrhagique de la base.

On a édifié plusieurs théories pour expliquer la migraine idiopathique. Pour les uns, il s'agirait de lésions radiculaires, pour d'autres de lésions nucléaires. Il se produirait des troubles vasomoteurs, d'abord passagers, puis modifiant à la longue d'une façon définitive le fonctionnement des éléments nerveux.

D'après MINGAZZINI, la théorie la plus acceptable est celle qui attribue la paralysie récidivante de l'oculo-moteur à une affection qui frapperait les neurones qui constituent les cellules d'origine et les fibres radiculaires de ce nerf. Dans la plus grande partie des cas, le processus morbide, comme le veut MARINA, serait une névrite des fibres radiculaires de l'oculo-moteur, qui dans la suite se propagerait en sens rétrograde au groupe cellulaire correspondant.

Cette hypothèse concilierait les deux théories radiculaire et nucléaire. Lorsque le processus morbide se limite aux fibres radiculaires seulement, on a la paralysie *périodique* vraie ; lorsqu'elle s'étend aux cellules ganglionnaires, de façon à produire des lésions irréparables des éléments eux-mêmes, on aurait, ou dès le commencement ou plus tard, la paralysie *permanente*.

La réaction de la méninge qui entoure la IIIe paire donnerait l'explication de la douleur du début, des vomissements, du malaise, de l'élévation de température. Notons à ce propos que, dans deux cas où la ponction lombaire a été pratiquée, le cyto-diagnostic a été négatif (LECLÉZIO).

Une localisation aussi spéciale n'est d'ailleurs pas nécessaire. On sait en effet aujourd'hui qu'une lésion comprimant le tronc même de la IIIe paire à la base du crâne peut n'intéresser que les filets nerveux allant à tel ou tel muscle, et par suite ne donner lieu qu'à un trouble d'innervation limité à ce muscle.

Et effectivement, dans la plupart des cas où l'autopsie a pu être pratiquée, on a pu constater l'existence de tumeurs ou d'exsudats comprimant le tronc du nerf (TAYLOR).

C'est vraisemblablement à cette origine que sont dus certains cas de migraine ophtalmoplégique *symptomatique*, paraissant liés à des lésions basilaires, soit syphilitiques (gommes), soit traumatiques (hémorragies), soit néoplasiques. La syphilis, de même que les autres causes de lésions vasculaires, pourrait d'ailleurs donner naissance au syndrome migraine ophtalmoplégique par un autre processus. Comme le fait remarquer D'ASTROS, les artérioles des noyaux de la IIIe paire constituent un système absolument indépendant des autres artères pédonculaires ; elles ne s'anastomosent pas non plus entre elles. Elles sont terminales. Elles fournissent dans leur trajet au tronc et aux fibres radiculaires de la IIIe paire, et sont l'unique source artérielle des noyaux gris de l'oculo-moteur commun et du pathétique.

Leurs lésions expliqueraient donc la migraine, avec ses diverses modalités.

Cette théorie n'est pas non plus contradictoire avec les théories nucléaire ou périphérique. Elle les comprend, au contraire, toutes deux dans le même déterminisme, puisque le même système artériel fournit à la nutrition des noyaux et des fibres du nerf de la IIIe paire.

F. Paralysie de la musculature intérieure de l'œil (iris et accommodation).

1. — Paralysie de l'iris

L'iris à l'état normal, ne présente que des mouvements de contraction et de dilatation. Nous n'avons pas à nous occuper ici des mouvements passifs (iridodonésis), qu'il peut présenter dans certains cas, tels que la luxation du cristallin, l'aphakie, etc.

Ces mouvements normaux, actifs, de l'iris, peuvent être modifiés de diverses manières, et sous l'influence de beaucoup de causes, n'ayant rien à voir avec les paralysies oculaires. Cette séméiologie de la pupille a été étudiée déjà dans les plus petits détails, dans le présent ouvrage (Tome IV, page 376 à 426) et Tome III, art. Pupillométrie, p. 807). Nous nous bornerons donc à décrire ici les modifications pupillaires dues à la paralysie de la IIIe paire.

A. Mydriase.

Lorsque le sphincter de l'iris est paralysé, il se produit une dilatation de la pupille, qui porte le nom de *mydriase* : la mydriase étant la dilatation anormale de la pupille avec immobilité persistante de l'iris (Giraud-Teulon). Certains ophtalmologistes ont tendance à désigner sous le nom de mydriase toutes les dilatations pupillaires, quel que soit d'ailleurs l'état des réflexes iriens. Je n'envisagerai pas, ici, ces soi-disant mydriases où les réflexes sont normaux, avec une pupille plus large que d'habitude, et où il ne s'agit que de variations de l'état physiologique. J'ai en vue, ici, uniquement, la mydriase par paralysie du sphincter irien, caractérisée par une dilatation pupillaire, dilatation plus ou moins considérable, mais toujours accompagnée par l'immobilité de la pupille, qui ne réagit plus à ses excitants naturels : la lumière et la convergence.

Si la paralysie de l'iris est complète, les symptômes sont en effet les suivants : dilatation de la pupille, très marquée, mais néanmoins jamais extrême, ainsi qu'il arrive par exemple dans la dilatation produite par l'atropine; immobilité de la pupille, devenue indifférente à ses stimulants naturels (lumière, accommodation, convergence).

Ces signes principaux peuvent s'accompagner de phénomènes accessoires, résultant de la suppression du jeu normal du diaphragme irien : éblouissement sous l'influence d'une vive lumière, irisation du bord des surfaces brillantes.

La mydriase peut être bilatérale, comme peut l'être toute paralysie de la III° paire. Mais le plus fréquemment, on la constate d'un seul côté.

Dans ce cas, on remarquera que lorsqu'on éclaire la pupille paralysée, celle-ci reste immobile, mais la pupille du côté non paralysé se contracte normalement (réflexe consensuel), ce qui s'explique aisément, puisque les fibres pupillaires centrifuges seules sont atteintes du côté paralysé, alors que les fibres centripètes sont intactes. Pour la même raison, lorsqu'au contraire, on provoque le réflexe lumineux du côté sain, il ne se produit point de réflexe consensuel du côté paralysé.

Diagnostic de la mydriase. — Il en est tout autrement lorsque la mydriase, *non paralytique*, est due à la suppression de toute perception lumineuse, ainsi qu'on l'observe dans les lésions de la rétine, du nerf optique, ou du chiasma. (Exception faite, bien entendu, pour les cas où il y a coexistence à la fois d'une atrophie optique liée au tabes, et d'une paralysie de la III° paire).

Dans ces cas, la mydriase est la conséquence de la paralysie des fibres pupillaires centripètes ou plutôt, *il n'y a pas*, à proprement parler, *paralysie* mais simplement absence d'excitation de ces fibres centripètes, et la pupille se trouve dans les mêmes conditions que celle d'une personne placée dans l'obscurité absolue. Aussi le réflexe consensuel est conservé dans ces cas, c'est-à-dire que, si l'on éclaire le côté sain, il se produit du côté malade une contraction de la pupille, alors que celle-ci reste immobile à la lumière directe.

Si l'on examine, en pareil cas, le fond de l'œil, on trouvera, du côté de la mydriase, les aspects ophtalmoscopiques caractéristiques de l'*embolie de l'artère centrale de la rétine*, ou des *atrophies des nerfs optiques*, relevant soit d'une *section du nerf optique* par un projectile, soit d'une *tumeur intra-crânienne*, *d'une méningite* ou d'une *fracture de la base du crâne*.

Il s'agit toujours, dans ces cas, d'une lésion intéressant la partie périphérique des fibres visuelles, dans le chiasma, le nerf optique ou la rétine. La pupille dilatée ne réagit pas à la lumière parce que celle-ci n'est plus perçue, tandis que, dans la mydriase paralytique, la pupille dilatée ne réagit pas à la lumière, bien que celle-ci soit perçue, parce que le sphincter de l'iris est paralysé.

On ne confondra pas la mydriase paralytique avec la *mydriase du glaucome*. D'abord, dans les formes aiguës ou subaiguës, les phénomènes inflammatoires extérieurs attireront l'attention. Mais le diagnostic est parfois plus difficile, dans certains cas de glaucome chronique, où la diminution de la vision est à peu près le seul symptôme dont se plaigne le malade. On trouvera dans ce cas, au fond de l'œil, la signature du glaucome sous la forme d'une excavation de papille très marquée, avec atrophie plus ou moins complète du nerf optique. Mais, dans ces cas, la conservation parfaite du réflexe consensuel empêche la mydriase d'être très marquée (si l'autre œil est sain), lorsque les deux yeux sont découverts. Le diagnostic est encore plus délicat lorsque les deux yeux sont touchés par cette maladie. Toutefois, même à un degré très avancé d'excavation, le réflexe lumineux direct est souvent encore conservé quoique très faiblement.

Au cours d'un zona ophtalmique, et seulement pendant deux à trois jours, H. Dorova a pu noter, chez deux malades, la dilatation de la pupille du côté du zona, et l'absence des réactions lumineuses et accommodative de l'iris. Ce syndrome n'est explicable, à son avis, que par une lésion du ganglion ophtalmique, consécutive à une irritation primitive du nerf ophtalmique. Dans ces deux cas, il y avait absence de lymphocytes dans le liquide céphalo-rachidien.

La *mydriase médicamenteuse* produite par l'atropine, la scopolamine, et aussi la duboisine, l'homatropine, ou la cocaïne, et même le datura stramonium (WOLLENT) prête davantage à la confusion. Ici, le tableau clinique peut être le même que dans la mydriase paralytique. Toutefois, la dilatation atropinique est ordinairement beaucoup plus large que celle de la paralysie. Mais il est certains cas où le faible degré de la solution employée, d'une part, et par conséquent la mydriase modérée qui en résulte, d'autre part la supercherie du malade qui dans un but quelconque nie absolument l'emploi de tout collyre, rendent le diagnostic des plus difficiles. Un point important pour le diagnostic est ici l'intégrité ou au contraire la paralysie de l'accommodation. La mydriase paralytique peut exister seule, la mydriase atropinique s'accompagnera toujours de paralysie accommodative.

Dans les *méningites aiguës*, les *abcès du cerveau*, la mydriase n'est pas rare. Elle succède parfois au myosis du début, et peut alterner avec lui, ou persister sans modifications notables pendant toute l'évolution de l'affection.

La mydriase peut même être un signe prémonitoire de *méningite tuberculeuse* et précéder de plusieurs mois, ou même de plusieurs années, le début des accidents mortels. (Voir Étiologie : Tuberculose). On peut l'observer aussi dans certaines formes de tuberculose pulmonaire ou ganglionnaire (Voir plus bas, Inégalité pupillaire, page 635.)

Les *contusions* ou *traumatismes du globe oculaire* peuvent déterminer la mydriase. Les balles de tennis, les bouchons de champagne sont dans ce cas les agents vulnérants les plus ordinaires. La mydriase peut exister isolément ; elle est plus ou moins marquée, et les réflexes pupillaires plus ou moins diminués. Mais il n'est pas habituel qu'ils soient ici totalement abolis. J'ai vu, dans un cas, une attaque de glaucome succéder, chez une femme jeune, à un traumatisme de ce genre. Dans certains cas, le traumatisme oculaire peut déterminer un faux signe d'Argyll (Voir page 641).

Dans d'autres cas, la mydriase traumatique s'accompagne de lésions oculaires d'ordre chirurgical (déchirures de l'iris, subluxation du cristallin, hémorrhagie du vitré, etc.) et à ce titre elle cesse de nous intéresser ici.

Nous arrivons à une question actuellement très discutée, la question de la *mydriase hystérique*. L'hystérie, à elle seule, est-elle capable de produire la mydriase ? Jusqu'à ces dernières années, l'opinion était unanime à trancher la question par la négative, et à considérer l'existence d'un trouble pupillaire comme l'indication certaine d'une lésion organique du système nerveux. La plupart des neurologues et des oculistes sont encore de cet avis.

Cependant d'autres spécialistes admettent la possibilité de troubles pupillaires hystériques.

« Il existe actuellement, dit DÉJÉRINE, un certain nombre de faits bien observés qui montrent que des troubles pupillaires peuvent se présenter en même temps que d'autres phénomènes oculaires dont la nature hystérique ne saurait être niée. » Tels sont les cas de PANAS, de DUBOIS, de BLOCQ, et d'autres.

P. RICHER a même observé un cas où la mydriase était accompagnée d'une paralysie de l'accommodation ainsi que d'une paralysie incomplète du droit interne et du droit inférieur. Mais, comme le fait observer DÉJÉRINE, les indications fournies au sujet de la diplopie ne sont pas suffisantes pour exclure ici l'existence d'une contracture des antagonistes des muscles supposés paralysés.

Dans certains cas (BLOCQ) la cause occasionnelle fut un léger traumatisme. Dans d'autres (BOREL), la mydriase a succédé à l'atropinisation, puis a persisté à l'état de symptôme permanent. L'auteur ajoute qu'il a été si impressionné par ce fait qu'il n'ose plus guère atropiniser les hystériques.

De quelle nature serait, si tant est qu'elle existe, la mydriase hystérique ? S'agit-il d'un spasme du muscle irien ou d'une paralysie de son antagoniste ? C'est à l'idée d'un spasme que se range DÉJÉRINE. C'est aussi l'avis de GINESTOUS-TERSON, de DE LAPERSONNE, de SCHWARTZ. Et ils se basent sur ce fait que l'ésérine n'a aucune action sur la dilatation pupillaire dans ces cas. Il s'agirait donc d'un spasme ayant son siège dans le muscle radié de l'iris, innervé par le grand sympathique.

Pour ma part, je ne sais s'il existe une mydriase spasmodique dans l'hystérie, mais ce qui me paraît certain, c'est que la mydriase *paralytique véritable* ne fait pas partie du tableau symptomatique de cette affection. Comme le dit BABINSKI, la notion de la mydriase hystérique repose sur des erreurs d'observation ou d'interprétation. J'ai présenté à la Société de Neurologie des faits très démonstratifs à cet égard (Voir Étiologie, chapitre hystérie).

Conformément à cette opinion, la persistance des réflexes m'a permis de porter un pronostic favorable dans certains cas d'apparence grave, pronostic justifié par la marche des événements. Au contraire, l'absence du réflexe pupillaire dans la mydriase avec cécité permet dans certains cas un mauvais pronostic, malgré l'absence de lésions ophtalmoscopiques.

Il en est ainsi par exemple dans ces cas de traumatisme du rebord orbitaire où l'on voit, après un trauma léger, survenir une cécité monolatérale absolue et subite. Quoique ces cas soient actuellement bien connus des ophtalmologistes, on voit parfois faire encore le diagnostic d'amaurose hystérique, cruellement démenti par l'apparition ultérieure d'une atrophie optique. Dans tous les cas de ce genre, l'existence d'une mydriase paralytique, sans signes ophtalmoscopiques, est caractéristique d'une lésion des fibres centripètes, et doit faire écarter absolument le diagnostic d'hystérie.

Enfin, dans certains cas où la nature hystérique de la mydriase paraît indéniable, il faut encore songer à la simulation par l'emploi caché de l'atropine. J'ai observé une fois une paralysie complète de la pupille avec paralysie accommodative, qui paraissait bien être de nature hystérique. J'avais songé à la simulation par l'atropine, mais étant donné la surveillance exercée, le milieu dans lequel se passait cette histoire, etc., cette simulation paraissait peu vraisemblable. Elle était pourtant bien réelle, et ce n'est qu'après plusieurs mois que j'obtins l'autorisation d'appliquer un pansement inamovible qui expliqua le mystère et montra que la jeune fille était bien une simulatrice.

On voit par ce qui précède que l'étiologie paralytique est la règle dans la mydriase. Cependant, nous venons aussi de le voir, elle pourrait être d'origine spasmodique. Girard-Teulon admettait que cette forme est due à un état irritatif du système ganglionnaire. C'est elle que, d'après certains auteurs, on rencontrerait dans l'hystérie. De Graefe lui donne aussi pour cause les états irritatifs de l'encéphale et en fait un symptôme précurseur fréquent des affections cérébrales. Nous avons vu plus haut qu'en effet on peut l'observer comme phénomène avant-coureur de la méningite. C'est cette forme qu'on observe dans l'helminthiase.

Le diagnostic différentiel des deux formes paralytiques et spasmodiques de la mydriase n'est pas toujours facile. Cette question a été bien étudiée dans ces dernières années par Faenkel, Schwarz, Baas, et particulièrement par Bach et Henri Coppez. D'après ce dernier auteur, l'action des collyres sur les pupilles en mydriase est la suivante :

1° Dans le cas de mydriase paralytique (paralysie de la IIIe paire) :

L'atropine augmente la mydriase ;

La cocaïne augmente également la mydriase en ajoutant à la paralysie du sphincter le spasme du dilatateur ;

L'ésérine rétrécit la pupille, si la paralysie de l'oculo-moteur s'arrête, ce qui est la règle, au relai du ganglion ciliaire.

2° Dans le cas de mydriase spasmodique (excitation du grand sympathique) :

L'atropine produit une mydriase maxima, ajoutant la paralysie du sphincter au spasme du dilatateur ;

La cocaïne est sans action, l'effet qu'elle produit étant déjà obtenu avant son instillation ;

L'ésérine rétrécit la pupille, mais moins qu'en cas de mydriase paralytique.

Cette question ayant été étudiée précédemment avec tous les détails qu'elle comporte, dans une autre partie de cette encyclopédie, nous y renvoyons le lecteur (voir tome IV, page 382 et suivantes).

B. Myosis

Le myosis, rétrécissement ou contraction pupillaire, est l'état opposé à la mydriase. Il représente l'action sur la pupille de la paralysie du sympatique, tandis que la mydriase est liée à la paralysie de l'oculo-moteur.

Mais de même que nous avons vu des cas de mydriase spasmodique par action des nerfs dilatateurs sympathiques, de même il existe, et ici beaucoup plus fréquemment sans doute, une forme de myosis spasmodique due à une excitation de l'oculo-moteur commun.

Toutefois le départ entre ces deux formes est difficile à faire. On pourra, avec Carrez utiliser pour ce diagnostic l'action des médicaments myotiques et mydriatiques.

Myosis spasmodique (spasme de la IIIᵉ paire). — L'atropine dilate la pupille comme dans les conditions normales.

La cocaïne n'agit pas, le spasme du dilatateur ne pouvant vaincre celui du sphincter.

L'ésérine restera sans action, l'effet qu'elle produit étant déjà obtenu avant son instillation.

Myosis paralytique (Paralysie du grand sympathique). — L'atropine produit une dilatation modérée, les deux paralysies agissant en sens contraire.

La cocaïne dilate la pupille si les terminaisons nerveuses dans le dilatateur sont intactes, c'est-à-dire si la lésion siège en dessous du relai dans le ganglion cervical supérieur, et qu'elle ne s'est pas encore étendue aux filets périphériques.

L'ésérine produit un myosis maximum, ajoutant le spasme du sphincter à la paralysie préexistante du dilatateur.

Mais, comme Morax le fait remarquer avec raison, on rencontre tous les degrés dans le spasme et la paralysie, ce qui enlève toute valeur absolue en clinique à ces considérations physiologiques.

D'une façon générale, le myosis résiste à l'action de l'atropine. Duchenne de Boulogne, qui le signala dans le tabes, l'avait déjà noté. La cocaïne n'agit naturellement pas davantage dans le myosis tabétique. Il en est de même pour le myosis des paralytiques généraux (Toulouse et Vurpas).

Diagnostic du myosis. — La difficulté de distinguer le myosis spasmodique du myosis paralytique, la coexistence du myosis avec les paralysies oculaires, ne permet guère de distinguer le myosis qui nous intéresse ici, dans ce chapitre des paralysies, d'avec celui dû à d'autres causes. Il convient cependant d'éliminer d'abord le *myosis médicamenteux* dû à l'action de la *pilocarpine*, et à celle plus puissante de l'ésérine. Il s'accompagne d'une contraction de l'accommodation, et ne dure que quelques heures avec la pilocarpine, que vingt-quatre à trente-six heures avec l'ésérine.

Le myosis peut coexister avec une amaurose absolue, dans les cas d'atrophies optiques dues au tabes ou à la paralysie générale. Ce fait est d'autant plus frappant qu'il contraste avec la mydriase habituelle, par perte de la perception lumineuse, que l'on constate dans les autres formes de lésions des conducteurs optiques.

Sur 22 cas d'amaurose tabétique, Léri a observé 8 fois le myosis. Les pupilles étaient surtout étroites dans les cas récents. Dans les cas plus anciens, le myosis devenait moins serré, mais on peut cependant, ainsi que je l'ai constaté à la Salpêtrière, rencontrer un myosis très serré chez des tabétiques dont l'amaurose remonte à plusieurs années.

Le myosis accompagné du signe d'Argyll a été signalé depuis longtemps dans certaines affections du système nerveux central et notamment dans le tabes. D'après Potocki, ce syndrome appartient, comme le signe d'Argyll isolé, à la symptomatologie de la syphilis. Il a pu en observer l'existence chez douze malades incontestablement syphilitiques, qu'il a pu suivre pendant longtemps, depuis six ans jusqu'à quatorze ans. Cinq étaient tabétiques, deux sont morts de paralysie générale, mais tous, depuis des années, présentaient un myosis permanent. Potocki dit n'avoir jamais constaté chez ces malades la moindre variation dans les deux pupilles, qui demeuraient punctiformes, bien arrondies, l'iris paraissant légèrement bombé en avant.

Cette permanence du myosis, si remarquable dans le temps, ne l'était pas moins, chez ces malades, au milieu des troubles nerveux intercurrents, les plus variables et les plus profonds.

Dans la sclérose en plaques, le myosis peut s'observer avec conservation du réflexe lumineux, et cet aspect est caractéristique d'après Parinaud.

Chez des malades atteints d'angine phlegmoneuse, Vincent a observé 5 fois sur 18, soit dans 27,6 p. 100 des cas, un rétrécissement pupillaire unilatéral siégeant du même côté que la périamygdalite. Ce myosis, plus ou moins marqué, commence dès le début de l'inflammation suppurée. Il peut persister plusieurs jours et même un mois après la guérison.

La pupille rétrécie continue à obéir à l'action de la lumière et de l'accommodation. La fente palpébrale garde sa grandeur normale. Il ne se produit aucune modification vasculaire du fond de l'œil.

Ce phénomène ne peut être assimilé au réflexe de Sauer, car les impressions douloureuses déterminent la dilatation et non la constriction de la pupille. Il ne dépend pas davantage d'une inhibition du grand sympathique et de ses fibres dilatatrices. Ce myosis paraît être le résultat d'une excitation réflexe du nerf moteur oculaire commun, excitation dont le point de départ se trouve au voile du palais, et qui est transmise par les nerfs palatins.

Les connexions signalées par Meynert entre le noyau d'origine du moteur oculaire commun et le noyau sensitif de la Ve paire pourraient l'expliquer, mais dans ce cas le phénomène serait constant. Il paraît préférable d'admettre une communication directe chez certains individus, entre le ganglion de Meckel où arrivent les nerfs palatins, et le ganglion ophtalmique, origine des filets constricteurs de l'iris. Effectivement, d'après Arnold, Valentin, Tiedemann, etc., il existe parfois un nerf surnuméraire qui relie ces deux ganglions et qui est même assez considérable.

Il devient dès lors facile d'expliquer comment une excitation douloureuse, transmise par les nerfs palatins, peut, chez quelques sujets, provoquer la contraction spasmodique de l'iris du même côté.

Le myosis a pu être observé dans certaines lésions (surtout tuberculeuses) des poumons, des plèvres, ou des ganglions intra-thoraciques (Voir le chapitre suivant).

C. Inégalité pupillaire ou anisocorie.

Nous n'avons pas à nous occuper ici des formes d'inégalité pupillaire qui ne sont pas sous la dépendance des paralysies oculaires. Elles ont été étudiées ailleurs en détail (Voir Tome IV, p. 395).

Dans ces conditions, et en nous maintenant sur le terrain des paralysies, nous nous trouvons ici en présence des cas où l'inégalité est produite, parce que l'une des deux pupilles ou toutes les deux sont en mydriase, ou que l'une des deux ou toutes deux sont en myosis, ou que l'une est en myosis et l'autre en mydriase, ou enfin, que l'une étant saine, l'autre est soit en myosis soit en en mydriase.

Il n'y a là rien qui mérite une description particulière. La mydriase ou le myosis seront étudiés suivant la manière que nous avons envisagée plus haut.

Nous ne dirons qu'un mot d'une forme spéciale d'anisocorie, récemment décrite : c'est l'*anisocorie ou mydriase à bascule* (*Springende mydriasis* des auteurs allemands).

On a décrit sous ce vocable (Frenkel) ces cas où la forme de l'inégalité pupillaire est variable en sens inverse, c'est-à-dire qu'après une mydriase droite avec myosis gauche, on peut observer ultérieurement chez le même sujet un myosis droit avec mydriase gauche. Frenkel pense qu'il s'agit là de phénomènes d'excitation directe ou réflexe du sympathique oculaire, s'observant surtout dans les affections organiques agissant sur le sympathique.

Plus intéressante de beaucoup est l'inégalité pupillaire signalée récemment dans certaines affections broncho-pulmonaires, et qui mérite que nous entrions à son sujet dans quelques détails. Nous consacrerons également quelques lignes à l'inégalité pupillaire observée dans les lésions cardio-aortiques.

1° Inégalité pupillaire dans la tuberculose pulmonaire. — Cette question est encore peu connue. Elle a cependant été signalée depuis un certain temps déjà, puisque dès 1872 Rogue mentionnait l'existence de l'inégalité pupillaire dans les affections unilatérales des diverses régions du corps, en particulier dans les affections pulmonaires aiguës ou chroniques, dans l'engorgement des ganglions bronchiques, celui des ganglions cervicaux, etc.

Rogue admettait que, sous l'influence d'une lésion unilatérale d'une région quelconque du corps, il peut se produire une modification particulière du centre cilio-spinal du côté correspondant, modification que l'on peut considérer comme une sorte d'éréthisme fonctionnel. Les excitations provoquées dans un point quelconque réagissent dans ces conditions, en déterminant une contraction plus forte des fibres radiées de l'iris du côté correspondant au siège de la lésion.

Rampoldi, à partir de 1885, dans une série d'intéressantes publications, a nettement posé la question de la mydriase unilatérale, en rapport avec la tuberculose pulmonaire. Dans plusieurs des cas publiés par cet auteur, il existait une mydriase unilatérale, qui fut attribuée par lui à l'irritation du sympathique par un processus tuberculeux du sommet pulmonaire du côté correspondant. Dans un autre cas, une femme, atteinte de caverne tuberculeuse à droite, présentait un myosis très prononcé du même côté. A l'autopsie, on constata que le ganglion inférieur du sympathique était compris dans l'épaisseur de la plèvre, et l'examen histologique montra une infiltration leucocytaire très intense dans ce ganglion.

D'après Destrée (1894) on observerait l'inégalité pupillaire dans l'immense majorité des cas de tuberculose pulmonaire, la dilatation d'une pupille dépendant, d'après cet auteur, de l'irritation du plexus sympathique du hile pulmonaire, sous l'influence des ganglions bronchiques tuberculeux. L'anisocorie ainsi produite n'est pas permanente, et peut disparaître pour un temps plus ou moins long. L'examen quotidien du malade la montre nettement à certains moments ; à d'autres, elle diminue ou disparaît pour reparaître plus tard. L'existence de l'inégalité pupillaire, dans certaines conditions, constituerait donc un signe prémonitoire de la tuberculose pulmonaire.

Un peu plus tard, Amat, puis Bozzolo, sont revenus sur cette question, et considèrent la mydriase spasmodique unilatérale, exceptionnellement bilatérale, comme un symptôme initial de la tuberculose pulmonaire, déterminé par l'irritation du sympathique du côté malade.

En 1902, Souques observa les troubles oculo-pupillaires liés à la paralysie du sympathique (myosis, rétrécissement de la fente palpébrale, rétraction du globe oculaire) chez trois malades, n'offrant aucune des causes habituelles de ce syndrome, mais atteints tous les trois de tuberculose localisée au sommet du poumon. Pour lui, ces troubles sont le résultat de la destruction des filets irido-dilatateurs du sympathique : ces filets passent par les rami communicantes du premier nerf dorsal qui sont en rapport immédiat avec le cul-de-sac supérieur de la plèvre. La pachy-pleurite qui accompagne ordinairement la bacillose du sommet peut donc détruire ces rameaux et produire les phénomènes oculo-pupillaires mentionnés plus haut.

Debrais dit avoir rencontré l'inégalité pupillaire 26 fois sur 120 cas de tuberculose pulmonaire. La localisation au sommet n'est pas, pour cet auteur, indispensable. L'inégalité pupillaire peut présenter des rémissions, mais sa persistance habituelle est remarquable. La mydriase, d'après Debrais, est causée vraisemblablement par la compression exercée sur le sympathique par un ganglion médiastinal enflammé, sans qu'il soit nécessaire que ce ganglion excitateur soit celui du dôme pleural incriminé par Souques.

Pernet, dans une remarquable thèse toute récente, inspirée par Souques,

publie les examens qu'il a pratiqués sur de nombreux tuberculeux, aux diverses
périodes. Il résulte de ses statistiques que les troubles pupillaires, assez rares
à la première période (1/17), sont plus fréquents au deuxième degré de l'affection (1/13), et s'observent plus fréquemment encore à la période cavitaire
(1/7). Mais tandis que dans le 1er et le 2e degré de la tuberculose, c'est la
mydriase qui s'observe, la pupille anormale étant du côté atteint ou le plus
atteint, au 3e degré au contraire, c'est le myosis que l'on constate le plus souvent. Certains malades, chez lesquels on avait constaté de la mydriase pendant un premier séjour à l'hôpital, y revenaient présentant la pupille en
myosis, les lésions pleuro-pulmonaires ayant augmenté.

Dans ces cas de tuberculose au 3e degré, PRÉVOST admet que le myosis est
produit par la destruction des filets irido-dilatateurs du sympathique. Il a
observé d'ailleurs, dans quelques cas, le myosis accompagné d'autres symptômes tels que la rétraction du globe oculaire, le rétrécissement de la fente
palpébrale, etc., tous symptômes en rapport avec la paralysie du sympathique, ou avec sa section, comme dans la célèbre expérience de POURFOUR DE
PETIT.

La destruction, opérée par les lésions du dôme pleural, peut porter soit
sur les rami communicantes du premier nerf dorsal (les filets pupillo-dila-
tateurs sont alors seuls touchés, et il y a seulement de l'anisocorie), soit sur
le trajet des fibres sympathiques à travers le premier ganglion thoracique et
le ganglion cervical inférieur (il y a alors destruction des filets vaso-moteurs
de la face et troubles de cette région).

L'excitation du sympathique produit des phénomènes inverses à ceux de
sa destruction : dilatation pupillaire, protusion du globe oculaire, élargissement de la fente palpébrale, etc. BICHELONNE, qui a publié tout récemment
une très intéressante étude sur cette question, a observé ces derniers symptômes assez fréquemment (1/7 environ), chez un certain nombre de malades
tuberculeux au premier degré ou seulement suspects de tuberculose. La
mydriase, coexistant avec un certain degré d'aggrandissement de l'ouverture
des paupières, s'observait du côté pulmonaire atteint. Encore quelques-uns
des malades observés par BICHELONNE étaient-ils plutôt en imminence de tuber-
culisation que bacillaires. Quelques signes peu nets de localisation au sommet, un certain degré d'amaigrissement, un mauvais état général, faisaient
envoyer ces hommes en observation à l'hôpital militaire. Ils étaient seulement
suspects en somme, et cependant la mydriase unilatérale était nette, les différents réflexes de l'iris étant conservés, la vision franche, la cocaïne sans action
sur le diamètre pupillaire. En somme tous les caractères d'une mydriase spasmodique.

Les nombreux rapports qu'affecte le nerf grand sympathique non seulement avec la plèvre, les ganglions du hile pulmonaire, mais encore avec la
chaîne des ganglions cervicaux (et l'on sait combien fréquemment ceux-ci
sont touchés dans la bacillose), les nombreux rameaux que le sympathique
envoie dans le tissu pulmonaire, les rapports du ganglion cervical inférieur,
du premier ganglion thoracique du sympathique, des rami communi-

cantes, avec le dôme pleural et avec les ganglions lymphatiques de cette région, nous expliquent suffisamment comment une localisation tuberculeuse même minime, soit pleurale, soit pulmonaire, soit ganglionnaire, irrite le nerf grand sympathique et produit ainsi la mydriase (BICHELONNE).

Toute localisation tuberculeuse, ganglionnaire ou pulmonaire, quel que soit son siège, paraît donc pouvoir produire la dilatation pupillaire unilatérale ou, à un degré plus avancé, le myosis.

Il y aurait donc là, surtout en ce qui concerne la mydriase, susceptible d'apparaître dès le début du processus, un phénomène digne de retenir l'attention du clinicien, un symptôme important de localisation tuberculeuse, à rechercher de parti pris, dès qu'on soupçonne chez un sujet la possibilité de l'évolution de la tuberculose, à condition bien entendu qu'on ait d'abord pu éliminer les causes habituelles d'inégalité pupillaire (affections du système nerveux central, syphilis, traumatisme, causes intra-oculaires, etc.)

2° INÉGALITÉ PUPILLAIRE DANS LES MALADIES DE LA PLÈVRE ET DES BRONCHES. — Comme nous venons de le voir, la tuberculose de la plèvre peut s'accompagner d'inégalité pupillaire, en particulier lorsqu'elle se localise au dôme pleural, et qu'elle produit directement l'irritation du sympathique. Dans ce cas, la mydriase siège du côté correspondant à la pleurésie.

Mais dans de nombreux cas de pleurésie avec épanchement, cette interprétation ne semble pas pouvoir être admise.

CHAUFFARD et LŒDERICH, qui ont étudié cette question, ont constaté la présence de l'inégalité, dans les pleurésies avec épanchement, dans la proportion de 41 p. 100 des cas. Elle se traduit par une dilatation de la pupille du côté correspondant à l'épanchement. La dilatation pupillaire est modérée ; elle disparaît dans l'effort maximum d'accommodation et de convergence. La contractilité du sphincter n'est donc pas abolie, mais seulement paresseuse. La mydriase est variable d'un jour à l'autre, au cours de la maladie, et cesse habituellement d'être perceptible lorsque toute trace d'épanchement a disparu.

On n'observe rien de constant dans la date d'apparition de ce symptôme. Il apparaît, quelle que soit la cause de la pleurésie (tuberculose, cardiopathie, cancer, pneumonie), quelles que soient l'abondance, la nature et l'évolution de l'épanchement. La thoracentèse n'a aucune influence sur lui.

CHAUFFARD et LŒDERICH ne croient pas que cette inégalité pupillaire soit due à une cause anatomique, telle qu'une adénopathie médiastinale, une compression nerveuse par le liquide, etc. Ils admettent qu'il s'agit d'un phénomène purement fonctionnel, un affaiblissement unilatéral du réflexe lumineux irido-constricteur, variable suivant les individus, suivant le degré personnel de réactivité réflexe. On se trouverait en présence d'une parésie fonctionnelle en rapport avec l'irritation périphérique anormale, conformément au réflexe décrit par SCURY : toute excitation sensitive périphérique provoque la dilatation irienne. La loi de l'unilatéralité des réflexes de PFLUGER expliquerait la mydriase d'un seul côté.

Cette interprétation pathogénique permet d'expliquer l'inconstance et l'extrême variabilité de ce symptôme, et aussi d'interpréter les cas où, contrairement à la règle, les troubles pupillaires siègent du côté opposé à la pleurésie (Lemoit).

L'inégalité pupillaire a encore été signalée au cours de diverses affections des bronches : bronchite aiguë, emphysème compliqué de bronchite chronique (Debierain), sans qu'il soit possible d'en donner une explication hors de contestation.

3° Inégalité pupillaire dans la pneumonie. — Certains traités classiques énumèrent, parmi les symptômes de la pneumonie à la période d'état, l'inégalité pupillaire avec mydriase du côté où siège le foyer pulmonaire.

Ce symptôme est considéré, par ceux qui le décrivent comme un trouble unilatéral associé aux troubles vaso-moteurs, tels que la rougeur de la pommette.

Il était intéressant de savoir si cet état des pupilles est constant chez les pneumoniques, et si, comme chez les cholériques (Castes, de Micasi), il est susceptible de devenir un élément de pronostic. Cette étude a été faite par Zaxoxi, de Gênes, et Sigmcelli. Ce dernier auteur, observant à l'hôpital majeur de Milan, a constaté sur plus de 100 pneumoniques que la mydriase bilatérale était la règle. Elle est beaucoup plus prononcée du côté où siège la lésion. Son apparition coïncide avec les troubles généraux du début de l'affection. A de rares exceptions près, ces modifications pupillaires persistent pendant toute la durée de la maladie et peuvent même se prolonger après la défervescence.

Dans les cas mortels, la dilatation pupillaire est à peine supérieure à la normale, la mydriase y est l'exception, tandis qu'elle est la règle dans les cas qui doivent se terminer par la guérison. De plus, dans les cas mortels, la différence entre les deux pupilles est nulle ou à peu près.

Debierain, Pernot, ont également recherché et observé la mydriase dans la pneumonie. D'après ce dernier auteur, dans la pneumonie du sommet, on constate ordinairement l'existence de la mydriase du côté correspondant.

4° Inégalité pupillaire dans les lésions aortiques. — L'inégalité pupillaire signalée dans certains cas de lésions aortiques et dans certaines cardiopathies peut être causée, de même que celle que nous venons d'étudier dans les affections pulmonaires, par une irritation du grand sympathique, avec lequel l'aorte se trouve en rapports étroits de voisinage. La compression produite par une poche anévrysmale, les lésions athéromateuses et surtout la périaortite peuvent donc retentir directement sur le grand sympathique, soit en produisant l'excitation, soit en déterminant la paralysie de ce nerf. L'excitation, ici encore, amènera de la mydriase, la paralysie produira du myosis, du côté lésé, phénomène en rapport avec les expériences de Claude Bernard.

Dans l'inégalité pupillaire d'origine aortique, la conservation des réflexes à la lumière et à l'accommodation, l'épreuve des collyres indiquent nettement l'existence d'une lésion sympathique. Les caractères particuliers de ces phénomènes pupillaires, accompagnés des autres symptômes de l'aortite chronique permettront donc de les différencier des troubles iriens dus à une paralysie de la IIIe paire.

Mais les troubles pupillaires qu'on constate dans les affections aortiques peuvent ne pas être provoqués par les lésions du sympathique et reconnaître une origine toute différente. Il n'est pas rare, en effet, que ces troubles soient constitués par le signe d'ARGYLL, et, depuis les travaux de BABINSKI, on sait que ce signe pupillaire est en quelque sorte la signature de la syphilis. Les lésions aortiques elles-mêmes étant fréquemment d'origine syphilitique, on s'explique aisément la coïncidence de ces deux symptômes (voir signe d'ARGYLL, page 640, et tome V, page 408).

D. — SIGNE D'ARGYLL-ROBERTSON

Parmi les diverses variétés de troubles pupillaires, intéressant la forme de l'iris et les réflexes iriens, il en est un qui présente une importance telle que, bien qu'il ne s'agisse pas, à proprement parler, d'un phénomène paralytique, nous lui consacrerons un court chapitre, à cause de son importance et de sa fréquence dans les affections du système nerveux.

Décrit pour la première fois par Argyll-Robertson, d'Édimbourg, ce signe consiste, comme on le sait, en ce fait que la réaction de la pupille à la lumière est complètement abolie, tandis que le réflexe accommodateur est conservé normalement. Ce symptôme est presque toujours bilatéral, mais il peut n'affecter qu'un seul œil, ou tout au moins se montrer inégalement net sur les deux yeux, sans perdre pour cela de sa valeur séméiologique. Argyll-Robertson, qui le signala dans le tabes, le considérait comme lié au myosis. Et de fait, ces deux signes s'observent souvent ensemble. Mais fréquemment aussi on peut l'observer sur des pupilles de dimensions normales, et même avec une mydriase plus ou moins intense.

« Il n'est besoin, pour produire le signe d'Argyll-Robertson, ni de lésions du nerf optique, ni de lésions du nerf moteur oculaire commun. Pour bien comprendre ce signe, il faut l'étudier quand il n'est associé à aucune lésion du segment centrifuge ni du segment centripète de l'axe réflexe. Dans ces conditions, il ne peut être produit que par la rupture des communications qui unissent le nerf optique, le corps genouillé externe et le tubercule quadrijumeau antérieur d'une part, avec le noyau pupillaire (photo-moteur) de la IIIe paire d'autre part. » (DEJERINE).

D'après MENDEL, le ganglion de l'habénula (paroi du 3e ventricule) serait l'intermédiaire entre le ganglion optique basal et le noyau du moteur oculaire commun. Mais cette opinion est réfutée par von MONAKOW et par BERNHEIMER, qui ont prouvé que le ganglion de l'habénula n'avait rien à faire avec les origines de la IIIe paire.

L'intégrité des noyaux moteurs pupillaires explique la conservation du réflexe à la convergence.

Jusqu'à ces dernières années, le signe d'Argyll-Robertson paraissait appartenir presque uniquement à la symptomatologie du tabes, et secondairement de la paralysie générale. Il éveillait, en tous cas, l'idée d'une affection chronique des centres cérébro-spinaux.

Grâce aux travaux de BABINSKI et de son élève CHARPENTIER, nous savons aujourd'hui que le signe d'Argyll est causé par l'infection syphilitique, dans laquelle on peut l'observer à l'état de symptôme isolé ou presque isolé.

Le signe d'Argyll est un épiphénomène de la méningite syphilitique chronique qui accompagne tout processus syphilitique des centres. La nature épiblastique de la membrane qui revêt la cavité sous-arachnoïdienne rend compte de la susceptibilité des méninges cérébro-spinales à l'égard du virus syphilitique.

Le signe d'Argyll n'est donc pas un symptôme essentiellement tabétique; aussi bien qu'au tabes, il peut appartenir à la paralysie générale, à la syphilis cérébro-spinale, à l'hémiplégie, à la paralysie pseudo-bulbaire et à la méningo-myélite syphilitique (BERTOLOTTI).

Aussi, est-il naturel de constater, chez les malades atteints de signe d'Argyll, la présence de globules blancs dans le liquide céphalo-rachidien, de même que l'on observe la lymphocytose arachnoïdienne dans les cas de méningite véritable à marche aiguë, de méningo-myélite, d'hémiplégie, etc. (voir *Étiologie : Syphilis*, p. 754).

On peut observer également le signe d'Argyll dans les lésions aortiques et dans certaines cardiopathies. Il ne faut pas confondre ces cas, où le signe d'Argyll est causé par la syphilis, comme l'est elle-même la lésion aortique, avec ceux que nous avons étudié précédemment (voir Inégalité pupillaire dans les affections aortiques, p. 639), où l'inégalité pupillaire est provoquée par une lésion du nerf grand sympathique. Ici la lésion aortique et le signe d'Argyll sont tous deux causés par la syphilis, ou tout au moins, la lésion de l'aorte coïncide avec une lésion syphilitique du système nerveux. Par suite, on devra, dans ces cas, pratiquer la ponction lombaire : la réunion de la lymphocytose du liquide céphalo-rachidien, de l'aortite et de l'inégalité pupillaire avec signe d'Argyll constitue une triade de symptômes caractéristiques de la syphilis (CROUZON).

C'est donc souvent à un tabes fruste qu'il conviendra de rapporter des signes oculaires, attribués trop légèrement à des lésions aortiques (BABINSKI, VAQUEZ). H. DUFOUR a rapporté une observation qui constitue la preuve anatomo-pathologique du bien-fondé de cette opinion, et en conclut qu'il est temps de réformer complètement notre opinion sur le pronostic du tabes et de le considérer le plus souvent comme une maladie bénigne.

Les traumatismes de l'œil peuvent, dans certains cas, dissocier les réflexes pupillaires de façon à offrir un tableau clinique analogue à celui du signe d'Argyll, mais naturellement unilatéral. MARKASS a publié un cas de ce genre, dans lequel un jeune homme de vingt ans, à la suite d'une contusion du globe oculaire, fut atteint de mydriase. Le réflexe lumineux était complètement aboli, le réflexe à la convergence était conservé. L'affection disparut en quelques semaines.

Dans un cas de COSMETTATOS, les mêmes signes pupillaires s'accompagnaient d'une luxation du cristallin. AXENFELD a publié récemment plusieurs autres cas analogues.

Il paraît vraisemblable, comme l'admet COSMETTATOS, que le traumatisme irien a pour résultat, dans les cas de ce genre, de provoquer par action réflexe des nerfs de l'iris, une altération de l'une des subdivisions du noyau du sphincter, c'est-à-dire de celle du réflexe lumineux, qui produit une paralysie incomplète de la pupille, ainsi que l'abolition du réflexe à la lumière.

E. MODIFICATIONS DU RÉFLEXE PUPILLAIRE DE CONVERGENCE

L'abolition du réflexe de convergence a une importance séméiologique moins grande que l'abolition du réflexe photomoteur. On ne l'observe guère sans que le réflexe lumineux soit également paralysé.

Cependant c'est aller trop loin que de dire, avec MONAX, que « la dissociation des réflexes inverse de celle qu'on observe dans le signe d'Argyll-Robertson n'existe pas, tout au moins pour les yeux pourvus de perception lumineuse ». J'ai eu l'occasion d'observer, avec M. JOSSERON, à Sainte-Anne, plusieurs cas de *paralytiques généraux*, où ce type inverse du type Argyll-Robertson existait très nettement.

Par contre, dans les cas de *mydriase paralytique* due à une *paralysie de la 3ᵉ paire*, aussi bien que dans le cas de mydriase atropinique, la perte du réflexe de convergence existe presque toujours.

Néanmoins, dans les cas qui se terminent par la guérison, il n'est pas rare d'observer le retour du réflexe accommodateur, alors que le réflexe lumineux est encore paralysé, et cela donne alors lieu à un faux signe d'Argyll.

II. — PARALYSIE DE L'ACCOMMODATION

Tandis que les diverses formes paralytiques que nous avons étudiées jusqu'ici présentent, à côté des troubles fonctionnels qu'elles déterminent, des signes physiques, objectivement appréciables par l'observation, la paralysie de l'accommodation ne se manifeste que par des signes fonctionnels. Encore, chez certains sujets (myopes), la paralysie accommodative peut n'apporter aucune gêne à la vision, et pourrait passer inaperçue, si on n'avait soin de la rechercher méthodiquement.

L'étude de l'accommodation à l'état physiologique a été faite dans une autre partie de cet ouvrage (voir tome III, pages 257 et 427). Je n'ai pas à y revenir ici.

De tous les symptômes qui accusent la faiblesse du muscle ciliaire, le plus important est la diminution ou la suppression de l'amplitude d'accommodation, l'éloignement du punctum proximum ou sa fusion avec le remotum, qui, lui, reste fixe. Il faut donc déterminer, par les procédés connus, le punctum remotum et le punctum proximum et calculer l'amplitude de l'accommodation d'après les résultats obtenus. On comparera alors cette amplitude avec celle que le sujet devrait avoir, suivant les lois établies par Donders. Et de cette façon, il sera possible de s'assurer si le pouvoir accommodateur est inférieur à sa valeur normale, et de quelle quantité.

La gêne et le trouble de la fonction visuelle produits par la paralysie de l'accommodation, sont variables suivant l'état de la réfraction statique de l'œil atteint.

L'emmétrope, qui n'utilise son accommodation que dans la vision de près, n'est, par suite, gêné que pour la vision des objets rapprochés, sa vue de loin restant normale. De près, s'il s'agit d'un faible degré de paralysie, d'une parésie de l'accommodation, il est plus ou moins gêné, comme un presbyte au début. La lecture et l'écriture deviennent très difficiles, et possibles seulement pour quelques instants. Si la paralysie est complète, la vision nette de près est tout à fait impossible.

L'hypermétrope ressent à un degré infiniment plus considérable et plus gênant les effets de la paralysie accommodative. Utilisant son accommodation non seulement pour la vision de près, mais aussi pour la vision à l'infini, il voit sa vue troublée à toutes les distances.

Le myope, au contraire, adapté pour la vision de près, par la construction même de son œil, à la façon d'un appareil photographique dont on a allongé la chambre pour obtenir les images d'objets rapprochés, n'a pas besoin de son accommodation pour la vision de près (s'il ne porte pas, bien entendu, de verres correcteurs corrigeant exactement son vice de réfraction). Il ne souffre donc que peu ou pas de la perte de son accommodation. Aussi, dans la myopie élevée, devra-t-on, comme nous le disions tout à l'heure, pratiquer un examen minutieux et d'abord corriger soigneusement la réfraction pour la vision à distance, pour replacer le myope dans les conditions d'un emmétrope.

En somme, quand il y a paralysie accommodative, la vision pour le myope reste nette à son remotum, et pour l'emmétrope à l'infini, tandis que l'hypermétrope ne voit bien ni de loin ni de près.

Les astigmates, qui ont recours à leur accommodation pour corriger leur astigmatisme, accusent également d'une façon plus ou moins intense, mais toujours fort gênante, les effets de la paralysie accommodative. C'est naturellement dans l'astigmatisme hypermétropique composé que la gêne visuelle atteint son maximum.

Les malades atteints de paralysie de l'accommodation se plaignent fréquemment de *micropsie* : les objets leur paraissent rapetissés. Cette illusion s'explique de la manière suivante : la notion que nous avons de la grandeur des objets repose sur deux éléments : la grandeur des images qu'ils projettent sur la rétine, et la conscience de la distance dont ils sont éloignés. Un objet de grandeur déterminée produit, à une distance déterminée, une image rétinienne d'une grandeur déterminée. Si l'objet se rapproche de la moitié de sa distance primitive, la grandeur de l'image rétinienne grandit au double. Si tel n'était pas le cas, c'est-à-dire si l'objet, en se rapprochant de la distance indiquée, ne devenait pas plus grand, nous en conclurions que c'est l'objet qui a diminué de moitié. C'est l'erreur que nous commettons dans la paralysie de l'accommodation. Comme dans ce dernier cas, pour accommoder à la distance où se trouve l'objet, nous sommes forcés de faire un effort beaucoup plus grand qu'auparavant, nous estimons l'accommodation plus élevée et l'objet plus proche qu'il ne l'est en réalité, et comme l'image n'en est pas devenue plus grande, nous sommes persuadés que l'objet lui-même est plus petit (Feess). C'est le phénomène opposé à celui qui se manifeste dans le spasme de l'accommodation, où les objets paraissent plus grands : *macropsie*.

La mydriase paralytique qui accompagne souvent la paralysie de l'accommodation laisse persister l'aberration de sphéricité de la lentille cristallinienne d'où la production *d'images brisées*.

Diagnostic. — La paralysie accommodative peut s'installer insidieusement. Elle peut occuper les deux yeux, ou n'atteindre qu'un seul œil, mais même dans ce cas, la gêne visuelle sera suffisante, le plus souvent, pour en avertir le malade. Celui-ci éprouve une difficulté plus ou moins grande à continuer le travail ou la lecture. Il a tendance à éloigner le livre de ses yeux et à l'éclairer plus fortement. Il évitera aussi de laisser ses yeux dans l'ombre de l'abat-jour, parce que la lumière éclairant directement ses pupilles les fait se contracter, ce qui permet de suppléer dans une certaine mesure à l'insuffisance accommodative par un rétrécissement très marqué de la pupille. Souvent aussi, il se plaindra de céphalalgie plus ou moins accusée.

Il faut, dans ces cas, songer à la *presbytie*, si le sujet emmétrope a dépassé quarante ou quarante-cinq ans, et il suffira de mesurer l'amplitude d'accommodation.

Si le sujet, emmétrope d'ailleurs, est plus jeune, il ne faudra pas néanmoins conclure d'emblée à une parésie de l'accommodation. On voit des cas, en effet, où l'amplitude de l'accommodation est normale, mais où le sujet est incapable d'en soutenir longtemps la tension, et chez lesquels il se manifeste bientôt de la fatigue et de l'asthénopie. C'est ce qui se produit, par exemple, chez les *convalescents* après les maladies graves, chez les *neurasthéniques* et particulièrement dans le *diabète*.

Ce symptôme est loin d'avoir la même valeur s'il s'agit d'un sujet jeune, mais hypermétrope ou astigmate. Il est très vraisemblable qu'il ne s'agira dans ce cas que de phénomènes d'*asthénopie* justiciables de la correction par des verres de travail sphériques ou sphéro-cylindriques.

Chez ces sujets amétropes, plus fréquemment encore naturellement que chez les emmétropes, ces troubles pourront être causés par une maladie infectieuse quelconque (*influenza, pneumonie, rougeole*, etc.), et sans qu'il s'agisse d'une véritable parésie accommodative.

Toutefois, dans ces cas, l'amplitude d'accommodation devra être mesurée avec soin, les maladies infectieuses donnant lieu facilement à des parésies et même, comme nous allons le voir, à des paralysies complètes de l'accommodation.

Ces parésies s'observent encore dans le stade prodromique du *glaucome subaigu ou chronique* et peuvent en être le symptôme révélateur. Il en est de même dans l'*ophtalmie sympathique* (Fuchs), où l'on observe d'ailleurs aussi et plus fréquemment des phénomènes de spasme accommodatif.

Quelle est la limite de la parésie, et où commence la paralysie de l'accommodation? Il n'y a pas de frontières bien délimitées, mais on admet généralement que lorsque chez un emmétrope jeune, le verre nécessaire pour ramener le punctum proximum à 25 centimètres est de 1 à 2,5 dioptries, il s'agit de parésie. S'il faut un verre plus fort, 3 ou 4 dioptries, il s'agit de paralysie accommodative.

Bien entendu, on ne parle pas de paralysie accommodative lorsque toute accommodation fait défaut par le fait du déplacement (luxation) du cristallin, ou par son ablation (aphakie).

Étiologie et valeur séméiologique de la paralysie de l'accommodation — La paralysie de l'accommodation est l'expression symptomatique de la paralysie du muscle ciliaire, innervé comme l'iris par le moteur oculaire commun. Elle peut donc être un des symptômes d'une paralysie totale de l'oculomoteur commun, et dans ce cas son étiologie est celle de la paralysie de la 3e paire en général.

Mais, en revanche, il est très fréquent de voir la paralysie de l'accommodation se développer isolément, ou tout au moins accompagnée uniquement d'une paralysie concomitante du sphincter pupillaire. Ces deux muscles intrinsèques, associés au point de vue physiologique, et dont les noyaux d'origine sont si voisins, se paralysent souvent en même temps aussi de façon que la paralysie de l'accommodation coexiste avec la mydriase paralytique. C'est à ces cas de paralysie intéressant toute la musculature intérieure de l'œil qu'on a donné le nom d'*ophtalmoplégie interne* ou *intrinsèque*.

Lors donc qu'on sera arrivé au diagnostic de paralysie accommodative, il conviendra de rechercher ou non si la pupille participe aux troubles du muscle ciliaire, et s'il existe ou non des troubles paralytiques dans les muscles moteurs du globe innervés par la 3e paire.

Mais il conviendra d'éliminer préalablement la paralysie accommodative *d'origine médicamenteuse*. Elle est toujours accompagnée de paralysie pupillaire et par conséquent de mydriase, très marquée en l'espèce. Les *mydriatiques*, en effet (atropine, scopolamine, duboisine, homatropine, etc.), instillés en collyres, paralysent à la fois la pupille et le muscle ciliaire. Cette paralysie médicamenteuse est uni ou bilatérale. Le diagnostic en est facile, à moins qu'on ait affaire, comme nous l'avons déjà vu à propos de la mydriase, à un sujet ayant un intérêt quelconque à cacher l'emploi qu'il a fait de l'atropine.

Bien qu'il soit difficile, et un peu artificiel, de séparer l'une de l'autre, au point de vue séméiologique, les deux formes de paralysie de l'accommodation: la paralysie isolée avec intégrité du muscle irien, et celle qui s'accompagne de mydriase ou ophtalmoplégie interne, cependant j'aurai surtout en vue ici l'étude des causes de la paralysie essentielle de l'accommodation, avec intégrité de la pupille, cette forme que connaissent si bien les oculistes et qu'ils sont à peu près seuls à bien connaître, et je laisserai de côté, pour un chapitre spécial, l'ophtalmoplégie interne, c'est-à-dire ces troubles diffus de l'iris et de l'accommodation, si fréquents dans les affections graves du système nerveux central et qui sont bien connues des neurologues et des médecins en général, et d'ailleurs fort importantes et utiles à connaître au point de vue de la localisation du siège des lésions.

a) Le type de la paralysie *pure* de l'accommodation nous est fourni par la paralysie d'origine *diphtérique*.

Habituellement en effet la paralysie accommodative due à la diphtérie ne s'accompagne pas de paralysie du sphincter pupillaire.

Cependant la paralysie de la pupille peut coexister et on peut même voir la paralysie accommodative s'accompagner de paralysies des muscles moteurs des globes oculaires.

D'autres paralysies, extra-oculaires, peuvent aussi accompagner la paralysie accommodative diphtérique, paralysies des membres, de certains muscles du tronc, et surtout, et le plus fréquemment, des muscles du voile du palais. Cette dernière paralysie se manifeste par le nasillement et les troubles de la déglutition.

Les deux yeux sont d'ordinaire frappés par la paralysie accommodative diphtérique. Celle-ci appartient aux paralysies post-diphtéritiques, c'est-à-dire celles qui se manifestent d'ordinaire pendant la convalescence.

Dans certains cas de diphtérie légère, la paralysie accommodative peut sembler constituer seule toute la maladie. Et en l'absence d'un examen bactériologique, c'est l'apparition des phénomènes paralytiques qui démontre la nature diphtérique de l'angine légère qui les a précédés. Le pronostic est favorable, en ce sens que la paralysie disparaît d'elle-même en un ou deux mois, en même temps que le malade reprend ses forces. Pour plus de détails, nous renvoyons le lecteur au chapitre *Étiologie : Diphtérie*, page 757.

b) *Autres maladies infectieuses*. — La paralysie accommodative a été décrite aussi dans d'autres maladies infectieuses. Dans les dernières épidémies d'*influenza*, on en aurait observé assez souvent (Fcus).

On a décrit quelques cas de paralysie au cours des *oreillons* (voir page 760).

c) *Intoxications*. — Certains poisons déterminent la paralysie accommodative (belladone, etc.), soit qu'on les applique localement dans le sac conjonctival, dans un but thérapeutique par exemple, soit qu'on les administre à l'intérieur.

La paralysie de l'accommodation peut s'observer encore dans l'empoisonnement par les viandes avariées (botulisme), etc.

Mais il ne s'agit pas habituellement, dans ces cas d'intoxications, de paralysie pure de l'accommodation. Nous y reviendrons à propos de l'ophtalmoplégie interne.

d) Certaines affections générales, le *diabète*, la *syphilis*, et par elle les affections graves du système nerveux central, comme le *tabes*, peuvent donner lieu à des paralysies de l'accommodation, pures ou associées à des paralysies de l'iris.

Ces paralysies s'observent à diverses époques de la maladie. J'ai même eu personnellement l'occasion, dans deux cas, d'observer la paralysie de l'accommodation, isolée, à titre de symptôme de la période préataxique. Il s'agit dans ce cas d'une véritable paralysie transitoire, parcellaire, tout à fait analogue aux paralysies transitoires bien connues qui frappent, à la période préataxique, un ou plusieurs des muscles moteurs du globe oculaire.

c) *Des contusions du globe oculaire* peuvent aussi déterminer la paralysie accommodative, mais ici encore il est rare que celle-ci ne soit pas accompagnée de paralysie de l'iris.

III. — OPHTALMOPLÉGIE INTERNE

Nous avons étudié, dans les pages qui précèdent, les divers troubles paralytiques de l'iris, et la paralysie pure du muscle accommodateur. Lorsqu'elles coexistent chez un même sujet on dit qu'il y a *ophtalmoplégie interne* (Hutchinson) ou *intérieure* (Mauthner), ou *intrinsèque* (Panas).

Caractères cliniques. — Chez les sujets présentant ce syndrome, on observera la dilatation de la pupille, dilatation modérée, telle qu'on l'observe dans la paralysie de la 3ᵉ paire. L'iris ne réagit plus à aucun de ses excitants habituels, c'est-à-dire ni à la lumière, ni à l'accommodation, ni à la convergence.

Le muscle ciliaire est également paralysé, mais comme nous l'avons vu plus haut, cette paralysie ne s'annonce pas par des caractères objectifs. Il faut la rechercher avec soin : on constatera alors que le sujet ne peut plus accommoder, et que le punctum proximum est reporté en avant et se confond avec le remotum.

Subjectivement le malade se plaint d'éblouissement, causé par la suppression du jeu du diaphragme irien, et de troubles de la vision, surtout de la vision de près, provoqués par la suppression de l'accommodation. Il convient de noter toutefois que, comme nous l'avons vu déjà, ce trouble visuel ne sera pas accusé par le sujet fortement myope et non corrigé.

L'ophtalmoplégie interne peut être uni ou bilatérale. « Elle peut être primitive et exister seule, accompagnée ou non, dans la suite, d'ophtalmoplégie extérieure. Elle peut être secondaire à cette dernière et venir la compliquer. Enfin elle peut apparaître d'emblée en même temps que l'ophtalmoplégie extérieure (O. mixte) (Sauvineau). »

A côté des cas typiques que nous venons de décrire, où l'ophtalmoplégie interne existe au grand complet, on peut observer des cas où coexistent toutes les formes variées et atténuées des paralysies iriennes et accommodatives décrites plus haut.

On conçoit que le terme ophtalmoplégie interne n'est qu'une expression symptomatique, correspondant à un tableau clinique bien net, mais qu'elle n'est en somme que la superposition d'une paralysie accommodative à une paralysie de l'iris, et que son étiologie et sa valeur séméiologique sont celles de ces deux affections, que nous avons étudiées précédemment.

2° PARALYSIE DE LA 4° PAIRE

Le nerf pathétique n'innerve qu'un seul muscle, le grand oblique ou oblique supérieur, qui est à la fois rotateur, abaisseur et abducteur du globe de l'œil. Lorsqu'il est paralysé, l'antagoniste entraîne l'œil en dedans et en haut, c'est-à-dire que nous constatons ici l'existence d'un *strabisme convergent et vertical* (supérieur), d'ailleurs peu marqué, et que la diplopie sera *homonyme et verticale*. Ajoutons que cette diplopie n'existe guère que dans le champ d'action du muscle, c'est-à-dire dans le quart inféro-externe du champ du regard du côté de l'œil paralysé. De plus, l'image fausse *qui est la plus basse* est *inclinée* vers la vraie par son extrémité supérieure. Cette inclinaison de l'image tient à ce que le muscle grand oblique joint à son rôle d'abaisseur et d'abducteur celui de rotateur en dedans (voir plus haut : *Recherche de la diplopie* (grand oblique), page 604).

Si le strabisme est ici en général peu prononcé, la diplopie en revanche est fort gênante ; elle s'accuse dès que le sujet regarde en bas, et il peut en résulter que la lecture et l'écriture deviennent tout à fait gênées ou même impossibles. C'est quelquefois en remarquant que les caractères se dédoublent pendant la lecture que le malade s'est aperçu de sa paralysie (MECO-VIANA).

Pour la même raison, la diplopie entrave la marche. Aussi l'attention du médecin est-elle de suite attirée par l'*attitude caractéristique* du malade qui pour éviter cette diplopie porte la tête inclinée en bas, et du côté du muscle paralysé, vers l'épaule du côté paralysé. Une grande fatigue de la vision, de la céphalalgie, des vertiges, des étourdissements, sont la conséquence de cette diplopie fatigante. De plus, dans quelques cas particuliers, une contracture secondaire du petit oblique peut se produire, et causer de la diplopie dans tout le champ visuel.

La paralysie de ce nerf est relativement peu commune, du moins à l'état isolé ; elle se montre le plus souvent conjointement avec la paralysie de la 6° et surtout de la 3° paire. Cependant, comme le dit le professeur PANASKA, « peut-être la paralysie de la 4° paire est-elle moins rare qu'on ne le croit généralement. Délicate, en effet, et difficile à constater, si ce n'est pour les experts en ophtalmologie, elle court risque, par cela même, d'échapper plus d'une fois à l'observation ».

Un certain nombre de cas de paralysies de la 4° paire consécutives à des traumatismes ont été publiés. Mais il s'agit ordinairement de paralysies produites par la lésion directe du muscle grand oblique, dans sa portion directe et surtout dans sa portion réfléchie. La poulie de réflexion peut aussi être lésée directement, arrachée ou désinsérée. En dehors du traumatisme accidentel, en fait a été signalé comme suite à des interventions opératoires pour sinusite frontale (voir page 781).

Les paralysies de la 4e paire sont rarement d'origine basilaire, parce qu'elle n'a pas de relations très directes avec les os. Demicheri en a publié récemment un cas, où une double paralysie du grand oblique fut consécutive à une chute sur le crâne. Il n'existait aucun signe de fracture, et l'auteur admet comme probable la compression des deux nerfs à leur origine apparente au niveau de la valvule de Vieussens, par un foyer hémorragique.

Les paralysies de la 4e paire d'origine centrale ne sont pas rares (voir *Anat. path.*), isolées ou associées surtout à celle de la 3e paire.

3° PARALYSIE DE LA 6e PAIRE

TABLEAU CLINIQUE. — Le nerf de la 6e paire, oculo-moteur externe, n'innerve qu'un seul muscle, le droit externe correspondant. Sa paralysie a pour résultat unique l'impuissance plus ou moins complète de ce muscle.

L'effet de cette paralysie est donc une diminution des mouvements d'abduction du globe oculaire, et une déviation de l'œil en dedans (strabisme interne), due à l'action du muscle antagoniste. Ce strabisme est plus ou moins prononcé, et les mouvements d'abduction sont plus ou moins limités, selon le degré de la paralysie. Dans certains cas, la cornée dépasse à peine la partie médiane de la fente palpébrale ; dans d'autres, le malade peut sous l'influence de la volonté, amener la cornée jusque près de l'angle externe. Le plus souvent, les mouvements d'abduction que le malade cherche à faire s'accompagnent de secousses nystagmiformes, secousses horizontales, et parfois rotatoires, dues alors à la faible action de suppléance des deux abducteurs supplémentaires, les deux muscles obliques.

La diplopie qui résulte de la paralysie de l'abducteur est caractéristique. Elle est *homonyme*. Les images sont situées au même niveau, ou à peu près, et sont parallèles, bien qu'elles puissent quelquefois subir un léger degré d'inclinaison. L'écartement qui les sépare va en augmentant d'autant plus que le malade dirige son regard vers le champ d'action du muscle paralysé, et par conséquent du côté de l'œil paralysé (voir plus haut : *Recherche de la diplopie*, droit externe, page 601).

Pour obvier autant que possible à ce trouble visuel le malade adopte une attitude spéciale : il tourne la face du côté du muscle paralysé pour pouvoir regarder en face sans avoir besoin d'utiliser l'action du droit externe malade.

Il n'est pas très rare d'observer simultanément la paralysie des deux nerfs de la 6e paire ; ce qui s'explique aisément, si l'on se rappelle combien sont voisins les noyaux d'origine de ces deux nerfs au plancher du 4e ventricule. Dans ce cas on constate un double strabisme convergent, et la diplopie homonyme déjà marquée quand le malade regarde droit devant lui augmente encore quand le malade regarde soit à droite, soit à gauche. Tandis que, nous venons de le voir, quand un seul de ces nerfs est paralysé, l'écartement des deux images n'augmente que quand le malade regarde du côté de l'œil paralysé.

FORMES DE LA PARALYSIE DE LA 6e PAIRE. — Les caractères de la paralysie de la 6e paire varient suivant le siège de la lésion qui en est la cause. FÉRÉOL et GRAUX ont montré, dès 1878, qu'il fallait en distinguer deux formes : la paralysie périphérique et la paralysie centrale. Par paralysie périphérique, il faut entendre toute paralysie reconnaissant pour cause une altération du nerf non seulement depuis son origine apparente, mais depuis sa sortie du noyau de la 6e paire ; tandis que la paralysie centrale résulte d'une lésion portant sur le noyau lui-même. C'est cette dernière forme qui porte aujourd'hui le nom de paralysie d'origine nucléaire.

1° *Paralysie périphérique de la 6e paire*. — Cette forme présente exactement le tableau clinique que nous avons esquissé plus haut. Mais il faut noter qu'à côté du strabisme interne qui résulte de la paralysie du droit externe, il existe une autre déviation du côté de l'œil sain, déviation qui se prononce d'autant plus que le malade fait plus d'effort pour regarder du côté du muscle paralysé. Il est facile de le constater en masquant l'œil sain avec un verre dépoli, et en engageant le sujet à regarder du côté du muscle atteint. Cette déviation secondaire de l'œil sain est encore un strabisme interne. GRAUX eut soin de bien faire ressortir ce point important en montrant que dans cette forme de paralysie (périphérique) de la 6e paire, on observe un *double strabisme interne*.

En réalité, il ne s'agit pas ici d'un véritable strabisme interne de l'œil sain. Il s'agit d'une contraction spasmodique du droit interne. La lésion portant sur le tronc du nerf, plus bas que le noyau, le muscle droit externe correspondant est paralysé, mais le noyau et le filet anastomotique étant intacts, le muscle droit interne de l'autre œil (muscle associé) n'est pas paralysé et continue à porter l'œil en dedans. Tout au contraire, sous l'influence de la volonté, il porte l'œil en dedans d'autant plus énergiquement que le malade insiste davantage pour porter le regard du côté paralysé. Il se produit là un véritable spasme du droit interne.

C'est, en somme, une paralysie avec spasme du muscle associé.

SAUVINEAU a décrit une forme inverse où la paralysie du droit interne d'un côté s'accompagne de spasme du droit externe associé. Il admettait une lésion périphérique, intéressant non plus le tronc de la 6e paire, mais son rameau anastomotique allant au droit interne.

2° *Paralysie centrale (nucléaire) de la 6e paire*. — Dans cette forme de paralysie de la 6e paire, à l'impuissance du muscle droit externe correspondant, se joint une paralysie plus ou moins marquée du droit interne de l'autre œil. Supposons une paralysie de la 6e paire gauche. Le droit externe gauche et le droit interne droit sont paralysés, de telle sorte que les deux yeux ont conservé leur mouvement intact vers la droite, mais ils ne peuvent ensuite que revenir sur la ligne médiane et tous deux sont incapables de se porter à gauche. C'est en somme une paralysie du mouvement associé horizontal de latéralité à gauche ; il est facile de comprendre que, dans cette forme, il n'y a pas de diplopie, ou que si elle existe, elle est variable et sans valeur pour le diagnostic.

Graux et Fléxot admirent que cette forme de paralysie correspondait à une lésion destructive d'un noyau de la 6° paire. Plusieurs autopsies leur démontrèrent l'exactitude de cette théorie, et Graux dans sa thèse posa les conclusions suivantes :

1° Il existe sur le plancher du 4° ventricule une région très limitée (eminentia teres, noyau de la 6° paire) dont les altérations pathologiques se traduisent par un symptôme caractéristique : la paralysie du muscle droit externe d'un œil avec inaction conjuguée du muscle droit interne de l'autre œil.

2° Réciproquement, au point de vue du diagnostic, la présence de ce symptôme permet de reconnaître d'une façon très précise une lésion du noyau de la 6° paire.

Ces notions furent admises et devinrent classiques jusqu'à ces derniers temps. Aujourd'hui, nous savons que s'il existe vraiment une paralysie associée de latéralité produite par une lésion d'un noyau de la 6° paire, il n'est pas du tout certain que toutes les paralysies de latéralité reconnaissent cette origine.

Il ne s'agit souvent ici que d'une des formes de ces paralysies associées, en rapport avec une lésion des centres supra-nucléaires, que nous étudierons plus loin.

Déjà Graux avait remarqué un fait qui eût dû à ce point de vue éveiller l'attention. Dans l'observation VI de sa thèse, le malade était atteint d'une déviation conjuguée à gauche, composée d'une paralysie du muscle droit externe droit et d'une paralysie du muscle droit interne gauche ; or, cette paralysie du droit interne gauche n'existait que pour les mouvements que ce muscle accomplit d'habitude avec son congénère le muscle droit externe paralysé.

Mais dès que cette synergie avec le muscle malade cessait, l'inertie fonctionnelle du muscle droit interne gauche cessait aussi, et il suffisait de couvrir l'œil malade pour que l'œil sain pût aussitôt être dirigé dans tous les sens ; ou bien il suffisait de faire exécuter un mouvement dans lequel ce soient les deux droits internes qui agissent synergiquement comme dans la vision des objets très rapprochés.

Ce fait qui paraissait à cette époque peu compréhensible est au contraire facilement intelligible, à présent que nous savons qu'il existe au-dessus des noyaux des centres coordinateurs *supra-nucléaires* produisant des « paralysies des mouvements des yeux associés et conjugués » (Sauvineau). Ces centres correspondent, non pas au mouvement de tel ou tel muscle, mais à *une fonction*, de telle sorte que le droit interne paralysé pour la convergence peut être intact pour la latéralité et inversement.

Nous étudierons ces faits en détail au chapitre des *Paralysies associées*.

DÉVIATION CONJUGUÉE DE LA TÊTE ET DES YEUX

Avant d'étudier les paralysies associées, telles qu'on les comprend aujourd'hui, nous étudierons rapidement ce symptôme connu sous le nom de déviation conjuguée de la tête et des yeux.

La déviation conjuguée ne se produisant que dans des cas d'apoplexie avec ou sans hémiplégie, son importance passe à une place secondaire pour l'ophtalmologiste, et elle intéresse surtout le médecin général ou le neurologue.

Pourtant, il est impossible de la passer sous silence, car c'est ce symptôme qui a ouvert la voie à l'étude des paralysies associées.

L'histoire de la déviation conjuguée des yeux ne se reporte pas à une époque très ancienne.

Les premiers faits remontent à Cruveilhier, qui en signale un cas dans son Atlas, à Andral qui en parle dans sa Clinique, puis à Gendrin, qui note la rotation de la tête. Un peu plus tard, Rostan publie une observation d'hémiplégie avec déviation des yeux et rotation de la tête, et Durand-Fardel en relate une également.

En 1858, apparut dans un mémoire de Ach. Foville fils, une description détaillée des symptômes, et une ingénieuse hypothèse pour l'expliquer.

Remarquant les rapports de la paralysie conjuguée latérale des yeux avec la paralysie alterne que Millard et Gubler venaient de faire connaître, Foville soupçonna que la lésion devait siéger dans la protubérance.

En Angleterre, plusieurs auteurs, de leur côté, étudiaient la question : Lockard Clarke, Jakson, Hughling, Broadbent publiaient des observations d'hémiplégie où ils notaient la déviation conjuguée.

Mais ce n'est réellement qu'à dater des remarquables travaux de Charcot, de Vulpian et de son élève Prévost, que la déviation conjuguée entra véritablement au rang des symptômes produits par les lésions cérébrales.

Dès 1866, Vulpian avait fait dans ses *Leçons sur la physiologie du système nerveux*, une description magistrale de ce symptôme.

« Dans les cas de lésion cérébrale unilatérale, dit Vulpian, que la lésion siège dans les hémisphères cérébraux, les corps striés, les couches optiques, le cervelet ou les diverses parties de l'isthme cérébral, que ce soit une hémorragie ou un ramollissement, il y a souvent, immédiatement après l'attaque, déviation des yeux en même temps que se produit l'hémiplégie. La déviation des yeux qui se manifeste alors est en général un phénomène passager qui peut ne durer que quelques instants ou quelques heures, mais qui persiste quelquefois pendant plusieurs jours. Les yeux sont déviés d'ordinaire dans le sens opposé à l'hémiplégie, c'est-à-dire que si les membres du côté droit sont paralysés, les deux yeux sont dirigés à gauche. Si le malade a repris connaissance et s'il cherche à tourner les yeux vers le côté droit, ou bien il ne réussit pas à les mouvoir, ou bien, ce qui est plus fréquent, il peut les déplacer de gauche à droite jusqu'au milieu de l'ouverture palpébrale, mais sans réussir à leur faire dépasser ce point.

Ce phénomène dépend-il d'une paralysie des muscles destinés aux mouvements conjugués des yeux de gauche à droite? Est-ce une contraction spasmodique des muscles destinés au mouvement inverse, contraction dont les muscles antagonistes ne peuvent pas triompher? « Je penche très fortement, dit Vulpian, vers cette dernière interprétation qui s'accorde assez bien avec ce que l'on observe chez les animaux.

« L'analogie des phénomènes va même plus loin; souvent la tête du malade a subi un mouvement plus ou moins marqué de rotation autour de l'axe du cou, mouvement par lequel la face se dirige vers l'épaule du côté non paralysé, et dans ce cas l'on peut remarquer assez communément que la déviation des yeux, nulle ou très peu accusée lorsque la tête est ainsi tournée, ne se produit ou ne devient très prononcée que lorsqu'on redresse la tête du malade, ce qui exige parfois un assez grand effort. »

Depuis lors, cette question a été approfondie par les travaux de Landouzy et de Grasset. Landouzy montra, dans sa thèse, qu'une lésion de même siège peut amener la déviation des globes oculaires et de la tête, dans un sens ou dans l'autre suivant qu'elle est d'ordre paralytique ou d'ordre convulsif.

Ultérieurement, Landouzy et Grasset établirent que dans les lésions des hémisphères, s'il y a déviation conjuguée, le malade regarde l'hémisphère lésé, quand il y a paralysie, et qu'il regarde ses membres convulsés, quand il y a convulsion. La déviation est de sens inverse, dans les mêmes conditions de paralysie ou d'excitation, quand la lésion siège dans la protubérance, c'est-à-dire que le malade regarde ses membres s'il y a paralysie et sa lésion s'il y a convulsion (voir *Anat. path.*, p. 802).

Ce symptôme appartient, on le voit, à l'immense majorité des cas d'apoplexie qui relèvent d'une lésion unilatérale de l'encéphale. On peut admettre qu'il résulte d'un amoindrissement de la tonicité, plus prononcé dès le début, dans les muscles du côté opposé à la lésion, c'est-à-dire dans les muscles du côté hémiplégié. Il n'existe pas d'ailleurs exclusivement dans l'hémorragie cérébrale; on l'observe aussi bien dans le ramollissement. Il y a même à faire une distinction très importante, au point de vue du diagnostic, en ce qui touche l'hémorragie cérébrale selon que la déviation dont il s'agit est accompagnée ou non d'un état spasmodique. Si la déviation est le fait d'une véritable contracture, si, en d'autres termes elle est difficile à corriger, s'il existe un spasme incontestable des muscles du cou, il est certain que l'attitude en question ne provient pas d'un seul défaut de tonicité. Les muscles qui la produisent sont en activité et même en suractivité. Or, en pareil cas et alors c'est presque toujours à une hémorragie qu'on a affaire — la déviation conjuguée de la tête et des yeux se fait dans le sens de la paralysie à venir, c'est-à-dire du côté opposé à la lésion. Le malade regarde du côté opposé à la lésion.

Ces faits sont relativement rares, mais ils ont une signification précise; ils indiquent que le foyer a atteint l'écorce grise ou la surface intra-ventriculaire des corps opto-striés. Il ne s'agit en somme que de la localisation la plus ordinaire de la contracture précoce. Si l'irritation des parties grises n'est que temporaire, on peut voir disparaître assez rapidement cette déviation de la tête et des yeux *du côté opposé à la lésion*; et lorsque l'irritation centrale est calmée, le malade reprend l'attitude la plus commune, celle de la déviation *du côté de la lésion* (Brissaud et Sacquis).

Pratiquement, dans l'immense majorité des cas, lorsqu'on a affaire à un sujet foudroyé par l'ictus apoplectique, la déviation conjuguée de la tête et des yeux prend une importance capitale, puisque sa constatation permet non seulement d'affirmer l'existence d'une lésion cérébrale, mais de déterminer l'hémisphère qui en est le siège. Le patient, en effet, couché dans le décubitus dorsal ou replacé dans cette position, tend à incliner la tête du côté de sa lésion. Cette inclinaison est accompagnée d'un léger mouvement de torsion du cou avec déviation conjuguée du globe oculaire du même côté ; le malade *regarde sa lésion*.

Si le malade a conservé sa connaissance, ou si la connaissance qu'il a perdue au moment de l'attaque est revenue, et que l'on cherche à faire tourner les yeux de l'hémiplégique du côté opposé à leur déviation, on remarque que cette rotation est fort imparfaite, les pupilles atteignent à peine dans ce mouvement, le milieu des fentes palpébrales, et dès que le malade est abandonné à lui-même, les yeux reprennent leur position initiale.

Le phénomène que nous décrivons étant essentiellement lié à l'ictus apoplectique, sa durée est variable et éminemment passagère (A. Robin).

Tout à fait fugace dans les cas légers, il disparaît avec les phénomènes apoplectiques du début, soit au bout de quelques jours, soit même après quelques heures.

Mais, si le plus habituellement, cette déviation est un phénomène passager, qui tend à diminuer pour cesser complètement chez la plupart des malades, il est cependant des formes dont la durée est plus longue et il est des circonstances où l'équilibre des mouvements des yeux et de la tête ne se rétablit pas. La déviation peut alors durer des mois entiers, et peut-être même pendant des années (Prévost).

Cette forme lente et chronique que Prévost avait entrevue a été signalée ensuite par d'autres auteurs, notamment par les observations de Féréol, et par celles de Graux, qui relatent des formes particulières de déviation conjuguée, rentrant dans le groupe que nous avons étudié plus haut avec les paralysies de la 6ᵉ paire.

En résumé avec les notions que nous possédons actuellement sur les paralysies associées, la déviation conjuguée s'explique aisément. Elle n'est pas autre chose que l'expression symptomatique d'une paralysie associée de latéralité. C'est une sorte de *strabisme bilatéral*, dû à l'action prépondérante des antagonistes des muscles associés paralysés.

C'est cette idée que Brissaud et Proux ont exprimée en désignant le phénomène qui donne lieu à la déviation conjuguée sous le nom d'*hémiplégie oculaire*.

La déviation des yeux vers un côté n'est qu'une apparence. Le fait que cette apparence dissimule, c'est la paralysie du mouvement associé vers le côté opposé (voir pour plus de détails : *Anatomie pathologique*, p. 802 et suiv.).

PARALYSIES ASSOCIÉES

Dans les conditions normales, à l'état physiologique, les mouvements, volontaires ou non, s'exécutent simultanément dans les deux globes oculaires.

Il est impossible de mouvoir l'un d'eux sans que l'autre exécute le même mouvement et exactement dans la même proportion.

Cette disposition est nécessaire pour que l'image de l'objet visé vienne toujours se former sur les deux rétines en des points symétriques, et particulièrement sur les deux maculas, cette condition étant naturellement indispensable pour la production de la vision binoculaire.

Que pour une cause quelconque, l'un des deux yeux ne puisse se porter dans la même direction et dans la même proportion que l'autre, la diplopie apparaîtra aussitôt. La diplopie, au contraire, ne se produit jamais et la vision est simple et stéréoscopique avec les deux yeux, tant que sont intacts les *mouvements associés*.

Les mouvements associés des yeux sont de plusieurs espèces : ils sont *parallèles* ou *non parallèles*.

Dans les mouvements parallèles, les yeux se déplacent dans le même sens par rapport à l'axe du corps. Ils sont très nombreux, les pupilles pouvant prendre un grand nombre de positions correspondant aux différents méridiens; mais il y en a quatre principaux, dits mouvements cardinaux, correspondant à l'action principale des quatre muscles droits, et qui, envisagés dans les deux yeux, donnent les mouvements horizontaux à gauche et à droite, verticaux en haut et en bas (Parinaud).

Les mouvements horizontaux sont encore dits *mouvements de latéralité* (Sauvineau), à gauche et à droite.

Les mouvements non parallèles ont pour but de modifier les rapports des axes entre eux.

Parinaud, dans son remarquable travail publié en 1883 dans les *Archives de Neurologie*, en admettait deux formes, le mouvement de convergence et le mouvement de divergence. Pour mon compte personnel, je ne saurais consentir à considérer celui-ci comme un mouvement actif ayant une innervation spéciale.

Il n'existe à mon avis qu'un seul mouvement associé non parallèle, c'est le mouvement de convergence. Lorsqu'il cesse de s'exécuter, il se produit un retour à l'état parallèle, il ne s'agit pas là d'un mouvement actif, mais d'un simple relâchement des muscles qui produisent le premier.

Tous les mouvements associés des globes oculaires peuvent être paralysés.

I. — PARALYSIES ASSOCIÉES DES MOUVEMENTS DE LATÉRALITÉ

(Mouvements parallèles horizontaux de Parinaud).

Ce sont les plus fréquents et les plus importants au point de vue clinique. Nous avons étudié dans le précédent chapitre une de leurs modalités, la déviation conjuguée de la tête et des yeux. Nous n'y reviendrons pas ici, voulant étudier seulement les paralysies associées proprement dites.

Celles-ci peuvent avoir tous les degrés : tantôt la paralysie associée est complète, les deux globes oculaires sont portés chacun à l'extrémité droite ou gauche de leur fente palpébrale. Si, par exemple, il s'agit d'une paralysie du mouvement de latéralité à droite, les deux yeux sont fortement tournés à gauche, l'œil droit vers le nez, l'œil gauche vers la tempe gauche.

Mais cet état absolu et typique de la paralysie associée est rare. Le plus souvent, il n'existe qu'une déviation plus ou moins légère de chacun des globes oculaires, déviation toujours dans le même sens, mais non pas du même degré. Il est fréquent de trouver un œil fortement dévié alors que l'autre l'est à peine. Si l'on sollicite le mouvement dans le sens paralysé, on constate que la paralysie frappe bien les deux muscles associés, mais à un degré très inégal : l'un d'eux, par exemple, ne pouvant plus exécuter aucun mouvement, l'autre pouvant faire exécuter encore à l'œil qu'il est chargé de mouvoir la moitié ou le tiers de son parcours normal.

Tantôt même la paralysie est pour ainsi dire latente, c'est-à-dire qu'il n'existe pas de déviation permanente, ou que, si on le préfère, il n'existe pas de déviation à l'état de repos. Dans le regard au loin, la situation des yeux est normale, en position médiane, les mouvements d'élévation et d'abaissement sont conservés. Mais si l'on vient à solliciter le regard vers la droite ou vers la gauche, la déviation des deux yeux apparaît. Dans ces cas, elle est légère, et presque toujours inégale dans les deux yeux.

Si, au contraire, on sollicite le mouvement de convergence, on constatera que le muscle droit interne, qui est paralysé pour le mouvement de latéralité, agit de la façon normale pour la convergence. C'est qu'en effet il ne s'agit pas d'une véritable paralysie musculaire, mais d'une paralysie de fonction, et que la lésion qui produit ces paralysies, comme nous le verrons plus tard, n'intéresse ni le muscle ni le nerf crânien qui l'innerve, mais bien un centre fonctionnel plus haut placé.

Aussi, tant que dure cette lésion, la paralysie fonctionnelle reste permanente et c'est par erreur que Georges Guillain déclare que la paralysie cesse durant l'épreuve monoculaire.

« Si, par exemple, dit cet auteur, on suppose une paralysie des mouvements de latéralité à droite, l'occlusion de l'œil droit permet au muscle droit interne de l'œil gauche d'agir comme normalement. » En réalité, dans ce cas, le mouvement qu'exécute le droit interne de l'œil gauche est celui de convergence, mais si on a soin de faire fixer à l'œil gauche un objet placé latéralement à droite, très en dehors de la ligne médiane, on constatera (l'œil droit couvert ou non) que l'œil gauche ne peut se porter vers la droite.

Tout au contraire, j'ai l'habitude, après avoir étudié la paralysie sur les deux yeux simultanément, de couvrir successivement chacun d'eux avec la main, de façon à pouvoir étudier plus soigneusement le degré de la paralysie de chacun des deux globes, et même à le mesurer s'il y a lieu.

Si l'on veut déterminer, en effet, le degré exact de la paralysie associée, il convient de pratiquer l'examen du champ du regard. L'étude de la diplopie, ici, ne peut être utilisée. Souvent elle fait défaut, comme l'avait dès le début remarqué PARINAUD. Lorsqu'elle existe, elle n'offre rien de caractéristique, se modifiant avec les diverses parties du champ du regard, et les images fausses des deux yeux variant toutes deux à la fois. Il faut donc se contenter de l'exploration objective des mouvements oculaires, ou bien si l'on désire une plus grande précision, pratiquer l'examen du champ de regard successivement pour chacun des deux yeux, l'autre œil étant masqué.

Lorsqu'on prie le malade de porter les yeux dans le sens du mouvement paralysé, on observe dans la plupart des paralysies associées de latéralité, et d'autant plus peut-être qu'elles sont de degré plus léger, la production de mouvements ou secousses nystagmiformes.

Il ne s'agit pas là d'un véritable nystagmus existant à l'état de repos, mais bien d'un nystagmus provoqué sous l'influence de la volonté, tentatives vaines, trahissant l'effort que fait le sujet pour porter son œil dans le sens demandé.

Ces secousses *nystagmiformes* sont caractéristiques de l'existence de la paralysie. Il peut même arriver, dans les cas légers et latents dont je parlais plus haut, qu'elles soient, au moins pour l'un des deux yeux, la seule manifestation de cette paralysie. Dans ces cas, on pourra rechercher la diplopie au verre rouge. Comme je le disais plus haut, elle manque fréquemment, mais si elle existe, bien que n'ayant pas les caractères classiques, elle contribuera à fortifier le diagnostic, parfois très difficile dans ces cas, et parfois aussi très important, une paralysie des mouvements associés ayant un siège autre et pouvant avoir une signification très différente de celle d'une simple paralysie musculaire isolée.

Dans d'autres cas, on n'observe plus seulement des secousses nystagmiformes, mais bien un véritable nystagmus permanent. Tel est souvent le cas, dans les paralysies associées qu'on rencontre si fréquemment dans la sclérose en plaques. Aussi me paraît-il vraisemblable d'admettre que le nystagmus est l'expression d'une lésion intéressant les centres d'association des mouvements oculaires, de telle sorte que ces trois termes : paralysies associées de latéralité, secousses nystagmiformes, nystagmus vrai, ne sont que des expressions variées de lésions intéressant le même territoire supra-nucléaire.

Tels sont, d'une façon habituelle, les symptômes avec lesquels se présentent les paralysies associées de latéralité.

II. — Paralysies associées des mouvements verticaux
(élévation et abaissement)

Tandis que les paralysies associées des mouvements de latéralité sont très fréquentes, beaucoup plus fréquentes même qu'on ne le croit généralement, car bon nombre de cas étiquetés paralysie de la 6e paire droite ou gauche ne sont pas autre chose que des paralysies associées non diagnostiquées, au contraire, les paralysies des mouvements d'élévation et d'abaissement sont beaucoup moins fréquentes.

Cependant, dès 1883, Parinaud, avec sa grande sagacité clinique, les avait réparties en plusieurs catégories, et cette division paraît encore aujourd'hui être exacte.

Un premier groupe renferme les cas constitués par les paralysies des mouvements d'élévation et d'abaissement d'une part, avec coexistence de la paralysie des mouvements de convergence d'autre part.

Seuls, par conséquent, les mouvements associés de latéralité sont conservés.

Comme on le voit, cette forme est précisément l'inverse du type de paralysies associées que nous venons de décrire dans le chapitre précédent, c'est-à-dire la paralysie associée des mouvements de latéralité, où il y a paralysie simultanée du droit externe d'un côté et du droit interne du côté opposé.

Parinaud a publié en 1883 deux observations personnelles de cette forme de paralysie, desquelles il rapprochait une observation de Priestley-Smith, qui paraît être de même nature, bien que représentant un type incomplet.

En 1894, Sauvineau publia une observation typique de cette forme de paralysie. Dans son cas, comme dans les précédents, l'état de la paralysie persistait, stationnaire, sans diminution ni aggravation. Et, phénomène important à noter, car il jette un jour significatif sur cette forme de paralysie, le début s'était produit brusquement par ictus, ce qui semble bien impliquer l'existence d'un foyer anatomique.

Un peu plus tard (1899), Teillais communiqua à la Société française d'ophtalmologie un nouveau cas semblable.

Le seul caractère faisant différer légèrement entre eux ces divers cas de paralysies associées, c'est que la paralysie porte tantôt plus spécialement sur les élévateurs, tantôt plus spécialement sur les abaisseurs, la convergence étant, dans tous les cas, toujours également prise. Mais ce ne sont là que des différences de détail qui ne nuisent en rien à l'unité du type clinique.

Dans un second groupe, se rangent les paralysies associées verticales, n'intéressant qu'un seul des mouvements verticaux, élévation ou abaissement, avec ou sans participation de la paralysie de la convergence. Tels sont les cas décrits par Babinski, Berce, Cantonnet, Posey, Poulard, Snell, Zentmayer, etc.

III° Paralysie de la convergence

Parinaud a décrit deux formes de *paralysie de la convergence*, toutes deux bien distinctes de la paralysie incomplète des muscles droits internes, car on doit réserver le nom de paralysie de la convergence aux cas où l'innervation des droits internes est intéressée seulement pour la convergence, l'innervation des mêmes muscles persistant pour l'adduction, dans les déplacements latéraux des yeux.

La première forme, que Parinaud désigne sous le nom de *paralysie combinée de la convergence*, est celle dont nous venons incidemment de parler au chapitre des paralysies associées des mouvements verticaux. La paralysie de la convergence y est accompagnée de troubles de l'innervation de l'élévation et de l'abaissement, qui constituent même le trait dominant de cette paralysie. Elle est caractérisée, lorsqu'elle est complète, par *la paralysie de l'élévation et de l'abaissement dans les deux yeux, avec paralysie de la convergence et intégrité des mouvements de latéralité*. Le releveur des paupières et l'iris ne sont pas intéressés.

La seconde forme est la *paralysie essentielle de la convergence*, dans laquelle les autres mouvements n'ont aucune tendance à être altérés, et qui se distingue par une symptomatologie bien spéciale. La paralysie essentielle ou paralysie de la convergence proprement dite est caractérisée, dans sa forme typique, par l'abolition des trois actes musculaires, qui interviennent dans la fixation à petite distance : la *convergence*, *l'accommodation* et la *contraction de la pupille* :

Les symptômes sont les suivants :

1° Le défaut de convergence des yeux : on l'appréciera objectivement par les procédés habituels.

2° Une diplopie croisée, persistant dans toute l'étendue du champ du regard, sans modifications notables de l'écartement des images. Ce symptôme est le plus important, d'abord parce que c'est le plus constant et aussi parce que, par la gêne qu'il apporte, les malades ne manquent guère de le signaler.

3° Une double paralysie de l'accommodation, sans mydriase.

4° L'abolition du réflexe pupillaire de convergence.

Telle est la symptomatologie très caractéristique de cette paralysie dans sa forme parfaite. Comme le dit très justement Parinaud, il s'agit essentiellement de la *paralysie d'une fonction* portant sur l'innervation de plusieurs muscles prenant part à cette fonction, en respectant l'innervation de ces mêmes muscles pour d'autres actes.

Faisons observer que cette observation s'applique d'ailleurs à toutes les formes de paralysies associées, qui sont toutes des paralysies de fonctions.

Cependant, cette forme de paralysie essentielle de la convergence ne se présente pas toujours d'une façon aussi typique. On peut observer des cas où les symptômes sont incomplets. Il faut considérer que les liens qui unissent les trois actes musculaires qui interviennent dans la fixation à petite distance ne sont pas indissolubles. L'âge affaiblit, jusqu'à la suppression complète, l'accommodation, tandis qu'il respecte plus ou moins l'amplitude de convergence. Il ne faut donc pas s'attendre à trouver les symptômes aussi nettement accusés chez un homme de soixante ans que chez un enfant.

Le symptôme fondamental de cette paralysie est, nous l'avons dit, la diplopie. Elle est, à elle seule, caractéristique. Mais il faut savoir qu'elle peut elle-même disparaître après un certain temps.

En ce qui concerne la première forme de paralysie combinée, décrite plus haut, il semble qu'il faille en élargir le cadre. Depuis les observations typiques de Parinaud et celles de Sauvineau et de Terrien, dans lesquelles la paralysie de la convergence est liée à la paralysie des deux mouvements verticaux avec intégrité des mouvements de latéralité, d'autres faits ont été publiés, desquels il résulte que la paralysie de la convergence peut être combinée à d'autres formes de paralysies associées (Babel, Raymond et Cestan, etc.)

Toutes les variétés de paralysies associées semblent, d'ailleurs, pouvoir se combiner entre elles. C'est ainsi que j'ai observé à l'hôpital Saint-Louis, dans le service du professeur Fournier, un malade atteint, suivant toute vraisemblance, d'un néoplasme de la sphère protubérantielle, et chez lequel il existait une paralysie très prononcée du mouvement d'élévation et des deux mouvements associés de latéralité. Le mouvement d'abaissement et celui de convergence étaient parfaitement conservés.

IV. — PARALYSIE DE LA DIVERGENCE

Parinaud a décrit sous ce nom une forme de paralysie caractérisée par l'impossibilité de ramener les axes visuels dans le parallélisme. Ce trouble moteur ne peut pas s'expliquer par une paralysie partielle de l'un des muscles abducteurs : droit externe ou pathétique. Il semble répondre à la perte de la faculté que nous avons de diminuer progressivement le degré de convergence dans la fixation d'objets de plus en plus éloignés. En désignant les faits de ce genre du nom un peu incorrect de *paralysie du mouvement de divergence*, Parinaud avait surtout pour but de les opposer aux cas de paralysie de la convergence, dont ils forment la contre-partie, et de les séparer des lésions unilatérales des mouvements d'abduction.

Cette forme de paralysie est essentiellement caractérisée par une *diplopie homonyme peu prononcée, persistant dans toutes les directions du regard, sans modification bien notable de l'écartement des images pour une même distance.* Il s'y joint quelquefois une légère différence de hauteur des images qui présente le même caractère de fixité. Pour comprendre la signification de cette diplopie, il faut se rappeler combien les images ont de la tendance à s'écarter, dans la paralysie même très légère d'un muscle, quand on porte la bougie dans le sens du mouvement qui est intéressé.

La persistance de la diplopie dans toutes les parties du champ du regard, et en particulier dans sa moitié supérieure, l'absence d'obliquité des images ne permettent pas, dans des faits de ce genre, de s'arrêter au diagnostic de paralysie de la 4ᵉ paire, bien que l'erreur soit probablement fréquente,

Dans la paralysie conjuguée latérale, double et incomplète, comme la produit, par exemple, la sclérose en plaques, on peut observer cette forme de diplopie, mais non plus avec ses caractères typiques. L'écartement des images est plus prononcé et il s'exagère dans les directions extrêmes du regard à droite et à gauche, quoique d'une manière infiniment moins accusée que dans les lésions périphériques.

Cette paralysie peut apparaître subitement. Elle disparaît parfois momentanément, et on peut la voir réapparaître avec des caractères identiques. D'autres fois, elle peut persister pendant des années sans aucun changement.

Plus tard, PARINAUD, éclairé par de nouveaux faits, se rallia à l'idée qu'il s'agit ici non de paralysie de la divergence, mais de *contracture de la convergence*. Il constata, en effet, qu'il existait chez ses malades de la *contracture de l'accommodation*, le punctum remotum étant venu se fusionner avec le punctum proximum très près de l'œil, ou plus souvent le parcours de l'accommodation s'étant simplement raccourci à chacune de ses deux extrémités. Le point de fusionnement du punctum proximum et du remotum peut se trouver à des distances variables de l'œil, indépendamment des différences qui résultent de la réfraction statique et de l'âge du sujet. Lorsqu'il est éloigné de l'œil, on pourrait croire au premier abord à une paralysie incomplète, mais la recherche du punctum remotum préviendra cette erreur.

Le trouble d'innervation de la convergence est bien certainement de même nature que celui de l'accommodation auquel il est associé. Il s'agit d'une contracture, qui fait converger les yeux pour des distances variables. Le punctum remotum et le punctum proximum de convergence se sont rapprochés et fusionnés.

La symptomatologie est la suivante : pas de strabisme appréciable ; les mouvements associés parallèles sont normaux, mais les yeux n'exécutent aucun mouvement quand on sollicite la convergence. Dans la fixation à petite distance, on reconnaît également l'insuffisance de convergence par l'occlusion alternative des yeux. La diplopie pour les objets rapprochés est croisée, puis à une certaine distance les images se fusionnent, et plus loin elles deviennent homonymes, la diplopie homonyme, comme la diplopie croisée persistant dans toutes les directions du regard. Il existe un certain degré de myopie spasmodique avec amplitude d'accommodation annihilée ou très réduite. Les papilles de dimensions normales réagissent bien à la lumière, mais mal à la convergence.

Ces désordres de la convergence (paralysie et contracture) supposent des lésions intéressant un centre qui serait préposé à l'adaptation de la convergence des axes pour la fixation aux différentes distances. Se fondant sur ce que, chez quelques-uns de ses malades, il existait de la titubation, des vertiges, des vomissements et autres signes de lésions cérébelleuses, PARINAUD tendait à admettre que ce centre devait siéger dans le cervelet.

Les paralysies associées des yeux peuvent s'observer et s'observent fré-

quemment à l'état isolé. Mais il n'est pas rare de les rencontrer combinées à
d'autres paralysies, des membres par exemple, ce qui n'est pas fait pour
surprendre, si l'on songe au siège intra-cérébral que supposent ces paralysies
oculaires.

Nous avons vu que la déviation conjuguée des yeux n'est pas autre chose
qu'une forme de paralysie associée de latéralité coexistant avec une hémiplégie. Elle n'est elle-même qu'une « hémiplégie oculaire » (Brissaud et
Prom). D'autres formes ont été signalées (Grasset, Raymond et Cestan. Elles
constituent de véritables paralysies alternes et, à ce titre, nous les étudierons
plus loin (voir page 665).

LES PARALYSIES ALTERNES

Les paralysies alternes ont une valeur sémiologique d'une importance si
considérable qu'elles méritent d'être décrites dans un chapitre spécial, lequel
constitue, comme le dit Raymond, un des plus intéressants chapitres de la
pathologie nerveuse.

Sous le nom de paralysie alterne, on désigne l'association d'une hémiplégie,
motrice, ou sensitive, ou sensitivo-motrice, à la paralysie d'un nerf crânien
du côté opposé.

Il existe donc des paralysies alternes motrices et des paralysies alternes
sensitives. Les deux variétés les plus importantes et les plus fréquemment
observées sont : la paralysie alterne supérieure, du type Weber ; la paralysie
alterne inférieure, du type Millard-Gubler. Dans la première de ces variétés,
une hémiplégie motrice ou sensitivo-motrice est associée à une paralysie de
quelques-unes ou de l'ensemble des branches de l'oculo-moteur commun du
côté opposé. Dans la seconde variété, la paralysie des membres d'un côté
s'accompagne d'une paralysie du facial du côté opposé, avec ou sans participation de l'oculo-moteur externe.

Historique. — Les paralysies alternes avaient déjà été observées dans la
première moitié du xix° siècle. Annual écrivait en 1825 : « Une paralysie
complète de la 3° paire survenant dans le cours d'une affection cérébrale
et coïncidant avec une hémiplégie des membres du côté opposé indique
que la lésion se trouve du côté de la paralysie oculaire et dans le point où le
moteur oculaire passe tout près et au-dessous du pédoncule cérébral. »

En 1855, Millard, puis l'année suivante, Gubler, décrivirent une paralysie
alterne caractérisée par l'hémiplégie croisée des membres et la paralysie
faciale directe. Ils établirent que ce type clinique était produit par une lésion de
la protubérance annulaire. Un peu plus tard, Gubler, dans un mémoire sur les
paralysies alternes en général, décrivait, non seulement la paralysie alterne
inférieure par lésion de la protubérance, mais encore la paralysie alterne
supérieure. « Étant donnée, dit-il, une paralysie du moteur oculaire commun
gauche avec une hémiplégie totale droite, on devra diagnostiquer une lésion
du pédoncule cérébral gauche. »

En 1863, Weber signalait la coexistence de l'hémiplégie d'un côté avec la paralysie du moteur oculaire commun du côté opposé. Charcot, en 1891, proposa de donner à la paralysie alterne supérieure le nom de syndrome de Weber.

Raymond, dans ces dernières années, a consacré une série de leçons dans son enseignement de la Salpêtrière à l'étude des paralysies alternes. Il y a longuement exposé les différents types cliniques, un peu différents des types Weber et Millard-Gubler, qu'ont décrits les neurologistes modernes. Gerlais a écrit, pour le *Traité de Médecine*, un court mais substantiel chapitre, dans lequel il décrit à part les paralysies alternes motrices et les paralysies alternes sensitives, division que nous adopterons également.

Symptômes — A. Paralysies alternes motrices. — *La paralysie alterne supérieure* ou *syndrome de Weber* est caractérisée par l'association d'une hémiplégie motrice ou sensitivo-motrice à la paralysie du nerf moteur oculaire commun du côté opposé. Elle est surtout en rapport avec des lésions du pédoncule cérébral. Suivant la cause qui le produit et surtout suivant le siège de celles-ci dans l'étage inférieur (pied) ou supérieur (calotte) du pédoncule, le syndrome de Weber revêt des modalités cliniques, très intéressantes, longuement décrites à ce chapitre (*Étiologie: Maladies du Pédoncule*, page 697) et sur lesquelles nous ne reviendrons pas ici. Disons seulement que la paralysie alterne supérieure peut se présenter de façon typique ou bien avec seulement quelques-uns de ses éléments dissociés. Tantôt, la paralysie du moteur

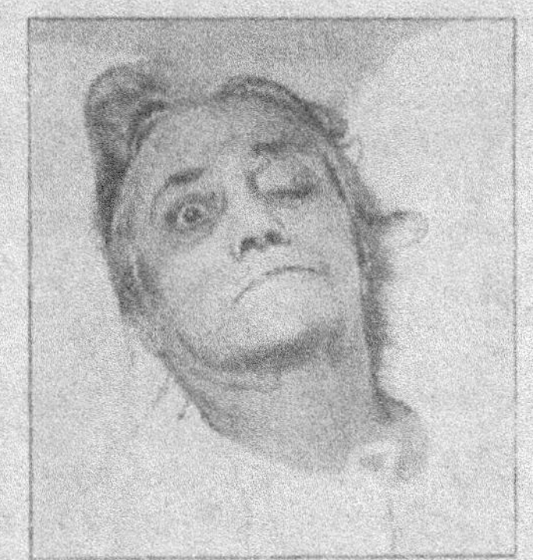

Fig. 122.
Syndrome de Weber (d'après Brissaud).

oculaire commun est absolument totale (lésions pédonculaires de l'étage inférieur), tantôt elle n'est que partielle et l'hémiplégie du côté opposé peut même faire absolument défaut, au moins pour un temps (lésions pédonculaires de l'étage supérieur). Comme le fait remarquer Brissaud, les hémiplégies croisées du syndrome de Weber, dans les cas de lésions en foyer localisées à la partie interne du pédoncule, ont pour caractère particulier d'être plus prononcées à la face qu'aux membres.

Le syndrome de Weber peut s'observer avec de l'*hémianopsie*. Joffroy et Raymond ont rapporté chacun un exemple de cette association qui tient à une localisation particulière (voir *Étiologie*, chap. *Maladies du Pédoncule*). Récemment, P. Marie et Léri ont publié un fait semblable, dans lequel le syndrome de Weber et l'hémianopsie persistaient depuis vingt-sept ans, causés vraisemblablement par la thrombose complète de l'artère cérébrale postérieure (*Soc. de Neurol.*, mars 1905).

Le syndrome de Weber peut être bilatéral et correspond à des lésions bilatérales (SOUQUES). BRISSAUD, d'ailleurs, a constaté que dans le syndrome de Weber une faible participation du second nerf de la 3ᵉ paire est plutôt la règle que l'exception.

On désigne sous le nom de *syndrome de Bénédikt* une variété de paralysie alterne supérieure, dans laquelle l'hémiplégie croisée (associée à la paralysie directe de la 3ᵉ paire) est accompagnée de *tremblement*. Ce syndrome peut être également bilatéral. Il paraît être sous la dépendance d'une lésion de la calotte du pédoncule (voir *Etiologie*).

La paralysie alterne inférieure ou syndrome de Millard-Gubler est caractérisée par l'association de l'hémiplégie d'un côté avec la paralysie du facial du côté opposé, et parfois, en même temps, de l'oculomoteur externe, ce qui rend cette variété de paralysie intéressante dans certains cas pour l'ophtalmologiste. Toute lésion capable de détruire les fibres du facial et de l'oculomoteur externe après leur entre-croisement (qui a lieu au niveau de la partie supérieure de la protubérance), ou les noyaux de ces nerfs, ou les fibres radiculaires, et capable en même temps d'intéresser la voie pyramidale, pourra créer le syndrome de Millard-Gubler. Ce sont les lésions de la protubérance annulaire qui réalisent essentiellement ces conditions (voir le chapitre *Etiologie*).

La paralysie alterne inférieure peut être typique, ou bien de type légèrement anormal, soit qu'il s'y ajoute des éléments étrangers, soit au contraire que certains de ses éléments fassent défaut. A la première variété de ces anomalies appartient le cas publié par RAYMOND, où l'hypoglosse du même côté que le facial était intéressé. A la seconde, un autre cas du même auteur, mais qui nous intéresse davantage : L'hémiplégie d'un côté ne s'accompagnait que d'une simple paralysie de l'oculomoteur externe du côté opposé. Toutefois, il convient de remarquer qu'il y a peut-être là une erreur d'interprétation et que peut-être il s'agissait ici non d'une paralysie d'un oculomoteur, mais d'une paralysie associée comme le veut GRASSET (voir plus loin).

RAYMOND a encore signalé un autre type particulier de paralysie alterne limitée au domaine d'innervation des nerfs crâniens, et intéressant surtout les nerfs oculaires, à savoir : à droite, la paralysie intéressait l'oculomoteur externe et un certain nombre de filets de l'oculomoteur commun ; à gauche, elle affectait la branche inférieure du facial. L'auteur a supposé, pour expliquer ce fait, la coexistence de deux foyers : l'un supérieur, au voisinage de la limite commune de la protubérance et du pédoncule, sur le trajet intra-pédonculaire des fibres d'origine de l'oculomoteur commun et sur le trajet des fibres cortico-bulbaires du facial, en avant de l'entre-croisement de ces fibres ; l'autre foyer, plus bas situé, intéressant le noyau de l'abducens, ou les fibres d'origine de ce nerf. Les faits de paralysies alternes limitées à la sphère d'innervation des nerfs crâniens, sont très rares (cas de CROTS, HENNIUS, WERNICKE).

Chez un malade d'OPPENHEIM, la paralysie du moteur oculaire externe s'accompagnait de celle du trijumeau du même côté, et d'une hémiplégie du côté opposé.

Une autre variété particulière de syndrome alterne a été signalée par Pierre Marie et Crouzon. Leur malade était porteur d'une hémiplégie gauche avec paralysie de l'oculomoteur commun droit, kératite neuroparalytique droite, anesthésie du trijumeau à droite, paralysie faciale droite. Ce syndrome participe, on le voit, du syndrome de Weber et du syndrome de Millard-Gubler, avec, de plus, les lésions du trijumeau. Marie et Crouzon ont supposé chez leur malade deux foyers, l'un bulbaire (hémiplégie gauche, paralysie faciale droite, paralysie du trijumeau droit), l'autre pédonculaire (paralysie de l'oculomoteur commun).

Mais du moment que l'on est obligé d'admettre deux foyers pour expliquer tous les symptômes observés, on ne devrait plus, nous semble-t-il, parler de syndrome, ou du moins on ne devrait pas étiqueter tous ces cas variables à l'infini en les caractérisant comme de nouveaux syndromes. Un syndrome comme celui de Weber est caractérisé par l'ensemble des lésions produites par un foyer seul et unique, dont les lésions produisent régulièrement cet ensemble symptomatique. S'il vient s'y ajouter des symptômes produits par un autre foyer, il s'agit toujours, au fond, d'un syndrome de Weber, mais accompagné par tel ou tel autre symptôme, qui doit être désigné par son nom particulier, sans qu'on prétende ériger en syndrome une rareté clinique, due à la coexistence de plusieurs foyers, coexistence qui peut ne jamais, ou presque, se reproduire.

Enfin, deux paralysies alternes peuvent s'associer pour constituer une paralysie alterne bilatérale. Grasset a donné de ces paralysies alternes bilatérales la classification suivante :

Paralysie en X, intéressant les deux moitiés de la face, et les membres des deux côtés du corps.

Paralysie en Y, constituée par l'association d'une paralysie des deux moitiés de la face, à la paralysie des membres d'un côté.

Paralysie en λ renversé, représentée par la paralysie d'une moitié de la face, et par la paralysie des membres des deux côtés.

Paralysie en V, qui se réduit à la paralysie des deux moitiés de la face.

B. Paralysies alternes sensitives. — Les paralysies alternes purement sensitives (anesthésie de la face, avec anesthésie croisée des membres et du tronc) ne nous arrêteront pas, car elles sont en dehors du sujet que nous avons à traiter ici.

Mais il faut signaler que la paralysie alterne motrice et la paralysie alterne sensitive peuvent se superposer chez un même malade.

C. Paralysies alternes comprenant une paralysie des mouvements associés des yeux. — Grasset a attiré l'attention sur une variété spéciale de paralysie alterne motrice, caractérisée par : 1° la paralysie des membres d'un côté; 2° la paralysie du facial total et de l'hémioculomoteur de l'autre côté.

En plus du cas qu'il avait observé, Grasset a réuni sept autres cas semblables. Le premier fut publié par Foville en 1858. Cet auteur remarqua nettement chez son malade, en dehors de l'hémiplégie alterne, une « paralysie peu connue de certains muscles de l'œil »; il partit de cette observation pour développer des considérations nouvelles et intéressantes sur l'anatomie et la physiologie de la protubérance. Pour cette raison, et le cas de Foville constituant le premier cas très net de la combinaison symptomatique étudiée par Grasset, celui-ci propose de donner à ce type spécial de paralysie alterne le nom de *type Foville*.

Il s'agit en somme d'une variété du type Millard-Gubler caractérisée par ce fait que l'hémi-oculomoteur est paralysé en même temps que le facial et du même côté que le facial.

Il ne faut pas confondre cette paralysie conjuguée (droit externe d'un côté et droit interne du côté opposé) avec la paralysie du seul droit externe. Car dans ce dernier cas, il y a strabisme et diplopie, tandis que dans le premier cas, il n'y a ni l'un ni l'autre, il y a paralysie et déviation conjuguée.

A cette différence symptomatique correspond aussi une différence anatomique : un siège différent de lésion.

Quand l'oculomoteur externe est seul atteint, c'est que la lésion frappe le nerf lui-même à son émergence. Quand l'hémi-oculomoteur est paralysé, c'est que la lésion porte sur le noyau de l'abducens.

Parinaud avait déjà montré cette différence symptomatique entre les paralysies nucléaires et celles périphériques de la 6ᵉ paire, et avant lui, Graux y avait déjà insisté (voir Paralysies de la 6ᵉ paire).

Suivant le siège occupé par la lésion, Grasset distingue trois groupes de paralysies de l'hémi-oculomoteur :

1° Le groupe pédonculaire : la paralysie de l'hémi-oculomoteur est croisée comme celle du facial et des membres.

2° Le groupe protubérantiel supérieur : la paralysie de l'hémi-oculomoteur est directe, tandis que la paralysie du facial et celle des membres sont croisées.

3° Le groupe protubérantiel inférieur : la paralysie de l'hémi-oculomoteur et celle du facial sont directes, celle des membres restant croisée.

Raymond a également observé deux cas où une hémiplégie motrice ou sensitivo-motrice coexiste avec une paralysie des mouvements associés des yeux, plus prononcée du côté opposé à celui où siège la paralysie des membres. Il admet que ce syndrome dépend de la lésion du centre coordinateur *supra-nucléaire* (Sauvineau, Parinaud), siégeant très vraisemblablement dans la région des tubercules quadrijumeaux.

Enfin, dans un travail récent, Raymond et Cestan ont insisté sur certaines lésions de la calotte protubérantielle dans cet espace qui s'étend entre les noyaux de la 3ᵉ et de la 6ᵉ paire. Ce *syndrome protubérantiel supérieur* est différent à la fois du syndrome de Weber ou pédonculaire, et de celui de Millard-Gubler ou protubérantiel inférieur. Le syndrome protubérantiel supérieur se différencie des deux autres en ce qu'il comporte une paralysie des mouvements associés de latéralité, au lieu du strabisme externe comme dans le type Weber, et du strabisme interne comme dans le type Millard-Gubler (voir la description complète de ce syndrome au chapitre : Étiologie, tumeurs de la protubérance).

Dans ce syndrome de Raymond et Cestan, la paralysie des mouvements de latéralité des globes oculaires s'accompagne d'une hémiplégie atteignant très légèrement la force motrice et se manifestant au contraire par des troubles de la fonction de la motilité volontaire (tremblement, incoordination, etc.) et de troubles très profonds de la sensibilité, en somme une hémiplégie motrice et surtout sensitive, siégeant du côté opposé à l'œil le plus atteint dans son mouvement associé d'abduction.

D. PARALYSIE ALTERNE COMPRENANT UN SYNDROME OCULAIRE SYMPATHIQUE. — Certaines lésions *bulbaires* en foyer peuvent réaliser ce syndrome spécial récemment décrit par CESTAN et CHENAIS, qui basent leur description sur onze observations. Les symptômes sont les suivants : 1° *Troubles moteurs*, consistant en une hémiplégie du type Avellis, intéressant la corde vocale et le voile du palais du côté de la lésion bulbaire, les membres du côté opposé ; d'autre part en une asynergie intéressant les membres du côté de la lésion (BABINSKI); 2° *Troubles sensitifs*, consistant en une hémiplégie alterne sensitive, intéressant les membres du côté opposé à la lésion bulbaire ; 3° *Troubles oculaires*, consistant, du côté de la lésion bulbaire, en ptosis léger, enophtalmie, myosis sans troubles des réactions pupillaires, signes tout à fait comparables à ceux que provoque la section du sympathique cervical.

Diagnostic. — La constatation d'une paralysie alterne implique, de façon à peu près certaine, l'existence d'une lésion organique du pédoncule, de la protubérance ou du bulbe. La valeur séméiologique de ces paralysies est de la plus grande importance, car, d'après les nerfs crâniens paralysés, on pourra arriver au diagnostic *du siège* de la lésion.

Les signes oculaires s'observent, nous l'avons vu, dans les lésions des divers étages du mésocéphale :

Dans le syndrome pédonculaire de Weber, paralysie de la 3ᵉ paire ;

Dans le syndrome protubérantiel supérieur de Raymond et Cestan, paralysie des mouvements associés de latéralité des globes oculaires ;

Dans le syndrome protubérantiel inférieur de Millard-Gubler, paralysie de la 6ᵉ paire ;

Enfin, dans le syndrome bulbaire, paralysie du type Avellis avec symptômes oculaires semblables à ceux provoqués par la section du sympathique cervical.

Quant au diagnostic de la *cause*, nous l'étudierons dans un chapitre spécial (voir Étiologie : maladies du pédoncule, de la protubérance, des tubercules quadrijumeaux, etc.).

Bien que, d'une façon à peu près constante, les paralysies alternes soient en rapport avec une lésion organique du mésocéphale, il ne faut pas oublier qu'elles peuvent, paraît-il, dans quelques cas rares, être simulées par l'*hysté-*

rie. Dans une thèse récente, Vanet rapporte douze observations de syndromes alternes d'origine hystérique.

Le syndrome de Weber d'origine hystérique a été signalé tout d'abord, et la première observation appartient à Charcot. Braun publia un cas analogue.

Au cours d'une fièvre typhoïde diagnostiquée par la séro-réaction de Widal, Gérard et Remlinger observèrent un syndrome de Weber dont la nature hystérique fut prouvée par une crise convulsive typique, et par une autopsie négative. A la suite d'un coup de fleuret dans l'orbite droite, Bicharonne et Boucanet ont vu se développer un syndrome de Weber qui paraît pouvoir être rapporté à l'hystérie.

Le syndrome de Millard-Gubler peut lui aussi être simulé par l'hystérie : Raymond et son élève Toussant ont publié, en 1892, une observation de ce genre (hémiplégie d'un côté avec paralysie faciale du côté opposé). Canco et Marlow ont observé un cas semblable.

Dans d'autres cas (Debove, Renou, Gilbrand), il s'agit non pas d'un vrai syndrome de Millard-Gubler, mais d'une simulation de cette paralysie alterne.

En effet, avec l'hémiplégie d'un côté, on constatait de l'hémispasme facial du même côté, mais non pas une paralysie faciale du côté opposé.

On peut se demander si dans les cas de syndrome de Weber attribués à l'hystérie, il ne s'agit pas de même d'une simple simulation. On ne peut se défendre d'y penser, quand on songe que Charcot, étudiant dans une de ses Leçons un cas d'hystérie simulatrice du syndrome de Weber, insiste sur ce fait que dans l'hystérie, les muscles du globe oculaire ne sont pas paralysés, mais que le ptosis est de nature spasmodique. Et il insiste sur les caractères, classiques aujourd'hui, du blépharospasme hystérique. Mais alors, pas de ptosis vrai, pas de paralysie, donc pas de syndrome de Weber véritable, mais un simulacre de syndrome de Weber.

Le diagnostic des paralysies alternes hystériques, si tant est qu'elles existent, sera facilité par le mode de début des symptômes, leur évolution, l'existence de l'hémi-anesthésie sensitivo-sensorielle, par les stigmates de la névrose, et aussi par les signes très importants que Babinski a indiqué pour différencier l'hémiplégie organique et l'hémiplégie hystérique.

Enfin, il convient d'observer que si les lésions qui produisent les paralysies alternes sont presque toujours intra-pédonculaires ou intra-protubérantielles, on peut cependant observer quelquefois des syndromes cliniques analogues, provoqués par des lésions *multiples* périphériques et centrales. Ces cas sont rares, mais le diagnostic peut en être fort difficile. Mészáros et Bloca ont tout récemment rapporté un intéressant cas de ce genre. Il s'agissait d'une femme, atteinte de récidive d'un cancer du sein, et qui présentait dans ses derniers temps de sa vie, un syndrome de Weber des plus typiques, hémiplégie droite avec paralysie du moteur oculaire commun gauche, symptômes qui avaient fait admettre l'existence d'un noyau métastatique du pédoncule. Or, on trouva à l'autopsie le pédoncule absolument intact, mais en revanche une

tumeur du volume d'une mandarine siégeait dans le lobe temporal gauche.
Un prolongement inférieur de cette tumeur écrasait le moteur oculaire commun à son entrée dans la paroi du sinus caverneux, tandis que par sa face
supérieure intra-hémisphérique, le néoplasme comprimait la capsule interne.
Histologiquement, il s'agissait d'un épithélioma identique à la récidive *in situ*

DE L'OPHTALMOPLÉGIE NUCLÉAIRE

Historique. — Le terme « ophtalmoplégie » a été employé pour la première fois par Brunner (1850), dans sa thèse inaugurale. Il désignait sous
le nom d'ophtalmoplégie totale la paralysie complète du nerf oculaire commun.

De Græfe, quelques années plus tard, rencontra plusieurs cas de véritable
ophtalmoplégie extérieure. En 1868, il rapprochait cette maladie de la paralysie labio-glosso-laryngée, et indiquait d'emblée, avec un admirable sens
clinique, les symptômes principaux de la paralysie nucléaire :

1° La conservation des réflexes pupillaires et de l'accommodation ;
2° L'intégrité relative du releveur palpébral.

Mais de Græfe mourut peu après. Sa découverte tomba dans l'oubli. Eu-
lenburg (1871) consacre bien un chapitre à l'ophtalmoplégie qu'il qualifie
de *progressive*, mais sans en soupçonner l'origine, sans même reconnaître sa
caractéristique clinique.

En 1875, Gayet publia, dans les *Archives de Physiologie*, l'observation,
aujourd'hui célèbre, de Prunot. Mais à ce moment elle ne fut guère remarquée, et ne fit pas faire un pas à la question.

Au commencement de l'année 1878, Hensen et Voelckers publièrent le résultat de leurs recherches expérimentales sur les origines de la 3e paire. Fœrster, la même année, utilisant ces données physiologiques, donna la première
explication à peu près exacte de l'ophtalmoplégie extérieure. Il admit que le
foyer pathologique occupant le plancher du 4e ventricule, ne s'étendait pas
au 3e et lésait seulement les noyaux du groupe postérieur, c'est-à-dire ceux
qui commandent la musculature extrinsèque de l'œil.

L'année d'après, Hutchinson, dans une conférence faite à la Société mé-
dico-chirurgicale de Londres, décrivit l'ophtalmoplégie. Il avait observé les
deux variétés qu'il nomme *ophtalmoplégie externe* et *ophtalmoplégie interne*. Mais il ne soupçonne pas leur pathogénie, et ne semble pas avoir eu
connaissance des travaux de Fœrster. Il attribue, il est vrai, l'ophtalmoplégie externe à une lésion nucléaire, mais il croit que l'ophtalmoplégie interne
est due à des lésions du ganglion ophtalmique (lenticular ganglion).

C'est à Parinaud (1880) que revient l'honneur d'avoir, le premier, attribué à l'ophtalmoplégie interne, une cause également nucléaire (noyaux sous-
jacents au 3e ventricule).

En 1882, Lacoreux reprend la question et établit nettement les caractères
cliniques et pathogéniques des ophtalmoplégies nucléaires.

Depuis, les travaux se sont multipliés. Wernicke, dans son *Traité de maladies cérébrales*, y consacre plusieurs chapitres, et édifie la théorie de la poliencéphalite supérieure.

Mauthner a consacré aux paralysies oculaires une série d'importantes monographies (1885-1889).

Bernhardt, Boettiger, Eisenlohr, Hirschberg, Mendel, Remak, Rosenthal, Strümpell, Thomsen, Westphal, Siemerling et beaucoup d'autres auteurs ont consacré à cette question des travaux dont quelques-uns sont très importants.

En France, la question n'était pas non plus négligée. Après Parinaud, Al. Robin mentionne l'ophtalmoplégie, dans sa thèse d'agrégation (1880), et fait observer que le professeur Fournier avait, l'un des premiers, pressenti la nature de ces paralysies dissociées des muscles de l'œil.

En 1885, paraissent les Leçons de Panas, où l'ophtalmoplégie est clairement traitée.

En 1892, dans sa Thèse inaugurale, Sauvineau établit, pour la première fois, l'existence du groupe des ophtalmoplégies *supra-nucléaires*. Il faut mentionner aussi les thèses de Blanc (Paris, 1886), de Dufour (Berne, 1890), de Tollemer (Paris, 1894).

Brissaud et Raymond ont consacré plusieurs de leurs leçons aux ophtalmoplégies. Parmi les travaux récemment parus à l'étranger, je mentionnerai l'ouvrage de Wilbrand et Saenger et l'article de Bernheimer. Enfin dans le *Traité de Médecine* de Bouchard et Brissaud, Georges Guinon a consacré récemment à cette question un court mais substantiel chapitre.

Définition. — Que faut-il entendre par le terme d'ophtalmoplégie? C'est, nous l'avons vu, Hutchinson qui a créé les expressions d'ophtalmoplégie externe et interne. Il désignait de cette façon les paralysies limitées, soit aux muscles extrinsèques de l'œil, muscles moteurs du globe oculaire, soit à la musculature intrinsèque de cet organe.

Si la division était excellente, l'appellation l'était moins, car ces termes d'ophtalmoplégie externe et interne ont maintes fois prêté à la confusion, et l'on a vu, par exemple, certains auteurs confondre ophtalmoplégie externe avec paralysie du seul muscle droit externe. Aussi Mauthner proposa-t-il une modification destinée à éviter ces erreurs : il employait les termes, beaucoup plus explicites, d'ophtalmoplégie *extérieure* et d'ophtalmoplégie *intérieure*, suivant que la musculature extérieure ou intérieure de l'œil était paralysée.

Dans le même but, Panas proposa les termes d'ophtalmoplégie *extrinsèque* et *intrinsèque*, mais ces dénominations sont promptement tombées dans l'oubli, et l'usage a imposé les termes d'ophtalmoplégie *externe et interne*.

Après avoir utilisé ces dénominations en les appliquant uniquement aux paralysies d'origine nucléaire, une réaction tend à se faire actuellement, et certains auteurs emploient le terme ophtalmoplégie comme synonyme de paralysie oculaire quelconque. C'est retomber à plaisir dans la confusion du début.

On devrait réserver le terme d'ophtalmoplégie à certains groupes de paralysie bien déterminés, et comme le dit très justement M. GRASSET, « cette expression ne peut être maintenue que si d'un commun accord on la réduit au sens que nous précisons ici. Il ne faut plus en faire un synonyme de *paralysies oculomotrices multiples* ».

Déjà, en 1892, SAUVINEAU s'élevait contre cet abus :

« Il faut, dit-il, distinguer et mettre à part :

« 1° Les paralysies classiques de chacun des nerfs de l'œil (Paralysies de la 3ᵉ, de la 4ᵉ et de la 6ᵉ paire);

« 2° Les paralysies associées, qui frappent dans les deux yeux les muscles servant à un même mouvement. (Paralysie des élévateurs, de la convergence, etc.)

« Qu'on ne nous objecte pas qu'on pourrait aussi bien supprimer le terme ophtalmoplégie, parce qu'une ophtalmoplégie complète n'est pas autre chose, après tout, qu'une paralysie de la 3ᵉ, de la 4ᵉ et de la 6ᵉ paires. Car dans ce cas où tous les muscles sont paralysés à la fois, l'aspect clinique est si particulier, l'immobilité absolue de l'œil donne au malade un aspect si caractéristique, bien observé par BENEDIKT et par HUTCHINSON, qu'on est vraiment autorisé pour un cas si spécial, à employer un terme spécial et c'est alors qu'on peut vraiment parler d'ophtalmoplégie extérieure. »

Ainsi *il y a ophtalmoplégie externe, lorsque la paralysie occupe tous les muscles extrinsèques d'un œil*. Il va sans dire que l'affection peut être, et est même le plus souvent, bilatérale.

Toutefois, au début d'une ophtalmoplégie, de même qu'à la période de régression, la paralysie peut être beaucoup moins marquée sur un ou plusieurs des muscles extrinsèques. De plus, les mouvements de certains de ces muscles, le grand oblique par exemple, ont une importance si minime par rapport aux autres muscles, que la paralysie de la 4ᵉ paire n'ajoute pas grand'chose au tableau clinique dû à la paralysie de la 3ᵉ paire et à celle de la 6ᵉ. Aussi pourra-t-on continuer dans ce dernier cas, d'employer le terme d'ophtalmoplégie.

Par suite, nous pouvons dire avec SAUVINEAU, qu'il y a ophtalmoplégie externe, lorsque (au moins dans l'un des yeux) les muscles paralysés sont innervés par deux nerfs différents, l'un des deux étant presque constamment l'oculomoteur. Cette définition a été presque généralement adoptée.

En ce qui concerne la musculature intrinsèque ou intérieure de l'œil, il convient de faire les mêmes restrictions. Il importe de conserver les dénominations classiques et précises de paralysie du muscle accommodateur, paralysie du sphincter irien. Il n'y a *ophtalmoplégie interne* que lorsque les muscles intrinsèques innervés par l'oculomoteur sont tous deux paralysés. L'ophtalmoplégie interne ne peut donc exister que complète.

Enfin il arrive souvent que ces deux formes d'ophtalmoplégie, l'externe et l'interne, se combinent entre elles et s'ajoutent l'une à l'autre. Il en résulte pour l'œil malade une paralysie totale, qui immobilise tous les muscles extrinsèques aussi bien que tous les muscles intrinsèques.

C'est à ces cas qu'il faut réserver le nom d'*ophtalmoplégie totale*.

Chacune de ces trois formes peut être, suivant les cas, uni ou bilatérale.

Nous n'étudierons ici l'ophtalmoplégie interne, que sommairement, du moins au point de vue clinique, car elle se confond avec la paralysie des nerfs de la pupille et de l'accommodation que nous avons étudiée déjà avec les paralysies de la 3e paire.

Symptômes. — La physionomie du malade atteint d'ophtalmoplégie externe présente un caractère particulier bien décrit par HUTCHINSON, d'où le nom de *facies d'Hutchinson* qu'on lui a appliqué.

Les paupières sont demi-tombantes, donnant au malade un aspect endormi, et recouvrent en partie la cornée. Le malade cherchant à remédier à cette blépharoptose par la contraction du muscle frontal, le front est plissé, les sourcils arqués.

Si on relève avec les doigts les paupières supérieures, les globes oculaires apparaissent immobiles, semblant figés dans de la cire, suivant l'expression de BENEDIKT. Quand la paralysie est complète pour tous les muscles extérieurs, les yeux sont dirigés directement en avant. Le regard est un peu vague cependant, parce que les axes optiques ne sont pas absolument parallèles.

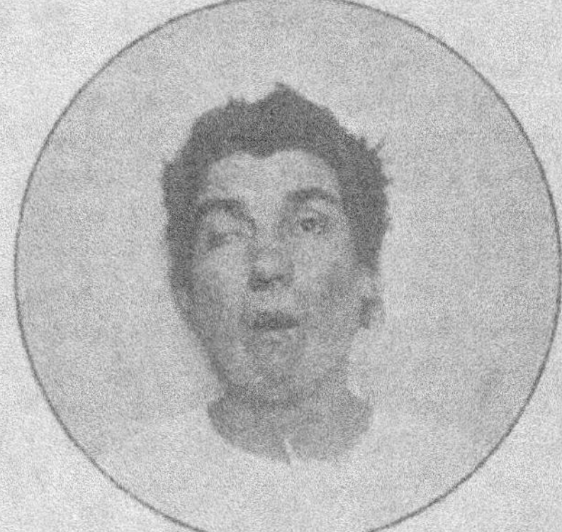

Fig. 124.

Tabes, ophtalmoplégie, paralysie des masticateurs; faciès d'Hutchinson (d'après H. Lamy).

Alors, si, faisant immobiliser par un aide la tête du malade, de façon qu'il ne puisse suppléer aux mouvements abolis des yeux en recourant aux muscles du cou, on le prie de fixer un objet et de suivre cet objet dans ses déplacements en haut, en bas, en dehors, en dedans, on constate que l'œil ne peut accomplir aucun mouvement, que la cornée ne se porte aucunement dans le sens du mouvement indiqué.

Mais souvent, l'ophtalmoplégie n'est pas aussi complète, et quelques mouvements plus ou moins limités peuvent s'accomplir dans le sens d'action d'un ou de plusieurs muscles oculaires. On peut alors, pour plus d'exactitude, recourir à l'examen du champ de fixation.

Habituellement, il n'y a pas de diplopie, même en la cherchant au verre rouge. Celle-ci ne se montre guère que s'il y a une différence considérable de l'intensité de la paralysie dans les divers muscles moteurs. Si, par exemple, la paralysie est tout à fait complète pour les différents muscles innervés par le 3e paire, et qu'au contraire, elle soit encore à peine marquée sur le moteur oculaire externe, l'action de ce muscle prédominera et entraînera le globe oculaire en strabisme externe. Même dans ce cas la diplopie manque ordinairement, ce qui tient peut-être à la lenteur avec laquelle s'est effectuée la déviation oculaire; dans ces conditions, l'œil parvient, comme dans le strabisme concomitant vulgaire, à faire abstraction des doubles images (BLANC). Si maintenant, on cherche à provoquer les mouvements réflexes de l'iris, soit à la lumière, soit à l'accommodation, on voit que ces mouvements sont intacts. Le muscle accommodateur n'est pas touché davantage : le malade peut lire par-

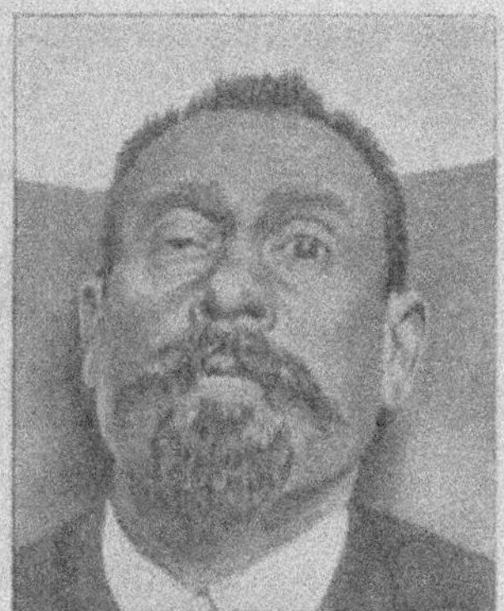

Fig. 124.
Ophtalmoplégie externe droite, avec ptosis.

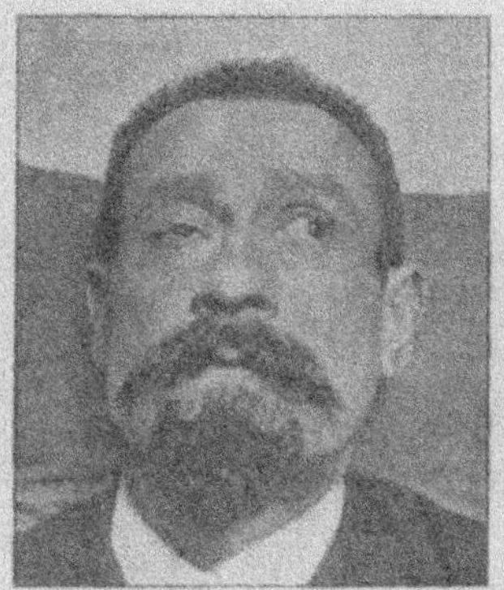

Fig. 125.
Même malade que dans la figure 124. Le malade regarde à gauche. On voit que l'œil gauche seul a pu exécuter le mouvement indiqué.

faitement les plus fins caractères (correction faite, bien entendu, de l'amétropie s'il en existe).

Enfin, on constate parfois un léger degré d'exophtalmie, dû à la paralysie des quatre muscles droits.

Tel est, à grands traits, l'aspect que présente un malade atteint d'*ophtalmoplégie extérieure*.

Quant à l'*Ophtalmoplégie intérieure*, elle consiste en ceci : la pupille est moyennement dilatée, elle ne réagit ni à la lumière, ni à l'accommodation, ni à la convergence. Le muscle ciliaire est également paralysé : le malade ne peut plus accommoder, le punctum proximum est reporté en avant et se confond avec le remotum.

L'ophtalmoplégie intérieure peut être primitive, et exister seule, accompagnée ou non, dans la suite, d'ophtalmoplégie extérieure. Elle peut être secondaire à cette dernière et venir la compliquer. Enfin elle peut apparaître d'emblée en même temps que l'ophtalmoplégie extérieure (*O. Mixte*).

Diagnostic de l'origine nucléaire des ophtalmoplégies. — Lorsqu'on se trouve en présence d'un malade atteint de l'une de ces variétés d'ophtalmoplégie, existe-t-il des symptômes qui permettent de diagnostiquer une cause nucléaire?

1° Il s'agit d'une *ophtalmoplégie extérieure*.

A part les cas où elle succède à un traumatisme, à une hémorrhagie, il est de règle qu'elle débute d'une manière lente et insidieuse. La parésie frappe d'abord l'un des muscles extrinsèques : le plus souvent, mais non toujours un de ceux qui sont innervés par le nerf moteur oculaire commun.

Ce fait n'est pas pour surprendre si l'on réfléchit à la disposition anatomique de la région nucléaire. Tandis que les nerfs de la IVe et de la VIe paires correspondent chacun à un noyau unique, celui de la IIIe paire, à lui seul, et en faisant abstraction des noyaux de la musculature intérieure, correspond à 5 noyaux nettement séparés. En d'autres termes, sur 7 noyaux d'origine, 5 appartiennent à l'oculo-moteur commun. Il est donc naturel que la lésion frappe plus souvent un noyau appartenant à ce nerf.

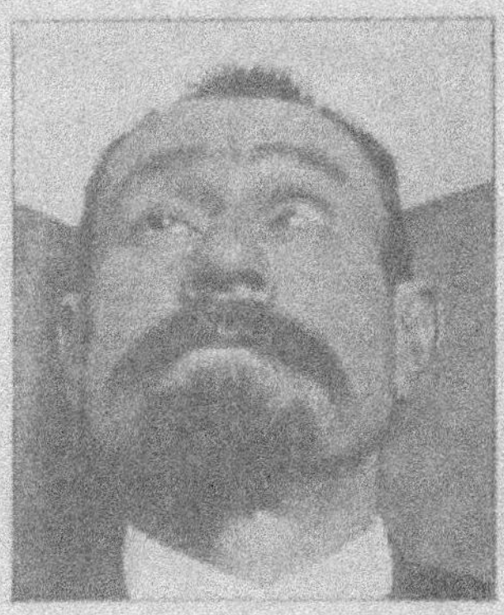

Fig. 126.

Même malade que dans les figures 124 et 125. Le malade regarde à droite. On voit que l'œil gauche seul a pu exécuter le mouvement indiqué.

Puis la parésie gagne un autre, puis plusieurs autres des muscles extrinsèques. Dans son extension capricieuse, elle ne suit *aucun ordre déterminé*, frappant successivement, suivant les cas, soit un autre muscle innervé par la IIIe paire, soit le droit externe, ou le grand oblique.

Au début de l'affection, il ne s'agit que d'une légère parésie, amenant une faible réduction du champ de fixation. *Cette parésie présente un caractère spécial*, sur lequel MAUTHNER insiste.

Ce caractère particulier, avait, du reste, été déjà très bien indiqué par BÉNÉDIKT. Voici en quoi il consiste : au début de l'affection, quand l'un des muscles commence à se prendre, mais n'est pas encore complétement paralysé, l'œil peut encore se mouvoir dans le sens d'action de ce muscle, par exemple se porter au dehors, s'il s'agit du droit externe. Mais il n'accomplit ce mouvement qu'avec une grande difficulté, après des efforts énergiques, des contractions musculaires répétées, de sorte que l'œil ne se meut pas lentement et d'un seul mouvement, mais bien par une série de saccades, amenant peu à peu la pupille jusqu'à l'angle externe.

Quelquefois l'œil reste en chemin, pour reprendre ensuite après un nouvel effort de la volonté.

Ces secousses nystagmiformes ne se rencontrent d'ailleurs pas uniquement dans les lésions nucléaires. On les observe aussi dans les paralysies associées d'origine supra-nucléaire.

De plus, ces phénomènes ne se présentent pas à tout instant de la même manière. Ils sont très variables dans le cours d'un seul jour; les mouvements des yeux sont sensiblement plus faciles le matin. Le soir, les symptômes sont notablement aggravés. Ces phénomènes se produisent pour chacun des muscles qui se paralysent successivement.

Comme le fait remarquer Mauthner, on n'observe rien d'analogue, lorsqu'il s'agit d'une lésion portant sur le tronc même des nerfs. Quand les fibres nerveuses sont lésées ou détruites, elles deviennent pour l'influx nerveux un mauvais conducteur, et restent toujours également mauvais conducteur. Si au contraire la lésion occupe les cellules nerveuses des noyaux, celles-ci modifiées, malades, mais non encore complètement détruites, ou bien réduites à un nombre insuffisant par la destruction de plusieurs d'entre elles, peuvent encore momentanément, sous l'influence d'une énergique excitation de la volonté, produire le mouvement dans les muscles auxquels elles correspondent. Mais elles s'épuisent vite, et la nécessité du repos s'impose pour elles. De là, l'augmentation de la paralysie vers la fin du jour, alors que le matin les mouvements des yeux s'exécutent encore avec une facilité relative.

Il en est de même pour les mouvements de la paupière supérieure. Le ptosis, en effet, est un symptôme à peu près constant des ophtalmoplégies extrinsèques. Il peut être le symptôme initial. Mais il présente généralement ce caractère, qu'a le premier observé de Graefe, à savoir que la blépharoptose est généralement incomplète, même lorsque toutes les autres branches extérieures du nerf, sont totalement anéanties. Il suffit souvent d'un effort de la volonté pour que la paupière puisse se relever, au moins partiellement.

Dans bien des cas où l'on signale cette possibilité de relever en partie la paupière par un effort de la volonté, il reste à savoir qu'elle est la part que prend véritablement à ce mouvement le releveur palpébral. Par la lecture de nombre d'observations, et d'autre part, par l'examen des planches représentant le « faciès d'Hutchinson », on peut se convaincre que la légère élévation de la paupière supérieure est surtout produite par l'action du *muscle frontal*, qui se contracte fortement quand le malade cherche à soulever sa paupière.

Toutefois, cette dissociation des mouvements volontaires (conservés) et des mouvements réflexes (abolis) de la paupière supérieure est incontestable, et reste un bon signe de l'origine nucléaire des ophtalmoplégies. Elle s'explique du reste à merveille, nous le verrons, puisque le centre réflexe (le noyau) est seul altéré.

Frappant d'abord l'un des deux yeux, l'affection s'étend généralement aux muscles de l'autre œil, et souvent elle gagne ceux-ci, avant d'avoir paralysé tous les muscles du côté primitivement atteint. Fréquemment la maladie est bilatérale d'emblée, soit qu'elle frappe dans chaque œil les muscles associés (les deux droits supérieurs par exemple), soit qu'elle frappe au hasard ; ainsi le droit interne d'un côté, le petit oblique de l'autre.

Tous ces symptômes se produisent sans amener, ordinairement du moins, de phénomènes de réaction cérébrale. Et cette absence de vertige, de céphalalgie, de vomissements, est un des caractères importants pour le diagnostic de la cause nucléaire. « Pas plus, dit BLANC, au niveau de la protubérance qu'au bulbe, l'inflammation atrophique des noyaux moteurs n'a de retentissement sur les parties voisines, et, ici comme là, toute la symptomatologie se borne à la suppression lente et graduelle de nerfs qui concourent à une même fonction. Seulement, tandis que l'arrêt du fonctionnement des nerfs bulbaires est incompatible avec la vie, la disparition des noyaux moteurs oculaires n'aboutit qu'à l'immobilité absolue des yeux, et ne met pas directement en jeu l'existence. »

Cependant on a vu, dans quelques cas, survenir des phénomènes douloureux (MATTHESEN)

Enfin, un signe de la plus haute valeur, dans le cas qui nous occupe, est l'absence de toute lésion du côté de la musculature intérieure de l'œil. Celle-ci est restée intacte. Les réflexes pupillaires sont conservés. L'accommodation est parfaite.

En résumé, abolition lente et graduelle des mouvements des yeux, atteignant successivement, sans ordre déterminé, les divers muscles moteurs des globes oculaires ; parésie particulière moins prononcée (du moins au début) après le repos de la nuit ; ptosis incomplet pouvant être vaincu par un effort de volonté. Absence de phénomènes réactionnels cérébraux. Intégrité des réflexes pupillaires et de l'accommodation : tels sont les caractères classiques de l'ophtalmoplégie extérieure nucléaire.

Examinons d'un peu plus près la valeur de ces divers symptômes.

Toute ophtalmoplégie purement extérieure, avec intégrité de la musculature intrinsèque, est-elle forcément de nature nucléaire ?

Pour qu'il puisse exister un syndrome semblable, il est nécessaire que la lésion porte, non pas sur le tronc même du nerf de la IIIᵉ paire mais *avant* que ses racines ne se soient réunies pour le constituer, ou *après* que ses branches se sont déjà séparées. *Donc, a priori, toute ophtalmoplégie extérieure, suppose une cause cérébrale, ou une cause orbitaire.* Toute cause *basilaire* est exclue par le fait, car on conçoit difficilement un processus pouvant, à la base du crâne, par compression ou autrement, léser, dans le fin cordon serré qu'est le nerf oculo-moteur, les fibres qui se rendent à la musculature extrinsèque, en respectant celles qui vont aux muscles intérieurs[1].

---

[1] Dans ces dernières années cependant, on a publié des observations indiscutables qui établissent que le tronc du nerf de la IIIᵉ paire peut être lésé dans son trajet à la base du crâne, sans que pour cela tous les muscles qu'il innerve soient paralysés, certains de ses faisceaux pouvant être épargnés. Cela est possible en effet pour une paralysie de la IIIᵉ paire, isolée et unilatérale. Mais une pareille disposition devient bien moins vraisemblable quand il s'agit d'une paralysie bilatérale, et il nous paraît que l'ophtalmoplégie extérieure bilatérale conserve toute son importance clinique et sa valeur diagnostique spéciale.

En revanche, quand il s'agit d'une ophtalmoplégie externe unilatérale, il est difficile, avec nos connaissances actuelles, d'admettre qu'elle puisse être d'origine nucléaire. Sauvineau avait déjà fait remarquer que pour obtenir une telle paralysie, il faudrait une lésion portant sur les noyaux du moteur oculaire commun et du moteur oculaire externe d'un

Parmi les causes intracérébrales, nous avons à considérer pour les ophtalmoplégies, comme pour toutes les paralysies oculaires, les lésions corticales, supra-nucléaires, nucléaires et radiculaires (voir Anatomie pathologique).

Or, les lésions radiculaires intéressant les racines de la III paire dans le pédoncule ne donnent pas lieu à des ophtalmoplégies complètes comme celles qui nous occupent ici. Elles produisent le plus ordinairement des paralysies isolées de la IIIᵉ paire, avec ou sans hémiplégie croisée (voir Paralysie alterne, et Maladies du pédoncule).

D'autre part, les lésions corticales ou sous-corticales ne donnent pas lieu non plus à des ophtalmoplégies extérieures bilatérales, ou bien elles donnent lieu à des paralysies des mouvements volontaires, laissant intacts les mouvement réflexes. Ce n'est pas là non plus le tableau clinique dont nous nous occupons ici.

Enfin les lésions supra-nucléaires peuvent incontestablement donner lieu à des ophtalmoplégies extérieures bilatérales. Mais ces ophtalmoplégies, comme l'a établi SAUVINEAU, ont pour caractères d'être composées de paralysies des mouvements associés superposées les unes aux autres (paralysie d'un, puis des deux mouvements de la latéralité, paralysie de l'élévation, etc.). Elles sont donc très bien caractérisées, et ne peuvent être confondues avec les ophtalmoplégies à début insidieux et à marche capricieuse que nous venons de décrire.

Donc, par exclusion, si nous admettons une cause cérébrale, pour une ophtalmoplégie extérieure double, non compliquée, nous sommes obligés de conclure à une cause *nucléaire*.

Mais nous pouvons ne pas admettre une cause cérébrale. La lésion, purement *périphérique*, peut porter sur les terminaisons nerveuses dans l'orbite, et amener ainsi le syndrome ophtalmoplégie extérieure. Des symptômes concomitants, nous le verrons, permettent généralement, dans ce cas, d'établir le diagnostic.

Il convient d'observer qu'il est extraordinairement rare d'observer des névrites périphériques intéressant *tous* les rameaux terminaux des nerfs moteurs oculaires, des deux côtés à la fois, et que, d'une façon générale, l'ophtalmoplégie orbitaire a pour caractère d'être unilatérale.

Ainsi donc, toute ophtalmoplégie extérieure bilatérale, non compliquée, conduit à admettre l'existence d'une lésion nucléaire; car, si on se rappelle

---

côté, et sur celui du pathétique de l'autre, et respectant ceux du pathétique du même côté, et du moteur oculaire externe et du moteur oculaire commun du côté opposé. Aujourd'hui que l'anatomie et la clinique démontrent l'existence d'un entrecroisement partiel des fibres oculomotrices, il faudrait en plus, comme le fait remarquer Parron, une lésion portant sur certains groupes cellulaires du noyau du moteur oculaire commun d'un côté, et respectant les groupes similaires du côté opposé. L'existence d'une ophtalmoplégie extrinsèque unilatérale ayant pour cause une lésion des noyaux d'origine est donc difficile à concevoir.

Au contraire, puisque nous savons aujourd'hui que les paralysies basilaires peuvent être partielles (voir Anat. Path. origine basilaire, page 823) et intéressent en particulier les fibres destinées aux muscles extrinsèques en respectant celles qui vont à la musculature intérieure, il est rationnel d'attribuer une origine basilaire à l'ophtalmoplégie extrinsèque *unilatérale*.

que les noyaux des muscles intrinsèques de l'œil forment un groupe isolé de celui des noyaux extrinsèques, et que ces deux groupes séparés topographiquement sont encore irrigués chacun par une artère spéciale, on voit que, dans ce cas seulement, l'intégrité des faisceaux de l'iris et de l'accommodation est possible, leurs noyaux originels restant sains.

Il va de soi que si l'ophtalmoplégie extérieure s'accompagne d'autres phénomènes, tels que paralysie labio-glosso-laryngée, glycosurie, polyurie, etc., le diagnostic n'en acquiert que plus de solidité. C'est preuve que la lésion descend de la protubérance vers le bulbe.

2° *Mais si l'ophtalmoplégie extérieure est toujours nucléaire*, l'ophtalmoplégie nucléaire n'est pas toujours seulement extérieure, et l'existence d'une ophtalmoplégie interne isolée, ou d'une ophtalmoplégie mixte (totale) ne doit en aucune façon faire rejeter le diagnostic de lésion nucléaire.

L'ophtalmoplégie extérieure est le résultat de troubles nutritifs dans la région nucléaire inférieure de l'oculo-moteur (et de plus dans les noyaux des IV° et VI° paires). Il n'y a, théoriquement, aucune espèce de raison pour que la lésion se limite là, et de fait, nous la voyons souvent soit descendre en arrière, soit aussi gagner en avant du côté du plancher du 3° ventricule, là où siègent les noyaux de la musculature intrinsèque. L'ophtalmoplégie intérieure est la conséquence naturelle de cette extension du processus nucléaire.

Si la maladie s'étend en haut et en avant, les premiers noyaux qu'elle rencontre sont ceux du sphincter de l'iris. MARVAUD émet, à ce propos, une théorie ingénieuse pour expliquer les cas où la pupille ne réagit plus à la lumière, mais réagit encore à l'accommodation; c'est, en somme, le signe d'Argyll-Robertson. Se basant sur ce que d'une part les faisceaux du nerf optique passent dans les parois latérales du 3° ventricule et que d'autre part, les origines nucléaires des faisceaux nerveux du sphincter sont situées tout auprès, sous le plancher du 3° ventricule, MARVAUD admet que c'est en ce point qu'est fermée la chaîne réflexe entre le nerf optique et l'oculo-moteur. Or, la lésion, partant de l'aqueduc de Sylvius, atteignant le plancher du 3° ventricule, peut détruire la communication qui doit nécessairement exister entre le nerf optique et l'oculo-moteur, sans léser le noyau qui commande au sphincter. L'excitation de la lumière sur la rétine et le nerf optique ne se répercutera plus sur l'oculo-moteur, par conséquent la pupille ne réagira plus à la lumière, mais l'innervation de la pupille reste cependant intacte et elle pourra réagir encore dans l'effort accommodateur.

Si le noyau du sphincter est lui-même atteint et détruit par le processus, tandis que le noyau du muscle accommodateur situé assez loin en avant reste intact, le résultat sera la paralysie totale de l'iris. La pupille, *moyennement dilatée*, restera immobile, insensible à ses excitants ordinaires. Mais la faculté d'accommoder est parfaitement conservée.

Encore un pas en avant, et le noyau du muscle accommodateur est envahi à son tour. La paralysie de l'oculo-moteur est alors totale, à la fois intérieure et extérieure.

Le diagnostic de la cause nucléaire ne s'impose plus ici avec autant de certitude que dans les cas précédents, car bien d'autres causes peuvent donner lieu à une telle affection.

Pouvons-nous cependant diagnostiquer encore l'origine nucléaire d'une ophtalmoplégie mixte ?

L'absence complète de tous phénomènes en foyer, le manque de réaction cérébrale ont une certaine valeur, mais ne sont pas caractéristiques.

Au contraire, on pensera à une cause nucléaire si une ophtalmoplégie aiguë ou subaiguë s'accompagne d'une tendance invincible au sommeil, avec faiblesse musculaire généralisée, sans troubles intellectuels.

C'est ainsi que se présentaient les cas classiques de Gayet et de Wernicke, dans lesquels la lésion siégeait dans la substance grise cavitaire de l'aqueduc de Sylvius et du 3ᵉ ventricule.

On pensera encore à une lésion nucléaire, lorsque dans le cours d'une ophtalmoplégie, intérieure ou extérieure, aiguë ou chronique, apparaîtront des paralysies portant sur le facial et sur les quatre dernières paires, sans phénomènes cérébraux notables, sans troubles intellectuels. C'est qu'alors le processus, au lieu de se porter en avant, marche en bas et en arrière vers les noyaux bulbaires.

Enfin, il est naturel qu'un tel processus puisse débuter indifféremment par un point quelconque du système nucléaire, et que, de même qu'il peut commencer par les noyaux extrinsèques des yeux, ou par les noyaux des nerfs bulbaires, de même il peut commencer par les noyaux de la musculature intrinsèque de l'œil. *L'ophtalmoplégie intérieure est alors primitive, et, loin d'éloigner l'idée d'une cause nucléaire, elle en est au contraire caractéristique.*

On sait l'histoire bien connue du malheureux poète Henri Heine chez qui l'affection commença par une mydriase double, accompagnée de paralysie de l'accommodation ; bien plus tard seulement apparut l'ophtalmoplégie extérieure, qui fut elle-même suivie de paralysie bulbaire, et d'atrophie musculaire progressive.

Marche. — Au point de vue de la marche, de la durée et du pronostic, il y a lieu de distinguer trois grandes classes d'ophtalmoplégies nucléaires :

La forme chronique, la forme aiguë, la forme subaiguë.

A. FORME CHRONIQUE. — Dans sa forme chronique, l'ophtalmoplégie extérieure se comporte différemment suivant les cas : tantôt elle reste stationnaire, tantôt au contraire (et ce sont les cas les plus fréquents), elle se complique d'autres phénomènes. D'où la division qu'a pu établir Mauthner, en :

Forme chronique stationnaire ;

Forme chronique progressive.

Les cas où l'ophtalmoplégie extérieure persiste, stationnaire, sans aggravation, durant des années, sont les plus rares.

Dans ces cas, l'ophtalmoplégie extérieure constitue une affection isolée, autonome, vivant par elle-même. Les mouvements des yeux n'étant nullement nécessaires pour l'existence, les noyaux sont détruits, les globes oculaires immobiles, mais la santé générale ne s'en ressent aucunement; le malade est devenu un infirme.

Il en va tout autrement dans les formes progressives.

L'affection peut alors se compliquer de plusieurs façons, bien différentes.

1° *Tantôt le processus morbide reste, dans tout le cours de la maladie, localisé, dans la protubérance et sous le plancher du 3° ventricule, aux noyaux des muscles des yeux.*

Deux cas peuvent se présenter :

A. — Le plus fréquemment, la maladie atteint primitivement les noyaux du groupe postérieur du moteur oculaire commun (m. extrinsèque), et les noyaux du pathétique et du moteur oculaire externe. Puis, elle s'étend en avant, et atteint les noyaux des muscles intrinsèques. L'ophtalmoplégie, d'abord extérieure, se complique d'ophtalmoplégie intérieure.

B. — Plus rarement, le processus atteint d'abord les noyaux des muscles intrinsèques, puis marche en arrière, et atteint les noyaux des muscles moteurs du globe oculaire. A l'inverse du cas précédent, l'ophtalmoplégie, d'abord intérieure, se complique d'ophtalmoplégie extérieure.

C'est à cette variété qu'appartenait le cas de Henri Heine, que nous avons relaté plus haut.

2° *Tantôt l'affection débute par les noyaux des muscles des yeux, mais n'y reste pas localisée. Elle descend en arrière, gagne le bulbe, et produit des phénomènes variables.*

A. — Elle touche les centres sécrétoires (Polyurie, Glycosurie, Albuminurie) et, quelquefois, s'étend de là à différents autres noyaux.

B. — Elle atteint les noyaux des nerfs bulbaires (Paralysie labio-glosso-laryngée).

Le cas bien connu de Bamberger est un bel exemple de cette extension du processus aux noyaux bulbaires.

Dans d'autres cas, la lésion partie des noyaux des muscles des yeux, sans s'étendre jusqu'au bulbe, gagne d'autres parties de la protubérance, et atteint notamment les noyaux, moteur et sensitif, du nerf trijumeau.

C. — Elle dépasse le bulbe et gagne la moelle (atrophie musculaire progressive).

C'est Rosenthal qui paraît avoir signalé, le premier, la coïncidence de l'ophtalmoplégie avec l'atrophie musculaire (communication à la Société des médecins de Vienne, 4 décembre 1885). Depuis, des faits analogues ont été publiés par John Bristowe, Seeligmüller, Eichhorst, Sachs, Guinon et Parmentier, etc.

3° *Enfin, il peut arriver que, par une marche inverse, l'ophtalmoplégie, d'abord absente, vienne compliquer une affection bulbaire, ou bulbo-médullaire.* Dans d'autres cas, les symptômes oculaires et spinaux apparaissent ensemble.

C'est surtout l'ataxie locomotrice que l'on voit se compliquer d'ophtalmoplégies.

B. FORME AIGUË — La forme aiguë de l'ophtalmoplégie est bien autrement grave que la forme chronique. La paralysie frappe rapidement les muscles extérieurs de l'œil, avec ou sans participation de la musculature intrinsèque, et se complète rapidement. Souvent elle s'accompagne de paralysies bulbaires, terribles complications qui, en peu de temps, emportent le malade.

Souvent aussi surviennent des phénomènes cérébraux graves, vertiges, céphalalgies intenses, vomissements, et une tendance invincible au sommeil. Cet état n'a d'ailleurs rien de commun avec le coma. Il rappelle cette étrange maladie qu'on a décrite sous le nom de *maladie du sommeil*. Le malade est apathique, indifférent à toute excitation, et cloué sur son lit par une faiblesse extrême, mais on ne constate pas habituellement de paralysies des membres. La mort habituellement ne se fait guère attendre. Les malades succombent dans le collapsus. L'exemple typique et célèbre de cette affection est le cas de GAYET.

La durée de la maladie peut être beaucoup plus courte, et ne pas dépasser quelques jours (THOMSEN, WERNICKE, KORSAKOFF, KAHLER).

Mais si les noyaux sont intéressés dans ces cas, il semble bien que leur lésion n'est que secondaire et que la lésion primitive est supra-nucléaire (SAVINZAR). Voir plus loin : Anatomie pathol., page 812.

C. FORME SUBAIGUË — En dehors des formes chroniques, et à côté de la forme aiguë, si grave, que nous venons de décrire, on observe heureusement des faits, à marche rapide, où la maladie est loin d'être aussi dangereuse, et se termine même souvent par la guérison.

C'est ici que se rangent, en particulier, ces formes subaiguës que l'on observe à la suite de maladies infectieuses, ou dans le cours de certaines intoxications. La durée de cette forme d'ophtalmoplégie est en moyenne de quatre à six semaines.

UHTHOFF a publié un cas de ce genre, dans lequel, trois semaines après le début d'une diphtérie, chez un garçon de dix ans, apparut d'abord une paralysie bilatérale de l'accommodation, avec conservation du réflexe pupillaire, puis, dix jours après, une ophtalmoplégie extérieure complète de l'œil droit. Du côté gauche, il existait des phénomènes analogues, mais moins prononcés : on y constatait encore une très légère mobilité dans le sens d'action du droit externe. Des deux côtés, léger ptosis. Il existait en même temps une paraplégie assez marquée. Tous ces phénomènes paralytiques disparurent complètement en moins de deux mois.

EVERSKY et d'autres auteurs ont publié des cas analogues. La plupart se terminent par la guérison. Mais on a vu la mort survenir dans quelques cas (MENDEL).

Ces formes ont encore été signalées dans l'infection pneumococcique (GUELZA, MAUTHNER), dans diverses maladies infectieuses ou intoxications.

Dans tous ces cas, la nature de l'ophtalmoplégie est variable : tantôt elle est purement ou surtout *extérieure*; d'autres fois, au contraire, il s'agit *principalement d'une paralysie des muscles intérieurs* avec plus ou moins de participation des muscles extrinsèques.

Dans d'autres cas, l'ophtalmoplégie survient très rapidement, et même brusquement, tout d'un coup; puis, après ces accidents aigus, la maladie peut rester indéfiniment stationnaire. On connaît un certain nombre de faits de ce genre. MAUTHNER, PARINAUD en ont rapporté des cas.

Quelquefois, enfin, elle se comporte comme la paralysie infantile. Elle quitte progressivement les différents muscles oculaires, et ne reste localisée que sur un seul muscle, qui s'atrophie, tandis que les autres muscles redeviennent normaux. Il semble même que ces faits s'observent de préférence dans la paralysie infantile qui aurait ainsi, dans ce cas, une localisation médullaire et une localisation protubérantielle, — cette dernière pouvant prédominer et se traduisant alors par une ophtalmoplégie aiguë, qui déroute le clinicien, et ne lui rappelle pas le processus habituel de la myélite infantile (RAYMOND, SAUVINEAU). Voir p. 817.

Etiologie. — Les causes des ophtalmoplégies nucléaires, les lésions qui les déterminent, ne diffèrent que par leur localisation de celles des paralysies oculaires en général. Nous les étudierons plus loin (voir Etiologie et Anatomie pathologique).

BIBLIOGRAPHIE

(Symptômes)

(Voir aussi la Bibliographie de l'Etiologie et de l'Anatomie Pathologique)

Généralités.

BABOT et MONIN. Séméiologie de l'appareil visuel, in *Traité de Pathologie générale*, tome VI. Masson, Paris, 1998.

DÉJERINE. Séméiologie du système nerveux, in *Traité de Pathologie générale*, tome V. Masson, Paris, 1901.

DERBY. Paralysie isolée et traumatique de la 4e paire. *Ophtalmolog. Record*, septembre 1903.

FASOLA. Contribution clinique à l'étude des paralysies oculaires. *Ann. dell'Istituto psichiatrico della Università di Roma*, Vol. III, fasc. I, p. 46-67, 1904.

FUCHS. Manuel d'Ophtalmologie, 2e édition française. Steinheil, Paris, 1906.

HEURM. Contribution à la connaissance des paralysies isolées des muscles extérieurs de l'œil. I, *Græfe Archiv. f. Ophtalm.*, Oct. 1898.

HOGREWAT (FRANZ). Paralysie aiguë des filets externes de l'oculomoteur du côté droit. Autopsie. *Wien. Klinz. Wochens.*, 1902, n° 31.

HORSTMANN et RIELSCHOWSKY. L'inclinaison de la tête employée pour le diagnostic des paralysies oculomotrices du groupe des élévateurs et des abaisseurs. *V. Græfe Archiv. f. Ophtalm.*, Oct. 1900, p. 174.

HOWE. Sur la rapidité des mouvements latéraux de l'œil, spécialement dans les états pathologiques. Xe Cong. Intern. d'Opht. Lucerne, 13-17 sept. 1904.

KISS. Paralysie dissociée des muscles de l'œil. *Deutschmann's Beitrâge zur Augenheilkunde* fascicule XLI, 1899.

LANDOLT. Une particularité dans les symptômes de certaines paralysies oculaires. *Archives d'Ophtalm.*, janv. 1902.

LESSER. Paralysie totale unilatérale du moteur oculaire commun. *Wien. Klin. Wochensch.*, n° 45, 1902.

LOW. L'inhibition du releveur palpébral dans la paralysie faciale complète. *Soc. belge d'Opht.*, 25 avril 1900.

MARINA. Sur les paralysies oculomotrices multiples et leurs rapports avec les maladies qui les déterminent. Franz Deuticke, Leipzig et Vienne, 1896.

MIELA (de). Paralysie du droit externe et hérédité nerveuse. La Clinique Ophtalmol., 10 avril 1904.

OBLATH. Un cas de paralysie nucléaire isolée. Deutsch. Beiträge zur Augenheilk. 1899.

ROGER (ALBERT). Des troubles oculaires dans les maladies de l'encéphale. Thèse d'agrég. J.-B. Baillière. Paris, 1889.

BITS. Parésie double des muscles droits externes de l'œil. Nederland Tijdschrift voor Geneeskunde, 1903, anal. in Archives d'Ophtalm. 1904, p. 491.

SALOMONSON. De l'innervation unilatérale du muscle frontal dans la paralysie complète double de la 3e paire. Berliner Klinis. Wochensch. 1901, p. 693.

SAUVINEAU. Examen de l'appareil visuel, in Manuel de diagnostic médical Debove-Achard, tome II, p. 317. Ruoff, Paris, 1900.

SUEX. Parésie partielle isolée de l'orbiculaire des paupières. Arch. of Ophtalm. vol. XXVIII, fasc. I, p. 82.
 — Paralysie progressive du releveur de la paupière supérieure. Arch. of Ophtalm. vol. XXVIII, n° 4.

SCHERER. Paralysie du clignement, paralysie de l'occlusion palpébrale. Zeitsch. fur Augenheil., fév. 1903.

TERRIEN. Diagnostic des paralysies des muscles de l'œil. Presse méd. 8 avril 1903.

THOMSON. Trois cas de paralysies oculaires. Glasgow med. Journal. Avril 1904, p. 276.

TROITSKY. Paralysie associée de la 6e et de la 7e paire. Thèse de Paris. 1904.

VALUDE. Paralysie paradoxale du droit externe gauche. Soc. d'Opht. de Paris, 8 juillet 1903.

VEASEY. Un cas de paralysie complète de l'oculomoteur droit et du trijumeau gauche. Philad. med. Journal. 13 juillet 1901.

YVERT. Contribution à l'étude des paralysies multiples et complexes des muscles du globe de l'œil. Recueil d'Ophtalm. Juillet 1903.

Muscles obliques.

BIELSCHOWSKY. Über Lähmungen des obliquus inferior. Arch. f. Opht. LVIII. 1904, p. 385.

BLASCKER. Un cas de paralysie double du grand oblique. Deutsche Beiträge zur Augenheilk. 1900, p. 313.

CASPAR. Paralysie du grand oblique et zona ophtalmique. Arch. fur Augenkeilk. XLVIII, p. 177. 1903.

DELNENVILLE. Paralysie du muscle petit oblique, d'origine traumatique. Journ. méd. de Bruxelles. 21 juillet 1904.

DEMICHERI. Paralysie traumatique des deux obliques supérieurs. Ann. d'Ocul., tome 128, 1902.

QUINTELA. Deux cas de paralysie du muscle grand oblique à la suite de la trépanation du sinus frontal. Soc. de med. de Montevideo, mars 1902.

SARROUXEURT. Des paralysies isolées traumatiques du muscle grand oblique d'origine orbitaire. Thèse de Toulouse, janv. 1906.

SCHREIBER. Sur les paralysies du muscle oblique inférieur. V. Graefe Arch. fur Opht., mai 1904, p. 368.

TASSOS. Paralysie traumatique du petit oblique. Arch. d'Opht., sept. 1904.

Migraine ophtalmoplégique.

ANTHOS (d'). Presse médicale, n° 7, 29 janvier 1898.

BALLET (G.). La migraine ophtalmoplégique. La Médecine mod., 29 fév. 1890.

CHARCOT (Prof.). Clin. des maladies du syst. nerveux. Travaux recueillis par le Dr Guinon. tome I. 1892, p. 70.

Charcot (J.B.). Étude clinique de la migraine ophtalmoplégique. *Revue neurologique*, 30 avril 1897, p. 217.

Jocqumann. Paralysie récidivante de l'oculomoteur commun compliquant la fièvre typhoïde. *Deutsch. med. Wochens.*, 1906.

Karplus. Migraine et paralysies oculaires. *Jahrbücher für Psych. und Neurol.*, 1902, p. 158.

Kollarits. Sur la migraine ophtalmoplégique. *Deuts. Zeitsch. für Nervenh.*, Band XXVI, 1904.

Lapersonne (de). Migraine ophtalmoplégique. *Progr. med.*, 7 mars 1905.

Léclère. Contribution à l'étude de la migraine ophtalmoplégique. *Thèse de Bordeaux*, 1904-05.

Lezenberger. Paralysie périodique du trochléaire avec céphalées et nausées. *Il manicomio moderno*, 1897.

Lunn Borgen. Norsk. mag. f. Laegevidensk., 1893, analyse in *Revue Neurologique*, 1893.

Mobius. *Berlin. Klinix. Wochens.*, 1884.

Misuazzini. La paralysie récidivante du nerf oculomoteur. *Soc. editrice Dante Alighieri*, Rome, 1897.

Parinaud et Mame. Névralgie et paralysie oculaire à retour périodique constituant un syndrome clinique spécial. *Arch. de Neurologie*, 1885, p. 75.

Parow. Un cas de migraine ophtalmoplégique cohbasillaire. *Arch. de Ophtalm. Hispano-americ.*, sept. 1904.

Plavensa. Migraine ophtalmoplégique traumatique. *Soc. néerl. d'Opht.*, Amsterdam, 10 déc. 1899. Anal. in *Ann. d'Ocul.*, tome 123, p. 147.

Besser. Un cas de migraine ophtalmoplégique congénitale. *British med. Journal*, 2 mai 1903, p. 1020.

Snell (Simson). *The Lancet*, 10 janv. 1885.

Srinivsa. Paralysie récidivante douloureuse des muscles oculaires. *Arch. of. Ophtalm.*, 1903, n° 4.

Taylor. Hémicranie et paralysie de la 3e paire. *British Journal of Childrens Dis.*, janv. 1904.

Pupille et Accommodation.

(Voir aussi la bibliographie de l'Étiologie et de l'Anatomie pathologique.)

Axenfeld. Sur l'immobilité pupillaire réflexe traumatique. *Deuts. med. Wochens.*, 1906, p. 663.

Bachhi. Influence de l'obscuration sur le réflexe des pupilles à la lumière et de la pseudo-abolition de ce réflexe. *Soc. de Neurol. de Paris*, 7 déc. 1905.

Bach. Sur l'immobilité pupillaire réflexe. *Neurol. Centralbl.*, n° 23, 1er déc. 1903.

Beaurenne. Relations entre les lésions de l'aorte et les troubles de la pupille. *Thèse de Paris*, 1903.

Bistis. Rapports entre le ganglion ciliaire et les réactions pupillaires. *v. Graefe Arch. f. Opht.*, 1898.

— Le siège du centre du sphincter pupillaire. *Soc. Opht. de Heildelberg*, sept. 1900.

Boubinski. De l'inégalité pupillaire chez les aortiques. *Thèse de Paris*, 1903.

Bouillon. Des réflexes pupillaires dans les cardiopathies mitrales. *Gaz. des Hôp.*, 21 juin 1906.

Bumss. Die papillen-störungen bei Geisten und Nerven-krankheiten. Iéna, 1904.

Caspar. Du signe d'Argyll-Robertson unilatéral. *Arch. für Augenheilkunde*, janv. 1906.

Coppez (H.). L'exploration de la pupille. *Arch. d'Opht.*, fév. 1903.

Consentatse. Abolition unilatérale du réflexe lumineux, avec conservation du réflexe accomodateur, d'origine traumatique. *Arch. d'Opht.*, nov. 1905.

Cuorzos. De l'inégalité pupillaire dans les lésions de l'aorte. Conférence du surcroît de la Clinique médicale de l'Hôtel-Dieu (Professeur Dieulafoy). Paris, Masson, 1904.

Collins. Note sur la recherche du réflexe lumineux. *Soc. de Neurologie*, 1903

Dupré (Henry). Insuffisance aortique avec troubles pupillaires, tabès fruste et incipiens contrôlé par l'examen de la moelle. *Soc. méd. des Hop.*, 3 fév. 1904.

Darier-Dufour. Sur une forme spéciale d'atrophie de l'iris au cours du tabès et de la paralysie générale. *Soc. fr. d'Opht.*, mai 1905

François-Franck. Fonctions sensitives des nerfs ciliaires mixtes irido-constricteurs. *Soc. de Biologie*, 7 nov. 1903.

Fernel (H.). Étude sur l'inégalité pupillaire dans les maladies et chez les personnes saines. *Rev. de méd.*, 1897.

— Sur les rapports de l'inégalité pupillaire avec l'inégalité de réfraction. *Ann. d'Oculist.* oct. 1906, p. 261.

Frenkel. La mydriase à bascule. *Arch. d'Opht.*, 1904, p. 596.

Friedlander et Kraemer. Contribution à la connaissance de la réaction pupillaire hémiopique. *Neurol. Centralbl.*, n° 1, janv. 1906.

Helbron. De la paralysie de l'accommodation. *Berlin. Klinis. Wochenz.*, n° 6, 1905, p. 129

Jocqueau. Paralysie brusque du muscle ciliaire, d'origine asthénopique. *Lyon Méd.*, 4 sept. 1898.

Joder. Valeur séméiologique des troubles pupillaires dans les affections cérébro-spinales. XVe *Cong. des méd. aliénistes et neurolog.* Rennes, 1905.

Lagrange. Mouvements pupillaires. *Arch. of Ophtalm.*, n° 1, p. 27, vol. XXXIII.

Levinsohn. L'ophtalmoplégie intérieure. *Arch. of Ophtalm.*, fasc. 2, p. 166, vol. XXX

— Contribution à la physiologie des réflexes pupillaires. *V. Graefe Archiv. für Opthalm.* nov. 1904.

Pieri. De la valeur diagnostique des irrégularités pupillaires dans les affections nerveuses dites organiques. *Neurol. Centralbl.*, n°s 14 et 15, 1903.

Peale. Sur le spasme et le tonus accommodatif. *Soc. Opht. d'Heidelberg*, sept. 1903.

Sauvineau. La mydriase hystérique n'existe pas. *Soc. de Neurol.*, 8 nov. 1906, et *Rev. Neurol.*, 30 nov. 1906.

Venneman. Les réflexes de la pupille. *Sem. méd.*, 10 janv. 1906.

Wollert. Un cas de mydriase et de paresie par suite de la pénétration d'un grain de datura stramonium dans la conjonctive. *Klin. Monat. für Augenh.*, nov. 1905.

Déviation conjuguée.

(Voir la bibliographie de l'anatomie pathologique)

Paralysies associées.

(Voir la bibliographie de l'Étiologie et de l'Anatomie pathologique)

Babinski. Sur la paralysie du mouvement associé de l'abaissement des yeux. *Soc. de neurol.*, 7 juin 1900

Benoit. Paralysie de la divergence. *Soc. Opht. du Royaume-Uni*, 31 janv. 1901.

Beauregard. Contribution à l'étude des mouvements associés. *Acad. de méd. de Turin*, 24 mars 1905.

Bielschowsky et Hofmann. La paralysie de la divergence. *Soc. Opht. d'Heidelberg*, 2 juin 1900.

Brissaud et Péchin. De l'hémiplégie oculaire. *Soc. de neurol. de Paris*, 2 juin 1904.

Bruce. Paralysie des mouvements verticaux des globes avec conservation des mouvements latéraux, conjugués, horizontaux (et de la convergence). *Soc. méd. chirurg. d'Edinbourg*, 4 juillet 1900.

Cantonnet. Paralysie fugace de l'élévation. *Soc. fr. d'Opht.*, 1906.

Cantonnet et Taquet. Paralysie des mouvements associés des yeux, et leur dissociation dans les mouvements volontaires et automatico-réflexes. *Revue neurol.*, 15 avril 1906.

Dan (L.) Un cas de paralysie de la divergence. *La Clin. Ophtalm.*, 25 juin 1898.

DESSE. Un cas de paralysie de la divergence. Sa signification pour la théorie du strabisme et de l'hétérophorie. *Arch. of. Ophtalm.*, vol. XXVIII, fasc. 3.

GAESSEL. Les mouvements associés des yeux et les nerfs oculogyres. Masson, Paris, 1900.

GAXER. De la paralysie du moteur oculaire externe. *Thèse de Paris*, 1878.

KOHANOW. Contribution à la question des paralysies associées des yeux. *Deuts. Zeits. für Nervenh.*, 1903, p. 417.

PARINAUD. Paralysie des mouvements associés des yeux. *Archives de Neurolog.*, n° 14, mars 1882.

PROUST et ALLARD. Paralysie faciale et paralysie des mouvements associés de latéralité du même côté. Examen électrique. *Ann. d'Ocul.*, tome 126, p. 179 et 264.

POSEY. Paralysie des mouvements d'élévation des globes oculaires. *Soc. méd. de Philadelphie*, sect. d'opht., 20 oct. 1903.

PORLAND. Paralysie des mouvements associés des yeux. *Arch. d'Opht.*, mai 1901.

RAYMOND et CESTAN. Paralysies associées des muscles des yeux. *Soc. de Neurol.*, janv. 1901.

— — Paralysie associée des globes oculaires pour la latéralité. *Soc. de Neurol.*, 4 juin 1903.

SAEVADAN. Paralysie associée de l'élévation et de l'abaissement. *Congrès internat. d'Ophtalm.* Edimbourg, 1894, et *Recueil d'Ophtalmologie*, oct. 1894.

— Un nouveau type de paralysie associée des mouvements horizontaux des yeux. *Soc. fr. d'Opht.*, Congrès de 1895.

SSFLL. Paralysie de l'élévation du regard. *Soc. Opht. du Royaume-Uni*, 16 oct. 1902.

TERRAIN. De quelques paralysies combinées des muscles de l'œil. *Ann. d'Ocul.*, tome 122, p. 17, 1899.

WERNICKE. Paralysie des mouvements latéraux. *Archiv. of Ophtalmolog.*, vol. XXXII, n° 2.

ZENTMAYER. Paralysie des mouvements d'élévation du regard. *Soc. méd. de Philadelphie*, 21 oct. 1903.

Paralysies alternes.

(Voir la bibliographie de l'Étiologie)

BRISSAUD. Leçons sur les maladies nerveuses. Paris, 1895, p. 411.

CESTAN et CHENAIS. Du myosis dans certaines lésions bulbaires en foyer (hémiplégie du type Avellis, associée au syndrome oculaire sympathique). *Gaz. des Hôp.*, n° 145, 1903, p. 1229.

GRASSET. Un type spécial de paralysie alterne motrice (type Foville). *Revue Neurol.* 1900, p. 586.

GUILLAIN. Paralysies alternes, in *Traité de Médecine Charcot-Bouchard-Brissaud*, tome IX, p. 174, Masson, Paris, 1901.

LEVY (Louis) et BOXNOT. Un cas de syndrome de Bénédikt. *Rev. Neur.*, 1905, p. 112.

MARIE et CROUZON. Sur une variété particulière du syndrome alterne. *Soc. de Neurol. de Paris*, 2 avril 1903.

MARIE et LEVY. Syndrome de Weber avec hémianopsie persistant depuis vingt-sept ans. *Soc. de Neurol.*, mars 1905.

RAYMOND. Cliniques des maladies du système nerveux. 1re série, p. 365; 2e série, p. 677; 6e série, p. 389.

RAYMOND et CESTAN. Le syndrome protubérantiel supérieur. *Gaz. des Hôp.*, 1903, p. 829.

SPENCER. *The Dublin Journal of medic. Sciences*, 1878.

VASEY. Les pseudo-paralysies alternes et les syndromes alternes vrais. *Thèse de Paris*, 1905.

Ophtalmoplégies

(Voir aussi la bibliographie de l'Étiologie et de l'Anatomie pathologique)

ALLARD. Contribution à l'ophtalmoplégie externe progressive chronique. *Arch. f. Augenh.* 1904, p. 112.

BALLET (G.). De la conservation des mouvements automatiques et réflexes des globes oculaires dans certaines ophtalmoplégies dues à des lésions du système nerveux. *Soc. de Neurol.*, 1ᵉʳ mars 1905.

BATTEN. Ophtalmoplégie externe et ocellé à début brusque chez un enfant de cinq ans. *The Ophtalmoscope*, mai 1904.

BRECKMAN. De l'ophtalmoplégie complète. *Associat. scient. et médic. allemande*, section d'ophtalm. Aix-la-Chapelle, 16-22 sept. 1900.

FROBON. De l'ophtalmoplégie extrinsèque ou intrinsèque unilatérale par lésion basilaire. *Ann. d'Ocul.* tome 128, p. 354.

FROMAGET. Ophtalmoplégie double externe d'origine nucléaire chez un enfant de sept ans. *Soc. de méd. et de chir. de Bordeaux*, 24 nov. 1905.

GORANZINE. Ophtalmoplégie extérieure bilatérale complète. *Soc. méd. des Hôp. de Budapest*, 22 janv. 1902.

KIEP. Ophtalmoplégie externe unilatérale transitoire d'origine périphérique avec atrophie du nerf optique. *America, Medicine*, 26 avril 1903.

KNAPP. Ophtalmoplégie nucléaire et poliomyélite antérieure. *Rev. Neurol.* 1905, p. 318.

LÉPINE et SARVONNAT. Tétanos céphalique avec ophtalmoplégie. *Lyon Méd.*, 4 juin 1905.

MAILLARD et WIKI. Deux cas d'ophtalmoplégie unilatérale dite « nucléaire ». *Ann. d'Oculist*, tome 125, p. 345.

PÉCHIN. Ophtalmoplégie et artério-sclérose. *Soc. d'Opht. de Paris*, 3 fév. 1903.

POSEY. Ophtalmoplégie extérieure et goitre exophtalmique. *Soc. Méd. de Philadelphie*, sect. d'opht., 16 janv. 1904.

RAYMOND. Clinique des maladies du système nerveux, *passim*.

SABOT. Contribution à l'étude des ophtalmoplégies d'origine nucléaire. *Thèse de Paris*, 1902.

STEVENEC. Pathogénie et diagnostic des ophtalmoplégies. *Thèse de Paris*, 1892 (Steinheil).

TOLLEMER. Contribution à l'étude des polio-encéphalites supérieures. *Thèse de Paris*, 1891 (Steinheil).

VEASEY. Ophtalmoplégie droite et paralysie faciale gauche. *Soc. méd. de Philadelphie*, 10 mars 1901.

CHAPITRE III

ÉTIOLOGIE ET PATHOGÉNIE DES PARALYSIES OCULAIRES

Par ses rapports intimes avec le cerveau, dont il n'est en quelque sorte qu'un prolongement, une sorte de sentinelle avancée, par les trois paires de nerfs crâniens moteurs qu'il utilise à lui tout seul, sans parler du trijumeau, l'œil est un des organes dont les troubles moteurs sont les plus importants à étudier, surtout au point de vue de la symptomatologie des maladies nerveuses.

Pour la même raison, on conçoit aisément que les affections frappant le système nerveux central, et surtout l'encéphale, soient le plus fréquemment la cause de troubles moteurs oculaires. Puis viennent les affections générales de diverses natures : maladies infectieuses, intoxications, troubles de la nutrition et des échanges intra-organiques, maladies du système vasculaire, etc.

Enfin les affections de voisinage, les traumatismes, etc., viennent compléter cette liste générale, dans laquelle il convient encore de réserver une place pour les affections congénitales.

Nous étudierons successivement ces diverses causes de paralysies oculaires :

1. — MALADIES DU SYSTÈME NERVEUX

Les rapports de l'œil avec le système nerveux sont si intimes, si importants, si complexes, que le moindre trouble de la motilité oculaire doit faire songer à une affection du système nerveux central. On ne devra donc jamais négliger de pratiquer l'examen des fonctions nerveuses chez tout sujet qui présentera un dérangement, si léger soit-il, des mouvements des muscles moteurs ou de la musculature extrinsèque de l'œil. Tout le monde sait qu'il suffit de constater la simple suppression d'un réflexe pupillaire chez un individu jouissant en apparence de la plus belle santé pour pouvoir diagnostiquer chez lui l'existence de la plus redoutable maladie de la moelle épinière. Ou encore qu'une légère diplopie, insignifiante, n'ayant duré que quelques heures, dont le malade cesse aussitôt de se préoccuper, suffit au praticien exercé pour prévoir à l'avance la suite des terribles phénomènes qui vont se dérouler dans l'avenir.

Inversement, l'importance de l'examen oculaire est telle pour le neurologue, qu'il n'est pas une clinique, pas un service de maladies nerveuses qui ne s'annexe un laboratoire spécial pour l'étude des yeux de ses malades. Cela est d'autant plus utile et même nécessaire que souvent les troubles oculaires sont les seuls existants au début, véritables phénomènes avant-coureurs de la maladie.

I. — Maladies du cerveau

Parmi les diverses affections du cerveau capables de déterminer des paralysies oculaires, il convient de placer en première ligne les tumeurs de cet organe.

a) **Tumeurs cérébrales**. — Le tableau symptomatique des tumeurs cérébrales est, on le sait, absolument variable. Les symptômes diffèrent en effet, suivant le siège, la nature, l'évolution, les dimensions, etc., de la tumeur. Mais il est des caractères communs qu'on retrouve à peu près dans toutes les tumeurs cérébrales, quels que soient leur siège et leur nature ; tels sont la céphalée, les vomissements, les convulsions, la stase papillaire, etc. D'autres caractères, au contraire, variables à l'infini, résultent de la localisation initiale ou prépondérante du néoplasme. C'est à cette dernière classe de symptômes qu'appartiennent les paralysies oculaires. L'examen de l'œil peut donc contribuer à déterminer le siège de la tumeur, et ce fait peut avoir une importance considérable, permettant par exemple une intervention chirurgicale susceptible de conserver l'existence du malade.

Ajoutons encore que, tandis que les symptômes de localisation dans les cas d'hémiplégies, monoplégies, hémianesthésies, etc., n'ont qu'une valeur relative, leur signification devient beaucoup plus nette dans les cas de paralysies oculaires. C'est à elles, ainsi qu'aux paralysies bulbaires, qu'on doit de pouvoir diagnostiquer la localisation exacte des petites tumeurs de la base, surtout celles qui ont pour point de départ les méninges ou le périoste de l'apophyse basilaire. Mais ici encore, cependant, la signification des symptômes de localisation n'est pas absolue, car ils peuvent dans certains cas résulter d'une compression à distance.

Les *tumeurs de la région frontale inférieure* produisent non exceptionnellement (Baissard et Soucques) des paralysies oculaires. Mais c'est surtout dans les *tumeurs de la région basilaire* qu'apparaissent ces paralysies, accompagnées le plus ordinairement de phénomènes d'ordre sensoriel.

Signalons en particulier, à côté des diverses paralysies classiques et plus ou moins complètes des III°, IV° et VI° paires, celles qui s'accompagnent d'hémiplégie. Une hémiplégie avec paralysie du moteur oculaire commun du côté opposé fera penser à une lésion pédonculaire (paralysie alterne de Weber). S'il s'y ajoute à un degré quelconque un trouble sensitif dans le domaine du trijumeau, c'est que la protubérance est atteinte. Enfin dans les cas où la VII° paire (syndrome de Millard-Gubler) ou la VI° paire du côté opposé à l'hémiplégie seraient elles-mêmes paralysées, on pourrait en conclure que le néoplasme s'étend jusqu'au sillon bulbo-protubérantiel.

Les *tumeurs de la région rolandique* provoquent également des paralysies oculaires lorsqu'elles occupent la région inférieure des circonvolutions rolandiques. La motilité oculaire, en revanche, n'est guère troublée ni par les *tumeurs de la région frontale antéro-supérieure*, ni par celles de la *région temporale*, de la *région pariéto-occipitale*, du *corps calleux*. Les *tumeurs de l'hypophyse*, qui produisent assez fréquemment comme symptômes de voisinage l'hémianopsie bitemporale et l'amaurose par compression du chiasma, n'ont guère de retentissement, et cela est facile à comprendre, sur les nerfs moteurs oculaires. On a cependant observé des paralysies de la IIIe paire, dues à la compression du tronc de ce nerf (URTHOFF, BRUNS, OPPENHEIM).

Les *tumeurs des tubercules quadrijumeaux* sont très intéressantes au point de vue qui nous occupe. Elles déterminent des paralysies oculaires associées, comme SAUVINEAU l'a établi dès 1892 (ophtalmoplégies *sus-nucléaires*, ou, comme on dit aujourd'hui, *supra-nucléaires*). Nous y reviendrons dans un chapitre consacré spécialement à cette région.

Les *tumeurs du cervelet* feront également l'objet d'un chapitre spécial, que justifie l'importance de la localisation cérébelleuse, laquelle, plus que n'importe quelle autre, détermine les symptômes à la fois les plus nets et les mieux groupés.

b) **L'hémorrhagie cérébrale** produit fréquemment cette forme spéciale de paralysie associée, à laquelle on donne le nom de *déviation conjuguée de la tête et des yeux*, phénomène d'une importance capitale puisqu'il permet non seulement d'affirmer l'existence d'une lésion cérébrale, mais de déterminer l'hémisphère qui en est le siège.

La paralysie faciale se rencontre également dans l'hémorrhagie cérébrale, tantôt très marquée, tantôt si peu évidente qu'elle passe parfois inaperçue. Mais la moitié supérieure du visage est, ici, *relativement* respectée : c'est-à-dire que les muscles frontal, sourcilier, orbiculaire des paupières, sont peu touchés. Comparativement à ce qu'on observe dans les paralysies faciales périphériques, le clignement s'effectue presque normalement, ou seulement avec un très léger retard du côté paralysé ; il n'existe ni renversement palpébral, ni à plus forte raison épiphora. L'hémiplégie faciale est donc, avant tout, une paralysie de la partie inférieure de la face, ou, comme on dit couramment, une paralysie du facial inférieur.

De petites hémorrhagies limitées à la région des noyaux peuvent donner naissance à des paralysies des divers muscles moteurs oculaires, pouvant se combiner de différentes manières (ophtalmoplégies, etc.)

En ce qui concerne les papilles, on les trouve le plus souvent normales. Parfois elles sont rétrécies ou dilatées ; d'autres fois elles sont inégales. La réaction pupillaire est conservée tant que les fibres servant au réflexe pupillaire et leurs centres sont intacts. Dans les cas graves, la réaction de la pupille à la lumière est le plus souvent affaiblie. Dans les hémorrhagies des ventricules cérébraux, on peut constater un fort myosis bilatéral (BRAULT).

On connaît le rôle prépondérant, dans la pathogénie de l'hémorrhagie cérébrale, que joue l'*anévrysme miliaire*, rôle bien mis en lumière par Charcot et Bouchard (1866-1868). Ces anévrysmes sont le résultat d'un travail morbide préparé de longue date, intéressant la totalité du système artériel du cerveau, et caractérisé par une prolifération nucléaire considérable de la tunique adventice et de la gaine lymphatique. Cette altération qui aboutit à la suppression progressive de la tunique moyenne, paraît indépendante de l'athérome proprement dit ; elle n'exclut pas l'athérome, mais elle ne résulte pas de celui-ci. D'ailleurs, puisqu'il s'agit d'une péri-artérite et non d'une artérite interstitielle scléreuse, les relations de l'anévrysme miliaire avec la dégénérescence sénile des artères ne sont que tout à fait indirectes et fortuites. Les anévrysmes miliaires n'existent pas seulement chez les vieillards ; on les trouve chez l'adulte, moins souvent il est vrai, et même chez les jeunes gens. Quelques observations d'hémorrhagie cérébrale infantile (Déjerine) semblent démontrer, vu leur localisation dans le foyer d'élection, la possibilité de leur existence chez les enfants, mais on peut admettre que l'encéphalite chronique en a favorisé l'éclosion (Baissaud et Souques).

Les anévrysmes miliaires n'ont rien de commun avec les dilatations moniliformes ou les anévrysmes disséquants étudiés par Kölliker, Pestalozzi, Virchow. Il s'agit ici d'une maladie particulière des vaisseaux sanguins, frappant surtout les jeunes sujets (Bernheimen).

Les hémorrhagies à répétition qui se produisent dans la conjonctive et surtout dans la rétine, méritent particulièrement, au point de vue qui nous occupe, d'attirer l'attention de l'ophtalmologue. L'artère centrale de la rétine est en effet une branche prolongeant les artères du cerveau, et par l'état des vaisseaux rétiniens on peut dans certains cas juger de celui des artères cérébrales. L'altération anatomo-pathologique des parois des vaisseaux rétiniens, cause des hémorrhagies, peut en effet être reconnue à l'examen ophtalmoscopique. C'est ainsi que Bœttmann a fait le premier, à l'aide de l'opthalmoscope, le diagnostic des anévrysmes miliaires de la rétine (Berger).

La périartérite avec anévrysmes miliaires n'est d'ailleurs pas la seule cause des hémorrhagies cérébrales, et par celles-ci, des paralysies oculaires. D'autres lésions vasculaires primitives peuvent aussi être le point de départ de l'hémorrhagie cérébrale. Parmi celles-ci, la *dégénération hyaline* est la plus commune et la plus dangereuse. Elle consiste dans une transformation des éléments des trois tuniques, plus spécialement de la tunique interne et de la tunique moyenne, caractérisée par une sorte de solidification des cellules après disparition de leurs noyaux (Œller, Langhans). Elle se limite le plus souvent à des territoires circonscrits, n'intéressant qu'une arborisation artérielle ou capillaire; mais parfois cependant, elle envahit de longues étendues de ramifications vasculaires.

La *dégénération amyloïde*, primitive dans l'endartère des gros vaisseaux et dans la tunique moyenne des artères de petit calibre (Roth), ne semble pas jouer un rôle important dans la pathogénie de l'hémorrhagie. Il en est de même de la *dégénérescence colloïde* de l'adventice (Kromayer).

L'*artério-sclérose*, processus consistant dans une hyperplasie primitive de l'endartère, qui produit le rétrécissement de la lumière du vaisseau, s'accompagne ensuite d'épaississement de la tunique moyenne, et l'irritation se propageant même à l'adventice, finit par produire dans les parois des vaisseaux des nodosités comparables à des fragments de tuyaux de pipe; l'artériosclérose, disons-nous, est à signaler également dans la pathogénie des hémorrhagies cérébrales. Toutefois l'augmentation de volume de la tunique interne aboutissant à une oblitération partielle, ce processus conduit plus fréquemment à la thrombose dont l'expression clinique est le ramollissement cérébral, et non l'hémorrhagie. Cependant, parfois aussi, la sclérose, étendue à la totalité de l'épaisseur vasculaire, ne présente plus les conditions voulues de résistance à la pression sanguine. Alors se produit une hémorrhagie. On peut écarter toute relation pathogénique entre l'artériosclérose proprement dite et les anévrysmes miliaires. L'artériosclérose sur les vaisseaux de l'hexagone répond au type de l'artérite déformante ou noueuse. Elle survient dans les mêmes conditions que l'artérite déformante ou noueuse. C'est le *morbus senilis arteriorum*, qu'on a assimilé au *morbus coxæ senilis* de Virchow (Buisson et Sorgues).

Enfin on a signalé une friabilité plus grande des vaisseaux, sans lésions visibles, sous la dépendance d'une moindre solidité de la charpente névroglique. P. Marie est revenu sur ce sujet et a exposé le rôle des *foyers lacunaires de désintégration*, au niveau desquels, dans cet espace où ils sont dépourvus de soutien, les vaisseaux éprouveraient la rupture qui donne lieu à l'apoplexie.

Les lésions des artères qui conduisent à l'hémorrhagie cérébrale, et par celle-ci aux paralysies oculaires, reconnaissent des causes *prédisposantes*, et des causes *occasionnelles*.

Parmi les premières, il faut placer l'hérédité (Charcot, Guéneau de Mussy, Dieulafoy), qui se manifesterait en dehors de toute autre détermination goutteuse familiale, la dyscrasie goutteuse, le saturnisme qui la développe, l'alcoolisme qui fait l'endartérite, les pyrexies ou maladies générales infectieuses, le mal de Bright, etc..

Beaunis cite à ce propos le cas d'un jeune garçon qu'il eut l'occasion d'observer, chez lequel se produisit à la puberté l'apparition de paralysies des nerfs crâniens, et surtout des nerfs moteurs oculaires.

Or un certain nombre de ses ascendants, jusqu'à la troisième génération, et aussi plusieurs de ses frères ou sœurs, avaient été emportés à peu près au même âge par des hémorrhagies du cerveau.

Les oculistes doivent une mention particulière à la syphilis, à peine mentionnée dans les traités généraux. Si, en effet, cette affection n'est guère la source d'apoplexies foudroyantes, elle est, incontestablement, fréquemment en cause dans les paralysies oculaires, par l'intermédiaire de l'artérite syphilitique des petites branches ou des capillaires de la région des noyaux.

Il faut aussi mentionner les hémorrhagies qui surviennent éventuellement au cours des maladies infectieuses (coqueluche, diphtérie, rougeole, scarlatine, influenza) et à la suite de certaines intoxications (alcool).

Parmi les causes occasionnelles, il faut ranger toutes les émotions, joie ou colère, tous les efforts, quintes de toux, vomissements, etc., en un mot toutes les causes, physiques ou morales, dont l'effet immédiat est d'accélérer la circulation en augmentant l'intensité de la systole cardiaque, et de nature par conséquent à provoquer l'ictus par apoplexie sanguine chez les sujets porteurs d'anévrysmes miliaires.

A propos de l'influence de l'effort, il convient de faire quelques réserves. Hallion et Comte, ont établi que le pression artérielle s'abaisse pendant l'effort, contrairement à la croyance adoptée jusqu'ici. Ce n'est qu'après l'effort que la pression augmenterait en réalité. Du reste il est avéré que l'hémorrhagie survient souvent pendant le sommeil, ce qui exclut l'influence de l'effort (Brissaud et Souques).

Le bain à la suite d'un repas copieux, le bain froid surtout, le froid atmosphérique même ont été de tous temps incriminés. L'ivresse enfin, aussi bien pour l'hémorrhagie cérébrale que pour l'hémorrhagie méningée, est une cause réellement efficace.

c) **Le ramollissement cérébral**, qu'il soit occasionné par la thrombose ou par l'embolie, peut donner lieu à des symptômes oculaires analogues à ceux que nous venons de décrire pour l'hémorrhagie cérébrale. Tout dépend du siège occupé par les lésions.

Il faut noter qu'une embolie d'une artère cérébrale peut coïncider avec une embolie de l'artère centrale de la rétine appréciable à l'ophtalmoscope.

Quant aux causes du ramollissement cérébral, et conséquemment des paralysies oculaires qu'il peut provoquer, ce sont d'une manière générale toutes celles qui créent des occasions de thrombose ou d'embolie artérielle. La question se trouve ainsi ramenée à l'étude des causes de la thrombose artérielle cérébrale et de l'embolie cérébrale. La thrombose — dont l'athérome est l'origine habituelle — se rencontre surtout chez les vieillards, les alcooliques et les syphilitiques; l'embolie est un accident précoce ou tardif des endocardites du cœur gauche (et particulièrement du rétrécissement mitral), endocardites qui se produisent au cours du rhumatisme articulaire aigu, de la pneumonie, de l'infection puerpérale, de la diphtérie (Seppert), etc.

Le ramollissement cérébral s'observe fréquemment dans les maladies marastiques telles que la leucocythémie, la chlorose aiguë, la pneumonie secondaire, la fièvre typhoïde (Vulpian, Souki). C'est toujours la lésion artérielle primaire, l'artérite infectieuse qui joue le rôle le plus important dans les phénomènes locaux de la coagulation; par là se justifient les ramollissements vulgaires et non spécifiques qui font suite à l'artérite syphilitique de la base (Férésien). La syphilis est la cause la plus fréquente de la thrombose artérielle comme les affections cardiaques sont la cause la plus commune des embolies cérébrales (Brissaud).

Quant à l'embolie, elle reconnaît comme causes occasionnelles la toux, l'éternuement, les secousses, les mouvements brusques, parfois le simple passage de la position couchée à la position verticale. Les palpitations, émotions elles-mêmes, aussi bien que toute cause déterminant une contraction plus énergique du myocarde, peuvent suffire à la provoquer.

d) Encéphalite aiguë. Abcès du cerveau. — On peut diviser en trois périodes l'histoire symptomatique des abcès du cerveau. Ici comme dans la méningite tuberculeuse que nous étudierons plus loin, on voit se succéder une phase d'excitation, une phase de rémission, une phase paralytique, qui correspondent aux trois stades anatomiques d'encéphalite aiguë, de ramollissement purulent et d'abcès proprement dit.

Comme dans la méningite, c'est dans la première et dans la troisième de ces phases qu'on peut observer ici des phénomènes paralytiques oculaires. Dans la phase d'excitation, on constate du myosis, du strabisme intermittent, des paralysies oculaires comme dans la méningite. Dans la phase paralytique, les troubles oculaires varient avec la forme de la maladie. Cette troisième phase débute presque toujours par un ictus apoplectique, qui souvent se prolonge par un coma entrecoupé de crises jacksonniennes et accompagné de déviation conjuguée de la face et des yeux. Ces cas sont des plus graves; le malade succombe sans reprendre connaissance, en deux ou trois jours.

Dans d'autres cas, à l'ictus succède une paralysie, en général spasmodique, le plus souvent de forme hémiplégique. Il est rare que celle-ci se limite à un membre ou à la face. Si elle est incomplète, elle se traduit en tout cas par un état spasmodique toujours très prononcé auquel participent non seulement les muscles innervés par le facial inférieur, mais aussi les muscles extrinsèques du globe oculaire. Le nystagmus, le myosis, l'inégalité pupillaire sont des phénomènes à peu près constants.

Parfois, certains abcès cérébraux se comportent comme de véritables tumeurs cérébrales, et empruntent la symptomatologie classique de celle-ci, y compris les paralysies oculaires fixes et durables.

D'après Mac Ewen (de Glascow) on peut voir, dans les cas d'abcès du lobe temporo-sphénoïdal consécutifs à une otite moyenne, survenir du côté lésé une paralysie de la III° paire, tandis que du côté sain on note une parésie du bras et de la face. Dans un autre cas analogue, Gowers a constaté une paralysie totale de l'oculomoteur commun, du pathétique et du trijumeau. La trépanation fut pratiquée et ces paralysies disparurent (Ballet).

L'abcès cérébral est toujours un épiphénomène, et son développement est lié à une infection préalable.

Ici donc interviennent les états infectieux : la septicémie, la pyohémie, l'ostéomyélite, le phlegmon diffus, la tuberculose aiguë, les pneumonies suppuratives, les endocardites végétantes, la bronchectasie fétide (Barrau, Hanot et Bonx). Le point de départ de la suppuration cérébrale peut être une adénite chronique, un abcès vertébral, une métrite, une appendicite, toutes causes plus ou moins capables de donner naissance à la pyohémie.

Mais si l'abcès du cerveau peut être une complication isolée et imprévue de ces affections, il est beaucoup plus fréquent de le voir se développer à la suite d'une affection aiguë, subaiguë ou chronique, de la boîte crânienne. La carie du rocher et des sinus frontaux, les lésions de la voûte ou du plancher de l'orbite occupent le premier rang.

Parmi toutes ces causes, la *suppuration otique* est de beaucoup la plus importante. Celle-ci, quelle que soit sa cause, tiendrait sous sa dépendance le quart des cas des abcès cérébraux selon Lebert, le tiers selon Reynold, Ball et Kaehaben, la moitié selon Thomas Barr. Il est en outre bien certain que l'origine otique des abcès cérébraux existe fort souvent sans qu'on s'en doute; on ne le constate qu'à l'autopsie. Lucien Picqué et Ch. Février vont même jusqu'à admettre que *plus de la moitié* des abcès intracrâniens relève de cette origine. Ajoutons enfin que, bien plus souvent que les affections aiguës, les affections chroniques de l'oreille sont le point de départ de l'abcès cérébral. Après elles, viennent les otites consécutives à une angine, au coryza, à la grippe, aux fièvres éruptives (scarlatine ou rougeole).

Accidentel ou chirurgical, le traumatisme peut être, et est fréquemment (du moins quant aux accidents), la cause d'encéphalite suppurée. Parmi ces traumatismes, les fractures du crâne méritent de faire l'objet d'un chapitre spécial. Nous y reviendrons plus loin.

e) **Encéphalopathies infantiles Maladie de Little**. — Parmi les affections chroniques du cerveau qui s'attaquent à l'enfance, la maladie de Little mérite une courte mention.

Elle se présente le plus souvent sous la forme paraplégique, mais parfois la gêne des mouvements est généralisée, et dans ces cas le nystagmus n'est pas rare, et le strabisme externe est assez fréquent (Baissaud et Socques).

Le facteur principal de la maladie de Little paraît être la naissance avant terme. Fournier, interprétant les faits de façon différente, considère que la syphilis héréditaire est une des causes les plus fréquentes de la maladie de Little. Simon, Samuel Gee, Gaillard, Moncorvo, Jendrassik, et P. Marie en ont, après lui, cité des exemples probants. On peut admettre que la syphilis détermine à la fois la naissance prématurée et l'agénésie du faisceau pyramidal. Mais il faut bien dire que la syphilis n'est pas toujours présente. Peut-être faut-il admettre que l'accouchement prématuré et la dysgénésie du faisceau pyramidal peuvent dépendre d'une intoxication ou d'une toxi-infection, par suite de maladie de la mère : tuberculose, anémie, pneumonie, bronchite, épilepsie, etc. (Crouzon et Léri).

f) **Hyperhémie cérébrale Anémie cérébrale**. — Il est d'usage, dans tous les traités classiques, de consacrer un chapitre à la congestion cérébrale. Et pourtant, il ne s'agit pas ici d'une maladie autonome. Cette idée que Trousseau avait déjà soutenu en 1861 devant l'académie de médecine vient d'être reprise par P. Marie, qui affirme que « dans la pratique neurologique, il n'a jamais fait ni vu faire, de source autorisée, le diagnostic de congestion cérébrale. »

Au surplus, cet état ne présente pas grand intérêt pour l'ophtalmologiste;

on n'y a guère signalé que le myosis joint à l'infection des yeux, quelquefois de l'inégalité pupillaire (JACOBSON).

L'anémie cérébrale au contraire donne lieu à de la dilatation pupillaire, ou plus souvent à de la simple paresse des pupilles à la lumière.

g) **Traumatismes du crâne. Fractures du crâne.** — (Voir p. 772).

II. — MALADIES DU CERVELET

a) **Tumeurs du cervelet.** — Les tumeurs du cervelet donnent lieu à de fréquentes et importantes manifestations symptomatiques du côté de la motilité oculaire. L'amblyopie, l'amaurose, si fréquentes dans les néoplasies de cet organe (50 p. 100 d'après Lees) s'accompagnent de troubles pupillaires variés ; myosis, mydriase, le plus souvent inégalité pupillaire.

Le nystagmus est un phénomène fréquent, soit qu'il soit spontané, ou provoqué dans certains mouvements : ce phénomène serait dû à la lésion d'une moitié du cervelet, et on l'observe chez l'homme malade comme chez l'animal opéré. Lorsque le nystagmus est associé à du strabisme par suite de la compression d'un nerf moteur de l'œil, il disparaît et ne peut être décelé. Lorsqu'il existe, il est très caractéristique : tout d'abord, il est latéral, ensuite il devient plus fort lorsque le malade tourne volontairement les yeux vers le côté de la lésion (TOLLEMER).

On y observe aussi, mais moins fréquemment, des paralysies des nerfs moteurs de l'œil, notamment de la IIIe paire, et surtout de la VIe. La destruction du moteur oculaire commun, en plus du strabisme divergent, s'accompagne naturellement de troubles pupillaires, mydriase ou myosis, inégalité pupillaire. Celle du moteur oculaire externe produit le strabisme convergent avec diplopie homonyme. Le pathétique est très rarement lésé. Il peut être atteint cependant, et DONATH a rapporté un cas de ce genre.

Ces troubles oculaires révèlent une importance diagnostique considérable quand, en plus de la céphalée et des vomissements, s'y ajoutent les vertiges et la titubation cérébelleuse. Le ptosis isolé ne fait jamais partie de la symptomatologie des tumeurs du cervelet. Il appartient aux lésions cérébrales proprement dites.

Pour PARINAUD, le cervelet est le centre de la convergence. Les paralysies de la convergence seraient, d'après lui, produites par des lésions de cet organe.

b) **Hémorrhagie cérébelleuse.** — Les paralysies oculaires seraient extrêmement rares et variables dans les cas d'hémorrhagie cérébelleuse. Les pupilles sont dilatées, contractées ou normales, réagissant ou non à la lumière (TOLLEMER).

On constate parfois la déviation conjuguée de la tête et des yeux ; elle peut avoir lieu du côté opposé à la lésion.

c) **Abcès du cervelet.** — Ce que nous avons dit des abcès du cerveau est applicable aux abcès du cervelet, amenés le plus souvent par la carie du rocher, elle-même consécutive, ou non, à l'otite. Les lésions de l'apophyse mastoïde en particulier sont signalées comme cause d'abcès cérébelleux (Politzer).

Ces abcès, comme les abcès du cerveau, donnent lieu à des manifestations paralytiques oculaires variées.

d) **Hérédo-ataxie cérébelleuse** (Maladie de Marie). — Cette affection héréditaire et familiale, véritable maladie de développement, qui se manifeste cliniquement par de l'incoordination cérébelleuse, et anatomiquement par une lésion atrophique du cervelet, donne fréquemment lieu à des troubles oculaires : ceux-ci portent surtout, il est vrai, sur l'appareil sensoriel ; néanmoins on y observe aussi des troubles de la musculature extrinsèque. Les réactions pupillaires restent normales.

Il peut y avoir des secousses nystagmiformes des globes oculaires, surtout quand le regard se porte dans une certaine direction, mais on n'observe pas de nystagmus véritable (Loxée). La paralysie plus ou moins complète du muscle droit externe existait 6 fois sur 24. Dans d'autres cas, il y a une certaine tendance à porter le regard toujours dans le même sens, de côté et en haut. La paralysie du muscle droit supérieur est signalée par Noxne, et Sanger Brown décrit un ptosis statique, qui se produit seulement au repos.

Si on se reporte à ce que nous disons plus haut au sujet des caractères des paralysies associées, des secousses nystagmiformes qui s'y produisent quand on sollicite le regard dans le sens d'action des muscles paralysés, enfin de l'inégalité fréquente de la paralysie des deux muscles associés (celle-ci pouvant frapper très légèrement le droit interne par exemple, de façon que le droit externe associé paraisse seul paralysé), on conviendra avec nous qu'il est vraisemblable que, dans les cas cité plus haut, les secousses nystagmiformes, et les paralysies isolées de la VIe paire ne sont vraisemblablement pas autre chose que des paralysies associées non diagnostiquées, diagnostic que rend encore plus probable le siège de la lésion dans la région cérébelleuse.

III. — Maladies des pédoncules cérébraux

La division du pédoncule cérébral en deux régions, l'une antérieure ou pied, l'autre postérieure ou calotte, l'importance variable des voies nerveuses conductrices que ces régions renferment, permettent de comprendre pourquoi sont dissemblables les signes des lésions du pied et de la calotte du pédoncule, du moins lorsque ces régions sont altérées isolément (G. Guillain).

Symptômes oculaires dans les lésions du pied du pédoncule. — C'est dans les lésions du pied du pédoncule que l'on observe l'hémiplégie alterne supérieure ou syndrome de Weber (hémiplégie d'un côté du corps, avec paralysie du moteur oculaire commun du côté opposé). La paralysie du moteur oculaire commun peut être partielle ou totale, mais, en général, elle est plus accentuée que dans les lésions de la calotte, car les fibres radiculaires se réunissent dans cette région.

Les vastes foyers de l'espace inter-pédonculaire peuvent atteindre les deux nerfs moteurs oculaires communs. On connaît aussi des cas de lésions du pied du pédoncule qui n'ont pas amené de paralysies oculaires (GOWERS).

Symptômes oculaires dans les lésions de la calotte du pédoncule. — Les noyaux d'origine du nerf oculomoteur commun étant situés au-dessous de l'aqueduc de Sylvius, et les filets radiculaires traversant la calotte, on s'explique aisément que la paralysie de la IIIe paire soit un symptôme très important des lésions de cette région. La paralysie est partielle, le droit interne et le droit supérieur sont les muscles qui semblent être atteints avec élection. Dans les vastes foyers, la paralysie du nerf peut être totale, et même bilatérale.

Notons encore un important syndrome, qui, autant qu'on en peut juger d'après les peu nombreuses autopsies jusqu'ici publiées, semble être sous la dépendance d'une lésion de la calotte du pédoncule. Ce syndrome, signalé par BENEDIKT (de Vienne) en 1889, consiste en « une hémiplégie avec paralysie croisée du moteur oculaire commun avec tremblement des parties paralysées ». CHARCOT a donné le nom de syndrome de Bénédikt à cette forme de paralysie de la IIIe paire accompagnée d'hémiplégie croisée avec tremblement.

Le tremblement ne survient pas toujours en même temps que l'hémiplégie. Il apparaît le plus souvent avec elle; mais parfois ne survient que plus tard (un an, deux ans). Il n'a pas de caractères particuliers, et est d'une intensité variable.

b **Ramollissement des pédoncules**. — Le syndrome de Weber peut se présenter de façon typique, ou bien par quelques-uns de ses éléments dissociés :

La paralysie du moteur oculaire commun est souvent limitée à la musculature extrinsèque du globe oculaire. Parfois même, le foyer de ramollissement peut être assez limité pour ne se manifester pendant un certain temps que par une paralysie partielle et incomplète de la IIIe paire. Il est possible que certaines paralysies incomplètes de ce nerf, décrites par FOURNIER dans la syphilis cérébrale, dépendent de petits foyers de ramollissement localisés au pédoncule dans la région des noyaux ou atteignant les fibres radiculaires dissociées du nerf.

La musculature intérieure de l'œil peut aussi être intéressée, plus ou moins complètement.

La paralysie totale du moteur oculaire commun peut être produite, sans hémiplégie croisée, par un petit foyer de ramollissement situé dans la calotte du pédoncule (ADAMKIEWICZ et LÉVI). Mais en général, la paralysie totale de la IIIe paire se montre dans les cas de ramollissement très étendu (LEYDEN, ALEXANDER) et aussi dans certains ramollissements limités siégeant à l'étage inférieur au point de convergence de toutes les fibres du moteur oculaire commun (MARON, LAYDEX).

Dans le cas de Cestan et Bernoux, où le nerf moteur oculaire commun gauche était complètement détruit, il y avait perte du réflexe consensuel pour l'œil droit. Orox, d'Astros ont rapporté des faits où la paralysie des branches motrices extrinsèques coexistait avec du myosis.

D'Astros admet que le système des artères de l'oculomoteur fournit une artériole au noyau du pathétique. Il conviendrait par suite de rechercher la paralysie de la VI⁰ paire, dans les paralysies alternes d'origine pédonculaire.

Si les lésions s'étendent vers la région postéro-supérieure, des troubles d'incoordination, des tremblements peuvent se joindre à ceux que nous venons de décrire. On se trouve alors en présence du syndrome de Bénédikt. Jarmox a signalé un cas où le syndrome de Weber était accompagné d'hémianopsie, et Raymond également un cas où l'hémianopsie était associée avec un syndrome de Bénédikt.

Enfin, le syndrome de Weber peut être bilatéral (Sougues), correspondant à des lésions bilatérales constatées à l'autopsie. Baissaud a constaté d'ailleurs que dans le syndrome de Weber, une faible participation de l'autre nerf de la III⁰ paire est plutôt la règle que l'exception (Guillain).

Les foyers de ramollissement pédonculaire sont sous la dépendance de l'athérome, de l'artériosclérose, des artérites chroniques. La syphilis, ce facteur important dans la genèse des artérites cérébrales, est donc souvent la cause première des ramollissements du pédoncule. A côté d'elle, prennent place toutes les infections, toutes les intoxications susceptibles d'amener l'artérite cérébrale chronique.

b) **Hémorrhagie des pédoncules** — Les symptômes oculaires sont, ici, variables suivant le siège du foyer hémorrhagique, et suivant les groupes vasculaires qui ont été lésés.

Si l'hémorrhagie est due à la rupture des *artères des couches optiques*, dans leur trajet pédonculaire, l'hémiplégie se produit, mais comme le nerf moteur oculaire commun est rarement atteint, l'hémiplégie alterne est l'exception.

D'après d'Astros, lorsque la rupture vasculaire intéresse l'artère optique postéro-interne, l'hémorrhagie pourrait atteindre et léser simultanément les fibres motrices, dont la destruction produit l'hémiplégie, et les noyaux supérieurs de l'oculomoteur commun, dont la destruction détermine la paralysie de l'iris et de l'accommodation. Il s'agirait donc, dans ce cas, d'un type de paralysie alterne n'ayant pas encore été décrit, et ainsi caractérisé (d'Astros) : *hémiplégie d'un côté du corps, avec ophtalmoplégie interne de l'autre côté, les muscles externes de l'œil pouvant rester intacts.*

La rupture de *l'artère du moteur oculaire commun* amène des hémorrhagies de la partie interne du pédoncule. Ces hémorrhagies pédonculaires internes se traduisent cliniquement par le syndrome de Weber. Mais il faut remarquer que dans ce cas (à l'inverse de l'hémorrhagie par rupture des artères optiques), si la paralysie du moteur oculaire commun est constante, l'hémiplégie au contraire est un symptôme contingent. Ce fait s'ex-

plique très bien, car dans les cas de petits foyers hémorrhagiques, la voie
pyramidale peut n'être que partiellement lésée ou même être respectée
(GUILLAIN).

Les caractères différentiels que nous indiquions au début de ce chapitre,
touchant les symptômes différentiels des lésions de l'étage supérieur et de
celles de l'étage inférieur, se retrouvent encore ici.

Les hémorrhagies pédonculaires internes de l'étage inférieur se manifestent, comme nous le disions tout à l'heure, par le syndrome de Weber.
La paralysie du moteur oculaire commun du côté de la lésion est ici totale
(WEBER, LEYENVERMAN). La musculature externe et la musculature interne de
l'œil sont également paralysées, phénomène facile à comprendre, si l'on
songe que la région ravagée par l'hémorrhagie est celle où convergent
toutes les fibres radiculaires de la 3ᵉ paire. Dans les vastes hémorrhagies,
l'hémiplégie, du côté opposé à la lésion, est également totale.

Les hémorrhagies pédonculaires internes de l'étage supérieur donnent
lieu à un tableau clinique un peu différent. Ici, la paralysie de la 3ᵉ paire est
partielle, les muscles moteurs extrinsèques sont inégalement paralysés,
parce que les fibres radiculaires du nerf s'écartent en divergeant dans l'étage
supérieur du pédoncule. Les noyaux d'origine de la 3ᵉ paire peuvent eux-
mêmes être lésés par l'hémorrhagie, et la paralysie prendra les caractères
des paralysies nucléaires. Habituellement, il n'existe pas d'ophtalmoplégie
interne, les filets radiculaires de la musculature intrinsèque, situés plus en
avant et en haut, restant indépendants du foyer hémorrhagique. Il existe
cependant quelques observations où l'intégrité du muscle irien ne paraît pas
absolue.

L'hémiplégie du côté opposé à la lésion manque ici dans beaucoup de
cas. Comme le dit BRISSAUD, les hémiplégies croisées du syndrome de Weber,
dans les cas de lésions en foyer localisées à la partie interne du pédoncule,
ont pour caractère particulier d'être *plus prononcées à la face qu'aux
membres*. Mais si le foyer est volumineux, l'hémiplégie cependant peut se
produire par compression du pied du pédoncule et de la voie pyramidale.

Dans certains cas, on pourrait constater la déviation conjuguée de la tête
et des yeux.

c) **Tumeurs des pédoncules**. — Les tumeurs des pédoncules, d'ailleurs
relativement rares, peuvent donner lieu à des symptômes de localisation
susceptibles de nous intéresser.

Ici encore, nous retrouvons le syndrome de Weber (22 fois sur 38 faits de
tubercule bien observés, d'après RAYMOND), syndrome qui, dans la majorité
des cas, se constitue lentement, les phénomènes oculaires n'apparaissant le
plus souvent que longtemps après les troubles croisés. Quelquefois, au contraire, on peut observer la marche inverse, les troubles oculaires (ptosis,
strabisme externe, etc.) apparaissant avant l'hémiplégie du côté opposé.
Quelquefois même le syndrome se produit par ictus, et naturellement alors
les troubles directs et croisés se produisent simultanément.

Le plus habituellement, on se trouve en présence de paralysies incomplètes, mais multiples, des branches de la IIIe paire, extrinsèques et intrinsèques. Quelquefois la paralysie du moteur oculaire commun est absolument totale (Archambault, Krafft-Ebing, Bouveret et Chapotot). L'ophtalmoplégie interne peut exister seule. (Fleischmann). Les paralysies motrices peuvent coexister avec l'intégrité de la musculature intérieure de l'œil (Gallois).

Les deux pédoncules peuvent être envahis, déterminant un syndrome alterne bilatéral (Bonnefin, Bouveret et Chapotot, Krafft-Ebing). Parfois le syndrome de Weber se complique simplement d'une paralysie de la IIIe paire du côté opposé, plus ou moins complète.

Les tumeurs qui déterminent de pareilles paralysies sont des gliomes, des glio-sarcomes, des gommes syphilitiques, et surtout, de beaucoup plus fréquemment, des tumeurs tuberculeuses.

d) **Lésions traumatiques des pédoncules.** — Nous ne citerons que pour mémoire cette étiologie des paralysies oculaires pédonculaires, la situation profonde des pédoncules ne les exposant guère à être lésés par un traumatisme. On a cependant observé des lésions, par projectiles d'armes à feu, et surtout par des corps vulnérants ayant pénétré par la voie orbitaire (Lame de fleuret, cas de Panard).

e) **Ophtalmoplégie nucléaire progressive (poli-encéphalite supérieure chronique).** — La poli-encéphalite supérieure chronique détermine des paralysies des muscles des yeux, de type tout à fait spécial, que nous avons longuement décrites à la symptomatologie. Nous nous contenterons donc de rappeler brièvement ce qu'il faut entendre par ophtalmoplégie.

Lorsque ce terme fut créé par Hutchinson en 1850, et à sa suite pendant un certain nombre d'années, on l'employa pour désigner d'une façon générale les paralysies multiples des muscles des yeux.

C'est ainsi que pour Mauthner, un cas de paralysie du droit supérieur et du droit interne du côté droit, avec paralysie du droit externe gauche, constitue « une ophtalmoplégie extérieure bilatérale ». Il est assurément beaucoup plus précis de dire : paralysie partielle de la IIIe paire droite, paralysie de la VIe paire gauche.

Les travaux de Panas, de Gnixon et Parmentier, de Deroux fixèrent d'une façon plus précise le terme qu'Hutchinson avait créé, et en 1892, Sauvineau précisa davantage encore en définissant l'ophtalmoplégie externe : la paralysie de tous les muscles extrinsèques d'un œil, ou tout au moins, la paralysie des muscles innervés (dans l'un des yeux) par deux nerfs différents, l'un des deux étant constamment l'oculomoteur commun.

Cette définition fut adoptée par la plupart des auteurs. Et pendant un certain temps, il fut admis que les lésions nucléaires seules (du moins en fait de lésions centrales) étaient capables de produire une dissociation de la paralysie telle que la musculature extrinsèque seule était touchée, l'iris et l'accommodation restant intacts (ophtalmoplégie extérieure).

Quant à l'ophtalmoplégie intérieure, tout le monde était (et est encore d'accord) pour comprendre sous ce vocable la paralysie des muscles intrinsèques, c'est-à-dire du muscle accommodateur et du sphincter irien, paralysés tous les deux à la fois. Comme pour l'ophtalmoplégie externe, on admettait avec PARINAUD (1880) que l'ophtalmoplégie interne ne pouvait être que de cause nucléaire.

Mais, dans ces dernières années, on découvrit d'une façon non douteuse que ces syndromes peuvent être produits par des lésions autres que des lésions nucléaires, par des lésions basilaires notamment, qui peuvent en détruisant ou simplement en comprimant le tronc de la III⁵ paire, intéresser certaines fibres nerveuses en respectant les autres.

Dès lors, un certain nombre d'auteurs abandonnèrent la signification limitée du terme ophtalmoplégie externe, pour en faire le synonyme de toute paralysie, quelle qu'elle soit, de la musculature extérieure motrice des globes, revenant ainsi à la confusion initiale.

Nous persistons à penser qu'il convient de réserver le nom d'ophtalmoplégie extérieure à la paralysie si spéciale produite par des lésions nucléaires.

Comme le dit fort justement GRASSET, cette dénomination n'a de raison d'être conservée que si d'un commun accord on la réduit au sens que nous précisons ici.

Et ce terme spécial d'ophtalmoplégie, distinguant les paralysies nucléaires des autres, a vraiment sa raison d'être, car, comme nous le disons d'autre part, « dans ce cas où tous les muscles sont paralysés à la fois, l'aspect clinique est si particulier, l'immobilité absolue de l'œil donne au malade un aspect si caractéristique, bien observé par HUTCHINSON et par BÉNÉDIKT, qu'on est vraiment autorisé, pour un cas si spécial, à employer un terme spécial ».

Les ophtalmoplégies, ou paralysies d'origine nucléaire, présentent un caractère que BÉNÉDIKT a signalé le premier, et qui, pour MAUTHNER, qui y insiste avec raison d'ailleurs, constituerait un caractère spécial à ces paralysies. Il consiste en ce que, au début de l'affection, quand l'un des muscles commence à se prendre, mais n'est pas encore complètement paralysé, l'œil peut encore se mouvoir dans le sens d'action de ce muscle, par exemple se porter en dehors, s'il s'agit du droit externe. Mais il n'accomplit ce mouvement qu'avec une grande difficulté, après des efforts énergiques, des contractions musculaires répétées, de sorte que l'œil ne se meut pas lentement et d'un seul mouvement, mais bien par une série de saccades amenant peu à peu la pupille jusqu'à l'angle externe.

En somme, il s'agit de ce qu'on désigne maintenant sous le nom de secousses nystagmiformes. Ce phénomène existe en effet dans les lésions nucléaires, mais il n'est pas propre à celles-ci, et comme nous le faisons observer d'autre part, on le rencontre également, et avec beaucoup plus de constance et d'intensité, dans les paralysies supra-nucléaires. Nous ne reviendrons pas ici sur l'explication du phénomène (voir *Symptomatologie*, chapitre Paral. associées, p. 657).

L'ophtalmoplégie nucléaire peut être uni ou bilatérale. Sa marche est essentiellement chronique. Elle ne s'accompagne pas de douleurs, comme on en observe dans les paralysies de cause orbitaire ou basilaire.

Nous étudions dans un autre chapitre l'anatomie pathologique de l'ophtalmoplégie nucléaire. Disons seulement ici que ses causes sont, dans la plupart des cas, très difficiles à élucider. Tantôt il s'agit d'une affection primitive des noyaux (poliencéphalite), qui peut coïncider avec la même lésion spéciale de la colonne grise antérieure de la moelle (poliencéphalomyélite).

Dans d'autres cas, cette lésion des noyaux s'observe au cours d'autres maladies du névraxe: sclérose en plaques (rarement), paralysie générale (très rarement), plus fréquemment le tabes. Il est à remarquer que, dans ce cas, elle peut précéder les signes médullaires de cette affection, semblablement à ce qu'on observe souvent pour l'atrophie tabétique du nerf optique.

Les noyaux peuvent encore être lésés secondairement, à la suite des intoxications (plomb, alcool, nicotine). Toutefois ces intoxications chroniques donnent lieu le plus habituellement à des formes d'ophtalmoplégie à marche plus aiguë. Il en est de même dans certaines maladies infectieuses, notamment la diphtérie.

La syphilis est une cause fréquente de paralysies oculaires, et l'artérite syphilitique peut intéresser les petites branches artérielles qui se distribuent à la région des noyaux, et qui toutes appartiennent au type terminal. Néanmoins Déjerine conclut que les paralysies *nucléaires* des muscles des yeux sont assez rarement causées par la syphilis. Telle est également l'opinion de Sauvineau :

« C'est aussi, dit-il, ce qui nous semble résulter des nombreuses observations que nous avons étudiées à ce point de vue. Et Déjerine ne parle que des paralysies nucléaires isolées. Ce qui est vrai pour ces paralysies l'est encore bien plus pour l'ophtalmoplégie telle que nous l'avons définie. »

Le plus souvent, en effet, la syphilis frappe le tronc même des nerfs à la base du crâne (voir p. 754).

La lésion des noyaux a été observée dans le diabète sucré, mais rarement. Il ne faut pas confondre les ophtalmoplégies dues au diabète, avec les paralysies nucléaires, bien plus fréquentes, qui s'accompagnent de glycosurie. Ce sont ordinairement les paralysies de la VI° paire, ce qui s'explique par la proximité de l'eminentia teres et des centres du 4° ventricule, en rapport avec la glycosurie.

Marfan a signalé un cas d'ophtalmoplégie externe d'origine nucléaire à la suite de la varicelle, chez une fillette de vingt-deux mois.

L'ophtalmoplégie nucléaire peut être d'origine congénitale. Nous consacrerons ultérieurement un chapitre spécial à ce facteur étiologique de diverses paralysies oculaires.

f) **Poliencéphalite supérieure aiguë hémorrhagique** — Ce syndrome, signalé pour la première fois par Gayet, bien étudié par Wernicke, lequel lui a donné son nom, puis par Thomsen, Korsakoff, Eisenlohr,

Bœckel, etc., nous fournit un tableau clinique très frappant de paralysies nucléaires aiguës.

À côté d'autres symptômes, dont la plupart revêtent un grand caractère de gravité, tels les vertiges, les vomissements, la céphalée violente, puis la somnolence, l'apathie, le délire, on voit apparaître des phénomènes paralytiques qui présentent le plus habituellement l'aspect de paralysies associées.

Ainsi, dans un cas typique publié par Thomsen, il s'était développé en quatre jours une paralysie complète des deux droits externes et des deux droits internes, c'est-à-dire une paralysie des mouvements associés, pour le regard à droite et pour le regard à gauche. Dans les mouvements en haut et en bas, la mobilité n'était que diminuée, et ces mouvements se faisaient par saccades, par secousses nystagmiformes, c'est-à-dire qu'il existait une paralysie incomplète des mouvements associés, pour l'élévation et pour l'abaissement. Puis, en peu de jours, l'ophtalmoplégie devint complète.

Wernicke, se basant sur les cas qu'il avait observés, supposait que dans cette affection les paralysies oculaires étaient toujours associées. Sur ce point, son opinion est toujours admise par Bernheimer. Wernicke pensait aussi que le releveur de la paupière et la musculature intérieure étaient toujours respectés. Cette opinion, vraie le plus souvent, est néanmoins trop absolue. Quand l'affection arrive à son plus haut degré de gravité, on peut voir se joindre aux paralysies motrices des paralysies de l'élévateur palpébral (ptosis), et du sphincter papillaire (Bernheimer, Marina). Quant à la paralysie de l'accommodation, la gravité de la maladie ne permet pas d'en déterminer l'état. Il est même vraisemblable que ces troubles paralytiques du releveur palpébral et de l'iris sont plus fréquents qu'on ne l'admet généralement. Eisenlohr, Goldschmidt, Renvers, Salomonsohn, Bernheimer (deux cas) signalent la paralysie de la pupille, uni ou bilatérale, et Goldscheider, la parésie des deux releveurs palpébraux. Dans un cas de Salomonsohn, c'est dès le début de l'affection que se produisit le ptosis, en même temps que la parésie de l'oculomoteur commun et du droit externe.

Cette diversité de paralysie s'explique assez bien. Aussi longtemps que, dans les premières phases de la maladie, le processus hémorrhagique inflammatoire reste limité à la substance grise cavitaire (voir Anatomie pathologique), et que les noyaux ne sont influencés ni directement, ni indirectement par le processus, on n'observe que des paralysies associées. Ce n'est que plus tard (d'emblée dans quelques cas) que, le processus s'étendant à la région nucléaire, peuvent se produire les paralysies diverses et isolées de différents muscles oculaires. La paralysie ne se terminerait donc pas forcément par une paralysie totale à forme ophtalmoplégique (voir p. 812).

Quoi qu'il en soit, c'est précisément l'étude des lésions anatomiques de cette maladie (lésions situées, dans certains cas où la mort survient rapidement, non pas dans les noyaux, mais plus haut qu'eux, dans la substance grise cavitaire qui entoure l'aqueduc de Sylvius, et dans les tubercules quadrijumeaux), qui a conduit Sauvineau, dès 1892 à « conclure à l'existence *d'une classe sous-nucléaire de paralysies oculaires*, ayant son siège probable vers les tubercules **quadrijumeaux** et les fibres unissant les tubercules quadrijumeaux aux noyaux protubérantiels. Les lésions sus-nucléaires, c'est-à-dire portant soit sur les centres **coordinateurs** (tubercules quadrijumeaux, etc.), soit sur les fibres réunissant ces centres aux noyaux (lésions de la substance grise sous-épendymaire), produisent des paralysies des mouvements des yeux associés et conjugués ».

Cette théorie est devenue classique.

Les causes premières de la poliencéphalite supérieure hémorrhagique sont très obscures.

L'alcoolisme chronique joue certainement un grand rôle dans la genèse de l'affection. Des cas de poliencéphalite supérieure ont été signalés à la suite d'intoxication par l'acide sulfurique, par l'oxyde de carbone. Oppenheim a observé une poliencéphalite hémorrhagique chez un individu qui avait été longtemps traité avec du lysol.

Les maladies infectieuses paraissent parfois être la cause de la maladie, notamment la grippe (Bozzolo, Oppenheim), la granulie (Léri), peut-être aussi la syphilis (?).

Il semble que, dans certains cas, les intoxications d'origine alimentaire (viandes ou poissons avariés) puissent être incriminées.

IV. — Maladies de la région des tubercules quadrijumeaux

La symptomatologie des affections des tubercules quadrijumeaux est loin d'être précise. Ceci tient à ce qu'il est rare d'observer des cas dans lesquels la lésion soit strictement limitée à cette région, sans empiéter sur les régions voisines: pédoncule cérébrale, protubérance, etc. D'autre part, les recherches physiologiques et expérimentales, entreprises sur ce sujet, ont donné fréquemment des résultats contradictoires.

Nothnagel, en 1889, a publié un important travail sur la séméiologie des tumeurs des tubercules quadrijumeaux. Des mémoires documentés ont été publiés par Eisenlohr, Rüel, Bruns, Weinland, von Monakow et Raymond ont longuement étudié cette question. Plus près de nous, Nissen a étudié le diagnostic différentiel des tumeurs des tubercules quadrijumeaux avec les tumeurs du cervelet. Enfin, tout récemment, Georges Guillain a consacré à ce sujet, dans le *Traité de Médecine* Charcot-Bouchard, un excellent article.

D'après Nothnagel, les lésions des tubercules quadrijumeaux produiraient, avec une démarche titubante, une ophtalmoplégie bilatérale, mais non pas absolument symétrique. La paralysie manifesterait une prédilection pour les muscles droits supérieurs et inférieurs.

Mais ces symptômes ne sont pas pathognomoniques, car ils peuvent se produire dans les tumeurs du cervelet. De plus, Nissen a observé un cas de tumeur localisée exclusivement aux tubercules quadrijumeaux, et cependant, pendant la vie du malade, ces deux phénomènes avaient absolument fait défaut.

D'après von MONAKOW, en général, les troubles des mouvements des yeux produits par les lésions des tubercules quadrijumeaux ne seraient pas associés, ils seraient limités à l'œil du côté correspondant au siège de la lésion. SACVINEAU a soutenu, au contraire, que les lésions sus-nucléaires, intéressant les tubercules quadrijumeaux, produisent des paralysies des mouvements des yeux associés et conjugués. « Les tubercules quadrijumeaux, dit-il, semblent être l'un des plus importants parmi les centres coordinateurs des mouvements conjugués des yeux ». RAYMOND, s'appuyant sur les travaux de SACVINEAU, a pu, dans un cas de tumeur de la région des tubercules quadrijumeaux, établir, du vivant du malade, la localisation précise de la tumeur, diagnostic vérifié à l'autopsie. Bien plus, adoptant et « partageant sans restriction » cette opinion, à laquelle s'était également rallié PARINAUD, RAYMOND admet non seulement que les lésions de la région des tubercules quadrijumeaux déterminent des paralysies des mouvements associés, mais encore qu'elles déterminent principalement des paralysies des mouvements de latéralité. Ces paralysies sont le plus souvent incomplètes, elles se traduisent par de petites saccades qu'exécutent les globes oculaires quand le regard se porte dans une direction déterminée (secousses nystagmiformes).

Les troubles pupillaires sont assez variables : ils peuvent être limités à un seul œil ; ils consistent dans une mydriase paralytique et dans une abolition plus ou moins complète des réflexes lumineux et d'accommodation (RAYMOND).

Notons encore que, dans un cas publié par cet auteur, dans lequel, avec une hémiparésie motrice et une hémianesthésie, s'était développée une paralysie des mouvements de latéralité, celle-ci s'accompagnait d'une ébauche du signe de de Graefe, lors des mouvements d'abaissement des yeux.

Le nystagmus peut exister, mais moins fréquemment que dans les affections du cervelet.

La limitation de la paralysie oculaire au moteur oculaire commun et au pathétique, à l'exclusion du nerf de la VIe paire, est intéressante pour le diagnostic, et parle en faveur d'une affection des tubercules quadrijumeaux. La participation de l'oculo-moteur externe peut se voir dans les cas de tumeurs des tubercules quadrijumeaux et de tumeurs du cervelet, mais il est évident que la paralysie des nerfs situés plus bas que le moteur oculaire externe parle en faveur d'une lésion cérébelleuse (G. GUILLAIN).

La marche des symptômes nous fournit encore un élément utile au diagnostic de siège. Le début par l'ophtalmoplégie et la prédominance de celle-ci dans l'ensemble des symptômes est en faveur d'une lésion des tubercules quadrijumeaux, tandis que le début par des phénomènes ataxiques et leur prédominance sont en faveur d'une lésion du cervelet.

Les ophtalmoplégies accompagnées d'hémiplégie sensitivo-motrice peuvent s'observer dans une affection qui n'a rien à voir avec les lésions des tubercules quadrijumeaux. Je veux parler de l'hystérie. Mais les paralysies oculaires hystériques ont des caractères bien particuliers, que nous étudierons ultérieurement.

Les lésions des tubercules quadrijumeaux jusqu'ici constatées sont surtout des néoplasmes, gliomes, glio sarcomes (Ruel, Weinland, Griesinger, etc.), sarcomes (Biancone), tumeur lipomateuse (Fritz Spiller), et surtout des tumeurs tuberculeuses (Bruns, Raymond, Sorgo, Nissen. Millingen a constaté un abcès du volume d'une noix dans le tubercule quadrijumeau antérieur gauche. Un malade de Eisenlohr, homme de vingt-trois ans, avait reçu une balle de revolver qui était restée fixée dans le tubercule quadrijumeau. Bouchard a signalé une hémorrhagie. Pierre Marie et Georges Guillain un ramollissement des tubercules quadrijumeaux gauches, qui d'ailleurs se prolongeait jusque dans le cervelet.

<h3 style="text-align:center">V. — Maladies de la protubérance annulaire</h3>

Les affections de la protubérance annulaire déterminent fréquemment des troubles oculaires, accompagnés le plus habituellement de paralysies motrices ou sensitives des membres et des parties latérales du corps.

En premier lieu, il convient de signaler les paralysies oculaires, que l'on observe concurremment avec une hémiplégie du côté opposé à celui occupé par la paralysie oculaire.

Ce sont certaines variétés de *paralysies alternes* :

De même que, dans les lésions du pédoncule, on constate la paralysie de la III⁰ paire avec hémiplégie du côté opposé, constituant le syndrome de Weber, de même ici, dans les lésions de la protubérance, on rencontre un type de paralysie alterne constitué par la paralysie du moteur oculaire externe et du facial d'un côté, avec hémiplégie du côté opposé. C'est le type Millard-Gubler.

A la vérité, le type Millard-Gubler est essentiellement constitué par l'hémiplégie d'un côté, avec la paralysie faciale du côté opposé. La paralysie de l'oculo-moteur externe du même côté que le facial est un phénomène surajouté qui est loin d'être constant, mais qui, quand il existe, est intéressant pour le spécialiste.

En revanche, on a signalé des cas où le type Millard-Gubler, un peu déformé, était constitué uniquement par une paralysie de la VI⁰ paire, avec hémiplégie du côté opposé. Il est possible, il est vrai, comme le veut Grasset (voir Chap. Paralysies alternes), qu'il s'agisse ici non pas d'une paralysie de la VI⁰ paire, mais bien d'une paralysie associée du droit externe et du droit interne ou de l'hémioculomoteur, pour employer le langage du maître de Montpellier.

Nous n'insisterons pas ici sur les paralysies alternes, auxquelles, vu leur grande importance séméiologique, nous avons consacré un chapitre spécial (voir page 662).

Certaines lésions protubérantielles peuvent créer des *paralysies oculaires*, ou des paralysies d'autres nerfs crâniens, *sans paralysie des extrémités*. Raymond a publié un cas de ce genre, où il existait à droite une paralysie de la III⁰ paire (releveur de la paupière supérieure, droits interne, supérieur et inférieur). Les muscles irien et accomodateur participaient à cette paralysie. Du même côté, parésie de la VI⁰ paire. A gauche, il existait une parésie faciale limitée au facial inférieur. Les autres manifestations pathologiques se réduisaient à un souffle systolique à la pointe.

Les *paralysies des mouvements associés des yeux* sont parfois observées dans les lésions protubérantielles. Elles peuvent se présenter accompagnées d'une hémiplégie croisée, comme dans le syndrome protubérantiel supérieur décrit par RAYMOND et CESTAN (voir p. 666).

On peut aussi voir se produire ici la *déviation conjuguée de la tête et des yeux*, que nous avons aussi longuement décrite dans un chapitre spécial (voir p. 652 et 802).

La kératite neuro-paralytique a été signalée dans les lésions de la protubérance (lésion du trijumeau), dans des cas de ramollissement et surtout de tumeur, mais non dans des cas d'hémorrhagie.

a. Ramollissements de la protubérance (thrombose du tronc basilaire). — Dans la forme grave, à début brusque, apoplectiforme, on peut constater des paralysies oculaires, du myosis, avec ou sans paralysie faciale.

Dans les variétés cliniques à marche lente, avec des prodromes, tels que la céphalée, les insomnies, les vertiges, la paralysie oculaire (VIᵉ paire) peut apparaître, sans ictus, d'une façon lente et progressive, généralement accompagnée de la paralysie faciale du même côté, parfois précédant l'hémiplégie alterne.

Dans les lésions de la calotte on peut observer les paralysies associées des yeux.

Ces lésions de ramollissement protubérantiel, créées habituellement par la *thrombose* du tronc basilaire ou de ses branches, sont très souvent causées par la *syphilis*. Fréquemment aussi, il s'agit d'individus *polyscléreux* dans les antécédents desquels on retrouve des intoxications ou des maladies infectieuses, somme toute les causes bien connues des artérites cérébrales (GUILLAIN).

b. Hémorrhagies de la protubérance. — Les hémorrhagies de la protubérance se traduisent presque toujours par un ictus avec perte de connaissance. Le *myosis* y est très souvent signalé. Ce myosis a été la cause que parfois, le malade étant dans le coma, on a pu confondre une hémorrhagie de la protubérance avec une intoxication par l'opium.

La déviation conjuguée peut être observée. Comme l'a remarqué LANDOUZY, le malade qui tourne ses yeux vers ses membres paralysés est atteint d'une lésion protubérantielle de nature paralytique, le malade qui détourne ses yeux de ses membres convulsés est atteint d'une lésion protubérantielle de nature convulsive.

Beaucoup plus fréquemment encore, on constate une hémiplégie alterne du type Millard-Gubler. On peut d'ailleurs, suivant le siège de l'hémorrhagie, voir se développer un des différents types de paralysies alternes que nous avons décrites dans un chapitre spécial (voir p. 652).

Parfois, la paralysie de la VIᵉ paire ou celle du facial a pu être observée dans des cas d'hémorrhagies mortelles de la protubérance qui n'avaient donné lieu à aucune paralysie des membres ni à des convulsions (ELSHOLZ).

Des *paralysies des mouvements associés des yeux* peuvent coexister avec l'hémiplégie alterne (voir Paralysies alternes).

Les hémorrhagies de la protubérance annulaire, plus rares que les hémorrhagies cérébrales, sont cependant plus fréquentes que celles du cervelet (Von MONAKOW).

Leur étiologie est la même que celle des hémorrhagies du cerveau ; toutefois les anévrysmes miliaires seraient exceptionnels dans la protubérance. L'âge des malades est très variable.

Les encéphalites hémorrhagiques peuvent aussi se rencontrer au niveau de la protubérance annulaire.

c. **Tumeurs de la protubérance**. — Comme les tumeurs du pédoncule, les tumeurs de la protubérance se manifestent cliniquement par deux ordres de symptômes : 1° des symptômes de compression, communs à toutes les tumeurs de l'encéphale ; 2° des symptômes de localisation, variables suivant le siège de la lésion en foyer.

Les paralysies oculaires appartiennent à ce second ordre de symptômes. Elles se développent, en général, dans les tumeurs de la protubérance, suivant une marche lente et progressive, évolution importante à considérer, et qui différencie les tumeurs d'autres lésions en foyer comme les hémorrhagies ou les ramollissements.

Les différents types de paralysies alternes peuvent se rencontrer ici, surtout le syndrome de Millard-Gubler, qui est un des plus fréquemment observés. Ce syndrome ne se constitue pas d'emblée ; il débute soit par la paralysie des extrémités, soit par celle de la face, soit même par celle de l'oculo-moteur externe, et ne devient complet qu'au bout d'un certain temps, variable suivant l'évolution de la tumeur.

Dans certains cas, les nerfs crâniens peuvent être lésés isolément, les voies motrices restant indemnes. WERNICKE a observé chez un malade des paralysies du moteur oculaire commun, du moteur oculaire externe, du facial et de la branche motrice du trijumeau, sans paralysie des membres. THOMAS a observé un cas où coexistaient la paralysie du facial et du moteur oculaire externe.

Dans les tumeurs intéressant la calotte, on constate des paralysies des mouvements associés des yeux, accompagnés de troubles ataxiques et de mouvements choréiformes.

Certaines localisations précises peuvent donner lieu à des syndromes spéciaux. Tel est le cas du *tubercule solitaire siégeant au niveau de la calotte protubérantielle*.

Le syndrome protubérantiel supérieur, observé dans trois cas de ce genre par RAYMOND et CESTAN, se présente en clinique de la façon suivante : la figure du malade a son aspect normal, il n'existe ni paralysie faciale, ni strabisme, ni ptosis. Les yeux à l'état de repos paraissent normaux, en position médiane. Si l'on sollicite le mouvement de latéralité, soit vers la droite, soit vers la gauche, on constate que ces deux mouvements associés sont paralysés tous les deux, l'un des deux habituellement davantage que l'autre. Vers la fin du mouvement provoqué, quand le malade s'efforce de porter ses globes oculaires dans l'angle des paupières, apparaissent des secousses nystagmiformes portant à la fois, comme dans toutes les paralysies associées, sur le droit externe d'un côté et le droit interne de l'autre.

D'autre part, le mouvement de convergence s'exécute normalement. Le muscle droit interne n'est donc bien paralysé à chaque œil que dans sa fonction associée à celle du droit externe conjugué de l'autre œil.

L'élévation et l'abaissement des globes oculaires s'exécute en totalité; on y constaterait cependant quelques secousses nystagmiformes, ce qui paraît être le début d'une paralysie associée intéressant à leur tour ces mouvements verticaux. Les pupilles sont égales et leurs réflexes sont conservés.

A ces troubles oculaires s'associe une hémiplégie sensitivo-motrice à caractères spéciaux, siégeant du côté opposé à l'œil le plus atteint dans son mouvement associé d'abduction. La paralysie sensitive est de beaucoup la plus importante. Les troubles moteurs sont légers et intéressant surtout les manœuvres volontaires.

Les tumeurs de la protubérance annulaire ne sont pas des faits exceptionnels; on les observe plus fréquemment que les tumeurs du pédoncule cérébral ou du bulbe. Les enfants paraissent plus fréquemment atteints que les adultes, et, le plus habituellement, les néoplasmes observés sont des *tumeurs tuberculeuses*.

On observe aussi des *gliomes*, des *gliosarcomes*.

Les *gommes syphilitiques* sont assez fréquentes. Les *tumeurs cancéreuses* se rencontrent également. Les *kystes* sont rares.

Les *abcès* sont exceptionnels : dans un cas publié par Cassirer, et où l'abcès s'était développé au cours d'une appendicite, il existait une paralysie du moteur oculaire externe et du facial droits, avec participation du trijumeau et kératite neuro-paralytique consécutive. L'hémianesthésie gauche, la névrite optique, la céphalalgie, complétaient le tableau clinique, qui se termina en sept jours par la mort.

La protubérance peut être comprimée par des exostoses crâniennes, des anévrysmes, des kystes hydatiques, des tumeurs méningées. D'après Biscuorr, les *traumatismes de la tête* joueraient un grand rôle dans la genèse des tumeurs de la protubérance.

d. **Lésions traumatiques de la protubérance.** — Les traumatismes peuvent léser directement la protubérance aussi bien que le bulbe. Ces faits sont rares, on le conçoit, mais on en a observé des exemples, et de plusieurs variétés.

Tantôt, il s'agit d'une plaie pénétrante de la nuque. C'est ainsi qu'un coup de couteau porté entre l'occipital et l'atlas a pu déterminer une paralysie faciale droite complète, et une parésie du moteur oculaire externe droit avec du nystagmus, en même temps qu'une hémiparésie sensitivo-motrice du côté opposé (Dutowski).

Dans d'autres cas, il s'agit de corps vulnérants pénétrant par la cavité buccale et fracturant la base du crâne.

VI. — MALADIES DU BULBE

L'étude des affections du bulbe rachidien, si intéressante pour le médecin, présente moins d'intérêt pour l'ophtalmologiste. En effet, si les grandes voies motrices et sensitives s'entrecroisent dans cette région, les nerfs moteurs oculaires n'y pénètrent en aucune façon, du moins en ce qui concerne les IIIe et VIe paires.

Les noyaux d'origine et les fibres radiculaires de ces deux nerfs crâniens sont situés plus haut, occupant les pédoncules et la protubérance, dont nous venons de décrire longuement les manifestations morbides susceptibles de nous intéresser dans cet ouvrage.

Cependant la VIe paire, avec son noyau situé dans le plancher du 4e ventricule et ses fibres d'origine qui traversent toute l'épaisseur de la partie supérieure du bulbe, pour venir émerger dans le sillon bulbo-protubérantiel, est susceptible d'être intéressée dans les affections bulbaires. De plus celles-ci déterminent certains syndromes spéciaux nous intéressant, et méritent que nous leur consacrions une courte étude, au point de vue de l'étiologie de certaines paralysies oculaires. Nous n'aurons en vue ici que les symptômes propres à la région du bulbe, mais il importe d'observer qu'en clinique, la symptomatologie est souvent mixte, bulbo-protubérantielle, les lésions du bulbe se continuant fréquemment dans la protubérance ou réciproquement.

Tout d'abord, la présence du nerf de la VIe paire, traversant les voies motrices, explique la fréquence des *paralysies alternes* (type Millard-Gubler, avec participation du moteur oculaire externe). Nous les avons longuement décrites, à la symptomatologie dans un chapitre spécial (voir page 661). Nous n'y reviendrons pas ici.

On a observé, dans les affections bulbaires, le *syndrome oculaire sympathique*.

Ce syndrome, on le sait, est constitué de trois termes : 1° myosis ; 2° rétraction du globe oculaire en arrière ; 3° diminution de hauteur de la fente palpébrale (par chute légère de la paupière supérieure ?) En somme, rétrécissement de la pupille, rétrécissement de la fente palpébrale, enophtalmie. Ce syndrome qui appartient à la symptomatologie des paralysies radiculaires inférieures du plexus brachial, a été observé aussi dans certaines lésions des hémisphères cérébraux.

Le syndrome sympathique d'origine bulbaire a été étudié par Hoffmann, Babinski et Nageotte, Breuer et Marburg, Castan et Chenais.

Pour ces derniers auteurs, les foyers bulbaires produisent le syndrome sympathique du côté de la lésion, les foyers de l'encéphale produisent du côté opposé. Les fibres sympathiques semblent passer par la capsule interne, s'entrecroiser dans la protubérance, et occuper dans le bulbe les parties dorso-médiales de la substance réticulaire latérale. Parfois, le syndrome oculaire sympathique coexiste avec une paralysie du voile du palais et du récurrent (syndrome d'Avellis) du côté de la lésion.

Dans les cas publiés par Babinski et Nageotte, ces auteurs ont signalé, avec le myosis, du nystagmus, et sont arrivés à des conclusions parmi lesquelles la suivante nous intéresse particulièrement :

« Une lésion unilatérale du bulbe peut provoquer des troubles oculopupillaires qui consistent en un rétrécissement de la pupille, une diminution de la fente palpébrale, ainsi qu'en une rétropulsion du globe oculaire, et qui paraissent semblables à ceux qui résultent de la section des deux 1res paires dorsales. »

Enfin, certaines lésions bulbaires intéressant le noyau de Deiters peuvent provoquer un syndrome spécial (P. Bonnier), qui comprend des troubles oculomoteurs.

Ce syndrome s'observe principalement, en clinique, à l'occasion de troubles périphériques de l'oreille, comme le syndrome de Ménière. Ce fait s'explique parce que le noyau de Deiters est avant tout un centre labyrinthique. On l'observe dans la forme labyrinthique du tabes (Bonnier), dans les lésions protubérantielles de certaines affections générales, et particulièrement chez des sujets dont le bulbe est déjà touché au niveau des centres pneumogastriques, comme dans le pouls ralenti, l'anxiété syncopale, l'asthme, l'angine de poitrine, dans la polyurie avec ou sans glycosurie, dans les crises de vomissements réflexes (Bonnier).

Ce syndrome est constitué par des vertiges avec dérobement de l'appareil de sustentation et troubles oculomoteurs réflexes, état nauséeux et anxieux, troubles auditifs, et phénomènes douloureux dans certains domaines du trijumeau. Nous ne nous occuperons ici que des troubles oculomoteurs.

Tous les troubles oculomoteurs peuvent se voir — et se sont vus — à l'occasion du trouble auriculaire. Cela tient à ce que le noyau de Deiters est en rapport direct et immédiat avec le noyau de la VIe paire, son voisin du même côté, et avec les noyaux de la IIIe paire du côté opposé. De plus, il paraît exister des rapports commissuraux ou directs avec la IIIe paire du même côté, car on a pu constater des troubles de l'accommodation, immédiatement consécutifs à une irritation de l'oreille du même côté, et de nombreux cas de mydriase du côté de l'oreille lésée.

On sait d'ailleurs que, d'après Thomas, une lésion du noyau de Deiters amène la dégénération ascendante du faisceau longitudinal postérieur du côté opposé à la lésion, dégénération que l'on peut suivre jusque dans les noyaux du pathétique et du moteur oculaire commun, et de plus une dégénération descendante du faisceau longitudinal postérieur du côté de la lésion.

Or le faisceau longitudinal postérieur est un faisceau d'association entre les différents noyaux des muscles des yeux.

D'autre part, on peut dire que toutes les affections graves ou bénignes de l'oreille, toutes les expérimentations et les interventions, thérapeutiques ou autres, sur l'oreille, ont produit des troubles oculomoteurs, les mêmes que l'on trouve, fugitifs ou tenaces, dans la phase labyrinthique du tabes (Bonnier).

On sait quels sont les rapports anatomiques entre l'appareil de la vision et l'appareil de l'audition, et leurs sympathies trophiques, vasomotrices et sensorielles ; les rapports entre l'oculomotricité et la fonction vestibulaire sont encore plus cohérents, au point que Delage, après ses expérimentations sur les canaux semi-circulaires, en a pu conclure que l'appareil vestibulaire était avant tout un *organe de régie oculomotrice*.

On peut observer ici la paralysie simple de la VIe paire du même côté que l'oreille atteinte, le tremblement paralytique du droit externe. Les déviations conjuguées des yeux, le nystagmus sous diverses formes, les oscillations exagérées des globes à l'occasion des mouvements volontaires, leurs mouvements incohérents sous les paupières abaissées, le myosis et la mydriase d'un côté, et par conséquent l'inégalité pupillaire, les strabismes, les paralysies passagères ou durables, tous ces troubles, d'après Bonnier, ont été relevés au cours d'affections auriculaires (voir page 779).

Les troubles visuels sont de règle au moment du vertige. Le plus souvent fugaces, ils durent parfois des heures, des mois. Dans le tout premier âge, ces troubles oculomoteurs sont durables et parfois définitifs, sans qu'on puisse les rattacher à d'autres symptômes sur lesquels il est impossible de nous renseigner. Quelquefois, ils pourront apparaître isolés.

Certaines de ces paralysies oculomotrices s'accompagnent de phénomènes douloureux, comme l'a montré Dieulafoy, et la douleur est temporale. Bonnier pour expliquer ce fait rappelle que Probst a montré que le noyau de Deiters recevait quelques collatérales de la racine sensitive du trijumeau.

a. **Ramollissement et hémorragie du bulbe.** — Ces affections sont rarement susceptibles d'intéresser l'ophtalmologiste. Elles peuvent cependant produire, suivant leur siège, des paralysies alternes.

C'est dans des cas de paralysies bulbaires apoplectiformes que le syndrome oculaire sympathique, que nous venons de décrire, a été observé par Hoffmann, Babinski et Nageotte, Barré et Otto Marburg.

Quant aux causes initiales du ramollissement et de l'hémorragie bulbaire, elles sont analogues à celles que nous avons étudiées pour les affections correspondantes du cerveau. Il faut remarquer cependant que les artérites *syphilitiques* du bulbe sont beaucoup moins fréquentes que les artérites syphilitiques du cerveau. Dans la syphilis des centres nerveux, le bulbe est, somme toute, rarement atteint.

Il convient de signaler le rôle du traumatisme : les traumatismes sur le crâne pouvant déterminer des hémorragies du bulbe.

b. **Tumeurs du bulbe.** — Les tumeurs de cette région, d'ailleurs relativement rares, donnent lieu parfois à des signes généraux d'hypertension crânienne, mais, beaucoup plus fréquemment, elles ne signalent leur présence que par des signes de lésion en foyer : à ces signes appartient la paralysie du moteur oculaire externe qu'on peut observer dans ces cas, les troubles oculomoteurs réflexes dus à la lésion du noyau de Deiters, etc. Ces paralysies peuvent se montrer isolément comme premiers symptômes de l'affection, dont la marche est toujours lente et progressive, à l'inverse des signes cliniques produits par l'hémorragie ou le ramollissement bulbaire dans lesquels l'ictus est la règle.

Au point de vue de la nature des néoplasmes du bulbe, disons qu'on retrouve ici les mêmes variétés de tumeurs que dans les autres parties du névraxe.

Les gliomes, les glio-sarcomes sont parmi les tumeurs le plus souvent constatées. Les tumeurs tuberculeuses du bulbe sont souvent la prolongation inférieure des tumeurs tuberculeuses de la protubérance. Les gommes syphilitiques se rencontrent aussi dans cette région. Des cysticerques du 4e ventricule et de l'aqueduc de Sylvius ont été observées par Rosen, Hammer, Mayer, Rothmann, Henars. En dehors des paralysies oculaires qui n'ont pas été observées de leur fait, disons en passant que ces cysticerques déterminent l'hydrocéphalie et l'amaurose.

c. **Paralysie bulbaire progressive (paralysie labio glosso laryngée progressive).** — La paralysie bulbaire progressive est, comme l'a démontré Charcot, l'expression clinique de la lésion primitive et systématique des noyaux d'origine des nerfs moteurs crâniens situés dans la moitié inférieure du bulbe. Les noyaux des nerfs oculomoteurs n'appartenant pas à cette région, il en résulte que leurs paralysies ne font pas partie du tableau clinique de la paralysie labio glosso-laryngée.

Mais l'affection primitive des noyaux gris ne reste pas toujours strictement cantonnée aux noyaux de la moitié inférieure du bulbe, et tantôt elle s'étend vers la moelle (forme bulbo-spinale), tantôt au contraire le processus gagne les noyaux moteurs de la protubérance et du pédoncule (forme bulbo-ponto-pédonculaire). Cette forme est relativement rare, car la mort survient généralement par lésion du noyau du pneumogastrique. En revanche, elle donne lieu à d'importantes paralysies oculaires.

Le noyau de l'oculomoteur externe est fréquemment pris. Baumgarten a constaté un cas de paralysie de l'orbiculaire des paupières et de l'abducens. Les noyaux de la IIIe paire eux-mêmes peuvent être intéressés. Romaxo a observé une paralysie bilatérale du muscle droit supérieur chez un individu atteint de paralysie bulbaire progressive. Möbius a constaté l'insuffisance de convergence. Hénard, Guinon et Parmentier, Bernard ont vu l'association de l'ophtalmoplégie à la paralysie bulbaire.

Dans certains cas de polioencéphalite, la lésion peut suivre une marche inverse, débuter par les noyaux de la IIIe paire pour suivre ensuite une marche descendante. Elle peut même commencer par les noyaux de la musculature inférieure de l'œil. « L'ophtalmoplégie intérieure est alors primitive, et loin d'éloigner l'idée d'une cause bulbaire, elle en est, au contraire, caractéristique » (SAUVINEAU). Telle fut la marche de la maladie chez le malheureux poète Henri Heine, chez qui l'affection commença par une mydriase double, accompagnée de paralysie accommodative. Cette double ophtalmoplégie interne dura longtemps comme symptôme isolé ; puis, bien plus tard, apparut l'ophtalmoplégie extérieure, elle-même suivie à bref délai de paralysie bulbaire, et d'atrophie musculaire progressive. Les causes de cette affection primitive des noyaux bulbaires sont inconnues.

d. **Paralysie bulbaire aiguë (poliencéphalite inférieure aiguë).** — Cette affection qui débute généralement par de violents maux de tête, des vertiges, des bourdonnements d'oreilles, de la fièvre, suivis des diverses paralysies (signes de localisation bulbaire), donnerait lieu assez souvent, d'après BERNHEIM, à des paralysies du moteur oculaire externe, et quelquefois même de l'oculomoteur commun.

Cette affection, dont les lésions sont habituellement identiques à celles de la poliencéphalite supérieure hémorragique, a été observée dans le cours ou à la suite de maladies infectieuses : fièvre typhoïde, scarlatine, diphtérie, pneumococcie, ou de certaines intoxications alimentaires. On a aussi invoqué l'alcoolisme chronique et le rhumatisme (LEYDEN), la syphilis (BERNHEIM).

e. **Paralysies bulbaires sans lésions anatomiques ou myasthénie** (syndrome d'Erb). — Cette affection, connue depuis une vingtaine d'années seulement, et encore à l'étude, mérite d'être prise en sérieuse considération par les ophtalmologistes, étant donné la fréquence et l'importance des manifestations oculaires auxquelles elle donne lieu.

Bien décrite par Erb (1878), puis étudiée en Allemagne par OPPENHEIM, STRÜMPELL, EISENLOHR, GOLDFLAM, et, en France, par J.-B. CHARCOT et MARINESCO, BRISSAUD, WIDAL, P. MARIE et ROGUES, RAYMOND, etc., cette affection a reçu des noms très différents ; myasthénie grave pseudo-paralytique (JOLLY), paralysie bulbaire asthénique (STRÜMPELL), asthénie bulbaire, etc.

Après des symptômes prodromiques, céphalées, étourdissements, etc., apparaissent des phénomènes paralytiques. Un des plus fréquents est le *ptosis.* Souvent il est double, mais presque toujours plus accentué d'un côté que de l'autre. Les paupières sont tombantes, on peut les soulever avec le doigt sans éprouver de résistance, mais le malade ne peut les relever, et s'efforce de suppléer à leur insuffisance en appelant à son aide les muscles frontaux.

La blépharoptose peut s'accompagner d'*ophtalmoplégie externe,* généralement incomplète, avec strabisme et diplopie. D'après GOLDFLAM, cette ophtalmoplégie externe est souvent le premier symptôme de la maladie. Dans certains cas, tel celui de KNAPPS, l'ophtalmoplégie externe est toujours restée le phénomène dominant de toute la symptomatologie. Dans un cas cité par RAYMOND, le malade qui avait été examiné dès le début par REYMOND, (de Turin), présentait à ce moment une paralysie du droit externe gauche et une parésie du droit interne droit. Il faut donc en conclure que la paralysie oculaire peut se présenter au début sous la forme de paralysie associée.

Ces paralysies présentent des caractères très spéciaux; elles sont *mobiles* et *fugaces*. Les muscles examinés le matin au réveil sont capables de remplir leurs fonctions; mais après une courte période d'activité, ils perdent cette aptitude et semblent transitoirement paralysés. Ainsi, chez une malade de Dan, la ptosis présentait les caractères suivants : le matin, et dans la journée après un long repos, les yeux étaient ouverts; mais dès que la malade avait fait, durant une demi-heure, des efforts d'attention, les yeux se fermaient insensiblement, et, à ce moment, elle était obligée de soulever les paupières avec ses doigts.

La musculature intérieure de l'œil n'est jamais touchée, les pupilles gardent leurs mouvements et leurs réflexes normaux. Cependant Gasen dit avoir constaté chez un patient l'épuisement du sphincter de l'iris.

L'aspect des malades est dès lors très particulier : ils se présentent avec la tête rejetée en arrière pour corriger les effets du ptosis, avec un air somnolent. Si la paralysie faciale survient alors, le visage fixe et immobile perd toute expression ; puis les muscles masticateurs se paralysent, ceux de la langue également, quelquefois même ceux du larynx.

Enfin, dans certains cas, la paralysie gagne les muscles du cou, de la nuque et des membres (Goldflam).

La marche est lente et progressive, avec des périodes de rémission, et la maladie aboutit fréquemment à la mort.

Fait extraordinaire : dans cette maladie si grave, les examens histologiques n'ont montré jusqu'ici aucune altération bien déterminée du névraxe dans les autopsies qui ont été pratiquées. Beaucoup d'observations nécropsiques ont été absolument négatives. Les lésions qui ont été décrites dans d'autres cas ne paraissent pas constantes, et, de plus, elles ne peuvent souvent être rapportées avec exactitude aux symptômes cliniquement observés. Gensais n'admet pas cependant qu'une affection qui se termine, dans la moitié des cas, par la mort, puisse être une affection sans lésions. Il pense que les techniques sont insuffisantes, et qu'avec des moyens d'investigation nouveaux, on arrivera probablement à des résultats plus précis.

La myasthénie bulbo-spinale semble plus fréquente dans le sexe féminin. Dans plusieurs cas, elle s'est développée après *une maladie infectieuse* (érysipèle, la grippe, la tuberculose), à la suite d'*intoxications gastro-intestinales* d'origine alimentaire, dans un cas à la suite d'une auto-intoxication d'origine intestinale due à un iléus.

D'autres malades avaient des lésions rénales.

Il ne semble pas que la myasthénie puisse être considérée comme une névrose. Il paraît au contraire évident qu'il s'agit d'une intoxication, sans qu'on puisse encore spécifier avec exactitude s'il s'agit de poisons minéraux, végétaux, microbiens ou cellulaires, de poisons exogènes ou endogènes (Georges Guillain).

Le vertige paralysant de Gerlier, le kubisagura observé au Japon semblent avoir des rapports avec la myasthénie (voir *Symptomatologie, ptosis isolé*, page 623).

VII. — MALADIES DE LA MOELLE ÉPINIÈRE

A. Myélites aiguës.

Les myélites aiguës, on le conçoit *a priori*, n'ont guère de retentissement sur la motilité du globe oculaire. Il est cependant certaines formes de ces affections, particulièrement la myélite diffuse aiguë, ou *paralysie ascendante aiguë*, dite aussi *maladie de Landry*, dans lesquelles on peut voir survenir, après la paraplégie et après la paralysie des membres supérieurs, d'importants phénomènes bulbaires, et parfois la paralysie d'un côté de la face (REMLINGER) et même un ptosis (BAILEY et EWING). Mais ces cas sont tout à fait exceptionnels.

La forme de myélite aiguë disséminée, dont le tableau clinique se rapproche de celui de la sclérose en plaques, et qu'on dénomme *ataxie aiguë de Westphall*, présente, avec une ataxie des quatre membres sans paralysie véritable, les symptômes oculaires suivants : nystagmus horizontal continu ou apparaissant seulement dans les positions extrêmes du regard ; troubles pupillaires, irrégularité ou inégalité des pupilles, dont les réflexes néanmoins sont généralement plus ou moins bien conservés.

Toutes les myélites aiguës sont consécutives à une *infection* ou à une *intoxication* (Pierre MARIE). Il s'agit ordinairement dans ce cas d'une maladie infectieuse *aiguë*, particulièrement l'influenza (LAVERAN, LATOEN, BABES) et la fièvre typhoïde (LAVERAN, EDSLEIN). La variole, la pneumonie, la rougeole, la coqueluche, la blennorrhagie, la rage ont été incriminées.

D'autres fois, il s'agit d'une infection chronique (tuberculose, syphilis). Enfin des infections *locales* peuvent suffire, panaris (STACKWELL), amygdalite, cystite (HOCHHAUS).

B. Paralysie spinale infantile

La paralysie, dans cette affection, frappe presque exclusivement les muscles des quatre membres. Pourtant il paraît très vraisemblable que les muscles innervés par les nerfs bulbaires n'échappent pas à la paralysie infantile.

Mais on ne voit guère de sujets atteints de paralysie infantile présenter des paralysies dans le domaine des noyaux moteurs du bulbe et des noyaux plus haut placés, parce qu'en général, lorsque les foyers de paralysie siègent à ce niveau, les troubles de la respiration et de la circulation sont assez graves pour déterminer la mort dans la période aiguë, sans qu'on puisse, par conséquent, suivre l'évolution ultérieure de ce genre de paralysies.

Cependant, dans certains cas, la paralysie infantile paraît pouvoir donner lieu à des paralysies oculaires nettement caractérisées, et semble alors avoir à la fois une localisation médullaire et une localisation protubérantielle, cette dernière pouvant prédominer et se traduisant alors par une ophtalmoplégie aiguë, qui déroute le clinicien et ne lui rappelle pas le processus habituel de la myélite infantile (RAYMOND).

SAUVINEAU a publié un cas de paralysie des deux VIes paires, chez une jeune fille de quatorze ans, laquelle paralysie était apparue vers l'âge de deux ans en même temps qu'une paralysie infantile. Les phénomènes d'atrophie du côté des membres disparurent en totalité, mais le strabisme persista d'une façon définitive.

Des causes diverses ont été invoquées pour expliquer la production de la paralysie infantile : froid, traumatisme, dentition. Mais la véritable cause paraît être *l'infection* (STRUMPELL, P. MARIE).

Quant à l'influence de l'hérédité neuropathique signalée par les auteurs, il convient d'en tenir compte, mais il est vraisemblable qu'elle se borne à amener, chez les enfants qui en sont entachés, une moindre résistance des centres nerveux aux divers agents morbides, et que, sur un terrain ainsi préparé, les lésions de la moelle ont une plus grande facilité à se produire (P. MARIE).

C. Sclérose en plaques.

Les troubles de la motilité oculaire sont à mentionner parmi les symptômes les plus importants et les plus constants de la sclérose en plaques.

Ils comptent également parmi les mieux étudiés (PARINAUD, UHTHOFF).

Le *nystagmus* occupe, au point de vue du diagnostic, une place prépondérante. Il est extrêmement fréquent. Bernheimer va même jusqu'à dire qu'il ne manque jamais, et qu'on peut même souvent l'apercevoir isolément, au stade de début de la maladie.

Presque constamment, il est horizontal. Ce n'est que tout à fait exceptionnellement qu'on a pu l'observer vertical (UHTHOFF), ou plus rarement encore rotatoire. Il existe à tous les degrés : tantôt il est permanent, spontané, et se montre même à l'état de repos ; tantôt au contraire, il faut, pour en constater l'existence, provoquer les mouvements extrêmes de l'œil, les positions forcées du regard.

Il s'agit donc ici, en somme, de ces secousses nystagmiformes que l'on observe (comme nous l'avons longuement décrit) dans les paralysies associées de latéralité.

Et effectivement, il s'agit bien, dans la sclérose en plaques, le plus habituellement, de paralysies associées.

Mais jusqu'ici, les auteurs n'ont pas rattaché l'un à l'autre le nystagmus et les paralysies associées. Tandis que le premier est noté comme extrêmement fréquent, les paralysies des muscles de l'œil sont considérées comme beaucoup plus rares (17 p. 100 des cas, d'après UHTHOFF). C'est que les auteurs ne parlent de paralysie que lorsqu'il existe une paralysie ou tout au moins une parésie franche de l'un des muscles de l'œil considéré isolément. D'après Uhthoff qui a consacré à cette question d'importants travaux, c'est le moteur oculaire externe qui est pris le plus souvent, tantôt d'un seul côté, tantôt bilatéralement. Le moteur oculaire commun vient ensuite. Il s'agit plutôt de parésies que de paralysies véritables.

C'est à Parinaud que revient le mérite d'avoir signalé la fréquence des paralysies associées dans la sclérose en plaques. Il a montré que ce sont surtout les mouvements de latéralité qui sont affectés. Mais Parinaud continuait à admettre l'existence de paralysies isolées de la VIᵉ paire, et il n'a pas saisi quel lien étroit rattache le nystagmus et les paralysies associées. Bramwell partage encore cette opinion et déclare que, tandis que le nystagmus est un symptôme constant, on n'observe les paralysies que dans un nombre de cas peu considérable. Or, à mon avis, celui-là n'existe pas sans celles-ci.

Chargé pendant huit années par M. le professeur Raymond de la direction du service d'ophtalmologie annexé à la Clinique des maladies nerveuses de la Faculté à la Salpêtrière, j'ai eu l'occasion d'observer nombre de scléroses en plaques.

Dans tous les cas, la paralysie associée de latéralité est la règle, et même quand elle paraît ne pas exister, le nystagmus n'en est que la traduction clinique.

Dans les cas typiques, la parésie de l'un ou des deux mouvements de latéralité est évidente, et les deux yeux sont incapables de se porter à l'extrême position du regard sollicité.

Mais toujours, la prédominance de la paralysie porte sur le moteur oculaire externe, le droit interne associé étant toujours moins intéressé. De sorte que, si l'on n'y apporte pas attention, on peut croire, comme l'admet Uhthoff et avec lui Parinaud, à une paralysie isolée du droit externe. Mais que l'on observe avec plus de soin le droit interne associé, et l'on y observera aussi un certain degré d'impotence s'accompagnant de secousses nystagmiformes, ou tout au moins, lorsque la parésie est extrêmement faible, l'existence de secousses nystagmiformes avec un mouvement en apparence parfaitement conservé.

Dans d'autres cas, le nystagmus existe seul ou paraît exister seul, mais il est rare qu'on ne puisse constater l'existence d'un certain degré d'impotence fonctionnelle dans les positions extrêmes du regard. On conçoit d'ailleurs qu'une lésion intéressant les centres d'association des divers noyaux moteurs de l'œil puisse amener, suivant les cas, une paralysie associée très marquée avec un nystagmus léger, ou au contraire un nystagmus intense presque sans paralysie.

On a aussi signalé un nystagmus ne se produisant que dans l'examen d'un objet rapproché, alors que la convergence entrait en jeu. Mais ce fait, que Kunn a observé chez trois malades, n'est pas contradictoire avec les idées que je soutiens plus haut, car le mouvement de convergence est, tout comme la latéralité, un mouvement associé. Et, *a priori*, rien n'empêche de penser que sa parésie puisse s'accompagner de nystagmus.

Dans certains cas rares, les paralysies oculaires de la sclérose en plaques ne se bornent pas à la disparition d'un mouvement associé. Elle peut envahir toute la musculature motrice et provoquer le tableau de l'ophtalmoplégie externe (Uhthoff, Oppenheim, Bernheimer).

Dans d'autres cas, on voit les paralysies rétrocéder, puis réapparaître de nouveau.

Dans la sclérose en plaques, les parésies associées donnent, comme toujours, naissance aux troubles fonctionnels que nous avons étudiés ailleurs (voir Symptômes), c'est-à-dire à de la diplopie et à du strabisme.

Mais comme toujours aussi, cette diplopie est irrégulière, inconstante, variable, suivant l'importance des parésies affectant les différents muscles. Le strabisme est lui aussi ordinairement peu marqué, et même, dans les cas légers, manque absolument.

La pupille est assez rarement intéressée dans la sclérose en plaques. Cependant on peut observer l'inégalité pupillaire.

Les réflexes peuvent être affaiblis, soit pour la convergence, soit à la lumière. Dans d'autres cas, le réflexe lumineux se conserve remarquablement énergique, et l'on avara attachait une grande importance diagnostique à ce dernier caractère coïncidant avec le myosis.

Le refroidissement, le surmenage, les excès, et même les traumatismes ont été invoqués dans l'étiologie de la sclérose en plaques. Le traumatisme a été tout particulièrement signalé par les auteurs allemands, mais il paraît probable que, comme dans la plupart des maladies chroniques des centres nerveux, le traumatisme peut tout au plus servir de cause occasionnelle.

Oppenheim, Buzzard, ont mis en lumière le rôle étiologique des *intoxications* (plomb, phosphore, cuivre, zinc, etc.).

Mais la véritable cause de la sclérose en plaques, et peut-être la seule, consiste dans l'*infection*, ou mieux dans les *infections* (P. Marie). La fièvre typhoïde et la variole sont, parmi les autres maladies infectieuses, les facteurs les plus importants de la sclérose disséminée.

Cette affection débute surtout entre vingt et trente ans.

b. **Tabes dorsalis.**

Les troubles oculaires provoqués par le tabes sont extrêmement importants. Ils ont été signalés (du moins bon nombre d'entre eux) dès la première description de l'ataxie locomotrice, par Duchenne (de Boulogne), Romberg, Argyll-Robertson. Depuis, leur étude a été complétée, notamment par les travaux de Charcot, de Leber, de Förster, d'Albert Roux, de Benedikt, etc., et l'ensemble, constitué par les troubles de la musculature externe, par les troubles pupillaires et accommodatifs, par les lésions des nerfs optiques, et par certains troubles de la sécrétion lacrymale, cet ensemble est si significatif qu'on lui a donné le nom d'*œil tabétique*.

Nous n'avons à nous occuper ici que des troubles intéressant la musculature externe et interne de l'œil.

Ces troubles paralytiques sont d'ailleurs des plus importants, puisque les paralysies des muscles moteurs de l'œil s'observent, d'après Fournier, dans environ la moitié des cas (47 p. 100).

Ces paralysies se montrent à diverses périodes d'évolution du tabes. Les unes se montrent de bonne heure, souvent même à la période préataxique, les autres, plus tardives, n'apparaissent qu'à la période de tabes confirmé. Leur marche et leurs caractères sont assez différents dans les deux cas pour qu'il vaille la peine de les rappeler ici.

Les paralysies *précoces* de la période prodromique sont généralement plus légères, plus fugaces que les paralysies tardives; ce sont plutôt des parésies; elles ne durent que quelques semaines, parfois quelques mois; elles ne peuvent durer que quelques heures, parfois moins encore. Elles apparaissent et disparaissent rapidement. Elles ont pour caractères d'être partielles, parcellaires (Fournier), presque toujours monoculaires et n'occupant qu'une seule branche terminale ou quelques-unes des branches terminales des nerfs moteurs de l'œil. Suivant la branche nerveuse atteinte, le malade est pris de ptosis, ou bien d'une diplopie fort gênante.

S'il se présente à l'observation de l'ophtalmologiste, on pourra constater un strabisme plus ou moins léger, ou tout au moins une légère impotence fonctionnelle.

Mais parfois la durée de la paralysie est si courte que la diplopie en aura été le seul symptôme observé, et il faut tenir grand compte de ces *diplopies transitoires* dans l'interrogatoire du malade.

J'ai observé, dans quatre cas, la paralysie accommodative isolée, comme paralysie transitoire au début du tabes.

Ces paralysies précoces disparaissent souvent complètement, mais il n'est pas très rare de les voir récidiver à plusieurs reprises, fait que j'ai observé aussi d'ailleurs à la période prodromique de la paralysie générale.

Les paralysies oculaires *tardives* qui surviennent au cours du tabes confirmé évoluent tout autrement. Elles sont plus lentes dans leur évolution et n'ont pas pour habitude de rétrocéder. Elles occupent souvent les deux yeux, elles sont massives et intéressent souvent plusieurs muscles à la fois, surtout ceux qui sont innervés par le moteur oculaire commun, le releveur palpébral, les muscles droits interne, supérieur et inférieur et le petit oblique. Les muscles innervés par la IV⁵ et par la VI⁵ paire seraient moins souvent intéressés (Fournier).

Cependant, au point de vue de la fréquence plus grande de la paralysie de tel ou tel muscle, les avis sont partagés. Pour Berger et Wassow, le droit externe serait le plus souvent frappé; pour de Wattevillle et Landolt, ce serait le droit interne. Il est certain que ces deux muscles sont les deux plus ordinairement atteints (P. Marie), mais tous les autres peuvent participer à la paralysie.

A mon avis, il faut distinguer : en ce qui concerne les paralysies tardives, c'est de beaucoup le moteur oculaire commun qui est pris le plus fréquemment à l'exclusion de la VI⁵ paire. Dans les paralysies transitoires de la période de début, on observe assez fréquemment des paralysies de la VIe paire. Mais ces paralysies frappant souvent un seul muscle isolément, et le nombre des muscles innervés par la IIIe paire étant beaucoup plus grand, c'est encore celle-ci qui est le plus fréquemment frappée.

Dans les formes tardives, la paralysie peut envahir tous les muscles extérieurs successivement, les globes oculaires sont absolument immobilisés, et l'on se trouve en présence du tableau clinique de l'ophtalmoplégie externe.

L'ophtalmoplégie s'accompagne ordinairement de ptosis. Dans les paralysies tardives occupant la IIIe paire, l'existence du ptosis, c'est-à-dire de la participation du releveur, est la règle, et on l'observe souvent bilatéral.

Nous avons vu qu'on l'observe aussi dans les formes de paralysies précoces. Mais dans ce cas, il existe isolément, et est d'habitude monolatéral.

Différentes par leur évolution précoce ou tardive, les paralysies oculaires différeraient aussi, d'après certains auteurs, par la lésion qui les engendre. Tandis que les premières seraient dues à des névrites périphériques, les secondes reconnaîtraient pour origines des lésions permanentes des noyaux bulbo-protubérantiels. Mais ce point est encore à l'étude.

D'après Pierre Marie et Léri, on peut constater d'une façon presque constante, chez les tabétiques amaurotiques, l'existence d'une méningite de la base, prédominante au niveau des grands lacs pré- et rétro-chiasmatiques, et d'ordinaire facilement constatables par l'existence d'un voile opaque dissimulant le chiasma, les nerfs optiques et l'origine des bandelettes. C'est vraisemblablement, d'après ces auteurs, à la méningite qu'il faudrait rapporter la plupart des paralysies oculaires persistantes que l'on constate chez les tabétiques, et peut-être bien d'autres symptômes dans le domaine des nerfs craniens.

Il convient de rapprocher des paralysies motrices de l'œil certains phénomènes oculaires qui se montrent aussi au cours du tabes et paraissent dépendre d'une paralysie du grand sympathique ; ce sont : l'*exophtalmie*, un léger *rétrécissement de la fente palpébrale* (JACOBSON, BABINSKI) et *l'hypotonie oculaire* (BABINSKI).

Les troubles fonctionnels de la musculature intérieure de l'œil sont plus fréquents encore, au cours du tabes, que ceux de la musculature externe, et leur importance est également plus considérable au point de vue du diagnostic, grâce à la précocité de leur apparition. C'est surtout le sphincter irien qui est intéressé.

Le *myosis* s'observe fréquemment et il atteint parfois un degré extrême, s'accompagnant habituellement d'immobilité de la pupille à ses excitants naturels, à l'inverse de ce qu'on observe dans la sclérose en plaques, où il n'est pas rare d'observer avec le myosis la conservation et parfois l'exagération du réflexe lumineux. Ce myosis est souvent bilatéral, soit que les deux pupilles soient également rétrécies, soit qu'elles le soient inégalement.

La mydriase est moins fréquente. Il est même rare de l'observer dans les deux yeux. Mais il arrive assez fréquemment de trouver une des pupilles en mydriase, l'autre étant en myosis.

Enfin, fréquemment aussi, la pupille ayant conservé ses dimensions à peu près normales, subit simplement des variations de forme. Elle devient ovale, oblique, ovalaire. Terson a récemment rappelé l'attention sur ce caractère, d'ailleurs bien connu. D'après Joffroy et Schrameck, il s'agirait là d'un stade initial, auquel succéderait le signe d'Argyll Robertson. Cette déformation s'observe d'ailleurs aussi chez les paralytiques généraux et chez les syphilitiques.

Les réflexes pupillaires présentent, dans le tabes, une importance particulière.

a) Le réflexe lumineux est celui qui disparaît le plus souvent et le plus tôt. Cette disparition ne se fait pas brusquement mais graduellement : le réflexe s'affaiblit d'abord, puis disparaît en totalité.

b) Le réflexe à l'accommodation, au contraire, est généralement conservé. De telle sorte qu'il existe un contraste très remarquable entre la façon dont la pupille du tabétique se comporte sous l'influence de la lumière, et à l'occasion de l'accommodation. C'est à Argyll-Robertson, l'éminent ophtalmologiste d'Édimbourg, que revient l'honneur d'avoir le premier mis en valeur ce remarquable symptôme, d'où le nom de « signe d'Argyll-Robertson ».

Le signe d'Argyll-Robertson est ordinairement bilatéral. Toutefois, au début, on peut ne l'observer que sur un seul œil. Dans ce cas, l'excitation lumineuse de l'œil atteint provoque, comme à l'état normal, la contraction de la pupille de l'autre œil, et la pupille insensible à l'éclairage direct reste également insensible à l'éclairage de l'œil sain ; c'est la preuve que le signe d'Argyll est sous la dépendance d'une lésion de la voie réflexe centrifuge (P. Marie).

Babinski a insisté sur l'importance de la recherche du réflexe consensuel pour déterminer si la lésion siège sur les voies centrifuges ou sur les voies centripètes ; cette notion permet de distinguer du tabes vrai certains pseudo-tabes que caractérise, avec l'altération des réflexes tendineux, l'existence d'une névrite rétro-bulbaire infectieuse.

Le signe de Robertson une fois établi demeure ordinairement d'une façon permanente. Exceptionnellement cependant, il pourrait se montrer d'une façon transitoire, et l'on a cité récemment des cas où ses apparitions intermittentes coïncidaient avec des crises viscérales, des crises gastriques en particulier (Erbrücher, Thuret, Maxroux).

J'ai observé personnellement un cas où le signe d'Argyll a disparu d'une façon très nette sous l'influence d'un traitement hydrargyrique. Bien qu'exceptionnel, ce phénomène n'est pas autrement surprenant, et confirme les résultats des recherches de Babinski.

Babinski et son élève Charpentier ont en effet montré, par des recherches entreprises sur un très grand nombre de sujets que le signe d'Argyll peut exister en dehors de tout symptôme de tabes ou de paralysie générale, et qu'il paraît être en rapport avec la syphilis, cause de ces affections, mais non avec ces affections elles-mêmes. Il peut en être un symptôme précurseur, mais non pas forcément, car il indique simplement un premier degré, atténué, d'atteinte du système nerveux central par le virus syphilitique. Henri Dufour, Abadie, Antonelli ont confirmé ces observations.

Il ne faudrait pas croire toutefois qu'on n'observe jamais, dans le tabes, la disparition du réflexe pupillaire accommodateur. Dans certains cas, ce réflexe est également aboli. Mais habituellement, il est conservé d'une façon remarquable, même dans le cas de myosis extrêmement serré.

c) PILTZ et WESTPHAL ont signalé une curieuse modification des *réflexes pupillaires*. Personnellement nous l'avons également observée à Sainte-Anne dans plusieurs cas de paralysie générale. Voici en quoi consistent ces phénomènes : 1° la fermeture énergique des yeux provoque un rétrécissement de la pupille, et quand le sujet ouvre les yeux, la pupille se redilate, au lieu de se contracter sous l'influence de la lumière qui vient la frapper (*réflexe pupillaire paradoxal*) ; 2° si l'on commande au malade de fermer les paupières en même temps qu'on s'oppose à ce mouvement, on voit la pupille se rétrécir au fur et à mesure qu'elle s'élève en se portant en dehors pour se cacher derrière la paupière supérieure.

Ces phénomènes s'observeraient assez fréquemment (40 p. 100 environ des tabétiques). Pour les expliquer, PILTZ admet qu'il se produit un mouvement synergique d'occlusion des paupières et d'occlusion des pupilles ; normalement le rétrécissement pupillaire est annihilé par la dilatation réflexe quand les paupières se ferment ; quand, au contraire, le réflexe lumineux est aboli, le mouvement synergique subsiste seul et la pupille se contracte.

d) Enfin, il existe un réflexe pupillaire à la *douleur*. La contraction pupillaire se produit lorsqu'on pince la peau, par exemple. Dans le tabes, la disparition de ce réflexe est précoce (ERB).

Le muscle de l'accommodation peut être également intéressé, tantôt avec coexistence de troubles paralytiques des autres muscles innervés par la IIIe paire, tantôt isolément. On peut même rencontrer, comme nous l'avons personnellement observé, la paralysie accommodative, à titre de paralysie isolée et transitoire, dans la période préataxique.

Enfin, dans certains cas, la perte des deux réflexes pupillaires lumineux et accommodateur (paralysie de l'iris) coexiste avec la paralysie de l'accommodation, et l'ophtalmoplégie interne est constituée.

Les troubles pupillaires s'accompagnent fréquemment, on le sait, au cours du tabes, de troubles visuels allant jusqu'à la cécité et causés par l'atrophie des nerfs optiques, troubles visuels ordinairement précoces. Ces troubles oculaires (oculo-pupillaires et oculo-moteurs) peuvent exister au début seuls ou presque seuls, accompagnés de quelques autres signes dans la sphère des nerfs crâniens (troubles de l'ouïe, troubles sensitifs céphaliques, troubles psychiques) et constituent ces formes spéciales de tabes qu'on désigne sous le nom de « tabes supérieur », « tabes cérébro-bulbaire » ou « tabes amaurotique ». Ces formes n'évoluent pas forcément vers le tabes confirmé avec incoordinations, il s'en faut. Il semble que l'amaurose dite « tabétique » soit aussi proche de la paralysie générale que du tabes dorsal ; paralysie générale, tabes dorsal, et amaurose tabétique seraient trois localisations d'un même processus (P. MARIE).

Un grand nombre de causes ont été invoquées dans l'étiologie du tabes, et par conséquent des paralysies qui nous occupent. Il faut retenir le *traumatisme*, l'*hérédité* (CHARCOT, BALLET), surtout la *syphilis* (FOURNIER, ERB). Il est certain que cette infection est extrêmement fréquente dans les antécédents des tabétiques, et qu'une relation de cause à effet entre ces deux affections ne saurait être niée.

E. Maladie de Friedreich.

Les paralysies des muscles de l'œil sont extrêmement rares dans la maladie de Friedreich. JOFFROY en a cependant observé un exemple. D'autres cas ont été observés par ERLENMEYER, GOWERS, MENDEL, ORMEROD. Il s'agissait toujours de paralysies partielles de la IIIe paire. Mais ces cas ne sont pas tous absolument purs (P. MARIE).

Bien plus fréquent et plus caractéristique est le *nystagmus*, qu'on observe dans le plus grand nombre des cas. Ce n'est pas un phénomène de début ; il survient chez les sujets chez lesquels les premiers symptômes remontent déjà à plusieurs années. Comme dans la sclérose en plaques, il est peu prononcé ou même nul au repos, et apparaît à l'occasion des mouvements volontaires, dès que le malade peut fixer un objet. Il se produit uniquement dans le sens transversal.

Ces caractères sont ceux des paralysies associées de latéralité et il serait intéressant d'étudier ces malades à ce point de vue, le nystagmus n'étant à notre avis que la traduction apparente des formes légères et incomplètes de ces paralysies.

Quant à la pupille, ses réactions sont respectées par la maladie de Friedreich : on n'y constate ni mydriase, ni myosis, ni phénomène d'Argyll-Robertson.

La maladie de Friedreich est une maladie familiale, qui semble emprunter ses principaux symptômes au tabes, à la sclérose en plaques, et accessoirement à la chorée de Sydenham, et sur les circonstances étiologiques de laquelle on ne connaît rien de précis.

F. Hérédo-ataxie cérébelleuse.

A l'inverse de ce qu'on observe dans la maladie de Friedreich où les troubles oculaires, à part le nystagmus, ne s'observent presque jamais, ces troubles sont presque constants (22 cas sur 25, LANDE) dans une autre affection cependant très voisine et présentant de nombreux rapports de parenté avec la maladie de Friedreich : l'hérédo-ataxie cérébelleuse, ainsi désignée par P. MARIE (1893).

Sans parler des troubles du fond de l'œil (atrophie optique assez fréquente), on observe ici des troubles *pupillaires* (diminution du réflexe lumineux et parfois aussi diminution du réflexe accommodateur). Dans un seul cas (SANGER-BROWN), on a signalé une abolition complète du réflexe à la lumière, mais il existait une atrophie complète du nerf optique, ce qui enlève toute valeur diagnostique à l'abolition du réflexe lumineux.

On y observe surtout, le plus fréquemment, des *troubles de la musculature externe de l'œil* : paralysie du droit externe, ptosis (ptosis « statique » de Sanger-Brown, c'est-à-dire n'existant qu'au repos), etc. On y observe aussi des *secousses nystagmiformes* dans les positions extrêmes du regard, semblables à celles de la maladie de Friedreich. Ici encore, il nous paraît s'agir vraisemblablement de paralysies associées légères et incomplètes.

Comme la maladie de Friedreich, l'hérédo-ataxie cérébelleuse est une maladie *familiale*, mais se montrant à l'inverse de celle-ci plus habituellement pendant la puberté que pendant l'enfance. Elle présente un caractère *héréditaire* plus accusé que la maladie de Friedreich.

G. — Tabes dorsal spasmodique (maladie de Little).

Le nom de tabes dorsal spasmodique a été créé par Charcot en 1875 pour désigner une affection consistant en une paralysie spasmodique frappant surtout les membres inférieurs. Quelques mois auparavant, Erb avait décrit le même type morbide sous le nom de « paralysie spinale spasmodique ». Mais les autopsies n'ont pas confirmé l'hypothèse d'une lésion primitive des faisceaux pyramidaux, déterminant ce type clinique chez les adultes.

En revanche, il existe une affection d'origine congénitale, signalée par Little, qui répond parfaitement à la description du tabes dorsal-spasmodique et peut sans inconvénient être désignée sous ce nom (P. Marie).

La musculature oculaire y est fréquemment atteinte : dans plus de 30 p. 100 des cas. Erb a pu constater l'existence d'un strabisme qui est le plus ordinairement convergent. Pour cet auteur, il faudrait attribuer ce strabisme à des phénomènes de raideur musculaire analogues à ceux constatés sur les autres muscles du corps. D'après Zarni, au contraire, ce strabisme serait dû à des troubles de la réfraction, et n'aurait par conséquent aucun rapport avec la maladie. Cette opinion est partagée par Bernheimer pour la plupart des cas. Cependant ce dernier a pu, dans certains cas, constater l'existence d'une véritable paralysie.

Le nystagmus a été signalé par quelques auteurs (Osler, Bateman); il existerait plutôt quand la maladie de Little s'accompagne de quelques troubles cérébraux.

L'origine de cette affection est due presque toujours à un *accouchement prématuré*, soit que la naissance avant terme en soit par elle-même la cause (Hassard, Van Gehuchten), soit qu'il faille aussi invoquer certaines conditions d'accouchement difficile (naissance en état asphyxique) et certaines infections ou intoxications de la mère ou du fœtus. Les infections et intoxications de la mère au cours de la grossesse ont une influence qui paraît aujourd'hui fort probable, non seulement comme cause prédisposante parce qu'elles

détermineraient l'accouchement avant terme (Buissaud), mais aussi comme
cause déterminante par les troubles trophiques qu'elles engendrent et par
les lésions qu'elles déterminent dans les centres nerveux comme dans les
autres organes (Casamix et Léri). Toutes les toxi-infections seraient dans ce
cas, mais un rôle prépondérant reviendrait incontestablement à l'alcoolisme
(Castan) et surtout à la syphilis (Raymond, Gasne, etc.). Fournier a même voulu
faire entrer la maladie de Little dans le cadre des affections para-syphilitiques.

II. Syringomyélie.

Les paralysies des muscles oculaires s'observent rarement dans la syringomyélie (24 fois sur 200 cas, d'après Schlesinger). Celle qui se rencontre le
plus souvent est celle de la VIe paire, parfois aussi la IIIe. Ces paralysies peuvent être définitives ou transitoires et se manifester à toute période de l'évolution de la maladie. Au stade de début, elles peuvent donner lieu à de la
diplopie passagère.

Dans quelques cas où on a signalé l'existence du ptosis, il paraît vraisemblable qu'il s'agissait des symptômes dus à la lésion du grand sympathique cervical (rétrécissement de la fente palpébrale avec rétraction du globe
oculaire). Il est probable que ces phénomènes sont déterminés par l'altération des fibres d'origine du sympathique dans la moelle.

Le nystagmus ne paraît pas fréquent (20 fois sur 200 cas, d'après Schlesinger).

En revanche, l'inégalité pupillaire n'est pas rare, et paraît être due à la
lésion de la partie cervicale de la moelle. Il est très rare qu'elle s'accompagne
du signe d'Argyll-Robertson, signalé cependant par quelques auteurs (Schlesinger,
Léopold Lévi et Sauvineau).

La syringomyélie s'observe assez souvent associée à des affections de
différente nature (hystérie, maladie de Basedow, paralysie générale,
tabes, etc.), susceptibles elles-mêmes de donner lieu à des paralysies oculaires, et dont le diagnostic, du fait de l'enchevêtrement des symptômes,
peut, dans certains cas, devenir assez difficile.

Depuis qu'on a appris à la reconnaître, la syringomyélie est considérée
comme une affection relativement assez fréquente, mais son étiologie reste
obscure (traumatisme, par le mécanisme de la névrite ascendante signalé
par Guillain), maladies infectieuses et parasitaires, hérédité, etc.)

I. Maladies extrinsèques de la moelle épinière.

Compression de la moelle (tumeurs, traumatismes). — Les tumeurs
de la moelle, des méninges, du canal rachidien, les fractures ou les luxations
des vertèbres, peuvent déterminer des phénomènes de compression, très différents suivant qu'il s'agit de compression lente ou de compression brusque.

Bien entendu, ces affections ne nous intéressent ici qu'en temps qu'elles
atteignent la partie cervicale de la moelle épinière.

1° *Compression lente de la moelle cervicale.* — Dans les cas où le centre cilio-spinal, à partir de la 6° cervicale, est intéressé, on observe des *troubles oculo-pupillaires*, consistant en mydriase, myosis, inégalité pupillaire. Il n'y a rien de fixe dans la succession de ces phénomènes : la dilatation peut survenir la première et le myosis en second lieu ou réciproquement (G. Guinon).

2° *Compression brusque de la moelle cervicale.* — On assiste ici au développement rapide des phénomènes que nous venons de mentionner, mais ils passent en général à un plan très éloigné, étant donné la gravité des phénomènes qui se produisent dans ces cas, et qui peuvent entraîner la mort plus ou moins rapidement.

VIII. — Maladies des méninges

Nous étudierons séparément l'influence étiologique des méningites cérébrales, et celle des méningites spinales. Les premières sont naturellement de beaucoup les plus importantes au point de vue qui nous occupe.

A. Méningites cérébrales.

a) *Méningites cérébrales aiguës.* — Les méningites aiguës paraissent être le plus souvent le résultat d'une infection microbienne des méninges. Que cette infection soit faite directement comme dans un *traumatisme*, ou qu'elle résulte de la propagation par continuité d'une inflammation voisine, par l'intermédiaire des voies sanguines, lymphatiques, ou même nerveuses (*otite, rhinite, pharyngite*), ou enfin que le processus méningitique survienne dans le cours d'une maladie générale infectieuse, le tableau clinique est, dans ses grandes lignes, toujours le même, surtout au point de vue des troubles paralytiques oculaires dont nous nous occupons ici.

À la première période des méningites, l'excitation motrice se traduit par des contractures ou des convulsions. C'est ainsi que dans la sphère oculaire on voit se produire du strabisme, du myosis, de l'inégalité pupillaire (myosis du côté de l'oreille malade dans les méningites otiques), un certain degré de froncement des sourcils, symptômes dus à l'irritation des nerfs oculo-moteur et facial. Quelquefois cependant, on peut voir survenir, dès cette première période, des paralysies, soit qu'elles s'établissent d'emblée, soit qu'elles succèdent aux contractures. Ces phénomènes s'accompagnent d'une photophobie généralement très prononcée, et la pression des globes oculaires est douloureuse, car elle provoque une grimace significative (G. Guinon).

Mais cette période d'excitation des méningites aiguës est très courte, trois ou quatre jours le plus souvent. Puis sans transition (à l'inverse de ce qui se passe dans la méningite tuberculeuse, où la période intermédiaire de rémission est généralement bien indiquée) survient la période de dépression et avec elle les paralysies, qui paraissent affecter de préférence les muscles antérieurement contracturés. Les sphincters iriens, en particulier, sont fréquemment affectés, d'où la mydriase et l'inégalité pupillaire.

b) Méningite tuberculeuse. — L'invasion de la méningite tuberculeuse n'est pas brusque. Elle est précédée d'une période prodromique qui manque rarement, caractérisée par des symptômes incertains, perte de l'appétit, malaises digestifs, asthénie, émaciation sans cause connue, maux de tête, et surtout des modifications du caractère, mauvaise humeur, irascibilité, difficulté de fixer l'attention.

Au milieu de ces symptômes, et parfois tout à fait en dehors d'eux, on peut voir survenir des phénomènes oculaires, qui ne nous paraissent pas encore avoir été décrits et auxquels l'ophtalmologiste devra prêter la plus grande attention. Ces symptômes intéressent les uns les muscles moteurs du globe, les autres la pupille.

Dans le premier cas, le trouble moteur se traduit par une *diplopie*, de caractères variables suivant le muscle atteint, plus ou moins marquée, parfois suffisante pour gêner et agacer l'enfant, qui s'en plaint vivement, d'autres fois latente et demandant à être recherchée avec soin.

Cette diplopie de la période prodromique de la méningite tuberculeuse, que l'on pourrait appeler « diplopie transitoire » par analogie avec la diplopie passagère de la période préataxique du tabes, est-elle déterminée par une paralysie ou par une contracture ? L'époque de son apparition, à la période d'excitation, son instabilité, ses variations, sont en faveur d'une contracture. Mais il se pourrait aussi qu'il s'agisse d'une paralysie, et que la variabilité de la diplopie soit plus apparente que réelle, comme tend à le démontrer le fait suivant :

Dans un cas de ce genre, que j'ai pu observer presque dès le début, il s'agissait d'un enfant de neuf ans, débilité et amaigri, qui, après s'être plaint pendant plusieurs jours de maux de tête, assez violents par moments, se plaignit soudain de voir double. La diplopie dura plusieurs heures, fort gênante pour le petit malade, puis s'atténua sans disparaître complètement. Je l'examinai le surlendemain. L'enfant ne se plaignait plus de diplopie. Néanmoins, l'examen objectif de l'appareil oculaire décelait un très léger strabisme externe de l'œil gauche. En pratiquant l'examen au verre rouge, je constatai qu'il existait une diplopie latente, dont l'enfant ne se plaignait plus. Cette diplopie était croisée, l'écartement des images augmentait en portant la bougie vers la partie droite du champ du regard, et disparaissait dans le sens inverse. Il paraissait donc bien s'agir d'une parésie de la IIIe paire gauche. Il faut ajouter que cet enfant accusait aussi des photopsies curieuses : en plein jour, il disait voir par moments des lueurs, de diverses couleurs, verte, rouge, violette, assez intenses pour qu'il pût les comparer à l'impression lumineuse donnée par une lampe électrique.

Du côté de la pupille, on peut voir apparaître dès cette période un phénomène important, la mydriase. Elle est plus ou moins prononcée, et tantôt monolatérale, tantôt bilatérale. Dans ce dernier cas elle est ordinairement inégalement développée, de sorte que la mydriase double s'accompagne d'inégalité pupillaire. Dans les quelques cas qu'il m'a été donné d'observer, l'accommodation était restée intacte.

Cette mydriase peut survenir comme phénomène prémonitoire isolé de la méningite tuberculeuse, quelques semaines ou quelques mois avant l'apparition des accidents méningitiques. J'ai même observé un cas où la mydriase fut constatée et persista pendant cinq années avant l'apparition de la méningite mortelle :

« Une fillette de onze ans, m'est amenée le 6 mars 1905 par son père, médecin distingué. Elle se plaint de sensations de « picotement », de léger larmoiement, de clignements. Je suis frappé dès le premier moment de l'inégalité pupillaire qu'elle présente. Son père me raconte alors qu'il a observé pour la première fois l'inégalité pupillaire (par dilatation d'une des pupilles) cinq années plus tôt, alors que l'enfant était âgée d'environ six ans. Cette inégalité a toujours persisté depuis. Elle inquiète le père, et à juste titre, ses deux autres enfants étant morts de méningite tuberculeuse.

Actuellement, les deux pupilles sont toutes deux en mydriase, mais tandis que la dilatation de la pupille droite est très accusée, celle de la pupille gauche l'est beaucoup moins, d'où l'inégalité pupillaire. Les deux réflexes pupillaires s'exécutent normalement à chaque œil, malgré la mydriase. Le fond d'œil est normal. L'accommodation paraît intacte.

Tout en attachant une certaine importance à cette mydriase, je voulus espérer avec le père de l'enfant, qu'elle ne pouvait, ayant duré depuis si longtemps, être en rapport avec un processus tuberculeux méningé. Néanmoins, quinze jours plus tard, une méningite se déclarait, qui emportait la pauvre enfant en quelques semaines. »

Enfin, dans certains cas, la mydriase prodromique et la diplopie peuvent coïncider, comme je l'ai observé chez une fillette de huit ans. Il s'agissait, dans ce cas, d'une véritable paralysie de la III⁰ paire gauche, caractérisée par la mydriase, avec diminution des deux réflexes, une paralysie très marquée de l'accommodation et un strabisme externe. Fait curieux, ce strabisme variait d'intensité, et devenait certains jours extrêmement prononcé, pour redevenir plus léger ensuite.

Lorsque la maladie s'est confirmée et que survient la période d'excitation, on observe dans la méningite tuberculeuse des phénomènes analogues à ceux que nous avons décrits dans les méningites aiguës, c'est-à-dire qu'ici aussi l'excitation motrice se traduit par des convulsions. On observe du nystagmus temporaire (deux fois sur vingt-quatre cas chez l'enfant, HEUBNER), des mouvements lents mais répétés d'oscillation des yeux, du strabisme intermittent (douze fois sur vingt-quatre cas chez l'enfant, HEUBNER), du clignotement des paupières. Du côté de la musculature interne, on observe du myosis, de l'inégalité pupillaire, des oscillations convulsives des pupilles, qui présentent des mouvements alternatifs, irréguliers, de contraction et de dilatation ; ou bien au contraire, les pupilles sont immobilisées, réagissent faiblement à la lumière. Dans certains cas, la lésion des nerfs crâniens détermine de véritables contractures (strabisme permanent) et parfois, bien que rarement à cette période, des paralysies (ophtalmoplégie totale, OURO et OXARA). Bien entendu, on observe ici aussi la photophobie intense, et la douleur à la pression des globes oculaires.

Après la rémission insidieuse qui est la règle dans cette redoutable affection, survient la période des paralysies, qui siègent fréquemment sur les muscles oculaires (ptosis, strabisme paralytique divergent ou convergent, mydriase). Les paralysies de l'oculomoteur commun seraient les plus fréquentes (Gowers, cité par Nagel).

Exceptionnellement, on a pu constater l'existence d'une ophtalmoplégie totale. Dans un cas d'Ohno et Ohmen, il existait une ophtalmoplégie complète, monolatérale, exclusivement basilaire, comme le montra l'autopsie, et ainsi qu'il était facile de le prévoir d'après les caractères cliniques. L'abondance et la densité de l'exsudat, sa localisation exclusive sur le trajet des nerfs oculomoteurs, expliquaient cette paralysie totale des mouvements de l'œil.

Tels sont les phénomènes oculaires que l'on observe fréquemment dans la forme la plus commune, celle qui se manifeste au cours de la seconde enfance. Ils sont généralement beaucoup moins prononcés, et se bornent souvent à la mydriase dans la méningite de l'adulte, habituellement secondaire à une tuberculose viscérale. De même, il faut compter avec le siège de la méningite. Il est évident que les symptômes oculaires seront bien plus fréquents et plus prononcés dans les méningites basilaires que dans celles de la convexité. On observe fréquemment, surtout chez l'adulte, des méningites partielles, prédominant à la convexité. Ces formes n'intéressent guère l'ophtalmologiste. Mais il faut faire une exception pour les méningites localisées intéressant le lobule du pli courbe, qui peuvent déterminer l'apparition du ptosis.

B. Méningites spinales

Les méningites spinales ne peuvent guère déterminer de symptômes intéressant l'ophtalmologiste. Il faut cependant faire, à ce point de vue, une place à part, à la maladie infectieuse, qu'on appelle la *méningite cérébro-spinale épidémique*, si fréquente dans certaines contrées de l'Allemagne et de la Suisse.

En dehors de la paralysie faciale, qu'on y observe assez fréquemment, les troubles oculaires sont très habituellement observés. Ils ont été étudiés particulièrement par Axenfeld, Uhthoff, Hess. Nous retrouvons ici l'inégalité pupillaire, le myosis et la mydriase. Le strabisme et la diplopie peuvent être tantôt le résultat de la contracture des muscles de l'œil, ce qui est le cas le plus habituel, tantôt la conséquence de véritables paralysies oculaires. Celles-ci sont d'ailleurs relativement rares (Semmer) et généralement suivies de guérison, lorsque la méningite est curable. Elles affectent plus particulièrement la VIe paire, tandis que l'oculomoteur commun ne serait que très exceptionnellement atteint (Lacapessiaux). Elles peuvent être uni ou bilatérales. Dans un certain nombre de cas, l'autopsie est venue montrer que les paralysies étaient dues à la propagation de l'inflammation au tronc des nerfs, qui baignent quelquefois dans l'exsudat purulent des méninges (G. Guinon).

IX. — Névrites périphériques

Nous venons de passer successivement en revue les diverses maladies intrinsèques ou extrinsèques du système nerveux central et des méninges, susceptibles de donner naissance à des paralysies oculaires. Avant d'étudier le rôle que jouent vis-à-vis des troubles moteurs des yeux les névroses et les psychoses, il convient d'étudier maintenant l'influence des altérations des nerfs, des *névrites*. Mais il importe de bien délimiter la question. Nous laisserons tout à fait de côté les névrites qui sont sous la dépendance de lésions des centres nerveux dans les régions qui représentent les centres trophiques des nerfs. Ces névrites ne présentent pas, du moins au point de vue histologique, des caractères spéciaux permettant de les distinguer (Babinski). Leur étude se confond intimement avec celle des maladies des centres nerveux.

Nous n'avons en vue ici que les névrites dites périphériques ou primitives. Dans les observations qui composent ce groupe, les nerfs ne sont altérés qu'à leur périphérie, dans une étendue plus ou moins grande, et leurs centres trophiques paraissent complètement normaux, ou bien ne présentent que des lésions superficielles.

Névrites périphériques d'origine externe. — Les névrites périphériques sont d'*origine externe* ou d'*origine interne*. Dans la première catégorie rentrent les névrites provoquées par des agents qui exercent leur action perturbatrice sur les nerfs de dehors en dedans. Tels sont les traumatismes divers, les lésions de nature inflammatoire, les néoplasmes des tissus qui enveloppent les nerfs.

C'est ainsi que les nerfs moteurs de l'œil, dans leur portion orbitaire, peuvent être atteints par une fracture de l'orbite ou une plaie par instruments piquants. Dans l'orbite, ils sont, plus que partout ailleurs, exposés à une inflammation spontanée de leur névrilème, soit consécutivement à un *phlegmon* du tissu cellulaire, soit sous l'influence du *froid*. C'est à cette dernière cause que paraissent se rattacher les paralysies *rhumatismales*. Mais cette désignation trop élastique renferme des paralysies dont l'étiologie reste souvent inexpliquée.

A leur passage dans la fente sphénoïdale, les nerfs moteurs de l'œil sont spécialement exposés aux nombreuses causes de compression, provenant de *périostites*, *gommes*, etc., développées aux dépens du squelette. Certains traumatismes par instruments piquants peuvent aussi les y atteindre.

Enfin, dans leur parcours à la base du crâne, ils sont encore exposés à des *traumatismes* divers, plaies par instruments piquants, par armes à feu et surtout fractures de la base du crâne, et en particulier du rocher. Dans ce dernier cas, c'est l'oculomoteur externe qui est le plus fréquemment lésé, en raison de ses rapports intimes avec l'arête vive du rocher (Panas). Les facteurs de *compression* sont également nombreux dans cette région : hémorrhagies, anévrysmes des artères de la base, thrombose des sinus caverneux, tumeurs diverseses développées aux dépens du cerveau, des méninges ou du tissu osseux avoisinant.

Névrites périphériques d'origine interne. — Dans tous les cas précédents, l'interprétation des phénomènes que l'on observe est relativement facile, car le plus ordinairement on peut saisir la relation qui unit les lésions anatomiques aux troubles cliniques. Les difficultés auxquelles on se heurte dans l'interprétation des faits relatifs aux névrites de cause interne sont beaucoup plus nombreuses et plus grandes.

Il n'est guère possible, en effet, de déterminer, d'après l'aspect clinique d'une névrite, ses caractères anatomiques, ou tout au moins la présence ou l'absence de lésions des nerfs; de distinguer, chez un malade atteint de névrite, les manifestations symptomatiques qui sont liées aux altérations des nerfs de celles qui peuvent être sous une autre dépendance; guère possible non plus d'affirmer que les névrites dites périphériques sont réellement indépendantes de toute modification des centres nerveux. Le terme, névrite périphérique, ne doit donc pas impliquer d'une façon absolue, l'idée que les lésions des nerfs sont primitives, qu'elles sont l'origine de tous les troubles symptomatiques qu'on observe, et que le système nerveux central ne présente aucune modification. Il signifie simplement que les altérations anatomiques du système nerveux perceptibles par nos moyens d'investigation sont exclusivement localisées dans les nerfs, ou bien y sont plus accusées que dans le système nerveux central. Il y a tout lieu d'admettre, et ce n'est pas là du reste une simple hypothèse, que bien des agents qui déterminent des névrites provoquent à la fois une perturbation du système nerveux central et du système nerveux périphérique; que, parfois même, ils exercent en même temps, d'une façon directe, leur action pathogène sur d'autres systèmes anatomiques; que les troubles fonctionnels qu'ils occasionnent sont causés non seulement par des lésions histologiquement perceptibles, mais aussi par des modifications de nature dynamique, et qu'en définitive les lésions des nerfs ne peuvent être considérées comme constituant tout le substratum anatomique de l'affection en question; elles en représentent seulement les altérations les plus apparentes (BABINSKI).

Quoi qu'il en soit, l'étiologie possible de certaines paralysies oculaires par névrites périphériques devra être présente à l'esprit de l'ophtalmologiste, et l'empêcher de mettre, inconsidérément et uniformément, les symptômes paralytiques sur le compte d'une lésion centrale.

Les agents capables de donner naissance à des névrites périphériques sont nombreux, et d'ordres divers. Nous allons les passer en revue, en n'insistant que sur ceux qui intéressent les ophtalmologistes :

1° *Les substances toxiques*. — L'arsenic, le mercure, le phosphore, le sulfure de carbone, l'oxyde de carbone, surtout le plomb et l'alcool, déterminent des intoxications dont la polynévrite constitue une des manifestations.

De tous ces agents, *l'alcool* est pour nous de beaucoup le plus intéressant : outre les troubles sensoriels si fréquents (amblyopie alcoolique), on a pu observer dans l'intoxication par l'alcool des paralysies des muscles oculaires : paralysie du moteur oculaire externe, ptosis, ophtalmoplégie externe. J'en ai observé personnellement plusieurs cas (voir plus loin, page 764).

Les pupilles réagissent parfois à la lumière avec plus de lenteur qu'à l'état normal, et on peut constater quelquefois l'existence du signe d'Argyll-Robertson. Mais il paraît à peu près certain que ce signe est en rapport non avec l'alcoolisme, mais avec la syphilis coexistante (BABINSKI).

Il ne faudra pas oublier que l'alcool est un des agents qui provoquent l'hystérie, que les manifestations oculaires de cette névrose peuvent s'associer aux troubles nerveux qui sont sous la dépendance directe de l'imprégnation alcoolique, et qu'il faut, en ce cas, se garder de confondre ces deux ordres de phénomènes.

Le tabac, le plomb, l'oxyde de carbone, les aliments avariés, etc., paraissent pouvoir aussi être, dans certains cas, les facteurs étiologiques des paralysies oculo-motrices (voir page 765).

2° *Les infections.* — La plupart des maladies infectieuses, la fièvre typhoïde, l'érysipèle, l'infection puerpérale, le rhumatisme articulaire aigu, la variole, la grippe, la tuberculose, peuvent exercer sur les nerfs une action pathogène. Personnellement, j'ai observé un cas où la paralysie de la VI° paire paraît bien ne pouvoir être imputée qu'à la fièvre typhoïde. Mais l'affection qu'il faut placer ici au premier rang, c'est la *diphtérie*.

Il est certain que cette affection frappe souvent la musculature oculaire, et spécialement le muscle de l'accommodation.

Dans tous les traités classiques, il est indiqué que les troubles accommodateurs diphtériques ont un caractère spécial, à savoir d'être binoculaires, et de ne pas être accompagnés de paralysie de l'iris. Ces cas se rencontrent, cela est vrai, mais il s'en faut que ces caractères soient constants. TERRIEN a publié deux cas où la pupille était paralysée. J'ai moi-même observé un cas de ce genre (voir page 759).

Quant à la musculature externe, sa paralysie, dans la diphtérie, peut coïncider avec la paralysie accommodative, ou exister isolément.

Nous reviendrons plus loin sur ces faits (voir chapitre Diphtérie). Ils méritent d'être examinés avec soin. Nous nous heurtons ici aux difficultés dont nous parlions au début de ce chapitre. Car, s'il est des cas où l'origine périphérique des paralysies diphtériques ne paraît pas contestable, il en est d'autres où au contraire l'origine centrale paraît probable. Dans le cas dont il est question plus haut, et dont on trouvera l'observation inédite au chapitre Diphtérie, j'ai observé l'existence d'une paralysie associée, c'est-à-dire d'une paralysie de fonction, ce qui laisse supposer l'existence de lésions ou de troubles non plus périphériques, mais bien supra-nucléaires.

La syphilis semble dans certains cas pouvoir être incriminée, soit qu'elle puisse par elle-même provoquer des névrites périphériques, soit qu'elle les détermine par l'intermédiaire du tabes.

3° *Les cachexies et dyscrasies.* — Les cachexies de toute origine, spécialement celles qui sont liées à l'anémie pernicieuse, au cancer, les dyscrasies diverses, en particulier *le diabète*, figurent encore parmi les agents étiologiques des névrites périphériques.

Les hémorrhagies graves laissent parfois à leur suite des paralysies oculo-motrices qui paraissent pouvoir être classées dans les polynévrites dyscrasiques (Remak). Neubürger a publié deux cas de ce genre, où les paralysies intéressant surtout les droits externes étaient consécutives, dans une observation, à une hématémèse, dans l'autre à un cas de placenta prævia.

X. — Hystérie.

L'hystérie produit fréquemment des troubles de motilité des yeux ou des paupières, mais ces troubles sont dus le plus souvent à des phénomènes convulsifs, et non à des paralysies.

La contracture de l'orbiculaire des paupières, ou blépharospasme, est celle que l'on observe le plus fréquemment. Elle est le plus souvent unilatérale, ou, lorsqu'elle est bilatérale, beaucoup plus marquée d'un côté que de l'autre. Nous avons insisté longuement (voir page 610) sur les caractères du blépharospasme, et du ptosis pseudo-paralytique, et sur leur différenciation avec le ptosis vrai. Nous n'y reviendrons donc pas ici.

Le ptosis paralytique véritable existe-t-il dans l'hystérie? La question est controversée. Dejerine admet qu'on peut le rencontrer, isolé ou associé à d'autres troubles des muscles oculaires, au cours de l'hystérie. Mais, comme il le fait observer lui-même, plusieurs observations publiées sous ce titre ont trait à des paralysies ordinaires évoluant chez des hystériques. En revanche, Brissaud en conteste formellement l'existence. Babinski, élargissant la question, soutient que l'hystérie ne donne jamais naissance à des paralysies limitées au territoire d'un nerf périphérique. « On a, dit-il, publié des faits de paralysie de la IIIe paire qu'on a qualifiée d'hystérique, parce que les sujets qui en étaient atteints étaient hystériques, et que la paralysie après avoir duré quelque temps a disparu rapidement ; ces arguments sont sans valeur ; ne savons-nous pas, en effet, que dans la période préataxique du tabès il se développe souvent des paralysies oculaires ayant précisément pour caractère de disparaître avec rapidité? Et, d'autre part, rien n'empêche d'admettre que ces malades, tout en étant atteints d'une paralysie périphérique organique, étaient des hystériques, les associations hystéro-organiques étant chose très commune. »

Cependant, on peut observer, il faut le reconnaître, dans l'hystérie, une variété de ptosis, guérissable par suggestion, paraissant bien liée à l'hystérie par conséquent, et qui ressemble extraordinairement au ptosis paralytique vrai. Sauvineau a publié tout récemment deux cas de ce genre. Dans l'un, il s'agissait d'une fillette de douze ans, présentant depuis une dizaine de jours un ptosis bilatéral presque complet, et offrant, à peu de chose près, les caractères classiques du ptosis congénital. La guérison fut obtenue instantanément par la suggestion à l'état de veille, armée d'un courant faradique légèrement douloureux. Une récidive qui se produisit quinze jours après, et de tous points semblable, sauf que le ptosis était un peu moins complet (fig. 127), fut guérie aussi rapidement et de la même manière. Ces faits se passaient en 1897 et ne se sont jamais reproduits depuis.

Dans un second cas du même auteur, un ptosis d'aspect paralytique, tout à fait typique, occupait l'œil droit, tandis que du côté gauche il existait un blépharospasme hystérique, également typique, et très prononcé. Ces phénomènes, provoqués chez une jeune névropathe par des poussées de kératite phlycténulaire et entretenus par un astigmatisme hypermétropique, existaient avec des alternatives d'amélioration depuis près de deux ans, et avaient résisté à toutes les médications mises en œuvre. La suggestion, aidée cette fois par une séance d'électrisation statique avec étincelles douloureuses sur le front et les paupières, amena la guérison. Mais, fait curieux, tandis que le ptosis paralytique de l'œil droit disparaissait complètement au cours même de la séance d'électrisation, il n'en fut pas de même du blépharospasme gauche. Celui-ci persista, et, malgré une seconde séance, pratiquée immédiatement et consacrée exclusivement à l'œil gauche, on ne put obtenir ce jour-là qu'une légère, quoique non douteuse, amélioration. Mais cette amélioration persista, le mieux s'accentua peu à peu, et au bout de quinze jours la guérison était complète.

Les seuls caractères différentiels, susceptibles de distinguer ces cas de ptosis du véritable ptosis organique étaient les suivants : dans le premier cas, les efforts de suppléance du frontal n'étaient pas aussi accentués qu'ils le sont d'ordinaire dans un ptosis paralytique. L'aspect clinique ressemblait assez à ce qu'on observe dans le cas de ptosis congénital, hypothèse d'ailleurs inadmissible dans ce cas. D'autre part, chez les deux petites malades, le ptosis guéri par suggestion fut immédiatement remplacé par de petites contractions cloniques, des secousses fibrillaires, incapables de gêner la vision, mais persistant indéfiniment.

Ainsi donc, de même que, comme le soutient BABINSKI, l'hémiplégie et la paraplégie hystériques présentent des caractères différentiels d'avec l'hémiplégie et la paraplégie organiques, de même il serait inexact de soutenir que la forme de ptosis décrite par SAUVINEAU est absolument et de tous points semblable au ptosis vrai par lésion organique, mais elle y ressemble extrêmement, plus encore que cette variété de ptosis décrite par CHARCOT et l'ARISAUD sous le nom de ptosis pseudo-paralytique, dont elle doit cependant, semble-t-il, être rapprochée.

Également du côté des muscles moteurs du globe oculaire, on voit survenir dans l'hystérie des phénomènes de strabisme, sur l'interprétation desquels on a souvent discuté, et sur lesquels on discute encore. Tandis que, pour la plupart des auteurs, ce strabisme est en rapport avec des contractures, pour quelques-uns, il est provoqué par des paralysies véritables. LAGRANGE a publié dans cet ordre d'idées l'observation d'une fillette de neuf ans atteinte de strabisme interne avec diplopie, survenu brusquement à la suite d'une extraction dentaire assez douloureuse. D'après les caractères cliniques du strabisme et de la diplopie, LAGRANGE croit pouvoir conclure à une lésion paralytique. SAMELSOHN a observé un cas typique de paralysie de la 6ᵉ paire de nature hystérique. WILBRAND et SÄNGER ont décrit également des paralysies de l'abducens, et de quelques-unes des branches de l'oculomoteur. Au fond, il manque à tous ces cas la démonstration de leur origine hystérique, c'est-à-dire la possibilité de les guérir et de les reproduire par suggestion.

Il n'est pas rare d'ailleurs d'observer des phénomènes hystériques surajoutés à une lésion organique. Ainsi, JOSSERAND a récemment publié un cas de paralysie de la 3ᵉ paire droite, d'origine organique, auquel sont venus s'adjoindre divers symptômes hystériques d'ordre oculaire ou général. Une lésion localisée peut en effet fixer, chez une hystérique, les symptômes névropathiques sur la zone intéressée.

Cette coexistence possible d'une maladie organique avec l'hystérie est la principale des causes d'erreurs auxquelles les observateurs sont exposés. Telle est l'opinion de BABINSKI, telle était aussi celle de mon regretté maître PARINAUD.

Celui-ci a publié, dans un beau travail sur les *troubles oculaires dans l'hystérie* (*Annales d'Ocul.* sept. 1900) des observations typiques où tous les caractères cliniques plaidaient en faveur de l'origine hystérique, et où ce diagnostic semblait s'imposer. Et pourtant les autopsies démontrèrent la justesse des réserves faites par PARINAUD,

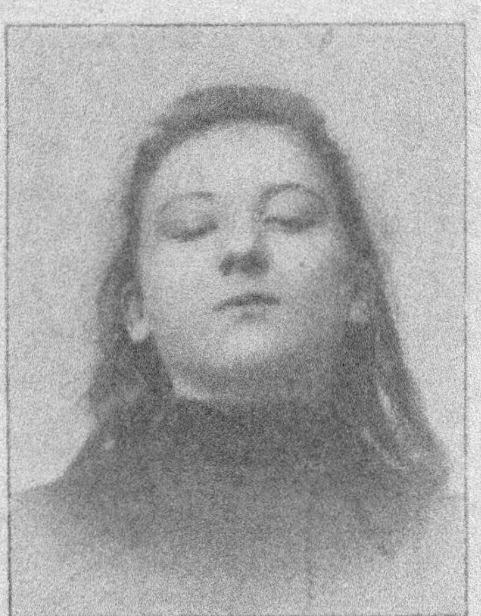

Fig. 127.
Ptosis hystérique bilatéral.

en établissant l'existence d'affections organiques du système nerveux, restées silencieuses (tabes supérieur, etc.) Aussi croyait-il pouvoir conclure : la paralysie des trois paires nerveuses, de même que la contracture limitée à un muscle, n'existent probablement pas dans l'hystérie.

Pour PARINAUD, si on veut comprendre les troubles des mouvements des yeux dans l'hystérie, il faut considérer que ce ne sont pas les muscles ou les nerfs qui sont intéressés, mais les centres d'innervation, et même les centres les plus élevés, ceux par lesquels les mouvements sont en rapport avec les actions psychiques. Les troubles hystériques paraissent se rapporter presque exclusivement, exception faite pour le blépharospasme, à des modifications des diverses espèces de mouvements associés, ceux de convergence et ceux de direction. Et bien qu'il s'agisse presque toujours de contractures, alors même que ces troubles offrent les caractères objectifs de la paralysie (PARINAUD), il en est qu'il ne semble pas possible de ranger parmi les contractures et qui ont les caractères objectifs des paralysies, sous cette réserve que ces paralysies sont d'une nature spéciale et se distinguent presque toujours des paralysies organiques par des traits particuliers.

Telles sont les ophtalmoplégies hystériques signalées par Parinaud, et après lui par Ballet, par Raymond et Kœnig. Dans cette forme sont seuls altérés les mouvements volontaires, les mouvements réflexes ou inconscients continuant à s'exécuter. Si on commande au malade de fixer un objet que l'on porte dans les différentes directions, ou encore si on lui ordonne de regarder en haut, en bas, à gauche ou à droite, il est dans l'impossibilité de le faire, tandis que les yeux peuvent se mouvoir instinctivement sous l'influence des nombreuses excitations qui déterminent les mouvements oculaires sans que la volonté intervienne directement[1].

Cette forme d'ophtalmoplégie, dans laquelle les mouvements volontaires sont seuls intéressés, tandis que les mouvements automatiques et réflexes sont conservés, existe incontestablement, mais elle est certainement fort rare. Il n'en a été publié que quelques observations. Personnellement, chargé pendant huit ans de l'examen des yeux à la clinique de la Faculté à la Salpêtrière, je n'ai eu pendant ce délai l'occasion d'en observer qu'un seul cas, d'ailleurs des plus nets, sans parler d'une autre malade qui fit le sujet de l'observation de Raymond et Kœnig.

Bien que les troubles hystériques ne se prêtent pas, en général, à des localisations cérébrales, ils ont cependant, comme l'a souvent répété Parinaud, leur raison anatomique. La raison anatomique de cette dissociation des mouvements oculaires nous est fournie par les expériences de Munck, Horsley, Mott et Schæffer, qui ont établi pour les mouvements des yeux deux centres corticaux distincts, l'un siégeant dans le lobe occipital, superposé en quelque sorte au centre visuel, et paraissant préposé aux mouvements réflexes, l'autre dans le lobe frontal, plus spécialement affecté aux mouvements volontaires.

Cette forme d'ophtalmoplégie ne s'accompagne pas habituellement de diplopie et ne paraît incommoder nullement les malades. La dissociation qui la caractérise n'est pas toujours aussi tranchée. D'autre part, tous les mouvements peuvent ne pas être touchés au même degré. En tous cas, l'ophtalmoplégie procède par paralysies associées, et est constituée par une série de paralysies associées superposées.

Par suite, rien n'empêche d'admettre qu'on puisse observer dans l'hystérie des paralysies associées isolées intéressant tel ou tel mouvement. Parinaud dit l'avoir observé (loc. cit., p. 192) et ajoute que, dans ce cas, il peut y avoir de la diplopie, car le trouble moteur n'intéresse pas nécessairement au même degré les muscles associés des deux yeux, pas plus que dans les paralysies associées nucléaires.

Nogués et Sirol ont communiqué à la Société de Neurologie l'observation d'une femme de cinquante ans, évidemment hystérique, atteinte de paralysie

---

[1] Dans une communication récente à la Société de Neurologie (1ᵉʳ mars 1906), M. Ballet, revenant sur son opinion primitive, est maintenant d'avis que cette dissociation peut s'observer également dans les paralysies de nature organique.

associée des droits supérieurs (paralysie de l'élévation), survenue sans ictus, sans troubles de la parole ni de l'intelligence, et pouvant sans invraisemblance être attribuée à l'hystérie. Il faut noter qu'il n'existait pas, dans ce cas, de paralysie du mouvement de convergence. Or, Parinaud attachait à la coexistence de la paralysie de la convergence avec la paralysie des mouvements verticaux une importance considérable en faveur d'une origine organique. Il en est de même pour le début par ictus. Ces deux caractères en faveur d'une lésion organique n'existent pas ici. Toutefois, il convient d'ajouter que dans ce cas de Nuel et Suot, la paralysie de l'élévation s'était développée insidieusement à la suite d'une maladie mal définie (maladie infectieuse, intoxication?); et bien que les affections de cette nature déterminent plutôt des névrites périphériques, l'hypothèse d'une lésion supranucléaire ne nous paraît pas devoir être rejetée d'une façon absolue.

Il est à noter que Nuel et Suot ne parlent pas de nystagmus, pas plus que Parinaud lui-même, dans ces paralysies associées, alors qu'on sait la fréquence, sinon la constance, de ce symptôme, du moins sous la forme de secousses nystagmiformes à l'occasion des mouvements et dans le sens d'action des muscles impudents, lorsqu'il s'agit de paralysies associées d'origine organique. Sabrazès et Cabannes ont cependant soutenu que le nystagmus s'observe en tant que manifestation de l'hystérie. Mais cette opinion est contraire à celle admise par la plupart des neurologistes, pour lesquels le nystagmus ne fait pas partie des syndromes hystériques (Souques, Raymond).

Enfin, nous devons noter que l'hystérie peut simuler certaines formes des paralysies alternes, fort intéressantes pour l'ophtalmologiste et pour le médecin général, et que nous avons étudiées dans un autre chapitre.

Le syndrome de Millard-Gubler peut être simulé par l'hystérie. Raymond a fait publier en 1892, dans la thèse de son élève Tournant, une observation de ce genre, dans laquelle une paralysie motrice des membres d'un côté était associée à une paralysie faciale du côté opposé. Chocq et Maslow ont rapporté un cas semblable.

L'hystérie simule également le syndrome de Weber. Chauvet en a publié un cas curieux. Plusieurs autres analogues ont été signalés depuis. Dans une observation récemment publiée par Bienfosse et Boucaret, le syndrome de Weber observé paraît devoir être rapporté à l'hystérie.

Le diagnostic différentiel est facile dans ces cas. Car il s'agit en réalité ici non pas d'une paralysie de l'oculomoteur commun du côté opposé à l'hémiplégie, mais bien d'un blépharospasme ou ptosis pseudo-paralytique. (Voir *Paral. alternes*, p. 667.)

On controverse également sur la question de savoir s'il existe ou non des troubles pupillaires dans l'hystérie.

Pour certains auteurs, on peut constater, généralement en rapport avec l'amblyopie hystérique, une mydriase de nature spasmodique (Panas, de Lapersonne, Bessière). D'après quelques-uns, la mydriase hystérique peut être paralytique (KRAFFT, WESTPHAL), et même coexister avec une paralysie de l'accommodation (P. RICHER, DONATH, WEISS, FRANCK MORTIMER, etc.

Pour d'autres auteurs, la notion de la mydriase hystérique repose sur des erreurs d'observation ou d'interprétation (BABINSKI); la mydriase hystérique n'existe pas (SAUVINEAU), du moins la mydriase véritable, c'est-à-dire para-lytique.

« Il n'y a pas à discuter, dit ce dernier auteur, sur les inégalités pupil-laires plus ou moins mal caractérisées, sur les soi-disant mydriases où les réflexes sont normaux, avec une pupille plus large que d'habitude, car il ne s'agit dans ces cas que de variations de l'état physiologique. Il faut entendre par « mydriase », la paralysie du sphincter irien, caractérisée par une dila-tation pupillaire, dilatation plus ou moins considérable, mais toujours accom-pagnée par l'immobilité de la pupille, qui ne réagit plus à ses excitants naturels, la lumière et la convergence. »

Cette mydriase paralytique est-elle de nature hystérique? SAUVINEAU a eu l'occasion d'observer plusieurs cas où une telle mydriase a pu être attribuée, avec vraisemblance, à l'hystérie, et où cependant la marche de l'affection a nettement démontré que ce diagnostic était une erreur. Aussi est-il d'avis qu'on pourrait vraisemblablement en retrouver une analogue dans les cas publiés de mydriase hystérique.

A l'appui de cette thèse, SAUVINEAU rapporte plusieurs observations typi-ques. Nous citerons l'une d'elles particulièrement intéressante et démonstra-tive, et apte à montrer l'importance de l'observation des diverses formes cliniques des réflexes pupillaires :

OBSERVATION. — Mme H..., femme de chambre, âgée de quarante-six ans, m'est envoyée d'urgence par sa maîtresse le 2 novembre 1903, parce qu'elle vient de perdre subitement et complètement la vision de l'œil droit. Elle me raconte que la veille, elle était gênée pour voir et pour travailler, mais sans se rendre bien compte de la nature du trouble visuel qu'elle éprouvait. Ce matin à son réveil, elle a constaté que la vision de l'œil droit était complètement abolie.

A l'examen direct, l'œil droit, dont le tonus est normal, présente une pupille légè-rement dilatée, qui ne réagit aucunement à la lumière directe, mais très énergique-ment au contraire quand on éclaire l'autre pupille.

Inversement, l'éclairement de la pupille droite ne provoque aucune réaction de l'autre côté. La perception lumineuse est d'ailleurs complètement abolie, et quand on la recherche, l'autre œil étant soigneusement obturé, on constate que la mydriase augmente considérablement, ce qui tient évidemment à la suppression de l'action consensuelle due à l'éclairement de l'autre pupille.

Les milieux de l'œil sont normaux. Les membranes du fond de l'œil pourraient également être déclarées normales, n'était une légère, très légère, décoloration de la papille. Les vaisseaux centraux de la rétine ont leur aspect normal, et cette mem-brane elle-même est intacte dans toute son étendue.

Fonctionnellement, en même temps qu'elle se plaint de la perte de la vision de cet œil, la malade accuse des phosphènes, sous forme de petits points brillants qu'elle voit luire par instants.

L'autre œil est normal.

La malade est à l'époque de ses règles, qu'elle voit depuis trois jours. Les règles viennent d'habitude régulièrement. Il y a un an, elle a été soignée pour une pleuro-pneumonie droite. Elle n'a jamais fait d'autres maladies.

Sur interrogation, elle me déclare que ses jambes sont enflées, surtout depuis quelque temps. Elle a des sensations de cryesthésie. La face et la tête se congestionnent facilement. Le cœur présente un léger bruit de galop.

La malade ajoute un détail intéressant. Elle dit se rappeler que vers le 15 octobre précédent, soit dix-sept ou dix-huit jours auparavant, voyageant de nuit en chemin de fer, elle s'est réveillée ne voyant plus rien de l'œil droit. Elle n'attacha pas d'importance à ce phénomène anormal, fit son service de femme de chambre, et une demi-heure après se recoucha. Le lendemain matin au réveil, l'œil était fatigué, dit-elle, mais voyait normalement.

Me basant sur la suppression absolue du réflexe pupillaire a la lumière directe, j'écarte absolument le diagnostic d'amaurose hystérique. L'abolition complète de la perception lumineuse, avec intégrité de la rétine et des milieux oculaires, la légère décoloration de la papille (bien légère, il est vrai), la conservation du réflexe pupillaire consensuel, alors que le réflexe direct est supprimé par une interruption portant manifestement sur les fibres centripètes, m'amènent à penser à une lésion du nerf optique. Enfin l'état général me conduit à admettre comme probable une lésion vasculaire, très probablement une hémorragie dans les gaines du nerf optique.

En conséquence, connaissant de longue date la gravité de cette affection qui dans les cas favorables où elle n'entraîne pas l'atrophie du nerf optique, amène en tous cas, à peu près, à coup sûr, des lésions du faisceau maculaire, ne permettant plus la vision de près je crois devoir porter un pronostic assez sombre, et conseille à la malade de faire pratiquer l'examen de ses urines et de faire soigner son état général. Personnellement, je lui prescris l'application de 3 sangsues à l'apophyse mastoïde du côté intéressé.

Le surlendemain je reçois la visite de Mme X..., qui me demande si je persiste à considérer l'état de sa femme de chambre comme grave, et qui sur ma réponse affirmative, me déclare, non sans un visible plaisir : « Eh ! bien, docteur, je suis heureuse de vous apprendre qu'elle est guérie. » Elle ajoute qu'un jeune médecin distingué, spécialiste en neurologie, qui fréquente chez elle, n'a eu d'ailleurs aucune peine, rien qu'en voyant superficiellement la malade, à porter le diagnostic d'amaurose hystérique, diagnostic que l'heureux événement a, à son dire, vérifié. Ainsi s'est-on dispensé de pratiquer l'examen des urines et de faire examiner l'état général. Je réponds que je serais enchanté qu'il en fût ainsi, mais qu'avec des signes aussi nets que ceux que j'ai constatés, je n'en peux rien croire, et la prie de me renvoyer la malade.

Je revois celle-ci le 6 novembre, soit quatre jours après mon premier examen. Elle me raconte qu'on a fait l'application de sangsues le 2 au soir, et que celles-ci ont produit « un résultat merveilleux » : dès le 3 au matin, le champ visuel s'éclaircissait dans la partie inférieure, puis peu à peu l'amélioration s'étendait en haut, et la vision centrale revenait à son tour. Le 5, la malade était déjà satisfaite de la façon dont elle recommençait à voir à distance. Aujourd'hui elle me déclare qu'elle voit presque aussi bien qu'elle voyait auparavant, bien que sa vision varie suivant les instants.

Effectivement, la vision de l'œil droit est égale à 5/10. Il ne paraît pas exister de scotome central. Mais en revanche je constate un rétrécissement très marqué du champ visuel droit, rétrécissement concentrique, comme il est habituel de le rencontrer dans l'hystérie. Enfin, fait intéressant, le *réflexe lumineux droit est redevenu normal.*

L'œil gauche ne présente rien à signaler. Son champ visuel est normal, ainsi que son acuité visuelle.

Ainsi donc, il semble au premier abord qu'il s'agit bien d'hystérie, puisque nous assistons à la réapparition du réflexe pupillaire à la lumière, en même temps qu'à un retour de la vision sans *scotome central,* et qui plus est, avec un rétrécissement concentrique d'allure hystérique.

Toutefois, il faut observer que le rétablissement de l'acuité visuelle centrale n'est

pas complet, puisque celle-ci ne dépasse pas 5/10, alors qu'avant l'accident elle était
égale à celle de l'autre œil qui est normal ($V = 1$).

S'agit-il là d'une amblyopie hystérique ? ou bien sommes-nous en présence d'un
cas à symptôme très atténué d'une affection organique vasculaire du nerf optique ?
C'est vers cette opinion, ma première opinion, que je penche, *me basant surtout sur
la perte initiale du réflexe pupillaire à la lumière, que je n'ai jamais observé dans l'hystérie.*

Néanmoins, un peu ébranlé, j'examine ma malade au point de vue de son système nerveux : c'est une femme très impressionnable, pleurant facilement, mais ne
paraissant pas présenter de troubles de sensibilité : sa figure, ses mains, son pharynx
ont leur sensibilité normale.

La sensibilité de la cornée, intacte à l'œil gauche, paraît diminuée à l'œil droit.

Plus d'un mois s'était passé, sans que j'eusse revu cette malade, et je commençais
à me demander si vraiment elle était guérie, et si décidément la mydriase paralytique ne ferait pas partie du cortège symptomatique de l'hystérie, lorsque je vis la
malade se représenter à ma consultation le 9 décembre.

A ce troisième examen, je trouve la pupille droite un peu plus large que l'autre,
le réflexe lumineux direct existe, mais il est un peu affaibli ; la lumière projetée sur
l'œil droit détermine un réflexe lumineux assez fort sur l'œil gauche, néanmoins le
réflexe consensuel est bien plus marqué dans le sens inverse, c'est-à-dire que l'éclaircissement de l'œil gauche provoque à l'œil droit un réflexe consensuel beaucoup plus
accusé.

Il semble donc qu'il existe une interruption partielle des *voies centripètes* du côté
droit.

L'examen du fond d'œil droit montre un certain degré de décoloration de la
papille optique droite, surtout dans son segment externe.

L'acuité visuelle, au début de l'examen, ne dépasse pas 1/10. En insistant néanmoins, la malade arrive à voir un peu mieux, et son acuité s'élève à 4/10. Le champ
visuel est toujours rétréci concentriquement, mais son étendue a augmenté.

Enfin, la malade se plaint d'être gênée dans la vision de près, pour voir les petits
objets. Il existe, en effet, un scotome central très net pour le blanc (5° en haut, en
dehors et en bas ; 10° en dedans), et pour les couleurs. Avec le dispositif spécial de
Millée, aucun des quatre points colorés n'est reconnu comme couleur, tandis que les
quatre grands carrés sont parfaitement reconnus. Il existe donc un scotome central
absolu pour le rouge, le vert, le bleu et le jaune.

Par suite, la lecture est impossible, la malade ne distingue même plus le n° 28 de
l'échelle typographique de Panisaud (dont les lettres mesurent environ 1 centimètre
de hauteur).

Dans ces conditions, le diagnostic de lésion organique n'était plus discutable, et
je l'engageai vivement à faire soigner son état général. Les urines ne contenaient
d'ailleurs ni albumine, ni sucre.

Malgré les soins qu'elle reçut, la vision de l'œil droit continua naturellement à
décroître. Le 11 avril 1906, elle n'était plus que de 1/25. A cette date, la papille droite
était très nettement décolorée, surtout dans son segment externe, les vaisseaux rétiniens paraissaient très légèrement diminués de calibre.

Le 14 avril, la malade vint me dire qu'elle s'était éveillée le matin avec la vision
de l'œil droit totalement abolie.

La pupille, de même grandeur moyenne que la gauche, ne réagit aucunement à la
lumière directe. Son éclairement ne produit plus de réflexe consensuel à gauche.
En revanche, l'éclairement de la pupille gauche continue à donner à droite un
réflexe consensuel très énergique. Le fond d'œil ne présente pas de modifications
nouvelles depuis le 11 avril.

Enfin, j'ai vu cette malade pour la dernière fois le 3 mai 1906. La papille droite
est complètement décolorée, les artères centrales présentent un double contour. La
vision est restée totalement perdue, il n'existe même pas de perception lumineuse. La

pupille absolument immobile à l'éclairage direct, continue à réagir consensuellement à l'éclairement de la pupille opposée. L'œil gauche est resté absolument normal. L'état général de la malade est mauvais. Elle est très déprimée; les jambes sont œdématiées, le pouls est bondissant. A l'auscultation du cœur, le premier bruit à la base est sourd, le second présente un bruit de claquement très marqué.

Cette observation montre, de façon très nette, combien l'erreur est facile à commettre dans un cas de ce genre. Malgré la conviction bien arrêtée de l'auteur qu'il n'existe pas de troubles pupillaires paralytiques dans l'hystérie, il eut, comme il le dit, été fortement ébranlé dans son diagnostic, si cette malade avait disparu après le 2ᵉ examen, et qu'il lui eut été impossible de la suivre jusqu'à ce que l'atrophie papillaire ait établi l'exactitude du diagnostic primitif.

D'autres observations du même auteur se rapportent à des traumatismes du rebord orbitaire. Dans ce cas, vraisemblablement par le mécanisme d'une hémorragie comprimant le nerf optique dans ses gaines à son passage dans le canal optique, par suite de la propagation d'un trait de fracture, la cécité apparaît instantanément au moment de l'accident. L'opposition est très nette entre l'apparition brusque, après traumatisme orbitaire, d'une cécité monolatérale d'une part, et d'autre part, l'intégrité parfaite du globe oculaire, à l'exception de la mydriase. *Cette mydriase avec abolition du réflexe lumineux est caractéristique, et doit suffire pour faire rejeter le diagnostic d'hystérie* (SAUVINEAU), bien qu'il n'existe encore aucune lésion du fond de l'œil, et que l'atrophie papillaire descendante consécutive à la lésion du nerf optique ne doive devenir appréciable à l'ophtalmoscope que plusieurs semaines plus tard.

Il est à remarquer que dans des cas de ce genre, où le réflexe lumineux direct est aboli, parce que les voies centripètes sont interrompues et que par suite l'œil ne perçoit plus la lumière, le réflexe consensuel provoqué par l'éclairement de l'autre œil resté normal suffit pour faire contracter suffisamment la pupille du côté aveugle, de façon que la mydriase est généralement peu marquée si l'on examine le malade en plein jour, et d'autant moins que le jour est plus lumineux.

La mydriase s'accuse au contraire si on place le malade dans une chambre demi obscure, et enfin elle atteint son maximum si on couvre complètement l'œil sain. Dans ces conditions l'œil aveugle se trouvant seul exposé à la lumière, le réflexe lumineux ne peut se produire, puisque la lumière n'est plus perçue et que par conséquent le point de départ du réflexe n'existe plus.

Ceci amène à faire observer que par le fait on ne devrait même pas considérer les cas de ce genre comme des mydriases paralytiques. La seule mydriase vraiment paralytique est celle qui existe lorsque la pupille dilatée, ne réagit plus à la lumière, bien que l'impression lumineuse continue à être perçue par le nerf optique demeuré sain. C'est celle qu'on observe par exemple dans la paralysie totale de la 3ᵉ paire. Dans ces conditions, on observe précisément le contraire de ce que nous décrivions plus haut, c'est-à-dire que le réflexe lumineux de la pupille paralysée, est supprimé à l'éclairage direct, mais l'éclairement de cette pupille qui reste immobile détermine dans l'autre œil un réflexe consensuel énergique. Et inversement, l'éclairement de la pupille saine ne détermine aucun réflexe consensuel du côté paralysé.

Ces variations des réflexes pupillaires s'expliquent logiquement si l'on réfléchit que dans le premier cas, la lésion porte sur les fibres centripètes, fibres sensorielles qui constituent la voie de départ de l'action réflexe, tandis que dans le second, la lésion intéresse les fibres centrifuges, fibres motrices, constituant la voie de retour du réflexe.

Mais dans l'hystérie, il n'existe pas de lésions ni dans la voie sensorielle ni dans la voie motrice. La perception lumineuse que le malade n'accuse pas, existe quand même. Il n'en a pas conscience, ou du moins n'en a conscience que d'une façon très atténuée, mais la perception existe et elle provoque le réflexe lumineux qui se produit dans ces conditions exactement comme à l'état normal.

Ainsi donc, à notre avis, on n'observe dans l'hystérie ni mydriase paralytique véritable, ni la mydriase pseudo-paralytique produite par une amaurose monolatérale. Ces deux formes de mydriase, nettement différenciées entre elles par les modifications des réflexes consensuels décrites plus haut, ne se rencontrent pas dans l'hystérie, et n'appartiennent pas à la symptomatologie de cette affection.

XI. — NEURASTHÉNIE

Dans son intéressant article du *Traité* de Græfe-Sæmisch, BERNHEIM range dans un même chapitre étiologique la neurasthénie, l'hystérie, et la névrose traumatique (hystéro-traumatisme) et leur attribue les mêmes symptômes oculaires, contractures, paralysies, etc.

À notre avis, on ne saurait au point de vue des troubles de motilité oculaires, mettre en parallèle l'hystérie et la neurasthénie, car jamais cette dernière affection ne nous paraît intéresser les muscles moteurs des globes.

La musculation intérieure de l'œil reste moins indemne, non pas qu'on observe non plus ni paralysie de l'iris, ni paralysie accommodative au cours de la neurasthénie. Mais il n'est pas rare de rencontrer chez les neurasthéniques des phénomènes d'asthénopie, qui ont paru assez fréquents et assez caractérisés pour que les traités classiques les qualifient *d'asthénopie neurasthénique*.

En réalité, il s'agit ici d'asthénopie banale, toujours fondée sur l'existence d'un vice de réfraction. Les cas où les phénomènes d'asthénopie persistent malgré une correction optique bien faite sont extrêmement rares.

Du côté de la pupille, on ne constate ni paralysie, ni signe d'Argyll, mais il n'est pas rare de trouver les pupilles un peu larges, avec leurs deux réflexes plus ou moins paresseux. — L'influx nerveux s'épuise vite chez les neurasthéniques, et si on les a mis d'abord en présence d'une vive lumière, il n'est pas rare d'observer ensuite une paresse du réflexe à la lumière qui pourrait faire croire à l'existence du signe de Robertson. En réalité, il n'en est rien, et la contraction normale de l'iris ne tarde pas à réapparaître.

XII. — Chorées

On n'observe pas de véritables paralysies oculaires dans la chorée, mais les muscles des globes oculaires participent néanmoins aux désordres moteurs, et le globe peut être convulsé en diverses positions, ce qui est un élément de la mobilité de physionomie des choréiques (Thibouet). Les mouvements anormaux de l'iris s'observent quelquefois (Hasse, Rosenthal et Ziemssen. Cadet de Gassicourt en a rapporté un exemple significatif. Chez son petit malade, « on voyait bien distinctement une dilatation et un resserrement alternatifs de la pupille, tout à fait indépendants de l'action de la lumière. Si on lui donnait un livre à lire il s'arrêtait tout à coup au milieu de la lecture en disant : « je ne vois plus », pour la reprendre quelques instants après. Or l'examen de l'œil pendant cette expérience montrait que l'obscurcissement de la vision correspondait à une contraction de la pupille ».

Il est vraisemblable qu'il se produisait synergiquement un spasme accommodatif, auquel il nous semble pouvoir attribuer le trouble passager de la vision.

Cacouer est revenu sur ces troubles pupillaires existant dans diverses affections nerveuses (méningite, tumeurs du cervelet, etc.), et en particulier dans la chorée. Cette instabilité de la pupille n'est pas autre chose que le phénomène connu par les ophtalmologistes sous le nom d'*Hippus*. Ce phénomène se rencontrerait fréquemment dans la chorée (7 fois sur 7 cas, d'après Cacouer).

Tout ce que nous venons de dire s'applique à la chorée vulgaire des enfants ou chorée de Sydenham. Dans la chorée héréditaire de l'adulte, au contraire, les muscles oculaires sont ordinairement indemnes.

XIII. — Myopathie primitive progressive

Les muscles de la face participent au processus ; c'est ainsi que Marie a signalé un cas où il existait un ptosis bilatéral, et l'atrophie des masticateurs.

Dans d'autres cas, et le plus habituellement, le facial est intéressé ; l'occlusion finit par ne plus se produire, et comme dans la paralysie faciale, le globe de l'œil tournant autour de son axe transversal, on voit la cornée remonter et venir s'abriter derrière la paupière supérieure. Marie et Guinon attirent l'attention sur l'exophtalmie que présentent quelques malades, exophtalmie due sans doute aux altérations de la musculaire des paupières (Buzy).

XIV. — Acromégalie

Les troubles oculaires de l'acromégalie rappellent ceux des tumeurs cérébrales. On observe, du reste, dans la moitié des cas d'acromégalie, des signes nats de tumeurs encéphaliques : céphalée, crises convulsives, troubles oculaires (Raymond et Sérieux).

En dehors de ces cas, la musculature intérieure est fréquemment intéressée : myosis, signe d'Argyll. D'après Bernheimer, on y observerait aussi des paralysies des muscles extrinsèques, intéressant habituellement l'oculomoteur commun.

On a signalé le ptosis et la parésie du droit interne, la parésie de la convergence (Uhthoff), la paralysie isolée du petit oblique (Hasner). La paralysie du droit externe et celle du grand oblique n'ont jamais été observées (Bernheimer).

Uhthoff a publié des observations avec autopsie dans lesquelles la tumeur avait envahi le 3e ventricule ou bien avait comprimé les branches de l'oculomoteur à travers les pédoncules cérébraux.

Dans ce cas les paralysies oculaires ne sont pas à proprement parler attribuables à l'acromégalie, et elles sont comparables à celles provoquées par des tumeurs de diverses natures, atteignant les nerfs crâniens à la base du crâne.

Mais comme dans d'autres cas (Strümpell), analogues au point de vue clinique, l'autopsie n'a rien montré de semblable, peut-être faut-il admettre, avec Bernheimer, la possibilité d'une influence propre à l'acromégalie, et de nature encore inconnue, sur la production des paralysies oculaires.

XV. — GOITRE EXOPHTALMIQUE

La nature et la pathogénie de la maladie de Basedow sont encore cantonnées dans le champ des hypothèses. Est-ce une simple névrose (Charcot, Renaut)? La maladie est-elle liée aux altérations du grand sympathique, suivant la théorie émise jadis par Benedikt, Rosenthal, etc., et remise récemment en honneur par Abadie? Ou bien est-elle due à une intoxication produite par un trouble de la sécrétion thyroïdienne, comme l'ont soutenu Gauthier (de Charolles), Moebius, Joffroy, etc.?

Il est difficile de choisir entre ces différentes théories; toutes reposent sur des faits bien observés, mais aucune n'est absolument satisfaisante.

Faut-il d'autre part admettre cette distinction que l'on a voulu établir entre la véritable maladie de Basedow (due à une lésion centrale, sympathique ou glandulaire), et le syndrome basedowien qui apparaît dans certaines conditions particulières (hystérie, troubles menstruels, etc.)? Une telle distinction ne pourrait reposer que sur la connaissance exacte de la nature et de la pathogénie du goitre exophtalmique : or c'est là ce que nous ignorons le plus. Actuellement, il est prudent d'admettre que les symptômes de la maladie de Basedow peuvent dépendre soit d'une lésion glandulaire, soit d'une névrose centrale ou sympathique, soit de lésions périphériques agissant par voie réflexe sur les centres bulbaires (Ballet).

La question n'est pas sans présenter une certaine importance pour l'ophtalmologiste, car les symptômes oculaires de la maladie de Basedow sont fréquents et des plus importants. Ils font partie de la triade caractéristique : troubles cardio-vasculaires, hypertrophie du corps thyroïde, exophtalmie et troubles oculaires. Pour être moins constant que les deux précédents, ce dernier signe de la triade basedowienne est souvent, en revanche, le plus frappant de tous (Buix).

Les yeux saillants, largement ouverts, d'un éclat bizarre, déconcertant, donnent à la physionomie une troublante expression d'égarement et de dureté (regard tragique). L'œil devient parfois si saillant que les paupières peuvent à peine le recouvrir. L'exophtalmie ordinairement bilatérale, n'est pas toujours symétrique dès le début, mais elle tend à le devenir assez rapidement. Parfois néanmoins elle reste unilatérale. Elle se modifie d'ailleurs d'un jour à l'autre, comme le goitre lui-même.

Nous n'insisterons pas ici sur les complications produites par l'exophtalmie quand elle atteint un degré prononcé (larmoiement, ulcères de la cornée, kératites, panophtalmie, luxation du globe oculaire, etc.). Ces accidents sont d'ailleurs exceptionnels. Mais il convient de décrire les troubles de motilité qui peuvent accompagner l'exophtalmie.

Citons d'abord le *signe de de Græfe*, caractérisé par le défaut de synergie des mouvements de la paupière et du globe oculaire. Le malade tenant la tête immobile, si on le prie d'élever et d'abaisser les yeux, la paupière reste en retard sur la cornée. Telle est du moins la définition qu'on peut lire dans tous les traités classiques. Mais cette définition me paraît inexacte. J'ai eu personnellement l'occasion d'observer deux fois ce symptôme, qui quoi qu'on en dise est rare. Il consistait en ce que, lorsqu'on sollicitait le malade à porter le regard *en bas*, la paupière supérieure n'accompagnait pas le globe oculaire dans ce mouvement, elle restait fixée en haut. Ce signe, très caractérisé dans mes deux cas, ne se produisait, je le répète, que dans le mouvement en bas. Dans le mouvement d'élévation, au contraire, la synergie des mouvements du globe et de la paupière paraissait tout à fait normale.

Ce défaut de synchronisme dans l'action réflexe ne dépend pas de l'exorbitisme, et ne lui est pas proportionné. On ne l'observe pas dans les exophtalmies non basedowiennes, et, dans le goitre exophtalmique, il manque souvent, alors même que la procidence de l'œil est extrêmement prononcée.

On donne le nom de *signe de Stellwag*, à un phénomène beaucoup plus rare, et qui consiste en un élargissement considérable de la hauteur de la fente palpébrale, due à la rétraction du releveur de la paupière supérieure, élargissement qui induit en erreur le malade en lui faisant croire à l'occlusion complète des yeux alors qu'ils sont incomplètement fermés, et qui ne contribue pas peu, on le conçoit, à augmenter l'exophtalmie.

Le *signe de Mœbius* est constitué par un certain degré de parésie de la convergence.

Les muscles moteurs des globes pourraient même, dans certains cas rares, être également intéressés. Stellwag a signalé la paralysie des deux 6° paires, observée aussi une fois par Berxumann. L'ophtalmoplégie externe a également été signalée, d'abord par Warren (1882), puis par Fitzgerald et Jendrassik, qui en publient chacun un cas. G. Ballet lui a consacré un important mémoire. D'après cet auteur, la cause de ces ophtalmoplégies, certainement d'origine centrale, réside au niveau ou au-dessus des noyaux d'origine réelle des nerfs moteurs, mais elles ne dépendraient pas d'une lésion matérielle de la région nucléaire. Il s'agirait de simples troubles fonctionnels, susceptibles d'amélioration ou d'aggravation, de guérison et de récidive. Ces ophtalmoplégies externes dans le goitre exophtalmique n'intéressent que les mouvements volontaires qui sont abolis, tandis que les mouvements automatiques et réflexes seraient conservés.

Mais il faut observer que les malades dont G. Ballet rapporte les observations, étaient atteints d'hystérie en même temps que de maladie de Basedow.

Or, quelques exemples observés sur des hystériques purs montrent que la dissociation de la paralysie, qui n'intéresse que les mouvements volontaires, à l'exclusion des mouvements automatiques, est caractéristique des paralysies oculaires hystériques. De telle sorte, qu'il ne paraît pas du tout certain qu'il faille rapporter l'ophtalmoplégie externe des basedowiens au goitre exophtalmique, mais bien à l'hystérie concomitante.

En tous cas, la musculature interne de l'œil n'est jamais touchée dans le goitre exophtalmique. La pupille et l'accommodation restent constamment normales.

Les troubles de la motilité restent le plus ordinairement localisés aux yeux, ou tout au moins à la face, bien que quelquefois les membres eux-mêmes puissent être frappés (paraplégie basedowienne). La parésie peut gagner le sourcilier et le frontal (Jofroy), et même envahir tout le territoire du facial.

Comme nous l'avons dit plus haut, l'exophtalmie dans la maladie de Basedow, ordinairement bilatérale, peut être et demeurer unilatérale. Trousseau a observé 5 cas de ce genre. Il peut en être de même pour les autres signes oculaires, et même unilatéraux, les signes de Stellwag et de de Græfe restent pathognomoniques du goitre exophtalmique (J. Terson).

XVI — Paralysie générale progressive

La paralysie générale est une affection du système nerveux, plus spécialement du cerveau, qui paraît se développer pour l'influence de causes multiples, au premier rang desquelles se place la *syphilis* ; qui s'accompagne de lésions constantes, irritatives et dégénératives, quant à leur nature, diffuses, quant à leur siège, intéressant l'encéphale et ses enveloppes, le bulbe et la moelle (G. Ballet et Rogues de Fursac). On comprend aisément qu'une telle affection puisse avoir un relentissement considérable sur la musculature des yeux, et que l'étude de ses manifestations oculaires présente par conséquent un haut intérêt pour l'ophtalmologiste.

À la période prodromique de cette redoutable affection, divers phénomènes oculaires peuvent apparaître. Sans parler de la migraine ophtalmique accompagnée, qui ne nous intéresse pas ici, on peut voir survenir des troubles paralytiques, ptosis, strabisme, diplopie. Ici, comme dans le tabes, ces troubles ont le plus souvent un caractère transitoire, et leur signification est souvent méconnue.

Dès cette époque aussi apparaissent les troubles pupillaires (inégalité, troubles des réflexes iriens). Souvent même ces troubles iriens précèdent de longtemps l'éclosion des autres accidents paralytiques. D'après TOULOUSE et VUREAS, la réaction des pupilles aux toxiques, constituerait un bon signe de la paralysie générale au début. La durée de la réaction serait beaucoup plus longue (trois fois plus) chez les paralytiques généraux que chez les sujets sains.

A la période d'état, nous retrouvons les mêmes symptômes, qui méritent de nous arrêter un instant, car ces troubles oculaires font partie intégrante de la maladie, et en constituent une importante manifestation.

Parmi ces troubles oculaires, nous pensons, avec JOFFROY, que les plus importants et les plus fréquents sont bien certainement ceux qui se manifestent du côté de l'iris.

L'iris en effet peut présenter des modifications dans ses dimensions, dans sa forme, dans sa motilité (réflexe lumineux et accommodateur).

Le premier signe, noté depuis longtemps par BAILLARGER, est l'*inégalité pupillaire*. Celle-ci est extrêmement fréquente. JOFFROY, d'après les observations prises dans son service de Sainte-Anne par SAUVINEAU et SCHRAMEK, l'a trouvée 144 fois sur 227 malades. Ce chiffre comprend les diverses variétés d'inégalité. De plus, la mydriase complète double a été observée 26 fois par les mêmes auteurs, et le myosis extrême double 29 fois, ce qui représente au total 199 cas de modifications des dimensions de la pupille sur 227 cas, soit plus de 87 p. 100. Ce chiffre se rapproche de ceux déjà donnés par MENDEL, MOREAU DE TOURS, DOUTREBENTE, RENAUD, etc.

En dehors de leurs dimensions les pupilles des paralytiques généraux sont souvent modifiées dans leur forme, qui devient irrégulière. Cette déformation n'est d'ailleurs pas spéciale aux paralytiques généraux, on la retrouve chez des tabétiques et chez des syphilitiques, aussi bien que le signe d'Argyll, dont, dans la plupart des cas, elle est en quelque sorte le signe précurseur.

L'abolition du réflexe lumineux est fréquemment notée dans la paralysie générale (171 fois sur 227 cas, JOFFROY), tantôt monolatérale, tantôt, et c'est de beaucoup le cas plus fréquent, bilatérale. Elle s'établit insidieusement, le mouvement de l'iris à la lumière s'affaiblissant d'abord, puis disparaissant peu à peu.

Le réflexe accommodateur est beaucoup moins souvent lésé (56 fois sur 227 malades) que le réflexe lumineux, et lorsqu'il l'est, c'est en général bien plus tardivement que ce dernier. Quelquefois cependant, il peut être détruit alors que le réflexe lumineux est encore intact, ce qui donne l'inverse du signe d'Argyll-Robertson.

Quant à l'accommodation, elle reste en général intacte, et malgré ce qu'on en a dit (G. BALLET, JACOD), j'estime que l'ophtalmoplégie interne est fort rare dans la paralysie générale. Sans doute, on peut l'observer quelquefois comme symptôme prémonitoire, mais on l'observe aussi bien dans le tabes à la même période, et elle n'est que l'expression de l'envahissement du système nerveux par la syphilis tertiaire. Elle est donc loin d'être presque toujours en rapport avec la paralysie générale, comme l'admettait Parinaud.

En tous cas, à la période confirmée, si on a soin de déterminer chez les malades l'état de la réfraction statique, ce qui est toujours assez facile sauf bien entendu chez les déments, on se rendra compte que la paralysie accommodative ne fait nullement partie des symptômes de la paralysie générale confirmée, ou du moins ne s'y rencontre que tout à fait exceptionnellement. Il ne suffit pas, en effet, pour parler de paralysie accommodative (et par conséquent d'ophtalmoplégie interne) de relater que les malades ont besoin, pour lire, d'un verre convexe plus ou moins fort. Mais il faut d'abord soigneusement éliminer les hypermétropes et les presbytes, qui peuvent avoir besoin d'un verre convexe de degré plus ou moins élevé, malgré un état tout à fait physiologique de leur accommodation.

Enfin, il faut noter la présence possible du signe de Piltz, qui se rencontre dans diverses affections cérébrales et médullaires, mais qu'on observe avec une fréquence toute particulière dans la paralysie générale (voir la description du signe de Piltz, au chapitre : tabes).

Au début, les troubles pupillaires peuvent être passagers et disparaître pendant les rémissions (G. BALLET), mais ces cas de rémission des symptômes oculaires sont rares (JOFFROY).

Indépendamment des troubles de l'iris, on peut encore observer, chez les paralytiques généraux, des paralysies intéressant les muscles extrinsèques. JOFFROY, SAUVINEAU et SCHRAMECK ont noté 38 cas de ce genre sur 227 malades, à savoir 12 fois un ptosis simple, 14 fois des paralysies des muscles droits innervés par la 3ᵉ paire, 6 fois des paralysies de la 4ᵉ paire, 5 fois du nystagmus.

Assez fréquemment, ces malades présentaient aussi des symptômes de la série tabétique (douleurs fulgurantes, incoordination motrice, lésions atrophiques de la papille, etc.), l'affection prenant ainsi, comme l'observe Joffroy, l'aspect de la paralysie générale tabétiforme.

On s'accorde assez bien aujourd'hui pour admettre que la paralysie générale est une maladie toxi-infectieuse (l'agent pathogène étant apporté au névraxe par la voie sanguine), et que la *syphilis* joue dans l'étiologie de la paralysie générale un rôle de premier ordre. STRUMPELL par une hypothèse très séduisante, assimile la paralysie générale aux paralysies diphtéritiques. Comme le tabes, elle proviendrait non de l'*infection* microbienne, mais de l'*intoxication* due aux toxines sécrétées par le microbe, ce qui expliquerait que ces accidents soient réfractaires au traitement, en raison de leur origine toxique et non bacillaire.

D'après KLIPPEL la paralysie générale pourrait, dans certains cas, reconnaître une origine tuberculeuse.

XVII. — Lésions du grand sympathique

On connaît le rôle du sympathique dans l'innervation de la musculature intrinsèque du globe oculaire et dans l'accommodation. Les fonctions vaso-motrices du sympathique, sont également intéressantes pour l'ophtalmologiste, à cause des troubles pupillaires et des modifications de tension qu'entraînent leurs perturbations. Mais nous ne referons pas ici cette étude, déjà faite dans une autre partie de l'*Encyclopédie* (voir Tome IV, pages 382 et suivantes, et page 452) (*Enophtalmie traumatique*).

(Voir aussi, dans ce travail même, les articles : *Inégalité pupillaire dans les affections broncho-pulmonaires et ganglionnaires, et dans les lésions aortiques*, etc.; pages 635-640).

B. — MALADIES INFECTIEUSES

Après les maladies du système nerveux, qui jouent sans conteste le rôle principal dans l'étiologie des paralysies oculaires, viennent les maladies infectieuses aiguës et chroniques, et au premier rang de celles-ci la syphilis.

I. — Syphilis

Nous ne reviendrons pas ici sur les paralysies oculaires indirectement produites par la syphilis, considérée comme facteur étiologique de la paralysie générale, du tabes, de l'hémorragie cérébrale et du ramollissement cérébral, dont nous avons étudié précédemment l'action sur l'appareil moteur oculaire. Nous ne nous occuperons ici que des paralysies qui sont en rapport direct avec l'infection syphilitique.

Syphilis acquise. — C'est surtout à sa période tertiaire que la syphilis vient intéresser les mouvements oculaires. Néanmoins, dès la période secondaire, on observe un trouble très important de la musculature intérieure, ou plus exactement de l'iris, dont l'importance diagnostique et pronostique est considérable. C'est le signe d'Argyll-Robertson.

Babinski, et avec lui son élève Charpentier ont attiré l'attention sur la valeur de ce signe et montré qu'il paraît bien appartenir à la syphilis (voir signe d'Argyll, page 640).

Ce serait un épiphénomène de la méningite syphilitique chronique qui accompagne tout processus syphilitique des centres. Nageotte a constaté la lymphocytose rachidienne chez les anciens syphilitiques qui présentaient cette anomalie des réactions pupillaires, alors même qu'elle n'était encore qu'un symptôme isolé.

Le symptôme cytologique devient de ce fait un signe objectif important, pathognomonique de la syphilis des centres nerveux, lorsqu'il coexiste avec le signe de Robertson. Alors la lymphocytose a la valeur d'une véritable réaction anatomique observée sur le vivant (Décuvé).

Il n'est pas rare d'observer à la période secondaire de la syphilis des périostites et des ostéo-périostites orbitaires, qui peuvent déplacer le globe oculaire, gêner les mouvements du globe et amener une diplopie qui s'exagère lorsque l'œil se porte du côté malade. Mais il ne s'agit pas ici de véritables paralysies oculaires.

Il en est autrement lorsque la périostite envahit la fente sphénoïdale; tous les nerfs moteurs et sensitifs de l'orbite peuvent être intéressés, et il se produit dans ce cas un syndrome assez spécial sur lequel nous reviendrons plus loin.

C'est à la période tertiaire que s'observent habituellement les paralysies oculaires. La syphilis est une cause fréquente de ces paralysies, et on la trouve dans 59 p. 100 des cas d'après ALEXANDER et DE GRAEFE, 60 p. 100 d'après PANAS, 75 p. 100 d'après FOURNIER.

En recherchant la fréquence des paralysies oculaires d'origine diabétique, j'ai été amené à établir une statistique portant sur 9.221 observations personnelles, et comprenant 196 cas de paralysie oculaires (voir *Diabète*, page 787). En défalquant de ce nombre 34 cas de paralysies dont la cause a été impossible à déterminer, on se trouve en présence d'un chiffre de 162 paralysies, sur lesquels la syphilis et les affections para-syphilitiques (tabes, paralysie générale) interviennent comme facteurs étiologiques dans les proportions suivantes :

Sur 162 paralysies oculaires :

Syphilis	50 cas
Cas douteux, mais très probablement syphilitiques . .	6 —
Tabes	34 —
Paralysie générale	5 —

De sorte que la syphilis à elle seule s'observait comme facteur étiologique, dans 34,6 p. 100 de ces cas, et les affections parasyphilitiques, dans 24,1 p. 100, soit au total 58,7 p. 100, ce qui se rapproche sensiblement des statistiques précédentes.

Le moteur oculaire commun est le plus fréquemment touché (34 p. 100 d'après Uhthoff). C'est la paralysie syphilitique par excellence. (A. Fournier.) Elle peut être totale ou partielle, celle-ci beaucoup plus fréquente, et donnant naissance à des symptômes variables suivant les rameaux intéressés. La musculature intérieure, en particulier, est fréquemment touchée; nous reviendrons plus loin sur ce sujet.

Le moteur oculaire externe vient par ordre de fréquence après la 3º paire, et avant la 4º (16 p. 100 d'après Uhthoff). Le pathétique en effet est plus rarement touché (4 à 5 p. 100 d'après Uhthoff). Il est rare qu'il soit pris isolément. Ordinairement sa paralysie coexiste avec celle de la 3º paire.

Ces paralysies peuvent se combiner entre elles pour produire le tableau clinique de l'ophtalmoplégie. Ces formes ne sont pas très rares, et nous pensons avec Hutchinson et Braunstein que beaucoup d'ophtalmoplégies externes chroniques complètes ou incomplètes doivent être rapportées à la syphilis. Achard a rapporté tout récemment l'observation d'une malade syphilitique non tabétique, soignée autrefois pour une iritis, atteinte actuellement de lésions du foie, des reins, de la rate, et présentant une ophtalmoplégie externe bilatérale, partielle et symétrique, paraissant dépendre d'une altération des petits vaisseaux de la région pédonculo-protubérantielle.

L'ophtalmoplégie interne s'observe dans la syphilis à diverses périodes. Fournier l'a rencontrée de très bonne heure, dans les premiers mois de l'infection; Traunx l'a observée quatorze mois après l'accident initial. Par contre, Alexander en fait une manifestation tardive. Effectivement, on la rencontre fréquemment à la période tertiaire et parfois dix-huit et vingt ans après l'accident initial. Je l'ai observée à plusieurs reprises, dans ces conditions, chez des malades niant (et paraissant nier de bonne foi) tout antécédent syphilitique, et chez lesquels elle était la première manifestation d'une syphilis cérébrale.

L'ophtalmoplégie interne est ordinairement monolatérale. Les hypermétropes en ressentent les effets bien plus vivement que les myopes, chez lesquels (lorsqu'ils ne portent pas de verres correcteurs exacts), la paralysie accommodatrice peut passer inaperçue.

Elle peut exister seule ou coïncider avec des paralysies partielles des autres branches de la 3e paire. Le pronostic en est généralement mauvais, d'une part parce que les troubles pupillaires cèdent difficilement au traitement, d'autre part et surtout parce qu'elle est souvent le prélude de graves manifestations spécifiques intéressant le système nerveux central. Nous avons vu plus haut que pour certains auteurs elle constituerait un symptôme précurseur de la paralysie générale.

De la même manière et dans les mêmes conditions, on peut observer la simple paralysie de l'iris (mydriase avec abolition des deux réflexes pupillaires) sans participation de la musculature accommodatrice.

Dans d'autres cas, avec des troubles pupillaires de peu d'importance, c'est l'accommodation seule qui est intéressée. Bernsumann insiste avec raison sur la grande valeur que prennent ces troubles, lorsqu'on les constate par hasard, à l'occasion d'un choix de verres par exemple, chez un sujet atteint d'une syphilis latente, ce qui permet d'instituer un traitement énergique alors qu'il n'est pas encore trop tard, et de sauver quelquefois ces malades soit des dangers de la syphilis des centres nerveux, soit même du tabes ou de la paralysie générale.

Siège des lésions syphilitiques productrices de paralysies oculaires. — Comme dans toutes les paralysies oculaires, ces lésions peuvent intéresser les filets nerveux dans l'orbite, au niveau de la base du crâne, des noyaux d'origine ou de l'écorce cérébrale.

Dans l'orbite, comme nous l'avons vu plus haut, la périostite gommeuse peut déplacer le globe oculaire, gêner ses mouvements et amener de cette manière une diplopie, qui ne saurait en imposer pour une véritable para-

lysie. L'exophtalmie et les autres symptômes locaux imposeront le diagnostic.

Lorsque la périostite occupe et atteint la fente sphénoïdale, on peut observer un syndrome particulier (voir *Anatomie pathologique*, p. 829) constitué
par une ophtalmoplégie totale, absolue, avec ptosis complet, les 3 nerfs
moteurs de l'œil étant intéressés à leur entrée dans l'orbite. En outre la
lésion de la branche ophtalmique du trijumeau entraîne l'insensibilité
absolue de la cornée, de la conjonctive et de la région cutanée innervée par
ce nerf.

Si le traitement est institué en temps utile, le pronostic peut être relativement bénin, les symptômes pouvant disparaître sans laisser de traces.

Les muscles oculaires peuvent être touchés directement, dans l'orbite, par
la syphilis, mais le fait est très rare. Berger rapporte d'après Zuost, l'observation d'un cas de paralysie du droit interne qui avait été produite par la
propagation d'une sclérite gommeuse. Besse et Hocman ont publié récemment un cas analogue (voir *Anat. Path.*).

C'est à la base du crâne surtout, que siègent les lésions syphilitiques
donnant le plus souvent naissance aux paralysies oculaires, car la méningite
gommeuse a pour siège de prédilection la région du chiasma et l'espace interpédonculaire. Il résulte de cette dernière localisation que le nerf moteur oculaire commun est le plus souvent touché, et fréquemment, on le conçoit, bilatéralement.

Dans d'autres cas, les nerfs peuvent être intéressés par une tumeur gommeuse ou par une exostose. Ou bien, il peut se développer une névrite interstitielle gommeuse de l'un ou des deux oculomoteurs dans leur trajet intra-
crânien. Le nerf est déformé, moniliforme, augmenté de volume, et il est
rare que sa lésion ne s'accompagne pas d'autres lésions cérébrales syphilitiques (Clifford, Power, Keiller).

On conçoit que la méningite gommeuse intéresse fréquemment, en même
temps que les nerfs moteurs, les bandelettes et les nerfs optiques, dont les
lésions se manifestent par leurs symptômes spéciaux (hémorragie, stase
papillaire).

Longtemps on a admis que les paralysies basilaires de la 3ᵉ paire avaient
pour caractère d'être globales, totales, tous les filets nerveux étant comprimés
à la fois, et on utilisait ce caractère pour les distinguer des paralysies nucléaires; on admettait que les paralysies dissociées supposent l'altération de
centres distincts. Mais cette division ne peut plus aujourd'hui être maintenue
rigoureusement (voir *Anatomie pathologique*). Uthoff, Joos, Wilbrand
et Sænger ont montré qu'une lésion basale comprimant un oculomoteur peut
n'intéresser que quelques-uns de ses faisceaux.

Surtout les infiltrations syphilitiques du tronc nerveux lui-même, à la
base du crâne, peuvent produire des paralysies dissociées (Oppenheim). On
peut même avancer que c'est là le mode d'altération de beaucoup le plus
habituel (H. Lamy). Toutefois, il convient de faire remarquer que la dissociation paralytique ne va jamais aussi loin que dans les affections systéma-

tiques : le ptosis absolument pur est rare ; on n'observe généralement pas la paralysie isolée de tel ou tel des muscles internes. L'opinion ancienne conserve, en fin de compte, une valeur considérable.

La paralysie de la 3ᵉ paire d'origine basilaire est un accident de début de la syphilis cérébrale. Souvent, elle est précédée de céphalées violentes, et quelquefois accompagnée par celles-ci. Pour peu qu'elle survienne de cette façon au début d'une syphilis cérébrale, en affectant des allures passagères et périodiques, on pourrait la prendre pour une migraine ophtalmoplégique (H. Lamy).

Dans la règle, cette paralysie est transitoire, c'est un des accidents dont la thérapeutique a le plus facilement raison. Quelquefois, cependant, ces paralysies, rebelles à tout traitement, persistent indéfiniment (Fournier).

Dans certains cas, plusieurs paralysies peuvent coexister : 3ᵉ et 6ᵉ paires du même côté ; 3ᵉ et 6ᵉ paires droites, 6ᵉ paire gauche (Fournier).

Notons également que la paralysie faciale peut s'observer ici. On la rencontre même assez fréquemment, aussi fréquemment que celle du moteur oculaire externe (Lamy).

Dans la région nucléaire, c'est par un autre processus que la syphilis intéresse les nerfs moteurs de l'œil. Il s'agit presque toujours d'artérite des petites branches artérielles, qui se distribuent à la région des noyaux et qui toutes appartiennent au type terminal. Il en résulte des paralysies le plus habituellement partielles (ptosis, ophtalmoplégies internes). Les symptômes varient avec le siège de la lésion. Mais nous rentrons ici dans les paralysies produites par des lésions vasculaires occupant la région nucléaire, que nous avons longuement étudiées plus haut, nous n'y reviendrons pas ici, pas plus que sur celles de la région pédonculaire (Paralysies alternes). Dans quelques cas, les noyaux d'origine peuvent être envahis et détruits par une prolifération gommeuse (Siemerling) ou même être atteints primitivement (Oppenheim).

Des lésions supra-nucléaires sont possibles, donnant lieu à des paralysies associées et souvent partielles.

Enfin, *l'écorce cérébrale* peut être touchée, soit par la méningite gommeuse, soit par le processus de l'artérite. Il n'y a guère que le ptosis qui puisse, en ce qui nous intéresse, être produit par des lésions occupant cette localisation (voir Hémorrhagie cérébrale et ramollissement).

Syphilis héréditaire. — Les paralysies des muscles de l'œil sont très rares dans la syphilis héréditaire. Cependant, on trouve dans la littérature quelques observations où cette étiologie semble pouvoir être invoquée. Il s'agit, dans ces cas, d'enfants ou de jeunes gens de moins de vingt ans. Lawford observa le ptosis et la paralysie du droit interne dans un cas ; chez un autre malade, il constata la paralysie de l'oculomoteur commun et du pathétique, accompagnée d'inégalité pupillaire. Zaegzar a également constaté chez un enfant de cinq ans une paralysie de l'oculomoteur commun du côté gauche, qui guérit par le traitement spécifique.

J'ai observé personnellement un cas intéressant de paralysie hérédo-syphilitique :

Le jeune Joseph L..., âgé de vingt-huit mois, m'est amené le 8 décembre 1901 à la consultation de l'Hôpital de la Société Philanthropique. Il est atteint d'une paralysie totale de la 3ᵉ paire gauche, intéressant toutes les branches extrinsèques et intrinsèques de ce nerf. La paralysie est apparue trois semaines auparavant, et serait survenue brusquement. L'origine hérédo-spécifique ne paraît pas douteuse. Le père avoue la syphilis. Sept autres enfants sont morts en bas-âge ou avant terme. L'enfant présente une vulnérabilité dentaire très prononcée. Il est porteur d'une kératite interstitielle de l'œil droit. Il est atteint de mutité.

Les deux membres supérieur et inférieur du côté droit sont flasques et diminués de volume. Le père me dit que cette affection est survenue au mois d'août précédent et qu'à l'Hôpital d'Enfants où il l'a conduit on a fait le diagnostic de paralysie infantile.

Il s'agit en réalité d'une hémiplégie droite, ainsi que le confirme le Dʳ Méry, à qui j'envoie cet enfant à l'Hôpital des Enfants malades.

Ainsi donc, nous trouvons ici la coexistence d'une paralysie totale de la 3ᵉ paire gauche et d'une hémiplégie droite. Il s'agit, par conséquent, d'une paralysie alterne, due vraisemblablement à des lésions de méningite gommeuse basilaire ayant intéressé d'abord le pédoncule (hémiplégie droite). L'erreur de diagnostic ayant fait négliger d'instituer un traitement spécifique, le processus s'est étendu au tronc de la 3ᵉ paire gauche, et la paralysie oculaire est apparue. Je n'ai trouvé dans la littérature aucun fait analogue de paralysie alterne d'origine hérédo-syphilitique.

La paralysie du moteur oculaire externe a également été constatée. Schmidt-Rimpler observa chez un enfant de six semaines atteint de syphilis héréditaire, une paralysie congénitale de l'abducens gauche, qu'il croit pouvoir rattacher à la syphilis. Beaunharen a constaté chez un enfant de huit ans, avec des signes certains de syphilis héréditaire, une paralysie unilatérale de la 6ᵉ paire, qui guérit par les frictions mercurielles.

L'ophtalmoplégie externe progressive a même été signalée. Wilbrand et Sænger en rapportent un cas chez un enfant de six ans nettement hérédo-spécifique. L'affection bilatérale intéressait tous les muscles externes de l'œil, y compris les releveurs palpébraux, mais la musculature interne était respectée. Il semble qu'il faille invoquer ici une origine nucléaire.

Czermak a observé, chez un jeune enfant de dix ans, nettement hérédo-syphilitique, une ophtalmoplégie interne bilatérale, qui guérit complètement par le traitement spécifique.

Le pronostic des paralysies hérédo-spécifiques est variable, mais toujours sérieux. Les paralysies congénitales ne sont guère curables. Les paralysies qui se développent de bonne heure, dans les premiers mois ou les premières années de l'existence, sont graves, mais peuvent être néanmoins modifiées par le traitement spécifique. Quant aux paralysies tardives, qui apparaissent pendant l'adolescence, elles sont ordinairement influencées très heureusement par le traitement. En général, le pronostic est toujours aggravé par la coexistence d'autres troubles du système nerveux, troubles moteurs et surtout intellectuels (Quillet).

Avant de quitter cette question, rappelons que la syphilis héréditaire paraît jouer un rôle important dans la production de certaines paralysies et ophtalmoplégies congénitales (voir page 785).

II. — TUBERCULOSE

La tuberculose, qui est si répandue et qui frappe plus fréquemment qu'on ne le croit le tractus uvéal et peut-être la cornée, est rarement une cause de paralysie des muscles oculaires, si on excepte, bien entendu, les cas où la maladie revêt la forme de méningite tuberculeuse. Dans ce cas, comme dans toutes les maladies inflammatoires et exsudatives des méninges, on voit fréquemment apparaître des paralysies des différents nerfs crâniens. Nous ne reviendrons pas ici sur les paralysies oculaires au cours de cette affection, déjà longuement décrite plus haut.

On peut cependant quelquefois observer des paralysies en rapport avec une exsudation tuberculeuse de la base, localisée et non accompagnée, du moins pendant un temps, de phénomènes de méningite.

BERGER rapporte un cas de WEISS, dans lequel les granulations tuberculeuses occupaient la racine de l'oculomoteur commun gauche, à la sortie du pédoncule cérébral. Cliniquement la maladie détermina des symptômes de paralysie totale périodique de l'oculomoteur commun. D'après l'auteur, la paralysie se manifestait chaque fois qu'il survenait une nouvelle poussée ; par contre, l'arrêt du processus amenait une amélioration qui se traduisait par le rétablissement complet, mais passager, de la fonction du nerf.

Les ganglions bronchiques, infiltrés et tuméfiés par la tuberculose, peuvent irriter ou détruire le grand sympathique et produire par suite des symptômes pupillaires. Nous les avons longuement étudiés (voir *Inégalité pupillaire* dans les affections pulmonaires, page 635).

D'après KLIPPEL, la paralysie générale, qui d'après certains auteurs est un syndrome et non une entité morbide, pourrait dans certains cas être d'origine tuberculeuse. La tuberculose serait donc susceptible, par l'intermédiaire du syndrome paralytique, de déterminer les paralysies oculaires et surtout les troubles pupillaires, si fréquents dans la paralysie générale.

Les muscles oculaires eux-mêmes peuvent être primitivement altérés par des néo-formations tuberculeuses. ROCHON-DUVIGNEAUD et ONFRAY ont publié un très curieux cas de ce genre (voir *Pathogénie*, origine orbitaire, page 828).

III. — DIPHTÉRIE

C'est surtout dans l'angine diphtérique qu'on observe les paralysies oculaires, mais les autres localisations de la diphtérie (nez, etc.) peuvent également les produire.

On les observe d'ordinaire à la période de la convalescence, c'est-à-dire entre trois et six semaines, à dater du début de la maladie, rarement plus tôt.

Remak a pourtant cité un cas où la paralysie survint après une semaine. Elles se développent généralement très vite; dans un cas de Schweizer, pendant que le malade lisait (Berger). Elles peuvent durer des semaines ou des mois.

Elles succèdent aux formes graves, aussi bien qu'aux cas les plus légers. J'ai observé personnellement un cas, où l'angine diphtérique fut tellement légère que le médecin l'avait traitée pour une angine simple. Ce ne fut que la paralysie accommodative qui montra plus tard la nature diphtérique de l'affection. Berger cite un cas tout à fait semblable.

La paralysie diphtérique, de beaucoup la plus fréquente, est la paralysie de l'accommodation (Aubaret, 19 cas sur 65). Elle est ordinairement bilatérale. Elle se manifeste suivant son degré et aussi suivant l'état de la réfraction statique des yeux qu'elle touche, par des troubles visuels plus ou moins prononcés, de sorte que les anciens auteurs considéraient ces troubles comme des phénomènes d'amblyopie, jusqu'à ce que Donders eût montré que l'usage de verres convexes suffit à faire disparaître cette amblyopie.

Tantôt, elle est si légère que les malades, surtout lorsqu'il s'agit d'enfants, ne s'en plaignent pas ou à peine. Tantôt, au contraire, elle est totale et empêche absolument la vision de près. La gêne du malade est à son comble, quand il est hypermétrope, car alors il perd à la fois la vision de loin en même temps que la vision de près. Entre ces deux formes, légère et intense, on peut observer tous les degrés intermédiaires.

Cette paralysie de l'accommodation est une des plus fréquentes que cause la diphtérie, mais celle du voile du palais est cependant plus fréquente encore. Ces deux variétés de paralysie coexistent souvent. En revanche, d'ordinaire, la paralysie accommodative ne s'accompagne pas de paralysie de l'iris. Elle n'est jamais accompagnée de mydriase, dit Berger. Cette assertion est trop absolue. Il est des cas où la paralysie de l'iris accompagne celle de l'accommodation, comme je l'ai observé personnellement. Taillais a publié des faits semblables. En général, néanmoins, le réflexe lumineux est conservé. Dans quelques cas, au moment où la paralysie accommodative est en pleine intensité, on peut voir le réflexe à la convergence affaibli ou aboli, ce qui donne lieu à un syndrome en quelque sorte inverse du signe d'Argyll-Robertson (Aubaret).

Les muscles extérieurs de l'œil peuvent aussi être intéressés dans la diphtérie, soit isolément, soit en même temps que la paralysie accommodative, mais cela s'observe bien plus rarement. Sur 1071 cas de diphtérie, Gombault n'a observé que 26 fois des paralysies des muscles extrinsèques. Cependant, sur 65 cas, Aubaret les a observées 7 fois (contre 19 paralysies de l'accommodation).

C'est la paralysie de la 6e paire uni ou bilatérale, qui s'observe le plus fréquemment. Kraiss a vu le grand oblique intéressé. Taillais a observé, chez deux enfants, une paralysie totale de l'oculomoteur commun d'un côté, avec ophtalmoplégie interne complète et léger ptosis, et une parésie partielle de la 3e paire du côté opposé. Woillomenet a également observé une parésie de la 3e paire d'un côté, avec paralysie bilatérale et pure de l'accommodation,

Les paralysies multiples sont beaucoup plus rares. Cependant, BERNHARDT a observé l'ophtalmoplégie complète dans une diphtérie grave avec paraplégie. D'autres auteurs ont également observé l'ophtalmoplégie externe bilatérale (DARIER, REMAK, ÉWETZKY). Dans le cas d'UHTHOFF, l'ophtalmoplégie externe se produisit six semaines après le début de la maladie, quatre semaines plus tard que la paralysie de l'accommodation; c'était également une diphtérie grave, avec paraplégie et abolition des réflexes rotuliens.

J'ai personnellement observé dans un cas de diphtérie avec paraplégie, chez une jeune fille d'une vingtaine d'années, des paralysies oculaires survenues quinze jours après le début de la maladie et constituées par une paralysie associée des deux mouvements horizontaux de latéralité avec ophtalmoplégie interne bilatérale presque complète (les deux pupilles fortement dilatées réagissaient d'une façon extrêmement faible à la lumière et à la convergence, l'accommodation était entièrement paralysée). Ces accidents disparurent complètement en moins de deux mois.

Le pronostic des paralysies diphtériques est d'ailleurs presque toujours favorable. Elles disparaissent graduellement, à mesure que la malade reprend ses forces et que son état général s'améliore. (Voir le chapitre *Névrites périphériques*, page 732).

Cependant, il n'en est pas toujours ainsi. GIVSKOUS rapporte l'observation d'une fillette de neuf ans, chez laquelle les troubles oculaires (paralysies de l'accommodation et de la convergence), persistaient encore deux ans après la diphtérie. Dans ce cas, la paralysie accommodative ne disparut que longtemps après celle du voile du palais, fait encore anormal, car on le sait (LANDOUZY), la paralysie qui atteint habituellement le voile du palais en premier lieu, pour s'étendre ensuite à l'appareil oculaire et aux membres, quitte rapidement aussi, d'ordinaire, ces divers appareils, mais persiste longtemps au voile du palais.

Dans certains cas, la localisation diphtérique paraît exercer une influence sur la genèse de la paralysie. C'est ainsi que TERSON a observé, chez une fillette de sept ans, une paralysie du droit externe de l'œil droit, survenue un mois après la guérison d'une conjonctivite diphtérique droite, pour laquelle une injection de sérum avait été pratiquée. Il n'existait aucun trouble de l'accommodation. La paralysie de l'abducteur disparut au bout de trois semaines.

Quant à la nature même des paralysies oculaires diphtériques, les conclusions ne sauraient encore être très fermes.

Il semble que d'un côté l'existence de paralysies partielles du voile du palais et la dissociation habituelle des phénomènes oculaires, le caractère de bilatéralité, plaident en faveur d'une névrite périphérique; mais d'autre part, l'allure ataxique des paraplégies (qu'on observe souvent en concomitance) ne s'oppose pas à l'idée d'une poliomyélite antérieure très diffuse et généralement très légère (ACHARD).

L'expérimentation confirme cette opinion. En effet, les récents travaux de FAUCHER et BRISSONNET montrent que les altérations portent tantôt sur les nerfs et tantôt sur la moelle et que toujours ces altérations sont diffuses, légères et facilement réparables.

D'après BENSAUDE, l'usage de la sérothérapie a exercé une influence favorable sur la production des paralysies diphtériques que l'on observe actuellement, d'après lui, beaucoup moins fréquemment.

Le même ophtalmologiste s'est posé la question de savoir pourquoi l'appareil de l'accommodation est frappé si fréquemment et d'une manière si élective. Il a remarqué que très fréquemment les sujets atteints de paralysie accommodative à la suite de la diphtérie sont des hypermétropes plus ou moins forts, qui demandent en tout temps un grand effort à leur accommodation et la surmènent pendant les longues lectures qui leur servent à passer le temps de la convalescence, et cela précisément à une époque où, du fait de l'action des toxines diphtériques, les éléments nerveux sont en état de moindre résistance. D'où cette conséquence qu'il serait sage, lorsqu'un enfant atteint de diphtérie est manifestement hypermétrope, de lui prescrire l'usage de verres convexes pour la lecture pendant la durée de la convalescence.

IV. — OREILLONS

Existe-t-il des paralysies oculaires au cours des oreillons ? Jusqu'ici, ce chapitre étiologique n'est même pas mentionné dans les Traités. Pourtant, il y a déjà une vingtaine d'années, BAAS a décrit une paralysie de l'accommodation consécutive à l'infection ourlienne.

En France, un certain nombre d'auteurs, notamment HATRY (dès 1876), LALOY, SENEAUX, tous médecins militaires bien placés pour étudier les complications oculaires des oreillons, ont étudié cette question. Mais ils ne parlent que de conjonctivite, de dacryo-adénite et de névrite optique. PICOUX signale l'iritis et la kératite, mais n'a pas observé de paralysie.

Cependant, la paralysie faciale d'origine ourlienne est signalée (LACROIX, GUÉRAUD et PÉCHÈS, DAIREAUX).

Enfin, dans ces derniers temps, plusieurs cas de paralysies de l'accommodation ont été signalés. BRANSÉAUS a observé cette complication, bilatérale, et sans troubles iriens, chez une fillette de onze ans, qui avait eu les oreillons trois semaines auparavant. Cette enfant ne paraissait pas avoir eu la diphtérie. La paralysie fut de courte durée.

MANDONNET a également observé la paralysie accommodative chez un enfant de neuf ans. Il s'agissait d'une paralysie complète et bilatérale, avec légère dilatation des pupilles. Au début, l'enfant se plaignait de diplopie, qui fut de courte durée. La paralysie de l'accommodation coexistait avec une paralysie du voile du palais. Ces diverses paralysies guérirent en quelques semaines. Elles étaient survenues quelques semaines après les oreillons. L'auteur s'est enquis de l'existence possible d'une diphtérie méconnue, mais n'a rien pu découvrir.

Ces faits sont si rares, leurs caractères les rapprochent tellement des paralysies d'origine diphtérique, et d'autre part, cette dernière infection, locali-

-sée à la muqueuse nasale ou pharyngée, peut si facilement passer inaperçue, qu'on ne peut les admettre qu'avec une extrême réserve.

V. — GRIPPE

Les différentes épidémies d'influenza qui ont eu lieu depuis une vingtaine d'années ont permis d'étudier à fond les troubles oculaires assez fréquents causés par cette maladie infectieuse.

Au point de vue qui nous occupe, on observe assez souvent des troubles de l'accommodation, simple parésie le plus souvent, guérissant vite et pouvant passer inaperçue, parfois véritable paralysie, mais assez rarement.

Les muscles extrinsèques de l'œil sont plus rarement atteints (SATTLER, UHTHOFF). JACQUEAU a signalé le ptosis bilatéral. SCHAW a observé une paralysie partielle de la 3ᵉ paire (ptosis incomplet et paralysie du droit interne gauche), accompagnée d'amblyopie toxique, au cours d'une attaque d'influenza.

WALTOR a signalé la paralysie de la 6ᵉ paire. VAN MILLINGEN, la paralysie bilatérale des deux 6ᵉˢ paires. SCHIRMER a observé une ophtalmoplégie totale unilatérale. GALLET de GRANDMONT a publié un cas d'ophtalmoplégie complète bilatérale avec mydriase et abolition du réflexe lumineux.

Tandis que les paralysies de la musculature intérieure paraissent devoir être ici, comme dans la diphtérie, attribués à la paralysie périphérique due aux toxines, certaines paralysies extrinsèques paraissent être d'origine nucléaire et dues à une polio-encéphalite aiguë infectieuse (UHTHOFF, GOLDFLAM).

VI. — PNEUMONIE LOBAIRE

SCHEBY-BUCH a observé plusieurs cas de paralysie de l'accommodation à la suite de cette affection. GUNNG y a décrit deux cas de paralysie de l'oculo-moteur commun. WESTHOFF a observé une paralysie complète de la 6ᵉ paire droite, chez un enfant de deux ans et demi atteint de pneumonie du sommet gauche. La paralysie débuta trois jours après le début de l'affection pulmonaire, et guérit spontanément en trois semaines. Elle fut le plus marquée au moment où l'affection pulmonaire atteignit son acmé, et l'amélioration marcha de pair avec la résorption des exsudats pulmonaires.

L'auteur assimile ce cas aux paralysies diphtériques, et pense qu'il s'agit d'une lésion causée par une toxine.

Il ne serait pas impossible qu'il se fut agi d'une manifestation méningée, d'autant que la localisation méningée du pneumocoque est un fait fréquent, surtout dans la pneumonie du sommet, et qu'en outre, ces lésions méningées à pneumocoques peuvent guérir d'une manière parfaite (MORAX).

La mydriase s'observe fréquemment au cours de la pneumonie. Ces troubles pupillaires ont été bien étudiés dans ces dernières années, notamment par DE MICAS, DEHENAIX, PERNOT. Nous les avons étudiés à la symptomatologie (voir *Inégalité pupillaire*) et n'y reviendrons pas ici.

VII. — FIÈVRES ÉRUPTIVES

Les fièvres éruptives (scarlatine, rougeole, variole), ne donnent guère naissance à des paralysies des muscles extrinsèques. Mais incontestablement, de même que la diphtérie et la grippe, elles peuvent donner naissance à des paralysies accommodatives dues, selon toute vraisemblance, à l'action des toxines sur les filets nerveux périphériques qui animent le muscle de Brücke.

J'ai personnellement observé chez une fillette de six ans à la suite d'une rougeole d'intensité moyenne, le développement d'une double parésie accommodative, d'autant plus gênante que cette enfant était assez fortement hypermétrope, et que du fait de la parésie sa vision était notablement gênée.

Benson rapporte une observation de Ketan, qui observa chez un enfant de sept ans, au cours d'une rougeole, une double névrite optique et une paralysie de l'oculo-moteur externe gauche compliquée d'otite moyenne suppurative du même côté « Ces complications oculaires, dit-il, sont à notre sens très vraisemblablement indépendantes de l'otite ; elles ont été provoquées par les toxines de la rougeole » Il nous semble, au contraire, que dans ces cas, la paralysie de la 6e paire est presque certainement consécutive à l'otite suppurée, provoquée elle-même par la rougeole. Les faits de ce genre sont aujourd'hui bien connus.

À la suite de la varicelle, Mauran a vu se développer une ophtalmoplégie externe bilatérale, à laquelle il assigne une origine nucléaire, et il rappelle que la varicelle a déjà été incriminée comme un des facteurs de la paralysie spinale de l'enfance, c'est-à-dire d'une lésion présentant une parenté anatomique avec celle de l'ophtalmoplégie nucléaire (*Arch. de méd. des Enfants*, mars 1898).

VIII. — FIÈVRE TYPHOÏDE

Comme dans les autres maladies infectieuses que nous venons d'énumérer, c'est la paralysie de la musculature intérieure de l'œil que l'on observe surtout dans cette grave affection. Mais la paralysie complète de l'accommodation, et la mydriase, n'ont été que rarement observées en quelques cas graves. C'est ainsi que Strzeminski rapporte le cas d'un médecin de quarante-six ans qui présentait une paralysie totale de l'accommodation, consécutive à une fièvre typhoïde grave survenue vingt-six années auparavant ; les iris étaient intacts. Mais ces formes sont très rares. En revanche, pendant la convalescence, un certain degré de parésie accommodative s'observe assez fréquemment.

Quelques cas de paralysies extrinsèques ont cependant été publiés, pendant et surtout à la fin de la fièvre typhoïde.

Benson a décrit un cas de ptosis double avec paralysie de la 6e paire et aphasie chez une fillette de onze ans. La paralysie se montra dans la troisième semaine.

Bergen a observé un cas de ptosis survenu aussi dans la troisième semaine dans un cas grave de fièvre typhoïde, terminé deux jours après par la mort, due à une hémorragie intestinale. Schwartz a vu survenir chez un malade de vingt-deux ans, convalescent d'une fièvre typhoïde grave, une paralysie des muscles extérieurs innervés par la 3ᵉ paire. Le ptosis disparut quatre mois plus tard, mais l'adduction et les mouvements verticaux restèrent limités.

Personnellement, j'ai observé un cas de paralysie oculaire au cours d'une fièvre typhoïde assez grave chez un homme de vingt-huit ans. Les accidents oculaires apparurent le quinzième jour sous la forme d'une mydriase droite avec abolition des deux réflexes. L'accommodation était également paralysée.

Le lendemain, une paralysie de la 6ᵉ paire gauche apparut à son tour, produisant un strabisme interne assez prononcé, et la diplopie caractéristique.

Jocqmans a publié une observation où l'infection typhique semble avoir été l'agent provocateur d'une migraine ophtalmoplégique.

IX. — Angine phlegmoneuse

Le myosis a été signalé au cours de certaines angines (Vincent, Dortenn). Nous ne reviendrons pas sur cette question, qui a été étudiée à la symptomatologie (voir *Myosis*, p. 632).

X. — Dysenterie.

On ne connaît qu'une seule observation de troubles oculaires survenus à la suite de la dysenterie. Elle est due à Lawson, et est citée par Fœrster. L'affection consistait en une parésie du muscle de l'accommodation.

XI. — Maladie de Gerlier (vertige paralysant).

Cette singulière affection détermine des troubles de la motricité oculaire, qui consistent surtout en ptosis, et accessoirement, en paralysie de la 6ᵉ paire ou de quelques branches de la 3ᵉ. Nous l'avons étudié plus haut (voir à la *Symptomatologie : ptosis isolé*).

XII. — Zona ophtalmique.

Le zona ophtalmique peut exceptionnellement s'accompagner de la paralysie d'un nerf moteur. Brand, dans sa thèse publiée en 1872, sous l'inspiration de Galezowski, cite 5 cas de ce genre, sur 100 observations de zona ophtalmique. Dans un cas de Hutchinson, la paralysie de la 3ᵉ paire était complète. Dans un cas de Bowater et Vernon, elle n'intéressait que le releveur et le droit interne. Le ptosis seul a été rarement observé au cours du zona (1 cas de Cors et Jackson, et 2 cas de Hutchinson, encore dans l'un d'eux il était accompagné de mydriase). A ces cas cités par Hyroup, il faut ajouter un cas récent de Forchard. Dans cette observation, on vit survenir, chez une femme de soixante-dix-huit ans, à la fois les vésicules herpétiques sur le front et le cuir chevelu, les douleurs, et un ptosis total d'emblée. La kératite ne survint que trois jours après.

Sans prétendre expliquer la pathogénie de la coïncidence de la névrite d'un nerf sensitif avec la paralysie d'un nerf moteur, Forchard rappelle que la branche ophtalmique de Willis s'anastomose avec le petit filet destiné au moteur oculaire commun qui part du bord supérieur et interne de la branche ophtalmique, au niveau de l'origine du rameau nasal.

H. Derocua a observé la mydriase au cours du zona ophtalmique (voir page 628, *mydriase*), mydriase siégeant du côté du zona, et s'accompagnant d'abolition des réflexes lumineux et accommodateur de l'iris. Il pense que ce syndrome est dû à une lésion du ganglion ophtalmique, consécutive à une irritation primitive de la branche ophtalmique.

6. — INTOXICATIONS (ALCOOL, TABAC, PLOMB, OXYDE DE CARBONE, ETC.).

Comme les maladies infectieuses, les intoxications frappent la musculature oculaire de deux façons différentes : soit en intéressant les noyaux d'origine des nerfs craniens, et en modifiant, par conséquent, les cellules nerveuses d'où les nerfs tirent leur origine, soit en agissant directement sur les nerfs à leur périphérie, par le phénomène de la névrite périphérique.

Nous avons consacré un chapitre spécial aux névrites périphériques. Nous y renvoyons le lecteur (voir page 732).

a) **Alcool**. — Les paralysies oculaires dues à l'intoxication alcoolique sont rares, eu égard au nombre si considérable des buveurs. Certaines formes sont très graves : il paraît assez vraisemblable, en effet, que la poliencéphalite aiguë hémorragique de Wernicke (voir page 703) est, dans certains cas, en rapport avec l'alcoolisme, ou du moins que l'alcool en est un des facteurs les plus importants.

Mais, ces formes rares mises à part, les paralysies oculaires d'origine alcoolique sont généralement peu marquées. Elles frapperaient surtout le droit externe, presque toujours aux deux yeux (Benschovius). Elles peuvent coïncider avec l'amblyopie spéciale des alcooliques.

Personnellement, j'en ai observé un cas, chez un homme de quarante et un ans, alcoolique invétéré. Les troubles paralytiques consistaient en une paralysie de la 6ᵉ paire gauche très gênante au début par le strabisme interne et la diplopie qu'elle déterminait. En même temps, l'accommodation de cet œil gauche était parésiée, puis il apparut un léger ptosis du même côté.

La paralysie de la 6ᵉ paire disparut presque complètement en quelques mois, mais une légère parésie accommodative du côté gauche persista long-temps et s'accompagnait d'une faiblesse très légère du sphincter irien, dont la réaction à la lumière resta plus faible que celle du côté opposé, bien que, à une vive lumière, les deux pupilles fussent à peu près égales.

Comme on voit, il s'agissait dans ce cas, à côté d'une paralysie de la 6ᵉ paire, d'une paralysie incomplète de la 3ᵉ, les troubles moteurs affectant le releveur palpébral et la musculature intérieure. Quelques années auparavant j'avais eu l'occasion d'observer une autre malade chez laquelle la névrite n'intéressait que la 3ᵉ paire. Voici l'observation de cette malade :

R... Clémence, cuisinière, âgée de trente-deux ans, entre à l'Hôtel-Dieu, salle Sainte-Jeanne, lit nº 13, dans le service de M. le professeur Dieulafoy. Cette femme entre à l'hôpital parce qu'elle ne peut plus marcher. Elle est atteinte de troubles moteurs et sensitifs, intéressant les membres inférieurs, que M. Dieulafoy attribue à des névrites périphériques, d'origine alcoolique.

Je pratique l'examen des yeux le 9 décembre 1896.

Il existe, du côté droit, un ptosis assez marqué.

Les mouvements des globes sont normaux, sauf dans le regard en haut et à droite qui est un peu limité. La malade n'accuse pas de diplopie spontanée, mais l'examen au verre rouge décèle une diplopie homonyme, et surtout verticale, qui com-mence dans le plan horizontal et atteint son maximum dans la partie supérieure et externe droite du champ du regard. En ce point, l'écartement en largeur mesure 3 centimètres environ, tandis que l'écartement en hauteur atteint 10 à 12 centi-mètres.

Du même côté (droit), je constate les phénomènes pupillaires suivants : légère mydriase, réflexe lumineux extrêmement faible, réflexe accommodateur assez éner-gique (faux signe d'Argyll).

Quant à l'accommodation et à l'acuité, je ne pus, malheureusement, les mesurer, faute d'outillage.

À l'œil gauche, les réflexes pupillaires sont normaux.

Le fond d'œil est normal de chaque côté.

La malade est soumise à un régime et à un traitement appropriés, et à un 2ᵉ exa-men, pratiqué le 26 janvier 1897, je constate :

Plus de ptosis, plus de diplopie, muscles extrinsèques normaux. Inégalité pupil-laire presque complètement disparue. Les 2 réflexes accommodateurs sont énergiques. Les 2 réflexes lumineux un peu plus faibles.

Il s'agit donc ici, en somme, d'une névrite périphérique, d'origine alcoolique, ayant intéressé deux des rameaux terminaux de la 3ᵉ paire : celui du releveur palpé-bral, celui du petit oblique, et par l'intermédiaire de celui-ci, les nerfs ciliaires.

Ces paralysies de la musculature intérieure de l'œil passent pour être extrêmement rares. Uhthoff a signalé la fréquence relative du signe d'Argyll-Robertson, mais il paraît à peu près établi que ce phénomène est en rapport non avec l'alcoolisme, mais avec la syphilis coexistante (Babinski).

b) **Tabac.** — On a invoqué l'influence du *tabac* comme facteur étiolo-gique de certaines paralysies oculaires. Cette influence n'est pas démontrée. D'une part, en effet, l'intoxication nicotinique coïncide fréquemment avec l'alcoolisme, et d'autre part, comme le fait observer Bernheimer, en Orient, où l'on fume beaucoup, mais où la consommation d'alcool est minime, les paralysies d'origine nicotinique ne sont guère signalées.

Cependant WILKINSON a publié récemment un cas de paralysie nicotinique de l'oculomoteur. La diplopie, puis le ptosis, ne pouvaient être attribués qu'au tabac que fumait abondamment le sujet ; celui-ci n'usait pas d'alcool. La syphilis ne pouvait être invoquée. Le malade, quoique peintre, n'avait pas à manipuler de plomb. Rien n'amena d'amélioration, sauf la suppression du tabac qui fut au contraire efficace en dix jours.

Malheureusement, en présence de cas de ce genre, il est impossible de ne pas songer aux paralysies transitoires de la période préataxique du tabes. Et peut-on affirmer l'absence de la syphilis ?

c) **Plomb** — Le *plomb* est un agent toxique qu'on retrouve en certains cas de paralysies oculaires. Pendant la durée des coliques saturnines, on constaterait la dilatation pupillaire (BERGER). Un certain nombre de paralysies du droit externe, uni ou bilatérales, ont été observées (GALEZOWSKI, SCHMIDER). Dans le cas de SCHMIDER, la paralysie bilatérale de la 6e paire était accompagnée de névro-rétinite. LAMARQUE a communiqué, en 1901, à la Société de médecine et de chirurgie de Bordeaux, l'observation d'un malade manifestement saturnin, ouvrier peintre, chez lequel était survenue une diplopie très gênante due à une paralysie double et complète des droits externes ; ce malade n'était ni syphilitique, ni arthritique, ni diabétique.

PROUX a relaté le cas d'un homme de quarante ans, ouvrier peintre depuis vingt-quatre ans, n'ayant jamais présenté d'accidents saturnins, chez lequel apparut une paralysie bilatérale des droits externes en même temps que le liséré gingival caractéristique. La paralysie guérit en quatre mois.

Les troubles oculaires néanmoins sont rarement primitifs. Le plus habituellement, ils sont précédés, à plus ou moins longue échéance, d'autres accidents saturnins (coliques de plomb, etc.).

d) **Oxyde de carbone**. — L'*oxyde de carbone* a été invoqué dans quelques cas de paralysies extrinsèques (KNAPP, EMMERT).

e) **Botulisme**. — Le *botulisme* semble pouvoir dans certains cas déterminer des paralysies accommodatives, avec ou sans participation du sphincter de l'iris. C'est surtout en Allemagne que l'empoisonnement par des conserves avariées a été signalé. GUTTMANN a publié un cas d'ophtalmoplégie extérieure bilatérale. Mais presque toutes les observations publiées sont des cas d'ophtalmoplégie interne (LEBER, COHN, ALEXANDER, GRŒNOW). BYLSMA a publié, en 1901, trois nouveaux cas de paralysies accommodatrices d'origine botulique, qui toutes les trois s'accompagnaient de paralysies de l'iris. Il résulte des expériences récentes faites sur le singe par RŒMER et STAIN que les troubles accommodateurs observés chez l'homme atteint de botulisme paraissent être le résultat de lésions nucléaires.

f) **Champignons**. — L'empoisonnement par les champignons a même été invoqué. Hugo WEISS a publié un cas d'ophtalmoplégie par suite d'un empoi-

sonnement par l'espèce dénommée *Cantharellus aurantiacus*. L'ophtalmoplégie était totale, mais incomplète. L'ophtalmoplégie interne précéda la
paralysie, ou plutôt la parésie, des muscles externes. Il existait un ptosis peu
prononcé. L'affection ne dura que huit jours. L'auteur admet l'origine
nucléaire de cette paralysie, et l'explique par l'action des toxines sur les
vaisseaux des noyaux.

Il est intéressant de rapprocher des paralysies dues à des intoxications,
les paralysies oculaires signalées ces derniers temps à la suite de la rachicocaïnisation. Mensam a réuni 6 observations de ce genre, consécutives à l'anesthésie rachidienne par la novocaïne ou la stovaïne : 5 fois la paralysie intéressait l'abducteur et une fois le pathétique. La paralysie survint tardivement,
du troisième au dixième jour après l'injection rachidienne, tandis que les
phénomènes d'intoxication générale (céphalées, vomissements), furent immédiats.

Tout récemment, Blanluet et Canen ont communiqué à la Société d'Ophtalmologie de Paris, un nouveau cas de paralysie oculomotrice après rachicocaïnisation. Fait curieux, c'est encore dans ce cas la 6ᵉ paire qui est intéressée. Il y a lieu de se demander si ces paralysies de la 6ᵉ paire sont réellement
dues à une intoxication, ce qui n'explique guère que la 6ᵉ paire soit si constamment intéressée, tandis que ce fait s'explique au contraire fort bien, si
l'on admet que l'injection intra-rachidienne peut déterminer du côté de
l'oreille interne, des troubles vestibulaires et labyrinthiques, et à leur suite
une paralysie de la 6ᵉ paire correspondante par l'intermédiaire du noyau de
Deiters, suivant la théorie de Banxier (voir page 779). Cette question mérite
d'être étudiée.

D. — DIABÈTE

Le diabète sucré est une des affections qui intéressent fréquemment l'organe de la vision, soit sous la forme de rétinite, soit en déterminant une
cataracte, soit enfin en produisant des paralysies des muscles des yeux.

La musculature intérieure est assez rarement intéressée ; on a signalé la
mydriase chez un certain nombre de diabétiques ; le sphincter pupillaire est
vraisemblablement atteint, dans ces cas, d'une parésie toxique analogue à
celle qui se produit pour le muscle accommodateur. Ces cas sont assurément
très rares.

Quant à la fameuse diminution de l'amplitude d'accommodation, signalée
par de Graefe, Nagel, etc., et que Trousseau, dans ses cliniques de l'Hôtel-
Dieu, signale comme un signe de grande valeur, il nous semble qu'on en a
beaucoup exagéré l'importance. Ce phénomène force le malade à se servir,
encore jeune, de verres convexes dont il est obligé d'augmenter progressivement la force. Fœrster cite un cas où cette presbytie prématurée, à elle
seule, le conduisit à rechercher s'il n'existait pas de sucre dans les urines, et
c'était en effet un glycosurique. Cela est possible dans des cas rares, mais il
ne faut pas oublier que les auteurs dont nous parlons connaissaient beau-

coup moins bien qu'on ne les connaît de nos jours les hypermétropies latentes, si fréquentes, et qui obligent si fréquemment de jeunes sujets à utiliser les verres convexes.

Cependant dans certains cas, assez rares, on peut observer la parésie, et même la paralysie complète de l'accommodation. J'en ai observé un cas chez une femme de soixante-six ans, dont les urines contenaient en moyenne 60 grammes de sucre par litre, et qui avait perdu la vision de l'œil droit par hémorragies rétiniennes un an auparavant. L'autre œil était bon, mais présentait une paralysie accommodative à peu près complète.

Beaucoup plus fréquemment, ce sont les muscles extrinsèques de l'œil qui sont paralysés. D'après Berger, l'oculomoteur commun est plus souvent atteint que les autres nerfs moteurs, et généralement la paralysie est partielle. Au contraire, d'après Dieulafoy, la paralysie de la 6e paire est de beaucoup la plus fréquente.

M. Dieulafoy ayant eu deux ou trois fois en quelques années l'occasion d'observer des paralysies oculaires au cours du diabète, a eu l'idée ingénieuse de demander à un certain nombre d'ophtalmologistes leurs observations de paralysies diabétiques. Il a pu ainsi réunir un total de 58 cas, les uns déjà publiés, les autres inédits, qui se décomposent comme suit : 35 cas de paralysie de la 6e paire, 12 cas de paralysie de la 3e, 5 cas de paralysie de la 4e, et 6 cas d'ophtalmoplégie externe.

À cette occasion, je fis pour M. Dieulafoy une statistique portant sur 9.221 malades dont je possédais les observations. Cette statistique qui n'a pas été publiée, me paraît présenter un intérêt, en ce sens qu'elle montre la rareté relative des paralysies diabétiques, tant par rapport aux cas de diabète qu'aux cas de paralysies non diabétiques.

En voici les résultats :

Nombre de malades observés : 9221

Paralysies oculaires non diabétiques 187
    —   —   diabétiques 9
Affections oculaires diabétiques, mais non paralytiques (rétinites, iritis, etc.) 69

Ces 196 cas de paralysies (dont 9 d'origine diabétique) se divisent, d'après leur étiologie, de la façon suivante :

Causes impossibles à déterminer : 34.
Sur les 162 restant :

Syphilis . . . . 50 } 56
Cas douteux, mais très probablement syphilitiques 6
Tabès 34
Origine congénitale 13
Origines centrales diverses : mal de Bright, hémorragies, etc. (en dehors du diabète) 13
Traumatisme (crâne et orbite) 12
Diabète 9
Paralysie générale 5
Tumeurs cérébrales 6
Méningite basilaire 3

Tuberculose (?) 2
Paralysies réflexes d'origine dentaire 2
Diphtérie 1
Influenza 1
Fièvre typhoïde 1
Paralysie infantile 1
Affection orbitaire (osseuse) 1
Éthylisme 1
Hystérie (ptosis) 1
                                                                         ——
                                                                         462

Si l'on défalque les 34 cas de paralysie dont la cause n'a pu être déterminée, les paralysies diabétiques s'observent donc, par rapport aux paralysies oculaires en général, dans la proportion de 5,5 p. 100 environ et par rapport aux autres affections oculaires diabétiques, dans la proportion d'environ 13 p. 100. Ce dernier chiffre se rapproche de celui indiqué par Kœnig qui sur 500 malades diabétiques observés à Vichy, a relevé 60 cas d'affections oculaires diabétiques, dont 6 cas de paralysie, soit 10 p. 100.

Cette statistique nous montre la grande influence étiologique de la syphilis, surtout si on y ajoute les cas fournis par le tabes et la paralysie générale. En revanche, elle nous fait voir que le diabète, tout en restant une cause notable de paralysies oculaires, n'occupe cependant que le 6ᵉ rang sur la liste étiologique.

Quant à ces 9 cas de paralysies diabétiques, ils se divisent de la façon suivante :

a. 7 cas intéressant la musculature extrinsèque :

1º Paralysie de la 6ᵉ paire droite (sept ans auparavant, ce malade avait eu le même accident, guéri en deux mois).

2º Paralysie de la 6ᵉ paire gauche.

3º Paralysie des deux mouvements associés horizontaux de latéralité, avec nystagmus, intéressant davantage le droit externe gauche, et simulant au premier abord une paralysie isolée de la 6ᵉ paire gauche.

4º Paralysie de la 3ᵉ paire droite (ptosis, droit supérieur, droit interne) en 1897. Pas de troubles de la musculature intérieure. Paralysie faciale gauche complète en 1901.

5º Paralysie de la 3ᵉ paire droite (ptosis léger, droit interne) musculature intérieure normale. Quelques douleurs du trijumeau droit.

Quatre mois auparavant, ce malade avait eu une paralysie de la 3ᵉ paire gauche, avec pupille normale, et douleurs dans la sphère du trijumeau gauche; disparue en deux mois.

6º Paralysie du grand oblique droit.

7º Ophtalmoplégie externe droite, complète, avec ptosis (iris et accommodation respectés).

b. 2 cas intéressant la musculature intérieure :

8º Paralysie de l'accommodation (de l'œil gauche; œil droit perdu par hémorragies rétiniennes).

9º Parésie de l'accommodation (bilatérale).

On voit que cette statistique personnelle confirme la statistique générale de Dieulafoy, et que la 6e paire est fréquemment touchée, soit comme paralysie isolée, soit comme composante d'une paralysie associée ou d'une ophtalmoplégie. Aussi, Dieulafoy proclame-t-il, et érige-t-il en précepte qu'en face d'une paralysie de la 6e paire, c'est d'abord au diabète qu'il faut penser. Cette paralysie peut même acquérir la valeur d'un signe révélateur du diabète. Tel diabétique peut n'être ni polydipsique ni polyurique, il peut n'avoir aucun des signes habituels du diabète quand survient une paralysie de la 6e paire ; on fait alors une analyse des urines, et on découvre la glycosurie.

L'apparition de la paralysie oculomotrice chez les diabétiques n'est pas nécessairement en rapport avec l'intensité de la glycosurie. On la voit survenir aussi bien chez des diabétiques ayant une grande quantité de sucre, que chez des malades n'en présentant que quelques grammes ; parfois même, la glycosurie peut avoir disparu momentanément au moment où survient la paralysie.

Ces paralysies qui débutent d'habitude assez brusquement ne durent guère en général plus de deux à trois mois. Elles sont en général d'un pronostic bénin, et disparaissent sans laisser de traces. Mais il n'en est pas toujours ainsi. D'une part, les récidives sont fréquentes ; d'autre part, dans quelques cas, les paralysies sont tenaces, envahissantes, et elles atteignent sous forme d'ophtalmoplégie progressive, les nerfs oculomoteurs d'un œil ou des deux yeux.

Sur les 58 cas réunis par Dieulafoy, cette extension de la paralysie s'est rencontrée cinq fois : « Dans le cas de Blanc, l'ophtalmoplégie atteignit les deux yeux et fut suivi d'une parésie des deux nerfs hypoglosses et des faciaux inférieurs. Dans un des cas de Sauvineau, l'ophtalmoplégie fut progressive et unilatérale, la guérison survint en quelques mois. Dans un autre cas de Sauvineau, le diabétique eut d'abord une paralysie de la 3e paire gauche, et dix-huit mois plus tard, une ophtalmoplégie droite progressive qui dura huit mois. » (Dieulafoy.)

Il peut même arriver, rarement, il est vrai, que les paralysies oculaires du diabète soient le prélude d'accidents les plus graves. Dans un cas de Kœnig, le malade fut pris successivement d'une double paralysie des mouvements associés de latéralité, puis l'ophtalmoplégie bilatérale devint rapidement complète avec ptosis. Deux mois plus tard, le facial se prenait à son tour, et enfin survinrent des phénomènes bulbaires au cours desquels le malade succomba. Ainsi se trouva réalisée l'ophtalmoplégie nucléaire progressive. Ce malade avait 65 grammes de sucre par litre, et émettait 4 litres en vingt-quatre heures.

Il n'est pas très rare, chez les diabétiques, de voir la paralysie oculomotrice accompagnée, et parfois précédée, de vive névralgie à la région temporale et autour de l'orbite (Dieulafoy). Chez un diabétique se plaignant de douleurs ainsi localisées, il faut donc penser à l'apparition possible de la paralysie d'un nerf moteur de l'œil.

Enfin, il faut noter que les paralysies oculaires ne s'observent pas au cours de diabètes insipides, elles sont l'apanage du diabète sucré.

Quelle est la pathogénie des paralysies oculaires qu'on peut observer au cours du diabète ? On admet assez généralement l'existence de névrites toxiques diabétiques. Cette hypothèse est vivement combattue par DIEULAFOY, qui ne peut admettre que le diabète frappe exclusivement, par ce mécanisme, les nerfs moteurs de l'œil, en respectant les nerfs moteurs des membres, jamais intéressés dans le diabète. D'ailleurs, le sucre diabétique n'a pas une grande puissance toxique. Sans vouloir fournir d'explication, DIEULAFOY rapproche les paralysies oculaires diabétiques de l'expérience de Claude Bernard. Les noyaux des nerfs oculomoteurs, les seuls nerfs que le diabète paralyse, sont voisins du plancher du 4e ventricule dont la lésion fait le diabète.

D'après ISCHREYT, il peut y avoir, sans doute, des ophtalmoplégies diabétiques graves et persistantes d'origine nucléaire. Mais il est des cas où l'hypothèse d'une névrite périphérique doit être admise. Les causes probables? anhydrémie, acétonémie, action de l'acide oxybutyrique et d'autres substances mal définies circulant avec le sang, susceptibles de déterminer les lésions de névrite concurremment avec le sucre lui-même.

E — MALADIES DES REINS

Les paralysies oculaires, au cours des affections rénales, sont très rarement observées. Il en existe cependant quelques cas dans la littérature ophtalmologique, mais il paraît rationnel d'attribuer ces paralysies, non pas à la néphrite en elle-même, mais aux altérations généralisées des vaisseaux (artério sclérose, etc.) qui sont elles-mêmes à la base de la néphrite. Ces lésions vasculaires peuvent produire des hémorragies, susceptibles d'intéresser les cellules d'origine des nerfs ou de comprimer leurs fibres.

KNIES cite un cas de paralysie des deux 6es paires chez un jeune albuminurique, dans la convalescence d'une fièvre typhoïde. C'est peut-être à cette maladie infectieuse et non à la néphrite qu'il conviendrait d'attribuer la production de la paralysie. Deux autres cas du même auteur paraissent moins discutables (un cas de paralysie du grand oblique gauche; un cas d'ophtalmoplégie externe avec ptosis).

BRAXTON a observé un brightique de cinquante ans qui fut atteint de rétinite albuminurique, suivie d'une paralysie de la 6e paire droite, puis de celle du côté gauche. Les paralysies persistèrent jusqu'à la mort.

DOYNE a également observé chez un homme de trente-six ans, en même temps qu'une rétinite albuminurique double, une ophtalmoplégie interne et externe bilatérale complète; seuls les mouvements des paupières étaient restés intacts. Le malade mourut peu après.

Dans un autre cas du même auteur, le malade âgé de soixante-neuf ans, présentait une paralysie du grand oblique droit en même temps qu'une rétinite albuminurique double peu prononcée.

On ne signale pas de paralysies accommodatives dans les néphrites. Les troubles d'asthénopie accommodative qu'on y observe assez fréquemment n'ont pas de signification spéciale.

F. — TRAUMATISMES DU CRANE. — FRACTURES DE LA BASE
DU CRANE

Les paralysies oculaires motrices succédant à des traumatismes craniens, particulièrement aux fractures de la base, sont bien plus communes qu'on ne le pense. Si elles sont en général envisagées comme relativement rares, cela tient à ce que le strabisme paralytique passe souvent inaperçu des chirurgiens, préoccupés d'accidents encéphaliques autrement graves, et que de leur côté les ophtalmologistes ont exceptionnellement l'occasion d'en observer.

La paralysie de l'oculomoteur externe paraît être celle qui s'observe le plus fréquemment. Félizet, et après lui Panas, ont insisté, pour expliquer cette fréquence relative, sur les rapports anatomiques du moteur oculaire externe dans son trajet à la base du crâne. A l'encontre des deux autres nerfs de la 3e et de la 4e paire, ce nerf, dans sa portion moyenne, avant de pénétrer dans le sinus caverneux, décrit une anse verticale de 3 centimètres *intimement* appliquée sur la pointe du rocher. Comme ce point constitue le lieu d'élection des fractures de la base du crâne, on comprend qu'une fêlure de l'os puisse l'intéresser soit primitivement, soit consécutivement lors de la formation du cal.

Dans un cas de paralysie isolée de la 6e paire, où l'autopsie a pu être pratiquée, Nélaton et Genouville constatèrent la coexistence d'une fracture longitudinale du rocher avec un éclatement de son sommet, siégeant exactement au point où le moteur oculaire externe est en contact avec ce sommet avant d'entrer dans le sinus caverneux. Il existe en ce point un petit os wormien rattaché au sommet du rocher par un mince pédicule. Cet osselet, sur lequel a insisté Farabeuf, n'est séparé du coude que fait à ce niveau la 6e paire que par un faisceau fibreux dépendant de la dure-mère et nommé ligament pétro-occipital. Félizet a montré comment cet osselet, se brisant dans les fractures longitudinales du rocher, peut aisément blesser le moteur oculaire externe, et en déterminer la paralysie.

Dans les fractures transversales ou multiples de la base, les deux moteurs oculaires externes peuvent être intéressés. Panas cite une douzaine de cas de ce genre. On voit s'ajouter habituellement alors la paralysie d'autres nerfs craniens : optique, acoustique, facial, trijumeau, plus rarement l'oculomoteur, et plus rarement encore le pathétique.

Récemment Le Roux a publié un cas de paralysie bilatérale des deux 6es paires, intéressant en ce que l'une des paralysies guérit complètement et rapidement, tandis que celle de l'autre côté resta permanente. Pour expliquer cette diversité dans la terminaison, Le Roux pense qu'il n'existait une fracture du rocher que du côté où la guérison ne s'est pas produite, et que de ce côté le nerf est resté enclavé dans le cal, tandis que de l'autre côté, le tronc nerveux avait été vraisemblablement comprimé par un épanchement hémorragique. A l'appui de cette hypothèse, on peut invoquer l'abondante hémorragie qui s'était produite uniquement par l'oreille droite. A gauche, il n'y eut aucune otorragie, et c'est précisément la paralysie de la 6ᵉ paire gauche qui a seule guéri.

Il semble, en effet, contrairement à l'affirmation de Gradenigo, que la paralysie de la 6ᵉ paire consécutive aux traumatismes craniens, n'est pas forcément symptomatique d'une fracture du sommet du rocher. Elle peut succéder à des traumatismes peu graves, à une simple contusion sans fracture (Chevallereau).

L'otorragie qu'on peut observer dans ces cas plaide en faveur de la fracture, mais n'en prouve pas l'existence. On sait que la simple déchirure de la membrane du tympan peut donner lieu à une abondante hémorragie. D'autre part, la rupture d'un des sinus pétreux et la compression par le sang épanché peuvent suffir à comprimer le tronc nerveux, d'autant mieux que celui-ci est situé entre deux plans résistants, l'os et la dure-mère (Rollet et Grandclément).

Néanmoins, on devra, en présence d'une paralysie de la 6ᵉ paire, avec ou sans otorragie, toujours songer à la possibilité de la fracture du rocher. « Le rôle pathogénique de la fracture acquiert toute sa valeur quand la paralysie est bien isolée, se produisant sans aucun trouble grave, sans les symptômes ordinaires de la contusion de l'encéphale » (Lagrange).

Dans certains cas rares, le mécanisme de production de la paralysie de la 6ᵉ paire peut être fort différent. Néel a rapporté récemment un cas où la paralysie du moteur oculaire externe fut pendant la vie le seul symptôme d'une déchirure traumatique de la carotide interne dans le sinus caverneux, à la suite d'une blessure par l'angle interne de l'œil et l'orbite avec une tige d'acier. La mort survint brusquement au bout de trois mois dans un accès apoplectiforme et l'autopsie montra un anévrysme artério-veineux de la carotide interne dans le sinus caverneux.

Même les paralysies multiples et graves peuvent s'observer après des traumatismes n'ayant produit que des dégâts relativement peu importants. J'ai observé un cas de ce genre, où une femme de trente ans ayant fait une chute de 6 mètres sur la tête, fut relevée sans connaissance, avec une hémorragie par l'oreille droite et une petite plaie de la bosse frontale droite paraissant, crut-on, n'avoir intéressé que les téguments. Quand elle reprit connaissance au bout de vingt-quatre heures, la vision de l'œil droit était abolie. En même temps, apparurent les signes d'une paralysie de la 6ᵉ paire droite.

Un an après, la paralysie de la 6ᵉ paire droite existait toujours, parésie plutôt que paralysie. Quant au nerf optique, il était complètement atrophié.

S'agissait-il là d'un seul trait de fracture ayant intéressé le rocher et s'étant prolongé en avant jusqu'au canal optique ? ou bien concurremment, avec une fracture du rocher, s'était-il produit une félure partant de la bosse frontale et du rebord orbitaire pour aller intéresser le canal optique ? Il est difficile d'être affirmatif.

Dans certains cas, le traumatisme crânien peut être très léger. MAZAS a rapporté l'observation d'une paralysie complète de la 6e paire droite, chez un garçon de onze ans, frappé, en jouant, par le front d'un camarade à la région temporale droite. La diplopie fut immédiate et ne fut jamais accompagnée d'autres symptômes.

Il est assez rare de voir la 3e paire intéressée *seule* dans une fracture de la base. J'ai cependant observé un cas de ce genre, qui me paraît assez curieux pour être rapporté ici.

Jean E..., âgé de vingt-cinq ans a fait une chute de bicyclette le 23 octobre 1905. Il est tombé sur le crâne, et a perdu connaissance (pendant deux jours). On l'a relevé ne présentant pas d'autres plaies que de petites éraflures insignifiantes à la bosse frontale gauche, mais perdant le sang par le nez et l'oreille gauche. De plus, deux jours après, est apparue à chaque œil une ecchymose conjonctivo-palpébrale. Il a été soigné par un chirurgien de Nancy, qui a porté le diagnostic de fracture de la base du crâne. A ce moment, c'est-à-dire immédiatement après l'accident, son œil gauche était fortement en strabisme externe, la pupille gauche était largement dilatée, et il lui était impossible de lire de près de cet œil. Il était donc porteur d'une paralysie à peu près complète de la 3e paire gauche. Il existait en plus une surdité complète à gauche.

Il m'est envoyé le 1er décembre 1905, par le Dr Georges Laruelle (qui le soigne pour une paralysie du voile du palais) parce qu'il se plaint d'une diplopie fort gênante.

A cette époque, l'œil gauche est en légère divergence. Il n'existe pas de ptosis. Les mouvements du globe oculaire gauche sont limités en bas. L'examen au verre rouge permet de constater l'existence d'une diplopie croisée et surtout verticale.

L'écartement en largeur augmente dans le regard à droite ; l'écartement vertical augmente considérablement dans la partie inférieure droite du champ du regard, et l'image de l'œil gauche reste la plus basse.

En haut, pas de diplopie.

La paralysie paraît donc intéresser encore à l'heure actuelle le droit interne et le droit inférieur gauches.

La pupille gauche est encore plus grande que sa congénère et ne réagit presque pas à la lumière. Le réflexe accommodateur au contraire est énergique. L'accommodation est normale. Le fond de l'œil est normal, ainsi que l'acuité visuelle.

L'autre œil est tout à fait sain.

Le malade se plaint, de plus, de maux de tête, et de surdité gauche.

Je pratique des applications de courants continus, 4 à 5 milliampères pendant cinq à dix minutes. Après quelques séances, il se produit un mieux sensible, et le malade est complètement débarrassé de sa diplopie après une quinzaine de séances.

Ce blessé avait, de plus, une paralysie de la corde vocale droite qui persista, et qui fut attribuée (Dr Garramé) à une compression du pneumo-spinal droit au niveau de son émergence, à la base du crâne, compression due à un cal consécutif à une félure de la base du crâne au niveau du trou déchiré postérieur, par irradiation de la fracture primitive qui intéressait le frontal et probablement le temporal.

Desnos et Mollan ont publié deux observations de paralysie isolée et complète, monolatérale, du moteur oculaire commun à la suite de traumatismes du crâne, rapidement guéries et dues vraisemblablement à la compression de foyers hémorragiques basilaires.

Des paralysies partielles de la 3ᵉ paire ont même été signalées. C'est ainsi que dans un cas de Parinox, à la suite d'une chute d'une fenêtre, une malade présenta une paralysie de la musculature intrinsèque d'un œil, ainsi que du releveur palpébral, du droit supérieur et du petit oblique. Point n'est besoin, comme le fait cet auteur, d'invoquer une hémorragie de la région nucléaire pour expliquer une semblable paralysie. On sait aujourd'hui d'une façon positive que la compression, à la base du crâne, du tronc nerveux de la 3ᵉ paire peut intéresser certains faisceaux à l'exclusion des autres (voir plus loin, *Anat. path.*, *lésions basilaires*). De Boucaud et Carcoux, Ferron, ont publié des cas semblables.

Les nerfs moteurs oculaires ne sont parfois pas seuls intéressés dans les fractures de la base du crâne. C'est ainsi que Cabannes a publié une observation, où la paralysie incomplète de la 3ᵉ paire s'accompagnait de lésions du trijumeau oculaire. Par suite, l'œil était mou, douloureux, avec des lésions cornéennes et des phénomènes d'iritis.

Dans certains cas rares, la paralysie de la 3ᵉ paire peut être, comme cela se produit assez fréquemment pour la 6ᵉ, le seul symptôme d'un traumatisme crânien, indépendamment de toute fracture. Dues vraisemblablement à la compression du nerf par un hématome, ces paralysies isolées sont rares. Un élève de Rollet, Girardet, qui leur a consacré sa thèse inaugurale, n'a pu en réunir que sept observations.

Enfin la paralysie de la 3ᵉ paire peut s'observer avec une lésion de la voûte crânienne, intéressant le centre cortical. Rochat a publié un cas de ce genre. Il s'agissait d'un enfant, chez lequel une paralysie incomplète et monolatérale de la 3ᵉ paire, jointe à l'intégrité du champ visuel, le conduisit à pratiquer la trépanation dans la région postérieure du centre visuel, où existait une fracture comprimante qu'aucun enfoncement ne pouvait déceler.

Les paralysies oculaires traumatiques par fracture de la base du crâne apparaissent en général immédiatement après l'accident. Parfois cependant, elles peuvent se montrer plus tardivement, parce qu'elles résultent de la compression produite par le sang extravasé dans le crâne ou par des exsudats plastiques ; quelquefois plus tardivement encore, quand elles sont causées par l'action du cal osseux.

Depuis l'âge de dix ans environ jusqu'à la vieillesse, les fractures traumatiques dérivent ordinairement de la fracture elle-même, et plus rarement d'un raptus sanguin ou de poussées de méningite.

L'inverse est vrai chez l'enfant du premier âge, lequel, grâce à la prédominance, dans le jeune âge, de l'étage postérieur du crâne sur le moyen et l'antérieur, et à l'obliquité moindre du rocher, à quoi il faut ajouter l'élasticité plus grande des os de la voûte et la mobilité des sutures, échappe très souvent aux fractures de la base, particulièrement à celles du rocher vers

son sommet. Ici, c'est la lésion des sinus veineux de la dure-mère, particulièrement du sinus pétreux inférieur qui joue le principal rôle (PANAS).

Ce même processus explique le strabisme concomitant *véritablement congenital*, qui peut tenir en partie à des pressions mécaniques de la tête, ayant
pour résultat de provoquer des hémorragies méningées capables de comprimer les nerfs dans leur trajet intra-cranien (PANAS).

Les différents mécanismes de fracture de la base du crâne (chute sur la
tête, sur les talons, etc.) peuvent produire les paralysies oculaires. PANAS a
insisté sur les traumatismes par pression latérale du crâne.

CHAUER a observé un cas de ce genre, dans lequel un jeune homme qui eut
la tête comprimée transversalement pendant la manœuvre d'un ascenseur,
présenta trois mois après l'accident une paralysie double de la 6ᵉ paire,
pour laquelle il dut pratiquer une double ténotomie interne.

En dehors du pronostic ophtalmologique, les paralysies oculomotrices
en rapport avec une fracture basilaire devront imposer un pronostic réservé,
quant aux suites prochaines et surtout aux conséquences éloignées du traumatisme cranien.

Les blessures du crâne par coups de feu, qui intéressent si fréquemment
les nerfs et les bandelettes optiques, ne lèsent au contraire qu'assez rarement les nerfs moteurs oculaires (NIMIER, FRANON).

Il est pour ainsi dire impossible qu'une paralysie des nerfs des 3ᵉ, 4ᵉ,
6ᵉ paires puisse être constatée dans un traumatisme atteignant l'étage postérieur de la base, en raison de ce fait que leurs rapports avec le squelette sont
loin d'être immédiats, et que la gouttière basilaire est toujours respectée par
les fractures de la base (FELIZET), et surtout parce qu'un traumatisme assez
violent pour les léser amènerait fatalement la mort immédiate, ou du moins
dans un délai de temps très court et au milieu de symptômes qui masque-
raient les phénomènes oculaires.

C'est dans leur trajet intra-dural que sont atteints le plus souvent ces
nerfs : au niveau de l'étage moyen pour le moteur oculaire externe et le trijumeau (coup de feu de l'oreille surtout), au niveau de l'étage antérieur pour
le moteur oculaire commun, la branche ophtalmique du trijumeau, et même
le pathétique (coups de feu des régions temporale et frontale). Enfin dans les
coups de feu de la bouche, suivant l'inclinaison de l'arme par rapport à la
base du crâne, ce sera à l'étage moyen ou l'étage antérieur que sera le siège
de la fracture et sera lésé tel ou tel nerf.

En raison du voisinage, du contact de ces troncs nerveux avec les gros
vaisseaux de la base, il est presque impossible d'admettre la survie dans le
cas de lésions par le projectile lui-même, et dans les faits qui se présentent à
l'observation, il s'agit sans doute de lésions produites par des esquilles ou
un caillot sanguin (FRANON).

PANAS a publié tout récemment une observation de paralysies oculaires,
dont le mécanisme de production ne laisse pas d'être rare et curieux. Le
corps étranger de l'orbite et du crâne, qui les avait produites, n'était autre
qu'un crayon, long de 13 centimètres et d'un diamètre de 5 millimètres,

retiré par la voie orbitaire de la cavité crânienne d'une jeune fille de quinze ans. Il y avait pénétré dans une chute.

Il existait un ptosis et une ophtalmoplégie totale, mais en dehors de ces symptômes on ne pouvait constater aucun signe qui pût faire soupçonner une lésion du globe oculaire, du cerveau ou des vaisseaux. La malade guérit parfaitement. L'ophtalmoplégie et le ptosis disparurent complètement. La vision resta parfaite.

Dans ce cas extraordinaire, la longueur du crayon ne permettait pas de douter de sa pénétration réelle dans le crâne. L'ophtalmoplégie et la ptose permettent d'affirmer que cette pénétration s'est faite par la fente sphénoïdale, où le crayon passant à frottement dur, a comprimé les troncs nerveux sortant par cette fente. L'absence de lésion cérébrale peut s'expliquer par le fait que c'est le bout métallique, arrondi, du crayon qui a pénétré le premier, écartant autour de lui, sans les refouler ni les contusionner ou déchirer, les organes intracraniens. Il est plus difficile à comprendre qu'il ne se soit produit aucun phénomène infectieux.

Hansell et Spiller avaient précédemment publié un cas analogue. Mais de plus la branche ophtalmique était intéressée, et il existait une hémiplégie croisée (lésion pédonculaire?).

6. — AFFECTIONS DE L'OREILLE, DES SINUS, DES DENTS

a. **Affections de l'oreille**. — Les affections de l'oreille, particulièrement de l'oreille moyenne, ont été depuis longtemps signalées comme pouvant donner naissance à des paralysies oculaires.

Dans la plupart des cas, il s'agit d'une paralysie du moteur oculaire externe du côté correspondant à l'otite, développée isolément ou bien au milieu de symptômes méningitiques, céphalalgies, vomissements, etc. La 3ᵉ paire peut aussi être intéressée. La paralysie du grand oblique a été signalée (Schwartze, de Lapersonne).

Lorsqu'on examine les rapports anatomo-physiologiques existant entre l'organe de l'ouïe et celui de la vision, on s'explique aisément le retentissement pathologique de l'oreille sur l'appareil oculaire, mais la difficulté apparaît lorsqu'on veut interpréter les symptômes observés et établir la pathogénie des paralysies oculaires d'origine otique.

Elles furent d'abord considérées, assez vaguement, comme des troubles réflexes (Urbantschitsch). Puis à la faveur des théories microbiennes, on les attribua à des névrites infectieuses dues aux toxines engendrées par l'infection otique (Berger). Mais on a observé de nombreux cas dans lesquels la paralysie doit, suivant toute vraisemblance, son apparition à la propagation d'une lésion infectieuse directement propagée (Gradenigo, Thomson, etc.)

Bien entendu, nous mettons à part les cas graves de suppuration otique donnant naissance à de graves complications cérébrales (abcès du cerveau, méningites, thrombo-phlébite intracrânienne) dans lesquelles l'origine infectieuse n'est pas discutable, et que nous avons étudiés déjà (voir *Abcès du cerveau*, p. 634).

Dans ces cas, la paralysie oculomotrice n'est qu'un épiphénomène d'importance secondaire.

GRADENIGO a l'un des premiers établi la relation existant entre la paralysie de la 6e paire et l'otite moyenne aiguë, par l'intermédiaire d'une méningite localisée de la base. FONSECCAS, recherchant les observations de ce genre déjà publiées, en trouve vingt dans lesquelles le plus souvent la cause de la paralysie fut attribuée à une méningite après une otite aiguë; trois fois seulement il s'agissait d'une otite chronique. JACOTES a observé deux fois la paralysie du moteur oculaire externe au cours de l'otite aiguë chez des enfants. L'un d'eux présenta des accidents méningitiques aigus rapidement mortels. La paralysie de l'abducteur avait été précédée d'une parésie du releveur de la paupière. L'otite suivait son cours vers la guérison quand éclatèrent des phénomènes méningés accompagnés d'un flux de liquide céphalo-rachidien par l'oreille.

Mais la paralysie de la 6e paire, apparaissant au cours d'une otite, n'est pas forcément un signe précurseur de ces graves complications. La guérison se produit assez souvent, sans que pour cela l'origine infectieuse cesse d'être admissible (TRUSON).

En dehors d'un foyer de méningite intéressant le nerf de la 6e paire dans son trajet basilaire, le nerf moteur oculaire externe peut encore être intéressé directement par une nécrose de la pointe du rocher à laquelle il adhère intimement. La propagation de l'infection à la 6e paire par une anastomose nerveuse paraît peu probable. Mais il est possible que les accolements des filets sympathiques qui accompagnent la carotide, la 6e paire, et tous les vaisseaux qui nourrissent le nerf, la paroi vasculaire et la caisse du tympan puissent aider, de même que les plexus veineux et lymphatiques communicants, à la propagation de l'infection de la caisse du tympan à la 6e paire, en suivant le canal carotidien (TRUSON).

Dans nombre de cas, en effet, la paroi du canal carotidien est papyracée, mince, transparente; elle présente des déhiscences spontanées, des pertes de substance et des solutions de continuité qui mettent directement en contact la paroi du canal et la muqueuse de la caisse du tympan.

Ces rapports spéciaux de l'otite et de la 6e paire par le canal carotidien expliqueraient la fréquence des paralysies de ce nerf au cours des affections de l'oreille moyenne.

Les paralysies oculaires au cours des otites peuvent s'accompagner d'autres phénomènes oculaires. On a signalé notamment la névrite optique.

Cette théorie de l'origine infectieuse des paralysies oculaires d'origine otique mérite d'être prise en considération, mais en l'absence de preuves anatomiques, elle ne saurait être admise sans discussion, et il est des cas nombreux où la possibilité d'une lésion basilaire paraît bien peu admissible. Nous avons observé un cas de ce genre avec FÉRET:

Un enfant de quatorze ans, atteint depuis longtemps de suppuration de l'oreille droite, est pris brusquement de vives douleurs d'oreille et d'un gonflement inflammatoire de la région mastoïdienne. FRAER pratique la trépanation de l'apophyse avec curettage des cellules mastoïdiennes, du conduit osseux, et de la coupole de la caisse.

Trois jours après, céphalalgie frontale, vomissements qui durent deux ou trois jours, puis recommencent au bout de quarante-huit heures. Le neuvième jour, apparition de la diplopie, qui persiste, alors que les douleurs et les vomissements disparaissent au contraire.

J'examine l'enfant trois semaines après le début des accidents. Il existe à l'œil gauche une impotence fonctionnelle très nette : l'abduction est limitée, et ce mouvement s'accompagne de secousses nystagmiformes. Tous les autres mouvements sont normaux. Il existe une diplopie homonyme caractéristique. Le diagnostic de paralysie de la 6ᵉ paire gauche s'impose.

Tout le reste de l'appareil oculaire est normal, anatomiquement et fonctionnellement.

Quinze jours après, la diplopie diminue d'intensité et disparaît complètement en quelques jours. État général excellent.

La production de semblables paralysies s'explique à merveille, en dehors de complications infectieuses basilaires, par un réflexe partant de l'oreille et agissant sur les noyaux des nerfs oculaires, par l'intermédiaire du noyau de Deiters. P. BONNIER a publié sur cette question une série de remarquables travaux. Dès 1893, il signalait l'intérêt clinique et physiopathologique des connexions labyrintho-oculomotrices, et donnait comme symptômes labyrinthiques les troubles oculomoteurs irradiés (strabisme, diplopie, myosis), observés par DURET, ROCHEFONTAINE, DELEAU, TILLAUX, GERVAIS, GELLÉ, VERDOS; le nystagmus observé par SCHWABACH, dans une otite avec gonflement mastoïdien dont l'attouchement provoquait les troubles oculomoteurs; par PLUGGE enlevant un polype, etc.

La même année, il rapportait l'observation d'un malade qui eut à plusieurs reprises, après des injections fortes qu'il se fit faire dans l'oreille droite pour chasser un bouchon de cérumen, des troubles d'accommodation de l'œil correspondant, le droit, et devint momentanément presbyope de cet œil pendant plusieurs heures. Tout disparut avec le cérumen.

Avec un grand sens clinique, BONNIER, dès 1895, signalait la paralysie de la 6ᵉ paire du côté malade comme le phénomène oculaire de beaucoup le plus fréquent.

Le syndrome qu'on appelle aujourd'hui syndrome de Gradenigo, formé de l'association d'une otite moyenne purulente aiguë, d'une céphalalgie violente et d'une paralysie isolée de l'abducteur du côté correspondant à l'oreille malade, n'est en somme qu'un cas particulier du syndrome décrit par BONNIER. Quant à la production constante de ce syndrome par une lésion méningée, comme le veut GRADENIGO, souvent sans aucune vraisemblance, elle est vivement combattue (BONNIER, GRUNZE, LANNOIS). La méningite, en effet, d'après les observations publiées jusqu'à ce jour, semble ne devoir être qu'exceptionnellement la cause capable de composer ce complexus symptomatique; il suffit de pousser l'analyse clinique un peu plus qu'on ne le fait souvent pour pénétrer dans le domaine des centres bulbaires, topographiquement, vasculairement, physiologiquement et histologiquement associés aux centres labyrinthiques, et pour voir apparaître une physionomie clinique et anatomo-pathologique autrement significative que l'évocation d'une méningite, qui n'explique nullement les phénomènes si nettement réflexes que l'oculomotricité de la 3ᵉ paire et de la 6ᵉ associe si fréquemment aux moindres irritations labyrinthiques, tant périphériques que centrales.

LAVAUX admet pour un certain nombre de cas que la voie centrifuge du réflexe passe par le trijumeau. Mais l'hypothèse la plus vraisemblable est celle de BONNIER, à laquelle se rallie LASSOT, et d'après laquelle le centre d'association serait le noyau de Deiters, auquel aboutissent dans le bulbe les fibres du nerf vestibulaire, et duquel partent d'autres fibres le reliant directement au noyau de la 6ᵉ paire (BECHTEREW, EDINGER, BONNIER). (Voir *Étiologie: maladies du bulbe*, p. 711.)

Si les paralysies réflexes paraissent démontrées cliniquement et expérimentalement pour le moteur oculaire externe, la question est plus obscure pour les autres noyaux. DE LAPERSONNE a pourtant observé une paralysie du grand oblique qu'il croit pouvoir attribuer à cette origine. Effectivement les communications sont nombreuses entre les noyaux bulbaires; THOMAS a décrit des fibres allant du noyau de Deiters à la 3ᵉ paire du côté opposé. Une connexion analogue entre les noyaux vestibulaires et le noyau opposé de la 4ᵉ paire ne paraît nullement impossible.

Comme nous l'avons vu, non seulement les muscles moteurs de l'œil, mais aussi la musculature intrinsèque, peut présenter des paralysies réflexes à la suite d'une lésion de l'oreille.

On a signalé des paralysies accommodatives, de la mydriase, du myosis. Il ne paraît même pas nécessaire, pour les déterminer, qu'il se produise un retentissement grave sur l'oreille interne et le système ampullaire, ainsi que cela se passe quand se produisent les vertiges, les douleurs violentes, le bourdonnement, la surdité. Il suffit parfois d'une faible irritation, et le point de départ peut être l'oreille externe. SAMAZEIX a publié un cas de mydriase unilatérale, produite par la présence dans le conduit auditif externe d'un fragment d'épi de graminées. Il s'agissait d'une mydriase spasmodique, très manifeste, avec persistance des réflexes pupillaires simplement affaiblis, qui disparut complètement presque aussitôt après l'extraction du corps étranger. Un cas analogue a été publié par BANDELIER (bouchon de cérumen autour d'une perle de verre).

Origine réflexe, complication d'ordre infectieux, telles sont, on le voit, les deux grandes classes dans lesquelles se rangent les paralysies oculaires au cours des otites. Souvent, il sera bien difficile d'arriver avec précision au diagnostic étiologique, et pourtant celui-ci ne laisse pas de présenter un grand intérêt, car de sa détermination précise dépendra souvent l'indication d'opérer, ou non, dès l'apparition des premiers symptômes méningés. On pourrait utilement, dans les cas douteux, recourir à la ponction lombaire, excellent moyen pour juger dès le début de l'état des méninges.

b. **Affections des sinus**. — Les affections des sinus peuvent retentir sur la motilité oculaire, mais très fréquemment il ne s'agit que d'une gêne mécanique et non d'une paralysie.

Jocqs a rapporté le cas d'une femme qui se plaignait depuis quelque temps de névralgies circumorbitaires et de troubles de la vue. Elle avait une diplopie dans la partie supérieure du champ de regard, mais dont les caractères ne cadraient pas avec la paralysie d'un des muscles. La pression au niveau de la paroi supéro-externe de l'orbite était douloureuse. Luc, ayant diagnostiqué une sinusite frontale, en fit l'ouverture, et l'on trouva la paroi inférieure presque complétement détruite par l'ostéite, en sorte que le pus et les fongosités reposaient directement sur la portion supérieure de la capsule de Ténon et gênaient les mouvements d'élévation.

Bernheimer rapporte des faits analogues produisant l'apparence du ptosis, de la paralysie du grand oblique, et de celle du droit supérieur, au cours des sinusites frontales. D'après lui, l'empyème de l'antre d'Highmore peut donner des phénomènes semblables du côté du droit inférieur et du petit oblique.

Moins encore appartiennent à notre sujet les cas où le globe projeté en avant est immobilisé par le phlegmon orbitaire, propagé du sinus voisin.

Mais on a signalé de véritables paralysies oculaires paraissant occasionnées par des sinusites.

Kunyr parle, au cours de sinusites frontales, d'asthénopie et de parésie des droits internes. Fisn a décrit récemment cinq cas où la parésie accommodatrice avec intermittences et de degrés variables aurait été en rapport avec une sinusite frontale. Bernheimer a observé un cas d'empyème du sinus frontal gauche avec paralysie isolée du grand oblique du même côté, sans qu'il ait apparu aucun signe d'inflammation du contenu orbitaire. Avec l'empyème du sinus coexistaient des polypes nasaux, dont l'ablation n'eut aucune influence ni sur l'affection sinusale, ni sur la paralysie du grand oblique. Au contraire, la trépanation et le curettage du sinus amenèrent la guérison de la paralysie, qui disparut en moins de quatre semaines.

Chez une autre malade, fillette de onze ans, le même auteur a observé une ophtalmoplégie incomplète bilatérale (ptosis, parésie des abducteurs, des droits internes et des droits supérieurs, et mydriase gauche) en rapport avec une sinusite sphénoïdale consécutive à une rhinite chronique. Le traitement de la sinusite suppurée amena rapidement une amélioration des paralysies. Mais une laryngite intercurrente l'ayant fait suspendre pendant quelques jours, les phénomènes paralytiques reparurent de plus belle. De nouveau repris, le traitement de la sinusite amena l'amélioration des paralysies. Malheureusement l'enfant quitta l'hôpital avant d'être complétement guérie.

Bernheimer pense que ces paralysies, qui se produisent dans les sinusites sans aucune lésion orbitaire, sont d'origine toxique et doivent être rapprochées des paralysies qu'on observe dans les maladies infectieuses et les auto-intoxications. Cette opinion ne laisse pas que d'être assez vraisemblable, tout au moins pour certains cas, notamment pour les sinusites d'origine grippale.

Cependant il se pourrait que les nerfs moteurs fussent dans des cas semblables directement intéressés à la base du crâne. Panas a rapporté l'histoire d'un malade atteint de paralysie de la 6ᵉ paire avec paralysie du trijumeau, limitée à la branche ophtalmique. Cet homme, non syphilitique, présentait un ozène très accusé. Panas admit qu'il s'agissait d'un processus infectieux de la base, venu des fosses nasales par l'intermédiaire du sinus sphénoïdal, la minceur de la paroi osseuse permettant la lésion des nerfs atteints au point où ils sont le plus rapprochés, sur le côté de la selle turcique, vers le sommet du rocher, au voisinage du ganglion de Gasser.

Il faut rapprocher de cette observation le cas récemment publié par Ricard, d'une femme atteinte de céphalées frontales et occipitales depuis un an et demi, chez laquelle apparut une paralysie du muscle droit externe. L'opération faite par le pharynx permit de constater une carie du sphénoïde. On retira un certain nombre de petits séquestres, dont l'un avait le volume d'un pois.

Enfin il convient de signaler une complication, spéciale aux sinusites frontales, et fort gênante, la paralysie du grand oblique, par déchirure du muscle ou destruction de sa poulie de réflexion.

Cette destruction peut, à la rigueur, être produite par une lésion osseuse de la paroi inférieure du sinus; en fait, elle a été rarement observée spontanément. Même après destruction de l'os, il est possible que le périoste et le tissu fibreux soutiennent encore le ligament trochléaire.

C'est surtout à la suite d'interventions chirurgicales que cette paralysie a été constatée, soit dans l'opération de Kuhnt, soit dans l'intervention par voie orbitaire. Il est positif que dans certains cas on est fatalement amené à détacher la poulie du grand oblique. Mais cette intervention ne produit pas nécessairement la paralysie. Vacher, Lermoyez, Laurens ont pu la pratiquer sans amener de diplopie. Dans un cas qui m'est personnel, où une ostéomyélite de la paroi interne avait entraîné un phlegmon orbitaire, l'intervention pratiquée par Sébileau détacha, nécessairement, la trochlée. Mais la diplopie ne fut que transitoire, et le muscle reprit complètement ses fonctions.

Mais il n'est pas douteux cependant que cette paralysie puisse être définitive. Sébileau a rapporté deux observations de paralysie du grand oblique après la cure radicale de la sinusite frontale. Dans l'un et l'autre cas, c'était la méthode Luc-Kuhnt qui avait été suivie : on n'avait pas eu à toucher à la face orbitaire du sinus. La lésion de la poulie du grand oblique avait pu se faire soit au moment de la résection de la partie inférieure de la paroi antérieure, soit au moment du curettage du canal naso-frontal. Il est peu probable que le grand oblique soit lésé dans ce dernier temps, le canal étant situé très en arrière de la poulie du grand oblique.

En présence de cette complication, il ne faudra cependant pas, comme le conseille de LAPERSONNE, se hâter d'intervenir, puisque nous savons que la diplopie peut disparaître d'elle-même. Ce n'est pas avant cinq ou six mois, lorsque l'insuffisance du grand oblique sera définitive, qu'on devra essayer de la corriger par une opération.

e) **Affections dentaires**. — Les rapports entre les affections dentaires et certaines paralysies oculaires ont été signalés depuis longtemps. Dans la deuxième édition de son *Traité des maladies des yeux*, en 1858, DESMARRES dit avoir observé plusieurs mydriases liées à la carie dentaire, et parle d'un malade qui recouvra la mobilité de sa pupille « tout aussitôt » après l'extraction de la dent cariée. L'observation de ce malade est curieuse. Il s'agissait d'un chasseur émérite, qui se plaignait de ne plus pouvoir tirer avec sa précision habituelle. DESMARRES l'examina et reconnut qu'il était porteur à l'œil droit d'une mydriase peu marquée. Il paraît vraisemblable que son accommodation était également intéressée. Fait intéressant, et qui a été signalé depuis pour d'autres troubles réflexes à point de départ dentaire, la dent cariée dont l'ablation amena la suppression des troubles oculaires droits était la deuxième molaire du côté opposé.

Plus près de nous, GALEZOWSKI s'est montré partisan convaincu de l'importance du rôle des affections des dents dans l'étiologie de certaines affections oculaires, et il a fait publier dans le *Recueil d'ophtalmologie* par ses élèves DESPAGNET, MENOX, MÉRAS, un grand nombre d'observations de ce qu'il propose d'appeler affections oculo-dentaires. Quelques-unes sont intéressantes au point de vue que nous traitons ici. Ainsi, MENOX rapporte l'histoire d'un homme de trente-cinq ans, qui se plaignait de voir trouble depuis six semaines de l'œil droit. Il ne présentait aucune lésion oculaire ni aucune anomalie de réfraction. Mais la pupille droite était en mydriase, et l'accommodation en partie paralysée, puisqu'un verre convexe + 3 était nécessaire pour la lecture. L'origine dentaire fut admise par élimination, et l'avulsion de la racine de la deuxième petite molaire supérieure droite, atteinte de périostite chronique, fit disparaître l'affection oculaire presque instantanément. Quelques minutes après l'avulsion, le malade lisait facilement le n° 3 de l'échelle typographique, sans verres convexes. Revu trois jours après, on constatait que la mydriase avait totalement disparu.

Dans une autre observation analogue, MENOX donne des détails sur la mydriase : « La pupille, dit-il, se resserre sous l'influence d'une lumière vive sans toutefois atteindre le diamètre de l'autre. »

DESPAGNET (cité par RENARD) a noté la mydriase coïncidant avec un scotome central.

Dans un mémoire sur ce sujet, Hermann SCHMID dit avoir, sur 92 malades souffrant des dents, observé 73 fois la perte de la faculté d'accommodation. Ce travail remontant à 1868, ce chiffre est sans doute discutable (erreurs de réfraction), mais enfin il paraît établi que les affections dentaires peuvent influencer la musculature intérieure de l'œil soit sous forme de paralysies, comme dans les observations précédentes, soit sous forme de spasmes (myosis, spasmes de l'accommodation) comme on le voit signalé dans plusieurs observations (MÉNARD, MÉTRAS, etc.).

Les muscles moteurs eux-mêmes, du moins ceux innervés par la 3ᵉ paire, ont été signalés comme intéressés dans quelques cas, soit par paralysie, soit par contracture (Thèse de COURTAIX). On a décrit notamment le ptosis (HANCOCK), le blépharo-spasme (MÉTRAS, PIETKIEWITZ), des contractures des droits supérieurs et externes (TERRIER), du droit interne, etc. La paralysie faciale complète a également été signalée (James SALTER).

Il est possible, comme l'a avancé TERRIER, que les répercussions sur l'œil ne se manifestent que dans certains cas et chez certains sujets prédisposés, à tares névropathiques. Il ne s'agirait en somme que de manifestations hystériques. Néanmoins PANAS, qui connaissait si bien l'hystérie, se garde d'être affirmatif sur ce point : « Une mydriase monoculaire, avec abolition des réflexes, peut, dit-il, se montrer à la suite de traumatismes de la face, ou d'irritation des branches du trijumeau. Je ne saurais dire si le terrain hystérique est nécessaire pour la production de ces mydriases réflexes. »

En effet, si l'hystérie peut être invoquée pour les spasmes et les contractures, on ne saurait la faire entrer en ligne de compte lorsqu'il s'agit de paralysies véritables, celles-ci, nous l'avons vu, n'étant pas occasionnées par l'hystérie. Par suite, il est désirable que la possibilité de l'origine dentaire de ces paralysies cesse d'être aussi oubliée qu'elle paraît l'être, à en juger par la pénurie d'observations actuelles sur ce sujet.

II — AFFECTIONS UTÉRINES ET TROUBLES DE L'APPAREIL GÉNITAL

Un certain nombre d'observations, où sont mentionnées des paralysies oculaires en rapport avec des troubles de l'appareil génital chez la femme ont été publiées. Mais beaucoup d'entre elles ne sont guère démonstratives, et semblent être basées sur le sophisme classique : *Cum hoc, ergo propter hoc.* Quelques-unes, cependant, méritent d'être prises en considération, ne fût-ce que pour attirer sur ce sujet l'attention des ophtalmologistes. Telle est l'observation de HASNER, citée par COUS, qui se rapporte à une jeune fille de dix-sept ans, d'ailleurs bien portante, chez laquelle depuis quatre ans chaque époque menstruelle était précédée de migraines, de vomissements, de paralysie de la 3ᵉ paire. Celle-ci survenait de la façon suivante : le ptosis ouvrait la marche, puis survenait la mydriase et avec elle la paralysie de l'accommodation, enfin l'œil se déviait en bas et en dehors. Ces phénomènes ne duraient qu'un jour ou deux, sauf la mydriase qui durait jusqu'à une semaine.

Il s'agissait en somme dans ce cas d'une véritable migraine ophtalmoplégique. HASNER prétendait l'expliquer par l'hypothèse d'une excitation des vaso-moteurs du centre de la 3ᵉ paire. BERGER, qui n'admet pas cette hypothèse évidemment contestable, la remplace par une autre qui ne l'est pas moins, il admet une auto-intoxication périodique (névrite périphérique toxique).

Mooren, à la suite d'une suppression des règles, constata une paralysie bilatérale des nerfs faciaux et moteurs oculaires externes, et du droit interne du côté gauche, due vraisemblablement à une hémorragie de la protubérance.

Certains auteurs (Bloom, Jessat) ont observé, au cours de la grossesse, l'apparition du strabisme, avec ou sans diplopie. Dans le cas de Bloom, le strabisme disparaissait après l'accouchement, pour reparaître à la grossesse suivante avec une telle régularité que cette femme considérait le strabisme comme un signe infaillible de grossesse.

Mais ces observations, déjà anciennes, manquent de détails démonstratifs, et il semble qu'il pourrait s'agir de contractures hystériques.

Altmann a constaté pendant la grossesse et attribue à cet état (?) une paralysie du muscle droit externe. Sym a observé une femme âgée de trente-six ans qui présentait à *chaque grossesse* des phénomènes de parésie de la 3e paire, s'accentuant à chaque fois en gravité et en durée.

Enfin l'accouchement, quand il nécessite une application de forceps, peut provoquer des paralysies oculaires, soit par lésion directe, soit par hémorragie intra-cérébrale (Voir *Paralysies d'origine congénitale*).

I. — ORIGINE CONGÉNITALE

Les paralysies d'origine congénitale peuvent intéresser les différents muscles oculaires : ptosis isolé, paralysie de la 3e paire, paralysie de la 6e paire, paralysies des mouvements associés, et enfin ophtalmoplégie externe.

Le ptosis congénital s'observe assez fréquemment. Il n'est aucun ophtalmologiste qui n'en observe de temps en temps. Tantôt il est unilatéral, tantôt bilatéral. Le plus souvent il est incomplet, mais dans certains cas il peut être total et complet (cas de Mazet). Il est parfois associé à la paralysie du droit supérieur. Ginestous a publié un cas de ce genre, chez une fillette de six ans, dont le grand-père paternel et un oncle du même côté présentaient eux aussi un ptosis congénital. Il semble extrêmement rare qu'il s'accompagne de la paralysie d'autres muscles innervés par la 3e paire.

La paralysie congénitale du moteur oculaire commun est signalée dans quelques observations (Stephenson, Axenfeld). Russel a publié un cas de migraine ophtalmoplégique congénitale, chez un enfant de treize ans. Le premier accès avait débuté à l'âge de quatorze jours. L'enfant était venue au monde dans des conditions particulièrement difficiles, la délivrance n'avait pas duré moins de quatre jours, et s'était terminée par une application de forceps. Dans un cas de Fäck, tous les muscles innervés par le moteur commun étaient paralysés, mais la musculature intrinsèque était respectée.

La 6e paire est assez souvent intéressée, et la paralysie est fréquemment bilatérale (cas de Quirennou, Sauvineau, Stephenson, Cabannes). Quelquefois, elle s'accompagne de paralysies bilatérales du facial (Harlan, Chisolm, Procopovici, Gutzmann). Dans un cas de Lagrange, la paralysie complète des deux droits externes, s'accompagnait à gauche d'une paralysie complète du facial supérieur et d'une parésie du facial inférieur, à droite d'une parésie très marquée du facial supérieur.

Dans un cas de DUBOUL, la diplégie faciale et les paralysies oculaires coïncidaient avec des troubles de la déglutition.

L'ophtalmoplégie proprement dite est observée assez fréquemment. GAST, LAGRANGE, PARINAUD, GUENOD, ont publié des cas d'ophtalmoplégie externe bilatérale typique. GOMBREX a observé l'ophtalmoplégie externe bilatérale congénitale et héréditaire, chez six membres de la même famille. Tous ces malades présentaient en même temps un nystagmus rotatoire très caractérisé. BEAUMONT, sur quatre générations d'une même famille, a observé douze fois l'ophtalmoplégie extérieure. Un certain nombre de cas analogues ont encore été publiés par PÉCHIN, GOFFEZ, MOTOLÈSE, CHAILLOUS et PARINAUD, etc.

Dans quelques cas, la paralysie congénitale affecte la forme de paralysies associées. Dans le cas de FAVER, il existait une paralysie des muscles droits externes et internes, et par suite une absence complète des mouvements latéraux des yeux, mais les deux droits internes se contractaient normalement pour la convergence. JACQUEAU a publié un cas du même genre, observé chez un enfant de dix ans. Les mouvements de latéralité étaient abolis. En revanche, l'élévation, l'abaissement et la convergence s'exécutaient normalement. Le releveur de la paupière était intact. Pas de troubles relevant du nerf facial, pas de nystagmus. Musculature intérieure normale.

Si l'on se reporte à une statistique personnelle concernant l'étiologie des paralysies oculaires (voir *Diabète*, page 768), on constatera que sur 162 cas de paralysies des muscles des yeux, 13 sont d'origine congénitale. Ce facteur étiologique vient au 3e rang, après la syphilis et le tabes, dans la même proportion que les paralysies d'origine traumatique, soit 8 p. 100.

Ces 13 cas de paralysies congénitales se décomposent de la façon suivante :

```
2 cas de paralysie de la 3e paire droite .....................  2
1  —         —       de la 6e paire gauche ..................  1
2  —         —       des deux 6e paires ....................  2
1  — d'ophtalmoplégie externe bilatérale ...................  1
1  — d'ophtalmoplégie totale gauche .......................  1
2  — de paralysies associées, l'une intéressant l'élévation et l'abais-
      sement, l'autre les mouvements de latéralité (cette dernière
      accompagnée d'atrophie optique bilatérale) ...........  2
4  — de ptosis (3 bilatéraux, un seul unilatéral) ..........  4
                                                             ——
                                                             13
```

Un de ces cas de ptosis bilatéral s'accompagnait de plus de paralysies associées des mouvements de latéralité.

Le nystagmus congénital s'observe assez fréquemment, soit en concomitance avec diverses paralysies, soit isolément.

Quand le nystagmus existe d'une façon rhythmique, rotatoire, quand il est indépendant des mouvements volontaires, et qu'il ne s'agit pas des secousses nystagmiformes liées aux paralysies associées, il présente une réelle importance pour le diagnostic de l'étiologie congénitale. Le ptosis, ordinairement modéré dans les ophtalmoplégies nucléaires acquises, est, au contraire, le plus fréquemment, très prononcé et complet dans les formes congénitales. Dans certains cas de paralysies congénitales, on pourra constater l'existence de malformations de la rétine ou du nerf optique.

Enfin il faut noter que les signes fonctionnels, habituels, des paralysies oculaires (diplopie, fausse projection) manquent dans les formes congénitales. De même, le strabisme est souvent peu prononcé, et quelquefois nul.

Enfin, on a signalé un autre caractère différentiel : c'est la conservation des mouvements de convergence, coexistant avec la paralysie des mouvements associés de latéralité (Kenn). Mais ce phénomène est loin d'être spécial aux formes congénitales.

Reichmann a publié deux cas d'immobilité pupillaire congénitale bilatérale, que l'on ne pouvait attribuer ni au tabes, ni à la paralysie générale, ni à une affection oculaire, ni à la syphilis héréditaire.

Les paralysies congénitales sont liées à des défauts de développement de l'œil ou de ses annexes, soit que le trouble initial se produise pendant la grossesse, soit qu'une lésion les détermine au moment de la naissance. Dans le premier cas, il s'agit d'arrêt de développement ou de malformations dues à des causes diverses : obstacles mécaniques, maladie infectieuse des parents, surtout de la mère pendant la grossesse ; la syphilis joue peut-être à ce point de vue un rôle important.

Dans le second cas, quand les paralysies sont provoquées par l'accouchement, c'est généralement l'application du forceps qui en est la cause (paralysie obstétricale).

Le ptosis peut être produit de cette façon, et aussi d'après Bernheimer, la paralysie du droit supérieur et du droit externe. Ce mécanisme est contesté, et il faut convenir qu'il est fort contestable.

D'après quelques auteurs, il pourrait se produire chez l'enfant au moment de l'accouchement des hémorragies, soit orbitaires (déterminant des troubles de motilité passagers), soit intra-cérébrales, susceptibles de produire des paralysies durables (Bernheimer). Nettleship a rapporté un cas de paralysie obstétricale, intéressant la 6e et la 7e paire droite. La branche du forceps avait laissé une marque au niveau de la région temporale droite, à la hauteur de l'oreille. Il paraissait aussi exister une surdité droite. La guérison de la paralysie oculaire se fit peu à peu, et était complète à l'âge de neuf mois.

Dans un certain nombre d'observations, la paralysie, sans être à proprement parler congénitale, apparaît dans le très jeune âge, sans causes appréciables et sans troubles apparents. Parfois, la paralysie, incomplète à la naissance, se complète un peu plus tard. C'est ainsi que dans un cas de Jocqs, il existait dès la naissance une paralysie unilatérale de la 3e paire, sans ptosis. Le releveur de la paupière fut atteint à son tour à l'âge de trois ans, alors que l'enfant était à tous autres points de vue en parfaite santé.

Il faut rapprocher de ces affections congénitales lesquelles, nous l'avons vu, sont fréquemment héréditaires, certains cas de paralysies héréditaires, qui se développent dans une même famille, mais parfois très tardivement. Fuchs a publié deux cas de ce genre : dans l'un, le ptosis bilatéral s'était produit chez sept personnes de la même lignée maternelle et appartenant à quatre générations successives, qui furent atteintes aux environs de leur cinquantième année ; dans l'autre, le père et le grand-père présentaient comme le sujet en observation un ptosis double apparu entre quarante-cinq et cinquante ans.

Récemment, Ducos a publié un cas analogue ; son malade fut pris à soixante et un ans. Sept personnes de cette famille avaient eu ou avaient un ptosis bilatéral, développé de la même manière.

Dans tous ces cas, le ptosis toujours bilatéral survint entre quarante et soixante ans, se développant sans troubles oculaires, et sans autres symptômes du côté du système nerveux (sauf chez un malade ataxique). Ducos invoque pour les expliquer l'existence d'une faiblesse congénitale et héréditaire du centre cortical du releveur, tels que les progrès de l'âge ne tardent pas à annihiler son fonctionnement.

Les lésions anatomo-pathologiques susceptibles de donner naissance aux paralysies oculaires congénitales sont variables. Dans certains cas (ophtalmoplégies externes, paralysies associées), il paraît bien s'agir de lésions nucléaires. Comme l'a fait remarquer Lagrange, on peut s'appuyer, lorsqu'il y a concomitance d'une paralysie faciale, sur l'étude des réactions électriques pour diagnostiquer le siège central de la lésion. L'impossibilité où l'on est d'électriser isolément les muscles droits de l'œil nous empêche de connaître leurs réactions électriques, mais il n'en est pas de même pour les muscles innervés par le facial, et dans le cas où ces paralysies coïncident congénitalement, on peut conclure à la même cause, ou pour mieux dire, à la même lésion, intéressant le noyau commun d'origine du facial supérieur et du moteur oculaire externe.

Si cette communauté d'origine n'existe pas (van Gehuchten), cela n'empêche pas les deux noyaux d'être au voisinage immédiat l'un de l'autre, et d'appartenir vraisemblablement, avec les 3e et 4e paires, au même système trophique, système qui peut être troublé dans son développement (paralysies congénitales) ou dans son évolution (paralysies héréditaires tardives).

Il y a dans le premier cas agénésie ou aplasie, et dans le second un vice de développement, une dystrophie, le tout placé sous l'influence héréditaire et familiale ou dystrophique par infection, intoxication, ou une influence quelconque dont la nature nous échappe (Péchin).

Dans le cas spécial du ptosis, il peut s'agir de lésions soit corticales, soit nucléaires, ou encore de la section des fibres radiculaires intra-nucléaires (Dejerine).

Enfin à côté des paralysies congénitales d'origine centrale, il est d'autres cas dans lesquels il s'agit incontestablement d'arrêt de développement ou même de l'absence absolue des muscles moteurs correspondant aux paralysies (voir *Anatomie pathologique*).

Pour certains auteurs, l'ophtalmoplégie extérieure congénitale appartiendroit à la classe des atrophies musculaires primitives. Il ne s'agirait donc pas d'ophtalmoplégie à siège nucléaire, mais bien d'une affection purement musculaire, de cause d'ailleurs inconnue (GOWERS). Cette hypothèse ne repose sur aucune constatation anatomique, et d'ailleurs, constaterait-on des lésions musculaires atrophiques, qu'il ne faudrait pas oublier qu'elles pourraient être secondaires, comme celles que l'on observe dans la poliencéphalite supérieure.

Nous devons encore mentionner, parmi les troubles congénitaux de la motilité oculaire, un état de rétraction spéciale du globe oculaire (BRAUNSCHWEIG). L'affection est caractérisée par les caractères suivants : abduction défectueuse ou nulle, adduction généralement incomplète, et rétraction du globe s'accompagnant de diminution de la fente palpébrale. Cette affection congénitale est le plus ordinairement unilatérale (STILLING, AXENFELD, KNAPP, etc.) et quelquefois bilatérale (TURK, WOLFF).

BIBLIOGRAPHIE

(Étiologie)

Traités généraux.

BABINSKI. Introduction à la séméiologie des maladies du système nerveux. *Gaz. des Hôp.*, 13 oct. 1904, n° 116, p. 1125.

BRAUER. Les maladies des yeux dans leurs rapports avec la pathologie générale. Masson, Paris, 1892.

BRAUNSCHWEIG. Ätiologie und pathologische Anatomie der Augenmuskellähmungen, in *Graefe-Saemisch.*, Bd. VIII, kap. 11, Leipzig, 1901.

BRISSAUD. Leçons sur les maladies nerveuses. Masson, Paris, 1895.

GRASSET. Anatomie clinique des centres nerveux. J.-B. Baillière, Paris, 1900.
— Les centres nerveux, physiopathologie clinique. J.-B. Baillière, Paris, 1905.

RAYMOND. Cliniques des maladies du système nerveux. Masson, Paris, 1896-1905.

PARINAUD. La vision, étude physiologique. O. Doin, Paris, 1898.

ROBIN (A.). Des troubles oculaires dans les maladies de l'encéphale. *Thèse d'agrégation.* Baillière, Paris, 1880.

WILBRAND et SAENGER. Die Neurologie des Auges. Bergmann. Wiesbaden, 1899.

A. — MALADIES DU SYSTÈME NERVEUX

I. Maladies des hémisphères cérébraux.

BRISSAUD et SOUQUES. Maladies de l'hémisphère cérébral, in *Traité de médecine*, tome IX. Masson, Paris, 1904.

CHARRIN et LÉRI. Lésions des centres nerveux des nouveau-nés issus de mères malades. *Compte-rendu de l'Académie des Sciences*, 1905.

HALLION et COMTE. Variations de la pression artérielle. *Soc. de Biol.*, 7 nov. 1896.

KNIES. Symptômes oculaires des affections des lobes temporaux et frontaux. *Zeitsch. f. Augenheil.*, déc. 1903.

MARIE (P.). La congestion cérébrale devant l'Académie de Médecine en 1881. *Presse Médicale*, 3 février 1900, p. 61.

MORGUES. Symptomatologie des affections du thalamus, spécialement au point de vue oculaire. *Zeitsch. f. Augenheil.*, oct. 1905.

800   PARALYSIES DES MUSCLES DE L'ŒIL

II. *Maladies du cervelet.*

DONATH. Paralysie de la 6e paire. *Wien. Med. Presse*, n° 20, 1896.

SCHWEINITZ. Symptômes oculaires des tumeurs cérébelleuses. *New-York Med. Journal*, 11 fév. 1905.

TOLLEMER. Maladies du cervelet, in *Traité de Médecine*, tome IX. Masson, Paris, 1904.

III. *Maladies des pédoncules cérébraux, des tubercules quadrijumeaux, de la protubérance annulaire, et du bulbe rachidien.*

ACHARD et LAERT. Paralysie totale et isolée du moteur oculaire commun par foyer de ramollissement pédopédonculaire. *Revue Neurol.*, 1901, p. 646.

ASTROS (d'). Pathologie du pédoncule cérébral. *Rev. de Méd.*, 1891.

RAYMOND et NOCCORRE. Héminasynergie, latéropulsion et myosis bulbaire, avec hémianesthésie et hémiplégie croisées. *Rev. Neurol.*, 1902, p. 258.

BACH. Revue critique des affections des tubercules quadrijumeaux, et de la glande pinéale, et spécialement de leurs symptômes oculaires. *Zeitsch. für Augenheilk*, avril-mai 1899.

BIELSCHOWSKY. Les symptômes oculaires dans la myasthénie. *Münch. mediz. Wochensch.*, déc. 1904.

BISCHOFF. Zwei Geschwülste der Brücke un des verlangerten Markes. *Jachbücher f. Psych.*, 1897, XXVI, p. 137.

BONNIER. Schémas bulbo-protubérantiels. *Presse Méd.*, 1903, p. 621.

BREUER et MARBURG. Zur Klinik und Pathologie der apoplectiformen Bulbärparalyse. Die centrale sympathische Ophtalmoplegien. Arbeiten aus dem Neurol. Instit. an der Wiener Universit. Herausgegeben von Prof. Obersteiner, Heft. IX, 1902.

CASSIRER. *Arch. f. Psych.* 1902.

CESTAN et BOURGEOIS. Syndrome de Weber avec autopsie. *Revue Neurol.*, 1900, p. 128.

CESTAN et CHENAIS. Du myosis dans certaines lésions bulbaires en foyer. *Gaz. des Hôp.*, n° 123, 1903, p. 1229.

GOWERS. Myasthénie et ophtalmoplégie. *Brit. med. Journ.*, mai 1902.

GUILLAIN. Maladies des pédoncules cérébraux, des tubercules quadrijumeaux, de la protubérance et du bulbe, in *Traité de Médecine*, tome IX. Masson, Paris, 1904.

HIRSCH. Sur les symptômes oculaires des maladies de la protubérance et de la moelle allongée. *Zeit. für Augenh.*, 1903.

HOFFMANN. Gleichseitige Lähmung des Hals-sympathicus bei unilateraler apoplectiformer Bulbärparalyse. *Deutsch. Arch. f. Klin. Med.*, XXVIII, p. 335.

HUN, BLOOMER, STREETER. Myasthénie grave, autopsie. *Albany Med. Annals*, janv. 1901.

LAGNIS, KIRIKI et VILLARET. Myasthénie bulbo-spinale. *Rev. Neurol.*, 1905, p. 279.

LANGLE et ARGAUD. Paralysie alterne double incomplète. Tubercules pédonculo-protubérantiels. *Rev. Neurol.*, 15 janv. 1904.

IGNATO. La maladie d'Erb, en particulier au point de vue des symptômes oculaires. *Arch. di Oftalmol.* XIe vol.

MARFAN. Un cas d'ophtalmoplégie externe d'origine nucléaire chez une fillette de vingt-deux mois, à la suite de la varicelle. *Arch. de méd. des Enfants*, mars 1898.

MESTREZAT et BLOCH. Syndrome de Weber non pédonculaire, causé par une tumeur du lobe temporal. *Soc. Méd. des Hôp. de Paris*, 13 janv. 1905.

MOSCARA. Symptomatologie des affections du pédoncule cérébral, spécialement au point de vue oculaire. *Zeitsch. für Augenheilk*, nov. 1904.

ORLOWSKI. Über einen Fall von Bruckenverletzung bei intactem Schädel. *Neurol. Centralbl.*, 1901, p. 594.

RAYMOND. Cliniques des maladies du système nerveux (tub. quadrij.), *2e série*, 1903, p. 402; protubérance, 1re série, p. 365; 2e série, p. 677.

SAUVINEAU. Pathogénie et diagnostic des ophtalmoplégies. *Thèse de Paris*, 1892, p. 141 à 143.

SOUQUES. Double syndrome de Weber suivi d'autopsie. *Soc. de Neurol.*, 1er fév. 1906.

STRZEMINSKY. Affection oculaire déterminée par la paralysie bulbaire asthénique. *Rec. d'Ophtalm.*, juin 1901.

TOTCHE. Syndrome de Weber. Nystagmus. Vertiges. Tumeur comprenant le cervelet et le pédoncule cérébral. *Soc. de Neurol.*, 18 avril 1907.

IV. *Maladies de la moelle épinière.*

a) *Paralysie spinale infantile.*

SAUVINEAU. Paralysies oculaires chez les enfants du premier âge. *Soc. d'Ophtalmol. de Paris*, juillet 1893, et *Recueil d'Opht.*, 1893, p. 528.

b) *Sclérose en plaques.*

KUNZ. *Beitrage zur Augenheilkunde*, XXIII, p. 63.

RAEHLMANN. — Symptômes oculaires de la sclérose en plaques. *Arch. f. Augenheilk.*, déc. 1902.

UHTHOFF. Untersuchungen über die bei der multipler Herdsklerose vorkommenden Augenstörungen. *Arch. f. Psychiat. und Nervenkr.* XXI, Heft 1 und 2.

c) *Tabes dorsalis.*

BABINSKI. Sur une forme de pseudo-tabes. Névrite optique rétro-bulbaire infectieuse et troubles dans les réflexes tendineux. *Soc. de Neurol.*, 5 juillet 1900.

EICHORST. Variations du signe d'Argyll. *Deutsch. medizin. Wochensch.*, 9 juin 1898.

MANTOUX. Intermittences du signe d'Argyll-Robertson dans le tabes. Crises gastriques concomitantes. *Presse Médicale*, 28 décembre 1901.

MARIE (P.). Maladies intrinsèques de la moelle épinière, in *Traité de Médecine.* Masson. Paris, 1904.

MARIE (P.) et LÉRI. Tabes. Concomitance de la cécité et de la paralysie des 3e, 4e, 5e et 6e paires crâniennes : méningite de la base des tabétiques aveugles. *Rev. Neurol.*, 1905, p. 246.

MIRALLIE et DESSAUX. Du défaut de coordination des muscles oculaires moteurs chez les ataxiques. *Soc. de Neurol.*, 3 nov. 1903.

PIERI. Sur les nouveaux signes pupillaires dans le tabes dorsal. *Rev. Neurol.*, 1900, p. 593.

ROCHON-DUVIGNEAUD et HEITZ. Sur les modalités des troubles pupillaires chez les tabétiques. *Archiv. génér. de Médecine*, juillet 1903.

ROUX. Les lésions du grand sympathique dans le tabes et leur rapport avec les troubles de la sensibilité viscérale. Carré et Naud. Paris, 1900.

SOUQUES et VINCENT. Tabes supérieur ou méningite basilaire spécifique. *Rev. Neurol.*, 1905, p. 543.

TERRIEN. Séméiologie de la pupille dans le tabes. *Arch. génér. de Méd.*, août 1905.

TAKUPEL. *Münch. med. Wochens.* 1898.

d) *Syringomyélie.*

LÉRI (Léon) et SAUVINEAU. Un cas de syringomyélie avec signe d'Argyll. *Soc. de Biologie*, 1895, et *Gaz. des Hôp.*, n° 66, 1895.

RAICHLINE. Sur un cas de syringomyélie avec manifestations bulbaires. Paris, 1892.

ROSENPLATT. Zur Casuistik der syringomyelie. *Deutsch. arch. f. klin. Med.*, 1893, p. 249.

VIALET. *Soc. française d'Ophtalm.*, mai 1895.

V. *Méningites.*

HAAB. Les troubles oculaires de la méningite cérébro-spinale épidémique. *Berlin. Klin. Wochens*, 19 juin 1905.

LEMOINE. Troubles oculaires méningitiques. *Annal. d'Ocul.*, mars 1902.

NICATI. Les symptômes des méningites, surtout au point de vue oculaire. *Zeitschrift für Augenh.*, 1904.

OMO et OLIVER. Ophtalmoplégie totale et paralysie ascendante dans un cas de méningite tuberculeuse. *Rev. Neurol.*, 1901, p. 368.

LURMOIS. Sur les symptômes oculaires de la méningite cérébro-spinale épidémique. Soc. d'Ophtalm. de Heidelberg, 2-3 août 1905.

VI. *Névrites périphériques.*

BABINSKI. Des névrites. *Traité de Médecine.* Masson, Paris, 1905.
NEUMANN. Paralysie oculomotrice après des hémorragies graves. *Centralb. f. prakt. Augenheilk.*, juin 1902.
PANAS. *Arch. d'Opht.*, 1889-91, p. 3.

VII. *Hystérie.*

ABADIE (JEAN). Ptosis intermittent hystérique. *Rev. de méd.*, 10 janv. 1900.
BABINSKI. Ma conception de l'hystérie. *Conférence à la Société de l'Internat.*, 28 juin 1906.
BALLET (G.). De la conservation des mouvements automatiques et réflexes des globes oculaires dans certaines ophtalmoplégies dues à des lésions du système nerveux. *Soc. de Neurologie*, 1er mars 1906.
BECHTEREW et BOURCART. Coup de fleuret dans l'orbite. Syndrome de Weber. Hystéro-traumatisme probable. *Rev. de Méd.*, 1903, p. 406.
CROCQ et MARLOW. Un cas d'apoplexie hystérique ayant simulé à s'y méprendre une apoplexie protubérantielle avec syndrome de Millard-Gubler. *Journal de Neurol. et d'Hypn.*, 20 avril 1898.
DEJERINE et LACAR. Hystérie. *Traité de Médecine.* Masson, Paris, 1905.
JOSSERAND. Sur un cas de paralysie de la 3e paire. *Soc. des Sciences Méd. de Lyon*, 10 janv. 1905.
LACAISSE. Paralysie hystérique du droit externe et du petit oblique de l'œil gauche. *Gaz. hebd. des Sciences Méd. de Bordeaux*, 1er mars 1903, n° 9, p. 105.
MORTIMER (FRANK). Iridoplégie et cycloplégie hystérique (ophtalmoplégie intérieure). *Arch. of Ophtalm.*, XXXIII, n° 3, p. 229.
NOACK et SUEM. Paralysies associées des muscles droits supérieurs de nature hystérique. *Soc. de Neurol.*, 7 mars 1901.
PARINAUD. Les troubles oculaires de l'hystérie. *Ann. d'Ocul.*, sept. 1900.
POTCHOWSKY (Mlle). Le syndrome de Weber dans l'hystérie. *Thèse de Montpellier*, n° 15, 1902.
SAUVINEAU. La mydriase hystérique n'existe pas. *Soc. de Neurol.*, 8 nov. 1906, et *Revue Neurol.*, 30 nov. 1906.
— Le ptosis paralytique dans l'hystérie. *Soc. de Neurol.*, janv. 1907, et *Rev. Neurol.*, 15 fév. 1907.
WEISS. Des contractures et des paralysies hystériques des muscles oculaires. *Pesth. Mediz. chirurg. Presse*, 1er avril 1906. Anal. in *Ann. d'Ocul.*, tome CXXIV, p. 353.

VIII. *Goitre exophtalmique.*

BOIX. Goitre exophtalmique. *Traité de Médecine.* Masson, Paris, 1905.
POSEY. Ophtalmoplégie extérieure et goitre exophtalmique. *Soc. de Méd. de Philad.*, sect. d'opht., 19 janv. 1904.
TERSON (Toulouse). Les signes oculaires unilatéraux du goitre exophtalmique. *Rev. Neur.*, 1905, p. 479.
TROUSSEAU. L'exophtalmie unilatérale dans la maladie de Basedow. *Journ. de méd. et de chir. prat.*, 10 janv. 1905.

IX. *Paralysie générale.*

BALLET (GILBERT) et ROGER DE FURSAC. Paralysie générale progressive. *Traité de Médecine*, Paris, 1905.
CALMETTES. Troubles pupillaires dans un cas de paralysie générale conjugale. *Rev. Neurol.*, 1905, p. 154.
JOFFROY. Des signes oculaires dans la paralysie générale. *Arch. de Neurol.*, mai 1901.

KLIPPEL. Paralysie générale tuberculeuse. *Revue Neurol.*, 1905, p. 577.

MANNOLI. Sur les troubles oculaires de la paralysie générale et comparaison avec les troubles oculaires du tabes. *Riforma Medica.*, 8 avril 1905.

MARANDON DE MONTYEL. Des troubles comparés des réflexes oculaires étudiés chez les mêmes malades aux trois époques de la paralysie générale. *Rev. de Psychiat.*, mai 1904.
— L'accommodation dans la paralysie générale. *Journal de Neurol. de Bruxelles*, 1906, n° 3.

MOTT. Symptômes oculaires du tabes et de la forme tabétique de la paralysie générale. *The Ophtalmoscop.*, août 1905.

BOURET et PANSIER. Diagnostic du tabes et de la paralysie générale d'après les symptômes oculaires. *Province Medicale*, p. 200, 1906.

TOULOUSE et VIGRAN. De la réaction pupillaire aux toxiques, comme signe précoce de la paralysie générale. *Congrès de Neurol.* Bruxelles, 1903.

B. — MALADIES INFECTIEUSES

I. Syphilis.

a) Syphilis acquise.

ACHARD. Syphilis viscérale avec ophtalmoplégie double. *Bulletin Méd.*, 11 avril 1906.

ACHARD et GRENET. Lymphocytose arachnoïdienne dans un cas de syphilis avec mydriase paralytique. *Soc. de Neurol.*, 1903.

BABINSKI et CHARPENTIER. De l'abolition des réflexes pupillaires dans ses relations avec la syphilis. *Soc. de Dermatologie*, 13 juillet 1899.

BERTOLOTTI. Le signe d'Argyll et la méningite syphilitique. *Rivista critica di clinica medica.* Florence, 1901.

BRISSAUD et PECUS. Syphilis cérébrale simulant une paralysie générale. Importance séméiologique des troubles oculaires. *Soc. d'Opht. de Paris*, 4 mars 1902.

CHARPENTIER. Relations entre les troubles des réflexes pupillaires et la syphilis. *Thèse de Paris*, Steinheil, 1899.

DREMU. De l'artérite syphilitique. Ruell, Paris, 1904.

DEBAY. Contribution à la pathogénie du signe d'Argyll. *XIII° Congrès des médecins aliénistes et neurologistes.* Bruxelles, août 1902.

DEMY. Le signe d'Argyll-Robertson et la cytologie du liquide céphalo-rachidien. *Thèse de Paris*, 18 déc. 1902.

JOCQS. De l'ophtalmoplégie dans la syphilis. *Soc. d'Opht. de Paris*, 3 déc. 1901.

RIESCAL. Cerveau et syphilis. *Wien. Klinis. Wochens.*, n° 17, 1901.

NICOLETTE. Le signe d'Argyll-Robertson. *Presse Méd.*, 4 déc. 1901.

POLAILLON. De l'abolition du réflexe pupillaire dans la syphilis avec myosis permanent. *Soc. de Neurol.* 7 mai 1903.

TERRIEN. Syphilis de l'œil et de ses annexes. Steinheil, Paris, 1905.

b) Syphilis héréditaire.

CRESSARD. Sur un cas d'ophtalmoplégie hérédo-syphilitique précoce. Ses rapports avec l'ophtalmoplégie congénitale. *Journal de Méd. de Bordeaux*, 1903, p. 495.

CARDARELLI. Ophtalmoplégie intrinsèque bilatérale chez un hérédo-syphilitique. *La Clin. Opht.*, 1903, p. 32.

DEROCHE et CALVY. Paraplégie spasmodique de l'enfance avec paralysie unilatérale de l'iris, due probablement à l'hérédo-syphilis. *Rev. Neurol.*, 1904, p. 95.

QUILLET. Paralysies oculaires d'origine hérédo-syphilitique. *Thèse de Bordeaux*, 1903-04, n° 133.

STRASBURGER. Parésie pupillaire à l'accommodation et à la convergence (chez un hérédo-syphilitique). *Neurol. Centralb.*, 15 avril 1902.

II. Tuberculose.

AMAT. Le diagnostic précoce de la tuberculose pulmonaire, pour servir de base à la thérapeutique prophylactique. *Bulletin de Thérapeutique*, févr. 1898.

Richelonne. La mydriase unilatérale dans la tuberculose pulmonaire au début. *Annal. d'Ocul.*, oct. 1905.

Bozzolo. *Congrès de la Tuberculose.* Naples, 1900.

Chauffard et Laubanich. Les inégalités pupillaires dans les pleurésies avec épanchements. *Arch. gén. de Méd.*, 1905, n° 10.

Déchamps. L'inégalité pupillaire dans les maladies du poumon et de la plèvre. *Presse méd.*, 1er oct. 1904.

Klippel. Paralysie générale tuberculeuse. *Rev. Neur.*, 1905, p. 377.

Lenoir. Les inégalités pupillaires dans les pleurésies avec épanchements. *Thèse de Paris*, 1905, n° 146.

Pissot. Des troubles oculo-pupillaires dans la tuberculose pulmonaire chronique et dans la pneumonie du sommet. *Thèse de Paris*, 1905.

Romaux-Duvignaud et Oxenay. Double exophtalmie chronique déterminée par une sclérose tuberculeuse des muscles intra-orbitaires. *Arch. d'Opht.*, mars 1906.

III. *Diphtérie.*

Avaanix. Contribution à l'étude clinique des paralysies diphtériques. *Arch. gén. de méd.*, 16 fév. 1903.

Baav. Paralysie post-diphtérique de l'accommodation. *New-York Med. Journal*, 4 mars 1904.

Courez. Paralysies multiples et transitoires des muscles oculaires. *Policlinique*, 15 mai 1905.

Gonzatous. Sur un cas de paralysie post-diphtérique de l'accommodation et de la convergence. *Ann. d'Ocul.*, 1902, tome 128, p. 115.

Gonzales. Un cas de diphtérie oculaire consécutif à une valvite diphtérique chez une petite fille de cinq ans. *Rev. Méd. de la Suisse romande*, 1901, f. 2.

Sauvineau. Contribution à l'étude des paralysies oculaires chez les enfants du premier âge. *Soc. d'Opht. de Paris*, juillet 1893, et *Recueil d'Opht.* 1893, p. 528.

Schwenk. Post-diphteritic ocular paralysis. *Medic. News*, 13 fév. 1902.

Terrain. Paralysies oculaires et hémiplégie diphtériques. *Ann. d'Ocul.*, tome 139, p. 14.

Weinbaurer. Paralysie diphtérique des muscles de l'œil. *Soc. d'Opht. de Paris*, 4 juillet 1899.

IV. *Oreillons.*

Baas. *Klin. Monatsbl. f. Augenheilk.*, juillet 1886.

Brosius. Paralysie de l'accommodation d'origine ourlienne. *La Clinique Ophtalmologique*, 10 juin 1902.

Mendonzer. Paralysie de l'accommodation et du voile du palais consécutive aux oreillons. *Ann. d'Ocul.*, tome 129, p. 112.

V. *Grippe.*

Gosse. Les complications oculaires de la grippe. *Journ. de Méd. et de Chir. pratique*, 25 avril 1904.

Jacquevin. Ptosis double post-grippal. *Soc. des Sciences Méd. de Lyon*, juillet 1902.

Millières (Yvan). Paralysie bilatérale des nerfs moteurs oculaires externes, suite d'influenza. *Ann. d'Ocul.*, tome CXX, p. 294.

Willot. La paralysie du nerf de la 6e paire est-elle toujours syphilitique? *Echo Méd. du Nord*, 10 août 1903.

VI. *Pneumonie.*

Déchamps. L'inégalité pupillaire dans les maladies du poumon et de la plèvre. *Presse Méd.*, 1er oct. 1904.

Miras. Le pronostic de certaines maladies générales, d'après quelques-unes de leurs manifestations oculaires. *Recueil d'Opht.* 1904, p. 77.

Pernot. Des troubles oculo-pupillaires dans la tuberculose pulmonaire et dans la pneumonie du sommet. *Thèse de Paris*, 1905.

Westhoff. Paralysie simple de la 6e paire après pneumonie. *Ann. d'Ocul.*, tome CXIII, p. 198, 376.

VII. *Fièvre typhoïde*

Jochmann. Paralysie récidivante de l'oculomoteur comme complication de la fièvre typhoïde. *Deutsch. Med. Wochens.*, 19 avril 1906, n° 16, p. 617.

Schweinitz. Paralysie de la 3e paire après la fièvre typhoïde. *Soc. Med. de Philadelphie*, avril 1899.

Stephenson. Un cas de paralysie permanente de l'accommodation consécutive à une fièvre typhoïde. *The Ophthalmoscope*, janv. 1904.

VIII. *Angine phlegmoneuse*

Dofter. Le rétrécissement pupillaire dans les angines phlegmoneuses, banales et diphtéritiques. *Soc. Med. des Hôp.*, 27 mai 1904.

Vincent. Le rétrécissement unilatéral de la pupille dans l'angine phlegmoneuse. *Soc. Med. des Hôp.*, 20 mai 1904.

IX. *Zona ophtalmique*

Dufour. Mydriase au cours d'un zona ophtalmique. *Soc. de Neurol.*, 5 avril 1906.

Foccano. De la concomitance du ptosis total et du zona ophtalmique. *La Clin. Ophtalm.*, 25 fév. 1898.

C. — Intoxications

Bach. Les paralysies musculaires qui surviennent dans les infections et les intoxications sont-elles d'origine périphérique ou centrale ? *Zeitschrift für Augenheilkunde*, juin 1899.

Blanchet et Caros. Paralysie de la 6e paire après rachicocaïnisation. *Soc. d'Opht. de Paris*, déc. 1906.

Humat. Contribution à l'étude des paralysies oculaires d'origine toxique (plomb, alcool). *Thèse de Lyon*, 1902.

Bielska. Parésie de l'accommodation dans la diphtérie et le botulisme. *Zeitsch. f. Augenheilk.*, juin 1901.

Lagrange. Paralysie bilatérale de la 6e paire, par intoxication saturnine. *Soc. de Méd. et de Chir. de Bordeaux*, 18 oct. 1901.

Menzok. Paralysies oculomotrices après l'anesthésie rachidienne. *Deutsch. Med. Wochens.*, 1906.

Patoux. Paralysie oculaire primitive dans l'intoxication saturnine. *Soc. française d'Opht.*, Congrès de 1904.

Raiman. Paralysies oculaires alcooliques. *Jahrbücher f. Psych. und Neurol.*, 1901, p. 36.

Roemer et Spira. Contribution expérimentale à l'étude de la question du siège et de la nature des parésies accommodatives dans les affections microbiennes toxiques. *Von Graefe Archiv. für Ophthalmologie*, 27 mai 1904.

Shaw. Amblyopie toxique (avec paralysie de la 3e paire). *Assoc. Med., britannique*, 1906.

Weiss. Empoisonnement par les champignons avec paralysies oculaires. *Zeitsch. für Klinis. Med.*, 1897, fasc. supplém.

Wilkinson. Deux cas de lésions nerveuses rares : paralysie nicotinique de l'oculomoteur. *Ophtalm. Record*, mai 1904.

D. — Diabète

Dieulafoy. Paralysies des nerfs moteurs de l'œil chez les diabétiques. *Presse Médicale*, n° 89, 4 nov. 1903.

INGELRANS. Névralgies et névrites diabétiques. *Gaz. des Hôp.*, 3 mars 1906.
KŒNIG. Complications oculaires du diabète. *Soc. fr. d'Opht.*, 1895.

E. — MALADIES DES REINS

BERNHEIMER. Etiologie des Augen-Muskellähmungen. In *Graefe Saemisch*, Bd VIII, Kap. 11, Leipzig, 1904.
DENS. Paralysies oculaires au cours des néphrites. *Arch. of Ophthalmol.*, 1897, fasc. IV.
KNIESS. *Loc. cit.*, p. 317.

F. — FRACTURES DU CRANE

BOUCARD (Dr) et CALCULT, *Soc. d'Anat. et de physiol. de Bordeaux*, 19 janv. 1895.
CABANNES. Lésions du trijumeau oculaire dans les fractures du crâne. *Soc. de Méd. et de Chir. de Bordeaux*, 16 déc. 1904.
CHEVALLEREAU. *Traité de Chirurgie* de Duplay et Reclus, tome III, p. 472.
DESCOTTES et McCLAN. Deux observations de paralysie isolée complète du moteur oculaire commun, à la suite d'un traumatisme du crâne. *Rev. gén. d'Opht.*, avril 1903.
FERSON. Les nerfs de l'orbite. Leurs paralysies dans les traumatismes du crâne. *Thèse de Lyon*, 1901.
— Lésions des nerfs de l'orbite dans leur trajet intra-crânien consécutive aux coups de feu du crâne. *Ann. d'Ocul.*, tome 141, p. 360.
GANGOLPHE. *Lyon Médic.*, 24 juin 1888.
GIRANDOT. Paralysies traumatiques isolées et complètes du nerf moteur oculaire commun. *Thèse de Lyon*, 26 nov. 1903.
GRANDCLÉMENT. Paralysie transitoire du moteur oculaire externe d'origine traumatique. *Rev. Gén. d'Ophtalm.*, n° 11, nov. 1905.
HANSEN et SCHILLER. Ophtalmoplégie unilatérale totale. *Soc. Méd. de Philadelphie*, 17 janv. 1893.
LASNER. Paralysie des muscles droits externes, consécutive à un traumatisme du crâne. *Ophtalmic Record*, mai 1903.
LE ROUX. Deux cas de paralysies isolés de la 6e paire consécutives à des traumatismes crâniens chez des enfants. *Arch. d'ophtal.*, mai 1904, p. 297.
NIMIER. Des blessures par coup de feu du crâne et de l'encéphale. Paris, 1904.
NOEL. Paralysie du nerf moteuroculaire externe comme seul symptôme d'une déchirure traumatique de l'artère carotide interne dans le sinus caverneux. *Soc. belge d'Opht.*, 24 nov. 1901.
PANAS. Paralysies oculaires motrices d'origine traumatique. *IX° Congrès Intern. d'Ophtalm.*, Utrecht, 14-18 août 1899.
PARHON. Paralysie traumatique partielle de la 3e paire par hémorragie nucléaire. *Soc. des Scien. Méd. de Bucarest*, n° 2, 1904.
POULARD. Corps étranger de l'orbite et du crâne n'ayant occasionné que des troubles insignifiants. *Soc. de Chirurgie*, 21 juin 1905.
POISSONNIER. Les fractures de l'orbite, *Gaz. des Hôp.*, 30 oct. 1905, p. 1323.
ROUVILLOIS. Paralysie du moteur oculaire externe symptomatique d'une fracture du rocher, consécutive à un traumatisme du crâne. *Rev. d'Opht.*, juillet 1905.

G. — AFFECTIONS DE L'OREILLE, DU SINUS, DES DENTS

a) *Affections de l'oreille.*
BENOIT. Des troubles moteurs oculaires dans les maladies de l'oreille. *Thèse de Lyon*, juillet 1904.
BONNIER. Rapports entre l'appareil ampullaire de l'oreille interne et les centres oculomoteurs. *Soc. de Biologie*, 11 mai 1895.
— Tabes labyrinthique. *Presse Méd.*, 10 juin 1896.

Bonnier. Schémas bulbo-protubérantiels. *Presse Méd.*, 2 sept. 1903.
— Un nouveau syndrome bulbaire, *Presse Méd.*, 16 déc. 1903.
— Troubles oculomoteurs d'origine labyrinthique. *Arch. Intern. de Laryngologie*, mai-juin 1906.

Fousselle. Paralysie de l'oculomoteur externe dans l'otite moyenne. *Rev. Gén. d'Ophtal.*, juin 1906.

Graboni. Paralysie du moteur oculaire externe d'origine otitique. *Archiv. Italian. di Otologia*, 1905.

Gradenigo. Paralysie du moteur oculaire externe d'origine otique. *Acad. de Méd. de Turin*, 29 janv. 1904.

Jacques. Contribution à l'étude du syndrome de Gradenigo. *Soc. fr. d'otol., laryngol. et rhinol.*, mai 1906.

Lannois et Ferran. Paralysie du moteur oculaire externe d'origine otique. *Soc. fr. d'otol., laryng. et rhinol.*, mai 1904.

Lapersonne (de). Paralysies oculaires et otites. *Congrès de la Soc. fr. d'Ophtalm.*, 1901.

Laverne (Georges). Relations entre les maladies de l'oreille et celles de l'œil. *Thèse de Paris*, 1897.

Saurin. Mydriase unilatérale et corps étranger du conduit auditif externe. *Rev. Neurol.* 1903, p. 202.

Sacus. Sur les troubles des mouvements du regard d'origine labyrinthique. *X° Congrès d'Ophtalmol.*, Lucerne, sep. 1904.

Stransky (von). Paralysies oculaires en rapport avec des lésions labyrinthiques. *Soc. de Méd. Int. et de pédiat.*, Vienne, 24 mars 1904.

Terson (Toulouse) et Terson (Paris). La paralysie du droit externe au cours des otites. *Soc. franç. d'Ophtalm.*, Congrès de 1906.

Tornow. Paralysie du moteur oculaire externe dans un cas d'otite aiguë. *Archiv. für Augenheilkunde*, fév. 1903.

b) *Sinusites.*

Fisa. Sinusite frontale et ophtalmoplégie interne partielle. *New-York Med. Journ.*, 27 fév. 1904.

Jacob. Complications oculaires de la sinusite frontale. *Presse Médicale*, 30 nov. 1898.

Lapersonne (de). Rapport sur les complications orbitaires et oculaires des sinusites. *Société franç. d'Ophtal.*, Congrès de 1902.

Panas. Paralysie de la 6e paire avec paralysie du trijumeau d'origine nasale (sphénoïdale). *Progrès Méd.*, déc. 1899, p. 493.

Richter. Carie latente du sphénoïde compliquée de paralysie du muscle droit externe. *Monatschr. für Ohrenheilk.*, n° 410, 1903.

Stanculeanu. Sur deux cas de paralysies du muscle oblique supérieur, après cure radicale de la sinusite frontale. *Arch. d'Opht.*, janv. 1902.

c) *Affections dentaires.*

Berger. Rapports existants entre les affections des yeux et des dents. *Ophthalmology*, oct. 1904.

Renard. Rapports entre les affections dentaires et certains troubles oculaires. *Soc. fr. d'Opht.*, Congrès de 1886.

II. — Affections utérines et troubles de l'appareil génital.

Altmann. Abducens-lähmung bei Schwangerschaft. *Opht. Gesellschaft.*, 12 déc. 1901.
Brach et Lewy. Les troubles oculaires d'origine génitale chez la femme. Alcan, Paris, 1905.
Bloch. *Zeitsch. der Wiener Ges. d. aerzte*, feb. 1863.
Cohn. Uterus und Auge. Bergmann, Wiesbaden, 1890.
Jobert. Schmidts. *Jahrbücher für Medizin.*, XCIII, p. 203.
Sym. Paralysie récidivante de la 3e paire. *Rev. d'Opht.*, 1904, p. 242.

I. — PARALYSIES CONGÉNITALES

AXENFELD et SCHÜRENBERG. Contribution à l'étude des troubles congénitaux de la motilité de l'œil. Klin. Monatsblat für Augenheil., 1901, p. 64 et p. 814.

BABEL. Vices congénitaux de motilité des muscles oculaires. Americ. Journal of Ophthalmology, déc. 1902.

BEAUMONT. Ophtalmoplégie extérieure familiale. Soc. Opht. du Roy.-Uni, 8 mars 1900.

CABANNES. Paralysie congénitale des droits externes. Journ. de méd. de Bordeaux, 17 mai 1903.

CHARRIOU et PANNIER. Ophtalmoplégie externe bilatérale congénitale et héréditaire. Rev. Neurol., 1905, p. 441.

COPPEZ. Deux cas d'ophtalmoplégie externe congénitale double. Soc. belge d'Opht., 29 nov. 1903.

DACKOLY. Diplégie faciale congénitale avec paralysies oculaires. Jour. de Neurol., 1902, n° 23.

DIZIERS, GAUCKLER et ROCAZ. Un cas de ptosis congénital avec déficit cellulaire dans le noyau de la 3e paire. Rev. Neurol., 1904, p. 1243.

DELORD. Sur une forme de ptosis non congénital et héréditaire. Presse Méd., 19 août 1903.

DEANE. Anomalie congénitale des mouvements oculaires. Acad. de Médecine de New-York, 16 mai 1904.

DUTIL. Progrès Médical, nov. 1892.

FAGE. Paralysie congénitale des muscles des yeux. Gaz. Méd. de Picardie, août 1903.

GINESTOUS. Ptosis congénital et paralysie du droit supérieur. Gaz. Hebd. des Sc. Méd. de Bordeaux, 11 sept. 1904, p. 445.

GONNESSALE. Ptosis congénital unilatéral. Soc. d'Opht. du Roy.-Uni, 1er mai 1902.

GOWERS. Un cas de double ophtalmoplégie extérieure congénitale et héréditaire chez six membres de la même famille. Rev. Méd. de la Suisse romande, 1896, p. 673.

GREEFF. Ophtalmoplégie extrinsèque congénitale. Soc. fr. d'Opht., mai 1895.

GUTZMANN. Diplégie congénitale du facial et de l'oculomoteur externe. Soc. de Méd. int. de Berlin, 29 nov. 1905.

JACQUEAU. Ophtalmoplégie congénitale double. Soc. des Sc. Méd. de Lyon, 29 avril 1903.

JONES. Paralysie congénitale double de tous les muscles extrinsèques de l'œil. La Clin. Opht., fév. 1896.

KUSS. Des troubles congénitaux de la motilité de l'œil. Beitrage zur Augenheilk., Hambourg, mars 1895.

LEGRAND. Ophtalmoplégie congénitale. Soc. fr. d'Opht., mai 1904.

MOTOLESE. Deux cas de paralysie congénitale double de tous les muscles extrinsèques de l'œil, chez deux personnes de la même famille. Ann. di Ottalmol., 1904.

NETTLESHIP. Paralysie oculaire obstétricale. Soc. Opht. du Roy.-Uni, oct. 1902.

PECHIN. Un cas d'ophtalmoplégie congénitale. Soc. fr. d'Opht., mai 1902.

PROTOPOVICI. Paralysie congénitale double des 6e et 7e paires crâniennes. Arch. of Ophthalmol., vol. XXIX, n° 6.

QUACKSON. Un cas de paralysie congénitale des muscles droits externes des yeux (6e paire). Ann. d'Ocul., tome 124, p. 359.

RACHMANN. De l'immobilité pupillaire congénitale. Neurol. Centralb., n° 11, 1er juin 1903, p. 521.

RUSSEL. Un cas de migraine ophtalmoplégique congénitale. Brit. med. Journal, 2 mai 1903, p. 1028.

SAUVINEAU. Paralysies oculaires chez les enfants du premier âge. Soc. d'Ophtal. de Paris, juillet 1893, et Rec. d'Opht., 1893.

STEPHENSON. Congenital oculomotor paralysis. Rep. of the Society for the Study of diseases in Children, vol. II, p. 117, 1902 (Sydney).

CHAPITRE IV

ANATOMIE ET PHYSIOLOGIE PATHOLOGIQUES

Après avoir étudié successivement les caractères cliniques des diverses variétés de paralysie oculaire, après avoir passé en revue les diverses causes générales ou locales susceptibles de leur donner naissance et avoir indiqué quelles sont les modifications cliniques imprimées au tableau symptomatique des paralysies en général par l'influence de tel ou tel facteur étiologique en particulier, il nous reste à examiner comment on peut arriver à établir et à connaître le point où siège la lésion qui produit la paralysie, et la nature même de cette lésion.

Ce diagnostic positif du siège et de nature de la lésion est possible dans beaucoup de cas, grâce à nos connaissances de plus en plus exactes sur l'anatomie de l'appareil nerveux qui préside aux mouvements oculaires, grâce aussi aux renseignements anatomo-patho logiques qui nous sont fournis à l'autopsie par les recherches histologiques.

Mais il est bon nombre de cas où il nous est impossible de localiser avec certitude la lésion qui cause la paralysie, parce que des localisations différentes peuvent produire des symptômes absolument semblables.

C'est ainsi qu'il est parfois très difficile, en présence d'une paralysie oculaire, de dire si l'on a affaire à une lésion nucléaire ou à des névrites périphériques. De même que, dans certains cas, les lésions basilaires peuvent donner naissance à un ensemble de symptômes paralytiques simulant de tous points celui qu'on a coutume d'observer lorsque la lésion intéresse les noyaux d'origine.

Les lésions qui peuvent donner lieu aux paralysies des muscles des yeux sont multiples, et leur siège peut être très variable. On peut les rencontrer dans l'orbite, sur les branches terminales des nerfs moteurs de l'œil; sur les troncs mêmes de ces nerfs, soit à leur entrée dans la cavité orbitaire, soit sur leur trajet à la base du crâne. Elles peuvent siéger encore sur les racines des nerfs à l'intérieur des pédoncules, dans la région des noyaux d'origine des trois paires nerveuses.

Plus haut encore, on peut voir intéresser les régions supra-nucléaires qui paraissent être les centres nécessaires aux mouvements associés et conjugués des globes oculaires, et plus haut enfin les centres cérébraux qui semblent (au moins pour certains d'entre eux) présider aux mouvements volontaires.

Nous allons passer successivement en revue les paralysies dues aux lésions occupant ces diverses localisations, nous efforçant de mettre en lumière les caractères propres à chacune d'elles, tant au point de vue clinique qu'au point de vue anatomo-pathologique.

I. — PARALYSIES CORTICALES ET SUPRA-NUCLÉAIRES

La lumière se fait peu à peu sur la physiologie des mouvements oculaires et sur les troubles intra-cérébraux susceptibles de donner naissance à des paralysies de ces mouvements.

Longtemps, on ne considéra que les troubles produits en clinique par la paralysie de tel ou tel muscle isolé, et on se contentait de rapporter ces troubles à la paralysie de l'une ou de l'autre des trois paires crâniennes qui innervent les muscles moteurs de l'œil, 3ᵉ, 4ᵉ et 6ᵉ paires. La notion des ophtalmoplégies, introduite dans la science par de Graefe et Hutchinson, ne servit à ce moment qu'à compliquer un peu le problème.

C'est à Parinaud (1883) que revient le grand honneur d'avoir jeté sur la question un nouveau jour et d'avoir ouvert une voie fertile en découvertes importantes, en créant la notion des paralysies associées. Sans doute, la découverte de la déviation conjuguée de la tête et des yeux, décrite par Foville fils (1858), par Charcot et Prévost, par Fenéol et Graux, avait précédé les études de Parinaud. Mais il ne s'agissait là que d'un point de détail, tandis que Parinaud, dans une large vue d'ensemble, montra que les mouvements s'exécutant d'une façon toujours conjuguée, il existe, en dehors des paralysies isolées et classiques des muscles, toute une classe de paralysies, intéressant à la fois les divers muscles préposés à un même mouvement et constituant, comme il le dit, des paralysies de fonction.

La question en était à ce point, lorsque Sauvineau (1892) au cours d'une étude sur les ophtalmoplégies dans laquelle il s'efforça de mettre un peu d'ordre dans cette question alors si confuse, arriva à établir (en se basant sur les travaux anatomiques de Perlia, sur les recherches physiologiques d'Adamück, et en étudiant les observations anatomo-cliniques de Thomsen, Korewnikoff, et autres) que les paralysies associées ne devaient point tenir, comme le pensait Parinaud, à des lésions de fibres commissurales, mais que très vraisemblablement il existe au-dessus des noyaux, des centres *supra-nucléaires*. Ces centres situés, selon toute apparence, dans la région des tubercules quadrijumeaux ou autour de l'aqueduc de Sylvius, président aux mouvements associés, et leurs lésions produisent cliniquement, soit des paralysies associées, soit des ophtalmoplégies complètes constituées par la réunion des diverses paralysies associées.

Parinaud se rallia par la suite à cette opinion : « Il y a donc, écrit-il en 1898, dans son beau traité de *la Vision* (p. 139), dans les noyaux d'origine des nerfs, des connexions qui servent à l'association des mouvements oculaires. Mais il est probable, comme l'admet Sauvineau, qu'il existe un autre centre d'association *supra-nucléaire*, siégeant vraisemblablement dans les tubercules quadrijumeaux... ou dans la paroi postérieure du quatrième ventricule. »

Un peu plus tard (juin 1900), PARINAUD soutenait brillamment, devant la Société de Neurologie de Paris, la double thèse des paralysies associées et de leur origine supra-nucléaire.

Cette doctrine des paralysies supra-nucléaires, expliquant les paralysies associées et conjuguées, est aujourd'hui assez généralement admise. Elle a rencontré d'éloquents partisans dans la personne de TEILLAIS, puis du professeur RAYMOND.

D'autre part, dans ces dernières années, de nombreux travaux anatomo-cliniques et des recherches physiologiques sont venues apporter un commencement d'élucidation à la question des paralysies corticales (BERNHEIMER, VON MONAKOW, PILTZ, etc.). Cette question avait déjà été traitée, en 1879, en France, par LANDOUZY et GRASSET, qui tous deux l'avaient étudiée tant au point de vue de la production, par des lésions corticales de la paralysie du releveur de la paupière supérieure (ptosis), que de l'apparition comme conséquence de ces mêmes lésions, de la déviation conjuguée de la tête et des yeux.

Dans ces dernières années, GRASSET est revenu sur cette question et admet l'existence de nerfs corticaux, à unité fonctionnelle, nerfs hémioculomoteurs, qui sont les directeurs latéraux du regard à droite et à gauche. Il admet aussi l'existence de nerfs suspiciens et despiciens, c'est-à-dire directeurs du regard en haut et en bas.

La question se trouve ainsi nettement délimitée, et nous avons à étudier, en fait de paralysies cérébrales, divers ordres de symptômes : 1° le ptosis ; 2° la déviation conjuguée ; 3° les paralysies associées proprement dites.

1° **Ptosis d'origine corticale**. — Un assez grand nombre d'observations anatomo-pathologiques tendent à faire admettre l'existence d'un centre cortical présidant aux mouvements du releveur palpébral, et situé au niveau du pli courbe, ou tout au moins dans l'étage inférieur du lobe pariétal.

GRASSET, en 1876, a publié la première observation tendant à établir ce centre cortical du releveur de la paupière supérieure. Peu après (1877) LANDOUZY publiait dans les *Archives générales de médecine* un travail important concluant à l'existence dans l'écorce d'un centre spécial pour le releveur de la paupière et le plaçait aussi dans le lobule pariétal inférieur.

Après ces auteurs, CHAUFFARD (1881) donna dans la *Revue de médecine* un cas analogue. En 1886, SCHMOXER consacra sa thèse à cette question du centre cérébral de la blépharoptose et rapporta des faits, dont l'un, observé chez WANNEBROUCK, paraît assez démonstratif.

LEMOINE en 1887 et HERTEL en 1895 rapportèrent encore chacun un fait confirmatif de cette opinion.

Tous ces faits sont en faveur de l'opinion de GRASSET, d'après laquelle un ptosis d'un côté indique une lésion siégeant sur l'hémisphère du côté opposé et intéressant le lobule pariétal inférieur ou gyrus angularis.

En Allemagne, WILBRAND et SAENGER se sont rangés à cette opinion et pensent que, si des lésions de la substance corticale ne peuvent produire des paralysies isolées de muscles moteurs oculaires, l'élévateur de la paupière occupe à cet égard une situation privilégiée.

Parmi les causes anatomiques du ptosis cortical, on a signalé des foyers méningitiques (Grasset), des tumeurs (Landouzy), des foyers de syphilis cérébrale (Fournier), des abcès cérébraux, des lésions vasculaires des méninges, des foyers de ramollissement cérébral (Durand-Fardel), etc.

Mais les opinions sont loin d'être unanimes sur cette question. L'existence d'un centre cortical de la blépharoptose a été vivement combattue par Nothnagel et par Charcot et Pitres. Ces auteurs ont fait remarquer que la plupart des faits rassemblés par Landouzy ne sont pas probants, puisqu'il s'agit presque constamment de lésions multiples, et quant aux rares observations de cet auteur qui ne mentionnent pas d'autres altérations que celles du pli courbe (observ. I et III), elles sont trop concises pour entraîner la conviction.

Brissaud est du même avis. Il estime que les lésions macroscopiques observées dans les cas ci-dessus ne suffisent pas à expliquer le ptosis, alors surtout que le tableau clinique se compliquait de phénomènes divers : fièvre, vertiges, troubles de sensibilité, diminution de la vision, et de troubles indiquant que les diverses voies d'association qui existent, comme on le sait, très nombreuses dans le lobe temporal, étaient également affectées (cas de Grasset, Landouzy, Wilbrand et Saenger).

D'autre part, on a publié (Saint, Pitres, Gallopin, Chavanis) des observations où les lésions importantes du pli courbe et des régions adjacentes furent constatées nécroscopiquement, sans qu'elles eussent jamais, pendant la vie, donné lieu à du ptosis.

Enfin, nous possédons des faits précis, bien étudiés (Johanny, Renou, Patrina, Thorien) de blépharoptose, où il n'existait aucune lésion du pli courbe, et dans lesquels la seule altération capable de rendre compte du ptosis occupait la circonvolution frontale et pariétale ascendante.

Il semble donc que la monoplégie palpébrale doive rentrer dans la règle, et être commandée par une lésion de la *zone motrice* corticale. Les expériences récentes de Bosco, faites sur le chien, ont conduit cet auteur à attribuer à la paupière supérieure un centre cortical situé au-dessus de celui de la face. Il ferait donc partie en somme du centre de la face.

Mais ceci demande confirmation. Et tant que des examens anatomo-pathologiques et histologiques absolument positifs, ou bien des recherches expérimentales indiscutables n'auront pas élucidé cette question, il nous paraîtra impossible d'admettre, comme un fait démontré, l'existence du ptosis isolé d'origine corticale (voir *Ptosis isolé*, p. 620).

2° **Déviation conjuguée.** — Les muscles oculaires sont réunis physiologiquement par paires, de telle sorte que deux muscles servent, chacun par rapport à l'œil correspondant, à un même mouvement des deux yeux : élévation, abaissement, latéralité, convergence. Ces groupements fonctionnels sont régis par des centres supra-nucléaires (SAUVINEAU), et il en résulte que les lésions intéressant les fibres ou les cellules nerveuses au-dessus des noyaux déterminent des paralysies associées et conjuguées, dont les divers types cliniques ont été bien étudiés et classés par PARINAUD.

Bien avant lui, FOVILLE fils, et après celui-ci VULPIAN et PRÉVOST avaient étudié une première forme de paralysie conjuguée, connue depuis lors sous le nom de « Déviation conjuguée de la tête et des yeux » (voir p. 652).

On sait en quoi consiste ce syndrome. Au cours de certaines affections des centres nerveux (que nous passerons en revue plus bas), on voit se produire une paralysie de l'un des mouvements horizontaux de latéralité, celui qui doit porter les yeux vers le côté opposé à la déviation.

Si par exemple la lésion est située dans l'hémisphère droit, le malade a les yeux déviés vers la droite, et il est incapable de tourner volontairement ses yeux vers la gauche. Ceci tient à ce que les muscles qui servent à porter les yeux vers la gauche sont paralysés par la lésion de l'hémisphère droit, et que dans ces conditions les antagonistes, c'est-à-dire les muscles qui servent à porter les yeux vers la droite (droit interne gauche et droit externe droit), prennent une influence prépondérante, de telle sorte que le malade a l'air de regarder, suivant l'expression imagée de PRÉVOST, « vers le foyer de sa lésion ». Les foyers susceptibles de produire de tels troubles déterminent en général une lésion des voies motrices conduisant aux membres, de telle sorte que la déviation conjuguée s'accompagne ordinairement d'une hémiplégie, qui est naturellement croisée par rapport à l'hémisphère lésé. Le malade, qui regarde vers sa lésion, détourne donc en même temps ses yeux de ses membres hémiplégiés.

Il en résulte que, alors que l'hémiplégie est de suite nettement apparente, la paralysie oculaire au début est masquée par l'action prépondérante des antagonistes, et ce que l'on observe tout d'abord, ce n'est pas une paralysie associée, mais une déviation conjuguée dans le sens opposé.

Si l'état général du malade s'améliore et que le spasme du muscle antagoniste vienne à cesser, la déviation devient moins apparente et peut même disparaître tout à fait.

Mais, même si le malade a recouvré toute sa volonté, pour peu que les lésions étiologiques soient suffisamment durables, il reste incapable de tourner ses yeux vers le côté paralysé : la paralysie des muscles associés (droit interne d'un côté et droit externe de l'autre) apparaît alors en évidence.

D'autre part, tandis que le droit interne est paralysé pour le mouvement de latéralité, on peut observer, si l'état du malade le permet, si la période de coma est passée, que ce droit interne a conservé intacte son action de convergence, qu'il accomplit en association avec le droit interne du côté opposé.

Ce phénomène s'explique aisément : le muscle droit interne recevant une double innervation, par suite de l'entrecroisement partiel des fibres émanant de chacun des noyaux de la 3ᵉ paire, les fibres directes de chaque côté qui sont destinées au mouvement de convergence restent intactes, et celui-ci est conservé intégralement, à condition que les noyaux eux-mêmes ne soient pas touchés. Seules sont détruites les fibres reliant les noyaux au centre cortical du mouvement de latéralité.

En somme, de ce que nous venons de dire, il résulte que le terme : déviation conjuguée des yeux, ne met en valeur qu'un des signes de ce syndrome, celui qu'on constate le plus aisément, c'est-à-dire la déviation en sens inverse de la paralysie produite par l'action des antagonistes. Et cette déviation masque le phénomène principal qui est une paralysie d'un mouvement de latéralité, avec conservation de la convergence.

Dans une communication récente à la Société de Neurologie (juin 1904), BROSSARD et PÉCHIN ont soutenu la même idée, en faisant remarquer qu'il n'existe pas ici à proprement parler une déviation oculaire, mais ce qu'ils appellent d'une façon imagée une *hémiplégie oculaire*. « Il y a, disent ces auteurs, hémiplégie oculaire, comme il y a hémiplégie de tous les muscles d'un même côté du corps, et la paralysie porte sur les deux yeux, parce qu'il y a hémiparalysie oculaire comme il peut y avoir hémianopsie, le centre moteur comme le centre sensoriel ayant une action simultanée, parallèle et symétrique, sur les deux globes oculaires. »

BROSSARD et PÉCHIN donnent de ce syndrome une description précise qui correspond très exactement à ce que nous disions plus haut : « Lorsque le malade veut regarder du côté opposé à la déviation, on voit les deux globes oculaires se déplacer d'un mouvement continu ou par secousses nystagmiformes, pour s'arrêter au niveau du méridien sagittal. Ce symptôme est d'une parfaite netteté, et *absolument indépendant d'une déviation quelconque de la tête*. Il s'agit bien d'un phénomène hémiplégique oculaire analogue à l'hémiplégie de la moitié du corps qui l'accompagne, hémiplégie caractérisée toujours par la perte de la fonction volontaire et non par la perte de la contractilité. Dans l'hémiplégie oculaire, il y a perte de la fonction qui consiste à regarder à droite et rien qu'à droite, ou à gauche et rien qu'à gauche, et non pas dans les autres directions, ni en haut ni en bas. »

Si on y ajoute la conservation du mouvement de convergence, importante à noter alors qu'il s'agit de la paralysie d'un mouvement associé horizontal, cette description nous paraît parfaite et tout à fait conforme aux faits. Il y a là, nous semble-t-il, quelque chose d'analogue, comme suite d'impressions cliniques, à ce qui se passe lorsqu'on se trouve en présence d'une hémiplégie faciale. C'est le côté non paralysé qui frappe d'abord et qui paraît dévié, alors qu'au premier abord, le côté paralysé paraît normal.

Si la lésion corticale, au lieu d'être destructive, est simplement irritative, il se produit, non pas une paralysie des muscles associés de latéralité, mais au contraire des phénomènes spasmodiques, et par suite une déviation des yeux dans le sens d'action habituel de ces muscles. Le malade regarde alors *dans le sens opposé à sa lésion*. Ainsi s'expliquent les deux variétés de déviation conjuguée.

Quel est le centre cortical où doivent aboutir les fibres nerveuses dont la lésion produit un tel syndrome ? La question n'est pas encore résolue d'une façon définitive. Mais il semble bien que ce centre siège vers le lobule pariétal inférieur et le pli courbe. C'est du moins la conclusion qui se dégage des faits anatomo-cliniques (GRASSET, LANDOUZY, HENSCHEN, WERNICKE, PERSONALI) et des recherches physiologiques (FERRIER, MUNCK, BERNHEIMER). La destruction de cette zone de l'écorce cérébrale détermine une déviation conjuguée des deux yeux vers le même côté (c'est-à-dire que, si la lésion est à droite, les yeux sont déviés vers la droite, et réciproquement), ce qui revient à dire, nous l'avons vu plus haut, qu'il se produit une paralysie du mouvement associé vers le côté opposé.

Il y a donc dans l'écorce un centre qui innerve le droit interne du même côté et le droit externe du côté opposé (GRASSET).

Ces muscles et leurs antagonistes, de même que les muscles élévateurs et abaisseurs, fonctionnant toujours à l'état physiologique, simultanément et par paire, la physiologie fait prévoir que les nerfs corticaux à unité fonctionnelle sont des hémi-oculo-moteurs, directeurs latéraux vers la droite ou vers la gauche, ou, comme les appelle GRASSET, dextrogyre et lévogyre; directeurs en haut et en bas, ou suspiciens et despiciens (GRASSET).

A cet appareil moteur oculogyre serait juxtaposé un appareil céphalogyre distinct. GRASSET s'est attaché à rendre classique cette idée des deux appareils juxtaposés, mais distincts, présidant celui-ci aux mouvements latéraux de la tête, celui-là aux mouvements conjugués du globe oculaire dans le même sens (ce qui explique que la déviation conjuguée ne soit pas forcément accompagnée d'une rotation de la tête).

Il a cherché à établir, par l'étude du chiasma oculomoteur et de la semi-décussation de l'oculo-moteur commun, l'existence de deux hémi-oculo-moteurs, l'un dextrogyre, l'autre lévogyre, pour les mouvements associés du regard vers la droite et vers la gauche.

La déviation conjuguée correspond à la paralysie d'un oculogyre, avec conservation du tonus de l'oculogyre opposé, ce qui amène un trouble de la statique oculaire et la rotation des yeux vers le côté sain (GRASSET).

En opposition avec cette théorie motrice de la déviation conjuguée, on peut mettre la théorie exclusivement sensorielle brillamment soutenue par BARD, de Genève. Dans la déviation conjuguée des hémianopsiques, « il s'agit bien, dit cet auteur, en dernière analyse, d'un mouvement actif, automatique, inconscient, commandé par le côté sain de l'encéphale, mais sa raison d'être est l'existence d'une paralysie centrale qui dès lors ne peut être qu'une paralysie sensorielle... A l'état physiologique, toutes les perceptions tendent à provoquer un réflexe cortical subconscient, ... une orientation de l'appareil périphérique de réception dans la direction de l'excitant du sens considéré. Un bruit, une odeur, comme un phénomène visuel, provoquent une rotation de la tête du côté de leur production, et le phénomène de Prévost n'est que la reproduction fidèle de ce mouvement fonctionnel réflexe... L'attitude anormale est un mouvement actif commandé par les centres sensorio-moteurs du côté sain. »

Le sujet regarde là où il voit : tel est, dit GRASSET, le résumé de la doctrine de BARD; quand il ne voit plus que d'un côté, il regarde de ce seul côté et les yeux prennent la mauvaise habitude (qui devient une attitude) de se tourner vers ce côté (GRASSET).

Mais, comme nous l'avons dit plus haut, il ne s'agit pas, ordinairement du moins, dans ce qu'on appelle la déviation conjuguée des yeux (avec ou sans rotation de la tête), d'une déviation véritable vers un côté, mais bien d'une paralysie vers l'autre côté, hémiplégie oculaire dont la déviation n'est que le masque clinique.

Nous devons maintenant étudier les lésions anatomiques susceptibles de produire de pareils troubles.

Le plus habituellement, il s'agit d'hémorrhagies plus ou moins étendues de l'écorce cérébrale ou de la substance blanche sous-corticale. Nous retrouvons ici les lésions habituelles des vaisseaux, signalées à l'étiologie de *l'hémorrhagie cérébrale*. REGNAULD cite le cas d'un malade qui présentait une déviation conjuguée, ou plutôt une paralysie d'un des mouvements conjugués de latéralité, sans autres symptômes. Huit jours après, il mourait d'une pneumonie. La paralysie était pendant ce temps restée stationnaire, et l'autopsie montre qu'il s'agissait d'une hémorrhagie corticale, limitée au territoire du Gyrus angularis, et consécutive à un anévrysme miliaire.

Beaucoup plus fréquemment, les paralysies de latéralité dont nous nous occupons ici sont causées par des hémorrhagies des branches de la sylvienne, dans la substance blanche du cerveau, détruisant le centre ovale dans une plus ou moins grande étendue, et interceptant les voies de communication qui vont du lobule pariétal inférieur aux tubercules quadrijumeaux. La paralysie oculaire est alors un phénomène relativement peu important, eu égard à la gravité des autres troubles fonctionnels (hémiplégie, coma, etc.).

Des foyers de *ramollissement* peuvent produire les mêmes symptômes, qu'on peut encore voir se produire dans le cas de *tumeurs cérébrales*. Exceptionnellement, ils peuvent être causés par un *traumatisme* de la voûte du crâne et par l'hémorrhagie consécutive.

L'embolie du tronc de l'artère sylvienne, amenant une ischémie de tout le territoire cérébral nourri par cette artère, détermine, du moins au début, une déviation conjuguée vers le côté de la lésion (VON MONAKOW).

Il convient d'observer que lorsque, au lieu d'être détruite, l'écorce cérébrale est seulement irritée (comme cela se produit dans les lésions des os du crâne, au début des tumeurs, dans certaines formes de méningite limitée, etc.), on peut voire apparaître un trouble des mouvements associés, dans lequel les yeux se dirigent, non pas du côté de la lésion, mais au contraire du côté opposé, comme LANDOUZY et GRASSET l'avaient déjà observé.

En fait, c'est dans ces cas seulement que l'on devrait parler de déviation conjuguée (voir sur ce sujet, Symptômatologie, page 652).

3° **Les paralysies associées**. — Nous venons d'étudier, dans le précédent paragraphe, une forme spéciale de paralysie associée, la paralysie d'un oculogyre, pour employer l'expression de GRASSET, l'hémiplégie oculaire pour parler comme BABINSKI et PÉCHIN. Il s'agissait là d'une paralysie associée par lésion unilatérale.

Il nous reste à étudier les paralysies associées proprement dites, comprenant les paralysies d'élévation et d'abaissement, celles de la convergence, et surtout la double paralysie associée des mouvements horizontaux de latéralité, l'hémiplégie oculaire double (GAUSSEL), dans laquelle les mouvements de convergence, d'élévation et d'abaissement sont conservés intacts.

Cette forme de paralysie associée des deux mouvements horizontaux de latéralité pourrait sans doute être produite par une lésion bilatérale des centres corticaux de la déviation conjuguée ou de leurs fibres de projection cortico-protubérantielle à travers les hémisphères. Mais on conçoit que de pareils faits soient extrêmement rares.

Beaucoup plus fréquentes au contraire sont les observations où la paralysie des mouvements associés de latéralité est sous la dépendance d'une lésion du mésocéphale.

Dans ces cas, ni les nerfs oculo-moteurs, ni leurs noyaux bulbo-protubérantiels ne sont lésés, mais bien les centres coordinateurs, à siège *supra-nucléaire*, dont le rôle est d'associer les deux yeux à des mouvements synergiques.

Cette opinion, soutenue par SAUVINEAU dès 1892 dans sa thèse sur les Ophtalmoplégies, a été adoptée ensuite par PARINAUD (*La vision*, p. 130, 1898, et Société de Neurologie, juin 1900) et par THULAIS. Le professeur RAYMOND l'a exposée magistralement dans une de ses leçons de la Salpêtrière. D'après lui, les lésions que SAUVINEAU indiquait dans sa thèse comme devant siéger « dans les tubercules quadrijumeaux et la substance grise cavitaire qui entoure l'aqueduc de Sylvius », se rencontrent en effet sous le plancher du 4ᵉ ventricule et dans les tubercules quadrijumeaux. « Dans les cas, dit-il, de paralysies organiques des mouvements associés des yeux, la lésion siège au voisinage des tubercules quadrijumeaux », ceux-ci étant en connexions directes avec les centres corticaux des mouvements oculaires. Aussi bien, c'était la conclusion à laquelle leurs recherches physiologiques avaient conduit ADAMUK et BRAUNIS. BERNHEIMER, il est vrai, a contesté l'existence, dans les tubercules quadrijumeaux antérieurs, de centres réflexes des mouvements des yeux, mais PRUS, dans des expériences récentes, a constaté que l'excitation électrique de la partie externe de l'un des tubercules quadrijumeaux antérieurs provoque le déplacement latéral des deux yeux vers le côté opposé. Il en conclut donc que les tubercules quadrijumeaux antérieurs contiennent des centres dont l'excitation provoque des mouvements associés des globes oculaires.

Se basant sur ces idées, RAYMOND et CESTAN ont décrit un syndrome clinique qu'ils appellent le syndrome protubérantiel supérieur (voir la description, Étiologie, page 709). Chez les trois malades observés par ces auteurs, qui tous les trois présentaient une double paralysie des mouvements associés de latéralité avec diverses paralysies des membres, le noyau de la 6ᵉ paire était intact de chaque côté. La lésion siégeait plus haut, dans la région supérieure de la protubérance et dans le voisinage des tubercules quadrijumeaux.

Ceci nous amène à faire observer que l'épithète (de paralysie ou de lésion) *extra-nucléaire*, par laquelle certains auteurs désignent les lésions de cet ordre, est défectueuse. Elle n'aurait de raison d'être que si elle prétendait corriger une erreur en rectifiant un diagnostic topographique. Mais, en réalité, le terme *sus* ou *supra-nucléaire*, créé par Sauvineau, ne s'applique pas à un siège topographique, qui pourrait être inexact. Il veut dire simplement que la lésion siège, physiopathologiquement, *plus haut* que les noyaux, entre ceux-ci et l'écorce cérébrale, et mérite donc d'être conservée.

Cette théorie des centres supra-nucléaires, admise par Gausset, est vivement discutée par son élève Gaussel. Celui-ci a conservé l'opinion ancienne de Graeux (que Parinaud d'ailleurs avait toujours continué d'admettre, et sur laquelle il basait sa doctrine des paralysies périphériques ou non), d'après laquelle c'est le noyau de la 6ᵉ paire qui, innervant directement le droit externe de son côté, et, par une anastomose, le droit interne opposé, est le centre des mouvements associés de latéralité des yeux.

Malheureusement cette théorie a le grave inconvénient de ne pouvoir être utilisable que pour les mouvements de latéralité. Elle ne peut s'appliquer ni au mouvement d'élévation, ni à celui d'abaissement, ni à celui de convergence, et moins encore au cas où ces trois mouvements sont paralysés à la fois, d'un seul coup, par ictus. De plus, elle est à son tour énergiquement combattue par Bernheimer, qui, s'appuyant sur ses recherches expérimentales, affirme que ce n'est pas le noyau de la 6ᵉ paire qui envoie une anastomose au droit interne conjugué, comme le veulent Duval et Laborde, mais bien les deux noyaux de la 3ᵉ paire qui émettent directement des fibres directes et des fibres croisées, et sont reliés avec les noyaux de la 6ᵉ paire seulement par des neurones de contact, qu'il décrit. Quant à la racine de l'oculo-moteur qui prendrait ses origines dans le noyau de la 6ᵉ paire du côté opposé (Duval, Laborde), « elle n'a, dit-il, pas encore été trouvée jusqu'à présent » (anatomiquement).

Néanmoins, comme nous le verrons plus loin (voir page 816), ces recherches de Bernheimer ne sont pas en contradiction avec l'opinion de Mathias Duval d'après laquelle le noyau de la 6ᵉ paire envoie des fibres d'innervation au droit interne opposé.

Mais si ce point paraît bien démontré, et s'il paraît bien exister des paralysies associées de latéralité d'origine nucléaire, cela n'est pas en opposition avec l'hypothèse des centres supra-nucléaires, nécessaires pour expliquer les diverses variétés de paralysies associées.

On ignore encore où sont situés les centres qui président aux mouvements verticaux et au mouvement de convergence. Sauvineau les localise dans la même région des tubercules quadrijumeaux et de la substance grise cavitaire, se basant sur ce que, dans certaines autopsies de Wernicke, Thomsen, Korsakoff, où il existait des lésions hémorrhagiques de ces régions, avec intégrité des noyaux, il s'était développé des ophtalmoplégies externes totales, constituées par la réunion, survenue successivement chez les mêmes malades, des paralysies associées des différents mouvements oculaires.

Les lésions anatomiques constatées dans cette région des tubercules quadrijumeaux consistent en foyers de ramollissement, d'hémorrhagie, en tumeurs de diverses natures (tubercules, gommes, fibromyxomes, etc.).

État des oculo-moteurs dans l'hémiplégie organique. — Avant de quitter les paralysies cérébrales, il convient de consacrer un court chapitre à un sujet de date récente : l'état des muscles oculaires dans l'hémiplégie organique.

Cette étude débute avec un article de MIRALLIÉ dans les *Archives de Neurologie* (1899). L'auteur y critiquait l'opinion soutenue par BRISSAUD pour expliquer les faits nombreux de ptosis dans l'hémiplégie organique. Brissaud n'admettait pas que le ptosis pût, dans ces cas, être mis sur le compte d'une paralysie du releveur de la paupière « innervé par la 3ᵉ paire dont la fonction n'est jamais troublée par les déficits corticaux ». Pour lui, la ptose était la conséquence de la paralysie de l'orbiculaire, le défaut de tonicité de ce muscle privant le releveur du point d'appui nécessaire pour conserver à la fente palpébrale sa largeur ordinaire.

Cette hypothèse séduisante au premier abord ne résiste pas à une critique sévère des faits. L'état de la fente palpébrale dans la paralysie faciale périphérique (où l'on ne constate jamais de ptosis, bien au contraire) le démontre. Il faut donc chercher l'explication de ces cas de ptosis, accompagnés d'ailleurs souvent de mydriase, dans une paralysie de la 3ᵉ paire.

Mis en éveil par cette constatation de la paralysie de la 3ᵉ paire, MIRALLIÉ tenta de rechercher l'état des autres muscles moteurs de l'œil dans l'hémiplégie. Cette étude fut faite dans la thèse de son élève DESCLAUX, et continuée par CHAILLOUS (de Nantes).

Les conclusions auxquels ces auteurs sont arrivés sont intéressantes. Leurs recherches ne confirment pas la théorie de Grasset (nerfs hémi-oculo-moteurs). Au lieu de rencontrer une paralysie associée, comme le veut cette théorie, ils ont toujours rencontré une paralysie prépondérante du côté paralysé, frappant tous les groupes musculaires de ce même côté.

Cette paralysie des oculo-moteurs est au prorata de celle des muscles innervés par le facial supérieur, du moins dans les premiers temps de l'hémiplégie, et elle est en rapport direct avec l'intensité de l'hémiplégie. Le ptosis et les troubles de la musculature intérieure sont beaucoup moins fréquents que les troubles des muscles extrinsèques.

II. — PARALYSIES NUCLÉAIRES ET RADICULAIRES

Le diagnostic topographique d'une paralysie de la 6ᵉ ou de la 4ᵉ paire a toujours été difficile. Mais, après les travaux de MAUTHNER, on avait cru posséder un critérium positif permettant de localiser exactement les lésions productrices de paralysies de la 3ᵉ paire. D'après cet auteur en effet, toute paralysie partielle, n'intéressant que quelques-uns des muscles innervés par la 3ᵉ paire, et qui n'est pas d'origine orbitaire, ne peut être que nucléaire. Ceci, d'après MAUTHNER, était surtout certain, lorsque les paralysies externes existaient sans participation de l'iris et de l'accommodation, ou bien au contraire lorsque l'ophtalmoplégie interne se rencontrait seule, sans participation de la musculature extérieure (PARINAUD).

Les travaux de ces dernières années ne nous permettent plus d'être aussi exclusifs, et, comme le dit BERNHEIMER, l'axiome de Mauthner ne peut plus être utilisé que comme une idée directrice dans le diagnostic du siège de la lésion.

D'abord, notons que l'existence d'une ophtalmoplégie mixte (interne et externe) ne nous force en aucune façon à rejeter le diagnostic de lésion nucléaire. Sans doute, de telles ophtalmoplégies sont ordinairement basilaires, mais elles peuvent être d'origine nucléaire (SAUVINEAU), la lésion s'étant étendue en avant et ayant gagné les noyaux sous-jacents au 3ᵉ ventricule.

D'autre part, des lésions intéressant les racines de l'oculo-moteur, dans le pédoncule, à leur sortie des noyaux, peuvent donner des symptômes de paralysie isolée ou des groupements de paralysies tout à fait semblables à ceux produits par une lésion nucléaire primitive.

Et même la disposition des centres nucléaires groupés en colonnes, par paires, les uns près des autres sans démarcation bien nette, rend peu vraisemblable le fait qu'il puisse exister pendant longtemps des paralysies musculaires isolées d'origine nucléaire, tandis que le parcours des fibres radiculaires est tel que certaines d'entre elles peuvent facilement être influencées isolément par les processus pathologiques (BERNHEIMER). Aussi, dans beaucoup de cas désignés pendant la vie sous le nom de paralysies nucléaires, a-t-on pu souvent constater qu'il s'agissait de paralysies radiculaires.

Aussi le diagnostic de ces deux variétés de paralysie est-il souvent extrêmement difficile. Il serait grandement facilité, bien entendu, si l'on constatait l'existence de paralysies des membres, ce qui est assez fréquent dans les lésions pédonculaires intéressant les racines de la 3ᵉ paire (voir Paralysies alternes, page 662 et, Maladies des pédoncules cérébraux, page 697).

Enfin des observations récemment publiées ont montré que des affections basilaires, telles que des exsudats méningitiques, des gommes, etc., pouvaient, tout en comprimant le nerf de la 3ᵉ paire à la base du crâne, n'intéresser que certaines de ces fibres et simuler ainsi les paralysies nucléaires (voir page 822).

En ce qui concerne les troubles des mouvements de l'iris (signe d'Argyll-Robertson) ou les paralysies isolées de l'accommodation, généralement considérées comme étant d'origine nucléaire, cette opinion, d'après BERNHEIMER, n'est pas non plus fondée d'une manière absolue. Il y a d'après lui beaucoup de cas de signe d'Argyll, surtout lorsque ce phénomène fait partie des symptômes du tabes, où l'on ne rencontre pas à l'autopsie, les altérations primitives du noyau.

D'ailleurs le siège du centre réflexe qui est le point de départ de la réaction de la pupille à la lumière est encore très discuté. MARINA le place dans le ganglion ciliaire, BACH l'a cherché dans la moelle. BERNHEIMER le place dans les noyaux médians à petites cellules qu'il a décrits (noyau médian d'Eddinger Westphall). Ses recherches sur le singe lui ont montré que la lésion expérimentale de l'un des noyaux médians à petites cellules détermine *du même côté* une abolition du réflexe lumineux pupillaire, sans aucun autre trouble. L'examen microscopique du noyau lésé montra qu'il avait été détérioré tant par la lésion directe que par l'inflammation réactionnelle. La plupart des cellules étaient complètement dégénérées, dans quelques-unes le processus de dégénération était porté à un très haut degré, et il n'en existait plus qui fussent restées normales. Dans les racines de l'oculomoteur du même côté, et jusque dans le tronc du nerf à la base du crâne, on rencontrait un nombre considérable de faisceaux de fibres nerveuses, en partie atrophiées, et en partie à l'état de dégénération wallérienne.

Les lésions productrices de paralysies oculaires, dans la région des noyaux, sont avant tout représentées par les hémorragies, et par les troubles circulatoires divers que nous avons étudiés plus haut (voir les chapitres : *Étiologie, hémorragie cérébrale*, page 690, *ramollissement cérébral*, page 693). Nous n'y reviendrons pas ici.

De même nous n'insisterons pas sur les différents types de paralysies nucléaires produits par des hémorragies de territoires vasculaires différents. Cette question, encore à l'étude, est très controversée.

Les recherches de DÉREY et d'HÉCOUEN avaient établi que les deux parties principales du noyau de l'oculomoteur étaient irriguées chacune par une artère différente. D'après ces auteurs, le territoire des muscles intrinsèques était irrigué par l'artère communicante postérieure, tandis que les noyaux des muscles extrinsèques étaient nourris par les artères médio- et sus-protubérantielles nées de la basilaire.

Mais de nouvelles recherches ont apporté des résultats contradictoires (D'ASTROS, ALZAÏS, SHIMAMURA, ROSSOLIMO, MARINA, BERNHEIMER), et la question est encore à l'étude.

Un certain nombre de cas de paralysies nucléaires diagnostiquées cliniquement comme causées par des hémorragies ont été publiés (LEUBE, JAKOB, etc.) Mais, dans certains d'entre eux, la preuve anatomique fait défaut. Dans d'autres, au contraire, où l'autopsie a pu être faite, on a constaté que les lésions hémorragiques occupaient plutôt la région radiculaire que la région nucléaire elle-même. Tel était le fameux cas de KAHLER et PICK, sur lequel ces auteurs ont échafaudé leur schéma.

Ce fait montre bien ce que nous disions plus haut, à savoir que les symptômes des paralysies nucléaires et radiculaires sont souvent semblables et parfois indiagnosticables les unes des autres.

Comme il est établi que les hémorragies et les foyers de ramollissement s'observent plus fréquemment dans le pédoncule que dans la région nucléaire même de l'oculomoteur, on peut poser en maxime que des paralysies parcellaires de la 3e paire sont produites bien plus souvent par des lésions radiculaires que par des destructions primitives des noyaux (Bernheimer).

Dans d'autres cas, classés dans les paralysies nucléaires, il semble résulter des autopsies que la lésion nucléaire n'est pas non plus la lésion primitive. Telle est la poliencéphalite supérieure aiguë hémorragique de Wernicke, que nous avons décrite plus haut (voir ce chapitre, page 703). Rappelons seulement ici que cette affection est caractérisée cliniquement par des paralysies associées, se combinant pour former des ophtalmoplégies complètes, s'accompagnant de phénomènes généraux graves, maux de tête, vertiges, vomissements, somnolence, coma, et se terminant le plus habituellement par la mort. Fréquemment, les muscles intérieurs de l'oeil et le releveur palpébral restent indemnes.

Wernicke admettait qu'il s'agissait, dans cette affection, d'altérations primitives des noyaux. Mais en étudiant les observations anatomo-pathologiques publiées par Wernicke, Korsakoff et Thomsen, Sauvineau a fait remarquer que, dans ces cas, la lésion hémorragique ne siège pas dans les noyaux protubérantiels ou ne les occupe qu'accessoirement, mais qu'on la trouve dans la substance grise cavitaire *et dans les tubercules quadrijumeaux*. Et c'est précisément sur ces cas que Sauvineau s'est appuyé pour édifier sa théorie des paralysies supra-nucléaires (1892), adoptée ensuite par Parinaud, et qui depuis est devenue classique. (*Pathogénie et diagnostic des ophtalmoplégies*, Paris, 1892, page 73 et suivantes.)

Bernheimer, qui ne veut pas admettre que la poliencéphalite supérieure hémorragique puisse être rangée parmi les paralysies *supra-nucléaires*, comme le veut Sauvineau, admet cependant qu' « il ne s'agit sans doute pas d'une dégénérescence primitive des cellules, mais que celle-ci doit être considérée comme un phénomène consécutif au processus inflammatoire hémorragique, développé dans les environs des noyaux et dans le réseau vasculaire de la région nucléaire ».

Bernheimer reconnaît aussi que les ophtalmoplégies, dans la poliencéphalite, commencent fréquemment par des paralysies associées, mais, dit-il, « celles-ci n'existent à l'état de paralysies associées que peu de temps et se transforment bientôt en paralysies réelles, ordinairement complètes, de muscles isolés, non associés, jusqu'à ce que finalement elles deviennent une ophtalmoplégie complète.... Aussi longtemps que, dans la première phase de la maladie, le processus hémorragique inflammatoire se limite à la substance grise cavitaire qui entoure l'aqueduc de Sylvius, *et que les noyaux ne sont influencés ni directement ni indirectement par le processus*, il peut se présenter tout d'abord des paralysies du regard (associées); mais aussitôt que des paralysies non associées viennent s'y joindre, le processus a déjà attaqué la région nucléaire. Le degré de la paralysie est en rapport direct avec l'étendue et la nature des modifications de la cellule ».

Cette observation clinique, qui, au dire de Bernheimer, renverse l'hypothèse de Sauvineau, nous paraît au contraire la confirmer; dans une première phase, paralysies associées : lésions supra-nucléaires ; plus tard, paralysies complètes, isolées, des différents muscles moteurs : lésions nucléaires. La lésion primitive ne siège donc pas dans la région nucléaire.

On sait que la poliencéphalite supérieure hémorragique s'accompagne d'ordinaire d'une somnolence invincible, de telle sorte que Gayet, qui en donna la première observation clinique, la comparait à la « maladie du sommeil ». Or il est intéressant de noter que les recherches récentes ont démontré que cette redoutable affection, propre à la race nègre, qu'on appelle la Maladie du sommeil, est provoquée par l'introduction dans l'économie de parasites appelés trypanosomes qui vivent et qu'on retrouve presque exclusivement dans le liquide céphalo-rachidien, où ils déterminent des lésions des méninges et de la substance grise sous-jacente.

Étant donné cette localisation, il me paraît intéressant de rapprocher cette affection de la poliencéphalite supérieure, qui débute elle aussi par une somnolence extrêmement marquée, et dont les lésions initiales s'observent dans la substance grise sous-épendymaire qui forme les parois du 3º ventricule, de l'aqueduc de Sylvius, et du plancher du 4º ventricule.

La région nucléaire peut être touchée par une maladie particulière, sur laquelle de Graefe a le premier (1857) attiré l'attention, et qui se manifeste cliniquement par la production d'ophtalmoplégies. Cette *dégénérescence primitive des noyaux* a été bien étudiée en France par Charcot, par Grison et Parmentier ; en Allemagne par Wernicke, Westphal et Siemerling.

Les noyaux des nerfs moteurs oculaires, dans la protubérance, et les noyaux des nerfs moteurs bulbaires, représentent, on le sait, le prolongement des cornes antérieures de la substance grise spinale. Or la dégénérescence systématique de la colonne grise antérieure de la moelle (poliomyélite antérieure) (Kussmaul) amène, dans sa forme chronique, l'atrophie musculaire progressive (type Duchenne-Aran). Que la lésion, au lieu de frapper primitivement les cornes antérieures de la moelle, touche dans le bulbe les noyaux gris qui les y représentent, et l'on voit apparaître les symptômes de la paralysie labio-glosso-laryngée.

De même, au lieu de frapper primitivement la colonne grise spinale ou bulbaire, que l'atrophie détruise d'abord la colonne grise protubérantielle, on verra se développer une ophtalmoplégie.

L'ophtalmoplégie progressive chronique est donc, pour la protubérance, l'équivalent de la paralysie labio-glosso-laryngée pour le bulbe, l'équivalent de l'atrophie musculaire progressive pour la moelle, c'est-à-dire l'expression d'une altération systématique limitée aux cellules de la substance grise motrice de l'une de ces trois régions. Or, de même que la colonne grise motrice peut être affectée sur toute sa longueur (Poliencéphalomyélite), amenant à la fois : atrophie musculaire progressive, paralysie labio-glosso-laryngée, ophtalmoplégie extérieure progressive, de même, l'un de ses trois segments peut être touché séparément, et uniquement. Aussi, par analogie avec la lésion des cornes antérieures (poliomyélite), Wernicke a-t-il proposé d'appeler *poliencéphalite* l'affection correspondante des noyaux bulbo-protubérantiels. Il en distingue deux variétés : la poliencéphalite supérieure, qui comprend la lésion des noyaux protubérantiels (noyaux des nerfs moteurs oculaires), et amène l'ophtalmoplégie ; et la poliencéphalite inférieure, qui correspond à la lésion des noyaux bulbaires et a pour expression symptomatique la paralysie labio-glosso-laryngée.

Ainsi, l'ophtalmoplégie devient une maladie propre, spéciale, qui mérite de prendre rang parmi les affections ayant dans la moelle allongé leur siège primitif, à côté de la paralysie labio-glosso-laryngée.

Les lésions nucléaires de la poliencéphalite chronique sont les suivantes : les capillaires sont dilatés, gorgés de sang, surtout au début (Westphal) ; les cellules ganglionnaires sont petites, arrondies, dépourvues de prolongement, réduites en nombre au point que lorsque le noyau est atrophié au maximum, certaines coupes n'en contiennent que 2 ou 3 (Gowers), et parfois creusées de vacuoles (Boettiger). Le tissu intermédiaire est parsemé d'hémorragies capillaires dans certains cas, de cellules embryonnaires dans d'autres (Ross) et finit par se scléroser. Enfin les tubes nerveux qui sortent des noyaux ainsi altérés sont plus ou moins atrophiés (Guinon et Parmentier).

Quant à la cause première de la maladie, elle est totalement inconnue. On sait quelle obscurité règne encore sur l'étiologie de la paralysie glosso-labio-laryngée et de l'atrophie musculaire progressive; on n'est pas plus éclairé en ce qui concerne la poliencéphalite.

Les noyaux peuvent encore être frappés d'atrophie, non plus primitivement, mais au cours de certaines affections du système nerveux, telles que le tabes dorsalis. Mais il ne faudrait pas en conclure que toutes les paralysies oculaires tabétiques sont d'origine nucléaire. Il paraît vraisemblable en effet que nombre de paralysies tabétiques sont dues à des névrites périphériques, comme l'a le premier soutenu Dejerine. Cela paraît vrai surtout pour les paralysies transitoires de la période de début (voir plus loin *Paralysies périphériques*, page 821), soit que celles-ci soient causées par l'intermédiaire du tabes, ou directement par l'infection syphilitique.

La sclérose en plaques ne frappe guère la région nucléaire. On n'en sera pas surpris si l'on réfléchit que cette affection présente souvent, parmi ses symptômes oculaires, non pas des paralysies de la 6e paire, comme l'ont décrit Uhthoff et Parinaud, mais des paralysies associées, accompagnées de nystagmus, et d'origine (puisque associées) supra-nucléaire. Au dire de Siemerling, on pourrait observer aussi dans cette affection la dégénérescence primitive des faisceaux radiculaires.

Secondairement aussi, la région nucléaire est touchée au cours des *maladies infectieuses*, et, parmi celles-ci, il convient de mettre en première ligne la *syphilis*.

Sans parler des lésions vasculaires syphilitiques (artérites, hémorragies, foyers de ramollissement) dont nous avons parlé déjà, la syphilis peut intéresser par des proliférations gommeuses la région nucléaire et plus fréquemment la région radiculaire (voir *Pédoncule*, page 697) dans le pédoncule.

La syphilis pourrait même dans certains cas produire une dégénérescence primitive des noyaux : OPPENHEIM a publié un cas dans lequel se produisirent, chez un syphilitique, des paralysies de la 3ᵉ et de la 6ᵉ paire. Sous l'influence de frictions mercurielles, ces paralysies s'amendèrent sans cependant disparaître tout à fait, puis un peu plus tard, reparurent plus marquées. En fin de compte, l'oculomoteur gauche était complètement et définitivement paralysé, et l'oculomoteur droit presque complètement. Des deux côtés, immobilité de la pupille. L'examen histologique montra que les noyaux étaient atrophiés. Ils n'étaient pas complètement détruits, mais les cellules qui existaient encore étaient nettement dégénérées. Elles étaient plus petites et étonnamment pauvres en prolongements. De plus, à côté du processus nucléaire primitif, il s'en était développé un autre, indépendant du premier, dans le tronc de l'oculomoteur.

D'autres maladies infectieuses, comme la diphtérie, la grippe, la fièvre typhoïde (celle-ci très rarement), certaines intoxications, paraissent pouvoir frapper la région nucléaire, soit en provoquant des hémorragies, soit en déterminant des lésions primitives des noyaux. Ce que nous savons de l'action des toxines justifie cette opinion. Il est vraisemblable que les modifications périphériques que l'on peut constater s'accompagnent de troubles analogues dans les groupes de cellules nucléaires.

Le *traumatisme* direct (sans fracture ou indépendamment des fractures de la base du crâne) pourrait dans quelques cas rares intéresser la région nucléaire. EISENLOHR rapporte un cas de ce genre, où un projectile avait déterminé une paralysie nucléaire de l'oculomoteur, ainsi que le montra l'autopsie.

Les tumeurs de diverse nature peuvent aussi produire des paralysies nucléaires, en lésant directement les noyaux. Le fait est assez rare. Cependant, on a signalé quelques cas de ce genre, dans lesquels des nodules tuberculeux (GOWERS) avaient détruit la région nucléaire.

Dans d'autres cas, la paralysie est provoquée par la compression de la région nucléaire, produite par la tumeur ou par la propagation du néoplasme dans cette région (OPPENHEIM, NOTHNAGEL, BACH).

Les tumeurs qui siègent dans la région de la protubérance et celles qui occupent les pédoncules sont importantes à cause des paralysies croisées auxquelles elles donnent lieu (voir *Paralysies alternes*).

Certaines lésions nucléaires paraissent pouvoir donner lieu à une forme particulière de paralysies associées. Nous avons vu que des lésions corticales semblent pouvoir produire des paralysies associées du regard. Nous avons vu aussi que toutes les variétés de ces paralysies associées peuvent être produites par des lésions supra-nucléaires. Il semble que pour les mouvements associés horizontaux, qui comprennent deux espèces de mouvements (à savoir : d'une part, les deux mouvements de latéralité vers la droite et vers la gauche, et d'autre part, le mouvement de convergence) et au cours desquels chaque droit interne agit de deux façons différentes, associé pour la latéralité avec le droit externe du côté opposé et pour la convergence avec le droit interne de l'autre œil, il semble, dis-je, que, pour ces mouvements, il existe encore un centre supplémentaire d'association, et celui-ci paraît situé dans le noyau du nerf de la 6e paire, sous le plancher du 4e ventricule.

On sait, depuis les recherches de Mathias Duval, que ce noyau de la 6e paire se met en rapport avec le noyau de la 3e paire du côté opposé de la façon suivante :

« De la partie antérieure du noyau de l'oculomoteur externe part un faisceau longitudinal, qui longe quelque temps la ligne médiane en formant la portion interne de la bandelette longitudinale postérieure, s'entrecroise ensuite au-dessous des tubercules quadrijumeaux avec le faisceau homologue du côté opposé et se réunit alors aux faisceaux radiculaires de l'oculomoteur commun pour aller finalement se distribuer au muscle droit interne de l'œil.

« Grâce à ce faisceau, véritable rameau erratique de l'oculomoteur externe, le noyau d'origine de ce dernier nerf innerve à la fois le muscle droit externe du côté correspondant et le muscle droit interne du côté opposé (Testut). »

D'autre part, les recherches de Von Gudden, de Westphal, de Pilz, de Bernheimer, etc., ont établi que le noyau de la 3e paire envoie des fibres directes au droit interne du même côté et des fibres croisées au droit interne du côté opposé. Mais ceci n'est pas en opposition avec les recherches de Mathias Duval. En effet, d'après Bernheimer, le noyau de la 6e paire se met en relations avec le noyau de la 3e paire du même côté par des neurones de contact qui occupent le faisceau longitudinal postérieur, et ces neurones mettent le noyau de la 6e paire en rapport seulement avec les cellules du noyau du droit interne du même côté, qui envoient des fibres croisées au droit interne du côté opposé.

Il n'y a donc pas, on le voit, de contradiction entre ces opinions. Pour Mathias Duval, les fibres émanées du noyau de la 6e paire allaient se jeter *dans le tronc* de la 3e paire. Plus tard, Testut précisa davantage et dit : *dans les faisceaux radiculaires*. L'opinion des auteurs allemands, qui fait mettre en rapport les cellules du noyau de la 6e paire directement avec celles du noyau du droit interne, par l'intermédiaire de neurones de contact, est plus vraisemblable, ou du moins plus en rapport avec les idées modernes sur la structure du système nerveux central.

Il résulte de ces connexions que tous les processus (tumeurs, foyers de ramollissement, hémorrhagies, etc.) capables de détruire le noyau de la 6e paire et les neurones de contact dont nous venons de parler, sont susceptibles de produire, avec une paralysie de la 6e paire du même côté, une paralysie associée du droit interne du côté opposé, d'où il résulte une paralysie associée de latéralité. Mais comme les noyaux de la 3e paire restent intacts, le droit interne, paralysé pour la latéralité, continue à se contracter pour la convergence.

III. — PARALYSIES BASILAIRES

Dans le trajet, assez long, que parcourent les nerfs moteurs oculaires, depuis leur sortie du mésocéphale jusqu'à leur pénétration dans la fente sphénoïdale, par laquelle ils sortent du crâne pour entrer dans l'orbite, ces nerfs se trouvent exposés à des lésions qui peuvent les intéresser isolément ou plusieurs ensemble, et d'origines très diverses : traumatismes de la base du crâne, néoplasmes de diverses natures, altérations des vaisseaux, méningites (tuberculeuse, syphilitique et autres), lésions primitives des troncs nerveux eux-mêmes.

a) Parmi *les traumatismes,* les *fractures de la base du crâne* tiennent la première place. Nous leur avons précédemment consacré un chapitre étiologique ; nous y renvoyons donc le lecteur, rappelant simplement ici la fréquence relative de la paralysie de la VIe paire, due, comme l'ont fait remarquer FÉLIZET et PANAS, aux rapports intimes qu'affecte le nerf moteur oculaire externe avec le rocher (voir *Fractures de la base,* page 772).

En dehors des fractures de la base, les nerfs oculaires pourront être directement lésés par une *blessure* produite par une arme piquante ou tranchante ou par un projectile d'arme à feu ayant pénétré dans le crâne par l'orbite ou la bouche.

Sans même avoir été lésés directement par un projectile ou par une fracture, les nerfs oculaires peuvent être paralysés par suite de la compression exercée sur eux par les *hémorrhagies* consécutives à ces traumatismes. Le caillot sanguin enveloppe le tronc des nerfs, comme le font les exsudats méningés et nuit à son fonctionnement, au moins de façon passagère.

Certaines fractures de la base du crâne produites avec une violence considérable (écrasement, chute sur la tête) peuvent produire la rupture de la carotide interne dans le sinus caverneux (anévrysme artério-veineux intracranien), donnant naissance à l'exophtalmie pulsatile. Même, la fracture grave n'est pas nécessaire ici. On connaît le fait classique de NÉLATON, où cette grave affection fut provoquée par un coup de pointe de parapluie ayant pénétré dans l'orbite. DELENS a publié sur ce sujet une thèse restée classique. D'après BRANHMIEN, les symptômes caractéristiques s'accompagneraient fréquemment d'ophtalmoplégie complète ou bien de paralysies musculaires isolées. Ces paralysies s'expliquent aisément, d'ailleurs, si l'on se rappelle la disposition des nerfs moteurs oculaires dans leur traversée du sinus caverneux.

La paralysie oculomotrice peut, dans certains cas, être le seul symptôme, pendant la vie, d'un anévrysme artério-veineux intra-cranien. NUEL a rapporté un cas de ce genre, où on n'avait constaté que la paralysie isolée de la VIe paire, à l'exclusion de tout autre symptôme, soit d'ordre oculaire, soit d'ordre général, et où, la mort étant survenue brusquement au bout de trois mois dans un accès apoplectiforme, l'autopsie permit de constater l'existence d'un anévrysme artério-veineux de la carotide interne dans le sinus caverneux (voir *Fractures de la base du crâne,* page 773).

b) Les *néoplasmes* de la base du crâne déterminent fréquemment des paralysies oculaires, et celles-ci présentent en général une grande importance diagnostique, au point de vue de la localisation exacte des petites tumeurs basilaires, qui peuvent siéger d'ailleurs dans les os ou le périoste, ou bien dans les méninges ou les parties inférieures du cerveau lui-même. Presque toujours, les nerfs sont, ici, détruits secondairement et atrophiés par suite de la compression exercée sur eux. Parfois, cependant, ils sont envahis par la tumeur, qui les englobe et se les incorpore, de telle sorte qu'on voit les troncs nerveux se perdre dans la masse de la néoplasie.

C'est l'oculomoteur que nous voyons frappé le plus ordinairement (BRAMWELL). Le parcours et les rapports anatomiques de ce nerf nous donnent l'explication de ce fait.

Les tumeurs de l'hypophyse peuvent occasionner des paralysies de la 3ᵉ paire, par compression du tronc de ce nerf (UHTHOFF, BRUNS, OPPENHEIM). Mais, quoi qu'en dise BRAMWELL, ces paralysies sont beaucoup moins fréquentes ici que les lésions de l'appareil sensoriel (hémianopsie bitemporale et amaurose par compression du chiasma).

La partie inférieure du lobe temporal repose, à l'état normal, sur le tronc de l'oculomoteur. Dans ces conditions, on comprend aisément qu'une tumeur intracérébrale, à développement lent, ou un abcès, qu'on rencontre assez fréquemment dans cette région, puisse déterminer des phénomènes parétiques ou paralytiques dans le territoire d'innervation de la 3ᵉ paire (MAC-EWEN, WILBRAND et SÆNGER). Le nerf de la 6ᵉ paire peut aussi être intéressé dans les mêmes conditions.

Dans certains cas, les nerfs peuvent résister longtemps à l'envahissement de leur tissu par les néoplasmes. MARCHAND et OLIVIER ont communiqué à la *Société anatomique* une trouvaille d'autopsie, néoplasme de la grosseur d'une noix englobant le nerf moteur oculaire commun droit et adhérant à la dure-mère de la base du crâne, qui n'avait donné lieu pendant la vie à aucun symptôme.

c) Les *altérations vasculaires* (artério-sclérose, athérome, anévrysmes miliaires, poches anévrysmales, artérites syphilitiques ou autres) peuvent aussi provoquer des paralysies, et le plus souvent, dans ce cas encore, des paralysies de la 3ᵉ paire. Ses rapports avec les artères cérébrales postérieures, avec la communicante et avec la carotide expliquent suffisamment cette prédominance. On trouve ici les troncs nerveux comprimés, étranglés et atrophiés consécutivement (TUKE). Souvent, les bandelettes et les nerfs optiques sont comprimés en même temps, et par le même processus.

Dans le cas d'anévrysme artério-veineux (dans la région du sinus caverneux), c'est encore le nerf de la 3ᵉ paire qui est le plus exposé. Il peut être refoulé par la carotide, dilatée, contre la paroi dure-mérienne rigide et peu élastique. L'aplatissement et l'atrophie consécutives du nerf se produisent lentement et progressivement; aussi, cliniquement, dans les cas de ce genre, on n'observe, en général, que des troubles fonctionnels à marche lente, restant pendant longtemps limités à quelques muscles isolés, de telle sorte qu'en l'absence d'autres symptômes on peut songer au début à une paralysie nucléaire ou radiculaire.

L'apparition de l'exophtalmie pulsatile ne permet pas, lorsqu'elle se produit, l'erreur de diagnostic. Mais, en l'attendant, il faudra tenir compte de la participation fréquente du trijumeau au tableau clinique. Le nerf de la

4e paire et la pathétique, qui sont moins accolés à la paroi, sont plus rarement intéressés.

NOTHNAGEL a publié un cas d'anévrysme bilatéral des artères cérébrales postérieures qui avait amené, par compression, l'atrophie, extrêmement prononcée macroscopiquement, des deux nerfs moteurs oculaires communs. Cliniquement, ce processus avait déterminé une paralysie bilatérale de l'oculomoteur, progressive et incomplète.

HENNEBERG a publié, dans le même ordre d'idées, une observation très intéressante : sa malade, femme de quarante ans, présentait une paralysie de la 6e paire gauche et de toutes les branches de la 3e paire. Ces paralysies mirent une année à se développer. Peu de temps avant la mort, survint la paralysie de la 4e paire. Il existait, de plus, une douleur pongitive, dans la région temporale gauche, et de l'anesthésie de la partie gauche du front. L'autopsie montra l'existence d'un anévrysme, de la grosseur d'un œuf de pigeon, situé dans l'étage cérébral moyen et en communication avec la carotide interne. Le sac était situé au-dessus du ganglion de Gasser, les nerfs moteurs oculaires, fortement tendus, venaient se jeter et se perdre peu à peu dans les parois du sac anévrysmal. Le sinus caverneux était oblitéré. Des cas semblables ont été rapportés par KNAPP, MADINA, etc.

d) Les *méningites exsudatives*, telles que la méningite suppurée, la méningite tuberculeuse, la méningite cérébro-spinale produisent facilement des paralysies oculaires. Les exsudats se collectant de préférence dans la région chiasmatique et dans la région interpédonculaire, la paralysie de la 3e paire est fréquemment observée. Mais celle de la 6e paire s'observe fréquemment aussi. Les exsudats peuvent produire des phénomènes de périnévrite détruisant partiellement les fibres nerveuses. Aussi n'observe-t-on souvent que des parésies. En ce qui concerne l'oculomoteur commun, les paralysies partielles ainsi produites furent longtemps considérées comme des types cliniques de paralysies nucléaires.

Cette périnévrite partielle explique aussi les cas de strabisme spasmodique, sans paralysie, qu'on observe si fréquemment à la période d'excitation des méningites. C'est seulement plus tard, quand la prolifération du tissu conjonctif a amené l'atrophie des faisceaux de fibres nerveuses, que se produisent de véritables et durables paralysies des muscles oculaires.

Dans la méningite cérébrospinale, il semble que les exsudats atteignent de préférence le nerf de la 6e paire (BERNHARDT).

Enfin, dans certains cas, notamment dans la méningite tuberculeuse basilaire, les troncs nerveux, en dehors de toute irritation, peuvent subir une véritable compression du fait des exsudats, et s'atrophier secondairement.

e) La *méningite syphilitique* mérite un chapitre spécial, ou plutôt, c'est à la syphilis elle-même, avec ses diverses façons de frapper le système nerveux (méningites, gommes, artérite, névrite), que l'on doit le consacrer. Mais comme nous avons déjà traité ce sujet plus haut (voir p. 751) nous y renverrons le lecteur, pour ne parler ici que de ce qui concerne plus spécialement l'anatomo-pathologie.

Les processus syphilitiques, si fréquents à la base du crâne, affectent souvent les nerfs optiques en même temps que les nerfs moteurs oculaires. On sait d'autre part que le nerf de la 3e paire est de beaucoup le plus souvent affecté, puis vient la 6e paire, et plus rarement le pathétique. Parfois, les trois paires sont prises ensemble, et parfois aussi le même nerf de chaque côté. C'est encore ici, dans la région du chiasma et dans la région interpédonculaire que se localisent de préférence les exsudats, d'où la fréquence des paralysies de la 3e paire. Rappelons que, à cause de la proximité des deux oculomoteurs dans la région interpédonculaire, une seule lésion peut les atteindre tous les deux et amener une paralysie double et totale de la 3e paire.

Si la lésion, comprimant l'oculomoteur d'un côté, comprime en même temps (ce qui est très fréquent) le pédoncule du même côté, et par conséquent le faisceau pyramidal avant son entrecroisement, le symptôme produit sera, on le sait, une paralysie alterne. Enfin la tumeur peut comprimer à la fois les deux 3e paires, et les deux pédoncules (Paralysie en X). (Voir *Paralysies alternes*).

Les méningites syphilitiques, à marche chronique, généralement partielles et circonscrites, peuvent affecter la forme *scléreuse* ou la forme *gommeuse*. « La méningite scléreuse est la plus commune des lésions cérébrales syphilitiques » (Fournier). Elle peut affecter isolément la dure-mère ou la pie-mère; le plus souvent elle intéresse à la fois toutes les méninges qu'elle englobe dans un tissu de sclérose, et détermine des adhérences de ces membranes avec la substance cérébrale.

Les gommes occupent les méninges, tantôt sous la forme *circonscrite*, tantôt sous la forme *diffuse*. Dans cette variété, dite encore *gommes en nappes*, elles forment un exsudat épais, semblable à du pus étalé (Fournier), ou à de la gélatine teintée en gris rougeâtre (Heubner), ou encore à du collodion à demi coagulé (Oppenheim). Cette variété de néoformation se localise avec une préférence marquée au niveau du confluent sous-arachnoïdien de la base, engluant, pour ainsi dire, les origines des nerfs cérébraux (Lamy). Dans ces conditions, les nerfs moteurs oculaires peuvent être comprimés, s'atrophier plus ou moins complètement, ou bien ils sont inclus dans la néoformation et forment avec elle une sorte de feutrage (Brunnemann), ou bien encore se confondent tout à fait avec elle. Dans ce cas, il ne reste plus grand'chose du tissu nerveux même. Les quelques fibres qu'on peut encore distinguer sont elles aussi tombées en dégénérescence.

L'artérite syphilitique, qui donne si fréquemment, par thrombose et ramollissement, des paralysies oculaires intra-cérébrales, n'intéresse guère les nerfs oculaires à la base du crâne. Mais elle peut cependant les léser indirectement, lorsque la lésion aboutit à la formation d'un anévrysme, et que celui-ci vient à se rompre. L'hémorrhagie cérébrale produite de cette façon est moins rare qu'on ne l'avait cru. Généralement, ce sont les gros vaisseaux de la base qui se rompent : la sylvienne (Dieulafoy), la carotide (Brault), plus souvent le tronc basilaire (Blacque, Lancereaux). Le sang s'épanche alors en grande abondance dans l'espace sous-arachnoïdien, comprimant les origines des nerfs cérébraux, et pouvant donner lieu à une apoplexie rapidement mortelle.

Toutes ces variétés de lésions anatomiques peuvent d'ailleurs se rencontrer réunies dans un même cas (JOLLY, MONTEGAZZA).

Les exostoses syphilitiques de la base du crâne et de l'orbite peuvent comprimer les nerfs oculaires, soit dans leur trajet, soit plutôt à leur passage dans la fente sphénoïdale. Mais ces cas sont peu fréquents.

Enfin, il existe un autre mode d'altération des nerfs, relativement rare, mais dont il a été rapporté quelques exemples très nets (KAHLER, UHTHOFF, BUTTERSACK). Ici, la lésion des nerfs, sous forme de *névrite* gommeuse ou interstitielle, se présente avec une certaine autonomie, c'est-à-dire indépendamment de toute participation importante des méninges de la base (polynévrite radiculaire syphilitique de KAHLER). Les nerfs sont gonflés par place, d'aspect moniliforme, ou bien uniformément épaissis et cylindriques. Sur les coupes, le névrilème se montre peu altéré, tandis que les fibres nerveuses sont fortement dégénérées.

Ces lésions ont été observées surtout dans le nerf de la 3e paire. Les autres nerfs paraissent intéressés beaucoup plus rarement.

f) Les nerfs oculaires, à la base du crâne et dans l'orbite, peuvent présenter des lésions *primitives*, causées par l'action désorganisatrice des toxines, dans les maladies infectieuses, aiguës ou chroniques, et dans certaines intoxications. (Voir *Névrites périphériques*, p. 732).

Comme nous l'avons vu déjà dans ce chapitre, le terme : névrite périphérique n'implique pas d'une façon absolue l'idée que le système nerveux central ne présente aucunes modifications. Il signifie simplement que les altérations anatomiques du système nerveux, perceptibles par nos moyens d'investigation, sont exclusivement localisées dans les nerfs, ou bien y sont plus accusées que dans le système nerveux central. Il y a tout lieu d'admettre, et ce n'est pas là une simple hypothèse, que bien des agents qui déterminent des névrites provoquent à la fois une perturbation du système nerveux central et du système nerveux périphérique. Les lésions des nerfs ne constituent pas tout le substratum anatomique de l'affection ; elles en représentent seulement les altérations les plus apparentes (BABINSKI).

Une opinion différente a été émise. On a supposé que les altérations des nerfs étaient primitives et que les lésions cellulaires qu'on observe parfois n'en étaient que la conséquence et se développaient par le mécanisme de la névrite ascendante.

« Le tabes, a dit Déjerine, apparaît de plus en plus comme une maladie des nerfs périphériques sensitifs, sensoriels et moteurs. »

ROSSOLIMO, dans un travail intitulé : *De l'ophtalmoplégie externe polynévritique. Contribution à la pathogénie du tabes*, rapporte une observation qui lui paraît de nature à faire admettre qu'une névrite périphérique peut provoquer le tabes par suite de la propagation du processus morbide des nerfs jusqu'à la moelle. Mais, comme le fait observer BABINSKI, la réalité de ce mécanisme n'est nullement démontré, et il paraît très vraisemblable, dans le cas de ROSSOLIMO, que la névrite périphérique du début n'était que la première manifestation du tabes.

On a prétendu que, pour établir le diagnostic entre l'origine centrale et l'origine périphérique des paralysies du tabes, il faut avant tout tenir compte de leur curabilité. Mais rien n'empêche d'admettre qu'une altération de la cellule, suffisante pour amener une paralysie, ne soit pas susceptible de guérir, et de guérir complètement, au même titre qu'une altération du tronc nerveux (RISOR).

En ce qui concerne les ophtalmoplégies, PARINAUD professait que leur origine périphérique est caractérisée par ce fait : loin d'y rencontrer un ptosis, on y observe au contraire ordinairement une rétraction du releveur (spasme du muscle associé). Il se produirait là quelque chose d'analogue à ce qui amène la déviation secondaire dans les paralysies oculaires. Les deux muscles, droit supérieur de l'œil et releveur de la paupière, sont associés pour le même mouvement. Lorsque le droit supérieur est paralysé, tous les efforts volontaires que fait le malade pour porter l'œil en haut, inutiles pour le droit supérieur, se répercutent sur le muscle associé (releveur palpébral) et en produisent le spasme.

g) Il est impossible, lorsqu'on s'occupe des paralysies de siège basilaire, de passer sous silence cette curieuse affection qu'on appelle en Allemagne la *paralysie récidivante de l'oculomoteur*, et en France, depuis CHARCOT, la *migraine ophtalmoplégique*. S'agit-il d'une affection idiopathique ? Ou bien, sommes-nous, comme le pense BEAUVIEUX, en présence d'une affection de siège basilaire, dans laquelle les poussées de paralysies sont provoquées par des modifications des exsudats méningés, des modifications dans la croissance du néoplasme de la base du crâne, etc. ? Ou bien, comme le veut MARINA, s'agit-il d'une névrite, qui dans son cours est également sujette à des oscillations ? Nous avons longuement exposé cette question (voir p. 623) et nous y renvoyons le lecteur.

h) BEAUVIEUX croit pouvoir conclure de ses recherches expérimentales sur le singe que les fibres nerveuses destinées au sphincter de l'iris forment un faisceau isolé qui est situé au centre et dans l'axe du tronc du nerf de la 3e paire. Si cette hypothèse se confirme, on s'expliquerait que certaines lésions (névrite axiale ou périaxiale) de ce nerf, l'intéressant dans son trajet basilaire, puissent donner naissance à des paralysies isolées de la musculature intérieure de l'œil. Il se passerait alors pour ce nerf ce qui se passe dans l'amblyopie toxique où nous voyons le faisceau maculaire intéressé d'abord et isolément au sein du nerf optique.

Ainsi pourraient s'expliquer certains cas d'ophtalmoplégies internes bilatérales que dans l'état actuel de nos connaissances on est très porté à croire d'origine nucléaire, bien que, pour certains auteurs, elles puissent être de cause basilaire (JOCQS).

D'une façon générale d'ailleurs, il n'est pas douteux aujourd'hui que les lésions basilaires (fractures, tumeurs, processus méningés, etc.) puissent léser certaines fibres nerveuses dans le tronc de l'oculomoteur, en respectant les autres, de façon à donner naissance à des paralysies partielles, dissociées, que l'on croyait autrefois, à cause de cette dissociation même, ne pouvoir être que d'origine nucléaire.

BRISSAUD, MARINA, JOOCS, FROMAGET et LÉPINE, FERRON, ont publié des faits qui forcent à admettre cette manière de voir. Il n'est donc plus possible d'admettre que les paralysies basilaires de la 3e paire sont toujours totales. Et par suite, il est rationnel d'admettre l'existence d'ophtalmoplégies extrinsèques ou intrinsèques unilatérales, par lésions siégeant au niveau de la base (FERRON).

De tout ce que nous venons de dire, il résulte que les caractères de la paralysie de la 3e paire ne nous fournissent pas, *par eux-mêmes*, de signes distinctifs suffisants pour localiser exactement le siège, intra-cérébral ou non, de la lésion qui lui a donné naissance. On devra donc s'entourer avec grand soin des renseignements complémentaires fournis par la recherche de l'étiologie, l'observation de la marche de la paralysie, l'étude approfondie des symptômes secondaires et des phénomènes concomitants, provoqués par l'action de la cause morbide sur les autres nerfs crâniens et sur le système nerveux central.

Les phénomènes réactionnels cérébraux, qui peuvent exister incontestablement dans les paralysies nucléaires et supra-nucléaires, accompagnent plus volontiers les lésions de la base. La céphalalgie, les vomissements, seront donc plutôt en faveur d'une lésion basilaire.

D'autres symptômes, ayant une assez grande valeur nous sont fournis par l'état des nerfs optiques et olfactifs.

Si une cause basilaire comprime l'une des bandelettes optiques, il en résultera, non pas la suppression de la fonction dans un seul œil, mais bien dans les deux yeux, la suppression de la moitié correspondante de la rétine, c'est-à-dire une hémiopie homonyme. Mais cela n'est pas caractéristique d'une cause basilaire, car une lésion nucléaire unilatérale, ayant atteint les noyaux sous-jacents au 3e ventricule peut gagner la couche optique, le pulvinar, par conséquent les ramifications de la bandelette optique, et amener également, par suite, une hémianopsie.

L'hémianopsie n'est donc pas caractéristique d'une lésion de la base. Elle peut se présenter aussi bien dans les lésions nucléaires que dans les lésions basales.

En revanche, si, dans le cours d'une ophtalmoplégie unilatérale, on voit se produire une amblyopie ou une amaurose complète dans l'œil du côté lésé, avec ou sans signes à l'ophtalmoscope, l'autre œil conservant sa fonction normale, on aura les plus grandes chances d'avoir affaire à une lésion basale, comprimant le nerf optique, immédiatement en avant du chiasma.

Il ne serait pas impossible que la cause morbide siégeant à la base, immédiatement à côté du chiasma (du côté gauche par exemple), s'étendant à la fois en avant et en arrière, comprime en même temps le nerf optique gauche et la bandelette optique du même côté. La compression du nerf optique supprimerait, dans ce cas, la fonction de toute la rétine gauche, et celle de la bandelette supprimerait la fonction de la moitié gauche de la rétine droite. On aurait donc : amaurose de l'œil gauche, et hémiopie temporale droite.

Ainsi, *l'amaurose de l'œil paralysé, avec ou sans hémiopie temporale de l'autre œil, est en faveur d'une lésion basilaire.*

Enfin l'ophtalmoscopie peut encore nous fournir un renseignement précieux. Une tumeur de la base, comprimant le nerf optique, amènera souvent une névrite optique, facilement visible à l'ophtalmoscope. Mais dans le cas où on ne constaterait pas l'existence d'une névrite optique, il faudrait bien se garder de conclure à une cause nucléaire, car on voit fréquemment des tumeurs de la base, même très volumineuses, ne donner lieu à aucune réaction du côté du nerf optique. Donc, l'absence de névrite intra-oculaire ne prouve ni une cause nucléaire ni une cause basilaire ; *mais la présence d'une névrite optique est en faveur d'une lésion de la base.*

La présence d'une paralysie olfactive unilatérale est un fait de grande valeur. Elle plaide vivement pour une lésion qui comprime à la fois, à la base du crâne, les nerfs de l'œil en même temps que le nerf olfactif.

L'anesthésie de la branche frontale du trijumeau a une certaine valeur, rapprochée des autres symptômes, car, par elle-même, elle pourrait tenir à une cause orbitaire.

Remarquons que dans plusieurs observations, on a signalé de *l'exophtalmie*. Ce symptôme, à l'inverse de l'exophtalmie considérable des causes orbitaires, n'a pas ici grande valeur ; il tient simplement à ce fait que les quatre muscles droits, paralysés, ne peuvent plus faire leur office normal de rétracteurs du globe. Aussi le rencontre-t-on également dans les ophtalmoplégies nucléaires.

Dans le cas d'oblitération du sinus caverneux, cependant, l'exophtalmie pourrait être en partie due à la gêne de la circulation en retour.

Il est vraisemblable qu'en pareil cas un indice précieux pourrait nous être fourni par *l'examen, à l'ophtalmoscope, des veines du fond de l'œil.*

IV. — PARALYSIES ORBITAIRES

Les paralysies d'origine orbitaire sont le plus ordinairement unilatérales.

Elles peuvent être dues à une lésion portant sur les *nerfs*, ou bien le processus morbide peut n'intéresser que les *muscles* seuls.

a) Les troubles paralytiques peuvent être de nature purement mécanique, comme cela s'observe dans le cas de *tumeurs* orbitaires. Les néoplasmes intra-oculaires poussant des prolongements dans l'orbite, les tumeurs d'origine osseuse ou périostique (syphilitiques, tuberculeuses ou traumatiques), les néoplasmes primitivement développés dans les sinus voisins, qui peuvent pénétrer dans l'orbite après usure de ses parois ou refouler la paroi orbitaire, les kystes intra-orbitaires (échinocoque, kystes hydatiques), toutes ces causes peuvent amener une diminution mécanique de la motilité du globe. Lorsqu'elles sont petites et déplacent latéralement le globe oculaire, la gêne de mouvement est souvent limitée au côté occupé par la tumeur.

Dans la plupart des cas, de telles lésions sont naturellement unilatérales. On peut cependant, dans quelques cas rares, les observer des deux côtés (tumeurs métastatiques, lymphadénomes primitifs de l'orbite (AXENFELD, BERNHEIMER).

Mais en somme, dans tous ces cas, il ne s'agit pas de paralysies véritables. Il en est de même lorsque le globe oculaire est immobilisé par un *phlegmon de l'orbite*. Parfois cependant le processus de suppuration propagé à la base du crâne peut provoquer des phénomènes paralytiques véritables, mais ces paralysies perdent toute espèce d'importance en regard de la gravité des autres symptômes et du danger qui en résulte pour la vie du malade. Néanmoins dans les cas de phlegmon orbitaire qui se terminent par la guérison (ordinairement après intervention chirurgicale), l'immobilité du globe disparaît peu à peu, lentement, et l'œil finit après six ou huit semaines par recouvrer tous ses mouvements.

b) Les agents vulnérants qui intéressent l'orbite (instruments piquants ou tranchants, projectiles d'arme à feu) peuvent léser directement les muscles moteurs du globe oculaire. Il semble que naturellement le muscle le plus exposé, c'est-à-dire l'élévateur de la paupière supérieure, doit être le plus fréquemment intéressé. Une forte contusion, projetant le muscle sur le rebord orbitaire, peut en déterminer la lésion, produite secondairement par le rebord orbitaire supérieur, qui agit à la façon d'un instrument tranchant. Tous les tissus palpébraux sont naturellement sectionnés en même temps. Il en résulte souvent, malgré les sutures, un ptosis plus ou moins marqué.

Dans un cas de BERNHEIMER, à la suite d'un choc violent sur la serrure d'une porte, il s'était produit chez un garçonnet de neuf ans une déchirure complète du droit interne près de son insertion bulbaire. Il persista une diminution très accusée de l'adduction du globe oculaire.

Dans un autre cas du même auteur, où il existait, plusieurs mois après un traumatisme (coup de canne), un strabisme inférieur considérable de l'œil blessé, BERNHEIMER constata que le muscle droit inférieur, déchiré incomplètement près de son insertion, s'était cicatrisé en se rétractant. La cicatrice faisait corps avec la conjonctive bulbaire et avec l'épisclère. La libération de cette cicatrice rétractile fit disparaître le strabisme.

J'ai observé personnellement chez un blessé du travail, un cas typique de paralysie de la 6° paire droite, produit par une blessure verticale qui avait ouvert la paupière, à un centimètre environ en dehors de l'angle externe et paraissait avoir intéressé directement le droit externe. Quand je vis ce blessé, après cicatrisation complète, il existait une certaine adhérence de la partie profonde de la peau à la région du muscle droit externe, et la cornée, dans le mouvement d'abduction, restait à 7 à 8 millimètres de l'angle externe. Il ne me fut malheureusement pas permis d'intervenir.

Paxas a recherché les cas publiés de traumatisme des muscles oculaires. Il n'a pu en trouver que 27 cas, auxquels il faut ajouter 3 cas qui lui étaient personnels. Il résulte de son travail, que ce n'est pas, comme on pourrait le croire *a priori*, le releveur palpébral qui est le plus fréquemment intéressé, mais bien le droit inférieur, avec ou sans lésion du droit interne (11 cas sur 27). Puis viennent le droit interne (6 fois, plus les cas de combinaison avec le droit inférieur), le droit supérieur (6 fois également). Sur ces six cas de lésion traumatique du droit supérieur, 2 seulement s'accompagnaient de lésion du releveur palpébral. Enfin viennent le droit externe (lésé une fois seulement!), le petit oblique (2 fois) et le grand oblique (1 fois).

Quant à l'agent vulnérant, Paxas a trouvé signalés : 5 fois des coups de fleuret, 1 coup de corne de vache, 2 fois le coup d'un bout de parapluie, 5 fois des heurts, 2 coups de clef, 1 coup de couteau, 1 fois un fil de fer et 1 fois une baguette de fer, 1 fois pénétration d'un tuyau de pipe, 1 fois grain de plomb de chasse et finalement une morsure de chien.

En fait de complications, il a noté 14 cas où la conjonctive était rompue, et 2 où elle était restée intacte. L'iridoplégie n'est indiquée qu'une fois (Weeker) et la cataracte traumatique une fois aussi (de Graefe). Trois fois, on a noté une masse charnue fongoïde à l'endroit de la blessure conjonctivale. Il y avait une fois des flocons sanguins dans le vitré, et une fois de l'hypohéma avec vaste hémorrhagie du vitré qui rendait l'œil inéclairable. Les fractures osseuses n'ont été signalées que dans 2 cas (Berlin : esquille de la partie externe du rebord orbitaire, et Braunaixe : fracture de l'os unguis et de l'apophyse montante du maxillaire supérieur), les deux dus à un coup de fleuret.

Au point de vue du mécanisme des ruptures musculaires, Paxas constate que parmi les corps vulnérants, ceux pointus, et en tous cas de forme allongée, sont les plus aptes à produire les ruptures. L'obliquité du coup est également une condition qui les favorise. Ajoutons qu'à la pénétration du corps vulnérant s'ajoute une sorte d'arrachement provoqué par celui-ci au moment de sa sortie. Tel est le cas de l'observation de Haxea où il s'agissait de l'arrachement du droit inférieur par un coup de dent de chien.

La rupture est tantôt musculaire, et tantôt tendineuse, suivant l'état de relâchement ou de contraction des muscles. Tantôt le tendon est nettement désinséré au niveau de la sclérotique, tantôt au niveau de la ligne de jonction du tendon avec les fibres musculaires. En tous cas le diagnostic de rupture ne saurait être affirmé que dans les seuls cas où, par suite des dégâts visibles et d'une intervention opératoire, on a eu la preuve que le strabisme et la diplopie qui l'accompagnent tiennent en réalité à une pareille lésion (Paxas).

Depuis la publication du travail de Paxas, plusieurs observations de paralysies du grand oblique ont été publiées (Ganfelt, Demichel). Leur mécanisme de production est naturellement le même que pour les autres muscles extrinsèques, mais il faut y ajouter une variété de plus, à cause de l'existence de la poulie de réflexion spéciale à ce muscle, qui peut être arrachée ou désinsérée. En dehors du traumatisme, ce fait peut encore s'observer à la suite d'une intervention sur le sinus frontal, et un certain nombre d'observations de ce genre ont été publiés (voir Etiologie : Sinusite, p. 782).

A côté des paralysies causées par une lésion musculaire ou tendineuse, qui sont permanentes et ne guérissent qu'à la suite d'une opération, il faut distinguer une autre variété dans laquelle la paralysie est temporaire, le muscle n'ayant subi que des lésions passagères. Terrien rapporte une observation de ce genre où la paralysie a été due, semble-t-il, à un épanchement sanguin ayant rempli la cavité du sinus maxillaire gauche. Cette hémorrhagie intéressait le plancher de l'orbite et entraîna la paralysie du muscle droit inférieur. La résorption du sang et l'expulsion du caillot sanguin suffirent à faire disparaître la diplopie. Tenson a publié un cas semblable intéressant le petit oblique. Cosmettatos a vu également le droit inférieur intéressé par le même mécanisme.

Dans d'autres cas (de Lapersonne, Ch. Roche), le traumatisme détermine un épanchement de sang dans la gaine fibreuse du muscle. Les muscles voisins des parois orbitaires inférieure et supérieure sont exclusivement atteints. Ces paralysies par hémorrhagie intra-musculaire sont caractérisées par la bénignité de leur pronostic, surtout si elles ne sont pas accompagnées des accidents concomitants qu'on a relevé dans certains cas, et qui témoignaient de déchirure de la pituitaire et de fractures ou de fêlures des os.

c) En dehors de tout traumatisme, les muscles peuvent être intéressés primitivement dans l'orbite. Nous ne parlerons pas du « rhumatisme des muscles de l'œil » qui se confond singulièrement avec la ténonite. Mais on a décrit (Guason) une *myosite primitive* des muscles extrinsèques, donnant naissance à une tuméfaction appréciable sous les téguments, et caractérisée anatomiquement par des lésions interstitielles avec atrophie des fibres musculaires. Nvel a signalé un cas de double exophtalmie avec immobilité des globes, due à la dégénérescence hyaline des muscles.

Les muscles peuvent être aussi lésés directement par un *néoplasme*. On a décrit des gommes syphilitiques, des nodules cancéreux, en particulier dans la métastase cancéreuse. D'après Stellwag, on peut voir conservée au Musée de la clinique ophtalmologique de Prague, une préparation montrant un noyau sarcomateux métastatique de la grosseur d'un petit pois, logé dans le tissu d'un muscle droit interne.

Houssa a publié le cas d'un malade âgé de soixante-cinq ans, qui présenta des céphalées violentes, et des paralysies à marche progressive des branches motrices du globe innervées par la 3ᵉ paire. Plus tard, il se produisit de la mydriase, puis une exophtalmie avec immobilité du globe, et cécité presque complète de cet œil. A l'autopsie on constata la présence de nodules carcinomateux disséminés dans différents organes. La tumeur primitive occupait le corps du sphénoïde. Dans tous les muscles de l'œil, excepté les deux obliques, il existait des nodules carcinomateux, dont quelques-uns atteignaient la grosseur d'une cerise. Quelle part la tumeur primitive avait-elle prise à la production des paralysies oculaires ? Le point est discutable, mais le fait certain est la présence, démontrée à l'autopsie, de métastases cancéreuses dans les muscles de l'œil.

La *tuberculose* peut aussi atteindre les muscles oculaires. ROCHON-DUVIGNEAUD et ONFRAY ont publié un cas d'exophtalmie chronique bilatérale, qui ne pouvait s'expliquer ni par des tumeurs symétriques, ni par des anévrysmes, ni par la maladie de Basedow. On ne pouvait refouler les globes oculaires que d'une façon très partielle, mais on n'avait pas la sensation qu'ils fussent arrêtés par un plan résistant. La motilité des yeux était diminuée dans tous les sens, surtout pour les mouvements d'abduction. Il n'y avait pas de diplopie. On ne constatait pas de troubles papillaires, ni d'altérations du fond de l'œil. Au début, de violentes douleurs névralgiques tourmentèrent le malade, homme de soixante-deux ans, puis elles disparurent peu à peu. Par la suite, on vit survenir un certain degré d'atrophie optique, appréciable ophtalmoscopiquement à gauche. Puis survint une pleurésie purulente qui emporta le malade. L'affection avait duré au total un peu plus d'un an.

L'autopsie montra que les corps charnus des muscles avaient subi une augmentation considérable de volume : environ le quadruple de l'état normal pour les muscles droits, le double pour le grand oblique. Seuls le releveur palpébral et le petit oblique n'avaient subi qu'un début de sclérose. Il s'agissait en effet de sclérose ou cirrhose musculaire de nature *tuberculeuse*, de forme analogue à celle décrite chez le cheval par MM. CADIOT, GUIART et ROGER, processus chronique au cours duquel les fibres musculaires sont progressivement étouffées par le tissu fibreux qui les enserre.

D'un autre côté, BLESSIG et HOCHWART ont publié une observation de paralysies prononcées des muscles externes des yeux et du releveur de la paupière gauche, avec exophtalmie et papillite à droite, chez une femme de trente-sept ans, qui succomba quelques semaines plus tard, au cours d'une crise de tachycardie. L'autopsie montra dans les muscles de l'œil, dans le cœur et dans les poumons, des lésions qui parurent de nature *syphilitique* (gommes).

BACH rapporte, de son côté, l'observation d'un syphilitique atteint d'une paralysie isolée d'une branche de la 3ᵉ paire qu'on eût pu croire nucléaire et qui était due à une altération du muscle lui-même.

Les deux grandes maladies parasitaires peuvent donc donner lieu, du côté de la motilité du globe ou même de sa situation dans l'orbite, à des symptômes qui n'ont été que bien rarement rapportés à des altérations histologiques des muscles. Dans les cas si souvent embarrassants que peut présenter la pathologie orbitaire, il sera donc utile à l'avenir de songer quelquefois aux observations précédentes et de rechercher si une maladie des muscles peut être mise en cause. Si même on ne trouve aucun symptôme musculaire proprement dit, il y aura lieu de penser que les injections mercurielles ou l'injection de tuberculine pourraient renseigner, sinon sur la localisation exacte, du moins sur la nature de la maladie et sur son traitement (ROCHON-DUVIGNEAUD.)

d) Enfin les nerfs eux-mêmes, dans leur portion orbitaire peuvent être lésés soit primitivement, soit secondairement.

Dans le premier cas, nous nous trouvons en présence des névrites périphériques. Nous les avons déjà étudiées à propos des lésions basilaires (voir page 821), et dans un chapitre étiologique spécial (voir page 732). Nous n'y reviendrons donc pas ici.

Dans le second cas, on observe des paralysies d'aspect divers.

Soit que ces paralysies occupent les muscles innervés par la branche supérieure du moteur oculaire commun (releveur, droit supérieur), ou ceux qui reçoivent leur filet nerveux de la branche inférieure (droit interne, droit inférieur, petit oblique) ; soit que la paralysie se limite uniquement au muscle petit oblique, avec participation de la musculature intérieure de l'œil ; soit enfin que des troubles de sensibilité viennent s'ajouter à ces paralysies, dans un ordre déterminé (troubles sensitifs dans la sphère du frontal, accompagnant la paralysie de la branche supérieure de l'oculomoteur ; désordres du côté du rameau nasal, lorsque la paralysie occupe la branche inférieure), tous ces phénomènes sont en faveur d'une cause orbitaire.

Les ophtalmoplégies orbitaires, par lésion secondaire des nerfs (compression, envahissement par tumeurs), ne sont pas communes. On conçoit cependant qu'une lésion, voisine du sommet de l'orbite et de la fente sphénoïdale puisse entraîner la paralysie, non seulement de l'oculo-moteur, mais encore des autres nerfs de l'orbite. C'est là un fait rare, mais qui a été observé. Cette variété d'ophtalmoplégie, *sensitivo-motrice*, déjà décrite dans la thèse de SAUVINEAU, a été, depuis, bien étudiée par ROCHON-DUVIGNEAUD.

Une telle ophtalmoplégie ne peut guère être autre chose que *mixte*, les filets de la musculature interne étant comprimés en même temps que les autres. Le globe de l'œil est porté en avant, et cette *exophtalmie*, directe ou latérale, s'accompagne d'une gêne plus ou moins prononcée des mouvements du globe.

La lésion de la branche ophtalmique du trijumeau entraîne l'insensibilité absolue de la cornée, de la conjonctive, et de la région cutanée, innervée par ce nerf.

En même temps la compression, qui porte non seulement sur les nerfs moteurs et sur la branche ophtalmique, mais aussi sur la veine ophtalmique, peut produire un œdème plus ou moins considérable de la paupière supérieure, du chémosis, des douleurs térébrantes dans la profondeur de l'orbite, une céphalée intense. On comprend que, s'il s'agit d'une tumeur inflammatoire, on puisse avoir, en plus, des symptômes généraux.

Si on cherche à refouler légèrement l'œil exophtalme dans l'orbite, on constatera que la réduction sera le plus souvent impossible, et que la moindre tentative amènera une douleur assez vive siégeant au fond de l'orbite. Cependant ce fait n'est pas constant. Une tumeur du fond de l'orbite, à marche chronique, peut n'être que fort peu ou pas du tout douloureuse à la pression.

DE GRAEFE a rapporté un beau cas de ce genre, où le moindre essai de réduction amenait une vive douleur. L'ophtalmoplégie était, dans ce cas, totale.

Un ensemble de phénomènes, comme celui que nous venons de rapporter, siégeant d'un seul côté, est tout à fait en faveur d'une lésion orbitaire. Celle-ci peut exister concurremment avec une lésion de la base du crâne.

Une paralysie uniquement limitée à l'oculomoteur, mais occupant *toutes* ses branches, n'est guère en faveur, comme le fait remarquer Mauthner, d'une cause orbitaire. Car on ne conçoit guère une lésion frappant dans l'orbite toutes les branches de la 3ᵉ paire, et ne touchant ni à l'abducteur ni au pathétique.

Une *ophtalmoplégie double bilatérale* parle également, *a priori*, contre l'existence d'une cause orbitaire. Cependant, le cas a pu se présenter, dans des faits, il est vrai, extrêmement rares.

Dans tous les cas décrits où l'ophtalmoplégie orbitaire tient à une lésion des nerfs, comprimés ou lésés par une affection de voisinage, il s'agit soit de tumeurs malignes, soit de productions syphilitiques, soit enfin de cas où un traumatisme a été la cause de tous les accidents (fractures du sommet de l'orbite, hémorrhagies orbitaires, etc.).

e) Enfin, pour être complet, nous devons mentionner les cas de paralysies oculaires d'origine congénitale, ou du moins, ceux de ces cas dans lesquels il existe des lésions anatomiques du côté des *muscles* oculaires.

En effet, tandis que certaines de ces paralysies sont dues à un arrêt de développement constituant une lésion nucléaire primitive, d'autres sont causées par des malformations ou même par l'absence totale d'un ou plusieurs muscles moteurs du globe. Ce fait a été anatomiquement démontré dans un cas où, à droite, les deux obliques, à gauche, les deux obliques et le droit supérieur, manquaient absolument (Sailer, cité par Stellwag).

Le fait a été montré aussi pour les paralysies congénitales du moteur oculaire externe.

Il semble que cette disposition puisse être héréditaire. Harlan a cité le cas d'une femme qui, dans la direction du regard, soit à droite soit à gauche, a de la diplopie, et porte une paralysie évidente des deux moteurs oculaires externes, tandis que la mère de cette personne est atteinte également d'une paralysie congénitale, mais d'un seul des nerfs de la 6ᵉ paire.

Dans d'autres cas, on trouve, non une absence complète, mais une simple malformation du muscle. Beaunerden cite plusieurs cas de ce genre.

Baumgarten, dans un strabisme convergent congénital, trouva à l'autopsie que le droit interne était bien inséré normalement, mais divisé en un grand nombre de fortes cordes de tissu conjonctif.

Dans un cas de Hauck, le droit supérieur et le droit externe étaient normaux, mais insérés en arrière d'une façon très sensible.

Turner trouva, à la place du droit interne, une véritable sangle de tissu conjonctif, d'ailleurs normalement insérée.

Lawson eut l'occasion de faire l'autopsie d'un homme qui, toute sa vie, avait présenté une déviation des deux yeux vers la droite. Le droit interne droit manquait complètement, et l'abducteur gauche était extrêmement peu développé.

Axenfeld et Bernheimer ont observé chacun un cas où, avec manque absolu de l'abduction du côté gauche, le droit externe était remplacé par une mince corde de tissu fibreux. Dans le cas d'Axenfeld, cette corde était constituée par du tissu fibro-élastique.

De pareilles malformations des muscles peuvent coexister avec un développement complet et parfait des nerfs et des centres nerveux qui leur sont destinés, *et inversement*, ainsi que le prouve une intéressante autopsie de Lenow, qui constata chez des anencéphales, malgré l'absence des nerfs et des centres nerveux, une musculature oculaire parfaitement bien fournie.

BIBLIOGRAPHIE

(Anatomie pathologique)

Achard et Paisseau. — Hémorrhagie méningée avec ictus, suivie de paralysie de la 3e paire. *Soc. méd. des Hôp.*, 22 avril 1904.

Ackermann. Paralysie totale unilatérale de l'oculo-moteur par hémorrhagie basilaire avec autopsie. *Klin. Monatsblätt. f. Augenh.*, n° 1902, p. 305.

Alamagny. Du rôle moteur du centre visuel cortical. *Th. de Lyon*, 1903.

Allenax. Un cas rare de ptosis. *Oph. record*, oct. 1903.

Babinski. Des névrites, in *Traité de Médecine*, tome X. Masson, Paris, 1905.

Bach. Des paralysies musculaires de l'œil. *Soc. Oph. de Heidelberg*, 1897.

  — Contribution à l'étude des paralysies oculomotrices et des troubles des mouvements pupillaires. (Étude d'anatomie pathologique et comparée, expérimentale et clinique, sur les noyaux oculomoteurs, le ganglion ciliaire, les voies réflexes et le centre réflexe de la pupille). *Von Graefe's Archiv für Ophtal.*, déc. 1898.

  — Les paralysies musculaires qui surviennent dans les infections et les intoxications sont-elles d'origine périphérique ou centrale ? *Zeits. f. Augenheilk.*, juin 1899.

Bard. De l'origine sensorielle de la déviation conjuguée avec rotation de la tête chez les hémiplégiques. *Sem. méd.*, 24 janvier 1901.

Bernheimer. Pathologische anatomie der Augenmuskellähmungen. *Graefe Saemisch's Handbuch*, Bd VIII, K. 11. Leipzig, 1903.

  — Les voies cérébrales des mouvements oculaires. *Von Graefe's Arch. f. opht.*, déc. 1903, p. 362.

Bossier. Sur la déviation conjuguée des yeux et de la tête. *Rev. neurol.*, 1905, p. 363.

Bonnar. Trépanation au niveau du centre visuel pour une ophtalmoplégie consécutive à une fracture de la voûte cranienne. *Gaz. méd. du Centre*, déc. 1903.

Brissaud et Bauer. — Poliencéphalite supérieure aiguë hémorrhagique. *Rev. Neurol.*, 1904, p. 893.

Brissaud et Peron. De l'hémiplégie oculaire. *Soc. de neurol.*, 2 juin 1904.

Brissaud et Souques. Localisations cérébrales, in *Traité de Médecine*, tome IX. Masson, Paris, 1904.

Buzer. Paralysie double de la déviation latérale conjuguée des yeux. *Edinb. med. chirurg. Society*, 4 fév. 1903.

Busse et Hochheim. Sur l'inflammation syphilitique des muscles extrinsèques de l'œil et du cœur. *Von Graefe's Archiv. für Ophtalm.*, janv. 1903, p. 222.

Cavasse-Nantes. Sur l'état des oculomoteurs dans l'hémiplégie organique de l'adulte et de l'enfant. *Ann. d'Ocul.*, oct. 1906, p. 287.

Chauvel. Paralysies traumatiques des muscles de l'œil d'origine orbitaire. *Rapp. à l'Acad. de méd.*, 30 juin 1903.

CLARBORNE. Un cas de déviation conjuguée vers la gauche. *New-York med. Journ.*, 31 mars 1900.

CONNETTATOS. Paralysie traumatique du muscle droit inférieur. *Arch. d'Opht.*, nov. 1905.

CACCAMOZZE. Ophtalmoplégie totale périphérique au cours d'un cancer de la langue. *La Clinique opht.*, 25 févr. 1905.

BERNARD et ROUSSY. Déviation conjuguée de la tête et des yeux, chez un aveugle de naissance. *Soc. de Neurol.*, 12 janvier 1905.

DELNEUVILLE. Paralysie du muscle petit oblique d'origine traumatique. *Journ. méd. de Bruxelles*, 21 juillet 1901.

DEMAUX. Travail expérimental sur les centres d'origine des nerfs oculomoteurs et pathétiques chez le chien. *Arch. d'Opht.*, juillet 1901.

DEMICHERI. Paralysie traumatique des deux obliques supérieurs. *Arch. d'Ocul.*, tome CXXVIII, p. 268.

DESCLAUX. Les nerfs oculo-moteurs dans l'hémiplégie organique de l'adulte. *Thèse de Paris*, 1903.

DRAUX. Contribution à l'étude des paralysies traumatiques des muscles oculaires d'origine orbitaire. *Zeits. für Augenheilk.*, 1903.

DUPOIX. Déviation conjuguée de la tête et des yeux avec hémianopsie homonyme. Son origine sensorielle. *Rev. Neurol.*, 1904, p. 333.

— Du syndrome : déviation conjuguée de la tête et des yeux (théorie sensorielle). Nouvelle observation avec autopsie. *Soc. de Neurol.*, 7 déc. 1905.

FENEON. De l'ophtalmoplégie extrinsèque ou intrinsèque unilatérale par lésion basilaire. *Annales d'Ocul.*, tome CXXVIII, p. 351.

GUERIT. Paralysie isolée du grand oblique par traumatisme orbitaire. *Recueil d'Ophtalm.*, déc. 1905.

GAYSSEL. La paralysie des mouvements associés de latéralité des yeux dans les affections du cervelet, des tubercules quadrijumeaux et de la protubérance. *Rev. de Méd.*, oct. 1905.

— Les mouvements associés des yeux et les nerfs oculogyres. Masson, Paris, 1906.

GLAXON. Myosite idiopathique des muscles extrinsèques de l'œil. *Rev. gén. d'Opht.*, 1904, p. 312.

GOLOZIEKER. Ophtalmoplégie totale traumatique. *Soc. méd. des Hôp. de Budapesth*, 12 février 1902.

GOLOZIEKER. Contribution à l'étude des paralysies oculomotrices, par traumatismes orbitaires. *Centralb. für prakt. Aug.*, juin 1903.

GRASSET. La déviation conjuguée des yeux et l'hémianopsie. *Rev. neurol.*, 1904, p. 645.

— Diagnostic en hauteur du siège des lésions dans l'appareil sensitivo-moteur général. *Gaz. des Hôp.*, 22 déc. 1904.

— Les centres nerveux; physio-pathologie clinique. J.-B. Baillière, Paris, 1905.

GRASSET et GAYSSEL. Paralysie des deux hémioculomoteurs (abolition des mouvements de latéralité à droite et à gauche). Tubercule de la protubérance. *Rev. Neur.*, 1902, p. 69.

GRINOT et BARROTTI. Syndrome de la calotte pédonculaire : hémiplégie alterne, paralysie des mouvements associés de l'élévation de l'abaissement et de la convergence, avec atteinte de la musculature interne des yeux, et conservation partielle des mouvements associés de latéralité. *Nouv. Iconog. de la Salpêtrière*, mars-avril 1905.

HANSELL et SCHUER. Ophtalmoplégie unilatérale totale. *Soc. méd. de Philadelphie*, 17 janv. 1899.

HAGE et BRYANG. Déviation conjuguée de la tête et des yeux. Abcès du cerveau. *Soc. de Neurol.*, 6 juin 1901.

HENNEBERG. Paralysie double des mouvements associés des yeux, causée par un gliome du Pont de Varole. *Soc. des méd. de l'Hôpital de la Charité de Berlin*, 20 nov. 1902.

HESSEL. Cécité et paralysie du moteur oculaire commun consécutives à des blessures n'intéressant pas le nerf optique ou l'oculomoteur. *Journ. of the americ. med. association*, janv. 1905.

Oppovenski. Un cas de paralysie bulbaire supérieure chronique unilatérale (polio-encépha-
    lite supérieure unilatérale). *Pest medicin. chirurg. Presse*, 17 fév. 1901, p. 146.
Jacox. De l'ophtalmoplégie dans la syphilis. *Soc. d'opht. de Paris*, 5 déc. 1901.
Kahler. Die multiple syphilitische Wurzelneuritis. *Zeitsch. für Heilkunde*, Bd VIII, 1887.
Krause. Contrib. à l'étude des paralysies oculomotrices traumatiques. *Klin. Monatsb. für
    Augenheilk.*, janv. 1905.
Laux. Syphilis des centres nerveux. *Traité de Médecine*, tome IX. Masson, Paris, 1901.
Larensonne (de). Paralysies traumatiques des muscles de l'œil d'origine orbitaire. *Acad. de
    méd.*, 30 juin 1903.
Lenoble et Aubineau. Volumineuse tumeur rétro-pharyngienne propagée à l'étage sphéno-
    temporal droit du crâne et au lobe temporal correspondant. Exophtalmie. Ophtal-
    moplégie complète et paralysie de la Ve paire. *Soc. méd. des Hôpit.*, 19 juin 1904.
Lean (de). Ophtalmoplégie sensitivo-motrice urémique. *Soc. de méd. de Montevideo*,
    juin 1906.
Liasse. Lésion par arme à feu du nerf optique et du nerf oculomoteur externe. *Revue
    (russe) de psych., de neurol. et de psych. expérim.*, 1902, p. 681.
Marchand et Oulivier. Sarcome latent du nerf moteur commun. *Soc. anatom.*, Oct. 1905.
Miraillié. État des oculomoteurs dans l'hémiplégie organique. *Arch. de Neurol.*, 1899,
    n° 37.
Moullyon. Déchirure du muscle droit inférieur. *Arch. of ophtalm.*, juillet 1906, n° 4.
Panas. Impotence des muscles oculaires extrinsèques par traumatisme. *Arch. d'opht.*,
    avril 1902.
Papanaki. Paralysie du moteur oculaire commun chez un tabétique. Examen anatomique.
    Rev. neur., 1904, p. 585.
Portes. Théorie sensorielle et théorie motrice des déviations oculaires conjuguées. *Th. de
    Montpellier*, juin 1905.
Pröss. *Wiener Klin. Wochensch.*, 1899, n° 45.
Pergoxi. Ophtalmoplégie totale et atrophie optique d'origine traumatique. *Il policlinico*,
    août 1905.
Quintela. Deux cas de paralysie du muscle grand oblique à la suite de la trépanation du
    sinus frontal. *Soc. de méd. de Montevideo*, mars 1902.
Raymond et Cestan. Le syndrome protubérantiel supérieur. *Gaz. des Hôp.*, n° 82, 18 juil-
    let 1903.
Ch. Roche. Note sur deux paralysies oculaires traumatiques. *Rev. d'Opht.*, 1905, p. 72.
Rochon-Duvigneaud et Onfray. Double exophtalmie chronique déterminée par une sclérose
    tuberculeuse des muscles intra-orbitaires. *Arch. d'Opht.*, mai 1906.
Borsay et Gauckler. Un cas de déviation en sens opposé de la tête et des yeux. *Rev. neur.*,
    1904, p. 763.
Salomonsohn. Sur la localisation de l'ophtalmoplégie externe unilatérale. *Von Graefe's
    archiv. für Ophtalmol.*, juillet 1902.
Savornicer. Des paralysies isolées traumatiques du muscle grand oblique d'origine orbi-
    taire. *Th. de Toulouse*, janv. 1906.
Sauveneau. Pathogénie et diagnostic des ophtalmoplégies. *Thèse de Paris*, 1892.
    — Discussion sur la communication du Prof. Blanchard (De la maladie du sommeil).
    Soc. de Pathologie comparée, 15 nov. 1903.
Schultze. Ophtalmoplégie interne traumatique. *Central. für Nervenheilk.*, janv. 1903.
Thomas. Paralysie traumatique du muscle droit inférieur. *Arch. d'Opht.*, avril 1902.
Tensen. Paralysie traumatique du petit oblique. *Arch. d'Opht.*, sept. 1901.
Wilson. L'état des nerfs oculomoteurs dans l'hémiplégie organique de l'adulte. *Rev. neu-
    rol.*, 1904, p. 99.

CHAPITRE V

TRAITEMENT

A — TRAITEMENT MÉDICAL

Lorsque les paralysies des muscles oculaires apparaissent comme symptôme d'un état général grave, mettant en danger la vie du malade, leur traitement particulier n'a guère d'importance. Mais il en est autrement lorsqu'elles sont, ce qui arrive souvent, soit la première manifestation, soit la manifestation exclusive de la localisation pathologique, sur un point quelconque des voies motrices oculaires.

Dans ce cas, l'ophtalmologiste se trouve en présence d'indications précises et multiples.

Après avoir déterminé exactement le muscle, ou les groupes musculaires qui sont paralysés, et par conséquent les paires nerveuses qui sont atteintes, il s'efforcera, en s'aidant des diverses considérations que nous avons développées précédemment, à faire le diagnostic du *siège* de la lésion, et enfin de sa *nature*. Ces deux derniers éléments de diagnostic, et en particulier le dernier sont souvent fort difficiles à déterminer. On ne saurait cependant trop s'attacher à les établir avec certitude, car dans bien des cas, de la connaissance de la cause première ou de son ignorance, dérivera la guérison, ou au contraire l'infirmité définitive et permanente du malade.

1° La première indication qui s'impose à l'ophtalmologiste, est donc d'instituer un traitement rationnel dirigé *contre la cause* de la paralysie oculaire, traitement général, auquel, s'il y a lieu, on ajoutera un traitement local.

Les paralysies d'origine syphilitique sont naturellement celles dans lesquelles on obtient le meilleur résultat, à la condition d'instituer un traitement suffisamment actif.

Le mercure est ici le médicament de choix, et on l'emploie, soit sous la forme classique des frictions qui restent, quoi qu'on en ait dit, un procédé très actif et souvent excellent, soit sous la forme, actuellement plus usitée, des injections intra-musculaires, ou même intra-veineuses.

Le traitement spécifique sera institué également, bien entendu, dans les paralysies d'origine hérédosyphilitique. Celles qui surviennent précocement sont graves, mais peuvent être modifiées par le traitement. Celui-ci agit merveilleusement sur les paralysies tardives (QUILLET).

Mais si le mercure agit efficacement dans le cas de syphilis tertiaire et dans l'hérédosyphilis, il ne faut guère compter sur son action, lorsqu'on se trouvert en présence d'affections parasyphilitiques. Les paralysies tardives du tabes en effet ne sont en aucune façon influencées par le traitement spécifique. Quant à celles qu'on observe à la période préataxique, de même que celles qui se manifestent à la période prodromique de la paralysie générale, elles sont si fugaces, si « transitoires », qu'on ne peut vraiment pas attribuer leur disparition à l'action médicamenteuse. Il est d'ailleurs extrêmement fréquent de les voir disparaître sans aucun traitement.

A la période tertiaire de la syphilis, l'iodure de potassium pourra être utilement associé au traitement hydrargyrique.

Après la syphilis, l'indication étiologique qu'on trouve indiquée dans tous les traités classiques est l'étiologie rhumatismale ; rien n'est plus vague que cette antique et imprécise dénomination, et au point de vue de l'étiologie des paralysies oculaires, rien n'est plus inexact.

Le rhumatisme aigu, arthrite aiguë classique avec cortège fébrile, ne donne pas lieu à des troubles de mouvements oculaires, tout au moins par le mécanisme de la paralysie.

Quant au rhumatisme chronique, susceptible d'amener des paralysies oculaires, par l'intermédiaire surtout des lésions vasculaires, il ne constitue pas une entité morbide. Nous avons affaire ici à des manifestations dues à des auto-intoxications, à des phénomènes toxi-infectieux.

A notre avis, l'étiquette rhumatismale, dans le domaine des affections oculaires, devrait disparaître, comme AXENFELD l'a dit fort justement.

Ces manifestations oculaires, dites rhumatismales, s'observent habituellement au cours de la diathèse arthritique. On aura donc recours au régime approprié, et aux médicaments usuels dans ces cas (alcalins, salicylate de soude, colchique, sels de lithine, etc.). On apportera le plus grand soin au bon fonctionnement de l'appareil gastro-intestinal, et de ses annexes.

Dans les paralysies d'origine centrale, la teinture de noix vomique est indiquée, cette substance ayant une action élective sur la substance grise motrice de la moelle et du mésocéphale.

2° Mais, même dans les cas les plus favorables, les paralysies oculaires une fois constituées ne disparaissent que lentement, et, pendant un temps plus ou moins long, le malade est fort gêné par les symptômes qu'elles déterminent, en particulier par la diplopie. Il est donc nécessaire de s'efforcer de réduire au minimum le désagrément que ces manifestations symptomatiques causent au sujet qui en est affecté.

La conduite à tenir nous est indiquée par la façon de faire des malades eux-mêmes : gênés par la diplopie binoculaire, ils la suppriment en fermant l'œil paralysé. C'est de cette façon qu'agit le procédé classique qui consiste à prescrire des lunettes avec un verre opaque devant l'œil paralysé, ou simplement des lunettes fumées, de coloration inégale, l'un des verres légèrement, l'autre très fortement coloré.

En général, l'œil exclu de la vision par le verre opaque devra être l'œil paralysé. Si l'on agissait inversement, la diplopie serait annihilée sans doute, mais la fausse projection pourrait être suffisante pour déterminer des phénomènes de vertige plus ou moins accusés. Cependant il est certains cas où les malades pratiquent spontanément l'occlusion de l'œil resté intact, pour se servir exclusivement de l'œil paralysé. C'est ce qui se produit lorsqu'il existe une amblyopie (par défaut de réfraction ou par toute autre cause), de l'œil non paralysé, l'œil paralysé étant l'œil habituellement le plus utile. Dans ce cas, exceptionnellement, on pourra obturer l'œil non paralysé, et il est rare que les sensations gênantes produites par la fausse projection ne disparaissent pas rapidement.

L'obturation complète de l'œil paralysé n'est pas nécessaire. Comme l'a conseillé Tillaux, on peut se contenter de la pratiquer du côté du champ d'action du muscle paralysé. Cet auteur emploie dans ce but, en particulier dans les paralysies du droit interne, un verre dont une moitié seule est dépolie, la moitié externe restant transparente. De cette façon, la diplopie est supprimée quand l'œil se porte dans le champ d'action du muscle paralysé, mais le champ de regard binoculaire est conservé en dehors, et l'œil paralysé reste utilisé dans la mesure du possible.

Au lieu de supprimer la diplopie, en éliminant, par l'emploi d'un verre opaque, la vision de l'un des deux yeux, on a conseillé de chercher à obtenir le fusionnement artificiel des images doubles à l'aide de verres prismatiques. En fait, ce procédé n'est guère praticable. Au début des paralysies en effet, le degré de l'impotence fonctionnelle peut varier de jour en jour. Il en est de même plus tard par le fait même des progrès de la guérison. Enfin, le même degré de correction ne saurait être utilisable pour les différentes positions du champ de regard.

Cependant ce procédé pourra rendre quelques services dans les paralysies invétérées, incurables, surtout si elles sont de degré peu élevé, et si par conséquent l'écartement des images est peu prononcé. Tel est le cas de certaines paralysies invétérées, mais légères, de la 6ᵉ paire. Encore faut-il que la diplopie peu prononcée disparaisse avec des prismes de faible degré, car des prismes dépassant 6 à 7° sont, en général, mal tolérés, tant à cause de leur poids, qu'à cause de leur action réfringente.

3° Après avoir satisfait à ces deux premières indications capitales, agir le plus vite possible sur la cause de la paralysie, en rendre les symptômes aussi peu gênants que possible pour le patient, l'ophtalmologiste devra songer au traitement de la paralysie elle-même, il cherchera à agir directement sur le muscle ou sur le nerf paralysé.

On a conseillé de pratiquer des tractions mécaniques, en saisissant avec une pince le muscle paralysé, à travers la conjonctive préalablement cocaïnisée, et en faisant tourner l'œil dans le sens d'action de ce muscle. Ce procédé n'est guère employé, il n'est en effet guère recommandable. Pourtant, il pourrait dans certains cas, être utilisable, dans le but d'éviter les déviations secondaires dues à la rétraction de l'antagoniste.

Le traitement électrothérapique jouit d'un tout autre crédit, et à juste titre. On utilise surtout ici l'action des courants continus. L'un des pôles étant placé sur la nuque ou sur la tempe, l'autre pôle sur les paupières fermées, on fait passer pendant huit à dix minutes un courant de 3 milliampères environ. La direction du courant ne paraît pas avoir grande importance. L'intensité en a davantage. A cause du voisinage des centres nerveux, on ne devra en aucun cas dépasser 4 à 5 milliampères. On aura soin de mesurer exactement l'intensité du courant à l'aide d'un galvanomètre, au lieu de se contenter de l'apprécier à peu près suivant le nombre des éléments mis en action. Il est encore préférable d'ajouter à ce dispositif un rhéostat, qui permettra d'obtenir, en intercalant sur le circuit une résistance de 5 à 10.000 ohms, une constance et une régularité fort appréciée des malades dont le système nerveux est plus ou moins ébranlé et facilement excitable. La petite installation nécessaire, que nous venons de décrire sommairement, est facile à réaliser, partout et à peu de frais.

Ce procédé d'excitation indirecte, si l'on a soin de l'employer en se conformant aux indications ci-dessus, n'est réellement pas douloureux, et à peine désagréable. Il n'en est pas de même du procédé qui consiste à porter le courant électrique directement sur le point d'insertion du muscle paralysé. Pour ce faire, l'un des pôles étant placé comme précédemment, et la conjonctive étant cocaïnisée, on applique directement sur la région de l'insertion antérieure du muscle paralysé l'autre électrode, petite tige métallique terminée par un bouton olivaire, et on en promène l'extrémité tout le long de la partie antérieure du muscle. L'action ainsi produite est beaucoup plus désagréable au patient, et la séance devra être, ici, extrêmement courte.

Utile, peut-être, dans certains cas, ce procédé devra dans la plupart des cas céder la place à la méthode d'excitation indirecte, beaucoup moins désagréable et aussi active, quoi qu'on en ait dit. D'après quelques auteurs, en effet, l'électrisation n'exercerait aucune action favorable, et serait tout au plus inoffensive (Mouxx). Un jugement ainsi formulé est à mon avis trop absolu.

Sans doute, lorsque dans des paralysies déjà anciennes, il s'est produit des modifications dégénératives non susceptibles d'amélioration, le courant électrique ne peut agir. Mais avant que ces modifications irréparables ne se soient produites, pendant la période de temps nécessaire pour la restauration du protoplasme cellulaire, il faut, comme le dit fort justement Vessaux, « obtenir à tout prix que la partie différenciée de la fibre nerveuse et de la fibre musculaire se conserve intacte ; et c'est le courant électrique se substituant au courant nerveux qui garde en attendant les fibrilles nerveuses dans le cylindre-axe, et les fibrilles musculaires dans les faisceaux contractiles ».

Je ne prétends pas dire que l'électrisation devra être utilisée dans toutes les paralysies oculaires. Dans nombre de cas, la motilité se rétablit d'elle-même sous l'influence du traitement général. Mais si l'impotence tarde à disparaître, on fera bien d'instituer le traitement électrothérapique, et l'on aura dans certains cas la satisfaction de voir disparaître en quelques semaines et parfois quelques jours, des paralysies demeurées stables depuis des mois et plus. J'ai observé un certain nombre de cas de ce genre.

De petites doses d'iodure de potassium soutiennent et renforcent, au dire de Venneman, l'action curative du courant électrique. Cet auteur dit avoir obtenu de beaux résultats par la combinaison de ces deux méthodes, dans des cas où d'autres avaient échoué avec l'électrisation même prolongée, mais employée seule.

4° Dans les cas de paralysies de l'iris et de l'accommodation, l'électrisation, sous forme de courants continus, peut aussi rendre des services. Mais on aura rarement l'occasion d'y recourir cependant, car nous avons à notre disposition un procédé plus simple et plus utile encore, les instillations de myotiques (pilocarpine ou ésérine). Même dans les paralysies pures de l'accommodation, avec intégrité de l'iris, comme on l'observe le plus souvent dans la diphtérie, la pilocarpine agit efficacement parce que, en dehors du resserrement pupillaire, elle produit un spasme accommodatif, dû à la contraction du muscle ciliaire. Cette contraction, il est vrai, de même que le myosis, ne dure pas longtemps : au bout de quelques heures, le muscle se relâche et la paralysie réapparaît. Malgré cet inconvénient (auquel on remédie d'ailleurs en espaçant les instillations) la contraction du muscle provoquée par le myotique paraît agir favorablement sur la paralysie, sans doute à la façon dont agit le courant électrique.

En présence d'une paralysie de l'accommodation d'origine diphtérique, nous disposons d'un moyen thérapeutique de grande importance : je veux parler de la sérothérapie.

L'efficacité du sérum dans les paralysies diphtériques n'est pas admise, il est vrai, sans conteste, et les opinions sont encore contradictoires. « Le sérum peut bien par son action sur les toxines empêcher le développement d'une lésion, mais lorsque celle-ci est constituée, il n'a plus prise sur elle; les tentatives faites dans ce sens sur des malades atteints de paralysie oculaire étaient d'avance condamnées à l'impuissance. » (Grancher, *Traité des maladies de l'enfance*). Araratix, sur 4 cas traités, n'a obtenu aucune amélioration par l'emploi du sérum.

En revanche, d'autres observateurs (Seumor-Rimelka, Ferré, Monsour, Gexestois, Comby et Soulé) ont publié des cas favorables à ce mode de traitement.

Comby est d'avis qu'on doit injecter des doses fortes et répétées de sérum à tous les enfants atteints de paralysie diphtérique, qu'ils aient été préalablement ou non soumis à la sérothérapie. Araneau, qui a publié tout récemment une fort intéressante observation, insiste sur la nécessité des doses élevées, et suffisamment répétées, s'il se produit des rechutes.

En somme, dans les cas où la paralysie diphtérique de l'accommodation n'a pas de tendance à guérir spontanément et où le rétablissement de la fonction tarde trop, il sera intéressant de recourir à la sérothérapie.

B. — TRAITEMENT CHIRURGICAL

Si le traitement médical n'a amené aucune amélioration et paraît incapable d'en produire par la suite, si le long temps écoulé fait de la paralysie invétérée une infirmité incurable, on sera autorisé à recourir aux ressources que nous offre la thérapeutique chirurgicale.

Toutefois, non seulement le traitement chirurgical des paralysies oculaires doit être considéré comme l'ultime ressource, mais encore il est des cas nombreux dans lesquels il n'est jamais indiqué. Telles sont par exemple les paralysies survenant au cours des affections graves des centres nerveux, dans lesquelles de nouvelles paralysies, survenant successivement, sont à redouter. A quoi servira l'opération chirurgicale la mieux réussie, si, quelques mois après, la paralysie d'un autre muscle vient déterminer de nouveau la fâcheuse diplopie?

Au contraire, lorsqu'on a affaire à une paralysie d'un muscle isolé (que ce soit l'un des droits ou des obliques ou bien le releveur palpébral), dans laquelle le traitement étiologique et le traitement local sont restés sans résultat, et où on ne peut plus compter sur une guérison spontanée, le traitement chirurgical pourra donner les meilleurs résultats. Lui seul sera capable de remédier à la difformité causée par la déviation oculaire, et surtout de débarrasser le malade de la diplopie, si gênante dans certains cas.

Les procédés opératoires, applicables ici, sont au nombre de trois :

1° La ténotomie de l'antagoniste du muscle paralysé.

2° L'avancement, avec ou sans résection partielle, du muscle paralysé.

3° La combinaison de ces deux procédés.

Nous ne parlerons que pour mémoire de la ténotomie pratiquée, du côté sain, sur le muscle associé au muscle paralysé. Ce procédé, peu digne d'éloges, ne fait qu'augmenter l'infirmité en transformant une paralysie isolée en une sorte de paralysie associée. Il a de plus l'inconvénient (lorsqu'il s'agit de la paralysie des muscles horizontaux formant la première paire) d'altérer la fonction de convergence, dans les cas où elle est demeurée intacte.

L'avancement sur l'œil sain du muscle de nom contraire serait assurément préférable et pourrait être appliqué dans certains cas. Toutefois il est rare que le malade consente à laisser toucher à son œil sain, ce qui n'est pas fait pour surprendre, et dans la plupart des cas, c'est aux trois méthodes mentionnées plus haut, et n'intéressant que l'œil paralysé qu'on devra avoir recours. Elles sont d'ailleurs, à l'exception de la ténotomie, de beaucoup les préférables.

La ténotomie, si vantée par de Graefe, devra en effet dans la plupart des cas être rejetée. Quoi qu'en ait dit de Wecker, qui lui est toujours resté fidèle et s'en est constitué l'ardent champion, cette opération présente, dans le cas de paralysies oculaires, de multiples désavantages. Elle est d'abord antirationnelle. Le problème qui nous est posé, en effet, est celui-ci : remédier par une opération à l'affaiblissement ou à la perte complète de l'action d'un muscle oculaire. Dans ces conditions, comme le dit fort justement Landolt, partisan convaincu de l'avancement, quiconque connaît l'anatomie et la physiologie de l'appareil moteur des yeux, cherchera la solution du problème dans une opération *capable d'augmenter l'action du muscle affaibli*. Il est étrange, dès lors, qu'on ait recours, en pareil cas, à l'affaiblissement du muscle antagoniste.

D'autre part, la ténotomie réduit, de son côté, le champ de fixation, lequel est déjà très réduit du côté de la paralysie et elle ajoute, dans le champ d'action du muscle ténotomisé, une diplopie de sens contraire à la diplopie paralytique préexistante, à laquelle elle vient s'ajouter au grand ennui du malade.

Enfin, si le muscle ténotomisé est le droit interne, la convergence est altérée, la vision binoculaire de près est difficile ou impossible, et la diplopie croisée ainsi produite est aussi gênante pour le malade que l'était la diplopie homonyme pour laquelle on a pratiqué la ténotomie, sans compter que cette diplopie homonyme subsistera dans la plus grande partie du champ d'action du muscle paralysé.

Ces divers inconvénients qui contre-indiquent presque complètement la ténotomie isolée, n'existent pas moins, même lorsqu'à la ténotomie on combinera l'avancement du muscle paralysé.

Il en est tout autrement lorsqu'on pratique exclusivement l'avancement du muscle parésié, comme le veut LANDOLT. Il est tout naturel en effet, qu'on songe, en présence d'un muscle affaibli, à lui faciliter son action sur le globe oculaire, en déplaçant son insertion d'une façon plus favorable.

Supposons-nous en présence d'une parésie d'un droit externe. Qu'allons-nous faire? Sectionner le droit interne? A quoi bon? Ce n'est pas l'interne qui retient l'œil, c'est le droit externe qui n'a plus la force d'attirer le globe en dehors. Il faudrait rendre à ce muscle sa vigueur primitive. Mais tous les moyens médicaux que nous avons employés dans ce but ont échoué. Ne pouvant augmenter la force du muscle, nous pouvons du moins lui donner les moyens d'utiliser plus efficacement la force réduite qu'il a conservée, en lui donnant une insertion plus favorable, c'est-à-dire en la rapprochant du bord cornéen, en augmentant l'étendue de son enroulement sur le globe oculaire, « C'est comme si nous donnions à un bras trop faible, un levier plus long pour soulever un poids ». (LANDOLT). Et nous pouvons encore renforcer ce changement d'insertion, cet avancement, en raccourcissant le muscle, c'est-à-dire par la résection d'une partie plus ou moins longue de son extrémité tendineuse.

On a proposé de pratiquer la résection d'un morceau du corps du muscle, sans toucher à son insertion sur le globe. Les deux surfaces de section étant réunies par quelques points de suture, le muscle avait subi un réel raccourcissement, sans avancement. Mais ce procédé n'a pas, en général, donné de résultats définitifs bien satisfaisants, et l'avancement, avec ou sans résection d'une partie du tendon, fournit des résultats très supérieurs.

Ce procédé est utilisable, même dans le cas où la paralysie est binoculaire, paralysie des deux 6ᵉ paires par exemple.

Le procédé de l'avancement musculaire simple donne des résultats excellents, lorsque la paralysie est incomplète. Bien exécuté et bien suivi, il suffit pour rétablir le fonctionnement normal des mouvements oculaires dans les

cas de parésie faible et de degré moyen. On y joindra une résection plus ou
moins grande, si la parésie est plus importante. De cette façon, on peut obtenir un champ d'excursion et de fusion binoculaire parfait, et, chose de la
plus haute importance, une amplitude de convergence excellente ou au moins
suffisante dans les cas de paralysie de la 6ᵉ paire (LANDOLT).

Lorsque la paralysie est demeurée absolument complète, le résultat de
l'avancement est naturellement moins parfait, aucun procédé ne pouvant
redonner à l'œil la faculté de se diriger dans le sens d'action du muscle dont
la contractilité est abolie. Mais du moins, l'œil dévié étant replacé sur la ligne
médiane, la difformité est supprimée et de plus, la fusion binoculaire, qui
n'était possible que du côté opposé au muscle paralysé, est devenue possible
dans le regard droit en avant. La diplopie reparaît, il est vrai, quand le regard
se porte dans le champ d'action du muscle paralysé, mais elle gêne peu le
malade qui l'évite aisément par la rotation de la tête, et l'évite d'autant plus
facilement qu'il n'est pas gêné par la diplopie de sens contraire, qui ne manque
pas de se produire lorsqu'on essaye de corriger ces strabismes paralytiques
au moyen de la ténotomie combinée ou non avec l'avancement.

D'après LANDOLT, si dans un cas de ce genre, l'avancement et la résection
énergique d'un droit latéral paralysé ne suffisaient pas, il serait préférable de
recourir à l'avancement du muscle homonyme sur l'autre œil plutôt qu'au
reculement de son antagoniste, conception qui paraît, en effet, rationnelle.

Toutefois, il peut se présenter des cas où, le muscle antagoniste, étant
contracturé et ayant subi des altérations de structure qui empêchent son
relâchement, une ténotomie (associée à l'avancement), devienne nécessaire.
Mais dans ce cas, les inconvénients de cette intervention se trouvent réduits
au minimum. La rétraction de l'antagoniste détermine en effet un véritable
excès d'action, et en annulant cet excès d'action par la ténotomie, nous rame-
nons un pouvoir de convergence intact et tel qu'il avait été avant l'attaque
de paralysie (DE WECKER).

La ténotomie est encore admissible, combinée à l'avancement, bien entendu,
lorsque l'œil très fortement dévié par une paralysie complète, est atteint de
cécité, et qu'on n'a pas, par suite, à s'inquiéter de la vision binoculaire.

Contre la paralysie de l'un des muscles à action verticale (2ᵉ paire), l'avancement est encore le meilleur et le principal moyen à mettre en œuvre. En
effet, c'est la partie inférieure du champ du regard qui est de beaucoup la
plus utile. Si donc, c'est le droit inférieur qui est paralysé, il y a tout avantage
à en pratiquer l'avancement; et si la paralysie au contraire a frappé le droit
supérieur, il faut bien se garder d'affaiblir le droit inférieur par une ténotomie.

Les avancements pratiqués dans les cas de strabisme paralytique vertical
n'ont point l'effet fâcheux qu'on pourrait en attendre sur l'inclinaison des
méridiens de l'œil, et l'œil dévié une fois ramené en place, la vision binoculaire se rétablit généralement peu à peu.

L'expérience montre qu'en combattant l'inertie de l'un des élévateurs ou abaisseurs, en replaçant les deux images à la même hauteur et en facilitant ainsi le rétablissement de la vision binoculaire, il s'établit un fonctionnement harmonique des muscles dans leur position nouvelle. De plus, l'effet favorable n'est pas restreint à la portion du champ du regard voisin du point de fixation primaire, mais il se fait sentir dans toute l'étendue du champ de regard binoculaire normal.

Enfin, lorsqu'une déviation verticale paralytique complique une déviation horizontale de même origine, le succès final dépend avant tout de la possibilité de la guérison de cette dernière (Eernox). Il se passe donc ici les mêmes phénomènes que dans le strabisme concomitant, et dans les deux cas en effet, la vision binoculaire se rétablit d'une manière analogue.

Dans les paralysies des muscles obliques (3ᵉ paire), nous nous inspirerons des mêmes principes. De Graefe, qui s'est occupé le premier de la correction chirurgicale de la paralysie la plus commune, celle de l'oblique supérieur, préconisait la ténotomie du droit inférieur du côté sain. Knapp, Schoeler, Holz, qui ont pratiqué cette opération, ont été obligés néanmoins de recourir à l'avancement, soit pour achever la correction, soit pour obvier à une déviation par trop forte provoquée par le recul du tendon. Alb. Graefe, resté fidèle à la pratique de De Graefe, a publié le résultat de 6 opérations ainsi pratiquées. Il compte 5 succès, mais par contre un insuccès complet où il a dû pratiquer l'avancement du muscle coupé, à cause d'une forte surcorrection.

La ténotomie compensatrice du droit associé sur l'œil sain est donc incertaine dans ses résultats. Elle est passible des objections que soulève toute ténotomie. De plus, celle du droit inférieur doit, comme nous le disions plus haut, être évitée en tous cas, attendu que l'insuffisance opératoire qui en résulte peut devenir une cause d'asthénopie dans le travail à courte distance qui exige, comme on sait, l'abaissement prolongé du plan du regard (Eernox).

Les effets de la paralysie de l'oblique supérieur peuvent être parfaitement corrigés par l'avancement du droit inférieur du même œil. On pourrait aussi pratiquer l'avancement du droit supérieur de l'œil sain. Mais le premier procédé est préférable.

La paralysie de l'oblique inférieur peut être corrigée par l'avancement du muscle droit supérieur du même œil. La ténotomie du droit inférieur du même côté est à rejeter, pour les raisons énoncées plus haut.

Ce que nous avons dit à propos des paralysies des muscles de la IIᵉ paire s'applique encore à ceux de la IIIᵉ. L'effet fâcheux qu'on pourrait attendre de l'inclinaison des méridiens de l'œil ne se produit pas ou disparaît vite, et la vision binoculaire se rétablit

Dans les paralysies complexes, ou délicates comme celles des obliques, l'examen du champ de fixation devra précéder, bien entendu, toute tentative opératoire. Cet examen préalable est d'ailleurs à recommander dans tous les cas d'intervention pour une paralysie oculaire quelconque. Lui seul permettra de se rendre un compte exact de l'impotence fonctionnelle et par conséquent de doser en conséquence l'effet opératoire.

Il est d'ailleurs plus facile, comme l'observe Panas, de doser après coup

l'effet de l'avancement que celui de la ténotomie. Il peut varier de 5 à
10 degrés et même davantage par l'avancement plus ou moins considérable
du muscle et l'enlèvement plus ou moins tardif des sutures.

L'avancement musculaire n'est d'ailleurs pas toujours nécessaire et dans
les faibles déviations, l'avancement capsulaire peut suffire.

D'après OHM, l'avancement donne des résultats si satisfaisants que cet
auteur n'attend pas pour le pratiquer d'avoir affaire à une paralysie incurable. Il ne craint pas de le pratiquer dès les premières semaines, pour délivrer le malade de sa pénible diplopie. La crainte que, à la suite d'une guérison spontanée de la paralysie, l'opération pourrait avoir pour suite une
surcorrection n'est pas fondée, dit cet auteur, l'antagoniste qui fonctionne
normalement sera toujours en état de surmonter l'augmentation de force du
muscle avancé.

Cela est possible, mais je pense qu'il est quand même plus prudent de
réserver l'avancement aux cas invétérés et incurables. Cette temporisation
nous est d'ailleurs accordée facilement, au moins par la plupart des malades
qui redoutent les opérations.

Il en sera tout autrement, bien entendu, dans les cas de paralysies
produites par un traumatisme direct. La conduite à tenir pourra cependant
varier quelque peu suivant la nature des dégâts qu'a subis la musculature
oculaire.

Dans le cas d'arrachement bien reconnu, le traitement devra être d'emblée chirurgical et consistera dans l'avancement du muscle lésé, en réservant
le recul du congénère de l'œil sain, lorsque la première opération a donné
un résultat insuffisant.

Lorsqu'on hésitera entre une rupture tendineuse et une impotence du
muscle par simple contusion ou élongation, il est permis de commencer par
l'emploi de l'électricité, se réservant d'intervenir opératoirement en cas d'insuccès (PANAS).

Comme les autres paralysies oculaires, le ptosis est justiciable d'un traitement médical, et tout ce que nous avons dit de celles-ci (traitement étiologique, électrothérapie, etc.) lui est applicable. Comme dans ces paralysies
également, on pourra intervenir chirurgicalement lorsque la ptose palpébrale sera devenue indubitablement incurable. L'intervention chirurgicale
sera d'emblée nécessaire dans les ptosis congénitaux, et aussi dans ceux qui
sont consécutifs à une opération sur les annexes de l'œil.

Les méthodes opératoires applicables au ptosis peuvent être réparties
dans quatre catégories :

1° Les procédés qui consistent à raccourcir les téguments palpébraux,
soit en s'attaquant comme les anciens à la peau seule, soit en réséquant en
plus une partie de l'orbiculaire (de GRAEFE). Ces procédés ne donnent et ne
peuvent donner aucun résultat satisfaisant.

2° Les procédés qui s'adressent non plus aux téguments, mais au squelette
de la paupière supérieure, au cartilage tarse (BOWMAN, GILLET DE GRANDMONT).

Tout en respectant la peau, on obtient ainsi, par le raccourcissement du tarse, un véritable avancement du releveur.

Ce procédé, bien plus rationnel que le précédent, donne des résultats satisfaisants dans les cas de ptosis de faible degré.

De Lapersonne a décrit récemment un nouveau et intéressant procédé, qui constitue un véritable avancement musculaire du releveur.

Mais, comme les précédents, il n'est, naturellement, applicable qu'aux cas où le releveur palpébral n'est pas complètement paralysé.

3° Une troisième catégorie de procédés, utilisable, au contraire, même, et surtout, lorsque la paralysie du releveur est complète, est basée sur la substitution de l'action du muscle frontal à l'action du releveur. A cette classe appartiennent : les ligatures de Dransart, celles de Pagenstacher, l'excellent procédé de Panas, celui de de Wecker, ceux de Hess, de Darier, etc.

Une variante de cette méthode est constituée par le procédé d'Angelucci, auquel Snellen a fait subir une ingénieuse modification. Dans ces procédés c'est le tendon du releveur qui est relié directement au muscle frontal.

Ces procédés, en particulier, celui de Panas, fournissent d'excellents résultats, et la déformation de la région est d'ordinaire bien moins accusée qu'on ne pourrait s'y attendre.

4° Enfin, dans ces derniers temps, Motais a eu l'idée de s'adresser, pour lui emprunter son action de suppléance, non plus au muscle frontal, mais au muscle droit supérieur. Les deux muscles élévateurs du globe et de la paupière, ayant la même direction, les mêmes enveloppes aponévrotiques, procédant d'une même origine, tirant leur innervation de la même source, et associés synergiquement, paraissent en effet admirablement disposés pour se suppléer réciproquement.

Le procédé de Motais, comme celui de Parinaud, qui n'en est qu'une variante, n'est utilisable bien entendu, qu'à la condition que le muscle droit supérieur ait conservé son activité.

Comme on le voit, ces procédés se ramènent en définitive à deux ordres de conceptions fondamentales : dans les uns (1re et 2e catégories) on procède par raccourcissement de la peau, ou du squelette de la paupière; dans les autres (3e et 4e catégorie) on substitue à l'action abolie du releveur celle d'un muscle voisin, frontal ou droit supérieur.

Si les premiers, notamment ceux de Gillet de Grandmont et de de Lapersonne, sont susceptibles de rendre de bons services dans les cas de ptosis légers, par paralysie *incomplète* du releveur, en revanche, lorsque ce muscle est entièrement paralysé, c'est aux seconds, aux procédés de suppléance par le frontal ou le droit supérieur, qu'il conviendra de s'adresser.

Ces deux variétés, à leur tour, correspondent à des indications différentes : si le droit supérieur n'est pas paralysé, on pourra avec avantage utiliser le procédé de Motais; mais si ce muscle est également privé de son action (comme dans la paralysie complète de la IIIe paire par exemple), il faudra recourir aux procédés qui utilisent l'action du frontal, soit l'excellent procédé de Panas, soit celui d'Angelucci-Sourdille.

BIBLIOGRAPHIE

(Du traitement)

ANGELUCCI. Procédé opératoire du ptosis paralytique. *Arch. di Ottalmol.*, 1900, fasc. 3-4, et 1901, fasc. 11 et 12.

AUBINEAU. La sérothérapie dans la paralysie diphtérique de l'accommodation. *Ann. d'Oculist.*, sept. 1906, p. 197.

BAYENSTEIN. Sur le traitement opératoire du ptosis. *Wiestnik Ophtalmologuii*, janv.-fév. 1905, anal. in *Ann. d'Oculist.*, juillet 1905, p. 74.

COMBY. *Archives de médecine des Enfants.*, juillet 1904.

COSSE. Opération de Motais dans un cas de ptosis d'origine opératoire. *Soc. franç. d'Opht.*, Congrès de 1902.

DRANSOUX. Traitement du ptosis congénital par le procédé de Motais. *Ann. d'oculist.*, tome 125, p. 171.

ESSON. Une opération du ptosis. *Brit. Med. Journal*, 26 sept. 1903.

EYRAOS. De la correction opératoire des déviations oculaires verticales d'origine paralytique. *Arch. d'Ophtal.*, t. IX, p. 115 et 242.

FROMAGET. Ophtalmoplégie externe double acquise. Opération du ptosis par avancement du releveur combiné aux sutures de Dransart. *Ann. d'Oculist.*, octobre 1906, p. 270.

GAMBUX. Paralysies isolées du muscle grand oblique par traumatisme orbitaire. *Recueil d'Ophtal.*, déc. 1905.

GINESTOUS. Sur un cas de paralysie post-diphtérique de l'accommodation et de la convergence. *Ann. d'Oculist.*, 1902, tome 128, p. 114.

KOSTER. Recherches sur les relations entre les muscles de la paupière supérieure dans le ptosis congénital. *Zeitsch. für Augenheilk.*, avril 1900.

LANDOLT. L'intervention chirurgicale dans la paralysie des muscles oculaires. *Arch. d'Opht.*, janv. 1903.

 — Quelques observations en réponse à l'article de M. de Wecker sur le traitement chirurgical du strabisme paralytique. *Arch. d'Opht.*, 1904, p. 425.

LAPERSONNE (DE). Des complications orbitaires et oculaires des sinusites. *Soc. franç. d'Opht.*, Congrès de 1902.

 — Sur quelques modifications dans les opérations du ptosis. *Arch. d'Opht.*, août 1903.

LAURENT. Traitement du ptosis par la méthode de Motais. *Ann. d'Ocul.*, tome 126, p. 466.

MAYER. Ptosis double congénital et complet. *Ann. d'Ocul.*, t. 121, p. 129.

MOURA. Ptosis opératoire. Opération de Motais. *Soc. d'Opht. de Paris*, 8 oct. 1901.

MOTAIS. Opération du ptosis par la greffe tarsienne d'une languette du tendon du muscle droit supérieur. *Soc. franç. d'Opht.*, Congrès de 1897.

ODY. L'avancement dans le strabisme paralytique. *Klin. Monatsbl. für Augenheilk.*, mai 1903.

PFOESSTRECHER. L'opération du ptosis. *Zeitsch. für Augenheilk.*, juin 1901.

PANAS. Impotence des muscles oculaires extrinsèques par traumatisme. *Arch. d'Opht.*, avril 1902.

 — Ptosis dit congénital. *Arch. d'Opht.*, nov. 1902.

PARINAUD. Nouveau procédé opératoire du ptosis. *Soc. d'Opht. de Paris*, 6 juillet 1897.

 — L'opération du ptosis. *Soc. d'Opht. de Paris*, 2 fév. 1901.

PRIEUX. De l'opération du ptosis. *Arch. d'Opht.*, fév. 1898.

QUILLET. Contribution à l'étude des paralysies oculaires d'origine hérédo-syphilitique. *Thèse de Bordeaux*, 1903-04, n° 133.

SCHWEINITZ (de). L'opération du ptosis. *Soc. méd. de Philadelphie.* 17 janv. 1899.

SOMMELLE. Sur un procédé opératoire du ptosis. *La Clinique Ophtalmologique.* 1903, p. 73.

TOURES. Traitement des paralysies oculaires. *Soc. franç. d'Ophtalm.* Congrès de 1902.

VALUDE. Incidents et accidents de l'opération du ptosis par le procédé de Parinaud. *Soc. d'Opht. de Paris*, 8 déc. 1904.

WICHERKIEWICZ. Traitement chirurgical du strabisme paralytique. *Arch. d'Opht.*, 1904, p. 421.

L'HÉMIANOPSIE LATÉRALE HOMONYME

Par ROCHON-DUVIGNEAUD (de Paris)

PHYSIOLOGIE PATHOLOGIQUE COMPARÉE

Chez les animaux à vision latérale, les poissons par exemple, l'œil droit voit à droite, l'œil gauche voit à gauche, rien n'est vu simultanément par les deux yeux, les deux champs visuels sont tout à fait indépendants, ils se juxtaposent tout au plus et n'empiètent pas l'un sur l'autre. C'est cette forme de vision que CAJAL a qualifiée de *panoramique*.

On admet qu'en pareil cas les images rétiniennes d'un œil, qui n'ont en rien à se fusionner avec celles de l'autre, sont transmises intégralement, à travers l'entrecroisement chiasmatique, au centre visuel du côté opposé : chaque centre visuel cérébral n'est en connexion qu'avec un seul œil parce que les champs visuels sont indépendants. Yeux latéraux, entrecroisement total, centres visuels en connexion avec toute la rétine du côté opposé et rien qu'avec cette rétine, telle est la formule anatomique correspondant à la vision panoramique telle que nous venons de la caractériser.

Il est facile de concevoir que chez les êtres ainsi constitués, la destruction de l'un des centres visuels entraînera la cécité de l'œil opposé sans intéresser l'œil correspondant.

Les mammifères inférieurs, les rongeurs par exemple diffèrent peu à cet endroit des poissons, reptiles et oiseaux. Leurs yeux sont presque latéraux, leurs champs visuels ne se recouvrent que dans une très faible étendue, par suite leurs nerfs optiques s'entrecroisent d'une façon presque totale et leur centre optique gauche par exemple est presque exclusivement en rapport avec l'œil droit. Dans ces conditions, la destruction d'un centre visuel ne détermine guère que la cécité de l'œil opposé.

Mais chez les mammifères supérieurs et notamment chez les singes et l'homme, les yeux se dirigent de plus en plus en avant, une grande partie du champ visuel d'un œil est également vue par l'autre œil. Si nous supposons un objet venant de droite il est d'abord vu par l'œil droit, mais bientôt aussi et *simultanément* par l'œil gauche. Pour que, bien que vu simultanément par les deux yeux il soit cependant vu simple, il faut dans l'exemple choisi, que la partie de rétine gauche qui reçoit l'image, la transmette par un faisceau optique direct, au centre visuel qui déjà reçoit l'impression venue de l'œil droit, c'est-à-dire au centre visuel gauche. Telle est, si l'on peut dire la genèse du faisceau *direct acquis* venant se juxtaposer au faisceau *croisé ancestral*. Mais dès lors chaque centre visuel n'est plus en connexion *exclusive et totale* avec l'œil opposé. Le centre visuel gauche par exemple est d'abord et essentiellement relié par le faisceau ancestral croisé avec la rétine droite, mais il ne l'est plus qu'avec la partie de cette rétine qui regarde à droite, c'est-à-dire avec sa partie nasale. Mais il est aussi relié par le faisceau direct acquis avec la partie de rétine gauche qui regarde elle aussi à droite, c'est-à-dire avec sa partie temporale.

Il en résulte évidemment que la destruction de ce centre n'intéressera pas seulement la rétine droite, mais aussi la gauche, chacune d'elle devenant anesthésique par sa partie qui regarde à droite. C'est donc la vision vers la droite qui sera perdue par la destruction du centre visuel gauche, absolument comme chez le rongeur ou le poisson, la vision vers la droite était perdue par la même lésion. Seulement, dans ce dernier cas, la vision vers la droite c'était la vision de la rétine droite seule mais tout entière, tandis que chez l'homme, c'est la vision de la moitié nasale de la rétine droite et d'une région temporale de la rétine gauche.

Telle est l'influence de la direction en avant des yeux sur leur association dans la vision, telles sont les connexions rétino-cérébrales nouvelles nécessitées par le fusionnement d'une grande partie des champs visuels ; telle est enfin la conséquence de ces connexions nouvelles en ce qui concerne les troubles visuels par lésions des centres. Dans le cas de destruction d'un centre cortical c'est la substitution de l'hémianopsie homonyme à la cécité croisée.

En physiologie pathologique comparée ces deux troubles visuels sont, on le conçoit facilement, l'équivalent l'un de l'autre. Comme pour en témoigner, l'hémianopsique ne se croit généralement atteint que d'un œil qui est celui du côté opposé à la lésion. Par exemple s'il ne voit plus vers la droite il rapporte le trouble visuel à son seul œil droit, qui a du reste, en réalité, plus perdu que le gauche.

On peut dire enfin que l'hémianopsie est un symptôme de même ordre que l'hémianesthésie cutanée. Les téguments de la moitié droite du corps sont atteints par les contacts venant de droite ; en ce qui concerne l'œil, les objets situés à droite sont vus essentiellement par l'œil droit (moitié nasale de la rétine droite), et accessoirement par l'œil gauche, c'est-à-dire par la moitié temporale de la rétine gauche. Ces deux moitiés correspondantes, synergiques des rétines représentent donc pour l'appareil visuel ce que les téguments de la moitié droite du corps représentent pour l'appareil tactile ; elles regardent à droite, comme la peau du côté droit *touche* à droite si l'on peut ainsi parler ; elles sont reliées au cerveau gauche comme le sont les téguments du côté droit.

Historique. — Synonymie : visus dimidiatus (YATES et HEINICKE 1723), hémiopie, hémiopsie (HUNTER ?), hémianopie (MONOYER 1866), hémianopsie HIRSCHBERG (1876).

Le terme adopté par Monakow et celui plus correct et définitivement entré dans le langage neurologique d'hémianopsie sont seuls conformes aux principes généraux de la nomenclature neurologique. On dit hémianesthésie, hémiplégie, mots qui désignent le symptôme par le côté où il se manifeste. Cela est plus logique que de caractériser l'état d'un hémiplégique gauche en disant que le mouvement de ses membres droits est conservé. On ne faisait cependant pas autre chose en employant le mot hémiopie, demi-vue, qui ne pouvait que désigner le côté où la vue était conservée.

Le terme d'hémianopsie est donc seul correct. Seulement il faut prendre garde qu'il s'applique au champ visuel, non à la rétine. L'hémianopsie gauche est la perte des moitiés gauches des champs visuels, c'est-à-dire l'anesthésie des deux demi-rétines qui *regardent* vers la gauche, mais sont *situées* vers la droite par rapport au plan vertical passant par le centre de chaque globe oculaire : moitié droite de la rétine de l'œil gauche, moitié droite de la rétine de l'œil droit.

On remarqua tout d'abord les hémianopsies transitoires, à développement brusque et d'autant plus frappant et qui, pour la plupart, se rattachent actuellement à la migraine ophtalmique. Vater et Heinicke, médecins hollandais, publient en 1723 trois observations de cette catégorie (visus dimidiatus). Un jeune homme fatigué, neurasthénique, vit subitement les objets coupés en deux, l'une des deux moitiés disparaissant à sa vue, qu'il les regardât des deux yeux ou bien de l'un ou de l'autre œil seulement. Les deux auteurs tirent de ce fait si singulier la théorie de la semi-décussation des nerfs optiques telle que nous la connaissons aujourd'hui. Il est vrai que Newton l'avait exposée vingt ans auparavant. Cependant Vater et Heinicke ne paraissent avoir eu recours qu'à leur propre sagacité.

En ce qui concerne les lésions déterminantes, ils pensent qu'elles ont leur siège soit dans l'un des hémisphères, ce qui paralyse la bandelette correspondante, soit dans la bandelette elle-même.

En 1824, Wollaston décrivit d'une façon très démonstrative les attaques d'hémianopsie dont il eut à souffrir. « Je reconnus tout à coup, dit-il, que je n'apercevais que la moitié de la figure d'un homme que je rencontrai et qu'il en était de même pour tous les objets. En essayant de lire le nom de JOHNSON écrit au dessus d'une porte, je ne voyais que SON, le commencement du nom se trouvant complètement effacé. Dans ce cas c'était la moitié gauche de ma vue qui était perdue et le résultat était le même que je regardasse avec un œil ou avec l'autre. La cécité n'était point assez complète pour aller à une cécité absolue, c'était une ombre foncée sans contour défini.... »

« Il y a quinze mois qu'une affection semblable m'est revenue sans que je fusse capable d'y assigner aucune cause ou de la rattacher à aucune indisposition antécédente ou subséquente. Je reconnus encore cette cécité en regardant la figure d'une personne que je rencontrai et dont l'œil gauche était complètement dérobé à ma vue. Cette fois ma cécité était l'inverse de la précédente, elle était à ma *droite* (au lieu d'être à ma gauche) par rapport au point vers lequel je dirigeais mes yeux, de sorte que je n'ai aucune raison de supposer qu'elle eût le moindre rapport avec ma première attaque.

Le nouveau punctum cæcum se trouvait également situé dans chacun des deux yeux et à un angle d'environ trois degrés du centre; car, lorsque je regardais un objet situé à la distance de cinq verges, le point que je ne voyais pas était à environ dix pouces de distance du point que j'étais en train de regarder. Cette fois, l'affection après s'être maintenue presque sans changement pendant près de vingt minutes disparut brusquement et entièrement, etc... »

De ces constatations WOLLASTON déduit la même théorie de la semi-décussation que VATER et HEINICKE. Il pense que c'est particulièrement la couche optique (alors considérée comme l'origine des nerfs optiques) qui doit être le siège de la lésion quand les parties similaires des deux rétines sont paralysées.

Ainsi dès le XVIIIe siècle, avec NEWTON, VATER et HEINICKE, l'hémianopsie était déjà fort bien comprise et attribuée à sa véritable cause, une lésion unilatérale en arrière du chiasma. Mais on s'appuyait pour l'expliquer sur un postulat anatomique. L'anatomie normale du cerveau et les connaissances anatomo-pathologiques n'étaient pas assez précises pour permettre une démonstration scientifique des dispositions organiques que VATER et HEINICKE se représentaient avec tant de perspicacité. La doctrine de l'hémianopsie n'avait pas encore de solidité, elle ne s'imposait pas. Aussi fut-elle bientôt contestée. Voici comment, quarante ans après WOLLASTON, s'exprime Sir David BREWSTER au sujet de la doctrine de l'hémiopie : « Quelque ingénieuses que soient ces explications (l'hypothèse de la semi-décussation des nerfs optiques), elles ne pourraient avoir de valeur qu'autant que le fait anatomique qu'elles supposent fût rigoureusement établi... M. TWINING a recueilli neuf cas de maladies du nerf optique et des couches optiques qui sont en opposition avec l'hypothèse de la semi-décussation. M. MACKENZIE, adoptant sur ce sujet les vues du Dr TWINING, déclare nettement que la grande masse des faits d'anatomie pathologique et expérimentale recueillis sur ce point tendent à prouver que les lésions traumatiques et les maladies occupant un côté du cerveau, au lieu de déterminer l'hémiopie dans les deux yeux, déterminaient seulement l'état amaurotique de l'œil du côté opposé... »

TWINING, MACKENZIE et BREWSTER usaient certes d'une bien mauvaise méthode en voulant réfuter, à l'aide des notions anatomiques tout à fait insuffisantes, un fait physiologique parfaitement bien constaté, l'hémiopie homonyme. Ils oubliaient que la physiologie précède et domine l'anatomie et que faute de données anatomiques précises mieux vaut encore chercher à prévoir la structure par la fonction, que déduire la fonction de la structure.

Quoi qu'il en soit dès ce moment deux écoles, deux traditions sont en présence. DE GRAEFE (1860) adopte l'idée ancienne de VATER, HEINICKE et de WOLLASTON : « dans les cas où un foyer hémorrhagique ou toute autre lésion circonscrite siège soit dans un des corps striés, soit dans une des couches optiques sans intéresser le nerf optique ou la rétine, il n'y a jamais cécité. L'amblyopie hémiopique, mono ou bilatérale et symétrique s'observe au contraire communément. »

On voit du reste que DE GRAEFE ne donne aucune preuve positive de ce qu'il avance et que ses affirmations sont peu précises. Cependant, l'idée de l'hémianopsie homonyme par lésion hémisphérique unilatérale se fait jour avec lui, et désormais, en Allemagne du moins, réunit presque tous les suffrages.

En France, vers la même époque, les oculistes ne s'occupent guère de ce trouble visuel. DESMARRES (1858) en dit à peine quelques mots. Mais CHARCOT, en 1875, dans les leçons sur les **Localisations**, aborde la question de l'hémianopsie et professe une opinion en partie analogue à celle de MACKENZIE. Il pense, sans du reste l'affirmer d'une façon absolue, que lorsqu'une lésion en foyer de l'un des hémisphères cérébraux a déterminé l'hémianopsie, c'est qu'elle a envahi ou comprimé la bandelette optique. Quand la lésion hémisphérique existe seule — et il s'agit ici tout particulièrement de foyers développés dans la partie postérieure de la capsule interne ou du pied de la couronne rayonnante — elle détermine simultanément l'hémianesthésie et l'amblyopie croisée.

Il n'y a plus lieu aujourd'hui de s'arrêter longuement sur une opinion reconnue fausse, ni d'insister sur le schéma dans lequel CHARCOT complétait au niveau des tubercules quadrijumeaux la décussation incomplète du chiasma, de manière à expliquer comment toutes les fibres optiques passaient de l'œil droit dans le cerveau gauche et pouvaient être paralysées totalement (amblyopie croisée) par une lésion de cet hémisphère. Mais il ne faut pas manquer de rappeler que vers la même époque, en plein règne de CHARCOT et de l'amblyopie croisée, un simple interne des hôpitaux, BELLONARD, dans sa thèse sur l'hémianopsie (1880), utilisant avec beaucoup de perspicacité quelques observations récentes, montre le bien fondé de la doctrine de l'hémianopsie par lésion hémisphérique et va même jusqu'à localiser le centre visuel au niveau du pôle occipital.

Vers cette époque, du reste, les recherches des physiologistes et des cliniciens, sur la situation du centre visuel cortical, commencent à se préciser et à donner des résultats concordants. Les anatomistes ayant depuis longtemps soupçonné l'existence de radiations optiques continuant la bandelette au-delà du corps genouillé externe vers le pôle occipital, les physiologistes s'attaquent à cette région de l'encéphale pour en étudier l'importance au point de vue des fonctions visuelles. C'était aborder la question de l'hémianopsie par la voie expérimentale et c'est l'hémianopsie homonyme que MUNK obtint en 1877 chez le chien et le singe par la destruction de l'écorce occipitale.

« En 1879 NOTHNAGEL admet que l'hémianopsie homonyme est la conséquence de lésions portant : 1° sur les bandelettes et le chiasma ; 2° la couche optique ; 3° le lobe occipital.

En 1880, ANTRECHT place le centre cortical de l'homme dans le lobe occipital, tout en admettant que le pli courbe en fait partie.

Dans cette même année BELLONARD soutient l'existence de l'hémianopsie par lésion cérébrale et pense qu'il faut en chercher la localisation dans l'extrémité postérieure de l'hémisphère. Les faits anatomiques restreints ne lui permettent pas de préciser davantage.

En 1881, Macrxssx, s'aidant des données cliniques, anatomiques et expérimentales, arrive à cette conclusion : Il existe dans chaque hémisphère un centre visuel spécial. L'écorce du lobe occipital en est le siège.

Pour tous ces auteurs et ceux qui suivent, le centre cortical innerve les moitiés homonymes des deux rétines. Sa détermination est donc une conséquence de la doctrine de l'hémianopsie par lésion hémisphérique et fait absolument corps avec elle.

A la même époque, Exner place le champ cortical de l'œil dans le lobe occipital et sa partie la plus importante dans la région supérieure du cunéus.

En 1882, Haab publie plusieurs cas d'hémianopsie corticale qui viennent donner un nouvel appui à la localisation du centre cortical dans le lobe occipital.

En 1884, Allen Starr recueille 32 cas cliniques dont l'étude l'amène à conclure que la sphère visuelle est dans le lobe occipital et que chaque lobe est en relation avec les deux yeux.

Dans cette même année, Wilbrand fait une analyse critique de 33 cas d'hémianopsie suivie d'autopsie et conclut que le centre visuel doit être placé dans la pointe occipitale.

En 1885, Seguin publie 56 cas d'hémianopsie, de cécité psychique ou d'aphasie dont deux cas personnels. Il admet que le lobe occipital représente chez l'homme le centre visuel cortical, mais que ce dernier s'étend jusqu'au pli courbe.

La même année, Pooirsex réunit 37 cas d'hémianopsie par lésions des ganglions centraux et de la corticalité qui l'amènent à localiser la sphère visuelle à la partie interne, la pointe à la portion adjacente de la face convexe du lobe occipital.

L'année suivante, Séguin publie l'analyse de 45 cas d'hémianopsie dont 16 corticaux. Il fait la distinction entre les lésions du pli courbe et celle du lobe occipital, les unes agissant sur les radiations, les autres sur le centre cortical. Il constate qu'une lésion du cunéus et du lobe lingual adjacent d'un côté produit l'hémianopsie du côté opposé. C'est donc dans cette région qu'est situé le centre visuel.

En 1887, Bouveret publie une fort belle observation de cécité corticale par double lésion des faces internes du lobe occipital.

En 1888, Chauffard consacre une étude à la cécité corticale avec documents personnels à l'appui et adopte les conclusions de Séguin.

En 1890-91-92, Dejerine publie une série de cas suivis d'autopsie qui constituent des documents de la plus haute valeur en faveur de la localisation du centre visuel dans le lobe occipital. »

La thèse de Vialet à laquelle nous avons emprunté les pages qui précèdent résume et coordonne les observations de Dejerine. Elle consacre en France la doctrine de l'hémianopsie par lésions occipitales.

Désormais nous sommes en pleine période actuelle. Ce sont les travaux de DÉJERINE, VIALET, HENSCHEN, MONAKOV qui sont servir de base à notre étude de l'hémianopsie.

FORMES PÉRIMÉTRIQUES DE L'HÉMIANOPSIE. — L'hémianopsie peut être complète ou incomplète suivant que la perte de la vision porte sur toute l'étendue des moitiés homonymes des champs visuels ou bien seulement sur la moitié, ou même une étendue moindre de ces mêmes régions. Dans ce dernier cas on désigne plutôt le déficit visuel sous le nom de *scotomes hémianopsiques homonymes*, dont l'étendue peut être très petite et ne pas dépasser quelques degrés. Mais toujours le caractère essentiel et nécessaire de l'hémianopsie est conservé, c'est-à-dire que, quelle que soit la dimension du scotome, il occupe des régions symétriques des deux champs visuels, c'est-à-dire des régions qui coïncident dans le champ visuel binoculaire.

L'hémianopsie peut être absolue ou relative suivant que la fonction visuelle est totalement perdue dans la lacune hémianopsique ou bien qu'elle est seulement diminuée, réduite à une amblyopie (hémiamblyopie) ou à la perte de la vision des couleurs (hémidyschromatopsie, hémiachromatopsie). Il y a du reste des réserves à faire sur le terme d'hémianopsie absolue. Assurément la perception des formes et des objets peu éclairés est totalement perdue dans le champ hémianopsique, mais dans certains cas tout au moins, ainsi que l'a montré BARD, la sensation lumineuse y est conservée. Le terme d'hémianopsie absolue doit donc être considéré comme correspondant surtout à l'ancienne conception de l'hémianopsie, conception qui semble devoir être revisée en ce qui concerne la cécité totale du champ dans lequel les formes ne sont plus perçues.

HÉMIANOPSIE HOMONYME COMPLÈTE. — Dans le champ visuel

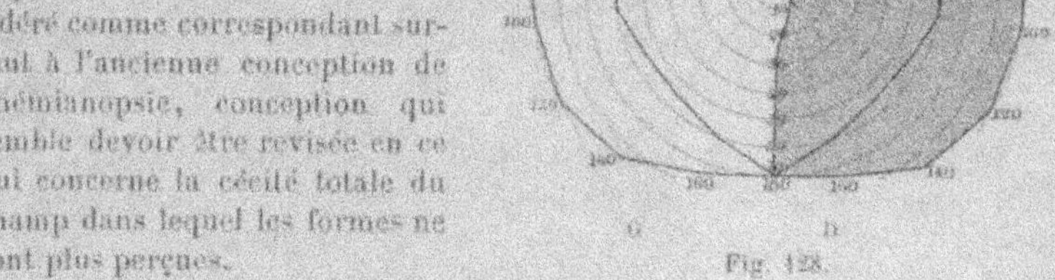

Fig. 128.

Hémianopsie homonyme droite ; perte de toute la moitié droite du champ visuel binoculaire.

binoculaire (fig. 128), toute une moitié est aveugle sur la droite ou sur la gauche d'une ligne verticale qui passe tout près du point de fixation, mais en le laissant toujours dans le champ conservé. La vision centrale est donc libre ; nombre de malades ne se rendent pas compte de la nature de leur trouble visuel, ni mêmes qu'ils sont atteints d'un trouble visuel.

Si on étudie le champ visuel, non pas simultanément pour les deux yeux, mais, comme on le fait d'habitude, séparément pour chaque œil, on constate (fig. 129) que l'œil dont le champ temporal est perdu présente une lacune notablement plus considérable que son congénère privé de son champ visuel nasal. Le premier a perdu 90° suivant l'horizontale, le second 60° environ. Cela résulte

de la distribution même du faisceau direct et du faisceau croisé dans chaque
rétine : le premier, faisceau ancestral innervant presque les deux tiers internes
de la rétine ; le second, faisceau acquis ne conduisant guère que les excitations
reçues par le tiers externe de la membrane visuelle. En ce qui concerne le
champ visuel, l'œil opposé à la lésion est donc plus atteint que l'œil du même
côté. C'est ce qui explique sans doute que certains hémianopsiques accusent
un trouble visuel qu'ils rapportent uniquement à l'œil dont le champ temporal est perdu, c'est-à-dire à l'œil opposé à la lésion, absolument comme un
animal à vision latérale privé de son centre visuel gauche et qui aurait conscience de la cécité de son œil droit.

Ce sont peut-être des constatations de cette nature qui avaient donné nais-

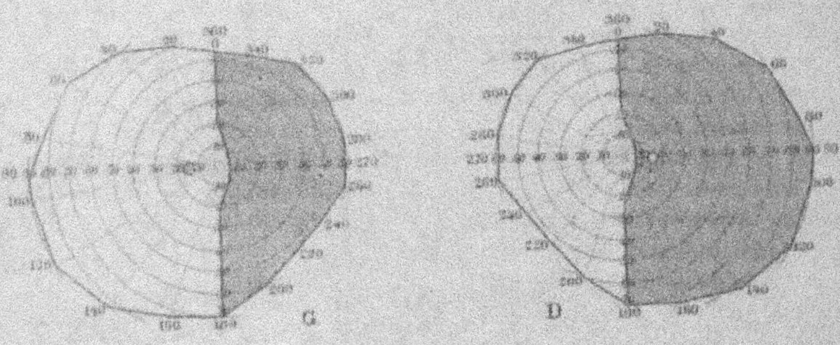

Fig. 129.

sance en Angleterre à la théorie de l'amblyopie croisée par lésion hémisphérique. Mais l'étude méthodique du champ visuel et surtout l'étude séparée de
chaque champ visuel monoculaire ne laisse pas subsister une pareille
erreur.

La limite intérieure de la lacune hémianopsique est très importante à étudier. Ses extrémités supérieure et inférieure se trouvent généralement situées
sur une verticale qui passerait par le point de fixation. Les exceptions sont
assez rares. Wilbrand en a signalé une dont nous reproduisons ici le
dessin (fig. 130). Ce qui importe davantage, c'est le trajet de la ligne de séparation.

Wilbrand a trouvé que sur 77 cas d'hémianopsie homonyme elle passait
29 fois par le point de fixation des deux côtés. Dans 5 cas il en était encore
ainsi pour un seul œil tandis que pour l'autre le point de fixation restait à 1°
à 5° de la limite du champ visuel perdu. Dans 33 cas les deux yeux conservaient leur point de fixation éloigné de la limite aveugle de 2° à 10° (ce dernier chiffre dans un cas seulement) la distance étant égale pour les deux yeux.
Dans 3 cas cette distance variait d'un œil à l'autre.

En d'autres termes, le champ maculaire peut être coupé en deux par la
ligne de démarcation (fig. 131) — auquel cas il y a une véritable hémianopsie
maculaire — ou bien, et plus fréquemment, le champ maculaire se trouve

tout entier compris dans la partie libre du champ visuel. Dans ce dernier cas
la ligne de démarcation peut ou bien s'infléchir suivant un trajet plus ou
moins demi-circulaire autour du point de fixation conservé (fig. 132) ou bien
s'écarter de la verticale sur une plus grande longueur (fig. 133).

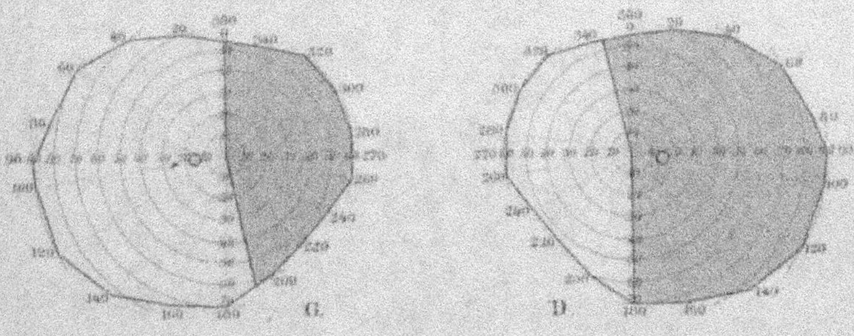

Fig. 130.

La conservation de tout le champ maculaire s'observant aussi bien dans
l'hémianopsie gauche que dans la droite, il est évident que, dans tous les cas
où cette conservation a lieu, elle est due à une innervation spéciale de la
région maculaire.

Ainsi que WILBRAND l'a le premier fait comprendre il faut de toute nécessité que chaque fovéa soit en connexion avec les deux centres visuels corticaux.

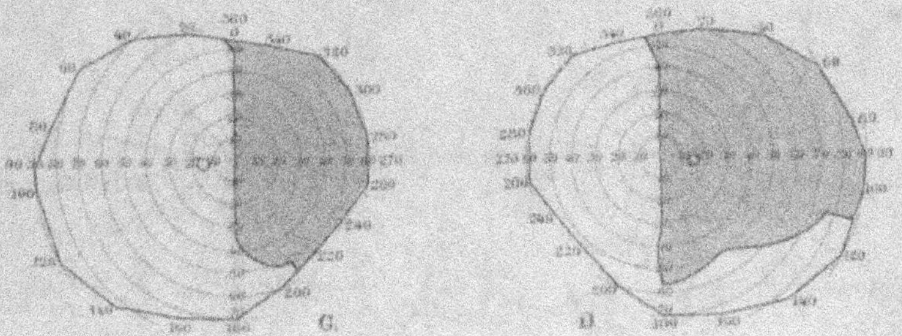

Fig. 131.

Hémianopsie homonyme droite incomplète. Ligne de démarcation passant par le point
de fixation.

Si la destruction complète de l'un d'eux n'influence aucune des deux fovéa
c'est qu'elles sont dans toute leur étendue en connexion avec le centre cortical resté sain. Chez beaucoup de personnes, la fovéa et souvent même une
bandelette rétinienne verticale comprenant toute la hauteur du champ visuel
et passant par la fovéa est donc en connexion avec les deux hémisphères. Au
point de vue des connexions avec les centres, il y a donc dans chaque rétine

une zone verticale d'innervation bilatérale se traduisant dans l'hémianopsie par un empiétement du champ conservé sur le champ aveugle,

C'est cette zone conservée que Wilbrand appelle « *überschüssiges Gesichtsfeld* » champ visuel en excès, la partie excédante appartenant toujours à la

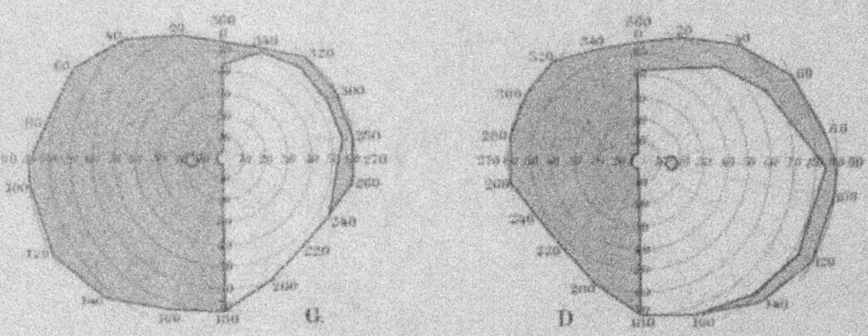

Fig. 132.

Hémianopsie gauche avec rétrécissement périphérique du champ visuel conservé. Ligne de démarcation contournant le point de fixation.

moitié conservée du champ visuel, ou en d'autres termes la partie voyante empiétant sur la partie aveugle de toute la largeur de la zone d'innervation bilatérale.

Acuité visuelle dans l'hémianopsie homonyme. — Dans beaucoup de cas, la vision centrale n'est pas diminuée, Wilbrand pense qu'il en est ainsi spécialement dans les cas où la ligne de démarcation passe par le point de fixa-

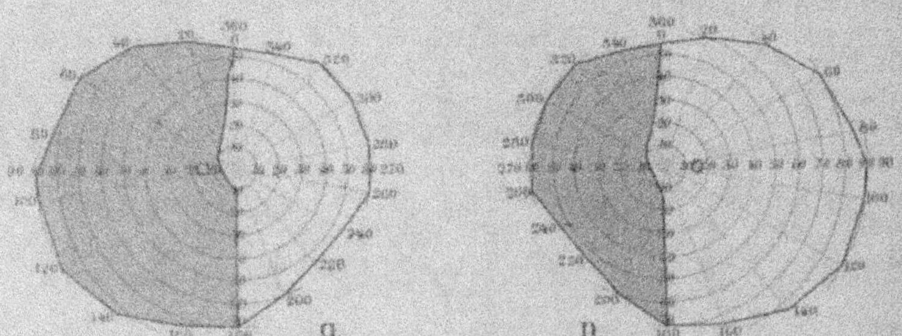

Fig. 133.

Hémianopsie gauche. Zone de « champ visuel en excès ».

tion. Dans ces cas, en effet, il n'y a pas de zone d'innervation bilatérale; chaque moitié de fovea est dans sa totalité en connexion avec un hémisphère, ce qui assure une acuité parfaite aux moitiés fovéales reliées à l'hémisphère sain. Au contraire, dans les cas nombreux où l'innervation maculaire est bilatérale, l'hémianopsie entraînerait une diminution de l'acuité visuelle. Dans ces cas en effet les éléments paralysés par la lésion centrale unilatérale se trouvent entremêlés dans toute la zone d'innervation bilatérale avec les éléments reliés au côté sain.

Il va sans dire que tous les cas d'hémianopsie ne se prêtent pas à l'étude précise de cette question. Les lésions centrales peuvent être multiples et modifier l'acuité visuelle par un autre mécanisme que celui qui a provoqué l'hémianopsie; de plus, l'acuité visuelle qui existait avant l'hémianopsie n'est généralement pas connue, on ne peut donc pas juger exactement de la déchéance.

Quoi qu'il en soit, l'acuité visuelle ne paraît généralement que peu ou pas influencée par le fait même de la limitation hémianopsique du champ visuel. Dans 93 cas WILBRAND l'a trouvée normale 42 fois. Dans 26 cas elle était diminuée, mais on en trouvait l'explication dans des anomalies du fond de l'œil. Mais dans les 25 cas restants il y avait diminution de l'acuité centrale sans cause appréciable à l'ophtalmoscope; il est vrai de dire que, chez 9 malades de cette dernière catégorie, l'un des yeux seul avait perdu l'acuité normale.

Dans les cas d'hémianopsie homonyme *simple*, toutes les fonctions visuelles sont normales dans la partie conservée du champ visuel; les limites de perception des diverses couleurs, le sens lumineux, ne sont pas modifiés. Cette intégrité fonctionnelle est en rapport avec l'intégrité anatomique du centre visuel correspondant.

Si l'étude de la vision dans le champ clairvoyant d'un hémianopsique montrait soit un rétrécissement, soit une dyschromatopsie *acquise*, il faudrait en conclure que l'appareil visuel intra-cérébral correspondant est lésé et qu'il ne s'agit plus d'une hémianopsie simple.

On voit par là que l'étude complète d'un hémianopsique ne doit pas se borner à la délimitation du champ aveugle, mais qu'il faut rechercher méthodiquement si les moitiés rétiniennes considérées comme intactes possèdent réellement toutes leurs fonctions.

Persistance des sensations lumineuses dans le champ aveugle des hémianopsiques. — Jusqu'à ces dernières années on pensait que toute perception lumineuse colorée ou non colorée était absolument supprimée dans le champ visuel hémianopsique. L. BARD (de Genève) a voulu s'assurer (1905) si cette affirmation ne reposait pas uniquement sur le fait que le patient ne distingue aucun objet dans l'un des champs latéraux. C'est en effet simplement sur cette absence de perception que l'on établit le tracé du champ visuel conservé et par exclusion les limites du champ aveugle.

Il a examiné à ce sujet trois malades présentant une hémianopsie absolue, typique, déterminée du reste chez chacun d'eux par des lésions de siège différent (une hémianopsie intermédiaire, une corticale, une basilaire). Des expériences variées lui ont montré d'une façon concordante que la sensation lumineuse était, dans ces trois cas, conservée dans la partie dite aveugle du champ visuel et que même les différences d'intensité lumineuse y étaient assez exactement appréciées. Ainsi par exemple, dans une chambre noire rectangulaire, un bec Auer est placé sur la ligne médiane, derrière la tête du patient.

L'éclairage est déclaré égal des deux côtés (donc, de toute évidence, les deux demi-rétines *paralysées* voient encore la lumière). De plus, dès que la lampe est notablement déplacée d'un côté ou de l'autre, le patient signale l'inégalité d'éclairage qui en résulte (donc, non seulement la lumière est vue, mais encore son intensité appréciée dans la moitié *aveugle* du champ visuel).

Dans un cas d'hémianopsie droite datant de près d'un an chez une femme de quarante-deux ans et probablement due à une lésion très limitée du lobe occipital, nous avons pu faire des observations confirmatives de celles de Bard. Une petite lampe électrique, à surface éclairante très limitée, était promenée le long de l'arc du périmètre en regard du champ anopsique. Or la lumière était perçue jusqu'aux limites normales de ce champ; la malade indiquait sans erreur l'allumage et l'extinction de la lampe. Ce qui montre bien qu'il ne s'agissait nullement ici d'une diffusion de la lumière sur la partie voyante de la rétine, c'est que la malade avait parfaitement conscience que la source lumineuse éclairait son champ aveugle, en d'autres termes projetait exactement dans l'espace cette source lumineuse. Contre la même objection possible, Bard a invoqué le même argument qui nous paraît inattaquable. Il est certain que si le malade dont on illumine le champ aveugle ne voyait que par diffusion de la lumière sur la demi-rétine voyante, il localiserait la source lumineuse dans le champ conservé, et non à sa place réelle dans le champ aveugle.

Voici enfin une expérience de Bard qui montre que si la perception de la lumière est conservée dans le demi-champ aveugle, la couleur n'y est pas perçue. Dans une chambre noire, une lampe électrique de couleur rouge ou bleue était placée en arrière et au-dessus de la tête : le malade déclare d'une part que l'éclairage est égal des deux côtés, d'autre part que d'un côté il est rouge (ou bleu), de l'autre qu'il est incolore.

Des recherches plus étendues montreront avec quelle fréquence se réalise cette dissociation des fonctions rétiniennes dans l'hémianopsie (suppression de toute perception des formes et des couleurs, conservation de la perception de la lumière brute), ou même si cette dernière perception n'est pas toujours conservée tant que l'un des hémisphères est intact au point de vue de son appareil visuel intracérébral.

Quant à l'interprétation anatomique du fait, nous n'en possédons encore aucune qui soit satisfaisante.

HÉMIANOPSIES INCOMPLÈTES. — *Quadrants anopsiques homonymes.* — Cette forme d'hémianopsie incomplète ou partielle paraît être généralement précédée d'une hémianopsie complète dont elle représente un reliquat généralement définitif. En voici des exemples empruntés à Wilbrand :

Un homme de soixante ans fut atteint d'une hémianopsie gauche, puis d'une hémiplégie gauche qui disparut rapidement, tandis qu'au bout de deux jours l'hémianopsie se réduisait à une perte des deux quadrants supérieurs gauches des champs visuels (fig. 134). On remarquera que les quadrants perdus s'étendent jusqu'à la périphérie, que leur angle central reste éloigné de

6° à 7° du point de fixation, que la limite inférieure n'est pas tout à fait horizontale et que surtout elle n'atteint pas l'horizontale passant par le point de
fixation; la partie du champ visuel perdu est donc inférieure à un quart de
l'étendue totale.

Dans un cas analogue, les quadrants anopsiques n'étaient pas absolument

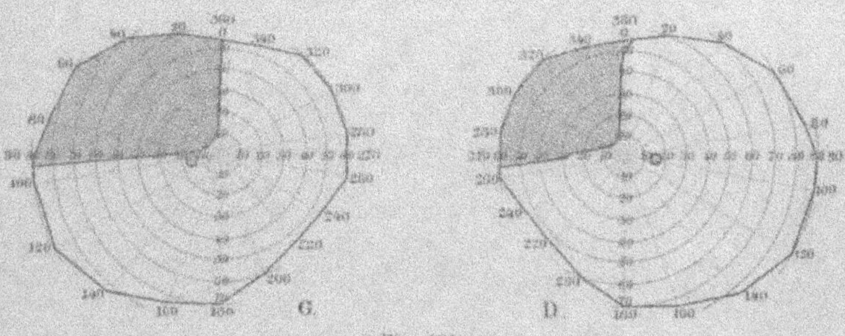

Fig. 134.

concordants, l'acuité visuelle était normale, le malade se plaignait seulement
de ne pas voir le coin supérieur droit du livre qu'il lisait (quadrants anopsiques supérieurs droits).

Des hémianopsies incomplètes en secteurs plus grands que le quart du
champ visuel peuvent également être observées.

On a enfin observé des hémianopsies intermédiaires en quelque sorte

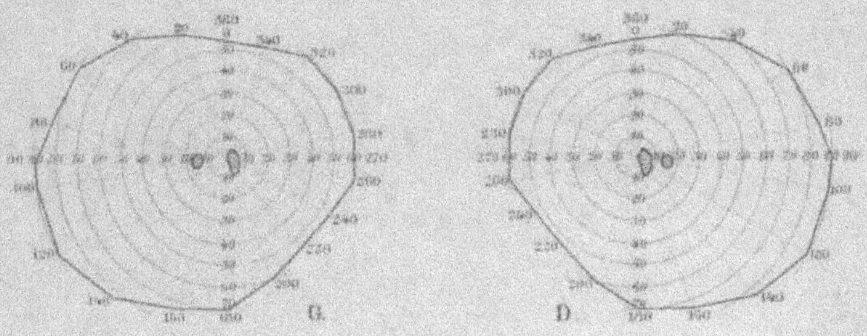

Fig. 135.

entre les hémianopsies complètes et les quadrants anopsiques, en ce sens que,
dans une étendue plus ou moins grande du champ anopsique, la rétine avait
conservé ou recouvré une partie de ses fonctions, par exemple la perception
des mouvements de l'index périmétrique.

Scotomes hémianopsiques. — Ce sont des hémianopsies frustes, frag-
mentaires. Deux moitiés homonymes des champs visuels, au lieu d'être
perdues entièrement comme dans l'hémianopsie typique, présentent seulement un scotome d'étendue et de situation variables, mais ayant ce caractère

essentiel d'être placés symétriquement du même côté du point de fixation. Dans le champ visuel binoculaire, ces scotomes coïncident, se recouvrent d'une façon rigoureusement exacte ou seulement approximative. On conçoit bien par là leur nature de trouble hémianopsique, c'est-à-dire représentant dans les deux champs visuels l'anesthésie provoquée par une lésion unique

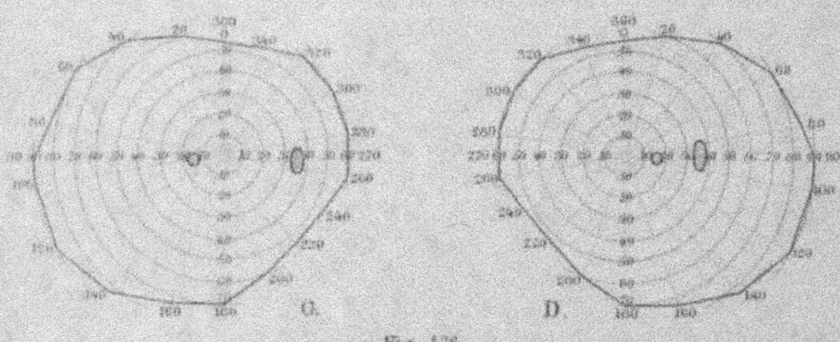

Fig. 136.

ou unilatérale de l'écorce visuelle, ou des conducteurs optiques, lésion qui, par suite de la semi-décussation chiasmatique retentit symétriquement dans les moitiés homonymes des champs visuels.

Ces scotomes peuvent être paracentraux, toucher le point de fixation et alors être perçus par le malade, au moment de leur production, comme un trouble subit de la vision centrale, ou bien avoir une situation plus ou moins

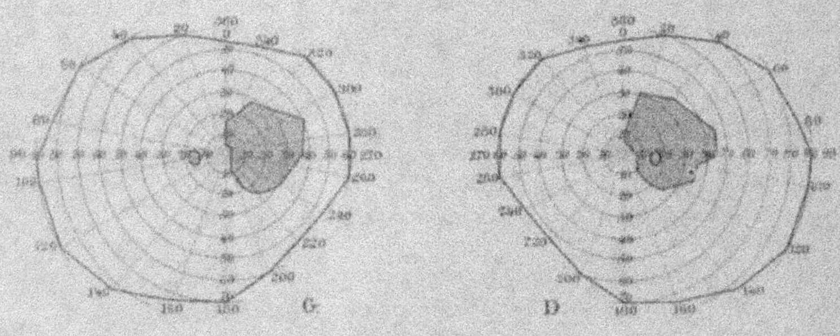

Fig. 137.

excentrique et passer plus facilement inaperçus. Leur étendue est également très variable : les uns n'ont que quelques degrés, les autres simulent presque une hémianopsie en quadrant dont rien du reste ne les distingue, à part les dimensions.

Voici le résumé de quelques cas empruntés à FOERSTER et à WILBRAND :

1. Scotome paracentral (représenté fig. 135) reconnu stationnaire pendant quatre ans, sans aucune complication ou accompagnement (pas d'étiologie reconnue).

II. Scotomes hémianopsiques homonymes droits en forme d'une petite lacune de 7 à 8° siégeant sur l'horizontale, passant par le point de fixation à 32° de ce point central. V = 1/2. Le malade ne croit mal voir que de l'œil droit. Diabète (fig. 136).

III. Grands scotomes hémianopsiques homonymes droits à limite cen-

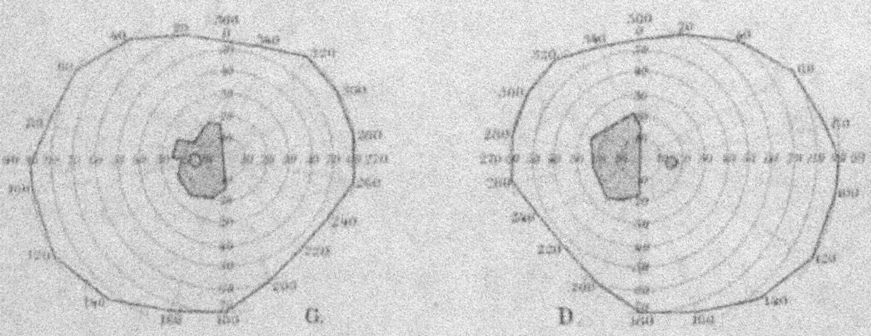

Fig. 135.

trale approchant le point de fixation à quelques degrés, à limites périphériques n'atteignant pas la périphérie du champ visuel. V = 1/2. Urines très denses, sans sucre (fig. 137).

IV. Scotomes hémianopsiques homonymes gauches absolus, touchant le point de fixation, s'étendant de 25° en dehors. Soupçonnés par Fœrster parce que le malade se plaignait de perdre le début de la ligne en lisant;

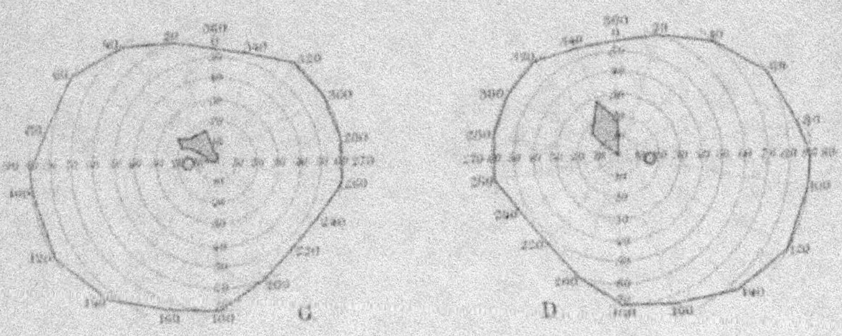

Fig. 139.

constatés presque sans modifications de 1871 à 76. A cette époque, le malade devint diabétique (fig. 138).

V. Petits scotomes hémianopsiques homonymes gauches; la situation et la forme des deux lacunes visuelles ne sont pas absolument concordantes. Le malade se plaignait d'un trouble dans la lecture survenu subitement depuis quelques jours; les lettres étaient mal vues à gauche du point fixé. Le scotome se modifie peu au cours de trois années, mais le sujet d'abord bien portant subit au bout de ce temps une véritable déchéance intellectuelle et physique. Ni albumine ni sucre (fig. 139).

En somme, les petites lésions de l'écorce ou des radiations optiques qui déterminent ces scotomes, ne s'accompagnent généralement pas de symptômes nerveux importants, et même ne paraissent pas se compliquer très souvent de pareils symptômes. Mais leur pronostic est sérieux parce qu'ils révèlent le début d'une dégénérescence du système vasculaire.

Hémiamblyopie Hémiachromatopsie — Ce sont là des états généralement transitoires et qui précèdent l'hémianopsie absolue. Ils correspondent très probablement à des lésions ou compressions moins complètes, moins destructives que celles qui déterminent l'hémianopsie proprement dite. Voici

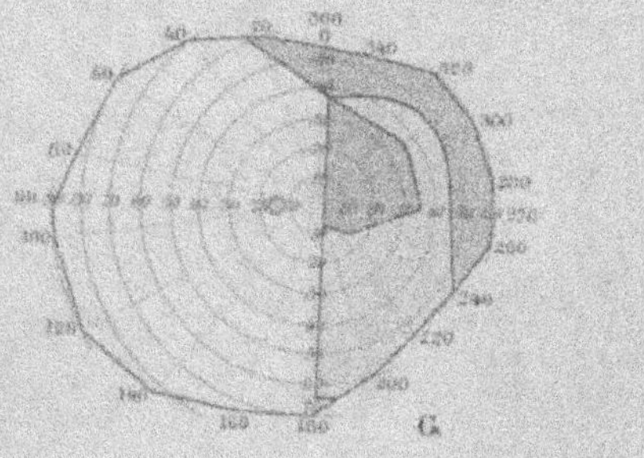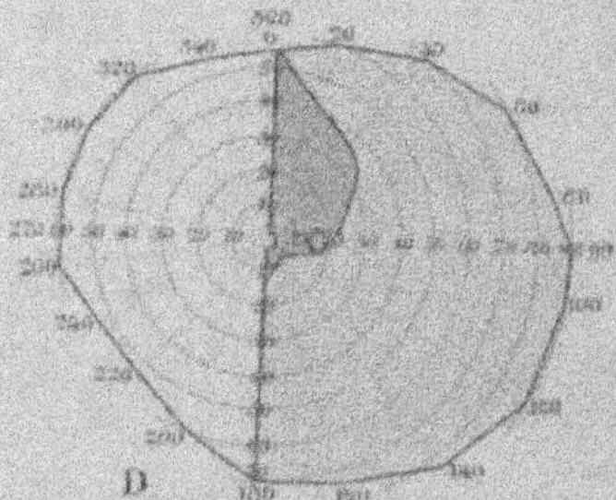

Fig. 140.

Hémiachromatopsie (grisé clair) avec lacunes asymétriques au niveau desquelles l'anopsie est complète (grisé foncé).

un fait de cet ordre emprunté à VIALET : chez un malade atteint de troubles visuels récents, l'étude du champ visuel révèle une hémianopsie droite. Cette hémianopsie n'est pas absolue (hémiamblyopie)…, placés dans la moitié droite des champs visuels, les objets y semblent plus obscurs, moins nets que dans l'autre moitié. Dans cette même moitié droite, aucune couleur n'est perçue, il y a hémiachromatopsie droite absolue. Les couleurs les plus vives ne produisent que l'impression du gris…, les objets colorés placés au point de fixation semblent n'être colorés que dans leur moitié gauche, même si l'on veut à éclairer avec plus d'intensité leur moitié droite. Examiné à nouveau vingt jours plus tard, le malade présentait une hémianopsie droite absolue.

De ce fait et d'autres faits similaires, on doit conclure que, si des troubles de la vision des couleurs apparaissent dans le champ conservé, il faut craindre qu'une seconde hémianopsie ne vienne compliquer la première.

On connaît un certain nombre de cas d'hémiachromatopsie avec perte de toutes les fonctions visuelles dans un quadrant du demi-champ achromatopsique (fig. 140).

En d'autres termes, une anopsie en quadrant se compliquait d'achromatopsie dans le reste du demi-champ visuel altéré. Dans plusieurs cas d'hémiachromatopsie, le quadrant, totalement anopsique, était unilatéral (fig. 141).

Par l'exemple de ces cas d'hémianopsie qui s'éloignent plus ou moins des formes typiques, on voit qu'il ne faut pas faire de ces dernières un type absolu et exclusif. Comme tout symptôme, l'hémianopsie comporte des degrés correspondant à des différences dans la lésion. La loi de symétrie des demi-champs anopsiques n'est même pas toujours respectée puisque l'on peut voir des cas tels que celui de la figure 141, où l'anopsie d'un secteur n'est complète que dans l'un des demi-champs visuels obnubilés. Et dans divers cas analogues, cette anopsie complète d'un secteur ne s'est pas montrée située toujours du même côté par rapport à la lésion; tantôt elle correspond au faisceau croisé et tantôt au faisceau direct.

HÉMIANOPSIES COMPLIQUÉES. — *A*) On a quelquefois observé des *hémianopsies homonymes accompagnées d'un rétrécissement concentrique du champ*

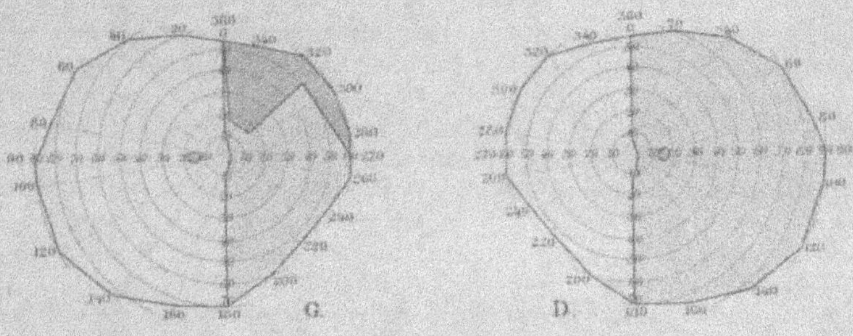

Fig. 141.

visuel conservé. FOERSTER, dans un pareil cas, constata à plusieurs reprises que la ligne verticale de séparation entre la partie conservée et la partie perdue des champs visuels ne subit aucune modification, tandis qu'au contraire le rétrécissement concentrique présenta des variations considérables. A la nécropsie on trouva d'importantes lésions du lobe occipital, mais pas de lésions du chiasma ni des bandelettes; rien par conséquent qui expliquât le rétrécissement concentrique du champ visuel conservé.

B) Hémianopsie homonyme avec anopsie en quadrant dans le champ visuel conservé (anopsie dans les trois quarts homonymes des champs visuels).

Voici un exemple d'un pareil cas emprunté à SACHS. Une femme de vingt-deux ans, atteinte d'une insuffisance mitrale récente, éprouva, après un violent refroidissement, des troubles de la vue : la vision n'était conservée que dans le quadrant inférieur gauche des champs visuels (fig. 142). Au bout de quelques jours, la perception lumineuse reparut dans le quadrant supérieur gauche, mais les doigts ne pouvaient encore y être comptés. Plus tard, il ne subsista plus qu'une hémianopsie homonyme droite.

Il est évident qu'en pareil cas l'appareil optique intracérébral du côté gauche a été momentanément influencé par la lésion. En ce qui concerne le pronostic de semblables faits, il est évidemment de première importance de

déterminer si l'anopsie partielle du champ visuel conservé est un phénomène
de début — auquel cas on peut, d'après l'exemple précédent et quelques autres,
espérer la voir rétrocéder — ou bien si, au contraire, c'est là une anopsie en
quadrant qui vient se surajouter à une hémianopsie persistante, on peut
alors craindre l'extension du processus morbide à l'hémisphère jusque-là
indemne.

Troubles subjectifs de la vision chez les hémianopsiques. — Un malade
peut être hémianopsique sans le savoir; aussi faut il dans beaucoup de cas
rechercher systématiquement l'hémianopsie chez des personnes qui nient
toute altération de leur vision. Mais il est très exagéré de dire avec certains
auteurs que les hémianopsiques n'ont jamais conscience d'un trouble visuel.
Tout d'abord ils peuvent en être avertis par des sensations subjectives qui
attirent vivement leur attention. Un malade cité par Förster commença par
voir dans la partie supérieure droite de son champ visuel des photopsies
auxquelles succéda un scotome dans la même région, scotome dont le malade
avait du reste parfaitement conscience parce qu'il lui faisait perdre de vue le
coin supérieur droit du livre qu'il lisait.

Presque toujours, quand l'hémianopsie s'établit brusquement, le malade
a parfaitement conscience d'un trouble visuel. Souvent il se plaint d'une gêne
dans la lecture. A droite ou à gauche du point fixé, suivant les cas, les lettres
sont troubles, mal vues, effacées, le malade ne peut facilement trouver le
commencement des lignes (hémianopsie gauche), ou bien il suit mal la ligne
(hémianopsie droite).

De pareils troubles doivent toujours faire examiner le champ visuel au
périmètre et l'on trouvera généralement soit des hémianopsies typiques, soit
des scotomes hémianopsiques. On reconnaîtra ainsi la nature de troubles
visuels qui sans l'examen périmétrique resteraient complètement inex-
pliqués.

Il ne faut pas s'attendre à ce que le malade qui accuse un pareil trouble
de la vue admette la nature hémianopsique, c'est-à-dire binoculaire de ce
trouble. Presque toujours au contraire l'hémianopsique rapporte son trouble
visuel à un seul œil, celui dont le champ temporal est perdu. Par exemple
un malade qui ne voit pas vers la droite croit que seul son œil droit est en
cause. Cela paraît résulter tout simplement de l'ignorance où sont presque
tous les hommes de la part que prend l'œil gauche à la vision à droite et
réciproquement.

Hallucinations hémianopsiques homonymes. — On observe quelquefois
des hallucinations de la vue dans la partie abolie du champ visuel. Une
malade de Colman, atteinte d'hémianopsie gauche, voyait une foule de visages
dans son champ visuel aveugle; elle avait parfaitement conscience de la
nature hallucinatoire de ces visions. Dans un cas de Petrén, les hallucinations de la vue (squelettes) n'apparaissaient que dans la moitié des deux
champs visuels droits, ne dépassant jamais la ligne de démarcation des deux
moitiés saine et aveugle des champs visuels. Petzel cite le cas d'un malade
atteint d'hémianopsie homonyme droite complète qui, dix jours après l'éta-

blissement de ce trouble visuel, eut des hallucinations visuelles dans les moitiés droites abolies des champs visuels. Il voyait des hommes, des mouches, des araignées et autres insectes.

Chez d'autres malades, les objets ainsi vus apparaissent comme coupés en deux, la partie vue correspondant comme dans le cas précédent à la moitié aveugle du champ visuel.

Tout ceci concerne les hallucinations visuelles chez les malades déjà atteints d'hémianopsie. Mais on peut observer aussi de pareilles hallucinations comme symptôme précédant l'hémianopsie. « De même qu'une lésion destructive unilatérale du lobe occipital détermine une hémianopsie bilatérale homonyme affectant de cécité partielle les deux moitiés correspondantes du champ visuel, une lésion irritative unilatérale des mêmes régions doit

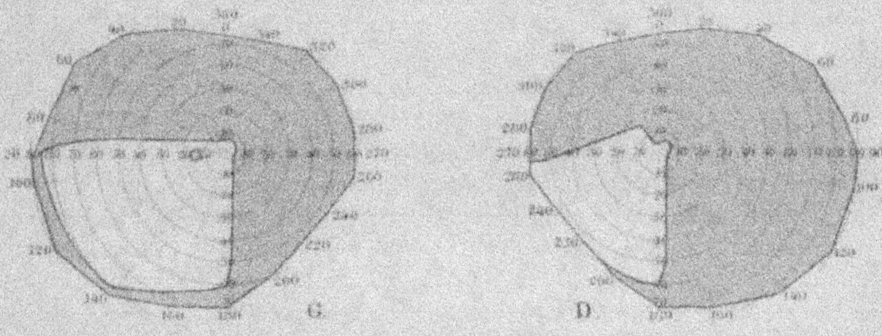

Fig. 142.

déterminer une hallucination bilatérale homonyme affectant partiellement les champs visuels des deux yeux[1]. » Mais le malade croit volontiers à une hallucination unilatérale, pour les mêmes raisons qu'il rapporte habituellement son hémianopsie à un seul œil.

LES HÉMIANOPSIES SUIVANT LE SIÈGE DE LA LÉSION. — L'hémianopsie latérale homonyme peut être provoquée par toutes les lésions qui intéressent les voies optiques, de l'origine chiasmatique de la bandelette au pôle occipital, trajet qui comprend la bandelette, le corps genouillé externe, les radiations optiques et le centre cortical. A ces subdivisions anatomiques correspondent les hémianopsies *basales* (bandelette), *sous-corticales* (ganglions de la base et radiations thalamiques) et *corticales*.

Les symptômes observés présentent-ils des différences suivant la localisation de la lésion en des points différents de la voie optique?

Nous allons examiner la question au point de vue : 1° du symptôme hémianopsie; 2° des troubles associés, soit *pupillaires*, soit *paralytiques moteurs et sensitifs*, soit enfin *aphasiques*.

En ce qui concerne le trouble visuel lui-même, on n'admet plus l'opinion de l'oxasrea qui croyait à une lésion de la bandelette quand la ligne de démar-

[1] J. Soury. Syst. nerveux.

cation des moitiés saine et aveugle du champ visuel passait par le point de fixation, et à l'origine cérébrale des cas où le champ conservé empiète de quelques degrés sur le champ perdu.

Ces différences sont actuellement considérées comme dépendant de dispositions anatomiques individuelles (Wilbrand).

En somme l'hémianopsie basale paraît, en tant que délimitation périmétrique, identique aux hémianopsies sous-corticales et corticales.

Mais en ce qui concerne les scotomes hémianopsiques homonymes, beaucoup d'auteurs pensent qu'ils ne peuvent être absolument congruents que dans le cas de lésion corticale. Dans la bandelette notamment les fibres visuelles ne seraient pas encore assez régulièrement agencées en couples de fibres droites et gauches pour qu'une lésion siégeant à ce niveau pût interrompre simultanément les fibres émanées de points identiques des deux rétines. Une lésion limitée de la bandelette paralyserait des îlots rétiniens incomplètement congruents à l'encontre des petites lésions corticales qui réaliseraient les scotomes rigoureusement symétriques. Mais ce sont là encore des vues purement théoriques et il faut très probablement compter ici encore avec des différences individuelles de constitution de la voie optique.

En résumé, nous n'avons dans la périmétrie aucun moyen de reconnaître à quel segment de la voie optique appartient la lésion tant qu'il s'agit d'hémianopsie homonyme pure, qu'elle soit du reste complète ou réduite à un scotome.

Au contraire l'étude des phénomènes associés à l'hémianopsie va nous fournir des données importantes, sinon toujours décisives, pour le diagnostic du siège de la lésion.

Réaction pupillaire hémianopsique. — Dans le chapitre X du premier volume de ce traité, nous avons indiqué qu'il existe très probablement dans le nerf optique et la bandelette des fibres qui ne servent pas à la vision et constituent la voie centripète de l'appareil pupillo-moteur. Elles formeraient, d'après Hensen, un faisceau spécial occupant le bord supéro-interne de la bandelette et se terminant probablement dans le tubercule quadrijumeau antérieur.

On conçoit donc qu'une lésion des voies optiques siégeant en avant du tubercule quadrijumeau antérieur doit altérer la réaction pupillaire à la lumière, tandis qu'une lésion des radiations optiques ou de l'écorce visuelle restera sans influence sur cette même réaction. Et de fait, dans la grande majorité des hémianopsies et même dans la double hémianopsie (cécité corticale), les pupilles réagissent parfaitement (sauf lésions associées, par exemple lésions de la 3e paire) et cela d'une façon égale, que l'on éclaire la moitié sensible ou la moitié paralysée de la rétine. Wilbrand (1881) et Wernicke (1888), guidés par cette conception des fibres pupillaires, ont admis que dans les hémianopsies par lésions basilaires la pupille ne devait se contracter que par illumination de la moitié sensible de la rétine, tandis qu'elle reste immobile dans l'éclairage de la moitié anesthésique.

Dans la recherche de cette réaction pupillaire hémianopsique interviennent des difficultés techniques qui ont porté beaucoup d'observateurs à restreindre singulièrement son importance pratique pour le diagnostic du siège des hémianopsies. Peut-on limiter suffisamment l'éclairage de la rétine pour que l'on soit assuré que la moitié voyante ne sera pas influencée par la lumière dirigée sur la partie anesthésique ? Assurément on peut faire former sur la rétine l'image nette d'une flamme en utilisant des lentilles appropriées à la réfraction de l'œil examiné. Mais pour obtenir une réaction pupillaire nette, il faudra que cette image ait une grande intensité lumineuse, et, dans ce cas il y aura nécessairement (plus ou moins suivant le degré de pigmentation de l'œil) une diffusion de la lumière qui influencera aussi la partie voyante de la rétine. Voici donc une première difficulté technique qui paraît suffisante à beaucoup d'observateurs pour expliquer la rareté des cas dans lesquels on peut observer une réaction hémianopsique nette.

Hænsell exprime une opinion tout analogue : « un éclairage limité à une région de la rétine est impossible. Dès que la pupille est éclairée, la région rétinienne qui voit et peut donner naissance à des réflexes est également éclairée. Donc, dans l'éclairage le plus soigneux des régions de rétine réellement privées de réflexes, il doit se produire aussi une faible réaction pupillaire, et il faut simplement se demander si la réaction pupillaire est plus faible par l'éclairage de la partie anesthésique que de la partie voyante de la rétine. Question bien difficile à trancher à cause des oscillations perpétuelles de la pupille. »

On pourrait songer en pareil cas à utiliser les sensations même du malade. S'il perçoit de la lumière quand on fait tomber l'image de la source lumineuse sur la moitié anesthésique de sa rétine, la production d'une réaction pupillaire semble pouvoir être attribuée à la diffusion de la lumière sur la partie voyante. S'il n'en perçoit pas, au contraire la présence ou l'absence d'une réaction pupillaire deviendra tout à fait probante. Mais les constatations de Baas sur la persistance de la sensation lumineuse dans le champ aveugle des hémianopsiques viennent compliquer la question. Chez un des malades où il a constaté cette persistance de la sensation lumineuse, et dont l'hémianopsie devait être attribuée à une compression de la bandelette d'après les symptômes associés, la réaction pupillaire hémianopsique existait, c'est-à-dire que chez ce malade dont les moitiés gauches des rétines appréciaient encore l'intensité lumineuse, la réaction pupillaire faisait défaut dans l'éclairage de ces mêmes régions rétiniennes, tandis qu'elles se manifestent par l'illumination des moitiés droites dont les fonctions visuelles étaient entièrement conservées.

En réalité la réaction pupillaire hémianopsique est un symptôme rare mais dont l'existence n'est niée que par les auteurs n'ayant pas eu l'occasion d'en observer des cas bien nets. C'est ainsi que Monax qui l'avait recherchée en vain chez un grand nombre d'hémianopsiques put un jour la constater avec une évidence incontestable chez un malade dont une volumineuse tumeur comprimait la bandelette. Cette localisation fut vérifiée à la nécropsie.

En résumé, si l'on parvient dans un cas d'hémianopsie à constater nettement une immobilité ou seulement une paresse hémianopsique de la pupille, cela plaidera évidemment en faveur d'une hémianopsie basilaire. Mais l'absence de pareille réaction, c'est-à-dire la conservation des réflexes pupillaires pour tout l'éclairage de la rétine ne pourra cependant, pour les raisons précitées (diffusion de la lumière dans les yeux peu pigmentés, etc.), faire rejeter absolument un pareil diagnostic topographique.

Autres symptômes associés aux hémianopsies basales. — Dans un cas de SAMELSOHN il n'y avait pas hémianopsie absolue, mais seulement hémiachromatopsie : l'autopsie montra un gliosarcome de la bandelette (qui sans doute n'entraînait qu'une compression des fibres optiques, non leur destruction) avec prolongement dans le thalamus et les tubercules quadrijumeaux, intégrité complète de l'écorce et des radiations optiques. Dans un cas de LEYDEN, chez une vieille femme atteinte d'hémiplégie gauche avec ptosis gauche et forte déviation des yeux vers la droite, il y avait une hémianopsie gauche avec réaction pupillaire hémianopsique particulièrement nette ; les pupilles ne se contractaient que dans l'éclairage des moitiés gauches des rétines. En conséquence on localisa le foyer en avant des tubercules quadrijumeaux. La nécropsie montra un foyer de ramollissement dans le noyau lenticulaire droit s'étendant jusque dans le pédoncule cérébral et la bandelette du même côté.

Voici un cas de BABB, sans vérification nécropsique il est vrai, mais présentant les attributs classiques de l'hémianopsie basale.

Un homme de trente-cinq ans est atteint d'hémianopsie droite avec amblyopie générale très prononcée, plus accusée à l'œil gauche par œdème de la papille et névrite optique. L'affection a débuté il y a trois ans par des céphalées et des vomissements ; l'évolution et les symptômes permettent d'affirmer qu'il s'agit d'une tumeur cérébrale de la base, probablement d'un tubercule solitaire ; l'hémianopsie doit être due à une lésion de la bandelette optique et classée comme hémianopsie basilaire. Le phénomène de WERNICKE existe, c'est-à-dire que la réaction de la pupille à la lumière fait défaut dans l'éclairage latéral droit.

L'hémianopsie n'est pas très rare dans la méningite syphilitique basilaire. Il est vrai que le symptôme n'existe pas toujours ici à l'état pur, se complique fréquemment d'amblyopie, de rétrécissement de la partie conservée du champ visuel ou enfin peut faire place à l'hémianopsie bitemporale et même à la cécité. Aux symptômes anciennement connus il faut aujourd'hui ajouter les renseignements fournis par la ponction lombaire qui en cas de méningite montrerait des mononucléaires en plus ou moins grande abondance.

Rappelons enfin que l'hémiplégie est assez fréquemment associée à l'hémianopsie de cause basilaire : la même lésion qui comprime ou détruit la bandelette peut agir de même sur le pédoncule cérébral et déterminer une hémiplégie qui est croisée par rapport à la lésion et par conséquent située du même côté que la lacune hémianopsique du champ visuel.

HÉMIANOPSIES SOUS-CORTICALES OU INTERMÉDIAIRES. — Nous avons vu au chapitre de l'anatomie de l'appareil visuel intercérébral (T. I, p. 749-50) que seul le corps genouillé externe contient les fibres visuelles, que seules par conséquent ses lésions peuvent déterminer l'hémianopsie. Cependant les hémorrhagies du pulvinar, en comprimant la partie *supérieure* du corps genouillé externe, peuvent d'après HENSCHEN, déterminer une anesthésie des quarts supérieurs homonymes des deux rétines et dans le champ visuel une anopsie en quadrants homonymes inférieurs. Ces troubles sont généralement passagers et seule la destruction du corps genouillé peut parmi toutes les lésions des ganglions de la base déterminer une hémianopsie persistante.

Les hémianopsies intermédiaires s'accompagnent, plus fréquemment encore que les hémianopsies basales, d'hémiplégie et surtout d'hémianesthésie croisée. D'après DÉJERINE et LONG, la région intra-cérébrale dont la lésion détermine le plus sûrement l'hémianesthésie croisée, c'est la partie inféro-externe de la couche optique qui n'est séparée du corps genouillé externe que par le segment postérieur de la capsule interne. On voit que sur un petit espace sont réunis à ce niveau les organes dont les lésions se traduisent par la triade symptomatique signalée plus haut.

HÉMIANOPSIES CORTICALES. — Nous entendons par là celles qui sont dues à une destruction du centre visuel cortical à la face interne de la pointe du lobe occipital. Car il ne faut pas comprendre dans cette même catégorie les hémianopsies résultant de lésions corticales de la face convexe du lobe occipital, lésions qui ne déterminent le trouble visuel que si elles pénètrent dans la substance blanche et sectionnent les radiations thalamiques.

Les hémianopsies corticales ainsi comprises peuvent incontestablement exister à l'état de symptôme isolé, bien que le fait soit rare. Bien plus fréquemment elles font partie d'un cortège de symptômes cérébraux plus ou moins complexes.

Sur 58 cas d'hémianopsie latérale homonyme par lésion du centre cortical, 49 présentaient divers symptômes cérébraux associés parmi lesquels prédominait l'hémiplégie souvent associée à l'hémianesthésie et quelquefois à l'aphasie (surtout dans le cas d'hémianopsie droite). 26 fois ces symptômes cérébraux associés étaient sous la dépendance de foyers distincts de celui qui avait déterminé l'hémianopsie. Dans une quinzaine de cas au contraire un seul foyer avait déterminé à la fois l'hémianopsie et les symptômes associés. Il s'agissait alors le plus souvent de tumeurs volumineuses (généralement accompagnées d'une névrite optique) plusieurs fois d'abcès cérébraux, exceptionnellement d'hématome étendu de la dure-mère ou d'un vaste foyer de ramollissement.

Dans les 9 cas d'hémianopsie sans association symptomatique il n'y avait lésion occipitale unique que dans 5 cas. Dans les 4 autres il existait indépendamment de la lésion occipitale d'autres lésions cérébrales disséminées qui n'avaient pas donné lieu à des symptômes appréciables.

En résumé, il est rare qu'une hémianopsie corticale ne soit pas accompagnée d'autres symptômes cérébraux relevant de localisations toutes différentes. Cela est dû à la nature habituelle de la cause de ces lésions, l'artério-sclérose qui se dissémine sur plusieurs artères. Une tumeur constitue plus facilement un foyer unique ; la névrite optique la décèle en général.

Troubles du langage associés à l'hémianopsie droite. — De même que l'hémiplégie droite et pour des raisons de même ordre, l'hémianopsie droite est fréquemment associée à des troubles du langage, cécité verbale, agraphie, etc.

Voici à ce sujet un exemple clinique très instructif que nous empruntons à Déjerine et Vialet.

Un homme de soixante-huit ans, jusque-là bien portant, a pendant deux jours des sensations d'engourdissement et des faiblesses dans le bras et la jambe du côté droit, puis s'aperçoit brusquement qu'il ne peut plus lire un seul mot, tout en distinguant aussi nettement qu'auparavant les objets et les personnes qui l'entourent, et n'ayant en outre aucun trouble de la parole ni de l'écriture. Acuité visuelle, 0,8. Hémianopsie droite non absolue, les objets sont vus obscurs dans la moitié droite du champ visuel, la vision des couleurs y est abolie. Le sens chromatique dans la vision directe est parfait.

Le malade ne reconnaît ni les lettres (cécité littérale), ni les mots (cécité verbale[1]) : un A est pour lui un chevalet, un Z un serpent, etc. Il peut tout au plus reconnaître une lettre en la dessinant du geste, et c'est alors le sens musculaire qui réveille le nom de la lettre. Il copie les lettres en les dessinant et du reste incorrectement et sans pouvoir se relire. L'écriture sous dictée est facile, mais parce qu'il n'a plus, comme il le dit lui-même, le *contrôle des yeux*, il écrit d'une manière un peu hésitante, ne retrouve pas les fautes qu'il fait en écrivant, ne sait plus où reprendre sa dictée si on l'interrompt. Bref il ne peut absolument pas se relire et préfère écrire les yeux fermés car en regardant ce qu'il écrit il s'embrouille. De mémoire et spontanément il écrit ce qu'il veut, toujours sans pouvoir se relire, « je sais cependant écrire des lettres, dit-il, je les vois, pourquoi ne puis-je les lire? »

En résumé, hémianopsie droite (qui est devenue absolue), cécité verbale pure ; écriture sous dictée et spontanée conservés, copie en dessinant et sans comprendre (symptôme facile à interpréter comme équivalant à la cécité verbale), pas trace de surdité verbale, ni d'aphasie motrice. Cécité musicale, le malade qui déchiffrait facilement ne peut plus le faire. Par contre la lecture des chiffres et le calcul sont conservés; intelligence parfaite.

Cet état dure pendant un peu plus de quatre ans sans modification notable. Au bout de ce temps le malade est repris de phénomènes hémiplégiques droits transitoires, devient subitement aphasique (paraphasie) *et ne peut plus écrire*. L'intelligence est cependant parfaitement conservée; pas de surdité verbale. Mort dans le coma quelques jours plus tard.

La nécropsie montra : 1° un ramollissement ancien de la pointe du lobe

---

[1] Bien que consacré par l'usage, le terme de *cécité verbale* est tout à fait défectueux parce qu'il accole un terme visuel et un terme auditif. Traduit littéralement il signifie *perte de la vision de la parole parlée*. Or ce qu'il prétend exprimer, c'est la perte de la mémoire des signes de l'écriture ; il faudrait donc dire *cécité graphique*.

occipital et des lobes lingual et fusiforme ; 2° un foyer de ramollissement récent occupant principalement la partie postéro-inférieure du lobule pariétal inférieur et le pli courbe. L'examen microscopique montra : 1° une atrophie des lobules lingual et fusiforme ; 2° une interruption de la partie interne des radiations de Gratiolet ; 3° la destruction du gros faisceau d'association longitudinal inférieur.

Les deux premières lésions expliquent l'hémianopsie, la destruction de la partie interne des radiations de Gratiolet complète en quelque sorte ce que la lésion corticale aurait eu, semble-t-il, d'insuffisant pour produire une hémianopsie complète.

Reste à expliquer d'abord la cécité verbale pure et ensuite l'agraphie des derniers jours.

La cécité verbale pure (perte de la lecture et par suite de la copie ; l'écriture spontanée et sous dictée étant parfaitement conservée) semble impliquer une interruption sur le trajet des fibres associant les impressions visuelles du centre visuel cortical au centre de la mémoire visuelle des mots situés dans la zone du langage.

L'examen anatomique montrant une interruption du faisceau d'association occipito-temporal, il devient très probable que telle est en effet la voie chargée de mettre en communication le centre cortical visuel et la zone du langage (centre de la mémoire visuelle des mots).

Nous rappellerons ici que les travaux de Broca, Wernicke, Déjerine, etc., ont montré l'existence dans les circonvolutions gauches, de centres des images motrices d'articulations (circonvolutions de Broca, IIIe frontale), du centre des images auditives des mots (circonvolution de Wernicke, partie postérieure de la 1re temporale), du centre des images visuelles des mots (pli courbe). Ces trois centres d'images du langage forment une assez vaste zone sur la corticalité gauche (zone du langage) qui occupe la plus grande partie de la circonvolution d'enceinte de la scissure de Sylvius.

Les diverses sortes d'aphasie motrice et sensorielle résultent des lésions isolées ou combinées atteignant ces divers centres, ou bien des lésions qui tout en les respectant les isolent d'autres régions du cerveau avec lesquelles ils sont fonctionnellement associés. C'est ainsi par exemple que la cécité verbale pure résulte d'une lésion qui isole le pli courbe (centre des images visuelles des mots) du centre visuel commun, et plus particulièrement du centre gauche en détruisant les radiations optiques sous-jacentes au pli courbe, du centre droit en détruisant les fibres qui du pli courbe à travers le corps calleux vont au centre visuel cortical opposé.

L'agraphie survenue dans les derniers jours de l'existence du malade, s'explique par la destruction récente du pli courbe, par le ramollissement rouge. Les images des mots n'existant plus, l'écriture devenait impossible.

Hémianopsie double. Cécité corticale. Amaurose cérébrale (Soury). Anopsie corticale (Chauffard). — Une cécité complète peut résulter de la destruction des deux centres visuels corticaux ou des radiations qui en émanent. Il vaut donc mieux dire en pareil cas *hémianopsie double* ou *amaurose cérébrale* qu'employer les termes d'*anopsie* ou *de cécité corticale* qui impliquent une localisation non constamment réalisée.

Pareille cécité peut s'établir d'un seul coup, par exemple à l'occasion de l'oblitération simultanée des deux artères cérébrales postérieures ; elle peut aussi résulter de deux hémianopsies doubles.

Il semble que dans le premier cas il se produise plus souvent une cécité absolue que dans le second où les malades, tout en perdant la totalité de leur champ visuel périphérique conservent plus ou moins la vision centrale dans un champ extrêmement réduit.

« Dans le cas d'OELMONT, comme dans celui de BOUVERET, la cécité s'est constituée d'un seul coup, le ramollissement s'étendait aussi aux deux lobes occipitaux, mais sur les faces interne et externe, tandis qu'il était presque confiné au coin dans la première observation, ce qui a même induit BOUVERET à écrire ceci : « Il est probable que chez l'homme, la face externe du lobe occipital est étrangère à la vision » Le ramollissement intéressait d'ailleurs la substance blanche, dans le cas de BOUVERET, et s'étendait jusqu'à la corne postérieure du ventricule latéral. Ces deux cas réunis à ceux qu'a rassemblés A. CHAUFFARD dans son mémoire intitulé : *De la cécité par lésions combinées de deux lobes occipitaux*, renferment des matériaux précieux pour l'histoire de la cécité corticale. CHAUFFARD considère le cunéus et O[1] comme le point d'irradiation terminale des fibres visuelles. Il a proposé d'appeler la cécité corticale : *anopsie corticale*. Voici les caractères du syndrome, qui selon lui, se montreraient constants : cécité complète avec perte même des sensations lumineuses, conservation des souvenirs optiques, intégrité ophtalmoscopique du fond de l'œil, égalité des papilles moyennement dilatées, conservant leur réactivité réflexe lumineuse, ce qui implique l'intégrité anatomique et fonctionnelle des centres optiques primaires[1] »

Ph. SCHUSTER a publié le cas d'un homme de soixante-quatorze ans qui vit tout à coup « du feu devant ses yeux » et devint subitement et définitivement aveugle. L'examen ophtalmoscopique fut négatif. Un peu de faiblesse des membres, léger état démentiel. La cécité resta complète pendant les trois ans que survécut le malade.

La nécropsie montra un ramollissement cérébral répondant exactement à la distribution des deux artères cérébrales postérieures. Le ramollissement comprenait sur la face interne de l'hémisphère droit le cunéus, le lobe lingual, le lobe fusiforme. L'écorce de la scissure calcarine était détruite et par conséquent le bord inférieur du coin et le bord supérieur du lobule lingual. Rien sur la convexité, la pie-mère s'enlève facilement. Sur l'hémisphère gauche tout le lobe lingual et toute la partie postérieure du lobe fusiforme étaient ramollis ; sur le cunéus un foyer de forme triangulaire reposait par sa base d'environ 1 centimètre sur la scissure calcarine et le sommet atteignait presque la scissure pariéto-occipitale.

<hr>

[1] J. Soury. *Le Système nerveux central.*

DOUBLE HÉMIANOPSIE AVEC CONSERVATION DE LA VISION CENTRALE. — Il s'agit plus généralement dans cette forme d'amaurose cérébrale d'hémianopsies successives. Le malade peut être tout à fait aveugle quand la seconde hémianopsie vient à se manifester, puis, les jours suivants, la vision centrale reparaît. Cependant la cécité semble généralement complète pour l'observateur qui ne tient compte que des allures du malade et de son impossibilité à se conduire seul. La perte du sens de l'orientation est en effet l'une des caractéristiques de ces amauroses cérébrales malgré la conservation d'une vision centrale plus ou moins bonne.

Voici quelques exemples à ce sujet.

Cas de H. MAGNUS. — Deux hémianopsies successives avaient rendu un malade en apparence complètement aveugle. Il avait cependant conservé sa vision centrale et pouvait lire et reconnaître les objets. Mais il avait perdu la faculté de s'orienter, ne pouvait décrire un chemin qu'il avait parcouru pendant des années, ni désigner la place des meubles dans sa chambre. Un aveugle, remarque MAGNUS, serait parvenu à s'orienter en très peu de temps dans un pareil milieu.

Cas de FÖRSTER et SACHS. — Hémianopsie droite suivie à cinq ans de distance d'hémianopsie gauche, chez un homme de trente-neuf ans, du reste sans symptômes généraux graves, sans paralysies, ni perte de conscience. Réflexes lumineux conservés. Persistance d'un tout petit champ de vision centrale de 3° à 5°. Bonne acuité. Vision des couleurs abolie. Lecture, écriture conservées. Pas de cécité psychique, mais perte de l'orientation : après quatre ans de cet état, ce malade ne pouvait encore s'orienter dans sa chambre.

L'examen anatomique fait par Sachs montra que toute la surface interne du lobe occipital gauche était détruite; la surface correspondante du lobe droit était en grande partie dégénérée, mais il y restait cependant deux parties intactes : 1° la surface de la lèvre supérieure de la scissure calcarine, immédiatement en avant du sillon pariéto-occipital; 2° le fond de la scissure calcarine, près du pôle occipital.

Le cas de LAQUER et SCHMIDT, très analogue au précédent, concerne aussi une double hémianopsie successive. Après la seconde, le malade, qui ne se conduisait pas mieux qu'un aveugle, pouvait néanmoins lire les plus fins caractères et avait une acuité visuelle de 2/5 à droite et de 5/9 à gauche, avec des champs visuels réduits horizontalement à une étendue de 1° à 1° 1/2 et verticalement à 2° ou 2° 1/2.

L'examen anatomique fait par Schmidt montra que dans le lobe occipital droit toute la région de la scissure calcarine et les parties considérées comme centre visuel étaient détruites. Dans le lobe occipital gauche les lésions étaient encore plus étendues. Là, outre la scissure calcarine, tout le cunéus, tout le lobe lingual et tout le lobe fusiforme semblaient détruits. Mais dans le fond de la scissure calcarine, dans une région s'étendant à peu près de la pointe occipitale à 18 millimètres plus en avant, une grande partie de la substance corticale et médullaire était parfaitement normale.

Dans ces cas la conservation de la vision centrale est donc liée à celle d'un îlot du centre visuel dans l'un des deux hémisphères, îlot probablement situé vers la partie antérieure de la scissure calcarine et correspondant au pédoncule du cunéus. Nous renvoyons à ce sujet à notre travail du tome I. (Anatomie de l'appareil nerveux sensoriel de la vision.)

« K. Kœstermann qui a réuni 27 cas d'hémianopsie bilatérale, conclut que dans un grand nombre de cas l'acuité visuelle n'est pas altérée; que les pupilles réagissent bien et que la fonction des muscles oculaires externes reste presque inaltérée. Le sens chromatique est souvent conservé, quelquefois aboli. Les troubles de la mémoire locale et de l'orientation, la cécité psychique et les troubles hémiplégiques de la motilité sont communs. Le point de fixation est souvent conservé avec un segment plus ou moins grand du champ visuel périphérique. Dans un des cas d'hémianopsie double observés par Kœstermann, aux troubles de la mémoire locale et de l'orientation s'étaient associés des symptômes de cécité psychique et d'abolition de la faculté de percevoir et de se représenter les couleurs. Des foyers de ramollissement existaient dans les deux lobes occipitaux. Sur le plancher de chaque scissure calcarine, près de la pointe du lobe occipital, se trouvaient deux foyers symétriques. Kœstermann ne doute pas que le siège du centre cortical de la vision ne soit dans l'écorce de la scissure calcarine ou dans son entourage immédiat et que les lésions de déficit homonymes du champ visuel ne dépendent de lésions matérielles de la scissure calcarine, enfin que les troubles de la mémoire des lieux ne soient symptomatiques d'une altération des lobes occipitaux. Dans tous les cas connus où des troubles de cette dernière mémoire ont persisté d'une manière durable, l'existence de lésions en foyer dans les *deux* lobes occipitaux a été constatée à l'autopsie[1]. »

BIBLIOGRAPHIE RÉCENTE DE L'HÉMIANOPSIE LATÉRALE

ANTON (D.-G.). — Beiderseit. Erkrankung der Scheitelgegend d. Grosshirnes. *Wien. klin. Wochenschr.*, Jahrg., 1899, Nr 45. Ueber die Selbstwahrnehmung der Herderkrankungen des Gehirns, etc. *Arch. f. Psych.*, Bd 32, Heft 1.

BALLABAN (T.). — Ein Fall von beiderseit homonymen Hemianopsie mit Erhaltensein eines centralen Gesichtsfeldrests. *Wien. med. Wochenschr.*, 1898, Nr 6 bis 48.

BANSA (S.). — Sui centri corticali e sulla vie sub-corticali della visione. *Arch. ital. di Medicina interna*, vol. II, fascic. 3-6, 1899.

BARD. — De la persistance des sensat. lumin. dans le champ aveugle des hémianopsiques. *Semaine méd.*, 1903.

BECHTEREW. — Die partielle Kreuzung des Sehnerven in dem Chiasma höherer Säugethiere. *Neurol. Centralbl.*, 1898, p. 190.

BEEVOR AND HORSLEY. — *Br. med. journ.*, 1891, 21-11. *Neurol. Centralbl.*, 1892, p. 376.

BESSON (H.). — Beiträge z. feineren Anatomie d. Grosshirnrinde. *Monatschr. f. Psychiatrie u. Neurologie*, 1899, p. 405.

BRUNSEDER. — Ueber die Entwickel. u. d. Verlauf der Markfasern im Chiasma. *Arch. f. Augenheilk.*, 1889.

BENSKIMER. — Discussion. Neurol. Centralbl., p. 670, 1899.

BRANCHI (L.). — Contrib. alla Terapia Chirurgica. Annali di Neurol., Nuova Serie. Anno IX, fasc. I, 1891.

BLESSIG. — Petersb. med. Wochenschr., n° 15, 1897. Jahresber. d. Neurol., 1897, p. 404.

BLASIUS. — Arch. f. Psych. u. Nerv., 25, 1. Neurol. Centralbl., 1893, p. 855.

BOURGEOIS. — Lyon médical, 1887, B. 46, s. 228.

BRAMWELL (Byrom). — On the localisation of intracranial tumours. Brain, Spring Part, 1891.

BRUCKNER (P.). — Ein Fall von doppelseitiger homonymer Hemianopsie. Inaug. Dissert. Giessen, 1896.

BRUENNICKE (E.). — Om apoplektiformt indtrædende Blindhed samt om Sjæleblindhed. Hospitalstidende, n°s 51-52, 1896.

CHARPLAND. — De la cécité subite par lésions combinées des deux lobes occipitaux. Rev. de Méd., 1883.

COLUCCI (C.). — Ricerche sull'Anatomia e sulla Fisiologia dei centri visivi cerebrali. Atti della R. Accademia Med.-Chir. di Napoli, anno LII, 1898.

CRAMER (A.). — Beitr. zur Kenntnis der Optikuskreuzung im Chiasma, etc., Anat. Hefte. (Ref. in. Beitr. zur Anat. u. Entwickelungsgeschichte Abt. I, Heft XXXIII, 1898, s. 415.

DÉJERINE. — Cécité verbale (Mémoires de la Soc. de biol., 1892). Neurol. Centralbl., 1892, p. 374.

DÉJERINE (J.), SOLLIER (P.) et AGASSIZ (E.). — Deux cas d'hémianopsie homonyme. Arch. de Phys., 5e série, II, janvier 1890, n° 1.

DINGER (P.). — Zur Lehre von der Sehnervenbahnen. Arch. f. Ophtalmologie, 48, 3, 1899.

DUNN. — Brain, 1892. Neurol. Centralbl., 1893, p. 303.

EISENLOHR (D.). — Zeitschr. f. Nervenheilk., 1891, I, 5, 6. Neurol. Centralbl., 1893, p. 439.

FÉRÉ. — Troubles fonctionnels de la vision par lésions cérébrales. Paris, 1882.

FLECHSIG. — Neue Untersuchungen über die Markbildung. Neurol. Centralbl., 1898.

FÖRSTER. — Ueber Rindenblindheit. Arch. f. Ophthalm., 1890.

GALEZOWSKI. — Beitr. zur Augenheilk. von prof. Deutschmann, Bd I, V.

GEORGIEW. — Ueber doppelseit. Hemianopsie centr. Ursprungs. Arch. f. Psych. u. Nervenh., 1892.

GROETZNER. — Jahresber. d. Neurologie, etc., 1897, p. 78.

HARRIS (W.). — Hemianopia. Brain, part LXXIX, 1897.

HARTRIDGE. — Hemianopia. Edinb. med. Journ., 1898.

HELLENDAL. — Ein Beitr. zur Frage der Kreuzung der Sehnerven. Arch. f. Anat. u. Physiol., 1897, p. 497.

HENSCHEN (S. E.). — Klinische und anatomische Beiträge zur Pathologie des Gehirns. Upsala. Bd I, 1890; Bd II, 1892; Bd III, 1894, 1896.

— On the visual path and centres. Brain, 1893.

— sur les centres optiques cérébraux. Revue gén. d'ophtalmologie, 1894, n° 8.

— Och Lennander. K. G., Om Röntgens strålar i hjärnkirurgiens tjenst. Nordiskt medicinskt Arkiv, Festband, N° 39.

— Ueber Localisation innerhalb des äusseren Knieganglions. Neurol. Centralbl., 1898, n° 5.

— Le centre cortical de la vision. Congrès de Paris, 1900.

HOEVEN. — Zeitschr. f. Nervenheilk., 1895, XII. Neurol. Centralbl., 1895, p. 382.

JACOBSON. — Neurol. Centralbl., 1895, p. 833.

JOCQS. — Arch. d'Ophthalm., Vol. 14, p. 443, 1894.

KNIES (M.). — Ueber den Verlauf der centripet. Sehfasern, etc. Zeitschr. f. Biologie. B. XXXXIV, s. 125.

KROTHMANN (R.). — Ueber doppelseit. homonyme Hemianopsie und ihre bezügl. Symptome. Monatsschr. f. Psych. u. Neurol., B. II, Hft 5, s. 335.

Kœlliker. — Handb. der Gewebelehre des Menschen, 1896.

Lakin (M.). — Zur Symptomatologie occipitaler Herderkrankungen. *Sonderabdr. aus den Charité-Annalen*, XXI Jahrg.

Lœffler. — Ueber die Lage der Macula lutea. *Virch. Arch.*, Bd 158, 1899.

V. Ianowa (O.). — Ueber das Verhalten der Neuroblasten des Occipitallappens bei Anophtalmie u. Bulbusatrophie etc. *Arch. f. Anat. u. Physiol.*, 1893, s. 395.

— Beiträge zur Kenntniss der secundären Veränderungen der prim. opt. Centren u. Bahnen, etc. *Arch. f. Psychiatrie*, Bd XXVIII, Heft 1.

— Einige Bemerkungen zu der vorsteh. Abhandl., 1896.

Lenz. — Zwei Fälle von corticaler Seelenblindheit. *D. med. Wochenschr.*, 1897, no 38.

Macnay (G.). — Study of Hemianopsia. *British med. Journ.*, novembre 1888.

— and Dunlop, J. Co., The cerebral lesions in a case of complete acquired colour-blindness. *The Scottish Med. and Surg. Journ.*, décembre 1899.

Magnus (D.). — *Medic. Wochenschr.*, 1897, 4.

Mann. — Zur Casuistik der doppelseit. Hemianopsie. *Arch. f. Augenheilk.*, XXX, VI, 1, 2, 1898.

Meynert (Th.). — Gehirn der Säugethiere. *Handb. der Gewebelehre von S. Stricker*, Bd II, 1872, Leipzig.

Mingazzini (G.). — Contributo clinico ed anatomico allo studio dei tumori del lobo parietale. *Rivista sperimentale di freniatria*, vol. XXIV, fasc. III-IV, 1899.

Mura (K.). — Zwei Fälle von Geschwülsten des Thalam. opt. (Mittheilungen der med. Facultät zu Tokio, Bd IV, Heft 3, 1898. *Neurol. Centralbl.*, 1899, p. 357.

Mott. — Ueber atroph. Folgezustände in Chiasma u. Sehnerven. *Arch. f. Psych. u. Nervenkr.*, 3 octobre 1898, s. 906.

Monakow. — Exper. u. pathol. anatom. Untersuchungen über die opt. Centren u. Bahnen, etc. *Arch. f. Psych.*, Bd 20-23.

— Gehirnpathologie. *Nothnagel's spec. Pathol. u. Therapie*, Bd IX, I.

Obersteiner. — *Wiener med. Presse*, 6, 7, 1897. *Jahresb. der Neur.*, 1897, p. 557.

Peters. — Ueber die Beziehungen zwischen Orientierungsstörungen und ein- und doppelseitiger Hemianopsie. *Arch. f. Augenheilk.*, 1896.

Pick (A.). — Ueber die topisch diagnostische Bedeutung der Sehstörungen bei Gehirnkrankungen. *Prag. med. Woch.*, 1895.

Pick (Fr.). — Ueber Hemianopsie bei Uraemie. *D. Arch. f. klin. Med.*, 1898.

Pick (A.). — Untersuchungen über die Beziehungen zwischen Retina, Opticus, etc. *Nov. Acta der Ksl. Leop. Carol. Deutsch. Akad.*, Bd 66, n. 1.

Pregrad. — Schussverletzung beider Occipitallappen. *Neurol. Centralbl.*, p. 555.

Ramon y Cajal (S.). — Studien über die Hirnrinde des Menschen. I. Die Sehrinde, 1900.

— Die Structur des Chiasma opticum, 1898.

Reinhold. — Zur Frage der Hemileralisation, etc. *Arch. f. Psych. u. Nervenkr.*, 1886, B. XVII, XVIII.

Rosenthal (G.). — Ueber Hemianopsie und einseit. Ophthalmoplegie vasculären Ursprungs. *Neurol. Centralbl.*, 1896, n. 11.

Sachs (H.). — Das Gehirn des Foerster'schen « Rindenblinden ». Arb. aus der psych. Klinik zu Breslau. Heft II, 1895.

Schiwen (Ph.). — Subj. Lichtempfindung bei tot. Verluste des Sehnervapparen, etc. Inaugural Diss. Marburg, 1893.

Schlagenhaufer. — Anat. Beitr. zum Faserverlauf, etc. Arb. aus d. Inst. f. Anat. u. Physiol. des Centralnervensyst. a. d. Wiener Univ., 1897, Heft V.

Schlaps (M.). — Der Zellenbau der Grosshirnrinde des Affen Macacus Cynomolgus. *Arch. f. Psych. u. Nervenkr.*, 30, 1898.

Sänger-Bunge. — Doppelseit. Hemianopsie mit Sectionsbef. *Arch. f. Augenheilk.*, 28, 1893, s. 181.

— *D. med. Wochenschr.*, 1896, 36. *Neurol. Centralbl.*, 1896, p. 838.

Schweigger. — Ein Fall von beiderseit. Hemiople. *Arch. f. Augenheilk.*, 1891.

Seroli. — *Rivista ftnniate*, Bd 18, II. *Neurol. Centralbl.*, 1893, p. 302.

Sharkey (S.-J.). — The function of vision in the cerebral cortex of man. *The Lancet*, may 22, 1897.

Siemerling. — Ueber Markscheidenentwickelung des Gehirns, etc. *Berl. klin. Woch.*, 1898, n° 47.

Sinkler. — *Neurol. Centralbl.*, 1893, p. 800.

Stoll. — *Neurol. Centralbl.*, 1892, p. 800.

J. Soury. — *Le système nerveux central*, T. II, 1899.

Thansa. — *Brain*, 1833. *Neurol. Centralbl.*, 1891, p. 708.

Vossius. — Ueber einen Fall von doppelseit. Hemianopsie, etc. *Zeitschr. f. Psych.* Bd 49, 1893, s. 227.

Vialet. — *Les centres cérébraux de la vision.* Paris, 1893.

Widmark (J.). — On läget af det papillo-makulaera knippel. *Nord. Med. Arkiv*, 1898, n° 25.

Wilbrand. — Zur Anatom. d. menschl. Chiasma. *Graefe's Arch. f. Ophthalm.*, 1898, p. 75.

Wilbrand. — *Die Seelenblindheit.* Wiesb., 1887.

— *Ophthalm. Beitr. z. Diagnost. d. Gehirnkrankh.*, 1884.

— *Die hemianop. Gesichtsfeldformen.* Wiesb., 1890.

— Die Doppelversorgung der Macula lutea. *Beitr. z. Augenheilkunde, Festschrift*, 1895.

Williamson (R. F.). — Te changes in the optic tracts and chiasma, etc. *Brain*, 1892.

Usher und Dean. — *Br. med. Journ.*, 1896, july 11, s. 71. *Neurol. Centralbl.*, 1896, p. 895.

Zins. — *Münc. med. Wochenschr.*, 1892, 28, 29. *Neurol. Centralbl.*, 1892, p. 824.

Zinnra. — *Neurol. Centralbl.*, 1893, p. 807.

TABLE DES MATIÈRES

AFFECTIONS DU CRISTALLIN

AFFECTIONS CONGÉNITALES DU CRISTALLIN

AFFECTIONS TRAUMATIQUES DU CRISTALLIN

AFFECTIONS MÉDICALES DU CRISTALLIN

L'APHAKIE ET LA VISION DES APHAQUES

MALADIES DU NERF OPTIQUE

L'HÉMIANOPSIE LATÉRALE HOMONYME

ÉVREUX, IMPRIMERIE CH. HÉRISSEY ET FILS